U0728240

中医经典注评丛书

《金匮要略》注评

（典藏版）

中医研究院研究生班　编著

中国中医药出版社
·北　京·

图书在版编目（CIP）数据

《金匮要略》注评：典藏版 / 中医研究院研究生班编著 . —2 版 . —北京：中国中医药出版社，2018. 1

（中医经典注评丛书）

ISBN 978－7－5132－4435－0

Ⅰ. ①金…　Ⅱ. ①中…　Ⅲ. ①《金匮要略方论》—注释　②《金匮要略方论》—研究　Ⅳ. ①R222. 3

中国版本图书馆 CIP 数据核字（2017）第 224088 号

中国中医药出版社出版

北京市朝阳区北三环东路 28 号易亨大厦 16 层

邮政编码　100013

传真　010－64405750

山东临沂新华印刷物流集团印刷

各地新华书店经销

开本 787×1092　1/16　印张 33　字数 753 千字

2018 年 1 月第 2 版　2018 年 1 月第 1 次印刷

书号　ISBN 978－7－5132－4435－0

定价　198. 00 元

网址　www. cptcm. com

社长热线　010－64405720

购书热线　010－89535836

维权打假　010－64405753

微信服务号　zgzyycbs

微商城网址　https://kdt. im/LIdUGr

官方微博　http://e. weibo. com/cptcm

天猫旗舰店网址　https://zgzyycbs. tmall. com

如有印装质量问题请与本社出版部联系（**010－64405510**）

典藏版前言

本套《中医经典注评丛书》自 2011 年出版至今，已经过去 6 年了，其间多次重印，成为我社学术著作的品牌之一，赢得了良好口碑。更令我们欣慰的，是广大读者客观、中肯的评价："此书大善，乃全国第一届中医研究生班同学几人一组精心编著，其中不乏当今的名医大家，真是令人钦佩!""对难点的把握十分深刻。课堂上老师没有讲清、教材中含糊的疑难之处，在此套书中大半可寻得答案。""注释散而不乱，排版十分宜人，阅读很有快感。""虽无具体病案，却多有临床运用的概括。""内容详尽易懂，直奔主题，字字珠玑。是一套经典的好书。"

朱熹曰："圣贤所以教人之法，具存于经。有志之士，固当熟读、深思而问辨之。"愿广大读者能典藏此套丛书，作为案头必备，学而时习之。为了便于收藏并时常翻阅，现出版"典藏版"以飨读者。

中国中医药出版社

2017 年 10 月 1 日

叙　言

1976年，经中央批准，著名中医学家岳美中先生创建了全国中医研究班，并面向全国招收了第一批学员。1978年，国家恢复研究生教育后，又举办了全国第一届中医研究生班（中国中医科学院研究生院前身）。

三十多年来，研究生院在“系统学习、全面掌握、整理提高”方针指引下，始终坚持“以经典为基石、在临证中学习、在学习中研究、在研究中发展”的办学理念，培养了一批又一批中医高层次人才。

为了很好地重现众多名师为研究生授课时留下的宝贵资料，研究生院陆续整理了既往编写的研究生教学讲义和著名中医专家授课的录音、录像资料，供研究生教学以及中医同道参考。此次整理出版的《中医经典注评丛书》包括《〈黄帝内经·素问〉注评》、《〈黄帝内经·灵枢〉注评》、《〈伤寒论〉注评》、《〈金匮要略〉注评》四部，系当年内部印刷的研究生教学参考书。这次整理，将经典原文改为繁体字，统一了体例，并对错印之处进行了修改，其余一概保留原貌。

该丛书的整理工作，由宋春生常务副院长主持，刘艳骄、马晓北、杜新亮负责《〈黄帝内经·素问〉注评》，史欣德、胡春宇负责《〈黄帝内经·灵枢〉注评》，都占陶、苏庆民负责《〈伤寒论〉注评》，杨卫彬、张文彭、徐慧负责《〈金匮要略〉注评》的具体整理工作。相信该书的面世，将为研读中医经典著作提供参考。真诚希望广大读者提出宝贵意见。

中国中医科学院研究生院

2010年10月18日

前　　言

《金匮要略》注评，是我班1978届50名中医研究生在我班主任方药中研究员的指导下，对原文进行认真学习研究的基础上，加以整理编写的。初稿完成后又经1979届、1980届的部分研究生作了补充和修改，最后再经我班教研组周吾圣老师修改定稿。

本书每篇之首，对其篇名及全篇内容作扼要的介绍和分析，以表达全篇原文内容的主要精神，篇末“全篇小结”以归纳全篇内容。〔词解〕着重对每条原文的难字疑句进行了较为详细的解释。〔释义〕对每条原文的病机、证候和方药等方面作了较深透的译释。〔选注〕则参酌各家注释精义，尽量反映历代各种注家的不同见解，以便广开思路，深入理解。〔评述〕则在辩证唯物主义思想指导下，以批判地继承的精神，古为今用，结合临床实践，引用了近代一些名老中医的临床经验和学术观点，并发挥研究生的独立思考能力，对原文内容进行阐发和评述。

由于我们水平所限，因此在注释、讨论、文字等各方面，不当之处均在所难免，匆促付印，作为内部资料交流，衷心希望读者多提宝贵意见，以便今后作进一步的修改和提高。

中医研究院研究生班

一九八四年三月于北京

目　　录

脏腑经络先后病脉证第一

本篇秉承《内》、《难》经旨，结合临床实践经验，内容涉及病因、病理、疾病的分类、诊断、治疗、预后等问题，阐释极为精辟，为全书之纲领。然而，疾病的发生，无论外感或内伤，皆以脏腑经络病理变化为基础；辨证之要，总以脏腑经络的脉证表现为依据。因此，本篇名曰“脏腑经络先后病脉证”，且列为全书之首，是有其深意的。

〔原文〕

問曰：上工[1]治未病，何也？師曰：夫治未病者，見肝之病，知肝傳脾，當先實脾[2]，四季脾王[3]不受邪，即勿補之。中工不曉相傳，見肝之病，不解實脾，唯治肝也。夫肝之病，補用酸，助用焦苦，益用甘味之藥調之。酸入肝，焦苦入心，甘入脾。脾能傷腎[4]，腎氣微弱，則水不行；水不行，則心火氣盛則傷肺；肺被傷，則金氣不行；金氣不行，則肝氣盛。故實脾，則肝自愈。此治肝補脾之要妙也。肝虛則用此法，實則不在用之。經曰：虛虛實實[5]，補不足，損有余。是其義也，餘臟準此。

〔词解〕

（1）上工：《灵枢·邪气脏腑病形》说：“上工十全九；行二者为中工，中工十全七；行一者为下工，下工十全六。”工，指医生。古代根据治病疗效将医生分为三等：治愈率在十分之九的为上工，十分之七的为中工，十分之六的为下工。

（2）实脾：即补脾之意。尤在泾：“实脾者，助令气旺，使不受邪。”

（3）四季脾王：王，古通旺。《素问·太阴阳明论》说：“脾者土也，治中央，常以四时长四脏，各十八日寄治，不得独主于时也。”即四季之末各十八日，为脾土当旺的时令。

（4）脾能伤肾：伤，作制解。根据五行相克规律，土能克水，脾属土，肾属水。脾能伤肾，即脾能制克肾的意思。

（5）虚虚实实：语出《难经·第八十一难》：“故曰实实虚虚，损不足而益有余。”告诫人们在治疗时不应使虚者更虚，实者更实。

〔释义〕

本节有两层意思。

第一，强调“上工”贵在治未病，其根本意义在于既病之后要及早治疗，以截断病变的进一步传变。例如，根据五行生克规律，木旺即克土，所以，见肝之病，在未传及脾之前，应先予补脾，阻止肝病继续发展，掌握治病的主动权。若逢四季之末各十八天脾土当旺之令，则不必补脾，体现了治疗的机动性。反之，“中工”则唯知见肝病治肝，不知补脾之要，顾此而失彼，非但不能取效十全，且有病邪深入之虞，贻害无穷。

第二，提出治肝补脾之大法。《素问·至真要大论》说：“夫五味入胃，各归所喜攻。”

酸味入肝，焦苦入心，甘味入脾。治肝虚之法，除补以酸味以外，兼以焦苦治心，使子旺令母实；甘味缓中，亦即《难经·第十四难》所说的“损其肝者，缓其中”。由五行相克规律“土──→水──→火──→金──→木”可知，脾可制肾，心能克肺，当肺金气衰则不乘肝木，肝虚才有向愈之机。掌握生克乘侮规律，调以五味补泻，补其不足，损其有余，毋使虚者更虚，实者更实。从肝病的治疗，进而推知其他脏腑的治疗规律，可奉为治病之准绳。

〔提要〕

本条运用五行生克乘侮规律阐释治未病的根本意义以及脏腑疾病的传变与治疗原则。

〔选注〕

尤在泾：《素问》云“邪气之客于身也，以胜相加”，肝应木而胜脾土，是以知肝病当传脾也。实脾者助令气旺使不受邪，所谓治未病也。设不知而徒治其肝，则肝病未已脾病复起，岂上工之事哉！肝病之人补用酸者，肝不足则益之，从其本味也……助用焦苦者，《千金》所谓心王则气感于肝也，益用甘味之药调之者，越人所谓损其肝者缓其中也。酸入肝以下十五句，疑非仲景原文，类后人谬添注脚，编书者误收之也。盖仲景治肝补脾之要，在脾实而不受肝邪，非补脾以伤肾，纵火以刑金之谓。果尔，则所全者少，而所伤者反多也。且脾得补而肺将自旺，肾受伤必虚及其子，何制金强木之有哉！细按语意，见肝之病以下句，是答上工治未病之辞，补用酸三句，乃别出肝虚正治之法，观下文肝虚则用此法，实则不再用之，可以见矣……故治肝实者，先实脾土，以杜滋蔓之祸，治肝虚者，直补本宫，以防外侮之端，此仲景虚实并举之要者也，后人不审肝病缓中之理，谬执甘先入脾之语；遂略酸与焦苦，而独于甘味曲穷其说，以为是即治肝补脾之要妙，昔贤云，诐辞知其所蔽，此之谓耶？

陈修园：此论五行之理，以次而传，别中上二工之治学者，当审其虚实而分其治法焉。按肝阴脏，论标本夹心包之火，论表里含少阴之气，故恶燥而复喜暖治之之法。补用酸者，肝属木，木本生酸，酸生肝，补本脏之体，顺曲直之性也；助用焦苦者，焦药性温入心，俾心气旺而感于肝也，如木得阳春之气则欣欣向荣矣。过暖则为热，如盛夏溽暑，熏蒸枝垂叶萎，故必佐以苦寒之药，入心以清其火，养液以维其阳，阴长阳潜，木得遂其条达之性矣。肝苦急，与甘味以缓之，为调肝补土之义也。以下脾能伤肾十二句，是述中工误认克制之说，以为治肝补脾之要妙，故复申之曰肝虚则用此法，此字指调补助益而言。又曰实则不在用之，言实者当防其传，不在补虚之例。此仲师虚实并举之旨，以明正治之法也。又引经而证之曰，虚虚实实，补不足，损有余，是其义也。

《医宗金鉴》：良医知肝病传脾，见人病肝，先审天时衰旺，次审脾土虚实，时旺脾实，则知不受肝邪，不须补脾，直治已病之肝，若时衰脾虚，则知肝必传脾，先补未病之脾，兼治已病之肝。彼常医不晓四时所胜，五脏相传之理，见肝之病，唯泻已病之肝，不知补未病之脾也。上工不但知肝实必传脾虚之病，而且知肝虚不传脾，虚反受肺邪之病，故治肝虚脾虚之病，则用酸入肝以补已病之肝，用焦苦入心以助不病之心，用甘入脾以益不实之脾，使火生土，使土制水，水弱则火旺，火旺则制金，金被制则木有受邪，而肝病自愈矣。此亢则害，承乃制，制则生化，化生不病之理，隔二隔三之治，故曰：此治肝补脾之要妙也。

〔评述〕

1. 关于治未病问题

《素问・玉机真脏论》说："五脏相通，移皆有次。"人体五脏之间是互相联系，互相制约的，一脏有病，势必影响他脏，治病当从整体着眼、全面顾盼。本节基于这一思想，提出了治未病的观点。

所谓治未病，可追溯至《内经》，论述极为精详，归纳起来有三个含义。一是《素问・四气调神大论》所说的"圣人不治已病，治未病，不治已乱，治未乱……夫病已成而后药之，乱已成而后治之，譬犹渴而穿井，斗而铸锥，不亦晚乎"，强调未病先防，防重于治的思想，这与现代"预防为主"的精神相吻合。二是强调早期治疗，《素问・八正神明论》说："上工救其萌芽，下工救其已成，救其已败。"《素问・阴阳应象大论》说："善治者治皮毛，其次治肌肤，其次治六腑，其次治五脏，治五脏者，半死半生也。"疾病的发生发展总是由表入里，由浅入深，由轻变重的，既病之后，最重要的一条就是早期诊断、早期治疗，使疾病停止在渐而未深、微而未甚的阶段，不使滋蔓。三是指针刺时避开邪气方盛之时，刺其已衰。如《灵枢・逆顺》说："兵法曰，无迎逢逢之气，无击堂堂之阵。刺法曰，无刺熇熇之热，无刺漉漉之汗，无刺浑浑之脉，无刺病与脉相逆者。"又说："方其盛也，勿敢毁伤，刺其已衰，事必大昌，故曰上工治未病，不治已病，此之谓也。"以兵法例治法，掌握邪气盛衰的转机，及时施针，体现了治未病的又一层含义。及至《难经》，其第七十七难说："所谓治未病者，见肝之病，知肝当传之与脾，故先实其脾气，无令受肝之邪，故曰治未病焉。"强调掌握疾病的传变规律，及时采取措施，阻断病变的深入发展。

仲景继承《内》、《难》经旨，结合临床实践经验，以五行制化理论，阐释治未病的意义，自有独到见地。以肝病为例，"见肝之病，知肝传脾，当先实脾"。肝旺必犯脾土，脾强则有恃无恐，肝不能乘，病则止而不传。其意义是迎头施治，截断疾病向纵深发展的途径，也就是打破病理发展的连锁性，防止疾病的传变。诚如景岳所云："上工救其萌芽，下工救其已成，救其已成者，用力多而功少，吉凶多半矣。"

《金匮要略》治未病的思想是《内经》整体观念的进一步发展，对后世医学发展有继往开来的作用，在临床实践中也颇具指导意义。有报导提出，治疗温病在认识温病卫气营血传变规律的基础上，要研究和掌握截断疗法。主张对大叶性肺炎，早期见卫分证时，早用清热解毒法，如黄芩、鱼腥草、四季青、地黄、金银花、鸭跖草等药，可以提高疗效，且无影响病邪宣透之弊端。（治疗温病要研究和掌握截断方药．新医药学杂志，1979，3期.）可以认为这是"治未病"思想的引申和发展。

2. 掌握脏腑疾病传变规律以指导治疗

脏腑疾病的传变是有一定规律的，《素问・玉机真脏论》说："五脏受气于其所生，传之于所胜，气舍于其所生，死于其所不胜。"把握疾病的传变规律，并以此指导治疗，可以变被动为主动，有助于取得更理想的疗效。本篇以肝病为例，提出治肝补脾之要妙。肝病当分虚实，尤在泾说："治肝实者先实脾土，以杜滋蔓之祸，治肝虚者直补本宫，以防外侮之端，此仲景虚实并举之要旨也。”肝实者，“宜先补未病之脾，兼治已病之肝”（《医宗金鉴》）；肝虚者，治有二途，一以酸味补肝，甘以缓中，一是根据五行相克之理，当制肺金，金被制，则木不受邪，肝病可愈。肝病如此，其他诸脏疾病病变也可以此类推。这些治疗大法，不仅启发后人开拓思路，更重要的是提示人们在治病时应从整体考虑，权宜施治。

〔原文〕

夫人稟五常(1)，因風氣(2)而生長，風氣雖能生萬物，亦能害萬物。如水能浮舟，亦能覆舟。若五臟元真(3)通暢，人即安和，客氣邪風(4)，中人多死。千般疢難(5)，不越三條：一者，經絡受邪，入臟腑爲内所因也；二者，四肢九竅，血脉相傳，壅塞不通，爲外皮膚所中也；三者，房室、金刃、蟲獸所傷，以此詳之，病由都盡。若人能養慎，不令邪風干忤(6)經絡，適中經絡，未流傳臟腑，即醫治之，四肢纔覺重滯，即導引吐納(7)，針灸膏摩(8)，勿令九竅閉塞。更能無犯王法，禽獸災傷，房室勿令竭乏，服食(9)節其冷熱苦酸辛甘，不遺形體有衰，病則無由入其腠理。腠者，是三焦通會元真之處，爲血氣所注；理者，是皮膚臟腑之文理也。

〔词解〕

（1）人禀五常：禀，即承受的意思。五常即木、火、土、金、水五行。《伤寒论·自序》云：“夫布五行以运万类，人禀五常以有五脏。”言人体五脏之气与天地相应，且受五行制化规律影响。

（2）风气：此概指风、寒、暑、湿、燥、火六气。

（3）元真：又称元气或真气，是维持人体生命活动的根本之气。张景岳说：“命门为元气之根，为水火之宅，五脏之阴气，非此不能滋，五脏之阳气，非此不能发。”

（4）客气邪风：客气，即邪气。《灵枢·小针解》：“客者，邪气也。”邪气，即虚邪贼风。客气邪风，泛指能够致病的四时不正之气。

（5）疢难：疢（chèn，音衬），即病的意思。疢难，指病苦。

（6）干忤：干，侵犯之意；忤（wǔ，音午），违逆之意。

（7）导引吐纳：是古代养生保健和治病的一种方法，包括后世所说的气功和体育疗法。《庄子·刻意》：“此导引之士。”注：“导气令和，引体令柔。”意思是呼出浊气，吸入清气，使体内之气和顺；运动肢体，使动作柔和灵活。

（8）膏摩：用某种药膏来摩擦体表一定部位的一种外治法。

（9）服食：包括衣服和饮食。

〔释义〕

本节可分前后二段来理解，第一段从“夫人禀五常”至“病由都尽”。自然界是人类赖以生存的基础，与人体关系极为密切。事物总是有正反两个方面，正常的气候固然可以促进万物生长；但是，不正常的气候，亦能残害万物，犹“水能浮舟，亦能覆舟”。对人体来说，“客气邪风”即成为致病因素。决定是否发病的关键，还在于机体本身的抗病能力，如“五脏元真通畅”，虽有虚邪贼风，亦“人即安和”。《素问·遗篇刺法论》说：“正气存内，邪不可干。”然后，进一步归纳发病的原因，认为病由虽多，不越三条：一是病邪通过经络，内犯脏腑，称为“内因”；二是邪从皮肤而入，稽留于体表血脉传注，使四肢九窍功能障碍，但尚未入于脏腑，病在外；三是意外损伤，包括房室、金刃、虫兽所伤。这是根据病邪侵犯人体的传变次序来分类的，病邪都以“客气邪风”为主，与后世陈无择的“三因学说”不同。

下半段自“若人能养慎”至“是皮肤脏腑之文理也”。前段罗列病因，后段则强调养生防病，不使邪气有可乘之机。《素问·评热病论》说：“邪之所凑，其气必虚。”《素问·上古天真论》说：“精神内守，病安从来。”本节则指出“不遗形体有衰，病则无由入其腠理”，简要地指出了养生的有关要领，“不令邪风干忤经络”、“更能无犯王法、禽兽灾伤，房室勿令竭乏，服食节其冷热苦酸辛甘”，告诫人们，外避邪风，内慎饮食房室，更防虫兽灾伤，使体魄健壮，一切致病因素自然无由入侵。另一方面，提出了一旦外邪入侵，在邪中经络，尚未入脏的阶段，及早施治，免致病邪深入。列举了导引吐纳、针灸、膏摩等各种治疗手段，想方设法驱除在表之邪，此亦本篇所说的“治未病”的基本精神。

节末句“腠者，是三焦通会元真之处，为血气所注；理者，是皮肤脏腑之文理也”，对“腠理”下了定义，前言其功能，后言其组织结构特点。实际上腠理不可分割，泛指皮肤、肌肉、脏腑的纹理和交接处，有抵御外邪之功。之所以置于句末，也即承接上述文意，强调“养慎”使腠理致密，则邪气不能干犯。

〔提要〕

本条阐述疾病发生的三个原因，提出摄生以防病，及至初病须及早治疗的重要思想。

〔选注〕

尤在泾：按陈无择《三因方》，以六淫邪气所触为外因，五脏情志所感为内因，饮食房室跌仆金刃所伤为不内外因。盖仲景之论，以客气邪风为主，故不从内伤外感为内外，而以经络脏腑为内外，如徐氏所云是也，无择合天人表里立论，故以病从外来者为外因，从内生者为内因，其不从邪气情志所生者为不内外因，亦最明晰，虽与仲景并传可也。

赵以德：此条举生身之气而言，所谓五常者，五行经常之气也。上感列宿，在地成象，名曰刚柔，金木水火土也。在天无质，名曰阴阳，风寒湿热燥火也。人在气交中，禀地之刚柔，以成五脏百骸之形，秉天地之阴阳，以成六经之气，形气合一，神机发用，驾行谷气，出入内外，同乎天度，升降浮沉，应夫四时，主宰于身形之中，谓之元真。其外感者，皆客气也，主客之气，各有正不正，主气正则不受邪，不正则邪乘至。客气正则助其生长，不正则害之。主气不正者，由七情动中，饮食不节，房欲过度，金刃虫兽，伤其气血，尽足以虚之。客气之不正者，由气运兴衰，八风不常，尽足以虚之……《灵枢》曰，虚邪不能独伤人，必因身形之虚而后客之。又云风寒伤人，自经络传入经脉肌肉筋骨，内经内脏，仲景所谓人能养慎，不令邪中。为内外所因者，盖取诸此以分表里者也。非后世分三因之内因也，语同而理异。三因之内因，由七情房室，虚其元真，以致经络脏腑之气，自相克伐者也。

黄树曾：此节要义，实以五脏元真三焦腠理为主，所谓千般疢难，不越三条，指出三条路径，以见百病总在腠理之中，故末句又将腠理申明，谓但知腠理之道路，即知病之出入，治法自然不误也。

魏念庭：客气邪风，千变万化，为疢为难，见病万端，而大要不越三条：一者，经络受邪，本表证也，而久则舍于脏腑，是固表证也，而必内有所因也，必至五脏六腑之中先虚，有隙可乘，而后经络空虚，开门揖盗，此五脏元真失守之故也；二者，四肢九窍虽于脏腑为末为外，而血脉得以相传，不致壅塞不通者，亦必脏腑之气充满流动，而后四肢轻健有力，九窍开阖得宜也，如脏腑有实邪积聚，则血脉所由之坠道，气行血走之营卫，津液精输之支系，皆凝滞格阻而为患矣，于是塞者方塞，通者自通，客气邪风又得从皮肤而中之。皮肤之所以受邪，由于腠理不和，腠理之所以不和，由于营卫不协，营卫不协，由于阴阳偏胜，阴阳偏胜，由于脏腑之气强弱不匀，脏之元真不足，则内之邪气有余，斯为积聚格阻，而四肢九窍见病也，亦五脏元真失守之故也；三者，房室金刃虫兽所伤，房帷衽席之间，男女燕好之际，刃锯鼎镬在侧，而猛兽毒虫所伏也，房室之劳损其精，金刃虫兽之伤亡其血，精损血亡，有相关属之义，精损者，未有血不空虚，血亡者未有精不枯竭者也，苟损伤其一，必见疾病，兼丧其两，即臻死亡，盖精与血莫非五脏之元真也，此亦五脏元真失守之故也。以此三节详之，万病根源，悉尽于此矣。

〔评述〕

1. 关于病因分类问题

本条论述了病因的分类。病邪的入侵，一般来说，总是由表入里，由皮肤经络乃至脏腑。《素问·皮部论》说："邪客于皮，则腠理开，开则邪入客于络脉，络脉满则注于经脉，经脉满则入舍于脏腑也。"仲景正是基于这一思想，根据外邪入侵的次序，将病因划分为三类：由经络入脏者为深为内，自皮肤流注血脉者，为浅为外，至于房室金刃虫兽所伤，则称为不内外因。仲景第一个将病因作了分类，为后世三因学说的创立打下了基础。但是，这种病因分类法，较多着眼于外邪已入人体后的不同病理变化阶段，实质上并不能概括所有的致病原因，因此，目前殊少应用。

其实，中医学对于病因的认识，早在《内经》已有详尽的记载，当时已认识到六淫可致病，七情能动摇五脏，饮食劳伤足以成疾。例如《素问·阴阳应象大论》说："天有四时五行，以生长收藏，以生寒暑燥湿风；人有五脏化五气，以生喜怒悲忧恐。故喜怒伤气，寒暑伤形。"《素问·玉机真脏论》说："忧、恐、悲、喜、怒令不得以其次，故令人有大病矣。"这样的论述还有很多，只是未加归纳而已。及至宋代陈无择，则在仲景病因分类的基础上，结合《内经》旨意，立"三因学说"，认为百病不外三因，以六淫所感为外因，七情所伤为内因，房室金刃虫兽劳倦饮食所伤为不内外因。直至今日仍为医家沿袭运用。尤在泾对此有精辟的评论："仲景之论以客气邪风为主，而以经络脏腑为内外，无择合天人表里立论，以内伤外感为内外。"并认为陈氏所论可与仲景并传。

综上所述，中医学对病因学的认识和分类，从《内经》到张仲景，乃至陈无择，是一个不断实践、认识、发展的过程，从中也可窥见病因学说发展史之一斑。

2. 关于发病学问题

本篇认为致病因素能否导致疾病，主要取决于正气的强弱。"客气邪风"固然可致病于人，但"若五脏元真通畅，人即安和"，"不遗形体有衰，病则无由入其腠理"。由此可见，疾病发生的根本原因并不在于致病的外因，而在于机体本身的抗病能力，致病因素必须通过改变机体脏腑经络气血的功能才会发病。如果正气强盛，即或感邪，也不至为病。《灵枢・百病始生》说："风雨寒热，不得虚，邪不能独伤人，卒然逢急风暴雨而不病者，盖无虚，故邪不能独伤人。"这种既强调人体正气抗病力，又不排除病因条件的观点，包含着一定的辩证法思想。

以上对于发病学的认识，启示我们在未病之前，必须重视增强机体抗病能力，以抵御外邪的入侵；已病之后，除了注意驱邪之外，用药处方要着重调整机体的功能，以利于早日恢复健康。

〔原文〕

問曰：病人有氣色[1]見於面部，願聞其説。師曰：鼻頭色青，腹中痛，苦冷者死[2]；鼻頭色微黑者，有水氣[3]；色黄者，胸上有寒[4]；色白者，亡血也。設微赤非時者死[5]。其目正圓者痙[6]，不治。又色青爲痛，色黑爲勞，色赤爲風，色黄者便難，色鮮明者有留飲[7]。

〔词解〕

(1) 气色：面部的色泽是五脏精气在外的表现。色包括青、黄、赤、白、黑五种。

(2) 苦冷者死：一云"腹中冷，苦痛者死"。

(3) 水气：病名，体内蓄积水饮的病证。

(4) 寒：指寒饮。

(5) 微赤非时者死：五色各有主时，如赤属火为夏令所主，白属金为秋令所主等。非时，即不在当令之时，如赤色见于冬季或秋季，均为逆候，故主死。

(6) 痉：病名。是热性病病程中出现痉挛、背强反张、口噤的一类病证。

(7) 留饮：为痰饮病的一种。

〔释义〕

本条主要讨论面部望诊的临床运用。

色泽为脏腑气血盛衰的外在征象。根据中医学的理论，五色各有五行所属，五脏各有主色，面部（本条主要讨论鼻部望色）色泽的变化各有主病。青为肝色，主寒、主痛；鼻属脾土所主之位。鼻见青色，为肝木克伐脾土之象，若苦冷者，为阴寒内盛阳气虚衰，故主死。黑为肾色，又主水，主劳为病，鼻见黑色为水反侮土之象，故主水气为病。黄为脾色，若脾虚输化失职，则饮停胸膈，也可见黄色，其中色鲜明者为湿热蕴蒸，必黄如橘子色，可见黄疸、便秘、留饮等病证。色白多主失血，《灵枢・决气》说："血脱者，色白、夭然不泽。"若反见微赤，又非当令（夏季）之时，此为虚阳浮越之象，故主死。痉病而见两目直视，为脏气孤绝之证，多死。

〔提要〕

本条从面部色泽的望诊来诊断疾病和推测预后。

〔选注〕

尤在泾：此气色之辨，所谓望而知之者也。鼻头，脾之部，青，肝之色。腹中痛者，土受木贼也；冷则阳亡而寒水助邪，故死。肾者，主水，黑，水之色，脾负而肾气胜之，故有水气。色黄者面黄也，其病在脾，脾病则生饮，故胸上有寒。寒，寒饮也。色白亦面白也，亡血者不华于色，故白。血亡则阳不可更越，设微赤而非火令之时，其为虚阳上泛无疑，故死。目正圆者阴之绝也，痉为风强病，阴绝阳强，故不治。痛则血凝泣而不流，故色青，劳则伤肾，故色黑，经云：肾虚者面如漆柴也。风为阳邪，故色赤。脾病不运，故便难。色鲜明者有留饮，经云：水病人目下有卧蚕，面目鲜泽也。

《医宗金鉴》：气色见于面部而知病之死生者，以五气入鼻，藏于五脏，其精外荣于面也，气色相得者，有气有色，平人之色者，即经云：青如翠羽，赤如鸡冠，黄如蟹腹，白如豕膏，黑如乌羽者生也。气色相失者，色或浅深，气或显晦，病人之色也，即经云：浮泽为外，沉浊为内，察其浮沉，以知浅深，察其泽夭，以观成败，察其散抟以知新故，视色上下，以知病处，色粗以明，沉夭为甚，不明不泽，其病不甚也。有色无气者，色枯不泽，死人之色也。鼻者明堂也，明堂光泽，则无病矣，而曰见青色为腹中痛，鼻苦冷甚者死，黑色为水为劳，黄色为上寒下热，小便难，面目鲜明，内有留饮，色白为亡血，色赤为热为风，若见于冬，为非其时者死，目直视正圆不合如鱼眼者痉不治，此气色主病之大略也，其详皆载《内经》。

〔评述〕

色是人体脏腑机能的外在反映，通过观察五色的变化，结合全身状况的分析，可以了解疾病的性质，明确诊断，推测预后。由于疾病的变化不同，病人面色表现也各不相同，古人根据实践经验加以观察，归类为青、黄、赤、白、黑五种，作为辨色的纲要。

望色的内容除了注意色的变化和出现的部位外，最根本的一点是察色必先察神。不管出现何种颜色，总以明润光泽为佳，虽病而脏气未衰，其病可治；反之，神夭色败，枯萎不荣，为脏气败绝的逆候，预后差。所谓“得神者昌，失神者亡”。具体来说，《素问·五脏生成》对辨五色的荣枯做了形象的描述：“色见青如草兹者死，黄如枳实者死，黑如炲者死，赤如衃血者死，白如枯骨者死，此五色之见死也；青如翠羽者生，赤如鸡冠者生，黄如蟹腹者生，白如豕膏者生，黑如乌羽者生，此五色之见生也。”《内经》关于色诊的记载比较详细。

仲景继承了《内经》关于色诊的宝贵经验，在本篇提出了关于五色主病和预后等问题。所以《医宗金鉴》引用《内经》的有关旨意对本条作了透彻的阐释，并在最后归纳说：“此气色主病之大略也，其详皆载《内经》。”尤氏之论，更为明晰，切中肯綮，句句服膺。这些都是临床诊断中极为珍贵的资料。

必须指出，色诊的内容是十分丰富的，本节着重鼻部和面部色泽的望诊。此外尚有眼目、爪甲、指纹、皮肤、舌苔等的色泽变化，亦属色诊范围。至于五色的主病，也绝不是单凭色的观察就可断病，临床尚须结合问、闻、切诊全面审察，在中医基本理论指导下予以分析，才能作为诊断疾病、推测预后的依据。

〔原文〕

師曰：病人語聲寂然(1)喜驚呼者，骨節間病；語聲喑喑然(2)不徹者，心膈間病；語聲啾啾然(3)細長者，頭中病。

〔词解〕

(1) 寂然：安静无声之意。

(2) 喑喑然：形容语声低微。

(3) 啾啾然：形容语声细小。

〔释义〕

从闻诊来分析病候。患者在安静状态下，时有惊呼，常意味着身有痛处，骨节为病，常阵阵作痛，尤以转侧则疼痛加剧，故有惊呼之状，胸膈为气所流注之处，以畅达为然，若胸膈有停饮留痰，或气滞血瘀，使气道窒塞，影响呼吸或发声，则见语声低微不彻。头中病常以头痛为主症，剧烈的头痛，则声音稍大即觉震痛愈剧，以致声不敢扬，唯声低而长似稍缓解。

〔提要〕

本条通过闻语声来推测病候。

〔选注〕

尤在泾：语声寂寂然喜惊呼者，病在肾肝，为筋髓寒而痛时作也。喑喑然不彻者，病在心肺，则气道塞而音不彰也。啾啾然细而长者，病在头中，则声不敢扬，而胸膈气道自如，故虽细而仍长也。此音声之辨，闻而知之者也，然殊未备，学者一隅三反可矣。

曹颖甫：无病之人，语声如平时，虽高下疾徐不同，决无特异之处，寒湿在骨节间，发为酸痛，故怠于语言而声寂寂，转侧则剧痛，故喜惊呼。心胸间为肺，湿痰阻于肺窍，故语声喑喑然不彻。头痛者，出言大则脑痛欲裂，故语声啾啾然细而长，不敢高声语也。

〔评述〕

闻诊包括闻声音和嗅气味两方面，古代闻诊主要以“五声五音”的相应不相应来辨别五脏病变，张仲景以病人的语言、呼吸、喘息、咳嗽、呕吐、呃逆、肠鸣、呻吟等作为闻诊的内容。本节重点从语声方面辨析病候，其内容主要为听察声音的强弱来分虚实，一般来说，声高气扬有力的多属实证；声低无力不相接续的为虚证。《伤寒论》有“实则谵语，虚则郑声”之辨。本节则通过语声、语态来辨病证，足见古人诊病的细致周到。这些经验是难能可贵的，可作为临床实践的借鉴。

〔原文〕

師曰：息摇肩[1]者，心中堅；息引胸中上氣者，咳；息張口短氣者，肺痿[2]唾沫。

〔词解〕

(1) 息摇肩：一呼一吸为息。息摇肩，指呼吸喘息抬肩。

(2) 肺痿：病名，由阴虚灼伤肺津致咳吐稠痰白沫的疾患。详见肺痿篇。

〔释义〕

本条提出对呼吸观察的三种情况：呼吸急促喘息抬肩的，多为胸中邪气壅滞坚满而致；呼吸上气而咳，是邪阻气机，肺失肃降之故；喘促短气张口，咳吐涎沫的，是肺痿为病。

〔提要〕

本条通过对患者呼吸的观察来分析病变。

〔选注〕

尤在泾：心中坚者，气实而出入阻，故息则摇肩。咳者气逆而肺失降，则息引胸中上气。肺痿吐沫者，气伤而布息难，则张口短气，此因病而害于气者也。

《医宗金鉴》：摇肩谓抬肩也，心中坚，谓胸中壅满也，呼吸之息，动形摇肩，胸中壅气上逆也，喘病也。呼吸引胸中之气上逆，喉中作痒梗气者，咳病也。呼吸张口不能续息，似喘而不抬肩，短气病也。咳时唾痰嗽也，若嗽唾涎沫不已者，非嗽病也，乃肺痿也。

〔评述〕

本条对异常呼吸提出了鉴别诊断，概括起来有以下几种情况。

（1）喘：主要表现为呼吸困难，喘促抬肩伴不能平卧等症。就病机来说，主要是肺气壅滞，失于肃降，这就是文中所谓“心中坚”。

（2）上气：是气逆于喉间，致气道窒塞，咳逆上气，时时吐浊。

（3）短气：呼吸较平人急而短，数而不能接续，似喘而不抬肩，呼吸虽急而无痰声，称“短气”。

以上是从呼吸的病态来分类，临床辨证尚有虚实之分，一般以气粗声高息涌为实，气微短促无力为虚。肺主气、主呼吸，故无论喘、上气或短气，与肺脏关系最为密切。前贤有云“肺为气之主，肾为气之根”，故凡属虚证每多与肾相关。至于病证，无论咳、哮、喘、肺痈、肺痿等在不同的阶段，都可以出现上述症状，因此，临证时尤须从症状的鉴别中剖析病机，从而进行辨证论治，似乎比单纯认病更有意义。

〔原文〕

師曰：吸而微數，其病在中焦，實也，當下之即愈，虛者不治。在上焦者，其吸促[(1)]，在下焦者，其吸遠[(2)]，此皆難治。呼吸動摇振振者，不治。

〔词解〕

（1）吸促：吸气浅短。

（2）吸远：吸气深长。

〔释义〕

本条以吸气的形态来判断病位的上下及预后吉凶。吸而微数，是邪阻中焦，属实证，上下阻隔，气逆而促，下之则气机通利，呼吸自可恢复常态；若虚证所致的吸而微数，多为肺肾虚衰，预后差，故言“不治”。在上焦指肺气为病，吸促是肺气大虚；在下焦指肾为病，吸而深长有不相接续之状，是肾不纳气，下元衰竭，故皆难治。至若呼吸摇动全身者，呼吸极度困难，气将脱矣，故谓不治之症。

〔提要〕

本条从吸气的形态来辨病位定预后。

〔选注〕

尤在泾：息兼呼吸而言，吸则专言入气也。中焦实，则气之入者，不得下行，故吸微数。数犹促也。下之则实去气通而愈。若不系实而系虚，则为无根失守之气，顷将自散，故曰不治；或云，中焦实而元气虚者，既不任受攻下，而又不能自和，故不治，亦通。其实在上焦者，气不得入而辄还，则吸促，促犹短也。实在下焦者，气欲归而不骤及，则吸远，远犹长也。上下二病，并关脏气，非若中焦之实，可从下而去者，故曰难治。呼吸动摇振振者，气盛而形衰，不能居矣，故亦不治。

魏念庭：吸数则呼必迟，吸多于呼也，吸为阴，呼为阳，阳盛而阴不足，中焦热盛而津不足，故思吸阴气以救济之也，此实乃胃实之实，下之即承气之类，去其实热而呼吸可调矣。若吸微数，而更无实热在中焦，则虚也，虚而吸数，则中气欲绝，数吸自救，气根已铲，浮动于上，何可救援乎，故不治，此示人以辨虚实之法也。再……病在上焦，其吸必促。促，短也，吸短呼必长，以病邪盛而能使正气不舒也。病在下焦，其吸必远。远，长也，吸长呼必短，以病邪结，而思得正气以开之也，此病邪可以乱其正气之呼吸，致令吸与呼长短不匀……而上下之病邪方盛方结，所以决其此皆难治之病也。至于呼吸之间，周身筋脉动摇振振然，是阳已脱而气已散矣，又何以为治，故师言其不治也。

〔评述〕

尤在泾说："促犹短也"，"远犹长也"。魏念庭说："吸长呼必短"，"吸短呼必长"。故本条虽仅言吸气，实概指呼吸失常的病态。其病机有虚实之分，实证则预后好，治以驱邪为主，如本条所说的邪实中焦下之自愈；虚证则预后差，故本条说"难治"、"不治"。从临床实际情况来看，实证致呼吸异常的，多由邪阻肺气升降失常，邪去则气机通利，呼吸可望复原；虚证致呼吸异常的，多责之于肺肾，肺气虚衰则气无所主，肾气乏竭则摄纳无权，均为难治之证。尤在泾认为在上焦者其吸促，在下焦者其吸远，均为实证所致，恐不符合实际，病在上焦的实证出现的"吸促"，一般来说比虚证引起的"吸促"易治，且病在下焦的实证见呼吸异常者较少，即使有，也未必不可治。即云"难治"，似属肺肾虚衰为是。

〔原文〕

師曰：寸口脉[1]動者，因其王時而動，假令肝王色青，四時各隨其色[2]。肝色青而反色白，非其時色脉，皆當病。

〔词解〕

（1）寸口脉：指两手桡动脉，包括寸、关、尺三部。

（2）四时各随其色：四时各有主色，春主青、夏主赤、秋主白、冬主黑。

〔释义〕

四时季节变更，色、脉也有相应的改变。在正常情况下，脉象"因其王时而动"，如春弦、夏洪、秋毛、冬石；色象"四时各随其色"，如春青、夏赤、秋白、冬黑。如果出现"非其时色脉"，属反常现象，当病。例如春天为肝气当旺之令，脉当见弦，色应现青，今反见白色，与时令所主不合，为病态。

〔提要〕

色脉需与四时相应为常，与四时不相应则为病。

〔选注〕

尤在泾：王时，时至而气王，肝乘之而动，而色亦应之，如肝王于春，脉弦而色青，此其常也，推之四时无不皆然。若色青而反白，为非其时而有其色，不特肝病，肺亦当病矣，犯其王气故也，故曰色脉皆当病。

赵以德：《内经》有谓五脏之脉，春弦夏钩，秋毛冬石，强则为太过，弱则为不足。四时皆以胃气为本，有胃气曰平，胃少曰病，无胃曰死，有胃而反见所胜之脏脉，甚者今病，微者至其所胜之时病。又谓五脏之色，其在王时见者，春苍、夏赤、长夏黄、秋白、冬黑，所主外荣之常者，白当肺当皮，赤当心当脉，黄当脾当肉，青当肝当筋，黑当肾当骨，五色微诊，可以目察，能合脉象，可以万全。其《内经》之言如此，斯论殆将本于是之节文也。

〔评述〕

诊病本需四诊合参，重点则在望色和切脉，《素问·脉要精微论》说："切脉动静，而视精明，察五色，观五脏有余不足，六腑强弱，形之盛衰，以此参伍，决死生之分。"所谓"参伍"，即指望色与切脉的配合。但是，中医学的整体观念是把人体和自然界作为一个整体来认识的，自然界季节气候的变化必然要影响到人体的生理活动，色脉也无例外。所以，本节提出脉"因其王时而动"，"四时各随其色"。这就是说色脉的变化必须与四时气候变化相应，才能维持内外环境的统一性。故《素问·移精变气论》说："夫色之变化，以应四时之脉。"如果违反这一规律，则属病态，本条说："非其时色脉，皆当病。"《素问·玉机真脏论》更有具体的描述："脉从四时，谓之可治，脉逆四时为不可治，所谓逆四时者，春得肺脉，夏得肾脉，秋得心脉，冬得脾脉，甚至皆悬绝沉涩者，命曰逆四时。"由此可见，结合时令望色切脉，是中医诊断学的一大特点。因此《素问·五脏生成》说："能合脉也，可以万全。"

〔原文〕

問曰：有未至而至[(1)]，有至而不至，有至而不去，有至而太過，何謂也？師曰：冬至之後，甲子[(2)]夜半少陽起，少陽[(3)]之時陽始生，天得温和。以未得甲子，天因温和，此爲未至而至也，以得甲子，而天未温和，爲至而不至也；以得甲子，而天大寒不解，此爲至而不去也；以得甲子，而天温如盛夏五六月時，此爲至而太過也。

〔词解〕

(1) 未至而至：前一个"至"指时令至，后一个"至"指该时令气候至。以下"至而不至"等三句义同。

(2) 甲子：古用天干地支配属以计年月日，以十天干（甲、乙、丙、丁、戊、己、庚、辛、壬、癸）、十二地支（子、丑、寅、卯、辰、巳、午、未、申、酉、戌、亥）相配合，计六十组为一周，称为"甲子"。这里是指冬至后的第一个甲子日。

(3) 少阳：以一年分成三阴三阳六个阶段，始少阳终厥阴，每个阶段六十天。

〔释义〕

气候是否正常，取决于气候变化与时令季节是否相应。正常情况下，冬至后六十天即雨水节，阳气始生，天气温和，时令与气候相应。不正常的情况有以下四种：①未至而至：未到雨水节，天已温和。②至而不至：已到雨水节，天气尚未温和。③至而不去：已到雨水节，而天气仍严寒不解。④至而太过：已交雨水节，而天气温热如盛夏五六月时。《素问·六微旨大论》说："至而不至，未至而至如何？岐伯曰：应则顺，否则逆，逆则变生。变生则病。"凡属气候与时令不相应的反常变化，皆可成为致病因素，并提示人们对不正常的气候应该"避之有时"。

〔提要〕

本条旨在说明时令气候的正常和异常变化情况 。

〔选注〕

尤在泾：上之至谓时至，下之至谓气至。盖时有常数而不移，气无定刻而或迁也。冬至之后甲子，谓冬至后六十日也。盖古造历者，以十一月甲子朔夜半冬至为历元，依此推之，则冬至后六十日，当复得甲子，而气盈朔虚，每岁递迁，于是至日不必皆值甲子，当以冬至后六十日花甲一周，正当雨水之候为正，雨水者，冰雪解散而为雨水，天气温和之始也。云少阳起者，阳方起而出地。阳始生者，阳始盛而生物，非冬至一阳初生之谓也。窍尝论之矣，夏至一阴生，而后有小暑、大暑，冬至一阳生，而后有小寒、大寒，非阴生也反热，阳生而反寒也。天地之道，否不极则不泰，阴阳之气剥不极则不复。夏至六阴尽于地上，而后一阴生于地下，是阴生之时，正阳极之时也。冬至六阳尽于地上，而后一阳生于地下，是阳生之时，正阴极之时也。阳极而大热，阴极而大寒，自然之道也。则所谓阳始生天得温和者，其不得与冬至阳生同论也，审矣。至未得甲子而天已温，或已得甲子而天反未温，及已得甲子而天大寒不解，或如盛夏五六月时，则气之有盈有缩，为候之或后或先。而人在气交之中者，往往因之而病，唯至人为能与时消息而无忤耳。

赵以德：考之《内经》，候气至不至，有谓四时者，有谓五运者，有谓六气者，发明详矣。至四时，则曰天以六六为节，地以九九制会，六甲终岁三百六十日法也。五日为一候，三候为一气，六气为一时，四时为一岁，而各从其治主焉。求其气之至也，皆从春始，未至而至，此为太过，则薄所不胜，乘所胜也，命曰气淫。至而不至，此为不及，则所胜妄行而所生受病，所不胜薄之也，命曰气迫。然在脉应春弦夏钩秋毛冬石，太过者病在外，不及者病在内。在五运相袭而皆治之。终期之日，阳年先天而至当岁之运，则气太过。阴年后天而至当岁之运，则气不及。与其年和，则非太过不及而平，与司天地气不和，则胜而报复，复则郁发待时而作，作则风湿燥热火寒之气，非常而暴。在六气则曰六气之胜，清气大来，燥之胜也，风木受邪，肝病生焉；热气大来，火之胜也，燥金受邪，肺病生焉之类。在脉应则曰厥阴之至弦，少阴之至钩，少阳之至大而浮，太阴之至沉，阳明之至短而涩，太阳之至大而长，至而和则平，至而甚则病，至而反者病，至而不至者病，未至而至者病，阴阳易者危。然候六气之应，常以正月朔旦平明视之，观其位而知其所在，而其至则从运之先天后天也。由是观之，仲景言四时之定法者，若遇气运加临主位，则必将奉天政之寒温，虽与四时气有反者，难为逆时也。候同也，且经曰，主胜逆，客胜从，又曰，必先岁气，毋伐天和，此又不在独守四时之气，而参之以运气者矣。

〔评述〕

本条以冬至之后甲子日的至与不至为例，来观察气候的太过不及情况。

时令节气是古代劳动人民通过观察太阳运动变化而出现的不同气候特点总结制定的。《素问·六节脏象论》说："五日谓之候，三候谓之气，六气谓之时，四时谓之岁，而各从其主治焉。"《内经》中又将一年分为"六步"，每步各占四个节气，认为每步都有相应的气（即风寒暑湿燥火六气）与之配合，即所谓六步六气。如果每一个时令节气到了，相应的气候也会出现；如果气候与季节不相适应，出现如本篇所说的"未至而至"、"至而不至"、"至而不去"、"至而太过"等情况，则属反常的气候现象。

所谓太过、不及的气候现象，尤在泾以气之盈缩、阴阳偏胜来解释，"气之有盈有缩，为候之或后或先"。赵以德以运气学说来分析，"阳年先天而至当岁之运，则气太过。阴年后天而至当岁之运，则气不及"。二人从不同角度阐释这些反常的气候变化，其基本精神还是一致的。

四时六气的太过或不及，或称为非时之气，都会直接或间接地影响人体，从而引起疾病的发生。所以，本篇论述的根本目的，还是在于启示人们要注意调摄，防止"虚邪贼风"的侵袭。

〔原文〕

師曰：病人脉浮者在前[1]，其病在表；浮者在後[2]，其病在里裏。腰痛背强不能行，必短氣而極也。

〔词解〕

（1）前：指寸脉。

（2）后：指尺脉。

〔释义〕

以浮脉为例说明同一脉象，出现的部位不同，其所主病也不同。寸脉属阳主表，寸脉见浮，主病在表，属外感为病；尺脉属阴主里，尺脉见浮，主病在里，属内伤为病。如证见腰痛背强，步履艰难，即属肾气亏虚，骨髓不充；严重的见短气不相接续，为肾不纳气，濒临衰极之象。

〔提要〕

同一脉象由于所见部位不同，主病亦异。

〔选注〕

尤在泾：前谓关前，后谓关后，关前为阳，关后为阴，关前脉浮者，以阳居阳，故病在表；关后脉浮者，以阳居阴，故病在里。然虽在里而系阳脉，则为表之里，而非里之里，故其病不在肠肾，而在腰背膝胫。而及其至，则必短气而极，所以然者，形伤不去，穷必及气，表病不除，久必归里也。

魏念庭：不言上下而言前后，较尺寸于掌后而前后之也，寸部得浮，上以候上，其病必在表，为天气外感之证也；尺部得浮，下以候下，其病必在里，为人气内伤之证也。就人气之内伤而验其外证，又必腰痛背强不能行，必短气而极也。盖尺脉肾脉也，肾脉应沉而浮，则肾虚而气逆也，肾虚而寒起，寒起必循腰入脊，于是腰背强痛且膝无力，更甚则肺气无根，短气上逆之极，皆肾病，故言里病也。一浮脉而表里之间迥然不同如此，推之他脉杂见纷出于指下，无不一一当细为审辨，明其表里虚实寒热真假之故，又必外与证符，方可选择出方，详求治法也。

〔评述〕

一般来说，脉来浮象，主病在表，多见于邪袭肌腠，卫阳抵抗外邪，脉气鼓搏于外，故浮而有力；若内伤疾病，气虚不能内守，浮越于外，其脉亦浮，但必浮而无力。

本条所云“脉浮在前”，必浮而有力，故主病在表，以外感为患；“脉浮在后”，必浮而无力，故主病在里，属内伤致病。临证时可从脉象有力无力，部位之或寸或尺，结合全身症状分析，不难区分。

魏念庭从脉象与部位是否相应来辨析尤合机宜。寸部候上，脉得浮象，其病在表；尺部候下，候肾，肾脉应沉而反浮，为肾虚气逆之象，说理十分透彻。尤在泾认为“关后脉浮者，以阳居阴”，是病邪由表入里之故，则是从另一个角度去理解，也不无道理。从临床实践来看，凡暴病见浮脉，多主外感表证；久病见浮脉，脏气浮越，为逆候，故《濒湖脉学》有“久病逢之却可惊”的记载，不能不引起高度重视。

〔原文〕

問曰：經云厥陽[1]獨行，何謂也？師曰：此爲有陽無陰，故稱厥陽。

〔词解〕

(1) 厥阳：厥，气由下而上逆。厥阳，有阳无阴，孤阳上越。

〔释义〕

阳主升，阴主降，阴阳相济则升降有序，今所谓“厥阳”，是有阳无阴，阳失阴涵，孤阳独升，有浮越悬绝之势，为严重的病理变化。

〔提要〕

本条解释厥阳独行的病理。

〔选注〕

尤在泾：厥阳独行者，孤阳之气，厥而上行，阳失阴则越，犹夫无妻则荡也。《千金方》云，阴脉且解，血散不通，正阳遂厥，阴不往从，此即厥阳独行之旨欤。

赵以德：厥者，犹极也，独行无阴与配也。王冰注《内经》一水不胜五火，谓五脏厥阳也。经又谓六阳并至，谓之至阳，又云至阳盛，地气不足。由是观之，火即阳也，至阳，即厥阳也。独行，独并至也。皆是阴不足而阳盛之极者也。

《医宗金鉴》：阴阳偕行，顺也，阴阳独行，逆也，厥，逆也，逆阳独行，此为有阳无阴，故称厥阳也。

〔评述〕

有人认为“厥阳”即阳厥。《素问・病能论》说：“阳气者，因暴折而难决，故善怒也，病名曰阳厥。”王冰注：“言阳气被折郁不散也，此人多怒，亦曾因暴折而心不舒畅故尔，如是者阳逆躁极所生，故病名阳厥。”又《灵枢・经脉》“足少阳经是动病”条记载：“是动则病口苦，善太息，心胁痛，不能转侧，甚则面微有尘，体无膏泽，足外反热，是为阳厥。”上二则是《内经》中有关“阳厥”的记载，但前者似指七情郁怒，气厥上逆而发狂之证；后者指经气失和，寒热失调之证。这里的阳厥与本节所述的“有阳无阴，故称厥阳”似属两回事。阳厥在《内经》作病证论，厥阳在此当病理释，故阳厥和厥阳不可同日而语。

所谓厥阳，从临床上看，诸如年高肝肾阴衰，孤阳独亢，产后阴虚阳越的汗出，温病后期热入下焦的阴虚动风等证，其病理均为厥阳之属。综上分析，并参合诸注家意见，可认为“厥阳”不是一个病证名，而是一个病理名称。

〔原文〕

問曰：寸脉沉大而滑，沉則爲實，滑則爲氣。實氣相搏，血氣入臟即死，入腑即愈，此爲卒厥[1]。何謂也？師曰：脣口青，身冷，爲入臟，即死；如身和，汗自出，爲入腑，即愈。

〔词解〕

(1) 卒厥：卒（cù，音促）。卒厥，猝然昏倒的一种病证。

〔释义〕

寸脉不应见沉，今为沉大而滑，沉大，必沉而有力，主邪郁在里，气血困滞的实证；滑为阳脉，主气实血涌。“实气相搏”，是血气相搏。《素问·调经论》说：“血之与气，并走于上则为大厥。”血气相搏，逆乱于上，猝然昏倒，称为“卒厥”。该证有两种转归：一是病邪深入，血气逆乱累及于脏，出现唇口青，身冷，为阳气涣散，血行凝滞之象，则预后差，可致死；一是病邪较浅，仅涉及于腑，见身和汗出，为气血还复平调之象，则预后好，可获痊愈。

〔提要〕

本条分析“卒厥”的病机、转归和预后。

〔选注〕

尤在泾：实谓血实，气谓气实。实气相搏者，血与气并而俱实也。五脏者，藏而不泻，血气入之，卒不得还，神去机息，则唇青，身冷而死。六腑者，传而不藏，血气入之，乍满乍泻，气还血行，则身和汗出而愈。经云，血之与气，并走于上，则为大厥，厥则暴死，气复反则生，不反则死是也。

曹颖甫：大气挟血并而上逆，则寸口见沉大而滑之脉。但举寸口，则关后无脉可知。气血菀于上，冲动脑气，一时昏晕而为暴厥。血逆行而入于脑，则血络爆裂死，故唇口青，青者，血凝而死色见也。若冲激不甚，血随气还，身和汗出而愈矣。须知入脏腑为假设之词，观下文在外入里可知，不然气血并而上逆，方冀其下行为顺，岂有入脏即死，入腑即愈之理。

《医宗金鉴》：此详申阳厥阴厥生死之义也。厥气者，逆气也，即逆阳逆阴之气也。气逆则乱于胸中，故忽然眩仆，名曰卒厥；若唇口青，身冷，是阴进阳退，则为入脏即死也；若身和自汗出，是阴消阳长，则为入腑即愈也。

〔评述〕

所谓“入脏即死，入腑即愈”，此脏腑二字，正如曹氏所说，为“假设之词”。“卒厥”

一证，既是气血逆乱为患，岂有不涉及脏腑的道理。在中医学的概念中，就脏与腑的关系而言，脏属阴主里，腑属阳主表，均为相对之词。一般认为邪入脏，说明病深，证重；邪入腑是病浅，证轻。这与《素问·阳明脉解》“厥逆连脏则死，连经则生”的意义是相同的。同是卒厥，病情自有轻重之分，预后也各有差异。如果卒厥是伴见唇口青、身冷的，《医宗金鉴》称之为“阴进阳退”，标志着病情深重，气不复还即死；如果厥而复苏，伴汗出身和，意味着病情轻浅，《医宗金鉴》称之为“阴消阳长”，有向愈之机。这就是“入脏”、“入腑”的根本含义。

尤氏胶执脏腑二字，以“五脏者，藏而不泻”、“六腑者，传而不藏”来解释，未免失之于咬文嚼字。曹氏将脑出血归于卒厥，似有一定道理，但脑出血属中风，而卒厥的含义及包括的范围更广。中风重证猝然昏倒，人事不知，或可伴见唇青身冷而死，与卒厥颇相类似。但若轻证中风，或无神志变化，或昏倒后复苏，必伴半身不遂等症；一般厥证，若气复还，醒后汗出身和，无肢体偏颇不用之累。当此，中风与卒厥不可混为一谈。

〔原文〕

問曰：脈脱[1]，入臟即死，入腑即愈，何謂也？師曰：非爲一病，百病皆然。譬如浸淫瘡[2]，從口起流向四肢者可治，從四肢流來入口者不可治；病在外者可治，入裏者即死。

〔词解〕

（1）脉脱：指脉乍伏不见，是邪阻血脉，影响脉气通畅的缘故。

（2）浸淫疮：一种皮肤病。初起形如粟米，瘙痒不止，搔破流黄水，蔓延迅速，浸淫成片，可遍及全身。

〔释义〕

本条承接上条，举脉脱为例说明病之深浅不同，预后也不一样。

脉脱者，由于邪阻血脉，影响脉气流通，故脉伏不见。若邪结较深，深达内脏，则脉脱不复，为死候；若邪留较浅，仅涉于腑，则脉气复还，尚有生机。同样的道理，对浸淫疮来说，病变由口向四肢方向蔓延，毒气由内向外扩散的，邪有出路，预后好，病变由四肢向口方向浸淫，毒气由外向内攻注的，为不治之症。

总之，不论何种疾病，病在脏、在里，病势深重；病在腑、在表，病势轻浅。病变发展趋势由内及外者易治；由外向内发展者难治。故“非为一病，百病皆然”。

〔提要〕

本条举脉脱、浸淫疮为例，说明病势由内向外者易治，由外入里者难治。

〔选注〕

尤在泾：脉脱者，邪气乍加，正气被遏，经隧不通，脉绝似脱，非真脱也。盖即暴厥之属。经曰：趺阳脉不出，脾不上下，身冷肤硬。又曰：少阴脉不至，肾气微，少精血，为尸厥，即脉脱之谓也。厥病入脏者，深而难出，气竭不复则死，入腑者浅而易通，气行脉出即愈。浸淫疮，疮之浸淫不已，《外台》所谓转广有汁，流绕周身者也。从口流向四肢者，病自内而之外，故可治；从四肢流来入口者，病自外而入里，故不可治。李玮西云，病在外二句，概指诸病而言，即上文百病皆然之意，入里者死，如痹气入腹，脚气冲心之类。

黄元御：脉脱者，脉虚脱而不实也，入脏者阴胜则死，入腑者阳胜则愈，病向外者伤浅可治，入里者伤深则死。

〔评述〕

本条言脉脱和浸淫疮，仅作为举例。所谓脉脱，尤氏解释颇切实际，即“邪气乍加，正气被遏，经隧不通，脉绝似脱，非真脱也”，若脉真脱，必死无疑，安有“入脏”、“入腑”之辨，或死或愈之分？故黄氏认为“脉脱者，脉虚脱而不实也”，与临床实际不切，恐非仲景原意。

所谓浸淫疮，在《内经》中已有记载，如《素问・玉机真脏论》说：“夏脉太过，则令人身热肤痛而为浸淫。”《素问・气交变大论》说：“岁火太过，身热骨痛而为浸淫。”《诸病源候论・浸淫疮候》曰：“浸淫疮，是心家有风热，发于肌肤，初生甚小，先痒后痛而生疮，汗出侵溃肌肉，浸淫渐阔乃遍体。其疮若从口出，流散四肢则轻；若从四肢生，然后入口者则重，以其渐渐增长，因名浸淫也。”较为明确地阐述了浸淫疮的病因和发病特点。仲景借此说明凡病从内及外易治，由外入内难治的道理。

另外，对于“从口流向四肢”、“从四肢流来入口”两句，上海中医药大学的金寿山认为，“口”字应活看，可理解为“心”，心为五脏之中心，无论内证外疾，病势从外（四肢）向心的方向发展，意味着病进、深重，预后不佳，如尤氏所注“如痹气入腹，脚气冲心之类”；若从心向外（四肢）方向发展，为病退、轻浅，预后乐观。这类情况在临床上是不乏其例的。

〔原文〕

問曰：陽病[(1)]十八何謂也？師曰：頭痛，項、腰、脊、臂、脚掣痛。陰病[(2)]十八何謂也？師曰：咳，上氣，喘，噦，咽[(3)]，腸鳴脹滿，心痛拘急。五臟病各十八，合爲九十病；人又有六微[(4)]，微有十八病，合爲一百八病，五勞[(5)]、七傷[(6)]、六極[(7)]、婦人三十六病[(8)]，不在其中。清邪居上，濁邪居下，大邪中表，小邪中里，槃飪[(9)]之邪，從口入者，宿食也。五邪[(10)]中人，各有法度，風中於前，寒中於暮，濕傷於下，霧傷於上，風令脉浮，寒令脉急，霧傷皮腠，濕流關節，食傷脾胃，極寒傷經，極熱傷絡。

〔词解〕

（1）阳病：指属外表经络的病证。

（2）阴病：指属内部脏腑的病证。

（3）咽：同噎，指咽中梗塞不利。

（4）六微：指六腑。

（5）五劳：《素问・宣明五气》：“久视伤血，久卧伤气，久坐伤肉，久立伤骨，久行伤筋，是谓五劳所伤。”

（6）七伤：《诸病源候论・虚劳候》记载七种劳伤的病因：一曰大饱伤脾；二曰大怒气逆伤肝；三曰强力举重，久坐湿地伤肾；四曰形寒，寒饮伤肺；五曰忧愁思虑伤心；六曰风雨寒暑伤形；七曰大恐惧不节伤志。

(7) 六极：指气极、血极、筋极、骨极、肌极、精极。极，极度虚损之意。

(8) 妇人三十六病：《千金要方》作十二癥、九痛、七害、五伤、三痼，共三十六种。

(9) 槃饪：槃饪（xīn rén，音新人）。指饮食。

(10) 五邪：指风、寒、湿、雾、伤食五种致病因素。

〔释义〕

所谓阳病，即指头痛，项、腰、脊、臂、脚掣痛六种属表的病证，阳按脉位分为三阳，三六合为十八病；所谓阴病，即指咳、上气、喘、哕、咽中梗塞、肠鸣胀满、心痛拘急六种属里的病证，阴又可分为三阴，三六合为十八病。

五脏分别感受风、寒、暑、湿、燥、火六淫之邪为病，并有在气在血以及气血两病之分，三六合为十八，五脏各有十八病，计九十病；六腑分别感受六淫之邪为病，亦有或气或血，或气血两病之分，计合一百零八个病证。其他如五劳、七伤、六极和妇人三十六病，尚不包括其中。

各种因素致病是有一定特性的。例如，轻清之邪易袭人体上部，重浊之邪常居人体下部；六淫（大邪）为病，始于皮毛，情志（小邪）为病，从里而发，饮食失节为病，每多食积不化为患。风、寒、湿、雾、饮食五邪伤人，都有一定的规律，如风为阳邪，故多中于午前，其性轻扬，故脉见浮象；寒为阴邪，故多中于晌晚，其性拘急，故脉见紧急；湿性沉滞而浊，故多伤于下部，流注于关节；雾性轻清，故易伤人上部，袭于皮肤腠理；饮食不节，脾胃先伤。经脉在里为阴，寒亦属阴，故寒极易伤经脉；络脉在表为阳，热亦属阳，故热极易伤络脉。总之，各种病因其致病的时间、部位和临床表现均不相同。

〔提要〕

本条提出疾病按脏腑经络的分类方法，指出各种病因的致病特点。

〔选注〕

尤在泾：头、项、腰、脊、臂、脚六者，病兼上下而通谓之阳者，以其在躯壳之外也；咳、上气、喘、哕、咽、肠鸣、胀满、心痛、拘急九者，病兼脏腑而通谓之阴者，以其在躯壳之里也。在外者有荣病、卫病、荣卫交病之殊，是一病而有三者也，三而六之合则为十八，故曰阳病十八也。五脏病各有十八，六微病又各有十八，则皆六淫邪气所生也。盖邪气之中人，有风寒暑湿燥火之六种，而脏腑之受邪者，又各有气分血分气血并受之三端，六而三之则为十八病，以十八之数推之，则五脏合得九十病，六微合得一百八病。至于五劳、七伤、六极，则起居饮食情志之所生也。妇人三十六病，则经月产乳带下之疾也，均非六气外淫所致，故曰不在其中。清邪，风露之邪，故居于上，浊邪，水土之邪，故居于下，大邪漫风，虽大而力散，故中于表，小邪户牖隙风，虽小而气锐，故中于里。谷饪饮食之属入于口而伤于胃者也。是故邪气有清浊大小之殊，人身亦有上下表里之别，莫不各随其类似相从，所谓各有法度也。故风为阳而中于前，寒为阴而中于后，湿气浊而伤于下，雾气清而伤于上，经脉阴而伤于寒，络脉阳而伤于热，合而言之，无非阳邪亲上，阴邪亲下，热邪归阳，寒邪归阴之理。

丹波元坚：陶氏《本草序例》曰，夫病之所由来虽多端，而皆关乎邪；邪者不正之目，谓非人身之常理，风寒暑湿，饥饱劳逸，皆各是邪，非独鬼气疫疠矣。本条邪字得此言而始明矣。

《医宗金鉴》：此章曰十八，曰九十等文，乃古医书之文，今不可考，难以强释。

徐忠可：此段前言病有阴阳脏腑之异，后言感有五邪中人之殊，欲人互参而求责也。

〔评述〕

本条阐明了古代关于疾病的分类问题。

为了对错综复杂的病证进行分析归纳，有利于辨证论治，必须对疾病加以分类。张仲景在《伤寒论》中将外感热病按六经分证，本条则对杂病提出了两种分类方法。

第一是以脏腑经络病位来分。脏腑在里属阴，经络在表属阳，故可分为阴病、阳病两大类，在此基础上，经络又有“伤经”、“伤络”之分，脏腑亦有“五脏病”、“六微（腑）病”之别。至于“十八病”、“九十病”则在上述分类的前提下，将经络病变又以三阴三阳来分，脏腑病也以在气、在血或气血兼病分类。脏腑经络的病理变化是各种疾病的病变基础，也是辨证论治的根本依据，因此，对疾病按脏腑经络部位的分类方法是科学的，也符合客观实际。

第二是以不同性质病邪的致病特征来分。无论六淫邪气或情志劳倦饮食等，不同的致病因素各具一定的性质，其致病也有一定的特点。本条提出“五邪中人，各有法度”，例如，风为阳邪，其性轻扬，最易侵犯人体的高位和肌表，《内经》说“风者善行而数变”，病则脉多见浮象；湿为阴邪，其性重浊黏滞，最易侵犯人体下部，影响脾胃，流注关节，病则缠绵难愈等。本条还具体论及五劳、七伤、六极等，均是从病邪的致病特征角度进行分类的。

总之，上面所列的两种分类方法，前者着眼于病位，后者立足于病因。尽管还是粗略、简要的，但它不仅开创了对疾病进行分类的先河，而且对指导临床有深远意义。

〔原文〕

問曰：病有急當救[1]裏救表者，何謂也？師曰：病，醫下之，續得下利清穀不止，身體疼痛者，急當救裏；后身體疼痛，清便自調[2]者，急當救表也。

〔词解〕

(1) 救：紧急的治疗措施。

(2) 清便自调：指大小便正常。

〔释义〕

病本在表，医以误下，病邪内陷，遂致下利不止，此时表里同病。里气已虚，解表则势必导致虚者更虚，故急宜救其里以扶正气，及至正气渐复，二便和调，始可解表，如不及时驱除表邪，又恐再行传变入里，旁生枝节。

〔提要〕

本条举表里同病的治则。

〔选注〕

尤在泾：治实证者，以逐邪为急；治虚证者，以养正为急。盖正气不固，则无以御邪而却疾，故虽身体疼痛，而急当救里，表邪不去，势必入里而增患，故既清便自调，则仍当救表也。

周扬俊：先表后里者，不易之法也，乃有救里先于表者，岂无谓乎？答曰：攻表者，正以里为急也。邪在表，苟不依法治之，将延迟时日，势必内入而大患，医乃不明此理，下之或早或重，遂使下利清谷，至于不止，则里已急矣。表证虽在，法当救里，里和而表未解，仍当救表，此亦一定之法也。然仲景何以不言所以救之之法耶，而四逆以佐正，桂枝以退邪，已详于太阳篇中矣。

〔评述〕

本条与《伤寒论》91条内容基本相同，该条文有“救里宜四逆汤，救表宜桂枝汤”。本条之所以未列其方，且置《金匮要略》第一篇中，其目的是使人掌握表里同病的治疗准则。

病证的发展是复杂多变的，在表里同病、虚实相兼的情况下，治疗时如何权衡轻重缓急，切中病机，是决定治疗成功与否的关键。如本条所举的表证未解，更因误下而致正气已虚，此时，祛邪固然重要，但正如尤在泾所说的“正气不固，则无以御邪而却疾”，从根本上来说，消灭病邪，有赖于正气，祛邪的药物必须通过正气才能发挥作用。今表证虽在，里虚已急，若不顾正气，浪投解表攻邪之剂，不但达不到祛邪的目的，反有亡阳虚脱之虞。所以，应以救里急为先，扶助正气为治，如四逆、参附之辈，俟正气来复，再以解表祛邪之法，如桂枝汤之属。诚如前贤所云“邪实尚可再攻，正脱不可复挽”，乃至理之言。

反之，对于表未解里已实的病证，一般应先解其表，后攻其实，若表未解而误攻其里，导致表邪内陷，必变证蜂起。

总而言之，病证是错综复杂的，治法也是多种多样的，对表里同病，有先表后里，先里后表，或表里同治等法，本条仅举例予以说明，旨在启发人们在复杂的病证面前，如何分清主次，权衡缓急，迅速准确地采取治疗措施，取得更好的疗效。

〔原文〕

夫病痼疾[1]，加以卒病[2]，當先治其卒病，後乃治其痼疾也。

〔词解〕

（1）痼疾：痼（gù，音固）。痼疾，指难治的久病。

（2）卒病：此指新病。

〔释义〕

素患痼疾，又加新病。痼疾不易速愈，还要防新病之变化，在这种情况下，治疗时一般先治其新病，后治其痼疾。

〔提要〕

本条为新病痼疾同时存在的治疗大法。

〔选注〕

尤在泾：卒病易除，故当先治；痼疾难拔，故宜缓图，且勿使新邪得助旧疾也。读二条，可以知治病缓急先后之序。

陈修园：前言病有表里不同，治者权缓急而分先后，此言有新旧之不同，治者审难易而分其先后也。

周扬俊：痼疾，谓病已沉痼，非旦夕可取效者，卒病，谓卒然而来，新感而可取效于旦夕者，乘其所入未深，急去其邪，不使稽留而为患也。且痼疾之人，正气素虚，邪尤易传，设多瞻顾，致令两邪相合，为患不浅，故仲景立言于此，使后之学者，知所先后也。

〔评述〕

本条提出了原有宿疾复有新病的一般治则。从标本关系来分析，旧病为本，新病为标，治疗时应从标本的孰急孰缓分别对待。新病猝然而来，病必急于宿疾，所以应“乘其所入未深，急去其邪，不使稽留而为患”，防止旧恙新感，两邪相合则后患无穷。另外，如尤氏所说“卒病易除，故当先治；痼疾难拔，故宜缓图”，此乃急则治其标之谓。《素问·标本病传论》说：“先热而后生中满者，治其标；先病而后生中满者，治其标；小大不利，治其标。”说明了标急于本时，宜先治标的原则。

但是，如果新病引起旧病加剧，必须标本兼顾，新病旧病同治，才能提高疗效，缩短病程。例如《伤寒论》18条：“喘家作，桂枝汤加厚朴杏子佳。”即是在治疗新病的同时，照顾到旧病的影响。所以《素问·标本病传论》说：“谨察间甚，以意调之，间者并行，甚者独行。”说明在治疗时，既要掌握原则性，又要重视病情的变化，灵活施治。

〔原文〕

師曰：五臟病各有所得[1]者愈，五臟病各有所惡[2]，各隨其所不喜者爲病。病者素不應食，而反暴思之，必發熱也。

〔词解〕

(1) 得：指五脏病变各有适于病情的气味（包括饮食和药物）。

(2) 恶：恶（wù，音悟）。指所厌恶的某种气味。

〔释义〕

五脏对于饮食五味各有喜恶，所以对五脏病变的治疗护理也各有宜忌。如果药物治疗，饮食调理皆顺其五脏所喜，则病可愈；反之，则病情加剧。从患者的饮食嗜欲来分析，如果病人突然想吃素不喜食的食物，此乃脏气为邪气所变，食后可能助邪气。

〔提要〕

五脏各有喜恶，可根据病人对饮食的嗜欲来分析病情。

〔选注〕

尤在泾：所得所恶所不喜，该居处服食而言，如《脏气法时论》云：肝色青，宜食甘，心色赤，宜食酸，肺色白，宜食苦，肾色黑，宜食辛，脾色黄，宜食咸。又心病禁温食热衣，脾病禁温食饱食、湿地濡衣，肺病禁寒饮食寒衣，肾病禁焠烪热食温炙衣。《宣明五气》篇所云：心恶热，肺恶寒，肝恶风，脾恶湿，肾恶燥。《灵枢·五味》篇所云，肝病禁辛，心病禁咸，脾病禁酸，肺病禁苦，肾病禁甘之属皆是也。五脏病有所得而愈者，谓得其所宜之气之味之处，足以安脏气而却病气也；各随其所不喜为病者，谓得其所禁所恶之气之味之处，足以忤脏气而助病邪也。病者素不应食，而反暴思之者，谓平素所不喜之物，而反暴思之，由病邪之气，变其脏气使然，食之则适以助病气而增发热也。

陈修园：有得之情志相胜者，如怒伤肝，得悲而愈，悲胜怒之类。有得之时日者，如病在肝，愈于忧喜，得于气，制其胜我之类。有得之饮食者，肝色青，宜食甘，心色赤，宜食酸，肺色白，宜食苦，脾色黄，宜食咸，肾色黑，宜食辛是也。有得之自得其位者，肝病愈于丙丁，起于甲乙，心病愈于戊己，起于丙丁，脾病愈于庚辛，起于戊己，肺病愈于壬癸，起于庚辛，肾病愈于甲乙，起于壬癸是也。五脏病各有所恶，心恶热，肺恶寒，肝恶风，脾恶湿，肾恶燥是也。

〔评述〕

此条为“关于五脏病的喜恶问题”。

对于五脏病“所得”、“所恶”的含义，尤、陈二人论述颇为精详。尤在泾认为，所谓喜恶是指“居处饮食而言”；陈氏所论则涉及范围更广，包括了情志、饮食、季节时辰等内容，这样的理解是比较全面的。

第一，从饮食五味（包括药物）方面来说，五脏对于气味的要求是不同的，各有不同的喜恶。《素问·至真要大论》说：“夫五味入胃，各归所喜攻。”《素问·脏气法时论》说，肝“宜食甘”、心“宜食酸”、肺“宜食苦”，脾“宜食咸”、肾“宜食辛”，并说“四时五脏，病随五味所宜也”。因此，当五脏发生病变时，必须选择适当的药味投治；同时还须根据五脏的喜恶，掌握饮食的宜忌，注意护理调养。如《灵枢·五味》说：“肝病禁辛，心病禁咸，脾病禁酸，肾病禁甘，肺病禁苦。”这是五脏所不喜的气味。该篇还具体指出：“脾病者，宜食杭米饭牛肉枣葵；心病者，宜食麦羊肉杏薤；肾病者，宜食大豆黄卷猪肉栗藿；肝病者，宜食麻犬肉李韭；肺病者，宜食黄黍鸡肉桃葱。”这是五脏相得的气味。

第二，从情志方面来说，情志的变化可以影响五脏疾病的变化。《素问·阴阳应象大论》说：“怒伤肝，悲胜怒；喜伤心，恐胜喜；思伤脾，怒胜思；忧伤肺，喜胜忧；恐伤肾，思胜恐。”不但说明了情志和五脏病变的关系，而且启示了利用情志相互制约的关系可以达到治疗的目的。这是从精神情志的得宜，辅佐五脏病的治疗方法。

第三，从气候环境方面来说。《素问·宣明五气》说：“心恶热，肺恶寒，肝恶风，脾恶湿，肾恶燥。”气候环境的变迁与疾病的关系甚为密切，五脏病变，需要合适的气候环境，才能有利于疾病的恢复，否则，逆其所喜或适其所恶，均可能导致病变加重。这类例子在临床实践中是屡见不鲜的。

第四，从季节时辰方面来说。时令的更换，气温的变化对疾病有直接或间接的影响，五脏之气各有所主的当旺时令。一般来说，五脏病适逢当旺的主令，则病情可能减轻或痊愈。如值所不胜的季节或时辰，病情就可能加重。《素问·脏气法时论》有比较详细的论述，如病在肝，愈于夏，甚于秋；病在心，愈在长夏，甚于冬；病在脾，愈在秋，甚于春；病在肺，愈在冬，甚于夏；病在肾，愈在春，甚于长夏，这是从季节而言。又如，肝病愈于丙丁，起于甲乙；心病愈于戊己，起于丙丁；脾病愈于庚辛，起于戊己；肺病愈于壬癸，起于庚辛；肾病愈于甲乙，起于壬癸，这是从时辰而言。这里“所得”、“所不喜”是指五脏所主时令的所胜、所不胜。“夫邪气之客于身也，以胜相加”（《素问·脏气法时论》），也就是五脏自得其位，则病愈，得其所不胜时则病甚。

综上分析，所谓五脏病的喜恶，其含义甚广，可以包括饮食、情志、环境居处、季节气候以及药味等的宜忌。凡是能够顺从五脏所喜（所得），疾病就可能痊愈；相反，违背五脏所喜（所恶），疾病就可能恶化。尤在泾说："五脏病有所得而愈者，谓得其所宜之气之味之处，足以安脏气而却病气也；各随其所不喜为病者，谓得其所禁所恶之气之味之处，足以忤脏气而助病邪也。"在此，我们可以进一步理解本条的精神，即在对五脏病变进行药物治疗的同时，应在饮食、精神方面加强护理，对外界气候环境的影响加以调摄，才有助疾病的痊愈。

〔原文〕

夫諸病在臟[1]，欲攻之[2]，當隨其所得[3]而攻之；如渴者，與猪苓湯，餘皆仿此。

〔词解〕

（1）在脏：此泛指在里的内脏疾患。

（2）攻之：非尽指攻泻的治法，泛指祛邪治病的方法。

（3）所得：可理解为病邪的依据。

〔释义〕

要祛除深入内脏的病邪，必须根据表现出来的证候着手辨证治疗。例如，水与热结所引起的口渴，以猪苓汤利水，则水邪去，热无所附而退，口渴也随之而解。其他证候亦可依此类推。

〔提要〕

本条举例说明祛邪治病，必先审因论治。

〔选注〕

尤在泾：无形之邪，入结于脏，必有所据，水血痰食，皆邪薮也。如渴者，水与热得，而热结在水，故与猪苓汤利其水，而热亦除。若有食者，食与热得，而热结在食，则宜承气汤下其食，而热亦去。若无所得，则无形之邪，岂攻法所能去哉。

赵以德：此概言诸病在脏之属里者，治法有下之、泄之、夺之、消之、温之、寒之、和以平之，各量轻重，从宜施治，务去其邪，以要其正，故引渴病以此类之，而是证之用猪苓汤，见卷十三消渴证中。

《医宗金鉴》：脏者里也，凡诸病在里有可攻之证，虽欲攻之，当随其所得之轻重而攻之，不可率意而攻之也。如渴者小便不利，先与猪苓汤利其小便，俟小便利乃可攻之，余皆仿此，谓他证或有未可遽攻者，皆仿此也。

〔评述〕

本条以猪苓汤治疗热与水结的口渴一症为例，说明临证治病，必"当随其所得而攻之"的重要意义。所谓"所得"，尤氏认为是"无形之邪，入结于脏"的依据，至于"攻之"者，赵氏之释比较全面，当包括"下之、泄之、夺之、消之、温之、寒之、和以平之"等各种祛邪之法。

欲祛其邪，必先求因，《素问·至真要大论》说："必伏其所主，而先其所因。"临床上证候则是审因论治的依据。同是口渴，阳明经证热盛伤津者有之，太阳病蓄水证津不上承者有之，少阴病水热互结气不升津者亦有之。临证时务必通过证候表现，参合四诊所得，分析病因病机，进而立方遣药。

本条的基本精神在于通过对口渴一症的辨证分析，立审因论治之楷模，故云“余皆仿此”。

全篇小结

本篇在《内经》、《难经》基本思想指导下，从释“治未病”的意义开始，到论已病的治则结束，在预防、病因病理、诊断、治疗、预后等方面，都作了原则性的阐发，体现了辨证论治的基本规律，对全书有提纲挈领的意义。兹将全篇要点归纳如下：

1. 首先强调“治未病”的意义

本篇指出未病之前，应注意养慎调摄，“不令邪风干忤经络”，保持“五脏元真通畅，人即安和”；已病之后，要及早治疗，使病邪“未流传脏腑，即医治之”，并根据五行生克规律，采取有效措施，截断病邪的深入传变。体现了以防为主，防治结合的思想。

2. 病因病理方面

本篇认识到自然界气候的反常变化是导致疾病的主要原因，并从外邪入侵的浅深，区分为三种不同的类型。在发病学方面，特别强调“不遗形体有衰，病则无由入其腠理”的立足于正气的观点。指出人体阴阳的偏胜是病变的根本机制。同时，简要地从脏腑经络的病位着手，对疾病进行了分类。

3. 诊断方面

本篇主张从望“气色”、闻“语声”、问饮食嗜欲、切“寸口脉”等各个方面全面诊察，并密切结合时令变化来分析病情。

4. 治疗方面

本篇提出治病“当随其所得而攻之”，说明审因论治的重要性。在表里同病、虚实相兼、卒病痼疾并存的情况下，要辨明虚实，权衡缓急，灵活处理。

5. 判断预后方面

凡是病情发展由脏入腑、从内向外者，易治，预后佳；反之，由腑入脏、从外向内者，难治，预后差。

（王庆其　项　琪　傅景华）

痉湿暍病脉证治第二

本篇论述了痉、湿、暍三种病证。由于三者病变初起多有太阳见证，所以合为一篇。

痉，强直之谓。《说文解字》云："痓，强急也。"它以项背强急、口噤不开、甚至角弓反张为主证。本篇所论述的痉病是由外感风寒之邪化燥化风所致，与后世所说的内伤痉病有所不同。

湿为六淫之一，其伤人为病，或从外得之，多因阴雨连绵，雾露晓行，久居湿地感而得之，称为外湿。若脾虚不运，水湿内停形成内湿。二者每多相互影响。本篇所论湿病以外湿及其兼证为主。

暍（yē，音噎），《说文解字》云："伤暑也。"《玉篇》云："中热也。"本篇所论"中暍"是以病因命名，指因感受暑热之邪而成病。《素问·热论》说："先夏至日者为病温，后夏至日者为病暑。"可知本病的发病季节为炎夏。暑为六淫之一，其性为热，人体感之极易伤津耗气，形成气阴两虚之证。本篇所述中暍，与后世所说的由于烈日下远行，猝然昏倒之中暑有所不同。

〔原文〕

太陽病(1)，發熱無汗，反惡寒者，名曰剛痓(2)。

〔词解〕

(1) 太阳病：其含义与《伤寒论》中所述的"太阳病"意义相同，包括脉浮、头项强痛、发热、恶寒等证。

(2) 刚痉：痉，亦有写作"痓"者。《辞海》释为"僵急也……风强病也"，主要症状有项背强直，牙关紧急等。如见项背强急、发热、无汗、恶寒，为刚痉。

〔释义〕

条文首冠"太阳病"三字，说明病由外感风寒之邪所引起，其病位在肌表。风寒之邪侵袭肌表，肌腠郁闭形成头项强痛、发热恶寒、无汗的表实证，名为刚痉。

〔提要〕

本条指出刚痉的主证。

〔选注〕

成无己：《千金》云，太阳中风，重感寒湿，则变痉，太阳病发热无汗为表实，则不当恶寒，今反恶寒者，则太阳中风重感于寒，为痉病也，以其表实有寒，故名刚痉。

尤在泾：痉者强也，其病在筋，故必兼有头项强急，头热足寒，目赤头摇，口噤背反等证。

章虚谷：太阳伤寒，邪在经络，发热无汗，则必恶寒，痉病邪深入筋，发热而不恶寒，今反恶寒者，邪既伤筋，又外寒闭其营卫也，故恶寒而无汗与伤寒同，其筋脉紧急，而脉沉则不同，以其无汗邪闭，则筋更急，乃名刚痉也。

高学山：太阳病，指头项强痛而言。太阳为寒邪所伤，邪从阳经之胜而化热，故发热。寒邪凝闭，则毛窍实，故无汗。恶寒者，太阳被邪之本症也。曰反恶寒者，正就痓病而言。痓病因津液短少，而阳热在经之症，理宜不该恶寒，故曰反也。发热无汗，其经络之拘强，更甚于有汗者，故曰刚痓也。此条之症，全曰伤寒，却曰刚痓者，当合后文伏坚之脉而言。盖痓与伤寒之外症颇同，唯伏坚与浮紧之脉为辨耳。此寒邪化热之痓，痓之正病也。

《医宗金鉴》：痉病既属太阳，当以太阳虚实例之，故曰太阳病发热无汗、恶寒为实邪，名曰刚痉者，强而有力也。

徐忠可：此条与下条即《伤寒论》辨寒伤荣风伤卫法也。取以为痓病刚柔之别，省文也。盖痓即痉，强直之谓也。痓病必有项背强直等的证，故曰痓。即省文不言。但治痓病，刚柔之辨，最为吃紧，故特首拈无汗反恶寒为刚，有汗不恶寒为柔，以示辨证之要领耳。

程林：痉病者，以太阳病发汗太多，荣血已亡，风寒易中，故筋脉劲急，作刚柔二痉也。寒邪内入于荣，郁于肌肤，则发热，凝其血脉，则无汗，无汗为表实，不应恶寒，今反恶寒者，以寒邪严厉，从卫入荣，卫亦因之而不阖，故反恶寒也，其痉故名曰刚。

〔评述〕

1. 关于“痓”与“痉”

在《金匮要略方论》中，原文作“痓”，而后世注家大多数认为“痓”字系“痉”字之误。故将“痓”字改成“痉”字。但亦有持相反意见者，认为无改动的必要。如高学山说：“鄙见以为不然，尝按古人名病或抉其病由，或肖其病状，不必尽仍从前之旧，即如仲景伤寒之名并其证之传变原从热病论来，而现易其名为伤寒，然则以仲景伤寒等字为热病之讹也得乎。当曰，痓病即《内经》痓病为合，不必抹却痓字。”黄树曾亦云：“痓者病名，痉者证名。痓乃痉之总号，痉乃痓之一端耳。”考《玉篇》：“痓，充玉切，恶也。意谓恶候。《说文解字》无痓字，仅有疐字。云碍止也……痓盖疐之伪欤。”痉，“渠井切，音敬，风强病也”。它以项背强急、口噤不开，甚至角弓反张为其特征。由此看出，“痓”与“痉”音义根本不同。从本篇所述的内容来看亦与“痓”的含义不相符合。又且“痓”与“痉”二字相似，所以在历代流传过程中，传抄之误的可能性极大。故成无己说：“痓当作痉，传写之误也。痓恶也，非强也。”近人秦伯未指出：“痉，原文作痓。据《广雅》注是恶的意思，和本证不相符合。《诸病源候论》和《千金要方》都作痉，后来也有好多人疑是痉字传写错误。本人亦同意改为痉字，以归一致。”（引自“《金匮要略》杂病浅说”一文）。我们认为这种看法是有道理的，也是与临床实际相符合的。那种“痓者病名，痉者证名。痓乃痉之总号，痉乃痓之一端”的说法，颇为牵强附会，令人费解，故不可从。应改作痉为好。

2. 关于“刚痉”

本节冠以“太阳病”三字，明示痉病发生的原因系外感六淫之邪，尤以风寒之邪为主。正如成无己所云：“太阳病，重感寒湿则变痉。”可知本篇所论述的痉病与后世所说的痉病，在概念上不完全相同。张景岳云：“中风之痉，必年力衰残，阴之败也；产妇之痉，必去血过多，冲任竭也；溃疡之痉，必血随脓化，营气涸也；小儿之痉，或风热伤阴为急惊，或吐泻亡阴为慢惊。”这些痉病是由于液燥津枯，肝风内动所引起，多属内伤之痉。故《金匮要略》中的痉病并非包括一切痉病在内。

文中既云“太阳病”，则知痉病的病位在于肌表。由于风寒侵袭肌表，邪客太阳经脉，化燥生风，伤及津液，使筋脉不得其养，破坏了《内经》所说的“阳气者，精则养神，柔则养筋”的生理状态，出现了一系列因筋脉失养而产生的拘挛不柔和、背强反张、口噤不开等痉病之证。风寒郁闭营卫，毛窍闭塞不通，出现了发热恶寒、无汗的表实证，形成刚痉。所以章虚谷云：“邪既伤筋，又外寒闭其营卫也……以其无汗邪闭，则筋更急，乃名刚痉也。”刚痉之证，除有“头项强急，头热足寒，目赤头摇，口噤反张”等证外，必有“无汗”一证，此乃鉴别刚痉极为重要的一证。

“刚痉”与“伤寒”均有恶寒、发热、无汗等表实证，在临床上如何鉴别呢？章虚谷指出：“恶寒而无汗与伤寒同，其筋脉紧急，而脉沉则不同。”高学山亦指出：“痓与伤寒之外症颇同，唯伏坚与浮紧之脉为辨耳。”伤寒以“或已发热或未发热，必恶寒、体痛、呕逆、脉阴阳俱紧”，“头痛、发热、身疼腰痛、骨节疼痛”等为主证，而刚痉则除有头痛、发热、恶寒、无汗之外，尚有项背强急、口噤不开、脉“按之紧如弦，直上下行”或“伏弦”等痉病特有的脉证。根据这些特点，二者不难鉴别。

〔原文〕

太陽病，發熱汗出，而不惡寒，名曰柔痙[1]。

〔词解〕

（1）柔痉：一般症状和刚痉相似，但以发热、汗出、不恶寒之表虚证为其特征。

〔释义〕

太阳为风邪所伤，邪客肌表。风为阳邪，性主疏泄，使人体肌腠疏松，卫气不固，故见发热汗出，阳热之邪在经故不恶寒，风热之邪损耗津液，则使筋脉失于濡养，失去柔和之性，故亦见与刚痉相同的筋脉拘急、项背反张、口噤不开等痉病的证候。因其有发热汗出、不恶寒之证，与刚痉不同，故称为柔痉。

〔提要〕

本条指出柔痉的主证。

〔选注〕

程扶生：太阳病发热无汗恶寒为伤寒，发热汗出恶风为伤风，发热汗出不恶寒为温热，以症有颈项强急，甚则反张，故不谓之风寒温热病，而谓之痉也。

尤在泾：太阳病发热汗出为表虚，则当恶寒，今不恶寒者，风邪变热，外伤筋脉，为痉病也，以其表虚无寒，故曰柔痉。

陈修园：太阳病，病在标阳则发热，邪中肌腠，则肌腠实而肌表反虚，故汗出，标病而本不病，故但发热而不恶寒，以其表虚名曰柔痉。此言太阳病有刚柔二痉，推原痉之所自始，为辨证之法，非痉家之本证也。刚痉脉宜紧弦，柔痉脉宜浮弦，仲景未言，可以悟出。

高学山：太阳病同上。太阳为风邪所伤，风为阳热，故发热。风性疏洞，故汗出。不恶寒者，阳热在经，而无阴气在上在外故也。名柔痓者，以汗出而经气之劲直，少逊于寒邪也。此条全是太阳伤风，略并阳明之候，而曰柔痓者，当合后条沉迟之脉而言。盖痓与伤风之外症颇同，唯沉迟与浮缓之脉为辨耳。此风邪阳热之痓，亦痓之正病也。

《医宗金鉴》：发热汗出，不恶寒为虚邪，名曰柔痉者，强而无力也。

〔评述〕

本条论述了柔痉的主证。对于柔痉的病因病机，诸家所见略同。如高学山认为："太阳为风邪所伤，风为阳热，故发热，风性疏洞，故汗出。不恶寒者，阳热在经。"尤在泾认为："太阳病发热汗出为表虚，则当恶寒，今不恶寒者，风邪变热，外伤筋脉为痉病也，以其表虚无寒，故曰柔痉。"说明柔痉为外感风邪所伤，病位亦在肌表，风热伤津，化燥生风，筋脉失养，出现了拘急痉挛之证。文中虽未明确叙述痉病的主要症状，但综观全篇便可知此为仲景之省文。同时指出因本证病机属于表虚，故见"自汗"，构成了诊断柔痉的主要条件。后学者当于"有汗"二字着眼，这是辨别柔痉的关键所在。这里有个问题要指出，即同是外感风寒之邪伤于肌表，何以有"刚痉"与"柔痉"之分？主要是由于人体素质不同，因而在感受外邪成病之后所反映的症状也就有明显的差异，出现了"表实"、"表虚"之分，形成"刚痉"、"柔痉"之别。体现了中医学强调的"内因"在发病过程中占有主导地位的思想。

太阳中风为表虚发热、汗出，柔痉亦为表虚发热、汗出，二者有相似之处。但太阳中风尚有恶风、脉缓之证，而柔痉却无恶风寒之证，且其脉必不浮缓而见"脉反沉迟"。正如高学山所说："盖痓与伤风之外症颇同，唯沉迟与浮缓之脉为辨耳。"陈修园亦说："柔痉脉宜浮弦。"这些看法，有其独到之处，为后世鉴别"太阳中风"与"柔痉"提供了依据。

〔原文〕

太陽病，發熱，脉沉而細者，名曰痙，爲難治[1]。

〔词解〕

(1) 难治：指对该病的治疗比较困难。

〔释义〕

"太阳病"的含义仍如前二条，是指痉病的发生，系由外邪伤于肌表。正邪交争故见发热。文中虽未提出，但必定有项背强急、口噤不开等痉挛拘急之症，形成痉病。而痉病之脉应沉弦或弦紧有力，尚为脉证相合。今反见脉沉而细，是气血不足，抗病无力之象，故治疗较为困难。

〔提要〕

本条指出痉病若见脉象沉细者为难治。

〔选注〕

徐忠可：古人以强直为痉，外证与伤寒相似，但其脉沉迟弦细，而项背反张，强硬如发痫状为异耳。如前二条，即以无汗有汗分刚柔为辨，此复以脉沉细为辨……痉脉本弦，弦细则元气惫，即难治，非痉病另有脉浮大者易治，而此之沉细为难治也。

张路玉：发热脉当浮数，而反沉细，知邪风为湿气所着，所以身虽发热，而脉不能浮数，是阳证见阴脉，故仲景指为难治也。

《医宗金鉴》：发热，太阳病也，脉沉细，少阴脉也，而名曰痉者，必有或刚或柔之证见也，以太阳痉证，而见少阴之脉，表里兼病也。夫太阳之邪郁于外，故病发热，少阴之邪凝于内，故脉沉细，然痉病而见弦紧之脉，是为本脉，即或沉迟，尚为可治，今沉而细，邪入少阴，阳气已衰，岂易治乎，故曰难治也。

章虚谷：太阳伤寒，其脉浮，以邪浅在营卫也，痉病邪深伤筋，故脉紧弦，直上下行也，其不弦紧而沉细，则邪入深而气血大虚，正不胜邪，邪何能出，故为难治。

高学山：太阳病，发热见上条。不言有汗无汗者，兼上二条之风寒而言。言太阳见发热之表证，其脉多浮者，以阴阳之气两出，而与邪搏故也。若见表证，而脉又沉，是里阴短少，不出而附其阳。而经络独得干热之应，故痓。然治经表干热之邪，非发表不能散其势。若沉而更见细。细为无阳之诊，发表以去邪热，刚柔之阳痓或解，而厥逆泻利之阴痓将复作矣。

黄树曾：此证名之曰痓，必有项背强直之证，脉重按始显曰沉，其形细如毛发曰细，沉细属阴，太阳发热脉不宜沉细，今脉见沉细，是阳证见阴脉，故难治。

〔评述〕

本条论述了痉病难治的脉象。虽只有“太阳病，发热”数字，但可以从中悟出，此痉病仍属外感之邪所引起。其病理变化与前二条无大的出入。虽未述及痉病的症状，但“颈项强急，卒口噤，背反张”等证，为必然之证。此为省文笔法，读者当读于无字之处。前后联系，细心体会。然既曰痉病，即未云“有汗”、“无汗”，是泛指或为“刚痉”，或为“柔痉”，并不专指其一。所以，高学山说：“不言有汗无汗者，兼上二条之风寒而言。”《医宗金鉴》亦云：“而名曰痉者，必有或刚或柔之证见也。”说明的重点并不在于鉴别柔痉刚痉，而是从脉象上来辨别痉病的预后。文中指出“脉沉而细者，名曰痉，为难治”，明确点出“脉沉而细”是本条的重点，辨证的关键，当于此处着眼。本篇第十条云：“夫痉脉，按之紧如弦，直上下行。”指出痉病之脉以紧弦为其主脉，如此方为脉证相得，是为顺证，虽病痉亦易治。今脉反见“沉而细”，是以阳证而见阴脉，脉证不合，故为难治。因脉沉细主气血不足，正气虚衰，机体抗邪无力，邪盛正虚，治疗当然就较为困难。故徐忠可云：“痉脉本弦，弦细则元气惫，即难治。”张路玉云：“是阳证见阴脉，故仲景指为难治。”章虚谷云：“其不弦紧而沉细，则邪入深而气血大虚，正不胜邪，邪何能出，故为难治。”诸家之说，文字虽不尽相同，但基本精神却一致。再者，痉病发生的原因乃外感风寒之邪，故其治疗方法亦应以解表为主。因在表之邪，非发表不能散，而气血不足，正气虚弱者，又不堪任发汗之法。对此，仲景在《伤寒论》中早已明示：“不可发汗……以荣气不足，血少故也。”后人高学山指出：“然治经表干热之邪，非发表不能散其势。若沉而更见细。细为无阳之诊，发表以去邪热，刚柔之阳痓或解，而厥逆泻利之阴痓将复作矣。”这种认识，虽只看到发汗亡阳的一面，未看到发汗亦可伤阴，似有欠缺，但告诫人们勿犯“虚虚之戒”，却可作为临证之借鉴。总之，对于正气不足，邪盛正虚的痉病，治疗比较棘手，预后大多不良。

〔原文〕

太陽病，發汗太多，因致痙。

〔释义〕

“太阳病”是指因感受风寒而引起的表证，即《伤寒论》所说的“太阳之为病，脉浮、头项强痛而恶寒。”其治疗方法应为发汗解表，但不可太过。因汗为津液所化，若过汗则津液受伤，使筋脉失于滋养，且过汗又可亡阳，使筋脉失去阳气的温煦，导致筋脉拘急而成痉病。

〔提要〕

本条指出太阳病发汗过多引起痉病。

〔选注〕

张隐庵：太阳病者，风伤太阳之气也，发汗太多，则表外虚，津液内竭，不能营养其经脉，致骨属屈伸不利而成痉。

章虚谷：本太阳伤风寒，其气血虚者，仲景原有禁汗治虚之法，倘不如法而治，妄发其汗，汗太多，更伤津液，而筋脉枯燥，遂致拘急而成痉，此明误汗而成者也。

《医宗金鉴》：此承上文，详申发汗过多成痉之义也。太阳病当发汗，若发汗太过，腠理大开，表气不固，邪风乘虚而入，因成痉者，乃内虚所召入也。宜以桂枝加附子汤主之，固表温经也。由此推之，凡病出汗过多，新产、金疮破伤出血过多，而变生此证者，皆其类也。

高学山：此及下文三条，俱非痓病。因误治以伤阴，遂亦成痓者也。发汗太多，不特火熨等治，令其大汗。凡表药过剂，及发汗后更发汗者皆是。汗虽阳液，而经隧络脉，实赖以为和软，因致痓者，木出津而劲，土去水而板之象。

黄树曾：汗为血所化，发汗太多，则血液凝泣，不能养筋，因之头项强急，目脉赤、头摇、口噤、背反张而成痓病矣。

〔评述〕

本条虽为痉病，但属妄用汗法所致的坏证。不能与因外感风寒所引起的痉病等同来看。究其病因病机，正如黄树曾所云：“汗为血所化，发汗太多，则血液凝泣，不能养筋，因之头项强急，目脉赤、头摇、口噤，背反张而成痓病矣。”章虚谷说：“妄发其汗，汗太多，更伤津液，而筋脉枯燥，遂致拘急而成痉，此明误汗而成者也。”高学山更形象地指出：“令其大汗……汗虽阳液，而经隧络脉，实赖以为和软，因致痓者，木出津而劲，土去水而板之象。”说明太阳病用发汗法施治，虽为正治之法，但却不能孟浪太过，应以仲景之“遍身漐漐微似有汗……不可令如水流漓”之训为其法则。若汗出过多，必致津液耗损，使筋脉失于滋养而导致痉病的发生。且过汗不仅亡阴，亦能亡阳。《素问·生气通天论》曰：“阳气者，精则养神，柔则养筋。”阳气衰微，筋脉不得其温煦，亦是痉病发生的原因之一。因此不论亡阴或亡阳，都可以使筋脉失养而变成痉病。至于《医宗金鉴》“发汗太过，腠理大开，表气不固，邪风乘虚而入，因成痉”的认识，亦属一家之言，可作为参考。但对于过汗成痉病变机理的解释，较前诸家为逊。

〔原文〕

夫風病[1]，下之則痓，復發汗，必拘急[2]。

〔词解〕

（1）风病：指外感风邪而成的病患。

（2）拘急：指四肢筋脉拘挛强急。

〔释义〕

所谓风病，指外感风邪而成的病患。即《伤寒论》中的“中风”之证，属于太阳病之列。其病位在肌表，正确的治疗方法是发汗解肌，以散风邪。误用下法，徒伤其津液，筋脉失于濡养，形成痓病。若再用汗法耗其津液，伤其阳气，四肢既失阳气之温煦，又失营血之濡养，故发生拘挛强直之症。

〔提要〕

本条指出太阳中风误下、误汗后引起痓病。

〔选注〕

程林：风伤于卫，若下之虚其阴血，风乘其虚而陷于荣血之中，血不荣筋，因作痓。四肢为诸阳之本，复发汗以虚其阳，必令四肢拘急。

方中行：风必自汗，表固虚矣，下则又虚其里，所以痓也，仍复发汗，以更虚其表，是为重亡津液。拘急者，津液重亡，而强益甚也。

黄元御：风病木枯血燥，下之津内亡，则成痓病，复发其汗，津血外亡，必苦拘急。

《医宗金鉴》：以上论痓，皆外感风寒湿而为病也。亦有因风邪为病，不应下而下之伤液，不应汗而汗之伤津，以致津液枯燥，筋失所养，而病痓者。故曰风病下之则痓，复发汗必拘急，此不可以外感痓病治之，当以专养津液为务也。

黄树曾：风病指六经中风感证言，宜用桂枝法解肌。如误投下剂，必致亡阴，阴亡则风阳无所制，遂灼筋而成痓。再若发其汗，则卫阳亦虚，阳气者，精则养神，柔则养筋，筋受灼而阳气又虚，则身必拘急而不舒缓矣。

〔评述〕

对于“风病”的含义，诸家认识不尽相同。或认为“风病”系指外感六淫之风邪所伤，形成太阳中风之证。如《医宗金鉴》认为是“因风邪为病”，黄树曾认为“风病指六经中风感证言”，程林认为是“风伤于卫”。或认为“风病”当指“内风”，如黄元御认为“风病木枯血燥”。我们认为，将“风病”的含义理解为外感风邪较为符合仲景原意。试观《伤寒论》条文有许多与此相类似的内容，如34条：“太阳病，桂枝证，医反下之……”78条：“伤寒五六日，大下之后……”还有“太阳病，先下之而不愈，因复发汗，以此表里俱虚……”等，都属太阳病误用下法，而后复汗，成为坏病。也说明当时的医疗水平还不甚高，容易对太阳表证误用下法，下之不愈便又复汗，造成不少错误。故仲景以“本发汗而复下之，此为逆也，若先发汗，治不为逆”明示后人治疗原则。所以这里的“风病”显然是指太阳病中风之证。

对于“成痉”、“拘急”的病变机理，诸家的认识基本一致。指出“误用下剂，必致亡阴”，阴津耗损则筋脉不得濡养，因而成痉。妄发其汗，更伤津液，而筋脉枯燥，且“再若发其汗，则卫阳亦虚，阳气者，精则养神，柔则养筋，筋受灼而阳气又虚，则身必拘急而不舒缓矣”。

〔原文〕

瘡家[1]，雖身疼痛，不可發汗，汗出則痓。

〔词解〕

(1) 疮家：指素患疮疡，流脓失血，津液亏损之人。亦有谓“疮”与“创”同，指被刀剑所伤，失血过多之人。

〔释义〕

所谓疮家，是指素患疮疡，流脓失血，津液亏损之人，或指为刀剑所伤，血去过多者。又为风寒之邪所侵，出现身疼痛的表证。依理表证当用汗法解之，但此等因流血失血过多，津液亏损之人，若再行发汗，则津液亏损愈甚，筋脉失去营血的濡养滋润，便会出现项背反张、筋脉拘挛之痉病，故曰不可发汗。

〔提要〕

本条指出久患疮疡（津血亏损之人），不可发汗，以免引起痉病。

〔选注〕

黄元御：疮家脓血亡失，筋脉不营，虽感风寒，不可发汗，汗出血枯，筋脉焦缩，则成痉病。

《医宗金鉴》：疮家初起毒热未成，法当汗散，已经溃后，血气被伤，虽有身痛表证，亦不可发汗，恐汗出血液愈竭，筋失所养，因而成痉，或邪风乘之亦令痉也。

黄树曾：素患疮疥者曰疮家。疮家脓血出多，故虽具肢体疼痛之表证，亦不可发汗更耗其血液。否则筋无血养，势必干枯，内风动而痓病作矣。

高学山：疮家素多脓血。脓血者，津液之所化也。夫身疼痛者，为邪在经络，法当发表，然其津液素伤于脓血，若再令汗出，则其经血益枯。亦上文因致痓之义也。

〔评述〕

对于本条的病理机制，诸家见解大体相同。不论是素患疮疡流脓流血者，或被刀剑金刃所伤而血去过多者，都属津血已亏。若误用汗法，发表祛邪，则犯“夺血者无汗”之戒，徒伤耗阴血。所以黄元御说：“汗出血枯，筋脉焦缩，则成痉病。”高学山也说：“脓血者，津液之所化也……若再令汗出，则其经血益枯。”此条与《伤寒论》第85条内容相同，再列于此以说明阴津亏损，营血不足之人，不可发汗，否则会发生痉病。当然对此不能机械理解，生搬硬套。临床上若遇此种患者，则根据具体情况辨证施治，采用滋阴、养血、发汗之法并非不可。方如葱白七味饮、加减葳蕤汤等。要理解为凡津血不足之人在发汗时都宜慎重，并非独指“疮家”。

〔原文〕

病者，身熱足寒，頸項强急，惡寒，時頭熱，面赤目赤，獨頭動摇，卒口噤[1]，背反張[2]者，痓病也。若發其汗者，寒濕相得，其表益虚，即惡寒甚；發其汗已，其脉如蛇。

〔词解〕

（1）卒口噤：指突然出现牙关紧急之症。

（2）背反张：指角弓反张。

〔释义〕

本条的内容可以分为两段来理解。

从“病者”至“痉病也”为第一段，叙述了痉病的主证。其病因是由于风寒之邪伤及太阳，故见到发热恶寒的表证。“足太阳膀胱之脉，起于目内眦，上额交巅……从巅入络脑，还出别下项，循肩髆内，夹脊抵腰中”，风寒之邪侵袭太阳经脉，故见颈项强急，卒口噤，背反张等痉病的症状。风阳之邪上行于头面，故头热、面赤目赤，未及于下，则见足寒。风性主动，上冲于头，则见独头动摇，此乃“曲直摇动，风之象也”。

从“若发其汗”至“其脉如蛇”为第二段，指出了发汗后的变证。由外感风寒之邪所致的痉病，治用发汗之法，原为正理。但发汗须得要领，总以微汗为佳，切不可“令如水流漓”，否则，非但病必不除，反生他变。大汗亡阳，卫阳不能固护于外，故其表愈虚，寒湿之邪搏结于表，留而不去，故恶寒更甚。其脉象亦如蛇行有所变化。

〔提要〕

本条叙述痉病的主证，并指出汗法不当所产生的变证。

〔选注〕

成无己：太阳中风，重感寒湿，乃变为痉，身热足寒者，寒伤于下，时头热面赤目赤，风伤于上也。头摇者风主动也，独头摇者，头为诸阳之会，风伤阳也。若纯伤风者，一身尽摇，手足搐搦，此者内夹寒湿，故头摇也。口噤者，寒之急也，卒口噤者，不常口噤也，有时而缓，若风寒相搏则口噤而不时开，此者加之风湿，故卒口噤也。风寒客于足太阳，故筋脉拘急，头项强，背反张也。

赵以德：痉病之发其汗者，误也。误则阳气徒虚而邪不复出，且反以动其湿而湿不去，二气相聚，蒂固根深，遂使卫气更虚，较之未汗前之恶寒为尤甚矣。试言其脉，则因误汗，逼令真阳脱入湿中，所以形容其如蛇也，言脱出之阳，本疾急亲上，轻矫若龙，为湿气所阻，则迟滞如蛇之象，尽力奔迸，究竟不能奋飞矣，此脉之至变，义之至精者也。

徐忠可：前言无汗反恶寒为刚痉，有汗不恶寒为柔痉，此辨痉之法，非痉家本证也，故复举痉证之最备者以言之。谓病者身热，太阳表邪本盛，乃因血液衰少之人，寒邪复夹湿搏结胃中，阳气不下而足寒，湿随太阳经下项，稍侵阳明而颈项强急，真阳不达于表而恶寒，于是太阳经无非寒湿，而挟热于上，为头热，面赤目赤，独头动摇。太阳主开，寒湿搏之，开阖不利，不能发声而口噤。液衰邪盛，筋失所养，而背反张，此痉病本然之形证也。因而发其汗，或寒为湿所缠而不去，徒汗虚其表耳，故曰寒湿相得，其表益虚，则恶寒益甚。若发汗已，脉上下不动而中行如蛇，正亏邪亦衰矣。

陈修园：经云诸暴强直皆属于风，因于风者，上先受之，故病痉者，上而身热，未及于下，故下而足寒，风伤太阳之经，故颈项强急，风伤太阳之气，故通身恶寒，阳气上行于头面，故时头热面赤。太阳之脉起于目内眦，风热伤于经脉，故目赤，颈项皆强急而不能动，独头呈风象而摇动，强急则筋不舒而牙关紧闭，且风客会厌而语言不出，所以卒然口噤背反张者，风邪入于经输也，此痉病本证而形状也。若不知其为痉而误发其汗者，汗之沾濡，衣被为湿，湿之陆续不干而生寒，寒湿相得，其表因汗而益虚，即恶寒甚。盖痉之未成，太阳原有恶寒之证，而痉之既成，阳邪用事，热甚灼筋，何至恶寒之甚，此为误治而一变也。发其汗已，不独症之一变，而其强直之脉，亦变屈曲如蛇，全失和缓之象矣。

曹颖甫：《内经》云，肝主筋，肝藏血，虚生燥，则其脉弦急，后文所谓直上下行是也。发其汗，其脉如蛇，乃肝之真脏脉见。五脏风寒积聚篇所谓肝死脉浮之弱，按之如索不来或曲如蛇行者死是也。盖痉病脉本弦急，重发汗则经脉益燥，直上下行之弦脉一变而成屈曲难伸之状。

〔评述〕

本条内容颇为复杂，后世诸家见解不尽相同，争论商榷之地非为一处，现择其要者讨论如下。

1. 关于病因、病理及治法

对于本条痉病的成因，诸家认识基本一致，皆以为是由外感之邪引起的。但对具体病邪及病理变化的认识却有出入。成无己认为是“太阳中风，重感寒湿，乃变为痉”，徐忠可认为是“乃因血液衰少之人，寒邪复夹湿搏结胃中”，陈修园认为“因于风者，上先受之……风伤太阳之经”。我们认为本条是在前面叙述“刚痉”、“柔痉”的基础上，详细论述痉病的主要症状，所以在理解经文内容时要前后联系起来看，不能割裂通篇内容，断章取义。将痉病的致病原因理解为外感风寒是符合本篇的精神的。当然，在致病因素中或许夹杂湿邪，但形成痉病的主要原因仍以风寒之邪为主。至于病者在感邪之前是否即属“血液衰少”之人，却不可成定论。血少液枯，感受风寒之邪，更易化燥生风，形成痉病。但素体津液不亏之人，感受风寒之邪亦可成痉。所以不必将“病者”二字强解为“血液衰少”之人。

对于本条的治法，是否可发汗？赵以德认为：“痉病之发其汗者，误也。”陈修园认为：“若不知其为痉而发其汗者……此为误治而一变也。”似乎本条痉病不可发汗。我们认为，本篇所指的痉病为外感风寒之邪伤及太阳，化燥生风损伤津液，筋脉失养而成痉。病位在于肌表必兼有表证，治疗之法宜从外解。试观后面条文之栝楼桂枝汤证和葛根汤证，即可知治外感之痉发汗原属正治。所以本条的“若发其汗者”、“发其汗已”等句，并非指不可发汗，其错在发汗的方法不适合或发汗太多，以致发生亡阳之变。即使阴亏津少之人，若因外感成痉，亦可采用滋阴养血发汗之法进行治疗。否则肌表之外邪由何而出？

2. 关于“其脉如蛇”

赵以德认为：“则因误汗，逼令真阳脱入湿中，所以形容其如蛇也……迟滞如蛇之象，尽力奔进，究竟不能奋飞矣，此脉之至变，义之至精者也。”陈修园认为：“其强直之脉，亦变屈曲如蛇，全失和缓之象矣。”曹颖甫认为：“其脉如蛇，乃肝之真脏脉见……盖痉病脉本弦急，重发汗则经脉益燥，直上下行之弦脉一变而成屈曲难伸之状。”《金匮要略讲义》认为：“文义不属，理亦难明，存疑待考。”等，见仁见智，莫衷一是。我们认为，“其脉如蛇”是因痉病发汗不当所造成的变证在脉象上的反映。这种脉象应根据每个人素体不同而有各种不同的表现。所以“其脉如蛇”似应是形容脉象的变化有多种多样，并非仅指一种脉的形状，否则不易理解。

〔原文〕

暴腹脹大者，爲欲解。脉如故，反伏弦者，痓。

〔释义〕

在痉病的过程中，如果突然出现腹部胀大，则说明病邪有外出的可能，可以预测病邪消退，正气渐复，是向愈之兆。但脉亦必转为柔和之象，如果脉象不见好转，仍然紧而弦或更加伏弦，说明痉病未解。

〔提要〕

本条指出辨别痉病欲解与否的脉证。

〔选注〕

赵以德：此条暴腹胀大之先，不见叙证，遽曰欲解，必有所解之证在也。

徐忠可：暴腹胀大，是经络之邪欲从内出，故为欲解；若脉仍如故，反伏弦者，是寒邪留经，痉病仍在也。

章虚谷：此言发汗后之变证也，邪在太阳阳明之经络，为欲解之兆也，若邪外出，脉必浮而调出；倘脉如故，或反伏弦者，此痉病更深矣。盖筋为肝之合，其邪内侵，肝气郁逆，来犯脾土，其腹暴胀，故病更重也，弦为肝之本脉，伏弦则肝气沉郁可征矣。

唐容川：此当与上合为一节，言太阳痉病若发其汗而未合法者，寒湿相得，其表又因汗而益虚，即恶寒甚，其脉必紧急而痉不解矣；若发其汗而得法者，汗已后，其脉变紧急为缓曲如蛇状，谓不弦急也，变背反张为腹胀大，乃阴来和阳，其痉为欲解；若发汗后，脉仍紧如故，反加伏弦者，其痉不解也。作如此解，理甚通，割作两章则不可解。

〔评述〕

对于“暴腹胀大者，为欲解”一句，联系临床，尚缺乏实际病例可予说明。而对其含义的解释，徐忠可认为“是经络之邪欲从内出”，唐容川认为“乃阴来和阳”，章虚谷认为是“邪离筋而转入太阴阳明之经络”。诸家所言虽然各不相同，但总的精神却无本质的差别，都认为“暴腹胀大”是由于病邪外出。所以不论邪“从内出”或“传入太阴阳明”都是邪有外出之机，也只有邪气外出之后，机体阴阳才能调和，疾病才能痊愈。因此，对于“暴腹胀大”不能机械刻板地理解，牵强附会地解释，而要理解它的精神。

〔原文〕

夫痓脉，按之緊如弦[1]，直上下行[2]。

〔词解〕

(1) 紧如弦：如，音义同而。即脉象紧而弦。

(2) 直上下行：上，指脉的寸部；下，指脉的尺部。全句谓脉从寸到尺部都是劲急紧直之象。

〔释义〕

痉之为病，乃因外感风寒之邪侵袭肌表，使筋脉强急，故临床切脉时可以见到从寸到尺部的劲急强直、直上下行的紧弦之象。

〔提要〕

本条指出了痉病的主脉。

〔选注〕

魏念庭：弦者，风象也；紧者，寒象也。合紧与弦直上下行辨之，知风寒夹湿，留连于脉道，邪气有力，而脉见直上直下之诊也。并正脉失去真象，俱为邪气所侵夺，而以病脉之形为形矣。此仲景善于形容脉情，而示人因是以求病邪之情也。

章虚谷：按之者，脉沉而不浮也，紧者，如绞索之状，阴邪凝敛故也，条长如弓弦名弦，如弦之直而上下行者，有升降而无出入也。盖人身气血，表里周流，故脉有升降出入之象，自尺而上于寸为升，自寸而下于尺为降，自沉而浮为出，自浮而沉为入，因邪闭于筋，经络之气不得外达回流，故其脉在沉部上下行，有升降而无出入也，是为痉病之脉，与太阳风伤卫之脉浮缓，寒伤营之脉浮紧又不同矣。

黄树曾：此节补示痓病之脉，脉来有力，左右弹人手，刚劲之概可掬，谓之紧。紧强弦直上下行者，谓其长直挺硬也。因痓病筋脉强急，故有此脉。

《医宗金鉴》：痉之为病，其状劲急强直，故其脉亦劲急强直，按之紧，劲急之象也，如弦直行之象也。

〔评述〕

诸家一致认为本条指出了痉病的脉象。黄树曾云："此节补示痓病之脉。"若将本条与前第七条合看，则痉病脉证较为全面。对于"紧如弦"之脉的病变机理，魏念庭认为："弦者，风象也；紧者，寒象也。合紧与弦直上下行辨之，知风寒夹湿，留连于脉道，邪气有力，而脉见直上直下之诊也。"黄树曾认为："因痓病筋脉强急，故有此脉。"指出了外感风寒侵袭人体，筋脉强急是形成痉病之脉象的主要机理。

对于"按之"二字，应体会到含有沉伏之意。正如章虚谷指出"按之者，脉沉而不浮也"，说明了痉病的脉紧弦须重按方能诊得，亦即沉而紧弦之意，并以此与太阳伤寒的浮紧之脉相鉴别。

〔原文〕

痓病有灸瘡[(1)]，難治。

〔词解〕

(1) 灸疮：指经火灸发生的疮。

〔释义〕

痉病本为外感风寒之后邪化燥伤阴，筋脉失于濡养，而灸疮之病则因火气重伤津液，且脓液久渍，津血亏损。二者共见一人之身，势必造成血枯津伤，痉病之势自当严重。对于此种正虚邪盛之证，发表攻邪则使津血已伤之体愈虚，养血扶正则郁闭其邪，流连不去，病邪愈盛，是为进退两难，故曰难治。

〔提要〕

本条指出痉病有灸疮为难治之证。

〔选注〕

赵以德：痉病由风热燥急其筋骨，不当复灸以火，且助火深入，风热得之愈固而不散，所以难治。

尤在泾：有灸疮者，脓血久渍，穴俞不闭，娄全善云：即破伤风之意，盖阴伤而不胜风热，阳伤而不任攻伐也。故曰难治。

章虚谷：灸疮因火为发，血液已损而内热也。又感外邪而成痉，若清热养血而闭其邪，攻邪则气血已损而邪不出，故为难治也。

徐忠可：治痉终以清表为主，有灸疮者经穴洞达，火热内盛，阴气素亏，即后栝楼桂枝汤、葛根汤嫌不远热，大承气汤更虑伤阴，故曰难治。

〔评述〕

本条指出了痉病有灸疮为难治之证。但在原文中仲景并未明确指出痉病与灸疮究竟谁先谁后。对此问题后世诸家见解不一。如赵以德说："痉病由风热燥急其筋骨，不当复灸以火。"认为先有痉病，后成灸疮。章虚谷说："灸疮因火为发……又感外邪而成痉。"是说先有灸疮后有痉病。我们认为，问题的重点并不在于痉病与灸疮谁先谁后，而是通过叙述"痉病有灸疮"这种津血亏损、邪盛正虚之证的治疗是困难的，告诫后学者临证凡遇此邪盛正虚者，切不可孟浪从事，只执一端，误药杀人，而当权衡利弊，全面考虑，方为万全之策。这是因为，疮本已津血亏虚，再患痉病势必血枯津竭，转增风燥加重病情，治疗时攻邪则伤正，扶正又碍邪，形成进退两难的局面，治之须审慎。

〔原文〕

太陽病，其證備[(1)]，身體强几几然[(2)]，脉反沉遲，此爲痙，栝樓桂枝湯主之。

栝樓桂枝湯方

栝樓根二兩　桂枝三兩　芍藥三兩　甘草二兩　生姜三兩　大棗十二枚

上六味，以水九升，煮取三升，分温三服，取微汗。汗不出，食頃，啜熱粥發之。

〔词解〕

(1) 其证备：指具有头项强痛、发热、汗出、恶风等证。

(2) 几几然：几（shū，音殊），短翼之鸟欲飞先伸颈，其状即几几。形容项背强直不柔，经脉拘急之状。

〔释义〕

太阳病，其证备，当指头项强痛，发热，汗出，恶风等表证已经具备。外感风寒之邪袭人肌表，肌腠疏松，故有汗出，是属表虚证。外邪阻于太阳经脉，故有周身强直不柔、项背强急等经脉拘急之证。太阳表证本应见浮脉，今却见沉迟，故曰"反"。此为风邪化燥，津液不足之痉病，并非太阳中风之证。应用栝楼桂枝汤滋养津液，解肌祛邪。

〔提要〕

本条指出痉病使用栝楼桂枝汤的脉证。

〔选注〕

徐忠可：此为痉病有汗不恶寒者主方。太阳病其证备者，身热头痛汗出也，身体强即背反张之互辞。几几然，即颈项强之形状。脉反沉迟，谓阳证得阴脉，此痉脉之异于正伤寒也。

魏念庭：太阳病其证备，则所谓发热汗出而不恶寒也，且其人不止颈项强急，更身体亦强，几几然滞重不便周旋，乃风邪夹湿中于太阳之本证也。如为伤寒之太阳中风也，其脉必浮今则沉，其脉必缓今则迟，是沉者浮之反，迟者缓之过也。单为风邪中太阳则浮缓，兼乎湿邪中太阳则濡滞之象，重着之形俱见于脉矣，此痉病之所以为痉病也。仲景示人曰，此证脉为痉，不得以沉为在里及在阴经，迟为阳微或为内寒也。

尤在泾：沉本痉之脉，迟非内寒，乃津液少而营血之行不利也。伤寒项背强几几汗出恶风者，脉必浮数，为邪风感于表。此证身体强几几然，脉反沉迟者，为风淫于外而津伤于内，故用桂枝则同，而一加葛根以助其散，一加栝楼根兼滋其内，则不同也。

沈明宗：此出柔痉之方也，虽不言有汗之柔痉，此用桂枝汤和营卫而解太阳卫分之邪，栝楼能清胸膈之热，不出有汗风伤卫之大法，可以意会。

喻嘉言：栝楼根味苦入阴，擅生津彻热之长者为君，合之桂枝汤和营卫养筋脉而治其痉，乃变表法为和法也。

〔评述〕

本条指出栝楼桂枝汤的适应证为柔痉。所谓柔痉，即“太阳病，发热汗出，而不恶寒”。故痉病有汗为诊断柔痉的标准。本条文中虽未明示“有汗”二字，但既言“太阳病，其证备”，则说明邪在表，又以栝楼桂枝汤治之，以方测证，则可知“有汗”为必有之证。兼有“身体强，几几然，脉反沉迟”，构成了柔痉的诊断。沈明宗云：“此出柔痉之方也，虽不言有汗之柔痉，此用桂枝汤和营卫而解太阳卫分之邪……不出有汗风伤卫之大法，可以意会。”徐忠可云：“此为痉病有汗不恶寒者主方。”可以看出，对于本证为柔痉这点，诸家见解大多一致。但对“脉反沉迟”形成的原因，认识却不尽相同，如魏念庭云：“单为风邪中太阳则浮缓，兼乎湿邪中太阳则濡滞之象，重着之形俱见于脉矣。”认为脉象沉迟是风邪兼湿。尤在泾云：“沉本痉之脉，迟非内寒，乃津液少而营血之行不利也。”认为脉沉是风淫于外而津伤于内。我们认为，尤在泾的认识符合本篇痉病发生的机理，其说较魏念庭为优。但魏念庭强调“不得以沉为在里及在阴经，迟为阳微或为内寒也”，示人痉病脉沉迟而有弦紧之象应和阴寒之脉相鉴别。

由于柔痉为风邪伤表，津液不足，故见风邪化燥成痉，所以在临床治疗时就不能单纯用发汗解肌的方法驱邪外出，而必须顾及津液亏虚的一面。栝楼桂枝汤即以栝楼根为君药，清热生津，柔润筋脉。所以赵以德说：“栝楼根味苦入阴，用以生营血益阴分之津液，养其筋经者为其君。”配合桂枝汤，调和营卫，疏泄风邪，促使经气畅通，则风邪自解，筋不燥则痉亦随之而愈。

〔原文〕

太陽病，無汗而小便反少[1]，氣上冲胸，口噤不得語[2]，欲作剛痙，葛根湯主之。

葛根湯方

葛根四兩　麻黄三兩（去節）　桂枝二兩（去皮）　芍藥二兩　甘草二兩（炙）　生姜三兩　大棗十二枚

上七味，㕮咀，以水一斗，先煮麻黄、葛根，减二升，去沫，内諸藥，煮取二升，去滓，温服一升，覆取微似汗，不須啜粥。餘如桂枝湯法將息及禁忌。

〔词解〕

(1) 小便反少：指在一般情况下，有汗小便应少，无汗小便应多，今无汗而小便少故曰“反少”。

(2) 口噤不得语：牙关紧，不能讲话。

〔释义〕

太阳病无汗为表实之证，一般而言小便应多，现反而减少，是津液不足之故。机体表里上下原相贯通，邪阻于外，表实无汗，气机不得通利，里气不能外达，势必逆而上冲，故见气上冲胸之证。若再见有牙关发紧，不能言语，乃因经脉痉挛所致，为痉病发作之先兆，故曰“欲作刚痉”。治疗以葛根汤开泄腠理，发汗祛邪，滋养津液，舒缓筋脉。

〔提要〕

本条指出欲作刚痉的证治。

〔选注〕

尤在泾：无汗而小便反少者，风寒湿甚，与正气相持，不得外达，亦并不下行也，不外达不下行，势必逆而上冲，为胸满，为口噤不得语，驯至面赤头摇，项背强直，所在不待言，故曰欲作刚痉。

《医宗金鉴》：此申明刚痉在表以明其治也，太阳病为头项强痛发热等证也，无汗而伤寒也，太阳伤寒，小便不当少，今反少者，寒气盛而收引也。不当气上冲胸，今气上冲胸，是寒邪盛而上逆也。不当口噤不得语，今口噤不得语，是寒气盛，牙关紧急而甚也。以太阳伤寒而有此象，是欲作刚痉之病也。麻黄汤能治太阳，而不能治阳明，故以葛根汤兼太阳阳明之治，为刚痉无汗之正法也。

章虚谷：汗出而津液外泄，则小便少，今无汗而小便反少，是营卫三焦之气皆闭，外闭则内气不得转旋，而直上冲胸，邪侵入筋，阳明筋急而口噤不得语，欲作刚痉之先兆也。

黄树曾：此太阳病指脉浮头项强痛恶寒而言，无汗则小便当利，今小便亦少，故曰反。由于表实邪气不得外达下行使然。邪气不得下行，故气逆而上冲脑咽，因而口噤不得语，谓虽能发声而语未能，乃风阳在上所致。欲作刚痉，谓将成刚痉而未成也。

柯韵伯：葛根味甘气凉，能起阴气而生津液，滋筋脉而舒其牵引，故以为君；麻黄、生姜能开玄府腠理之闭塞，祛风而去汗，故以为臣。寒热俱轻，故少佐桂、芍，同甘草以和里，此于麻桂二汤之间，衡量轻重而为调和表里之剂也。

〔评述〕

本条叙述了欲作刚痉的治疗方法，可以说是补充了刚痉的具体治疗方药。在辨证时，本证除了有头项强痛、发热恶寒等太阳表实证外，“无汗而小便反少，气上冲胸”是其要点。“无汗而小便反少，气上冲胸”可以区别于一般表证，究其原因，正如尤在泾所云：“无汗而小便反少者，风寒湿甚，与正气相持，不得外达，亦并不下行也。”章虚谷亦曰：“今无汗而小便反少，是营卫三焦之气皆闭。”两者都认识到外感风寒之邪，侵袭太阳之表，气机郁闭，是形成“小便反少”的主要原因。我们认为“小便反少”的形成除气机郁闭外，还当有津液不足之缘故，这是痉病的特点，也是治疗痉病时应考虑的问题。此虽是痉病，但属痉病的早期，故其证仅见“口噤不得语”。

原文“欲作”二字，应特别注意，是突出本方证为欲作痉病，而非已作之后，是邪气方盛于表，而非全属筋燥痉强之候。《伤寒论》31条云：“太阳病，项背强几几，无汗恶风，葛根汤主之。”由此观之，葛根汤亦无法治典型的痉证。因此，不能说葛根汤能治刚痉，而只能说葛根汤治“欲作刚痉”，即乘其未盛而夺之，亦体现出《内经》不治已病治未病的思想。

葛根汤以葛根为君药，其作用如柯韵伯所说：“葛根味甘气凉，能起阴气而生津液，滋筋脉而舒其牵引。”以麻桂发表祛邪，芍药甘草益营阴，且可监制麻桂发汗之猛，姜枣调和营卫。如此既能开泄腠理，发表祛邪，又能滋养津液，舒缓筋脉，实为治疗早期刚痉之良方。

〔原文〕

痙爲病，胸滿，口噤，卧不着席[1]，脚攣急[2]，必齘齒[3]，可與大承氣湯。

大承氣湯方

大黄四兩（酒洗）　厚朴半斤（炙，去皮）　枳實五枚（炙）　芒硝三合

上四味，以水一斗，先煮二物，取五升，去滓；内大黄，煎取二升，去滓；内芒硝，更上微火一二沸，分温再服，得下止服。

〔词解〕

（1）卧不着席：形容角弓反张。

（2）脚挛急：指下肢拘急痉挛。

（3）齘齿：齘（xiè，音械）。即磨牙。

〔释义〕

本条所论述的是里实成痉。由于里热壅盛，腑气不通故见胸满。热盛劫灼津液，不能濡养筋脉，使筋脉拘急则见口噤不开，角弓反张，卧不着席，四肢挛急。牙齿为手足阳明经脉循行之处，阳明里热，热邪循经上攻，故见齘齿。用大承气汤通腑泄热，急下存阴，以缓其痉。

〔提要〕

本条指出里热成痉的证治。

〔选注〕

徐忠可：前用葛根汤，正防其寒邪内入，转而为阳明也。若不早图，至项背强直，外攻不已。内入而胸满，太阳之邪仍不解，气闭而口噤，角弓反张而卧不着席，于是邪入内必热，阳热内攻而脚挛齘齿，盖太阳之邪并于阳明，阳明脉起于脚而络于齿也。故直攻其胃，而以硝黄枳朴清其热下其气，使太阳阳明之邪一并由中土而散。此下其热，非下其实也。

《医宗金鉴》：此申痉病入里以明其治也。痉病而更胸满，里气壅也，卧不着席，反张甚也，脚挛急，劲急甚也，必齘齿，牙紧急也，此皆阳明热盛灼筋，筋急而甚之象。故以大承气汤直攻其热，非攻阳明之实也。其曰可与，非尽言其可与，且有慎重之意。

章虚谷：此即前条之证失于开泄，以邪深闭甚，胸满口噤，项背反张，故卧不着席，皆太阳阳明筋病之现证也。筋缩则脚挛急，龂齿者，咬牙啮齿也，是风火内闭阳明为多，故与大承气汤，通阳明之腑，急则治标之法，腑气通，必仍和其经脉，可想而知也。不曰主之，而曰可与，教人详审标本，随宜而施之意耳。前条用栝楼桂枝汤、葛根汤，皆为治本之法。虽止三方，更合以前各条观之，其辨别表里阴阳、虚实寒热大端已备，而治痉之法可以类推隅反矣。

黄树曾：胸间气塞满闷，曰胸满，胸满多属表证，此则由于里热气壅，卧不着席，反张甚也；筋为热灼故脚挛急；龂齿，磨牙作声乃胃热也。痉病本忌下，此证可与大承气汤者，以有胸满口噤龂齿之证，纯系阳明里热，乃痉之变证，故以变法治之，而用大承气汤泄热救阴，痉病在筋脉，亦可酌投也。

〔评述〕

本条论述了阳明里热成痉。其所以形成，首先是由于外感病邪虽经发汗解表，但未能逐邪外出，使邪传里化热。故徐忠可说："太阳之邪仍不解，气闭而口噤，角弓反张而卧不着席，于是邪入内必热，阳热内攻而脚挛龂齿，盖太阳之邪并于阳明。"章虚谷也说："此即前条之证失于开泄，以邪深闭甚，胸满口噤，项背反张，故卧不着席，皆太阳阳明筋病之现证也。"但这并非本证形成的唯一原因。若病者素体阳气偏旺，感受外邪之后容易入里化热，或者过于发汗，早用攻下，耗伤阴液，亦可形成里热壅遏，化燥成实。

阳明实热已成，必然耗伤阴液，使筋脉失于滋养，形成痉病。用大承气汤的目的在于急下存阴，使里实下，腑气通，里热从下而去，津液得以保存。属于紧急抢救之措施，并非痉病的常规治疗。对于大承气汤在痉病中的作用，徐忠可认为："此下其热，非下其实也。"《医宗金鉴》认为："以大承气汤直攻其热，非攻阳明之实也。"我们认为本条所指的痉病，其发生原因就是因阳明燥实而成，故取大承气汤泄其燥热，破其壅塞，俾阳明腑实得去，热势自然得消。用大承气汤，以方测证可知，除胸满口噤、卧不着席、脚挛急、必龂齿之痉病症状外，必有阳明腑实可下之证，否则岂有用大承气汤之理。也正因为采用攻下腑实的方法，才得以泄热存阴。所以采用攻下之法是治疗手段，而泄热存阴以止痉为其目的。章虚谷说："与大承气汤，通阳明之腑，急则治标之法，腑气通，必仍和其经脉，可想而知也。"这种解释简洁明了，可谓深得其要领。

〔原文〕

太陽病，關節疼痛而煩，脉沉而細者，此名濕痹[1]。濕痹之候，小便不利，大便反快，但當利其小便。

〔词解〕

(1) 湿痹：指湿流关节，痹塞不通而疼痛的一种病证。

〔释义〕

湿为六淫之一，外湿伤人先从皮毛而入，可见头项强痛、恶寒等表证，故称太阳病。湿邪流注关节，阳气为湿所遏，痹着不通，故见关节疼痛而烦。湿为阴邪，其性凝滞，则见脉沉而细。这种湿流关节，痹塞不通而见关节疼痛的病证即为湿痹。外湿困脾，引动内湿，脾不健运，出现濡泄之证；湿盛于内，阳气不通，膀胱之气化为湿所阻，故出现小便不利。治疗方法，应利其小便，小便得利，则里湿去，阳气通，湿痹亦除。

〔提要〕

本条指出湿痹的证治。

〔选注〕

喻嘉言：湿流关节疼痛，脉见沉细者，则非有外风与之相搏，只名湿痹。湿痹者，湿邪闭其阳气也，利其小便，则阳气通行无碍，而关节之痹并解矣。

周扬俊：经云：伤于湿者，下先受之。言足与地相亲，故先中其足，然后流入关节，故疼痛而烦，因湿气内壅，阻郁正气，而湿性沉着，阳气遏抑，故脉必沉细。因关节烦疼，故名曰痹。经云：湿胜则濡泄。小便不利，盖膀胱之气化先为湿壅，势必转趋大肠而大便反快，故曰治湿不利小便，非其治也，使小便得利，则阳气宣通，而水道自行，津液自化，将关节之湿尽泄矣。

尤在泾：湿为六淫之一，故其感人，亦如风寒之先在太阳。但风寒伤于肌腠，而湿则流入关节。风脉浮，寒脉紧，而湿脉则沉而细。湿性濡滞而气重着，故亦名痹。痹者闭也，其人平日土德不及而湿动于中，由是气化不速而湿侵于外，外内合邪，为关节疼烦，为小便不利，大便反快。治之者，必先逐内湿，而后可以除外湿，故曰当利其小便。

〔评述〕

本条指出利小便为治疗湿病的方法之一。湿病的产生，或伤于外感之湿邪，由皮毛肌表而入，出现恶寒发热、头项强痛的太阳表证，湿邪流注关节，痹阻不通，故有明显的关节疼痛。若其脉浮者，说明为外湿之证，可用发汗之法治之。或由于脾虚运化失健，水湿内停，产生内湿，内湿存在则易于感受外湿，而外湿亦易引动内湿，以其同气相求故也。本节所述之证，即因内外合邪所致，故尤在泾说："其人平日土德不及而湿动于中，由是气化不速而湿侵于外，外内合邪，为关节疼烦，为小便不利，大便反快。"本证病位偏于里，故其证表现为"小便不利，大便反快"，其脉表现为沉细。治疗重点，应利其小便，使小便通利，则里湿自去，阳气并通，湿痹亦除。所以周扬俊说："治湿不利小便，非其治也，使小便得利，则阳气宣通，而水道自行，津液自化，将关节之湿尽泄矣。"

〔原文〕

濕家[1]之爲病，一身盡疼，發熱，身色如熏黄[2]也。

〔词解〕

（1）湿家：指久患湿病之人。

（2）熏黄：形容黄而带有晦暗之色。

〔释义〕

久患湿病者，其脾必虚，运化失司，水湿停滞不化，使湿邪外郁于肌肉之间，湿为阴邪，性质重浊黏滞，阻遏阳气通达，故有全身疼痛。湿邪久郁化热，湿热熏蒸，故出现发热，皮肤色黄而晦暗如烟熏状。

〔提要〕

本条指出湿郁化热发黄的证候。

〔选注〕

成无己：身黄如橘子色者，阳明瘀热也，此身黄如熏黄，即非阳明瘀热。身黄发热者，栀子柏皮汤主之，为表里有热则身不疼痛，此一身尽疼，非伤寒客热也，知湿邪在经而使之。脾恶湿，湿伤则脾病而色见，是以身发黄者，为其黄如烟熏非正黄也。

尤在泾：湿外盛者，其阳必内郁。湿外盛则身疼，阳内郁则发热。热与湿合，交蒸互郁，则身色如熏黄。熏黄者，如烟之熏，色黄而晦，湿气沉滞故也；若热黄则黄而明，所谓身黄如橘子色也。

《医宗金鉴》：湿家谓病湿之人。湿之为病，或因外受湿气，则一身尽疼，或因内受湿病，则发热身黄。若内外同病，则一身尽疼发热，身色如熏黄也。湿家之身发黄，不似伤寒之身疼发黄者，以无六经之形证也。

高学山：凡言家者，俱指夙病，如酒家、风家、亡血家之类。上条是初病湿，此系湿久而成家者，故曰湿家也。湿流关节，故初病则关节烦疼，湿久化热，而充经表，故一身尽痛而发热也。黄为土色，身色如熏黄者，湿热伤脾，在上之汗孔不疏，在下之小便不利，故蒸其湿土之色于外也。

〔评述〕

本条论述了素有湿病之人发黄的病变机理，由于脾虚湿停，久郁化热，湿热熏蒸而见全身色黄如烟熏状。尤在泾认为："热与湿合，交蒸互郁，则身色如熏黄。熏黄者，如烟之熏，色黄而晦，湿气沉滞故也。"高学山认为："黄为土色，身色如熏黄者，湿热伤脾……蒸其湿土之色于外也。"指出了湿郁化热伤脾是发黄的根本原因。而此种黄色晦暗如烟熏，与身黄如橘子色不同，是因"湿气沉滞"之故。这种说法较为切合病情，试观临床所见湿邪久郁化热熏蒸发黄的患者，其色大多较为晦暗。

对于本条"一身尽疼"的解释，诸家意见不一。《医宗金鉴》认为是"因外受湿气，则一身尽疼"。其意为素有里湿，复感外湿，所以一身尽疼。成无己认为"此一身尽疼，非伤寒客热也，知湿邪在经而使之"。我们认为若感受外湿之邪，必有头痛、恶寒等表证，但从原文看并无此意。且湿为阴邪，在湿盛的情况下，湿邪郁于肌肉经络之间，阻遏阳气的流通，即可造成全身的疼痛。

〔原文〕

濕家，其人但頭汗出，背强，欲得被覆向火。若下之早則噦[1]，或胸滿，小便不利，舌上如胎[2]者，以丹田[3]有熱，胸上[4]有寒，渴欲得飲而不能飲，則口燥煩也。

〔词解〕

(1) 哕：即呃逆。

(2) 舌上如胎：即舌上有苔的意思。

(3) 丹田：这里泛指下焦。

（4）胸上：指胸间。

〔释义〕

素患湿病之人，因寒湿之邪在表，阳气被郁于内，不能外达肌腠，反向上越，则见头部汗出，背部恶寒、项背强而不舒、欲盖被、烤火，此时当予温经发汗，以逐寒湿，使阳气得以舒展。若反误用攻下之法，伤其胃气，因而出现呃逆，阳虚阴寒上乘于胸则胸满，下焦阳虚，膀胱气化功能失常，则小便不利。寒湿不化，舌苔白滑而润，不当下而下，是为误下，使上焦之阳气下陷，致下焦有热，寒邪乘虚入于胸中，故上焦有寒，形成下热上寒之证。下焦有热，故口渴欲饮，乃“引水自救”之意，上焦有寒不能消化水液，故虽渴而不能饮。

〔提要〕

本条指出湿病误下的变证。

〔选注〕

程林：湿为阴邪，阴邪客于阴，则阳上越而不行于腠理肌肉，故但头汗出。背为阳，寒湿胜则阳虚，故背强、欲得被覆向火也。若当表邪未解之时，误以阳明内湿之热，上越之头汗而早下之，则虚其胃，湿干于胃则哕，寒客于上则胸满，亡其津液则小便不利，以寒湿在上故舌上如苔而实非苔也。丹田有热者以下后里虚，上焦阳气因虚而陷于下，为丹田有热。表中寒气乘虚而客于胸上，为胸上有寒。唯其丹田有热，则渴欲饮水，胸上有寒不能散水，虽得水而不能饮，故口燥烦也。

成无已：湿家有风湿有寒湿，此寒湿相搏者也，湿胜则多汗，伤寒胜无汗，寒湿相搏，虽有汗而不能周身，故但头汗出也。背阳也，腹阴也，太阳之脉夹背抵腰，太阳客寒湿，表气不利而背强也。里有邪者外不恶寒，表有邪者则恶寒。欲得被覆向火者，寒湿在表而恶寒也。若下之早则伤动胃气，损其津液，故丹田有热，表中寒湿乘虚而入于胸中，为胸上有寒，使舌上白苔滑也，脏燥则欲饮水，以胸上客寒湿，故不能饮而口燥烦也。

尤在泾：寒湿居表，阳气不得外通，而但上越为头汗出，为背强，欲得被覆向火，是宜驱寒湿以通其阳，乃反下之，则阳更被抑而哕乃作矣。或上焦之阳不布而胸中满，或下焦之阳不化而小便不利，随其所伤之处而为病也。舌上如苔者，本非胃热，而舌上津液燥聚如苔之状，实非苔也，盖下后阳气反陷于下，而寒湿仍聚于上，于是丹田有热而渴欲得饮，胸上有寒而反不欲饮，则口舌燥矣。

《医宗金鉴》：湿家头汗出者，乃上湿下热蒸而使然，非阳明内实之热蒸而上越之汗也。背强者，乃湿家重着之强，非风湿拘急之强也。欲覆被向火者，乃一时湿盛生寒，非伤寒之恶寒也。若误以阳明内热上越之头汗而遂下之，则湿从寒化，即乘虚入于上，则肺气逆而胸满，入于中，则胃气不和而为哕，入于膀胱，气化不行，为小便不利。舌上白滑如苔者，盖以误下热陷，丹田有热也，寒聚于上，胸中有寒也，所以渴欲饮水而不能饮，由下有热而口生燥烦，由上有寒而不化生津液，虽口燥舌干而不能多饮也。

〔评述〕

大凡治湿之法，湿邪在表宜从汗解，湿邪在里则利小便，此为治湿之正法。本条论述了湿病误用下法造成的坏证。对于病变机理的解释，诸家认识大体相同。本证在误下之前所见的临床表现如“但头汗出，背强，欲得被覆向火”，是因寒湿在表，阳气被郁之故。

所以尤在泾说："寒湿居表，阳气不得外通，而但上越为头汗出，为背强，欲得被覆向火。"成无己亦云："欲得被覆向火者，寒湿在表而恶寒也。"医者不察，以为"但头汗出"是胃肠蕴结成实，故率用攻下，以致寒湿不去而徒伤胃气。胃寒气逆则见"哕"证，胸阳虚阴寒乘之则"胸满"，下焦阳虚，气化失常，则"小便不利"，故《医宗金鉴》指出："若误以阳明内热上越之头汗而遂下之，则湿从寒化，即乘虚入于上，则肺气逆而胸满，入于中，则胃不和而为哕，入于膀胱，气化不行，为小便不利。"

对"丹田有热，胸上有寒"之形成机理，诸家明确指出系因误下之故，使"下焦阳气下陷，转变为丹田有热"，"外表的寒湿入里转变为胸上有寒"。正如《医宗金鉴》指出："盖以误下热陷，丹田有热也，寒聚于上，胸中有寒也。"由于下热上寒才出现了口燥烦，不能多饮。

从本条可知，治外湿宜发汗，治内湿宜利小便。若非真正蕴结成实，湿去燥存而纯属里证的，下法断不可用。

〔原文〕

濕家，下之，額上汗出，微喘，小便利者，死；若下利不止者，亦死。

〔释义〕

久患湿病之人，误用攻下，使虚阳上越，出现额上汗出、微喘，阴液脱于下，则小便清长而频数，或泻泄不止，此属阳亡阴亦随之而竭，"阴阳离决"之危证。

〔提要〕

本条指出湿病误用下法造成"阴阳离决"的坏证。

〔选注〕

赵以德：此妄下之因致此逆，盖逆则真阳自上越，阴自下脱，其额上汗出微喘者，阳之越，小便利与下利不止者，阴之脱也，阴阳离决、必死之兆也。若大小便不利者，是阴气不退，而阳之根犹在也，下之虽大小便利，若额上无汗出与喘，是阳气不越，而阴之根犹在也，则非离决，可以随其虚而救之。

李玮西：前云湿家当利小便，以湿气内瘀于小便，原自不利，宜用药利之，此下后里虚，小便自利，液脱而死，不可以一例概之。

尤在泾：湿病在表者宜汗，在里者宜利小便，苟非湿热蕴积成实，未可遽用下法，额上汗出微喘，阳已离而上行，小便利，下利不止，阴复决而不走，阴阳离决，故死也。

唐容川：此总言湿证无下法也，上节言误下变证，为寒热郁结，此节言误下伤肾，则小便自利，气喘而死。误下伤脾，则大便下利不止而死。观仲景方，皆是补土以治湿，则知湿家无下法。

〔评述〕

本条复论湿病误用下法造成的危证。湿病用下法必见里有燥实，正如尤在泾所说："湿病在表者宜汗，在里者宜利小便，苟非湿热蕴积成实，未可遽用下法。"若妄用下法，徒伤正气，必生灾变。本条为湿病误下但其后果远较上条严重。由此可知，此"湿家"属久病，湿胜阳微，加之误下，犯了"虚虚"之戒。对其病机的解释，诚如唐容川所指出的："误下伤肾，则小便自利，气喘而死。误下伤脾则，大便下利不止而死。"可谓认识其本质。肾为"先天之本"，脾为"后天之本"，二者在人体生命活动中有极其重要的作用。误下伤肾，致使肾气衰损，真阳浮越，故见额上汗出，此汗出必是额汗如油；肾不纳气则见微喘，必是呼吸微弱，呼多吸少，气如游丝；肾气虚损，水泉不约，其小便必为清长而频数，甚至失禁。误下伤脾，脾失斡旋之功，清气不升，中气下陷，且肾气已伤，命火衰微，釜底无薪，关门不利，故其下利必是泻利清冷、完谷不化，甚至滑脱不禁。至此阳脱于上，阴竭于下，"阴阳离决，精气乃竭"之势已成，岂有生存之望？

〔原文〕

風濕相搏，一身盡疼痛，法當汗出而解，值天陰雨不止，醫云此可發汗，汗之病不愈者，何也？蓋發其汗，汗大出者，但風氣去，濕氣在，是故不愈也。若治風濕者，發其汗，但微微似欲汗出者，風濕俱去也。

〔释义〕

风与湿邪相互搏结，侵犯人体，病邪在表故见一身尽疼痛，治疗之法，应以汗解。若此时阴雨连绵不止，湿气过重，同气相求可加重病情。虽用发汗治之，但因治不得法，使汗出太多，如此只能祛风而不能祛湿。因风为阳邪，易于表散，故发汗可使风去。湿为阴邪，其性重滞，难以骤除，故大出其汗，并不能祛湿，因此病仍不愈。合理的治疗方法，应该用微汗法，使营卫畅行，阳气内充肌肉关节之间，则湿邪得以缓缓排泄，风湿俱去。

〔提要〕

本条指出治疗风湿病用汗法时应缓取微汗。

〔选注〕

徐忠可：此言风湿当汗解而不可过也。谓风湿相搏疼痛，原当汗解，值天阴雨则湿更甚，可汗无疑。而不愈何故？盖风性急可骤驱，湿性滞当渐解，汗大出则风去而湿不去，故不愈。若发之微则出之缓，缓则风湿俱去矣。

尤在泾：风湿虽为六淫之一，然风无形而湿有形，风气迅而湿气滞，值此雨露湿胜之时，自有风易祛，而湿难治之势。而又发之速而驱之过，易其风去而湿不与俱去也。故欲湿之去者，但使阳气内蒸，而不骤泄，肌肉关节之间，充满流行，而湿邪自无地可容矣，此发其汗但微微似汗出之旨欤。

《医宗金鉴》：发其汗，汗大出而病不愈者，此汗之不如法，所以不解也。若治风湿者，必俟天气晴明发其汗，但令其汗微微似欲出状，则风与湿俱去矣。

章虚谷：治风湿者，必通其阳气，调其营卫，和其经络，使阴阳表里之气周流，则其内湿随三焦气化，由小便而去，表湿随营卫流行，化微汗而解。阴湿之邪既解，风邪未有不去者。

〔评述〕

本条指出湿邪在表的治疗原则，应是微微发其汗。风湿俱为六淫之邪，但风邪四时常在，终岁皆有，故为百病之长，每与他邪相伙为患。风湿相互搏结，侵人肌表，而采用发汗之方法治疗，与本篇第十四条用利小便方法治疗内湿同属湿病的正治方法。但这种发汗只能用微汗法，而不能大发汗。否则非但湿邪不去，反徒伤正气。究其原因，正如徐忠可指出的“盖风性急可骤驱，湿性滞当渐解”。尤在泾亦指出：“风无形而湿有形，风气迅而湿气滞……自有风易祛，而湿难治之势。”又指出：“故欲湿之去者，但使阳气内蒸，而不骤泄，肌肉关节之间，充满流行，而湿邪自无地可容矣。”章虚谷亦认为：“治风湿者，必通其阳气，调其营卫，和其经络，使阴阳表里之气周流……表湿随营卫流行，化微汗而解。”诸家从病邪性质、特点及机体的病理生理方面，具体论述了治疗风湿采用微汗法的道理。故后学者应将本条视为“治湿汗之严律”。

〔原文〕

濕家病，身疼發熱，面黄而喘，頭痛鼻塞而煩，其脉大，自能飲食，腹中和無病，病在頭中寒濕，故鼻塞，内藥鼻中(1)則愈。

〔词解〕

(1) 内药鼻中：内同纳。指将药塞入鼻孔里。

〔释义〕

久患湿病之人，复为寒湿所伤，邪入太阳之表，故见身体疼痛发热。肺主皮毛，寒湿客于肌表，肺气不利则喘，鼻为肺窍，故鼻塞。寒湿阻遏清阳，则见头痛而烦。因病邪在表在上，故其脉浮大；未犯胃肠，腹中无病，故饮食正常。取药纳于鼻中可宣泄上焦寒湿，使肺气通利，邪除而病愈。

〔提要〕

本条指出寒湿侵犯肌表的证治。

〔选注〕

沈明宗：此湿淫于上，与湿从下不同也。湿邪感于太阳，与肺气相合，气郁于表，故身疼发热，面黄而喘，头痛鼻塞而烦也。邪居于表，故脉大，自能饮食，腹中和无病，当发其在头中之寒湿，寒湿者，以湿属阴故也。盖是为肺窍，肺气受湿则鼻塞，故当纳药鼻中，搐去黄水，俾肺气通调，大气一转，肌腠开而湿痹解矣。

喻嘉言：邪在上焦，里无别病者，但纳药鼻中，搐去湿热之所酿黄水而已。以鼻为脑之门户，故即从鼻中行其宣利之法，乃最神最捷之法也。

尤在泾：寒湿在上，则清阳被郁，身疼头痛鼻塞者，湿上甚也，发热面黄烦喘者，阳上郁也，而脉大则非沉细之比，腹和无病，则非小便不利，大便反快之比，是其病不在腹中而在头。疗之者宜但治其头而毋犯其腹，内药鼻中，如瓜蒂散之属，使黄水出则寒湿而愈，不必服药以伤其和也。

《医宗金鉴》：此申上条，详其义，出其脉，别其治也。湿家病，身疼发热，面黄而喘，此内生外受之湿病也。外宜羌活胜湿汤，内宜茵陈五苓散。喘甚，大陷胸丸，若更头痛鼻塞而烦，其脉大，证类伤寒，但其人里和能食，知非伤寒，不可发汗，乃头中寒湿之邪，故头痛鼻塞，唯纳药鼻中，取黄水从涕出，而寒湿以泄，病可愈也。所纳之药，如瓜蒂散之类。

〔评述〕

本条提出用“内药鼻中”的方法，治疗寒湿之邪在上部的病变。这是因为，所出现的症状表明了病邪为寒湿，病位在上在外，而其重点在头部，故“头痛鼻塞而烦”为其主证。“身疼发热，面黄而喘”均为寒湿伤及肌表，肺失宣肃所致。“其脉大”应理解为是与沉细之脉相对而言，说明脉不沉细。故尤在泾说：“脉大则非沉细之比。”再结合“自能饮食，腹中和无病”，可知病变部位不在腹而在头部。

对于“面黄”一证，尤在泾认为：“寒湿在上，则清阳被郁，身疼头痛鼻塞者，湿上甚也，发热面黄烦喘者，阳上郁也……内药鼻中……使黄水出则寒湿而愈。”《医宗金鉴》认为：“面黄而喘，此内生外受之湿病也……取黄水从涕出，而寒湿以泄。”二者都认为“面黄”系由寒湿所致。喻嘉言认为：“但纳药鼻中，搐去湿热之所酿黄水而已。”认为面黄是因湿热熏蒸而成。我们认为，若本证如喻氏所说的因湿热发黄，那么其表现就不会只见面黄，而必见眼目、全身都发黄，成了黄疸病证。但仔细阅读原文并无此意。而重点是说明病邪只在头部，胃肠无病，故可用纳药鼻中的方法治疗，而“不必服药以伤其和也”。所以这种面黄只是寒湿在外在上的一个兼证。至于本条所纳之药，书中并未出方，历代注家虽多主张用瓜蒂散，但未被证实。

〔原文〕

濕家身煩疼[1]，可與麻黄加术湯，發其汗爲宜，慎不可以火攻之。

麻黄加术湯方

麻黄三兩（去節） 桂枝二兩（去皮） 甘草二兩（炙） 杏仁七十個（去皮尖） 白术四兩

上五味，以水九升，先煮麻黄，減二升，去上沫，内諸藥，煮取二升半，去滓，温服八合，覆取微似汗。

〔词解〕

（1）身烦疼：指身体疼痛而兼烦扰不宁。

〔释义〕

素患湿病之人，今见全身疼痛剧烈，烦扰不宁，必是感受寒湿，留滞肌肉所致，同时兼见恶寒、发热、无汗等表实证候，可用麻黄加术汤微发其汗，以祛寒胜湿。对于此证的治疗不可用火攻之，强逼汗出，致使大汗淋漓，徒伤阳气，病必不除，反生变证。

〔提要〕

本条指出寒湿在表属于表实证的证治及禁忌。

〔选注〕

赵以德：湿与寒合，故令人身疼。大法表实成热则可发汗，无热是阳气尚微，汗之恐虚其表，今是证虽不云发热，而烦已生，烦，有热也，所以服药不敢大发其汗。且湿亦非暴汗可散，故用麻黄汤治寒，加术去湿，使其微汗尔。然湿邪在表者，唯可汗之，不可火攻，火攻则增其热，必有发痉之变，所以诫人慎之。

魏念庭：湿家身烦疼，外感寒湿也。其内有湿，不必论其何因，唯以先治其表之寒湿为急也。仲景所以云可用麻黄加术汤，发其汗为宜也。麻黄散太阳表湿，杏仁降泄逆气，甘术燥补中土，更取以微汗，为治表之金针，此固以之治表邪也，而内因之湿为寒为热，俱兼里而无妨碍矣。故治湿病之里，以利小便为第一义；而治湿病之表，以取微汗为第一义也。

《医宗金鉴》：湿家外证身痛甚者，羌活胜湿汤，内证发黄甚者，茵陈五苓散。若唯身烦痛而不发黄者，则为外感寒湿，与麻黄加术汤发其汗，寒湿两解也。慎不可以火攻之者，谓不可以火劫大发其汗，必致变也。

〔评述〕

本条叙证简略，指出了寒湿在表属于表实证的治疗方法。以方测证，可知本证之病因为寒湿之邪伤及肌表，造成表实，必见有恶寒发热、头痛等症状。寒湿留滞肌肉故全身疼痛，烦扰不宁，治疗应采用发表散寒祛湿之法。魏念庭说："湿家身烦疼，外感寒湿也……而治湿病之表，以取微汗为第一义也。"这正是仲景"若治风湿者，发其汗，但微微似欲汗出者，风湿俱去也"精神的具体体现。在治疗注意事项上明确指出"慎不可以火攻之"，这就是说，不能用火攻发汗的方法治疗寒湿在表之证。因以火攻发汗，必有大汗亡阳耗津之弊，且火热与湿相合，会引起黄疸、衄血等证。

用麻黄加术汤治疗，其义取"用麻黄汤治寒，加术去湿，使其微汗尔"。喻嘉言指出："麻黄得术，得兼发汗，不致多汗，而术得麻黄，并可行表里之湿，下趋水道，两相维持也。"这种配伍适合于病情，合乎取微汗治表湿之原则。

〔原文〕

病者一身盡疼，發熱，日晡所(1)劇者，名風濕。此病傷於汗出當風，或久傷取冷(2)所致也。可與麻黄杏仁薏苡甘草湯。

麻黄杏仁薏苡甘草湯方

麻黄（去節）半兩（湯泡）　甘草一兩（炙）　薏苡仁半兩　杏仁十個（去皮尖，炒）

上銼麻豆大。每服四錢匕，水盞半，煮八分，去滓，温服，有微汗，避風。

〔词解〕

（1）日晡所：指每日的申时，相当于15至17点的时候。

（2）取冷：是贪凉的意思。

〔释义〕

病者由于汗出当风或劳作后贪凉而为风湿之邪所侵袭，形成风湿在表的表实证，故见全身疼痛，无汗发热，以日晡为剧。用麻杏薏甘汤，解表除湿，宣利肺气，使风湿之邪从微汗而解。

〔提要〕

本条指出风湿在表的证治。

〔选注〕

赵以德：《内经》太阴阳明篇曰：太阴阳明为表里，脾胃脉也，外合肌肉，故阳受风气，阴受湿气，所以风湿客之，则一身肌肉疼痛。夫阳气者，一日而主外，平旦阳气生，属少阳，日中阳气隆，属太阳，日西气门内闭，属阳明，故阳明之气主乎申酉，所以日晡而剧也。

徐忠可：日晡所剧，日晡为申酉时，金之气，肺主之，肺之合皮毛，明是风湿从肺之合而侵淫内者，至肺金旺时，助邪为虐而加甚，与湿从下受者不同。故曰：此为风湿。然皮毛受邪，风何以夹湿，所以知因汗出当风或久伤取冷所致。

程林：一身尽疼发热，风湿在表也。日晡，申酉时也。阳明旺于申酉戌，土恶湿，今为风湿所干，当其旺时，邪正相搏，则反剧也。

尤在泾：此亦散寒除湿之法，日晡所剧，不必定泥于肺与阳明，但以湿无来去，而风有休作，故曰：此名风湿。

《医宗金鉴》：病者谓一身尽痛之病人也。湿家一身尽痛，风湿亦一身尽痛，然湿家痛则重着不能转侧，风湿痛则掣痛时轻而不可屈伸，此痛之有别者也。湿家发热，早暮不分微甚，风湿之热，日晡必剧，原其由来，或为汗出当风，或为久伤取冷，相合所致。

〔评述〕

本条论述了风湿在表属于表实的证候和治疗方药。分析其发病原因，文中明确指出“此病伤于汗出当风，或久伤取冷所致”。由于汗出当风或劳作后贪凉，汗液不得外泄，着而为湿，风湿相搏，留滞肌表，形成一身尽疼无汗发热的表实证。湿家与风湿均有身体疼痛，二者鉴别如《医宗金鉴》所云：“湿家一身尽痛，风湿亦一身尽痛，然湿家痛则重着不能转侧，风湿痛则掣痛时轻而不可屈伸，此痛之有别者也。”对于发热一证，本证日晡发热加剧，日晡属阳明，有化燥化热的倾向，这与湿家的发热有所不同。《医宗金鉴》对此作了很好的鉴别：“湿家发热，早暮不分微甚，风湿之热，日晡必剧。”至于对“日晡所剧”含义的理解，徐忠可认为“日晡为申酉时，金之气，肺主之”，程林认为“日晡，申酉时也。阳明旺于申酉戌”。一说是肺主之，一说是阳明主之，争论不休。我们认为，“发热，日晡所剧”为风湿的特点，提示了风湿发热的热型，并以此与湿家发热相区别。诚如尤在泾所云：“日晡所剧，不必定泥于肺与阳明，但以湿无来去，而风有休作，故曰：此名风湿。”

麻杏薏甘汤与麻黄加术汤同是治外湿在表的表实证，但二者在主治和方剂配伍上有显著的不同。麻黄加术汤中麻黄为三两，桂枝二两，麻杏薏甘汤中无桂枝、白术，而麻黄仅用半两，又加薏苡仁，可见前者重在发汗以散寒利湿，而后者重在轻清宣化。从病情上讲，麻黄加术汤证比麻杏薏甘汤证表证要严重，故麻黄配桂枝以发汗散寒，配白术除肌表之湿，配杏仁宣利肺气，适用于寒湿在表之证。而麻杏薏甘汤以麻黄配杏仁、薏苡仁轻清宣化在表之风湿，且方中甘草用量倍于麻黄，使整个方子成为微汗之剂。

〔原文〕

風濕，脉浮，身重，汗出惡風者，防己黄芪湯主之。

防己黄芪湯方

防己一兩　甘草半兩（炒）　白术七錢半　黄芪一兩一分（去蘆）

上銼麻豆大，每抄五錢匕，生姜四片，大棗一枚，水盞半，煎八分，去滓，温服，良久再服。喘者加麻黄半兩，胃中不和者加芍藥三分，氣上冲者加桂枝三分，下有陳寒者加細辛

三分。服後當如蟲行皮中，從腰下如冰，後坐被上，又以一被繞腰以下，温令微汗，差。

〔释义〕

风湿在表出现脉浮身重，治疗自当用汗法，以祛在表之风湿邪气，但又见汗出恶风，是表虚卫阳不固，所以汗不待发而自出。其治疗不得再用麻黄发其汗，而用防己黄芪汤益气固表驱逐风湿。

〔提要〕

本条指出风湿表虚的证治。

〔选注〕

尤在泾：风湿在表，法当从汗而解，乃汗不待发而自出，表尚未解而已虚，汗解之法，不可守矣。故不用麻黄出之皮毛之表，而用防己驱之肌肤之里，然非芪术甘草，焉能使卫阳复振而驱湿下行哉。

《医宗金鉴》：脉浮者，风也，身重，湿也，寒湿则脉沉，风湿则脉浮。若浮而汗不出恶风者为实邪，可与麻黄杏仁薏苡甘草汤汗之。浮而汗出恶风者为虚邪，故以防己白术以祛湿，黄芪甘草以固表，生姜大枣以和营卫也。

〔评述〕

《医宗金鉴》认为“脉浮者，风也，身重，湿也”，对本证的病理变化作了简单扼要的分析。风湿之邪侵袭肌表，湿乃阴邪，其性重滞，故见身重，此乃湿邪为患的特点。因有自汗出一证，则说明证属表虚，不得再用发汗之法更伤正气。所以尤在泾说：“风湿在表法当从汗而解，乃汗不待发而自出，表尚未解而已虚，汗解之法，不可守矣。”必须健脾益气，使卫阳复振，以驱风湿之邪。

防己黄芪汤，用黄芪甘温益气固表，白术甘草补中气以燥湿，防己通行十二经，开窍泻湿，相伍为用，共奏益气行湿之功效。

〔原文〕

傷寒八九日，風濕相搏，身體疼煩，不能自轉側，不嘔不渴，脉浮虚而澀者，桂枝附子湯主之；若大便堅，小便自利者，去桂加白术湯主之。

桂枝附子湯方

桂枝四兩（去皮）　附子三枚（炮，去皮，破八片）　甘草二兩（炙）　生姜三兩（切）　大棗十二枚（擘）

上五味，以水六升，煮取二升，去滓，分温三服。

白术附子湯方

白术二兩　附子一枚半（炮，去皮）　甘草一兩（炙）　生姜一兩半（切）　大棗六枚（擘）

上五味，以水三升，煮取一升，去滓，分温三服。一服覺身痹，半日許再服，三服都盡，其人如冒狀，勿怪，即是术、附并走皮中，逐水氣，未得除故耳。

〔释义〕

人体为风湿之邪所伤，困于肌表，出现全身疼痛而烦，并且影响身体的活动，虽有八九日，但未见少阳之呕证与阳明之渴证，说明病邪未向里传，仍在肌表。其脉“浮虚”是浮而无力，“涩”乃脉来迟滞不流利，此为风湿在表，而表阳已虚的表现。故用桂枝附子汤温散其风湿，使之从表而解。假使前证又见大便硬而小便自利，则是津液偏渗、病势趋向于里的表现。其治疗方法亦有所变化，即去通阳解表的桂枝，加健脾燥湿之白术，使湿从里解。

〔提要〕

本条论述了风湿而见表阳虚的证治。

〔选注〕

程林：风淫所胜，则身烦疼，湿淫所胜，则身重难转侧。风湿相搏于营卫之间，不干于里，故不呕不渴也。脉浮为风，涩为湿，以其脉近于虚，故用桂枝附子汤温经以散风湿。小便利者，大便必硬，桂枝近于解肌，恐大汗故去之，白术能祛肌湿，不妨于内，故加之。凡方后如有虫行，如醉如冒等状者，皆药势将行使然。

《医宗金鉴》：此条承上条，详申脉证以明其治也。谓此风湿之病，虽得之伤寒八九日，而不呕不渴，是无伤寒里病之证也。脉浮虚而涩，是无伤寒表病之脉也。脉浮虚，表虚风也。涩者，湿也。身体烦疼，风也。不能转侧，湿也。乃风湿相搏之身体疼痛，非伤寒骨节疼痛也。与桂枝附子汤，温散其风湿，从表而解也。若脉浮实者，则又当以麻黄加术汤，大发其风湿也。如其人有是证，虽大便硬，小便自利而不议下者，以其非邪热入里之硬，故仍以桂枝附子汤。去桂枝者，以大便坚，小便自利，不欲其发汗再夺津液也。加白术者，以其重着湿在肌分，用以佐附子逐水气于皮中也。

尤在泾：身体疼烦不能自转侧者，邪在表也。不呕不渴，里无热也。脉浮虚而涩，知其风湿外持，而卫阳不正。故以桂枝汤去芍药之酸收，加附子之辛温，以振阳气而敌阴邪。若大便坚小便自利，知其在表之阳虽弱，而在里之气犹治，则皮中之湿自可驱之于里，使从水道而出，不必更发其表，以危久弱之阳矣。故于前方去桂枝之辛散，如白术之苦燥，合附子之大力健行者，予以并走皮中而逐水气，亦因势利导之法也。

〔评述〕

本条论述了风湿病两种不同病理变化的证治。

桂枝附子汤所治的风湿，其病位在肌表，因风湿之邪相互搏结为患，袭人肌表，阻抑营卫流通，故见全身疼痛而烦，不能自行转侧。病虽日久，但无少阳之呕证及阳明之渴证，可知病邪仍在表而未传入里。此为辨别有无向里传的要点。其脉表现为浮虚而涩，即脉浮而软弱，乃表阳虚之故。涩为脉来迟滞不流利，是湿邪留滞经脉，经气为湿所阻之故。《医宗金鉴》云：“脉浮虚，表虚风也。涩者，湿也。”故治疗以桂枝附子汤温经散湿，使“从表而解也”。所以用桂枝汤去芍药之酸收以防敛邪，加附子之辛温以振阳气，桂附合用则助表阳以散风寒，姜枣甘草调和营卫，共奏温经散寒、祛风胜湿之效。

白术附子汤证，其病机亦为表阳虚，但病势已趋向于里，故出现了“大便坚，小便自利”。对于这种病理变化，《医宗金鉴》认为：“虽大便硬，小便自利而不议下者，以其非邪热入里之硬。”沈明宗认为：“若中虚邪陷，逼迫津液偏渗于前阴，不润肠间则大便坚小便自利。”因其病势已向里，再用桂枝徒伤其表，加白术配合附子助里以胜湿，使湿从里解。

〔原文〕

風濕相搏，骨節疼煩，掣痛[1]不得屈伸，近之則痛劇，汗出短氣，小便不利，惡風不欲去衣，或身微腫者，甘草附子湯主之。

甘草附子湯方

甘草二兩（炙） 附子二枚（炮，去皮） 白术二兩 桂枝四兩（去皮）

上四味，以水六升，煮取三升，去滓，温服一升，日三服。初服得微汗則解，能食汗出復煩者，服五合。恐一升多者，服六七合爲妙。

〔词解〕

(1) 掣痛：抽掣而痛。

〔释义〕

风湿之邪相互搏结，侵袭人体，出现骨节疼痛而烦，四肢抽掣而痛，不能屈伸，触及患部则疼痛加剧，是因在肌表之湿邪已侵入关节，留滞于经脉之故。而“汗出短气，小便不利”乃里阳虚之证，“恶风不欲去衣”为表阳虚之证。阳虚不能化湿，湿邪溢于肌表，则“身微肿”。此为表里阳气皆虚，湿邪较重之证，用甘草附子汤助阳温经以除风湿，达到表里同治的目的。

〔提要〕

本条论述了风湿病表里阳虚的证治。

〔选注〕

喻嘉言：此条复互上条之意，而辨其证之较重者。痛不可近，汗出短气，恶风不欲去衣，小便不利，或身微肿，正相搏之最剧处。

沈明宗：此阳虚邪盛之证也。风湿伤于营卫，流行关节经络之间，邪正相搏，骨节烦疼掣痛，阴血凝滞，阳虚不能轻跻，故不得屈伸，近之则痛剧也。卫阳虚而汗出，里气不足则短气而小便不利，表阳虚而恶风不欲去衣。阳伤气滞，故身微肿，然表里阴阳正虚邪实，故用甘术附子助阳健脾除湿，固护而防汗脱，桂枝宣行营卫，兼祛其风，乃补中有发，不驱邪而风湿自除。盖风湿证须识无热自汗，便是阳气大虚，当先固阳为主。

钱天来：虽名之曰甘草附子汤，实用桂枝去芍药汤，以汗解风邪，增入附子白术，以驱寒燥湿也。

〔评述〕

本条所述之证属于风湿病而表里阳气皆虚，故在治疗上，自然有异于前面所述之证。风湿之邪侵犯机体，出现了“骨节疼烦，掣痛不得屈伸，近之则痛剧”，表明了病邪不但侵袭肌表并已深入关节，在症状上较前数证为重。对其病理变化，沈明宗说：“风湿伤于营卫，流行关节经络之间，邪正相搏，骨节烦疼掣痛，阴血凝滞，阳虚不能轻跻，故不得屈伸，近之则痛剧也。”“汗出”、“恶风不欲去衣”和“短气，小便不利”为表里阳虚之征，是为本条辨证的要点。所以选用甘草附子汤治疗，方中附子合白术以助阳胜湿，桂枝祛风和营，并能祛表之湿，共奏扶正祛邪、表里同治之功。所以沈明宗说：“用甘术附子助阳健脾除湿，固护而防汗脱，桂枝宣行营卫，兼祛其风，乃补中有发，不驱邪而风湿自除。盖风湿证须识无热自汗，便是阳气大虚，当先固阳为主。”

〔原文〕

太陽中暍[1]，發熱惡寒，身重而疼痛，其脉弦細芤遲。小便已，洒洒然毛聳[2]，手足逆冷，小有勞，身即熱，口開，前板齒[3]燥。若發其汗，則惡寒甚；加溫針，則發熱甚；數下之，則淋甚。

〔词解〕

(1) 中暍：即夏季伤暑病。

(2) 洒洒然毛耸：洒洒，寒慄貌；毛耸，形容毫毛竖起。指在小便后有一阵寒慄的感觉。

(3) 前板齿：指门齿。

〔释义〕

暑为六淫之一，每多夹湿为患，其伤人多从肌表而入，故首见恶寒、发热、身重而疼痛，出现类似太阳病表证的症状，所以称为太阳中暍。但其脉却表现为“弦细芤迟”，乃因暑邪伤津耗气，造成人体气阴两虚之故。足太阳膀胱经主一身之表，与皮毛相应，由于小便的排出使阳气随之下泄，故有洒洒恶寒而毫毛耸起之状；阳虚不温四肢，所以手足逆冷；稍事劳动，扰乎其阳，阳旺而益损其阴，阴液内虚，津液干燥，故见身热，口干喘喝、门齿干燥无津。对于这种阴阳两虚，气阴俱伤之证，当以清暑益气为治。若误发其汗，阳气外散而愈虚，则恶寒之证愈甚，误用温针则火热内攻，阴液愈伤，故发热更甚，误用下法，且一再下之，则津液枯竭，引起小便涩痛如淋。

〔提要〕

本条论述了太阳中暍的脉证及其误治的变证。

〔选注〕

魏念庭：太阳主表，六淫之邪，必先中之，故中暍亦为太阳病，虽所受之邪不同，而所感之分则同也。发热者，客邪在表；恶寒者，热盛于里；身重而疼痛者，夹湿则身重，夹寒则疼痛也。诊之脉弦细，弦者寒在表也；细者，热夹湿也。再见芤迟，芤者，中气之虚；迟者，腹中之寒。合脉证而谛之，而中暍之病可识矣。再征之于余证，小便已洒洒然毛耸，太阳之表有邪，则膀胱之腑应之，小便时气动于膀胱，必连及皮毛。洒洒然，恶风寒之状也。再验之于手足厥冷，内热极而寒见于四末，且内热为寒湿所郁，其气阻而不宣，亦可逆见手足，皆内热外寒之象也。小有劳，身即热，热病阴虚，动则生阳也。口开，前板齿燥，热盛于内，欲开口以泄其气，气出而内热熏灼于板齿，则齿燥也。此为内热积盛之证，若单感暍者，内外俱是阳邪，若兼寒湿者，内为阳邪，而外为阴邪，非兼治其内外不为功也。

柯韵伯：弦细芤迟，不得连讲，言暑夹寒之脉，或弦细，或芤迟，皆是虚脉。如脉浮而紧者，名曰弦，弦而细，则为虚矣。脉弦而大则为芤，芤固而虚，芤而迟更为寒矣。

〔评述〕

本条论述了太阳中暍的脉证及其治疗禁忌，虽未出方但清暑益气之法已寓于其中，可为中暍病之总纲。《素问·热论》云：“先夏至日者为病温，后夏至日者为病暑。”可知中暍病是因感受暑热之邪而成的热性病。暑为六淫之一，其中人每多夹湿，由肌表而入，故多见“发热恶寒，身重而疼痛”的太阳表证。但本病以气阴两伤之虚证表现为其特点。所以脉象出现“弦细芤迟”，症状出现“小便已，洒洒然毛耸，手足逆冷，小有劳，身即热，口开，前板齿燥”。由此，不难理解暑邪最易伤津耗气，造成气阴两虚之证。不能与一般热性病相提并论。

对于“脉细芤迟”，应理解为其脉或见弦细，或见芤迟，都属于虚象。正如柯韵伯所云：“弦细芤迟，不得连讲，言暑夹寒之脉，或弦细，或芤迟，皆是虚脉。”这是由于人的体质和感邪的轻重不同，所以脉象亦不相同。

暑为阳邪，乃火热之气所化，其性主升散，故暑热伤人，则腠理开泄而多汗。《素问・举痛论》说：“炅则腠理开，汗大泄，故气泄矣。”汗出过多，不仅耗气，亦可伤津。喻嘉言谓：“夏月人身之阳以汗而外泄，人身之阴以热而内耗，阴阳两俱不足。”故暑病多呈现气阴俱虚之证。治疗应以清暑、益气、生津、除湿为其原则，忌用汗、下、温针之法。

〔原文〕

太陽中熱[(1)]者，暍是也。汗出惡寒，身熱而渴，白虎加人參湯主之。

白虎加人參湯方

知母六兩　石膏一斤（碎）　甘草二兩　粳米六合　人參三兩

上五味，以水一斗，煮米熟，湯成，去滓，溫服一升，日三服。

〔词解〕

（1）太阳中热：指感受暑热而引起的太阳证。

〔释义〕

暑为阳邪，其性升散，故伤人之后，皮肤开泄，则多汗，肌腠空疏，气虚则恶寒，暑热盛则身体发热，津液灼伤则口渴。对此暑热内盛，气阴两虚之中暍，可用清热益气生津的白虎加人参汤进行治疗。

白虎加人参汤以石膏之辛寒，清内蕴之热；知母之凉润，滋内耗之阴；加甘温之人参，益气生津；甘草、粳米补中和胃，共奏清热、祛暑、生津益气之效。

〔提要〕

本条指出暍病的证治。

〔选注〕

成无已：汗出恶寒，身热而不渴者，中风也；汗出恶寒，身热而渴者，中暍也。

李彣：热伤气，气泄则汗出，气虚则恶寒，热蒸肌腠则身热，热伤津液则作渴，此恶寒身热与伤寒相类，然所异者，伤寒初起无汗不渴，中暍初起，即汗出而渴也。

尤在泾：恶寒者，热气入则皮肤缓，腠理开，开则洒然寒，与伤寒恶寒者不同，发热汗出而渴，表里热烘，胃阴待涸，求救于水，故予白虎加人参以清热生阴，为中暑而无湿者之法也。

《医宗金鉴》：汗出恶寒，身热而渴，颇似太阳温热之病，但温热无恶寒，以热从里生，故虽汗出而不恶寒也。中暍暑邪，由表而入，故汗出恶寒也。究之于脉，温热之浮，浮而实，中暍之浮，浮而虚，以暑热伤气也。究之于渴，温热之渴，初病不过饮，中暍之渴，初病即大渴引饮也。

〔评述〕

本条论述了感受暑热之邪的证候及治疗方药。暑热之邪，其性升散，故人受之则肌腠开泄，汗出较多。然汗为津液所化，汗多必致阴津耗损，且暑热内盛灼伤阴液，所以出现身热、口渴较甚的症状。如尤在泾所说“表里烘热，胃阴待涸，求救于水”，这种口渴并非一般之渴，而是大渴引饮，且喜凉饮。其“汗出恶寒”一证并非太阳表证不解，而是暑热伤人，皮肤开泄，汗多气虚，毛窍空疏所致。李彣指出：“热伤气，气泄则汗出，气虚则恶寒。”尤在泾亦指出：“恶寒者，热气入则皮肤缓，腠理开，开则洒然寒，与伤寒恶寒者不同。”这种恶寒只是轻微洒淅恶寒，不像太阳表证不解的恶寒那样严重。从脉象来看，若太阳表证不解，其脉必浮紧或浮缓，而中暍之脉或见“弦细”，或见“芤迟”，以虚为主。临证之际必须明辨。

〔原文〕

太陽中暍，身熱疼重，而脉微弱，此以夏月傷冷水[1]，水行皮中[2]所致也，一物瓜蒂湯主之。

一物瓜蒂湯方

瓜蒂二十個

上剉，以水一升，煮取五合，去滓，頓服。

〔词解〕

（1）夏月伤冷水：指在夏季以冷水洗周身而致病。

（2）水行皮中：指水寒之气滞留于肌表。

〔释义〕

在夏暑之季，暑热蒸淫，以冷水洗周身，致使水气停留于肌表，再感暑邪，形成暑热夹湿证，故见身体发热，肢体困重疼痛，暑热伤耗气阴则脉见微弱。用一物瓜蒂汤祛头身四肢之水气，水去暑无所依，则病自愈。

〔提要〕

本条指出中暍夹湿的证治。

〔选注〕

成无己：经曰：脉虚身热，得之伤暑。身热脉微弱者，暍也，身体疼痛者，水也，夏时暑热，以水灌洗而得之，一物瓜蒂汤主之。

尤在泾：暑之中人也，阴虚而多火者，暑即寓于火之中，为汗出而烦渴，宜白虎加人参汤，以清热生阴。阴虚而多湿者，暑即伏于湿之内，为身热而疼重，故暑病恒以湿为病，而治湿即所以治暑，瓜蒂苦寒，能吐能下，祛身面四肢水气，水去而暑无所依，将不治而自解矣。此治暑兼湿者之法也。

程林：脉虚身热，得之伤暑，此证先中于热，再伤冷水，水气留于腠理皮肤之中，则身热疼重也。与瓜蒂汤以散水气。

《医宗金鉴》：太阳中暍之证，身热而倦者暑也，身热疼重者湿也。脉微弱者暑伤气也，以此证脉揆之，乃因夏月中暑之人，暴贪风凉，过饮冷水，水气虽输于皮中，不得汗泻所致也。此时即以香薷饮、大顺散汗之，可立愈矣。若稍缓，水气即不得外泄，势必内攻于中而喘肿胀矣，喘则以葶苈大枣汤，肿胀则以瓜蒂一物汤下之可也。

〔评述〕

本条所述为中暍夹湿证。其形成原因，文中指出“此以夏月伤冷水，水行皮中所致也”。指出了炎热夏季，贪凉饮冷，或用凉水洗周身，以求一时之快，而使暑热之邪夹水湿之气滞留于肌表，暑伏于湿内，暑湿互相搏结，不能随汗液的排出而解。水湿留滞肌表则肢体沉重而痛，暑热耗气伤阴则“身热”、“脉微弱”。

对本证的具体治疗，书中列出一物瓜蒂汤，尤在泾释为：“瓜蒂苦寒，能吐能下，祛身面四肢水气，水去而暑无所依，将不治而自解矣。”程林认为：“用之以散皮肤水气，苦寒又可胜热也。”但亦有注家认为本证用一物瓜蒂汤治疗，是药不对证。如丹波元简指出，此“方与证不对，恐是错出，《伤寒论》、《玉函》、《脉经》并不载，可以佐证矣”，陆渊雷认为“主一物瓜蒂汤，药证不对”。从临床实践来看，瓜蒂一般用来涌吐，很少用来治疗暑热夹湿病，所以《医宗金鉴》说“此时即以香薷饮、大顺散汗之，可立愈矣”，可作为临证参考。

全篇小结

本篇讨论了痉、湿、暍三种病。由于三者都由外邪引起，在病的初期都有太阳证，故合于一篇。

一、痉病

1. 病因病机

本篇所讨论的痉病是外感风寒之邪，阻于经脉，化燥化风，伤及津液使筋脉不得其养，破坏了“精则养神，柔则养筋”的生理状态，出现了筋脉拘急不柔和之证。它和后世所说的由于精血亏虚，液燥津枯，肝风内动的痉病概念完全不同。

2. 脉证

在病的初期多有太阳表证，但项背强急、口噤不开，甚则角弓反张为痉病主要症状。

根据有汗、无汗又可分为刚痉、柔痉二证。太阳病发热恶寒无汗，为刚痉；太阳病，发热汗出，而不恶寒，为柔痉。亦有胸满、口噤、卧不着席、脚挛急、必龂齿的阳明里热，燥实成痉证。

其脉按之紧如弦，直上下行。

3. 治法方药

应以解表为主，但在发表散邪时必须照顾到津液之不足，对于表实无汗的刚痉用葛根汤；表虚有汗的柔痉用栝楼桂枝汤；对阳明里实成痉者，用大承气汤泻热存阴以缓其痉。

此外，本篇还提出表证过汗、风病误下、疮家误汗致使精血损耗、筋脉失养成痉，属于误治成痉，与因外感风寒引起的痉病不能相提并论。

二、湿病

1. 病因病机

湿病，有外湿和内湿之别。外湿多因阴雨连绵，或久居湿地，或雾露晓行感而得之。内湿则因脾虚不运，水湿内停所致。且外湿和内湿，每每相互影响，素有内湿之人，易感受外湿，而外湿伤人又可影响脾的运化功能产生内湿。湿邪伤人多兼夹风寒之邪，形成风湿、寒湿之证。

2. 脉证

表湿：一身疼痛加重，甚则关节疼痛而烦，头痛鼻塞，发热，脉浮缓。

里湿：小便不利，大便反快，脉沉。

3. 治法方药

治湿方法不外发汗和利小便，湿邪在表的宜从汗解，在里的宜利小便。但湿为阴邪，最易伤阳气，所以治疗时必须照顾阳气。

兹将本篇治疗外湿的 6 张方剂列表比较如下。见表 2-1。

4. 治疗禁忌

(1) 禁攻下：湿病除非湿已化燥，成为里实证外，不得用攻下。“若下之早则哕”，甚至“额上汗出，微喘，小便利者死，若下利不止者亦死”。

表 2-1　本篇治疗外湿的方剂比较

性质		脉证	治法	方剂
表证	实（寒湿甚）	发热恶寒无汗，身体烦疼，重着不能转侧，脉浮按之有力	发汗祛湿	麻黄加术汤
	实（风湿甚）	一身尽疼，不可屈伸，发热早轻暮重，脉浮	宣肺利湿	麻杏薏甘汤
	虚	脉浮身重，汗出恶风，小便不利或浮肿	益气行湿	防己黄芪汤
	寒	身体疼烦，不能转侧，不呕不渴，小便不利，脉浮虚而涩	温经散寒	桂枝附子汤
里证	寒	与桂枝附子汤证相同，但大便坚小便自利	温中逐湿	白术附子汤
表里俱虚证		骨节疼烦，掣痛不得屈伸，近之痛甚，汗出短气，小便不利，恶风或身微肿等	助阳化湿	甘草附子汤

(2) 禁大汗：治疗风湿只可用微汗法，不可使之大汗出，因大汗出“但风气去，湿气在”，病不愈。

(3) 禁火攻：湿病而用火攻之，非但湿不去，反而促使湿化为热，导致发黄、鼻衄等证。

三、暍病

中暍即伤暑之病，它与烈日下远行，猝然晕倒的中暑不同。暑为阳邪，其性升散，故人伤之，每致气阴两虚，表现出虚弱的脉证，这是中暍的特点。暑邪又每多夹湿为患，故在治疗时除清暑益气生津之外，还应祛湿。

对于暑热未夹湿者，用白虎加人参汤。对于暑热夹湿者，则用祛暑除湿之法。

在治疗中暍病时，忌发汗、温针、数下，以防更虚其虚。

（安效先　张　宇）

百合狐惑阴阳毒病脉证治第三

本篇论述百合、狐惑、阴阳毒三种疾病的证治。由于这三种疾病，在某些症状上有相似之处，它们都与外感热病有关，但又不能以六经辨证概括，因此合为一篇加以讨论。

百合病系一种心肺阴虚内热的疾患，多见于热病之后，也见于情志不遂，主要表现是神志恍惚不定、饮食行动失常，以及口苦、小便赤、脉微数等。由于本病是因心肺阴虚成病，心主血脉，肺朝百脉，百脉合病而全身受其累，治疗以养阴清热为法，以百合一味为其主药，所以称之为百合病。

狐惑病，是以咽喉腐蚀、前后二阴溃烂为特征的疾病。由于本病的原因不甚明了，而侵犯的部位狐疑惑乱不定，或在咽喉，或在前阴，或在后阴，或在目，所以称之为狐惑。

阴阳毒是一种感受疫毒所致的疾病，以咽喉痛和皮肤发斑为主证。由于人的体质不同和受邪情况有异，所以症状有以面赤斑斑如锦纹、吐脓血的阳性体征为主者，称为阳毒；有以面目色青、身痛如被杖的阴性体征为主者，称为阴毒。其实就是一种病的两种类型，所以统称为阴阳毒。

〔原文〕

論曰：百合病(1)者，百脉一宗(2)，悉致其病(3)也。意欲食復不能食，常默默，欲卧不能卧，欲行不能行，飲食或有美時，或有不用聞食臭時，如寒無寒，如熱無熱，口苦小便赤，諸藥不能治，得藥則劇吐利，如有神靈者，身形如和(4)，其脉微數。每溺時頭痛者，六十日乃愈；若溺時頭不痛，淅然(5)者，四十日愈；若溺快然，但頭眩者，二十日愈。其證或未病而預見(6)，或病四五日而出，或病二十日或一月微見者，各隨證治之。

〔词解〕

（1）百合病：古病名。由于本病以心肺为其主要病位，心主血脉，肺朝百脉，从而百脉合病而症状百出，治疗方中均以百合一味为主，所以称之为百合病。

（2）百脉一宗：百脉，指全身所有的经脉，分之则为百脉，合之则为一宗。就是说人体百脉是同出一源的，主要是心肺。

（3）悉致其病：指百合病不分哪一经，由于心肺功能失常，影响到整体，似乎是无所不病。

（4）如有神灵者，身形如和：好像有鬼神在作怪一样，出现神志恍惚，精神不定等种种症状，但从形体上观察并没有显著病态。

（5）淅然：怕风的样子。

（6）未病而预见：在伤寒热病发病之前，预先出现百合病的症状。

〔**释义**〕

百合病是一种心肺阴虚内热的疾病。心主血脉、肺主治节而朝百脉，百脉皆赖心肺的气血滋养而行使其正常功能。心肺一旦有病，百脉俱受影响，全身出现种种症状。因此说百合病的病位是在心肺，而百脉病证仅是百合病的表现。

百合病患者，尽管病人“身形如和”，但好像有鬼神在作怪一样，出现“意欲食复不能食，常默默，欲卧不能卧，欲行不能行，饮食或有美时，或有不用闻食臭时，如寒无寒，如热无热”等症状，这些都是仲景所说的病者会出现神志恍惚不定、饮食失常、营卫失常的表现。并且用一般汗、吐、下等多种方法治疗，都不能解决问题，反而出现呕吐或下利。病者症状变化多端，但是口苦、小便赤、其脉微数等三种症状是经常存在的，这就说明百合病并非实邪为患，而是阴虚内热所致。由于心主神明，肺主治节通调水道，心肺阴虚内热，所以造成神志恍惚不定、口苦、小便赤、其脉微数之证。病之甚者，尚可见每溺时头眩、头痛或恶风之证。

百合病的预后，仲景以溺时头但眩不痛为易愈，以溺时头不痛怕风为较难愈，以溺时头痛为最难愈。这里的“二十日”、“四十日”、“六十日”是约略之辞，说明预后的易与难而已。由于肺有通调水道，下输膀胱的功能，而膀胱外应皮毛，其脉上行至头，入络脑，肾与膀胱又相为表里，故小便时有头眩，或恶风，或头痛的症状出现，这就说明疾病已由肺气影响到肾气，其病已进。那么，为什么仲景要以小便时出现头眩、恶风、头痛的不同表现来判断疾病的轻重呢？因为百合病是阴虚内热为患，如果小便时头部症状不明显，就说明内热有下趋之势，但肾脏气阴所受影响不甚，所以预后较好。相反，如果小便时头部症状严重，说明内热有上趋之势，而且肾脏气阴所受影响亦甚，所以预后较差。

百合病的形成，既可在热病之后，余热耗损心肺阴液而成；也可由情志不遂，郁结化火消烁阴液而成。所以仲景又说：“其证或有未病而预见，或病四五日而出，或病二十日或一月微见者。”这里的“病”，主要是指热病。热病余热与情志郁结化火，虽然二者病理大致都是阴虚内热，治疗原则应以养阴清热为主，但由于热病经过汗、吐、下，而杂病情志郁结未曾经过汗、吐、下，治疗时要注意这两个方面的不同，所以说“各随证治之”。下文的百合知母汤、滑石代赭汤、百合鸡子黄汤就是针对热病之后，经过或汗，或吐，或下三证的；下文的百合地黄汤就是针对杂病情志郁结而成，而未经汗、吐、下三证的。因此“各随证治之”，要与下文联系起来理解。

〔**提要**〕

本条总论百合病的定义、病因、症状、诊断、预后和治疗原则。

〔**选注**〕

赵以德：所谓百脉一宗，悉致其病者，然则经脉十二，络脉十五，此之百脉，果何脉欤。盖脉者血之府，即是血行其脉，灌溉表里，联络俞会，遍布形体，言其百者，举夫数之众多也，犹言百骸尔，且又脉之循行，与天地合度，应水漏百刻，是故脉之流行者，各有定位，因之而为百脉亦宜矣。又何其一宗而悉致病耶，盖尽归于手心主也。手心主者，主血主脉，而心又为火之主。心，君也。君不用事而手心主代之，由是手心主得专行一身阴血之生化，因号之为母气，百脉皆宗之。若火淫则热，热蓄不散则积，积则毒生而伤其血，热毒之血流于脉，本因母气之淫邪，是故百脉一宗，悉致其病也。考之《内经》，有解㑊证，与此百合证无少异，解㑊即属之热中无血，百合岂非亦是热中无血者乎。请试逐病论之。血属阴，阴者肾水之所主，《内经》曰，肾虚则饥不欲食，故欲食复不能食也，阴虚者恶烦，所以常默默也。卫气者，夜行阴则寐，今卫气因阴虚不得降，故欲卧而不得卧也。足得血则能步，血既病，于是欲行不能行也。饮食者，由血气运化而后安，脾属血而喜香，血时和则食美，时不和则闻食臭也。气阳而血阴，若气盛则热，气衰则寒，今病在血，不干于气，所以虽为寒而无寒，虽为热而无热也。血气和合则流通，不和则塞，塞则热，上热为口苦，下热为便赤也。药虽治病，然必藉胃气以行之，若毒血在脾胃经络，而闭塞之，药虽入，亦莫行也，胃弱不安于药者，得药则反剧吐利，如有鬼神之为祟也。病不在皮肉筋骨，则身形和，唯热在于血而血虚，故脉微数也。脉之微弱，阴之虚也，阴虚则肾虚，肾与膀胱为表里，肾虚则膀胱不得引精于肾而亦虚，膀胱之使下入会阴，上至巅，为诸阳主气，今溺而膀胱之脉为气下泄，轻则不能举之于上而上虚，上虚则淅然，头眩重虚，气逆上于巅，而为头痛，以此之轻重，则可知愈日之远近也。夫病有定所，则可言定期，今以百脉之痛，流转无定处，故其证之发现，亦无定期，或未病而见，或数日一月而见，用是以察其病之表里浅深。

尤在泾：百脉一宗者，分之则为百脉，合之则为一宗。悉致其病，则无之非病矣。然详其证，意欲食矣，而复不能食；常默然静矣，而又躁不得卧；饮食或有时美矣，而复有不欲闻食臭时；如有寒，如有热矣，而又不见为寒，不见为热；诸药不能治，得药则剧吐利矣，而又身形如和。全是恍惚去来，不可为凭之象。唯口苦、小便赤、脉微数，则其常也。所以者何？热邪散漫，未统于经，其气游走无定，故其病亦去来无定。而病之所以为热者，则征于脉，见于口与便，有不可掩然者矣。夫膀胱者，太阳之腑，其脉上至巅顶，而外行皮肤。溺时头痛者，太阳乍虚，而热气乘之也；淅然、快然，则递减矣。夫乍虚之气，溺已即复；而热淫之气，得阴乃解。故其甚者，必六十日之久，诸阴尽集，而后邪退而愈；其次四十日；又其次二十日，热差减者，愈差速也。此病多于伤寒热病前后见之；其未病而预见者，热气先动也；其病后四五日，或二十日，或一月见者，遗热不去也。各随其证以治，具如下文。

《医宗金鉴》：百合病者，谓人百脉一宗，悉致其病也。曰百脉即一脉也，犹言百体一体也，是盖以周身言之也。周身之脉，分而言之曰百，合而言之则一，故曰百脉一宗。故曰百合之病，总脉病也。脉者谓十二经脉，三百六十五络脉也。伤寒大病之后，余热未解，百脉未和，或平素多思不断，情志不遂，或偶触惊疑，卒临景遇，因而形神俱病，故有如是之现证也。百脉周于身，脉病则身病，故身形如和不和，欲卧不能卧，欲行不能行也。百脉通于心，脉病则心病，故常默默也。如寒无寒，如热无热，似外感而非外感也。意欲食复不能食，或有美时，或闻食臭有不用时，似里病而非里病也。至脉数、口苦、小便赤者，是郁结之热，虽侵里而其热未甚也。方其初病之时，医者不识，误为表里之病，以药汗下之，故剧吐利也，虽剧吐利，不变诸逆，若有神灵，身形如前之和，而脉则比前微数，故其势即不能遽进，不觉加甚，而亦不能速愈也。试以缓愈之期，约略言之，重者不过六十日，轻者不过二十日，轻重之间者，不过四十日可愈也。然愈必以每溺时头痛不头痛，恶风不恶风，快然不快然辨者，以经脉之邪，莫不由太阳而愈也。头痛恶风，是其经之候也；溺时快然，是其腑之征也。其证或未病而预见者，其证指百合病等证言也。未病，言未病伤寒病也，犹言未病伤寒之前，而预先见百合欲食不食等证也。或病四五日而出，谓已病伤寒之后，而始见百合病证也。预先见者，是先有情志不遂，偶作惊疑而召病也，或病二十日或一月才见者，是因伤寒病后而才见也。故曰：各随证治之也。

魏念庭：百合病，用百合，盖古有百合病之名，即因百合一味而疗此疾，因得名也。

〔评述〕

1. 百合病的命名

百合病的命名，魏念庭认为因用百合一味主药治疗而命以百合病，此说仅是一个方面。查仲景用治疗药物而命名疾病者，仅此一例。丹波元简说："后世有病名河白者，以河白草治之，即与此同义。"也属少见。而栝楼牡蛎散治百合病渴不差，方中就没有百合。仲景定病名，往往是以症状或病理命名，所以百合病，还是以"百脉合病"来解释其义较长。

2. 百合病在气在血之争

百合病，魏念庭以为气分为病，赵氏以为血分为病，说法各异，其实都是片面之词。这一问题，程门雪讲得最好，他说："自来注《金匮》者，对百合病的看法，有属气属血之不同，论说纷纭，我认为是多余的。何以故？肺主气，肺朝百脉；心主血脉，脉为血府。百合病百脉一宗悉致其病，可以断言是气血皆病的，是心肺皆病的。根据百合病首方百合地黄汤来说，地黄凉血清心，百合生津清肺，不是心肺两顾么？不是气血并治么？"（上海中医药杂志，1962，12.）

3. 是否有百合病这种疾病

《吴医汇讲》有陶宗暄"百合病赘言"之论述，认为实际上无百合病这种病，这是荒谬的说法。古今医家大多认为百合病确实存在，就是对百合病究系何病不能定论。赵以德认为百合病即《内经》之解㑊，清·王旭高用百合治愈痿证（疑为癔症性瘫痪），秦伯未认为是"近似神经衰弱症的一种"，程门雪认为温病后期邪少虚多的热陷心包和杂病的心神涣散之癔症和精神病均是百合病，也有人认为排尿性晕厥、结核性脑膜炎、肝昏迷、Q热等，也属此病。由此可见，百合病并非少见，只是人们不易认识而已。

《张氏医通》有一病例记载说："虚火不时上升，自汗不止，心神恍惚，欲食不能食，欲卧不能卧，口苦，小便难，溺时洒淅头晕，自去岁迄今，历更诸医，每用一药，辄增一病，用白术则窒塞胀满，用橘皮则喘息怔忡，用远志则烦搅烘热，用木香则腹热咽干，用黄芪则迷闷不食，用枳壳则喘咳气乏，用麦门冬则小便不禁，用肉桂则颅胀咳逆，用补骨脂则后重燥结，用知柏则小腹枯瘪，用芩栀则脐下引急，用香薷则耳鸣目眩，时时欲人扶掖而走，用大黄则脐下筑筑，少腹愈加收引，遂致畏药如蝎，唯日用人参钱许，入粥饮和服，聊借支撑。交春，虚火倍剧，火气一升，则周身大汗，神气骎之欲脱，唯倦极少寐，则汗不出而神思少宁，觉后少顷，火气复升，汗亦随至，较之盗汗迥殊。直至仲春中瀚，邀石顽诊之，其脉微数，而左尺与左寸倍于他部，气口按之，似有似无，诊后，款述从前所患，并用药转剧之由。石顽曰：此本平时思虑伤脾，脾阴受困，而厥阴之火尽归于心，扰其百脉致病，病名百合，此证唯仲景《金匮》言之甚详，本文原云诸药不能治，所以每服一药，辄增一病，唯百合地黄汤为之专药，奈病久，中气亏乏殆尽，复经药误而成坏病，姑先用参麦散加百合、茯神、龙齿，以安其神，稍兼黄连，以折其势，数剂稍安，即令勿药，以养胃气，但令日用鲜百合煮汤服之。交秋，天气下降，火气渐伏，可保无虑。”这个例子很明显地证明了百合病的症状确如仲景所言那样，是以神志恍惚不定、口苦、小便赤、其脉微数，以及溺时头眩痛恶风等为主要症状的，这就是百合病的诊断要点。

4. 百合病的病理和治疗

诸家所见大致相同，属心肺阴虚内热，而百脉合病，治疗当以养阴清热为主。它的形成，既可在热病之后，又可由情志不遂郁结而成。

5. 百合病的预后

诸家大多认为溺时或头眩，或恶风，或头痛，即邪舍之浅深和阳气之盛衰决定了百合病的预后轻重。无非示人要从正邪两方面来推测百合病的预后，是符合实际的。

〔原文〕

百合病發汗後者，百合知母湯主之。

百合知母湯方

百合七枚（擘）　知母三兩（切）

上先以水洗百合，漬[(1)]一宿，當白沫出，去其水，更以泉水二升，煎取一升，去滓；别以泉水二升煎知母，取一升，去滓後；合和，煎取一升五合，分温再服。

〔词解〕

（1）渍：渍（zì，音自）。浸在水里。

〔释义〕

百合病本是阴虚之病，其主方是百合地黄汤。经过发汗后的百合病，阴液更伤，虚热更甚，所以以知母易生地。知母清热养阴之功胜于生地。而且往往误用辛温发汗后，可出现心烦、口渴，尤应以知母除烦止渴为妥。

本方用百合润肺清心益气安神，为君；以知母养阴清热除烦止渴，为臣；以泉水下热利尿为佐使，其方比百合地黄汤清热养阴除烦之力更强。

〔提要〕

本条论述百合病经误治后的治法。

〔选注〕

赵以德：若汗之而失者，是涸其上焦津液，而上焦阳也，阳宜体轻之药，故用知母佐以救之，知母泻火、生津液、润心肺。

徐忠可：其在汗后者，汗过伤阳，阳虚热郁，不可攻补，故以百合同知母之保肺清胃而滋润者以养其阴，加之泉水以清其热，而阳邪自化也。

尤在泾：人之有百脉，犹地之有众水也。众水朝宗于海，百脉朝宗于肺。故百脉不可治，而可治其肺。百合味甘平微苦，色白入肺，治邪气，补虚清热，故诸方悉以之为主，而随证加药治之。用知母者，以发汗伤津液故也。

《医宗金鉴》：百合病不应汗而汗之不解者，则致燥，以百合知母汤主之者，清而润之也。

〔评述〕

诸家认为汗后伤阴，虚热更甚，故用知母清滋。独徐忠可认为汗后伤阳，阳虚热郁，要保肺清胃。事实上，发汗既会伤阴，又可伤阳，然而阴虚内热之体，又经误汗，自然伤阴更为突出。而且此热并非实热之邪，而是阴虚内热，何称“阳虚热郁”？既是阳虚，何以方中无一味补阳药？徐氏此说与经义远矣。

〔原文〕

百合病，下之後者，滑石代赭湯主之。

滑石代赭湯方

百合七枚（擘） 滑石三兩（碎，綿裹） 代赭石如彈丸大[1]一枚（碎，綿裹）

上先以水洗百合，漬一宿，當白沫出，去其水，更以泉水二升，煎取一升，去滓；別以泉水二升煎滑石、代赭，取一升，去滓後；合和重煎，取一升五合，分温服。

〔词解〕

（1）如弹丸大：约如鸡蛋黄大小。

〔释义〕

百合病经过下之后，既伤津液，内热更重，使小便短赤而涩；误下胃气受损，又可引起呃逆，所以用百合润肺养阴为主，辅以滑石清热而利窍，代赭石降逆以止哕。之所以在主方百合地黄汤中易去生地，是因生地有滑肠之功，不宜于误下者。

〔提要〕

本条论述百合病误下后的治法。

〔选注〕

赵以德：若下之而失音，则损其阴，瘀血下积，而下焦阴也，阳宜重镇之剂，故用滑石代赭石佐以救之，滑石开结利窍，代赭除脉中风痹瘀血。

徐忠可：其在下后者，下多伤阴，阴虚火逆，故以百合同滑石之走窍，代赭之镇逆者以通阳气，加之泉水以泻阴火，而阴气自调也。

尤在泾：百合病不可下而下之，必伤其里，乃复以滑石代赭者，盖欲因下药之势，而抑之使下，导之使出，亦在下者引而竭之之意也。

《医宗金鉴》：百合病不应下而下之，不解者，则怯中，以滑石代赭汤清而镇之也。

魏念庭：下之后以滑石代赭汤主之者，以重坠之品随下药之势使邪气自下泄也，用代赭石之涩，涩大便也，用滑石之滑，利小便也。

〔评述〕

诸家都认为下后用滑石以清热利窍，代赭石以降逆下行。唯魏念庭认为代赭石尚有涩大便之功。查《神农本草经》：“代赭石，一名须丸，味苦寒，生山谷，治鬼注贼风蛊毒，杀精物恶鬼，腹中毒邪气，女子赤沃漏下。”仲景在《伤寒论》中用代赭石以降逆平气，后世用代赭石也以镇逆、平肝、止血为功，可见代赭石并无涩大便之功。因此魏氏此说值得商榷。

〔原文〕

百合病，吐之後者，用後方主之。

百合鷄子黄湯方

百合七枚（擘）　鷄子黄一枚

上先以水洗百合，漬一宿，當白沫出，去其水，更以泉水二升，煎取一升，去滓，内鷄子黄，攪匀，煎五分(1)，温服。

〔词解〕

（1）煎五分：煎剩十分之五。

〔释义〕

百合病误用吐之后，损伤肺胃津液，又扰乱肺胃和降之气，可出现虚烦不安、胃中不和之证，所以用百合清养肺阴，鸡子黄滋润胃阴，以安脏气。其所以在主方百合地黄汤中把生地去掉，是因为生地滋腻，对胃气受伤者不宜。

〔提要〕

本条论述百合病经用吐法后的治法。

〔选注〕

赵以德：若吐而失音，则损上中二焦之血，用鸡子黄补血，佐以救之。

徐忠可：吐伤元气，而阴精不上奉，故百合病在吐后者，须以鸡子黄之养阴者同泉水以滋元阴，协百合以行肺气，则血气调而阴阳自平。

尤在泾：《本草》：鸡子安五脏，治热疾。吐后脏气伤而病不去，用之不特安内，亦且攘外也。

《医宗金鉴》：百合病不应吐而吐之，不解者，则虚中，以百合鸡子黄清而补之也。

〔评述〕

诸家都认为误吐后，损伤肺胃气阴，故用百合鸡子黄清养肺胃，以安脏气。

以上三方都是百合地黄汤的变方，是针对汗、吐、下后出现变证的标本并治的变法。如果虽经汗、吐、下后，而未出现变证，病证如初，仍当用百合地黄汤治疗。仲景虽在条文中未述变证的症状，但从方药的出入可以知道，这是仲景的省笔之法。

〔原文〕

百合病，不經吐、下、發汗，病形如初者，百合地黄湯主之。

百合地黄湯方

百合七枚（擘）　生地黄汁一升

上以水洗百合，漬一宿，當白沫出，去其水，更以泉水二升，煎取一升，去滓，内地黄汁，煎取一升五合。分温再服。中病，勿更服。大便當如漆。

〔释义〕

本条指出百合病的正治主方。百合病没有经过误治，而病情如第一条所述那样，属心肺阴虚内热，治用百合地黄汤养阴清热。百合养肺阴而清气热，生地益心营而清血热，阴得养而热得清，百脉调和，其病自愈。本方生地汁用量较重，所以药后大便常如黑色，这是因服生地的缘故。由于久用生地重剂有引起腹泻之弊，所以中病即止，不可再服。

〔提要〕

本条提出百合病的正治法是百合地黄汤。

〔选注〕

赵以德：若不经吐下发汗，未有所治之失，病形得如初者，但佐之生地黄汁，补血凉血，凉则热毒消，补则新血生，蕴积者行，而自大便出，如黑漆矣。

尤在泾：此则百合病正治之法也。盖肺主行身之阳，肾主行身之阴。百合色白入肺，而清气中之热；地黄色黑入肾，而除血中之热。气血既治，百脉俱清，虽有邪气，亦必自下。服后大便如漆，则热除之验也。《外台》云：大便当出黑沫。

《医宗金鉴》：百合一病，不经吐下发汗，病形如初者，是谓其病迁延日久，而不增减，形证如首章之初也。以百合地黄汤，通其百脉，凉其百脉，中病勿再服，恐过服生地黄，大便常如漆也。

〔评述〕

诸家对百合地黄汤的方义，都论述中肯。程门雪说："百合地黄汤，在百合病诸方中，起着重大的作用。何以见得？根据亢害承制的规律来讲，水制火，肾为心主，心火亢则乘肺金，地黄汁不独清心养营，而且大补肾阴，补肾水以制心火，正是亢害承制之义。百合清养肺阴，亦即是见心之病，知心传肺，当先实肺之意。这对内伤神志一类疾病来讲，是有普遍指导意义的。"此论高出诸家一筹，非深得仲景心法者不能及此。

百合病病情较重，为什么用如此清灵平淡的二味药来治疗呢？秦伯未说："百合地黄汤仅用百合补虚清热，生地汁养血凉血，是一个极其清淡的方剂。我深深体会到类似这类虚证，用重剂刺激往往引起反应，急切求功也会引起其他病变。尝见有人治神经衰弱，动手便是大剂人参、熟地、麦冬、当归、龙骨、牡蛎，方虽对路，服后胸闷食呆，腹痛便溏，反而增进心悸失眠，精神极度紧张，都是不从全面考虑问题的缘故，从而也反映了仲景治病的细心周匝。所以学习仲景著作，不是呆板牢记方药，主要是体味其如何辨证，如何施治，大法在握，自然左右逢源了。"秦氏能举一反三，联系临床研究仲景用药法度，无疑是正确的。

〔原文〕

百合病一月不解，變成渴者，百合洗方主之。

百合洗方

上以百合一升，以水一斗，漬之一宿，以洗身。洗已，食煮餅(1)，勿以鹽豉(2)也。

〔词解〕

（1）煮饼：系小麦粉制成的熟饼，能益气养津。

（2）勿以盐豉：不加盐和豆豉，因盐豉能耗津增渴，故忌用。

〔释义〕

百合病日久而见口渴的，是因阴虚内热较甚，仅用百合地黄汤，药力尚有所不及，必须配用百合洗方，渍水洗身。因肺合皮毛，其气相通，洗其外，亦可通其内，可收养阴清热之功。煮饼能益气养津，故为本病患者适宜的食物；盐和豆豉能耗津增渴，故为本病患者不宜的食物。这是示人在饮食护理上也要与治病密切结合起来。

〔提要〕

本条提出百合病兼见口渴的治法及禁忌。

〔选注〕

赵以德：其一月不解，百脉壅塞，津液不化而成渴者，故用百合洗，则一身之脉皆得通畅而津液行，其渴自止，勿食盐豉，以味咸而凝血，且走之也。

徐忠可：渴有阳渴，有阴渴，若百合病一月不解而变成渴，其为阴虚火炽无疑矣。阴虚而邪气蔓延，阳不随之而病乎？故以百合洗其皮毛，使皮毛阳分得其平，而通气于阴，即是肺朝百脉，输精皮毛，使毛脉合精，行气于腑之理。食煮饼假麦气以养心液也。勿食盐豉，恐伤阴血也。

尤在泾：病久不解而变成渴，邪热留聚在肺也。单用百合渍水外洗者，以皮毛为肺之合，其气相通故也。洗已食煮饼。

《医宗金鉴》：百合病本不渴，今一月不解，变成渴者，外以百合汤浸洗其身，通表泻热，内食煮饼，勿以盐豉，不致引饮，而渴自止也。

〔评述〕

诸家看法一致，认为用百合渍水外洗，可以通肺气，使留聚在肺的邪热得以清泄。

百合内服诸方，都说“以水洗百合，渍一宿，当白沫出，去其水……”而本条外洗方说“以百合一升，以水一斗，渍之一宿，以洗身”。可见，内服百合煎方时要去其白沫，而外洗不必去其白沫，是由于百合中的白沫对胃不利，因其味苦涩碍胃，故当去之。

〔原文〕

百合病，渴不差者，栝樓牡蠣散主之。

栝樓牡蠣散方

栝樓根　牡蠣（熬）等分

上爲細末，飲服方寸匕[1]，日三服。

〔词解〕

（1）方寸匕：匕是量药器，其容积为汉制一寸正方，量药时用匕抄满药，以不下落为标准。

〔释义〕

百合病兼有口渴，一般轻者，经用百合洗方可解除。若经用百合洗方，口渴仍不能解除，这是病重药轻，当用散剂多服，才能取效。散方中栝楼根，即天花粉，能清热生津止渴；牡蛎引热下行，不使热势炎上而伤肺胃津液，则口渴自止。

〔提要〕

本条提出百合病兼见口渴不止的内治法。

〔选注〕

赵以德：若渴不差，是中无津液，则以栝楼、牡蛎主之。

徐忠可：渴不差，是虽百合汤洗而益矣。明是内之阴气未复，阴气未复，由于阳亢也，故以栝楼根清胸中之热，牡蛎清下焦之热，与上平阳以救阴同法，但此从其内治耳，故不用百合而作散。

尤在泾：病变成渴，与百合洗方而不差者，热盛而津伤也。栝楼根苦寒，生津止渴；牡蛎咸寒，引热下行，不使上烁也。

《医宗金鉴》：与百合洗身而渴不差者，内热盛而津液竭也，栝楼根苦寒，生津止渴；牡蛎咸寒，引热下行也。

〔评述〕

诸家看法一致。必须注意，百合洗方和栝楼牡蛎散，都是权变之法，为口渴这一兼证临时而设。其治百合病仍当用百合地黄汤，或在服百合地黄汤同时加用临时变方。如果此时反舍去百合地黄汤不用，这是舍本逐末，与仲景之本意不相符合。

〔原文〕

百合病變發熱者，百合滑石散主之。

百合滑石散方

百合一兩（炙）　滑石三兩

上爲散，飲服方寸匕，日三服。當微利者，止服，熱則除。

〔释义〕

百合病本来无发热，现在由于内热郁盛，《千金要方》、《外台秘要》并谓尚有“小便短赤而涩，脐下坚急”等证，说明内热不能从下而去，于是郁盛于肌表，所以出现发热。此时用百合滋养肺阴顾其本，用滑石清热利窍治其标，使热从小便而去，这样可以“热则除”。

〔提要〕

本条提出百合病兼见发热的治法。

〔选注〕

赵以德：若变发热者，乃因脉塞郁而成热，以硝石通利，佐之滑石性凉，又可治热血之积塞者，自微利而出，故热除矣。

徐忠可：仲景尝谓发于阳部，其人振寒而发热，则知变发热者，内热不已，淫于肌肤，而阳分亦热，故以滑石清腹中之热，以和其内，而平乎外，兼百合清肺气以调之；不用泉水，热已在外，不欲过寒伤阴，故曰当微利，谓略疏其气，而阴平热则除也。

尤在泾：病变发热者，邪聚于里而见于外也。滑石甘寒，能除六腑之热，得微利，则里热除而表热自退。

《医宗金鉴》：百合病，如寒无寒，如热无热，本不发热，今变发热者，其内热可知也，故以百合滑石散主之，使其微利，热从小便而除矣。

〔评述〕

从本条可以看出一个问题，百合病的本质是阴虚内热，凡是阴虚内热之病，是汗吐下所不能治愈的，就是苦寒清热也不能解决问题，只有养阴清热，并要注意小便通畅，使内热下行，这样才能于病有益。

〔原文〕

百合病見於陰者，以陽法救之；見於陽者，以陰法救之。見陽攻陰，復發其汗，此爲逆；見陰攻陽，乃復下之，此亦爲逆。

〔释义〕

百合病以阴虚内热为主，治疗固然要养阴以制内热，这就是“见于阳者，以阴法救之”，前述百合地黄汤等方即根据这个原则而设。但百合病病久，阴虚之甚，亦可连及阳虚，往往出现畏寒、神疲，尤其是百合病发展将近濒死，必转到阴阳两虚，而使阴阳离决。也就是说，百合病愈到后期，其阳虚之象也愈甚。由于阴阳互根，所以这时必须养阳以和阴，近人用二仙汤，即据此原则而设。百合病的本质是虚证，自然以补虚为正治法。如果一见其热象，误作实热，或妄用通里攻下法，又妄用发汗祛邪法，误虚为实，重伤阴津，这是逆治。同样，如果一见其寒象，误作寒实，或妄用发汗祛邪法，又妄用通里攻下法，误虚为实，重伤阳气，这也是逆治。总之，百合病是虚证，切忌攻伐，应该以补养为法，阴虚者补其阴，阳虚者补其阳；也可阴虚者在补阴基础上加入养阳之品以化阴，阳虚者在补阳基础上加入养阴之品以化阳。即王冰所谓“壮水之主，以制阳光；益火之源，以消阴翳”。

〔提要〕

本条指出百合病的治疗原则。

〔选注〕

赵以德：伤寒治法，有谓阳盛阴虚，汗之则死，下之则愈。阴盛阳虚，汗之则愈，下之则死。今百合病，所云见于阴者，以阳法救之，见于阳者，以阴法救之，与《伤寒》之语意，大同而小异，在彼直言其盛，所以行汗下之法，此但言其见以救之，则是无汗下之宜施，何以知其然？所叙百合病，皆持两端，欲卧不卧，欲食不食，如寒无寒，如热无热，为其脉行表里之病，但当救之，非如伤寒阳气之变，见于内外，必行汗下者也。设用伤寒法，见病在表辄汗，入里辄下，虽表里不逆，然亦伤之，是以前条用方救之是也，其后所结汗下之逆者，为反表里汗下之逆者也。

尤在泾：病见于阴，甚必及阳；病见于阳，穷必归阴。以法救之者，养其阳以救阴之偏，则阴以平而阳不伤；补其阴以救阳之过，则阳以和而阴不敝。《内经》“用阴和阳，用阳和阴”之道也。若见阳之病而攻其阴，则并伤其阴矣，乃复发汗，是重伤其阳也，故为逆；见阴之病而攻其阳，则并伤其阳矣，乃复下之，是重竭其阴也，故亦为逆。以百合为邪少虚多之证，故不可直攻其病，亦不可误攻其病如此。

《医宗金鉴》：此承上条以明其治也。百合一病，难分阴阳表里，故以百合等汤主之。若病见于阴者，以温养阳之法救之；见于阳者，以凉养阴之法救之。即下文见阳攻阴，或攻阴之后，表仍不解，复发其汗者，此为逆；见阴攻阳，或攻阳之后，里仍不解，乃复下之者，此亦为逆也。

唐容川：仲景论脉，所谓阴阳，多指寸尺而言；仲景论证，所谓阴阳，多指表里而言。见于阴见于阳二于字，是确指其界，谓血分与气分，表里之间也。见于阴，如上文变成渴而在里也，以阳法救之。如洗方从表治之是。见于阳，如上文变发热而在表也，以阴法救之，如滑石散从里治之是。故见阳之表证，而攻治其阴，乃正法也；若发其汗，则为逆；则阴而攻治其阳，亦正治也；乃复下之，此亦为逆。

高学山：见于阴，谓百合病之成于下后者，盖下后则真阴损伤而真阳涣散，阳法救之，即滑石代赭及百合洗方之类，其意在敛气归宗，故曰阳法也。见于阳，谓百合病之成于汗吐后者，盖汗吐后则阴液损伤而阴气涣散，阴法救之，即百合知母及栝楼牡蛎之类，其意在添精润脉，故曰阴法也。反此则逆。总见百合病之始终不可汗下，况用吐乎？

〔评述〕

诸家都认识到百合病为邪少虚多，不宜汗吐下攻伐，这是一致的。但对于“见于阴者以阳法救之，见于阳者以阴法救之”看法不一致。大致可归纳为两类：一说认为阴阳是指虚寒或虚热，当以补阳或补阴法治疗，如尤在泾、《医宗金鉴》。一说认为阴阳指表里，里证从表治，如百合洗方，表证从里治，如滑石代赭汤，此说以唐容川为代表。我们认为唐氏所说虽然是根据本篇中方治而来，但未免认识狭隘。仲景在《伤寒论》自序中说：“撰用《素问》、《九卷》、《八十一难》……”仲景的这条总结应该与《素问·阴阳应象大论》“审其阴阳，以别柔刚，阳病治阴，阴病治阳”和《素问·至真要大论》“诸寒之而热者取之阴，热之而寒者取之阳，所谓求其属也”的精神相一致。再从临床看，也确实有用阴和阳、用阳和阴的实例，因此，尤氏和《医宗金鉴》之说其义较长。

〔原文〕

狐惑[1]之爲病，狀如傷寒，默默欲眠，目不得閉，卧起不安。蝕[2]於喉爲惑，蝕於陰[3]爲狐，不欲飲食，惡聞食臭，其面目乍赤、乍黑、乍白。蝕於上部則聲喝[4]。甘草瀉心湯主之。

甘草瀉心湯方

甘草四兩（炙）　黄芩　人參　乾姜各三兩　黄連一兩　大棗十二枚（擘）　半夏半升

上七味，水一斗，煮取六升，去滓再煎，温服一升，日三服。

〔词解〕

（1）狐惑：病名。是指本病的症状或出现在咽喉，或在前阴，或在后阴，狐疑惑乱不定。

（2）蚀：腐蚀。

（3）阴：指前后二阴。

（4）声喝：原注“本作嗄”，应是。即声音嘶哑。

〔释义〕

狐惑病的症状，主要是喉部及前阴和后阴部腐蚀溃烂。其他有发热，故称“状如伤寒”；有心神不安，故称“默默欲眠，目不得闭，卧起不安……其面目乍赤、乍黑、乍白”；有食欲减退，故称“不欲饮食，恶闻食臭”。

狐惑病的病理，是湿热为患。由于湿热影响喉部或阴部，则出现溃烂，影响发音，所以声哑；湿热郁滞不化，所以发热；湿热影响心神，所以心神不安、神志恍惚；湿热影响脾胃，所以食欲减退。治疗应以清热利湿解毒为主。

甘草泻心汤，就是为清热化湿解毒而设。方中甘草、黄连、黄芩清热解毒，半夏、干姜辛燥化湿，人参、大枣健中扶正。

本方可作为狐惑病的主方，并不局限于病变在喉部者。

〔**提要**〕

本条讨论狐惑病的证治。

〔**选注**〕

赵以德：狐惑病，谓虫蚀上下也，世谓风中有虫，凡虫自风生固矣，然风阳也，独阳不生，必有所凭而后化，盖因湿热久停，蒸腐气血而成瘀浊，于是风化所腐为虫矣。设风不由湿热，而从寒凉者，肃杀之气，纵然腐物，虫亦不化也。由是知此病也，虫生于湿热败气瘀血之中，其来渐矣，遏极乃发，非若伤寒一日而暴病者也。病发默默欲虑，目不得闭，卧起欠安者，皆五脏久受湿热，伤其阴精，卫不内入，神不内宁故也。更不欲食，恶闻食臭者，仓廪之府伤也。其面乍赤乍黑乍白者，由五脏不足，更为衰旺，迭见其色也。其虫者，从湿热之极，所发之处而蚀之，蚀上部者，内损心肺，外伤咽喉，肺者气之主，咽喉声音之户，由是其声嗄矣，故用甘草泻心汤主之，治其湿热，分利其阴阳，而黄连非唯治心脾热也，而亦治虫，后世方论谓是证，或初得，状似伤寒，或因伤寒所变也，然皆虫证也。又谓伤寒病，腹内热，饮食少，肠胃空虚，而虫不安，故随所食上下部，而病名狐惑也，以此二或字观之，则非独伤寒变是证，凡热病皆得生虫也。

尤在泾：狐惑，虫病，即巢氏所谓䘌病也。默默欲眠，目不得闭，卧起不安，其躁扰之象，有似伤寒少阴热证，而实为䘌之乱其心也；不欲饮食，恶闻食臭，有似伤寒阳明实证，而实为虫之扰其胃也；其面目乍赤、乍黑、乍白者虫之上下聚散无时，故其色变更不一，甚者脉亦大小无定也。盖虽虫病，而能使人惑乱而狐疑，故名曰狐惑。徐氏曰：蚀于喉为惑，谓热淫于上，如惑乱之气感而生蜮；蚀于阴为狐，谓热淫于下，柔害而幽隐，如狐性之阴也。亦通。蚀于上部，即蚀于喉之谓，故声嗄；蚀于下部，即蚀于阴之谓，阴内属于肝，而咽门为肝胆之候（出《千金要方》），病自下而冲上，则咽干也。至生虫之由，则赵氏所谓湿热停久，蒸腐气血而成瘀浊，于是风化所腐而成虫者当矣。甘草泻心，不特使中气运而湿热自化，抑亦苦辛杂用，足任杀虫之任。其苦参、雄黄，则皆清燥杀虫之品，洗之熏之，就其近而治之耳。

《医宗金鉴》：狐惑，牙疳、下疳等疮之古名也，近时唯以疳呼之。下疳即狐也，蚀烂肛阴；牙疳即惑也，蚀咽腐龈，脱牙穿腮破唇。每因伤寒病后，余毒与湿䘌之为害也，或生斑疹之后，或生癖疾下利之后，其为患亦同也。状如伤寒，谓发热憎寒也。默默欲眠，目不得闭，谓其病或在阴，亦或在阳，故卧起俱不安也。此病有虫，虫闻食臭而动，动则令人烦心，故不欲饮食，恶闻食臭也。面目乍赤、乍黑、乍白，亦由虫动交乱胃中，胃主面，故色无定也。惑蚀于上部之喉，故先声嗄，毒在喉也。狐蚀于下部之阴，故先咽干，毒在阴也。外治之法，苦参汤、雄黄散解毒杀虫，尚属有理。内用甘草泻心汤，必传写之误也，姑存之。

唐容川：狐惑二字对举，狐字着实，惑字托空，文法先不合矣。虫蚀咽喉，何惑之有？盖是䘌字之误耳。䘌字，篆文似惑，传写滋误。

〔评述〕

1. 狐惑的命名

唐容川认为“惑”是“䘌”（蜮）之误，认为是虫毒的意思。但据《千金要方》、《外台秘要》把狐惑病另立一门，与虫毒并不混淆，说明不是一回事。而且仲景在条文中说：“蚀于喉为惑，蚀于阴为狐。”很明显是指溃烂的部位，或在喉部，或在咽部，变化不定，狐疑惑乱。而且仲景于《金匮要略》中命名疾病时，往往是以症状来命名的。

2. 狐惑的病理

诸家都认为是湿热虫毒为患，基本一致。狐惑的病因是湿热，这可以肯定。至于是否有虫毒，尚难定论。如果有虫毒，为什么内服方中无杀虫药，近代治狐惑病即使不用雄黄、苦参，也同样治愈？足见狐惑病的关键在于湿热，而说虫毒，可能是把“狐惑”当作“狐䘌（蜮）”来理解和受“虫生湿热”的影响。

3. 狐惑是何病

先前医家对狐惑病，或以为牙疳、下疳，或以为梅毒，如《医宗金鉴》和曹颖甫等，众说纷纭。自从《中医杂志》1963 年 11 期王子和以 60 余例病例为根据，提出狐惑为眼、口、生殖器三联综合征后，大多数医家都同意此说，临床屡有实例。但也有人认为不仅指此而已，如岳美中认为“狐惑病与现在小儿麻疹与瘟疫失治或误治后所引发的疮毒，都很类似”。更有否定是白塞病者，如李仁众认为应属恙虫病，可是尚缺乏临床证据。

4. 狐惑病的治疗

仲景以甘草泻心汤为治狐惑病的主方，其立方用意在于清热化湿，从健运中焦着手。本方重用生甘草，用其清热解毒，另外亦用其健脾缓肝。另有外治辅助法，苦参汤可用于前阴蚀烂，雄黄熏方可用于肛门蚀烂。如果并发化脓，可用赤小豆当归散。另查《脉经》有“病人或从呼吸上蚀其咽，或从下焦蚀其肛阴。蚀上为惑，蚀下为狐，狐惑病者，猪苓散主之”的记载。窥猪苓散（猪苓、茯苓、白术）的组成，可见当时治狐惑病都是以利湿清热健脾立法的。王子和自拟验方“治惑丸”：槐实、苦参各二两，芦荟一两，干漆（炒令烟尽）六分，广木香、桃仁（炒微黄）各二两，青葙子、明雄黄（飞）、广犀角各一两，上九味研极细末，泛水为小丸，滑石为衣，每服一至二钱，每日二至三次。认为其具有清热祛湿、杀虫解毒之效，为治本病不可缺少之药，与甘草泻心汤同为本病之主药。方药中指出狐惑病湿热日久，亦会引起阴虚，此时徒用甘草泻心汤效果不大，当用益胃汤合竹叶石膏汤清热养阴利湿，其效较著。临床上，阴虚湿热的狐惑病并不少见，此二说皆可补前人之不足。

〔原文〕

蝕於下部[(1)]則咽干，苦参湯洗之。

苦参湯方

苦参一升，以水一斗，煎取七升，去滓。熏洗，日三。

〔词解〕

(1) 下部：前阴。

〔释义〕

狐惑病，前阴腐蚀溃烂，可用苦参汤局部熏洗以除湿热。足厥阴肝经，“过阴器，抵小腹……上贯膈……循喉咙之后，上入颃颡，连目系”，所以下部湿热循经上冲，则咽干。足见狐惑病也可咽喉与二阴同时溃疡，它的病因是湿热，病位在脾与肝。

〔提要〕

本条提出蚀于前阴的外治法。

〔选注〕

赵以德：虫蚀下部则咽干者，下部肾之所在，任脉附焉。肾，水也，湿热甚于下，则虫蚀于上，而肾水受伤，经脉乏水以资之，挟湿热逆而燥其咽嗌，故用苦参汤洗。苦参能除热毒，疗下部䘌，因以洗之，虽然，此治之外者尔。若究其源，病则自内而外出，岂独治其标而已哉。试用上部服泻心汤者观之，则下部亦必有可服之药，自下部用洗法者观之，则上部咽喉亦必有可治之理，此仲景特互发之尔。不然，何后世方论有服下部药者，与内食五脏者乎。

尤在泾：蚀于下部，即蚀于阴之谓，阴内属于肝，而咽门为肝胆之候，病自下而冲上，则咽干也。

〔评述〕

赵氏认为病位在肾经，尤氏认为病位在肝经。根据《诸病源候论》在原文“咽干”下有“此皆由湿毒气所为也”九字。再结合经络循行和肝肾二脏特性来看，尤氏之说为是。

苦参汤方，疑有错简。原文谓“苦参一升，以水五升，煎取七升”，又谓“熏洗，日三服”，不免前后矛盾。我们认为当从《金匮要略心典》“苦参一升，以水一斗，煎取七升，去滓，熏洗，日三”为是。

〔原文〕

蝕於肛者，雄黄熏之。

雄黄熏方

雄黄

上一味爲末，筒瓦二枚合之[(1)]，燒，向肛熏之。

〔词解〕

(1) 筒瓦二枚合之：用如竹筒半圆形的瓦两张，合拢成为圆形。

〔释义〕

狐惑病，肛门腐蚀溃烂，可用雄黄局部熏治。雄黄有较强的辟秽祛毒之功，可作为辅助治疗。

〔提要〕

本条提出蚀于肛的外治法。

〔选注〕

赵以德：蚀于肛，湿热在下，二阴虽皆主于肾，然肝脉循于肛，肛又为大肠之门户，大肠，金也，湿热伤之，则木来侮，是以虫蚀于此焉。雄黄本主䘌疮杀虫，又有治风之义，故用熏之。注引《脉经》猪苓散主之者，亦分别湿热尔。

〔评述〕

对于本条，诸家看法一致，雄黄有清热杀虫祛毒之功。

〔原文〕

病者脉數，無熱，微煩，默默但欲卧，汗出。初得之三四日，目赤如鳩眼[1]，七八日，目四眦[2]黑，若能食者，膿已成也。赤小豆當歸散主之。

赤小豆當歸散方

赤小豆三升（浸，令芽出，曝干） 當歸

上二味，杵爲散，漿水[3]服方寸匕，日三服。

〔词解〕

(1) 鸠眼：鸠，鸟名，俗称斑鸠。斑鸠的眼睛瞳神发红，所以说“目赤如鸠眼”，就是指白塞病的虹膜睫状体炎前房积脓的眼部损害症状。

(2) 四眦：指两眼内外眦。

(3) 浆水：地浆水。在黄土地上挖一坑，深约二尺许，然后灌水，搅混，使之沉淀，上面的清水即为地浆水。《医宗金鉴》谓为“米浆”；中国中医科学院及上海中医药大学均释为“煮粟米熟，投冷水中，浸五六日制成，味酸色白”。

〔释义〕

狐惑病，湿热郁久，里热亢盛，热伤血分，所以出现脉数、无热、微烦、默默但欲卧、汗出。血中之热循肝经上注于目，将成痈脓，所以目赤如鸠眼。痈脓已成，瘀血蓄积，所以目四眦黑。脓成则热毒聚集于眼部，脾胃反稍缓和，所以能食。此时当用赤小豆当归散清热活血排脓。方中赤小豆清热渗湿，当归祛瘀生新，浆水清凉解毒。

〔提要〕

本条提出狐惑病眼部酿脓的证治。

〔选注〕

赵以德：凡脉数则发热而烦，此热在血，不在荣卫，故不发热，但微烦也。汗出者，以血病不与卫和，血病则恶烦，故欲默。卫不和则阳陷，故欲卧。腠理因开而津液泄也。三四日目赤如鸠眼者，热血循脉炎上，注见于目也，七八日四眦黑者，其血凝蓄，则色变成黑也。若能食脓已成者，湿热之邪散漫，则毒血流，伤其中和之气不清，故不能食。若能食，可知其毒血已结成脓；胃气无扰，故能食也。用赤豆当归治者，其赤小豆能消热毒、散恶血、除烦排脓、补血脉，用之为君；当归补血生新去陈为佐；浆水味酸，解热疗烦，入血为辅使也。

尤在泾：脉数微烦，默默但欲卧，热盛于里也。无热汗出，病不在表也。三四日目赤如鸠眼者，肝脏血中之热，随经上注于目也。经热如此，脏热可知，其为蓄热不去，将成痈脓无疑。至七八日目四眦黑，赤色极而变黑，则痈尤甚矣。夫肝与胃，互为胜负者也，肝方有热，势必以其热侵及于胃；而肝既成痈，胃即以其热并之于肝，故曰若能食者，知脓已成也。且脓成则毒化，毒化则不特胃和而肝亦和矣。赤豆、当归，乃排脓血、除湿热之良剂也。

魏念庭：仲景叙此条于阳毒、阴毒之首，正见当辨证知危，及早图救，岂料后人谬叙之于狐惑病中。

徐忠可：此言人病湿热侵阴，有类似狐惑者，非即指狐惑病也。

曹颖甫：此当是疮痈篇诸痈肿节后脱文，传写者误录于此。

〔评述〕

本条，注家看法颇不一致。徐忠可认为是狐惑病的类似证，魏念庭认为属于阴阳毒，曹颖甫认为是疮痈篇的脱落，尤在泾认为是狐惑病的肠部积痈，这些主观臆断，与原文精神大悖。独赵氏的注释尚能符合经义。本条实为白塞病眼部损害化脓的证治。后世，如丁甘仁、叶熙春等借用赤小豆当归散治肝痈，也有脓成而饮食反见好的现象，说明仲景所述“若能食者，脓已成也”，并非臆造。

本条要注意两个问题：一是赤小豆的用法，必须浸令芽出才有效。唐容川说：“赤豆发出芽则能排脓，盖脓乃血从气而化者也，赤豆属血分，而既发出芽则血从气而外出矣，故以治血从气化之脓，其治先血后便，亦是治痔漏之有脓者也。”一是浆水说法不同，有谓：“用粟米烧熟，放在冷水里浸五六日，上生白花，颜色像米浆，称为浆水。”根据浆水有清凉解毒的作用，当从陈逊斋的观点，即认为是地浆水较妥。地浆水，见前词解。

〔原文〕

陽毒之爲病，面赤斑斑如錦紋，咽喉痛，唾膿血。五日可治，七日不可治，升麻鱉甲湯主之。

陰毒之爲病，面目青，身痛如被杖，咽喉痛。五日可治，七日不可治，升麻鱉甲湯去雄黄蜀椒主之。

升麻鱉甲湯方

升麻二兩　當歸一兩　蜀椒一兩（炒，去汗）　甘草二兩　鱉甲手指大一片（炙）　雄黄半兩（研）

上六味，以水四升，煮取一升，頓服之，老小再服，取汗。

〔释义〕

阴阳毒病系感受疫毒所致，由热毒侵犯血分，以咽喉痛和身体发斑为主证。由于受邪情况和人体体质的不同，所以会出现两种类型：一种是阳毒，血分热毒颇甚，所以“面赤斑斑如锦纹，咽喉痛，唾脓血”。一种是阴毒，血分热毒极甚，其人又素体不足，火郁内伏不得畅透于外，邪气有入陷之势，所以“面目青，身痛如被杖，咽喉痛”。这两种类型皆由热毒伤及血分，所以都用升麻鳖甲汤一方加减治疗。方中升麻、甘草清热解毒，鳖甲、当归滋阴行血，雄黄解毒辟秽，蜀椒反佐以导火归元。由于阴毒是人体体质较差时的一种疫毒反映，此时重点不独在邪，尚须顾其正，不需反佐，且雄黄、蜀椒辛温有毒，易损阴气，更碍热毒之极，故去之。阴阳毒是疫毒，传变迅速，必须早期治疗，故告诫曰："五日可治，七日不可治。"

〔提要〕

本条提出阴阳毒的证治。

〔选注〕

赵以德：按古方书谓阳毒者，阳气独盛，阴气暴衰，内外皆阳，故成阳毒。谓阴毒者，阴气独盛，阳气暴衰，内外皆阴，故成阴毒。二者或伤寒初得，便为是证，或服药后变而成之。阳毒尽治以寒凉，阴毒尽治以温热，药剂如冰炭之异，何乃仲景用一方治之乎？虽曰阴毒，去雄黄、蜀椒，则是反去其温热者矣，且注曰《肘后》、《千金方》，阳毒用升麻汤，无鳖甲，有桂。阴毒用甘草汤，无雄黄，岂非皆是热毒之伤于阴阳二经络耶？在阳经络，则面赤斑斑如锦纹，吐脓血。在阴经络，则面青身如被杖，此皆阴阳水火动静之本象如此，岂是寒热之邪乎？尝以升麻鳖甲之药考之，《本草》谓升麻能解时气毒疠，诸毒攻咽喉痛，与热毒成脓，开壅闭，疗发斑。当归能破恶血，养新血，补五脏肌肤。甘草和中，利血脉，缓急止痛，调药奏功。鳖甲去恶血，雄黄破骨节积聚，辟鬼邪恶气，骨蒸热极。蜀椒通血脉，调关节，逐肌骨皮肤死肌，去留结破血，治天行时气，诸药所能者如此。即此观之，仲景于阴阳二毒之证，总用一方，盖可见矣。病形虽由阴阳发证，论邪则一属热毒与血病也，所以不分表里，俱以升麻解热毒为君，当归和血为臣，余者佐之而已。但雄黄、蜀椒，理阳气药也，故病在阴者去之，如《肘后》、《千金》。阳毒去鳖甲有桂枝者，鳖，水族，乃阴中之阳，不如桂枝能调阳络之血。阴毒不去蜀椒者，蜀椒亦阴中之阳，非若雄黄阳中之阳，故留之以治阴也，方旨如此而已。所谓五日可治，七日不可治者，五日乃土之生数，热未极也，尚可以治。七日为火之成数，极之极，阴阳消灭，不可治矣，其邪比之伤寒，加之以毒，故伤寒至七日犹得再经，而此至七日，不唯灭其期，且火极亦自灭矣。

尤在泾：毒者，邪气蕴蓄不解之谓。阳毒非必极热，阴毒非必极寒。邪在阳者为阳毒，邪在阴者为阴毒也。而此所谓阴阳者，亦非脏腑气血之谓，但以面赤斑斑如锦纹、咽喉痛、唾脓血，其邪著而在表者谓之阳；面目青、身痛如被杖、咽喉痛、不唾脓血，其邪隐而在表之里者谓之阴耳。故皆得用辛温升散之品，以发其蕴蓄不解之邪；而亦并用甘润咸寒之味，以安其邪气经扰之阴。五日邪气尚浅，发之犹易，故可治；七日邪气已深，发之则难，故不可治。其蜀椒、雄黄二物，阳毒用之者，以阳从阳，欲其速散也；阴毒去之者，恐阴邪不可劫，而阴气反受损也。

《医宗金鉴》：阴阳平，正气也；阴阳偏，邪气也；阴阳变，异气也。正气者，即四时令平之气也，中人为病，徐而浅；邪气者，即四时不和之气也，中人为病，速而危；异气者，非常灾疠之气也，中人为病，暴而死。所以过五日不治，以五脏相传俱受邪也。此气适中人之阳，则为阳毒；适中人之阴，则为阴毒，非后人所论阴寒极、阳热极之阴毒、阳毒也。观其所主之方，药不过升麻、甘草、当归、鳖甲、蜀椒、雄黄，而并不用大寒大热之药，则可知仲景所论阴毒阳毒，非阴寒极、阳热极之谓也。此二证即今世俗所称痧证是也。阳毒终属阳邪，故见面赤斑斑之锦纹，唾脓血之热证；阴毒终属阴邪，故见面目青，身痛如被杖之寒证。二证俱咽喉痛者，以此证乃邪从口鼻而下入咽喉，故痛也。

郭白云：升麻、甘草二汤，观其用药性甚缓，然诸家必先用之者，以古人治阴阳二毒者，唯此二汤，故须用之以去其毒势，而后辅之以他药也。

秦伯未：考巢氏《病源》有伤寒阴阳毒候和时气阴阳毒候等篇，当为时病之一，即后世所说的发斑症。发斑症可以出现两种不同的外候，习惯上把阳斑和阴斑区别来看。故过去注家将阳毒和阴毒对立起来，好像阳毒是热证，阴毒是寒证，因而怀疑阳毒用雄黄蜀椒，而阴毒反去雄黄蜀椒，于理不合。本人认为这样的看法是不合理的。阳毒和阴毒既然是在一种病中出现的两种不同外候，就不能用热毒和寒毒来划分，从“面赤斑斑如锦纹”来看，阳毒是一种正常的斑症，所说“面目青，身痛如被杖”的阴毒，是体虚不能透发或被寒邪外袭而斑出不透的证候。斑出不透则瘀热壅遏，还是一个阳证，故巢氏《病源》也说：“若发赤斑者十生一死，若发黑斑者十死一生。”明确指出了一种病的两个症状。总之，阳毒和阴毒的阴阳含义，不是指寒热，也不是指表里，而是从证候上的表现定出的。

〔评述〕

对阴毒和阳毒的认识，秦伯未的注释高出众人一筹，他不仅从邪的一面来分析，而且着重从正的一面来认识，对临床颇有指导意义。与后世温病学中的斑疹情况相似，斑色鲜红和青黑都是热甚，青黑不仅是热重毒甚，而且正气亦告衰弱，正不胜邪，是邪毒郁伏而不易外达之象，预后比鲜红者更为不良，但病机仍属热甚，并非是虚斑。所谓虚斑，则是斑色清淡，且有四肢清、口不甚渴、脉不洪数，甚则下利清谷，属虚寒，当温之。后世温病学把虚斑称为阴斑，与《金匮要略》所讲阴毒，虽同有一“阴”字，但含义不同，性质有别，当分清之。简言之，色鲜红者为热甚，色青黑者为热极，而色清淡才属虚寒。本条所言“面赤斑斑如锦纹”，是属鲜红色；“面色青”，是属青黑色，并非清淡色。如把“面色青”误认为清淡色，则大谬矣。

阴阳毒究系何病？目前尚无定论，有认为是阴斑、阳斑的，有认为类似斑疹伤寒或猩红热的。但《肘后方》、《千金要方》、《外台秘要》都把它归纳在伤寒门里，说明应属疫毒发斑范畴。

阳毒与阴毒的治法：阳毒、阴毒是疫毒的两种类型，它们都是热毒为患，所以清热凉血解毒是其治疗大法，仲景以升麻、鳖甲、当归、甘草为主药，可见其义。《童氏医级》谓：“但每遇此证，按法施治曾无一验。”这是他不懂仲景立方大法之故。后世的化斑汤、升麻汤、三黄石膏汤等疫毒方，虽方药不同，然其大法则悉宗仲景。近人章次公更有用升麻鳖甲汤治烂喉丹痧的验案，能说“按法施治曾无一验”吗？

至于为什么阳毒加雄黄、蜀椒，而阴毒反去之，诸家看法不一。郭白云认为阴毒当加雄黄、蜀椒，阳毒当去雄黄、蜀椒。我们认为秦、尤二人之说符合临床实际，如麻疹内陷、疹点隐伏，不适用姜附回阳，与此理相合。阳毒是正常的疫毒，正邪皆盛，所以可胜反佐之品以求速愈。阴毒是异常的疫毒，正虚邪陷，所以不胜反佐之品，戕伐阴分，所以当去雄黄、蜀椒。仲景告诫我们当去雄黄、蜀椒，就是照顾到正气不足和邪毒甚极两个方面。后世在对这种异常疫毒的治疗上有所发展，或加养阴扶正，或加凉血散血，如余师愚《疫病篇》说：“色艳如胭脂，此血热之极，较深红为更恶，必大用凉血，始转深红，再凉其血而淡红矣。紫赤类鸡冠花而更艳，较艳红为火更盛，不急凉血，必至变黑，须服清瘟败毒饮加紫草桃仁。”这些治疗经验，可补仲景对阴毒治疗的不足。

全篇小结

百合病是心肺阴虚内热引起的全身性疾病，以神志恍惚、口苦、小便赤、其脉微数以及溺时头眩痛为主证。治以养阴清热为大法，百合地黄汤为主方，平剂调补，使阴阳平衡。

狐惑病由湿热蕴毒所引起，以咽喉、二阴以及眼部出现溃疡为主证。治以甘草泻心汤为内服主方，以清热化湿、健中缓肝。如果化脓可用赤小豆当归散。蚀于前阴和肛门，尚可用苦参、雄黄外用熏洗。

阴阳毒病由疫毒引起，以咽痛和皮肤发斑为主证。虽然由于受邪情况和病人体质不同，可出现阳毒和阴毒两种类型，但均由热毒入血所致，治当用清热凉血解毒法，以升麻鳖甲汤方加减治疗。

（陈克正　魏庆兴）

疟病脉证并治第四

本篇讨论了疟病的脉象，以及通过脉象论述了疟病的病机和治疗原则。根据不同的证候特点，把疟病分为瘅疟、温疟、牡疟几类，并介绍了常用的有效方剂。从而在理论和实践两个方面，奠定了内科治疗疟病的基础。

〔原文〕

師曰：瘧脉自弦，弦數者多熱，弦遲者多寒。弦小緊者下之差，弦遲者可温之，弦緊者可發汗、針灸也，浮大者可吐之，弦數者風發[1]也，以飲食消息[2]止之。

〔词解〕

（1）风发：《外台秘要》作“风疾”。因风为阳邪，疟疾脉弦数，知是内热盛，因热盛而联想到风，故曰“风疾”。“发”与“疾”，或为传抄之误，“疾”字易解，符合疟病起病急，变化快，有如风邪的特点。

（2）饮食消息：调理、调配饮食。

〔释义〕

“疟脉自弦”，是指弦脉乃疟疾的主脉，因疟不离少阳，弦为少阳主脉，故说“疟脉自弦”。弦脉的几种兼脉脉象，反映了几种不同的病机：弦而兼数的多属热甚，弦而兼紧的多属寒甚，弦而兼小紧的多偏于里证，弦而兼紧的多偏于表，浮大的为病在上。病机不同，治疗原则也不同。偏于里证者可用下法，属于寒者可用温法，偏于表者可用汗法和针灸治疗，病在上者可用吐法，属于热者可用清法，热盛正虚者又要考虑饮食的调理，以增强机体抗病的能力。

〔提要〕

本条从脉象上指出疟病的病机和治则。

〔选注〕

尤在泾：疟者少阳之邪，弦者少阳之脉，有是邪，则有是脉也。然疟之舍，固在半表半里之间，而疟之气，则有偏多偏少之异，故其病有热多者，有寒多者，有里多而可下者，有表多而可汗、可吐者，有风从热出而不可以药散者，当各随其脉而施治也。徐氏曰：脉大者为阳，小者为阴。紧虽寒脉，小紧则内入而为阴矣。阴不可从表散，故曰下之愈。迟既为寒，温之无疑。弦紧不沉，为寒脉而非阴脉，非阴故可发汗、针灸也。疟脉概弦，而忽浮大，知邪在高分，高者引而越之，故可吐。喻氏曰：仲景既云弦数者多热矣，而复申一义云弦数者风发，见多热不已，必至于热极，热极则生风，风生则肝木侮土而传其热于胃，坐耗津液，此非可徒求之药，须以饮食消息，止其炽热，即梨汁、蔗浆生津止渴之属，正《内经》“风淫于内，治以甘寒”之旨也。

丹波元坚：此条就脉候以示疟病证治之纲领……所言弦数者多热，即白虎加桂枝汤、柴胡去半夏加栝楼汤证也；弦小紧者下之差，鳖甲煎丸是也；弦迟者可温之，柴胡桂枝干姜汤是也；弦紧者可发汗，牡蛎汤是也；浮大者可吐之，蜀漆散是也。疗疟之法，实不能出于此数件矣。

喻嘉言：少阳乃东方甲木之象，故其脉主弦，此不但初病之脉乃尔，即久病正虚，脉不鼓指，而弦象亦隐然在内，所以仲景之疟脉自弦，由首及尾，弦之屡迁纵不同，而弦之一字实贯彻之也。

陈修园：此言疟证不离少阳，以弦脉为主，随其兼见者而施治也。末一句言治之不愈，求之脾胃，是为久疟、虚疟者立一大法也。以饮食消息止之，即《难经》所谓调其饮食，适其寒温之旨也。

《医宗金鉴》：疟之为病，寒热也，三阴三阳皆有之，因其邪伏藏于半表半里之间，故属少阳，脉自弦也。弦数者多热，弦迟者多寒，谓发作之时，多热为阳盛，多寒为阴盛也。夫伤寒少阳病，则有汗吐下三法之禁，而疟亦属少阳，何以有汗吐下三法之宜？是盖病属杂病，不可不知也。初发脉弦紧沉紧者，主乎里也，可下之；兼迟者，主乎寒也，可温之；兼浮紧者，主乎表也，可汗之；兼滑大者，主乎饮也，可吐之；兼数者，风发也，即风热之谓也，可清之。若久发不止，则不可以此法治之，当以饮食樽节，调理消息止之。盖初病以治邪为急，久病以养正为主也。

弦小紧者之“小”字，当是“沉”字，则有可下之理。弦紧者，当是“弦浮紧”，则有可发汗之理。弦浮大者，当是“弦滑大”，则有可吐之理，且不遗本文疟脉自弦之意。

〔评述〕

尤在泾对本条脉象作了解释，并引用徐忠可《金匮要略论注》之论对诸脉所主病机和治则进行了分析，但有随文敷解之瑕。引用喻嘉言《医门法津》之论对风发的病机和治法进行解释。但把“饮食消息”理解为仅指梨汁、蔗浆，意义就太狭窄了。

丹波元坚明确指出本条以脉候示疟的证治，并提出各证的治疗方剂，颇为吻合。

喻嘉言解释了“疟脉自弦”的道理和疟病脉象始终为弦的临床事实。

陈修园对“饮食消息止之”的解释是“调其饮食，适其寒温”，对久疟和虚疟有一定临床意义。对此问题，《医宗金鉴》也认为是“初病以治邪为急，久病以养正为主”，都有一定道理。

《医宗金鉴》对本条脉证及病机解释较详，并提出伤寒少阳病禁汗吐下，而疟属少阳，为什么能用汗吐下三法的问题，认为疟病是杂病，两者不可混淆。还提出了对原文的校勘意见，可供参考。

〔原文〕

病瘧，以月一日發，當以十五日愈[1]，設不差，當月盡解[2]。如其不差，當云何？師曰：此結爲癥瘕[3]，名曰瘧母[4]，急治之，宜鱉甲煎丸。

鱉甲煎丸方

鱉甲十二分（炙） 烏扇三分（燒） 黄芩三分 柴胡六分 鼠婦三分（熬） 乾姜三分 大黄三分 芍藥五分 桂枝三分 葶藶一分（熬） 石韋三分（去毛） 厚朴三分 牡丹五分（去心） 瞿麥二分 紫葳三分 阿膠三分（炙） 蜂窠四分（炙） 赤硝十二分

蜣螂六分（熬） 桃仁二分 半夏一分 人參一分 䗪蟲五分（熬）

上二十三味，爲末，取煅竈下灰一斗，清酒一斛五斗，浸灰，候酒盡一半，着鱉甲於中，煮令泛爛如膠漆，絞取汁，内諸藥，煎爲丸，如梧子大。空心服七丸，日三服。

〔校勘〕

《千金要方》用鳖甲十二片，又有海藻三分，大戟一分，䗪虫五分，无鼠妇、赤硝二味，以鳖甲煎和诸药为丸。

〔词解〕

（1）十五日愈：古历以五日为一候，三候为一气，即十五日，人体气化与节气相应，天气更移，人身之气也随之更移。如果正气渐强，则正胜邪却，病也就自然而然好了。

（2）当月尽解：指十五日不愈，等再换一气，即再过十五日，正气渐强，疟病也就好了。两气整是一个月，所以说当月尽解。

（3）癥瘕：腹部有形和无形的积块，形坚不变的叫癥，或聚或散的叫瘕。

（4）疟母：病名。指疟病日久不愈，左胁下积有积块者。

〔释义〕

根据人与自然相统一的观点，古人认为患疟之后，人体的功能活动仍和平时一样随自然界气候的变换而发生相应的变化。自然界的节气是十五日一换，人体正气也随之渐强，有正复邪衰的可能，所以“当以十五日愈”。如果没有痊愈，可以再等下次节气的更换，疟病即愈，也就是所谓的“当月尽解”。如果还不好又是为什么呢？这是疟病日久，气滞血瘀，结为癥瘕，居于左胁下，病名叫“疟母”。疟母不消，则疟疾终不能愈，所以要急治，用鳖甲煎丸。

〔提要〕

本条论述疟母的形成和治疗方剂。

〔选注〕

赵以德：《内经》云：天度者，所以制日月之行也，气数者，所以纪生化之用也。五日为一候，三候为一气，然人之三阴三阳上奉之，而为之应也，是疟有发于月一日者，至十五日则一气终，人气亦更，故疟气随变而散。设有未愈，则至月尽，又历第二气终，其天之月，以应人之血，月再生魄，血亦更新，邪当从其更新而解矣。若又不愈，则是营血内著，不得流行，与日月度数相应，而肝藏血，血并其邪，归之于肝，是以疟母多结左胁下。

喻嘉言：天气半月一更，天气更则人气亦更，疟邪自无可容矣，否则天人之气再更，其疟纵盛，强弩之末，不能复振矣。设仍不解，以为元气未生耶？而月已生魄矣，元气何以不生？以为邪气不尽耶？而月已由满而空矣，邪气何以不尽？此必少阳经气衰弱，不能送邪外出，所主之胁肋，外邪盘踞其间，结为窠巢矣；设不急治，必至滋蔓难图，乃知仲景急治之法，真须臾不可缓也。

徐忠可：疟邪居少阳之分，不内不外，此卫气所往还也。卫行阴阳，疟邪凭之，更实更虚，则正邪之相胜，自不外天之阴阳为消长。天气以半月而更，天气更则人身之气亦更，则天人之气再更，其疟邪纵盛，亦强弩之末矣。故曰以月一日发，当以十五日愈，设不差，当月尽解。谓月自亏而圆，自圆而亏，又进而生魄，则天气之生亦可知；自满而空，自空而满，又退而减，则邪气之消亦可知，设又不差，则正气渐充而不受邪，乃从胁肋肝分，假物成形，故曰此结为癥瘕。然前此邪无依据，阴阳变易，愈日可期；既有癥瘕，则邪凭之以自固，而邪反有根，故曰疟母。既可自无而有，则必自微而巨，将邪胜正消，漫无愈期，故曰急治之。药用鳖甲煎者，鳖甲入肝，除邪养正，合煅灶灰所浸酒去瘕，故以为君。小柴胡、桂枝汤、大承气为三阳主药，故以为臣；但甘草嫌柔缓而减药力，枳实嫌破气而直下，故去之。外加干姜、阿胶，助人参、白术养正为佐。瘕必假血依痰，故以四虫桃仁合半夏消血化痰。凡积必由气结，气利则积消，故以乌扇、葶苈利肺气，合石膏、瞿麦清气热，而化气散结。血因邪聚则热，故以牡丹、紫葳去血中伏火、膈中实热为使。《千金方》去鼠妇、赤硝，而加海藻、大戟，以软坚化水更妙。

尤在泾：天气十五日一更，人之气亦十五日一更，气更则邪当解也，否则三十日天人之气再更，而邪自不能留矣。设更不愈，其邪必假血依痰，结为癥瘕，僻处胁下，将成负固不服之势，故宜急治。鳖甲煎丸，行气逐血之药颇多，而不嫌其峻，一日三服，不嫌其急，所谓乘其未集而击之也。

〔评述〕

本条所言“病疟以月一日发，当十五日愈”的解释，历代注家的意见是一致的。根据《内经》天人相应的观点，认为自然气候变换，人的功能活动也随之变化，是有一定道理的。关于疟母形成的病机，赵以德认为是“营血内著，不得流行”、“血并其邪，归之于肝”；喻嘉言从正邪消长的角度解释为“少阳经气衰弱，不能送邪外出，所主之胁肋，外邪盘踞其间，结为窠巢矣”；徐忠可认为是由于邪气“从胁肋肝分，假物成形”，结为癥瘕；尤在泾认为邪气“假血依痰”结为癥瘕，可谓大同小异。正虚疟久不愈，以致气滞血瘀，结为癥瘕，是疟母的发病机理。徐忠可并对鳖甲煎丸的方义进行了阐述，详尽而妥切。

〔原文〕

師曰：陰氣孤絶，陽氣獨發，則熱而少氣煩冤(1)，手足熱而欲嘔，名曰癉瘧。若但熱不寒者，邪氣内藏於心，外舍分肉之間，令人消鑠(2)脱肉。

〔词解〕

(1) 少气烦冤：少气是热邪伤气的表现，烦冤指心中烦闷不适的感觉。

(2) 消铄：消耗。

〔释义〕

“阴气孤绝，阳气独发”是瘅疟的病机。阴气指人体津液、阴精；阳气指热邪，津液不足，阴虚则阳亢，表现为但热不寒、手足热，是阳热亢盛之故。热邪伤气则心中烦闷不舒，热邪犯胃则欲作呕吐。瘅疟之邪，内藏于心，外舍分肉之间，说明热邪充斥于全身内外，必然会耗损津液，令人消铄脱肉。

〔提要〕

本条论述了瘅疟的病机和症状。

〔选注〕

程林：瘅，热也。《内经》曰：瘅疟者，肺素有热，气盛于身，厥逆上冲，中气实而不外泄，因有所用力，腠理开，风寒舍于皮肤之内、分肉之间而发，发则阳气盛，阳气盛而不衰则病矣。其气不及于阴，故但热而不寒，此肺素有热而成瘅疟也。今所云阴气孤绝者，以热邪亢盛，热盛则气消，故烦冤少气，表里俱病，令手足热而欲呕。心阳脏也，心恶热，邪气内藏于心，外舍于分肉之间，内外燔灼，故令人消铄肌肉，此热藏于心而为瘅疟也。然则瘅疟之所舍，属心肺两经者欤！

尤在泾：此与《内经》论瘅疟文大同。夫阴气虚者，阳气必发，发则足以伤气而耗神，故少气烦冤也。四肢者，诸阳之本，阳盛则手足热也。欲呕也，热干胃也。邪气内藏于心者，瘅为阳邪，心为阳脏，以阳从阳，故邪外舍分肉，而其气则内通心脏也。消铄肌肉者，肌肉为阴，阳极则阴消也。

张路玉：亦可以白虎汤治瘅疟也。

陈修园：师不出方，余比例而用白虎加人参汤。

陈灵石：似可借用竹叶石膏汤之类，而梨汁、甘蔗汁亦可以佐之。

〔评述〕

本条与《素问·疟论》对照，内容是一致的。程林认为“肺素有热而成瘅疟”，又“热藏于心而为瘅疟”，欠妥。本条关于“邪气内藏于心，外舍分肉之间”，是泛指内外热盛，不是专指心脏与分肉而言。从《内经》原文来看，也没有把瘅疟分为“肺素有热”者和“热藏于心”者的意思。原意是解释内外热盛而致消铄肌肉的道理。尤在泾对本条内容进行了解释，基本正确。

张路玉、陈修园、陈灵石各自提出了治疗瘅疟的方剂，总的来说，治疗原则不外乎清热益阴，这是一致的。

〔原文〕

温瘧者，其脉如平，身無寒但熱，骨節疼煩，時嘔，白虎加桂枝湯主之。

白虎加桂枝湯方

知母六兩　甘草二兩（炙）　石膏一斤　粳米二合　桂枝三兩（去皮）

上銼，每五錢，水一盞半，煎至八分，去滓。温服，汗出愈。

〔释义〕

温疟的脉象，可以不甚典型，所以有时也可以表现出“其脉如平”的脉象。文中所述温疟的症状有身无寒但热，骨节疼烦，时呕。其中“身无寒但热”与瘅疟的“但热不寒”从字面上看没有区别，但是从白虎加桂枝汤方义来看，其证应该是里热兼有表证。“身无寒但热”，应理解为有身热、恶寒症状，只不过身热与恶寒相比较，身热重，恶寒轻罢了。由于有表证存在，所以骨节疼烦，热伤胃气，故时呕，因而用白虎汤清其里热之外，还用桂枝解其表邪。

〔提要〕

本条介绍了温疟的证候和治法。

〔选注〕

程林：《内经》曰：温疟者，得之冬中于风寒，气藏于骨髓之中，至春则阳气大发，邪气不能自出，因遇大暑，脑髓烁，肌肉消，腠理发泄，或有所用力，邪气与汗皆出，此病藏于肾，其气先从内出之外也。如是者，阴虚而阳盛，阳盛则热矣，衰则气复反入，入则阳虚，阳虚则寒矣，故先热而后寒，名曰温疟。今但热不寒，则与瘅疟无异。意者《内经》以先热后寒为温疟，仲景以但热不寒为温疟也。脉如平，非平也；其气不及于阴，故但热无寒；邪气内藏于心，故时呕；外舍于肌肉，故骨节疼烦。今阳邪偏胜，但热无寒。加桂枝于白虎汤中，引白虎辛寒而出入营卫，制其阳邪之亢害。

尤在泾：此与《内经》论温疟文不同。《内经》言其因，此详其脉与证也。瘅疟、温疟，俱无寒但热，俱呕，而其因不同。瘅疟者，肺素有热而加外感，为表寒里热之证，缘阴气内虚，不能与阳相争，故不作寒也。温疟者，邪气内藏肾中，至春夏而始发，为伏气外出之证，寒蓄久而变热，故亦不作寒也。脉如平者，病非乍感，故脉如平时也。骨节烦疼时呕者，热从肾出，外舍于其合，而上并于阳明也。白虎甘寒除热，桂枝则因其势而达之耳。

陈修园：脉平而主以白虎加桂枝汤者，凭证不凭脉也。

〔评述〕

《金匮要略》温疟的无寒但热，与瘅疟的但热不寒，二者难以区别。与《内经》所论的温疟先热后寒，也有所不同。这一问题与关于"其脉如平"的解释，历来都没有统一认识。

程林结合《内经》有关温疟的原文，认为"《内经》以先热后寒为温疟，仲景以但热不寒为温疟"，只是看法不一致，没有做进一步的分辨。对"身无寒但热，骨节疼烦，时呕"进行了病机分析。但认为"脉如平，非平也"，未免过于咬文。

尤在泾认为本条与《内经》论疟的内容不同，在于"《内经》言其因，此详其脉与证"，没有细读《内经》关于温疟的"先热而后寒"与《金匮要略》关于温疟的"身无寒但热"两者的不同。对于瘅疟与温疟的鉴别，做了病因方面的探讨，有一定根据。认为脉如平是脉如平时，通顺可信，与陈修园见解一致。

《内经》关于疟的分类，以先寒后热、先热后寒、但热不寒分为寒疟、温疟、瘅疟，条理分明，而《金匮要略》以"但热不寒"和"身无寒但热"分为瘅疟和温疟，确实难以分辨。除以方测证，纠其"身无寒但热"为"热多寒少"之外，《金匮要略》原文"身无寒但热"是否为错简，也当有所考虑。

〔原文〕

瘧多寒者，名曰牡瘧[1]，蜀漆散主之。

蜀漆散方

蜀漆（洗去腥）　雲母（燒二日夜）　龍骨等分

上三味，杵爲散。未發前以漿水[2]服半錢。温瘧，加蜀漆半分，臨發時，服一錢匕。

〔词解〕

(1) 牡疟：《外台秘要》引《伤寒论》作"牝疟"。《医方考》云："牝，阴也，无阳之名，故多寒名牝疟。”

（2）浆水：《外台秘要》作清浆水。浆，饮类之总名。即以水调服之意。

〔释义〕

疟多寒者，是寒多热少之疟，是为牡疟。牡疟的病机，后人认为是阳气被痰饮阻遏于内，不能外达于肌表所致，所以用蜀漆散通阳截疟逐痰。

〔提要〕

本条论述牡疟的症状和治疗方法。

〔选注〕

尤在泾：疟多寒者，非真寒也。阳气为痰饮所遏，不得外出肌表，而内伏于心。心牡脏也，故名牡疟。蜀漆能吐疟痰，痰去则阳伸而寒愈。取云母、龙骨者，以蜀漆上越之猛，恐并动心中之神与气也。

徐忠可：先寒后热，即为寒疟，乃有心气素虚，外邪袭之，夹有形之涎为依傍，邪困心包，气不能透肌表而多寒者，盖先伤无形之寒，邪复内入，并涎为有形之寒，寒实伤心，故名牡疟，心为牡脏故也。

张路玉：邪气内藏于心，则但热而不寒，是为瘅疟；邪气伏藏于肾，故多寒而少热，则为牡疟。以邪气伏结，则阳气不行于外，故外寒；积聚津液以成痰，是以多寒，与《素问》少阴经证之多热少寒不同。方用蜀漆和浆水吐之，以发越阳气；龙骨以固敛阴津；云母从至下而举其阳，取山川云雾开霁之意。盖云母即阳起石之极，性温而升，最能祛湿运痰，稍加蜀漆，则可以治太阴之湿疟。方后有云“湿疟，加蜀漆半分”，而坊本误作温疟，大谬！

〔评述〕

尤在泾对牡疟病机的看法，认为是“阳气为痰饮所遏，不得外出肌表，而内伏于心”。张路玉认为“邪气伏藏于肾……阳气不行于外，故外寒；积聚津液以成痰，是以多寒”。徐忠可认为是心气素虚，外邪夹有形之涎困于心包。几位注家对病位的见解很不相同，但因于痰饮、阳气郁遏的见解则是一致的。

关于牡疟、牝疟的病名之争，无实际意义。中医临证以证候为辨证的关键，不在乎病名如何。

方后服法强调服在未发前，来源于实践经验，是十分正确的。

附方

〔原文〕

《外臺》牡蠣湯　治牡瘧。

牡蠣四兩（熬）　麻黄四兩（去節）　甘草二兩　蜀漆三兩

上四味，以水八升，先煮蜀漆、麻黄，去上沫，得六升，内諸藥，煮取二升，温服一升。若吐，則勿更服。

〔选注〕

徐忠可：牡疟概由邪扰心包，使君火不能外达，故以牡蛎之咸寒软坚散结，兼能安肾而交心者为君，仍以蜀漆吐其邪，而加麻黄、甘草，以助外达之势。

尤在泾：此系宋·孙奇等所附，盖亦蜀漆散之意，而外攻之力较猛矣。赵氏云：牡蛎软坚消结，麻黄非独散寒，且可发越阳气，使通于外，结散阳通，其病自愈。

〔评述〕

诸家对本方的解释，意见一致。肯定本方是治疗牡疟的方剂，并与蜀漆散方意相同，而外攻之力较猛，方中麻黄比蜀漆散中的云母、龙骨辛散力大。相比之下，蜀漆散要和缓得多。服法中提到“若吐，则勿更服”，是恐损伤正气。

〔原文〕

《外臺》柴胡去半夏加栝樓根湯　治瘧病發渴者，亦治勞瘧。

柴胡八兩　人參三兩　黄芩三兩　甘草三兩　栝樓根四兩　生姜二兩　大棗十二枚

上七味，以水一斗二升，煮取六升，去滓再煎，取三升，温服一升，日二服。

〔选注〕

徐忠可：《伤寒论》寒热往来为少阳，邪在半表半里故也。疟邪亦在半表半里，故入而与阴争则寒，出而与阳争则热，此少阳之象也。是谓少阳而兼他经之证则有之，谓他经而全不涉少阳，则不成其为疟矣。所以小柴胡汤亦为治疟主方。汤易半夏加栝楼根，亦治少阳成法也。攻补兼施，故亦主劳疟。

〔评述〕

本方即《伤寒论》小柴胡汤加减，若渴者，去半夏加人参、栝楼根，只差人参未加量，仍按原方用量，余皆同。

〔原文〕

《外臺》柴胡桂姜湯　治瘧，寒多微有熱，或但寒不熱。服一劑如神。

柴胡半斤　桂枝三兩（去皮）　乾姜二兩　黄芩三兩　栝樓根四兩　牡蠣三兩（熬）　甘草二兩（炙）

上七味，以水一斗二升，煮取六升，去滓再煎，取三升，温服一升，日三服。初服微煩，復服汗出便愈。

〔选注〕

尤在泾：赵氏曰：此与牡蛎相类而实非，牡蛎邪客心下，此风寒湿痹于肌表……是用柴胡为君，发其郁伏之阳；黄芩为佐，清其半里之热，桂枝、干姜所以通肌表之痹；栝楼根、牡蛎除留热，消瘀血；甘草和诸药，调阴阳也。得汗则痹邪散，血热行，而病愈矣。

喻嘉言：卫即表也，胸中之阳气，散行于分肉之间，今以邪气痹之，则外卫之阳，反郁伏于内守之阴，而血之痹者，愈瘀结而不散，遇卫气行阳二十五度而病发；其邪之入荣者，既无外出之势，而荣之素痹者，亦不出而与阳争，所以多寒少热，或但寒不热也。小柴胡汤本阴阳两停之方，可随疟邪之进退以为进退者，如桂枝干姜，则进而从阳，痹着之邪，可以开矣；再加牡蛎以软其坚矣，则阴阳豁然贯通，而大汗解矣，所以云一剂如神也。其加芩连以退而从阴，即可类推。

〔评述〕

本方特点之一是辛温与苦寒同用，喻嘉言解释本方谓桂姜进而从阳，黄芩退而从阴，与小柴胡汤的“阴阳两停”方义相符，用于牡疟是适合的。尤在泾也引用赵氏见解对本方进行了解释，认为本方与牡蛎散不同，但本方所治疟为寒多微有热或但寒不热，与蜀漆散、牡蛎汤所治相同，“相类而实非”之说，欠妥。

全篇小结

本篇对疟病进行了病机、分类、治疗和预后几个方面的论述。根据脉象指出疟病的病机有偏寒、偏热、偏表、偏里、在上、在下的不同，治疗原则也有寒、温、吐、下的区别。

对疟病的分类是根据寒热的多少，分为但热不寒的瘅疟、身无寒但热的温疟和寒多热少的牡疟。其中“身无寒但热”依《内经》精神与临床实际应为“热多寒少”，也便于与瘅疟相鉴别。

疟病久治不愈，多成疟母，是邪盛正虚，结为癥瘕的结果。

治疗方剂有白虎加桂枝汤，用于温疟；蜀漆散，用于牡疟；鳖甲煎丸，用于疟母；瘅疟未出治法，后人多主张用白虎汤类或竹叶石膏汤。篇末附有《外台秘要》三方，是后世治疗本病的经验积累，且有所发展。

（郭正权　程昭寰）

中风历节病脉证并治第五

本篇论述中风和历节两种病，古代医家认为它们都属风病范围，中风为风中经络而深入脏腑，历节为风中经络而留着关节，二者同源异流，故合在一篇讨论。

本篇所论中风与《伤寒论》里的中风不同，《伤寒论》里的中风属于外感病，本篇所论中风属内伤杂病，所以前者列入《伤寒论》，后者列入本篇。这里中风病的“风”字，应从广义理解，《内经》指出风的特性是“善行数变”，故前人将外感风邪，或起病突然、发展较快、变化较多的疾病，一般都称为风病。本篇所论中风，主要是以正气不足为主因、外受风邪为诱因，病机为正气亏虚，经脉痹阻，脏腑功能紊乱。其证候以神志不清、语言謇涩、半身不遂、口眼㖞斜为主，即《灵枢·九宫八风》所述的“击仆偏枯”。同时，本篇也论及外感风寒而引起的㖞僻不遂和身痒而瘾疹等疾患，这些病则和外感风邪直接相关。后世对中风的病因、病机有进一步的认识，把前者称为内风，或类中风，其病机以痰火内动，正气内虚，阴虚阳亢为主；后者称为外风，或真中风，其病机以风寒邪气外侵，直中经络为主。古代医家也指出，所谓内风，也并非单纯风自内生，它和外界环境、体质年龄、饮食劳逸、情志刺激等也是密切相关的，内、外因二者互为因果，不能机械对待。

本篇所论历节病，主要为在肝肾不足基础上，外感风寒湿邪，侵入关节，发生关节疼痛、肿大等，属于痹证范畴的行痹或痛痹。由于疼痛遍历关节，且又发展很快，与风病的性质相似，故后世又称为历节风，为痛风中最厉害的一种。因为痛如虎啮，也称白虎风、白虎历节。

〔原文〕

夫風之爲病[1]，當半身不遂[2]，或但臂不遂者，此爲痹[3]。脉微而數，中風使然。

〔词解〕

(1) 风之为病：指杂病范围的中风病。

(2) 不遂：不能随意运动。

(3) 痹：这里指经脉痹阻，是病机的概括。

〔释义〕

中风病的主要症状，是左侧或右侧肢体不能随意运动，如病变较轻的，亦可出现一臂不能随意运动。它的病机是经脉之气痹阻，气血不能畅行，筋脉失养。“此为痹”，说明本病的病机是经脉之气痹阻；“脉微而数”，既是脉搏形态的说明，又是本病病机的概括。因为正虚，故脉微，由于邪盛，故脉数。正虚为本病的根本，故脉虽数，却是虚弱无力的。这里的脉象应从病理反应的角度去理解，不能机械地认为所有中风病人的脉象都是脉微而数。“中风使然”是总结上文，中风的主要脉证及病机如上所述。

〔提要〕

本条论述中风病的脉证和病机。

〔选注〕

徐忠可：此段所重，不就风病详出其证，重在半身而臂辨其是风非风，庶不致误治也。谓风之为病，原由阳虚外邪得以袭之，阳虚则不止一肢一节矣，即云各入其门户所中，而为偏风，不及全体，亦当半身不遂。不遂者，不用也。若但臂不遂，譬如树之一枝，何关全体阳气耶，故曰此为痹。痹者，闭也，不仁也，谓一节之气，偶闭而不仁也。于是证之于脉，必微而数，微者阳气之微也；数者风之数也。曰中风使然，谓风乘虚入，而后使之半身不遂也。

赵以德：此证半身不遂者，偏风所中也。但臂不遂者，风邪上受也。风之所客，凝涩荣卫，经脉不行，分肉筋骨俱不利，故曰此为痹。今因风著为痹，荣遂改微，卫遂变数，故脉微数也，此即《内经》风论谓风各入其门户所中者之一证耳，其余散于各篇。不言风而病偏枯者，则不可胜数。或得之汗出偏沮，或得之阳盛阴不足，或胃脉内外大小不一，或心脉小坚急，或肾水虚者，《灵枢》亦叙于热病篇中，皆能致偏枯瘖痱之病。观夫经旨不言其邪，唯从阴阳脏气有余不足之故，岂无深旨，是六淫七情饮食起居房劳，凡能伤其阴阳脏气之虚，致荣卫经脉痹而不能周流于身者，皆其邪也。

沈明宗：此分中风与痹也。风之为病，非伤于气，即侵于血，故当半身不遂。但臂不遂者，邪气入于肢节之间，故为痹。痹者，邪气闭塞经遂，气血不通，较之中风，则又轻也。然脉微为阳气微而受风，数则风邪化而为热，此气血虚而风客，故脉微而数，为中风使然。盖微数之脉，是血虚风热之实；若见浮缓，则为阳弱虚风矣。

尤在泾：风彻于上下，故半身不遂；痹闭于一处，故但臂不遂。以此见风重而痹轻，风动而痹着也。风从虚入，故脉微；风发而成热，故脉数。曰中风使然者，谓痹着亦是风病，但以在阳者则为风，而在阴者则为痹耳。

喻嘉言：岐伯谓各入其门户所中，则为偏风，门户指入络、入经、入腑、入脏言也。经言百病之生，必先于皮毛，邪中之则腠理开，开则邪入客于络脉，留而不去传入于经，留而不去传入于腑，廪于肠胃，此则风之中人以渐而深。其入之门户未至洞开，又不若急虚卒中入脏之骤也。仲景会其意，故以臂不举为痹，叙于半身不遂之下，谓风从上入，臂先受之，所入犹浅也。世传大拇一指独麻者，三年内定中风，则又其浅者矣。然风之中人必从荣卫而入，风入荣卫则荣脉改微，卫脉改数，引脉以见其人必血舍空虚而气分热炽。风之繇来，匪朝伊夕也。

《医宗金鉴》：其脉微者，正气虚也；数者，邪气胜也。故病中风之人，因虚而召风者，未有不见微弱之脉者也；因热而生风者，未有不见数急之脉者也。

〔评述〕

古今注家以“此为痹”一句，多认为本条是论“中风”与“痹证”的鉴别诊断，独喻嘉言指出臂不遂为半身不遂之浅，但不很明确。笔者认为，本条在于论述中风病的脉证和病机，指出其症状特点主要是半身不遂，或臂不遂，也就是运动障碍，“半身”和“臂”的区别说明证候的重轻不同，“痹”是指病机，经脉之气痹阻不通，不能认为“半身不遂”是中风，“臂不遂”是痹证。从临床来看，中风的主要特征是运动障碍，而少自觉痛苦；痹证的主要特征是肌肉和关节的疼痛酸麻重着。本条内“臂不遂”，明确指出是运动障碍，而非强调疼痛，是属中风之轻证，而非痹证。结合西医，中风多见于脑血管意外类疾病，重者（如脑出血、脑血栓形成、脑栓塞）多见于偏瘫，恢复较慢；轻者（如脑血管痉挛）可见于单瘫，恢复较快。它们和以关节疼痛为主的痹证是截然不同的。治疗方面，对于中风的运动障碍采用活血化瘀的治法，疗效是肯定的。可见，仲景指出的经脉之气痹阻不通的病机概括，也是有指导意义的。

注家意见，赵以德列举《内经》所论中风诸证，并指出其病因病机是“六淫七情饮食起居房劳，凡能伤其阴阳脏气之虚，致荣卫经脉痹而不能周流于身者”；喻嘉言提出拇指麻木为中风先兆，臂不遂为半身不遂之浅者；《医宗金鉴》对“脉微而数”的注释，均较符合原文精神和临床实践，笔者认为可取。

“痹”，在中医文献中有三种含义：①《素问·痹论》中泛指邪气闭阻肢体、经络、脏腑所引起的多种疾病。根据病邪偏胜分为行痹、痛痹、着痹，按病变部位分筋痹、脉痹、肌痹、皮痹、骨痹以及肝痹、心痹、脾痹、肺痹、肾痹、肠痹、胞痹等。②《证治汇补》中主要指风寒湿邪侵袭肢体经络而导致肢体疼痛、麻木、屈伸不利的病证，不包括上述的内脏痹证。本篇内讨论的历节病，有的文献认为属于此种痹证的行痹、痛痹，它和中风病的论治是截然不同的。③病理名。痹者，闭也，闭阻不通的意思。本条内的“痹”主要是这种含义，说明中风病引起的肢体运动障碍的病机是经脉之气闭阻不通。

〔原文〕

寸口脉浮而緊，緊則爲寒，浮則爲虚，寒虚相搏，邪在皮膚。浮者血虚，絡脉空虚，賊邪不瀉[(1)]，或左或右，邪氣反緩，正氣即急[(2)]，正氣引邪，喎僻不遂[(3)]。邪在於絡，肌膚不仁；邪在於經，即重不勝[(4)]；邪入於腑，即不識人；邪入於臟，舌即難言，口吐涎。

〔词解〕

（1）贼邪不泻：贼邪，谓贼风、邪气，这里指中风的致病因素。不泻，谓邪气留滞于体内，不能外泄。

（2）邪气反缓，正气即急：邪气，指受邪的一侧；缓，即松弛；正气，指未受邪的一侧；急，即拘急。全句意谓受邪的一侧经脉肌肉松弛，无病的一侧经脉肌肉相比之下显得紧张拘急。

（3）喎僻不遂：喎（wāi，音歪）。谓口眼歪斜，同时并见运动障碍。

（4）重不胜：谓肢体重着，不易举动，但较不遂为轻。

〔释义〕

本条可分为两段，从“寸口脉浮而紧”至“喎僻不遂”为第一段，论述中风的轻证。“邪在于络”以下为第二段，说明中风的发展，可由经络传入脏腑。

"寸口脉浮而紧，紧则为寒，浮则为虚"。紧脉一般主寒，但有时亦可见于虚证，如《金匮要略·血痹虚劳病脉证并治》指出阴阳两虚证亦可见微紧之脉。浮主表证，在杂病则为里虚，即"脉浮者，里虚也"之意。此处用脉象说明中风病的病因病机，是外中风寒与里虚相结合，首先侵犯皮肤，即"为外皮肤所中也"之候，所以说"寒虚相搏，邪在皮肤"。以下进一步阐述中风病的病机。浮脉主里虚是对一般杂病而言，这里主要是血气虚，血气本虚，更因外邪侵袭经脉，痹阻不畅，络脉濡养更不足，形成"络脉空虚"；卫外不固，风寒之类外邪乘虚侵袭，由于里虚不能抗邪，外邪深入停留于虚处，不得向外宣泄。此时受邪的一侧经络瘀阻更甚，营气不能畅通，经络缓而不用，故见经脉肌肉松弛；无病的一侧，气血运行如常，相比之下，反显紧张拘急。缓者为急者所牵引，于是口眼㖞斜，此即"邪气反缓，正气即急，正气引邪"之意，故中风病所见的口眼歪斜，向左者邪反在右，向右者邪反在左。现据以上讨论示意如下：

卫虚，感受风寒之邪──→邪气留滞于肌表──→经脉空虚，里虚不能抗邪，邪气深入，中于经络──→正气引邪，㖞僻不遂。

第二段具体说明中风病中络、中经、中脏、中腑的证候。中风病机，主要是经脉之气痹阻所致，但病邪中人，可由浅入深，由轻转重，本条所述中经络、入脏腑四种情况，主要说明了浅深轻重的不同征象，也显示了病情逐步发展的过程。《灵枢·脉度》云："经脉为里，支而横者为络，络之别者为孙。"络脉浅而经脉深，络脉小而经脉大。在气血虚弱、络脉空虚的情况下，病邪侵入，首犯络脉，则营气不能运行于肌表，故肌肤麻木不仁；病邪侵犯了经脉，营血运行不畅，失去濡养肢体的作用，故肢体沉重，活动不灵。如病势进一步加重，邪气深入脏腑，影响脏腑功能，故出现不识人，不能言语，口吐涎等神志不清的严重证候。

应当指出，中络、中经、入腑、入脏表明了中风病由浅入深、由轻变重的发展过程，临床上如治疗不及时，病情可逐步加重。但并非每一个中风病人都如此依次发展，从临床实践来看，有的病人表现中经络，有的病人则开始即表现中脏腑，所以"身中所虚之处，便是容邪之处"的说法，是切合实际的。读者应当活看。

关于中风病的病因，本条既强调里虚之内因，又提出外中风寒之外因，认为本病为"寒虚相搏"所致。从临床来看，有的中风病确是直接感受风寒之邪而发病，即"络脉空虚，贼邪不泻"，如周围型的神经麻痹，其发病往往与外邪诱发有关。

〔提要〕

本条论述中风病的病因、病机及其发展变化过程中的各种症状。

〔选注〕

赵以德：《内经》有谓十二经络脉者，皮之部也，百病之生，必先于皮毛，邪中之，腠理开，开则邪入，客于经络，留而不去，传入于经，留而不去，传入于腑，廪于肠胃，仲景今言是病，即此之谓也。络脉，盖经脉行气，皆在皮部，络脉浮近于皮肤，故善恶之色见于外，经脉伏行于隧道，故善恶之脉，朝于寸口而后见，络脉不自动，随经脉而动，此由络脉之血空虚，所以脉得见也。寒邪之气紧束，故浮紧之脉，并见于寸口，络脉从经脉，左右双行，当邪入之时不治，至于其邪随络脉流行，邪所在之侧，则血虚，虚则经气缓；邪所不在之侧，则血和，和则经气行如度而急，缓急牵引，故口缓㖞僻不遂。邪在于络，其卫气循行于皮肤之中，分肉之间者，与之相遏，则不荣于肌肤，故肌肤不仁。邪在于经，则荣气之行涩，内不养于骨，则骨重；外不滋于肉，则身重而不胜。仲景所谓入腑入脏者，腑六脏五，果何属也？意即《内经》之所谓廪于胃者也，夫胃者土也，水谷之海，十二经皆受气于胃，胃者六腑之总司，多气多血者也，心者神明之宅，五脏之主，由是诸腑经络受邪，变气则归于胃，胃得之则热甚，津液壅溢为痰涎，闭塞隧道，荣卫不行，胃之支，别脉上络于心者，并塞其神气出入之窍，故不识人也。诸脏受邪，极而变者，亦必归于心，于是心得邪，则神散而枢机息。舌者心之窍，机息则舌纵，廉泉开。舌纵，则难以言，廉泉开，则口流涎，此是俗所宗之说也。

徐忠可：此段主一紧字，言中风之偏于寒者，邪自外入，其证必以渐而深也。谓中风而寸口脉得浮而紧，紧是寒，脉浮为虚，故不能阴阳相调而令脉外见，则虚寒相搏，邪即结滞于外之皮肤矣。然浮因血虚，络者血所养也，虚则络空失养，无力御邪，邪乃不泻，盛于皮肤，其或左或右，与邪并者气多而缓，正之无病者，反气少而急，一急一缓，正邪相引，㖞僻不能如常人之遂意矣。此尚属皮肤近络之病也。若邪在络不去，则邪方入，卫气不得远，皮肤不仁，然犹在经脉之外；若在经，则邪入营脉之中，内骨外肉皆失所养故重着，然犹在躯壳之间。至入腑，腑邪必归于胃，胃为六腑之总司也，于是风入胃中，胃热必盛，蒸其津液，结为痰涎，气壅隧道，胃之支脉络心者，才有壅塞，即堵其神气出入之窍，故不识人。试观……按住颈间两人迎脉，气即壅逆不识人。人迎者，胃脉也，则不识人之由胃气壅，不信然哉。至入脏则诸脏受邪至盛，必并入于心而乱其神明，神明无主，则舌纵难言，廉泉开而流涎沫矣。

沈明宗：㖞僻者，邪犯阳明、少阳经络，口眼㖞斜是也。不遂者，半身手足不用也。周身之络，皆在肌肉皮肤之间，风邪痹于络脉，气血不行，则为不仁；羁持经气，不能周行运畅，即重不胜；邪入于腑，堵塞胸间，神机不能出入鉴明，则不识人；入于五脏，并凑于心，脏真不能灌溉于舌，即难言。

丹波元简：㖞僻不遂，《内经》所谓偏风、偏枯。《巢源》有风口㖞候，又有风偏枯、风身体手足不随、风半身不遂等候，即《外台》以下所谓瘫痪风也。肌肤不仁，《巢源》有风不仁候云：其状，搔之皮肤，如隔衣是也。重不胜，《巢源》有风腲腿候云：四肢不收，身体疼痛，肤肉虚满，骨节懈怠，腰脚缓弱，不自觉知。又有《风亸曳候》云：筋肉懈惰，肢体弛缓不收摄。盖此之类也。不识人，《内经》所谓击仆，《巢源》有风癔候云：其状奄忽不知人，喉里噫噫然有声。即卒中急风是也。舌难言，《内经》所谓痱俳，《巢源》有风舌强不得语候云：脾脉络胃夹咽，连舌本，散舌下，心之别脉，系舌本。今心脾二脏受风邪，故舌强不得语也。由以上数义观之，正知此条乃是中风诸证之一大纲领也。

尤在泾：寒虚相搏者，正不足而邪乘之，为风寒初感之证也。浮为血虚者，气行脉外而血行脉中，脉浮者，沉不足，为血虚也。血虚则无以充灌皮肤而络脉空虚，并无以捍御外气，而贼邪不泻，由是或左或右，随其空虚而留着矣。邪气反缓，正气即急者，受邪之处筋脉不用而缓，无邪之处正气独治而急，缓者为急者所引，则口目为僻，肢体不遂，是以左㖞者邪反在右，右㖞者邪反在左。然或左或右，则有邪正缓急之殊，而为表为里，亦有脏腑经络之别。经云：经脉为里，支而横者为络，络之小者为孙，是则络浅而经深，络小而经大，故络邪病于肌肤，而经邪病连筋骨，甚而入腑，又甚而入脏，则邪递深矣。盖神藏于脏而通于腑，腑病则神窒于内，故不识人。诸阴皆连舌本，脏气厥不至舌下，则机息于上，故舌难言而涎自出也。

丹波元坚：入腑入脏，其证似轻重相错，然细绎其理，不识人者，一时昏塞，暂时醒省，即卒中闭证之谓。舌难言，口苦涎，其病深固，必心神不收，而治难效者也。

〔评述〕

本条对中风病的病因、病机作了进一步论述。病因以“内虚邪中”立论，强调“寒虚相搏”；病机方面指出“络脉空虚，贼邪不泻”，“正气引邪，㖞僻不遂”。《灵枢·刺节真邪》说：“营卫稍衰，则真气去，邪气独留，发为偏枯。”仲景继承和发展了《内经》的思想。宋元时期，对于中风发病，刘河间主张“心火暴盛”，李东垣认为“正气自虚”，而朱丹溪认为由于“湿痰生热”所引起。三家之说，各有发挥，但都着重内因。明代张景岳，倡“非风”说，指出“本皆内伤积损颓败而然，原非外感风寒所致”。他以“凡此病者，多以素不能慎，或七情内伤，或酒色过度，先伤五脏之真阴”，说明中风发病之因；“阴亏于前，而阳损于后；阴陷于下，而阳乏于上，以致阴阳相失，精乏不交”，为中风致病之本；并引述《素问·调经论》“血之与气，并走于上，则为大厥”之论，正时人所谓卒倒暴仆之中风。清代叶天士进一步阐明“精血衰耗，水不涵木，木少滋荣，故肝阳偏亢”的发病机理。

从临床来看，“中风”有两种不同的证候，一种是和外感风寒密切相关的，也就是在正虚不能抗邪的基础上，风寒之邪稽留于肌表，中于经络，引起口眼㖞斜，如周围型面神经麻痹，仲景本条所论，与此种病甚相吻合。治疗方面，以祛除风寒、舒经活络为主。另一种则是以内因为主，脏腑气血虚衰，特别是心肝肾三脏气血虚衰，加之外因（包括外感风寒、情志所伤等）诱发，致阴阳失调、气血逆乱而发病，可以中经络，也可以入脏腑，出现口眼㖞斜、半身不遂、神志不清、舌蹇语涩、口中吐涎等表现，如各种脑血管意外，仲景在本条中提出的中经络轻证，以及中脏腑重证的表现，符合此种病情。至于究竟入何脏何腑？仲景未明确指出，注家有提出心、胃的，后世有强调肝、肾的，而临床辨证论治，皆以分闭证和脱证为主进行抢救，待恢复期，后遗半身不遂、口眼㖞斜等证，则又治以祛风、活血、通络为主，符合仲景前条所提出的经脉痹阻不通之旨。

本条仲景提出的中风病的发展过程，由皮肤，中经络，再入脏腑，也是发挥了《内经》的思想。《素问·皮部论》：“是故百病之始生也，必先于皮毛，邪中之则腠理开，开则入客于络脉，留而不去，传入于经，留而不去，传入于腑，廪于肠胃。”《素问·阴阳应象大论》：“故邪风之至，疾如风雨，故善治者治皮毛，其次治肌肤，其次治筋脉，其次治六腑，其次治五脏，治五脏者，半死半生也。”仲景此条由邪在皮肤，渐入经络，再中脏腑，也就是病势由浅入深、由轻变重之意，临床上究竟犯何经何络、何脏何腑，当根据证候辨之。

〔原文〕

侯氏黑散　治大風，四肢煩重，心中惡寒不足者。

菊花四十分　白术十分　細辛三分　茯苓三分　牡蠣三分　桔梗八分　防風十分　人參三分　礬石三分　黄芩五分　當歸三分　乾姜三分　芎藭三分　桂枝三分

上十四味，杵爲散，酒服方寸匕，日一服。初服二十日，温酒調服，禁一切魚肉、大蒜，常宜冷食，六十日止，即藥積在腹中不下也。熱食即下矣，冷食自能助藥力。

〔校勘〕

《外台秘要》治风癫。

〔方解〕

本方主治中所谓的“大风”，注家或指为卒倒后的中风证，或指为直侵肌肉脏腑的大风。从方药推测本方的主治证候，可能为中风的轻证或后遗症，故方中以祛风养血、消痰降逆之品为主，佐以健脾之药，扶助中气，通过长期服用，以达填补镇静之效。

本方以菊花、防风驱表里之风，佐参、苓、归、芎补气血之虚，白术化湿，桔梗涤痰，且舟楫邪气得去，牡蛎开结，矾石化痰除湿、固涩填窍，借桂枝引导诸药达于四肢，黄芩专清风化之热，干姜、细辛温化，助桂、防以开寒热之痹，细辛又祛风而通心肾之气，以温酒助药力并引诸药至周身经络。

至于本方的出处，据《金匮玉函要略辑义》云：“此方主疗文法，与前后诸条异，先揭方名，而后治云云者，全似后世经方之例，故程、尤、《医宗金鉴》并云宋人所附。然《诸病源候论·寒食散发候》云：仲景经有侯氏黑散，《外台秘要》风癫门载本方，引《古今录验》，无桔梗，有钟乳、矾石。方后云：张仲景此方，更有桔梗八分，无钟乳、矾石，乃知此方隋唐之人以为仲景方，则非宋人所附较然矣。”丹波元简此说，可供参考。

〔选注〕

沈明宗：直侵肌肉脏腑，故为大风。邪困于脾，则四肢烦重；阳气虚而风未化热，则心中恶寒不足，故用参、术、茯苓健脾安土，同干姜温中补气，以菊花、防风能驱表里之风，芎䓖宣血养血为助，桂枝引导诸药而开痹着，以矾石化痰除湿，牡蛎收阴养正，桔梗升提邪气，而使大气得转，风邪得去，黄芩专清风化之热，细辛祛风而通心肾之气相交，以酒引群药到周身经络为使也。

徐忠可：此为中风家夹寒而未变热者，治法之准则也。谓风从外入夹寒作势，此为大风，证见四肢烦重，岂非四肢为诸阳之本，为邪所痹而阳气不运乎？然但见于四肢，不犹愈体重不胜乎？证又见心中恶寒不足，岂非渐欲凌心乎？然燥热犹未乘心，不犹愈于不识人乎？故侯氏黑散用参、苓、归、芎补其气血为君；菊花、白术、牡蛎养肝脾肾为臣；而加防风、桂枝以行痹着之气，细辛、干姜以驱内伏之寒，兼桔梗、黄芩以开提肺热为佐；矾石所至，却湿解毒，收涩心气，酒力运行周身为使。庶旧风尽出，新风不受，且必为散酒服至六十日止，又常冷食使药积腹中不下。盖邪渐侵心，不恶热而恶寒，其由阴寒可知。若胸中之阳不治，风必不出，故先以药填塞胸中之空窍，壮其中气，而邪不内入，势必外消，此即《内经》所谓塞其空窍，是为良工之理；若专治其表里，风邪非不外出，而重门洞开出而复入，势将莫御耳。

尤在泾：此方亦孙奇等所附，而去风除热，补虚下痰之法俱备，以为中风之病，莫不由是数者所致云尔，学者得其意，毋泥其迹可也。

〔评述〕

尤在泾由本方悟出治中风病诸法：祛风、清热，补虚、祛痰，实概括了治疗中风的原则，可谓深得要领，后世治疗中风的大法亦不外乎此。又以方测证，风、热、虚、痰也是后世对中风病因病理认识的概括。据赵锡武老中医经验，本方可作为半身不遂善后方。如无大便干、热象时，血压已降，高血压症状已减，留麻木无力、屈而不伸、臂不能举等后遗症，可用本方。病愈后，还可用本方巩固疗效。

又本方菊花量独重，提示我们治疗中风轻证或后遗症要重用菊花。

〔原文〕

寸口脉遲而緩，遲則爲寒，緩則爲虚。營緩(1)則爲亡血(2)，衛緩(3)則爲中風。邪氣中經，則身癢而瘾疹(4)；心氣不足(5)，邪氣入中(6)，則胸滿而短氣。

〔词解〕

（1）营缓：指脉沉缓，说明营不足。

（2）亡血：在此应作血虚理解。

（3）卫缓：指脉浮缓，表示卫虚中风。

（4）瘾疹：即风疹，其病常突然发作，起伏无定，因与风病性质相似，故类述于此。

（5）心气不足：指胸中正气不足。

（6）入中：谓邪不外泄而内传。

〔释义〕

本条分两段，从“寸口脉迟而缓”至“卫缓则为中风”为第一段，论述中风的病机；“邪气中经”以下为第二段，论述风疹的病机。

寸口见到迟而缓的脉象，迟脉属寒，缓脉属虚，示营卫气血不足，营虚则血不足，故曰“营缓则为亡血”；卫虚则卫外机能减弱，易受外邪，所以说“卫缓则为中风”。总之，营卫不足，表气不固，故易中风邪。

风寒之邪，乘营卫气血之虚而侵入，病重的可发为中风，其病机与上条相同；病轻的亦发风疹类疾患，身体奇痒，起伏无定。瘾疹身痒，是风邪外泄的现象，并非坏事；如正气不足，无力抗邪，则邪不外泄，反向内传，就会出现胸闷、短气等证，临床风疹病情较重者，往往伴发胸闷及自觉呼吸不畅。《素问·至真要大论》云：“诸痛痒疮，皆属于心。”胸中为表之里，心肺所居，邪气内传，影响心肺，故胸闷短气。

总之，本条说明营卫气血不足的人，易为风寒侵袭，既可引起中风，亦可发为风疹。本条和上条病机相似，而脉证不同，说明营卫气血不足与经络空虚，皆为中风的内在因素。

〔提要〕

本条论述中风和瘾疹的发病机制。

〔选注〕

沈明宗：此卫阳气虚而招风中也，寸口脉迟者，真阳气虚，阴寒气盛，故曰迟则为寒。正气虚而受风，脉则缓而不紧，故曰缓则为虚。然缓在二辨，若见亡血，为缓在内，气虚不摄，则内病亡血；若见中风，为缓在外，乃阳虚卫弱而招风中。若营卫未至大虚，邪气不能内入，持于经络，风血相搏，风邪主病，则发身痒瘾疹，邪机外出之征，即风强而为瘾疹是矣。若心气不足，正不御邪，进而扰乱于胸，大气不转，津液化为痰涎，则胸满短气，是心肺中风为病也。盖贼风内入，最怕入心乘胃而成死证。

尤在泾：迟者行之不及，缓者至而无力，不及为寒，而无力为虚也。沉而缓者，为营不足，浮而缓者，为卫中风，卫在表而营在里也。经不足而风入之，血为风动则身痒而瘾疹；心不足而风中之，阳用不布，则胸满而短气，经行肌中而心处胸间也。

徐忠可：此段主一缓字，言中风之偏于风者，而有浅深之不同也，谓寸口脉迟，夹微寒也，缓本风脉，并迟而见，则为风虚，于是缓在荣，为血不充而亡；缓在卫，为气搏风而不鼓。邪既属风，所以中经则身痒而瘾疹。即水气篇曰：风强则为瘾疹，身体为痒，痒者为泄风，心气不足。即五脏风寒篇曰：心伤者其人劳倦之谓也，入中则胸满而短气。即胸痹篇曰：胸痹胸中气塞短气之谓也。

黄元御：寸口脉迟而缓，迟则为血气之寒，缓则为荣卫之虚。荣缓则为里，虚而亡血；卫缓则为表，虚而中风。邪气中于经络，风以泄之，而卫气愈敛，闭遏营血不得外达，则身痒而瘾疹，痒则气欲行而血不行也。血郁外热发于汗出之处，则成红斑。卫气外敛不能透发，红点隐见于皮肤之内，是为瘾疹。营气幽郁不得畅泄，是以身痒。若心气不足，邪气乘虚而入，壅遏中气，则胸胁胀满而短气不舒也。

丹波元简：《医方集成》云：有中之轻者在皮肤之间，言语微謇，眉角牵引，遍身疮癣，状如虫行，目旋耳鸣，亦谓邪气中经也。

〔评述〕

寸口脉象迟而缓，说明营卫不足，表气不固，易中风邪，重者即发为中风病，其证候见前两条；轻者可发为风疹一类疾患，表现为身痒、瘾疹，甚至胸满、短气。风邪中经络，卫气愈敛，闭遏营血不得外达，则身痒而瘾疹，若胸中正气不足，风邪内传影响心肺，则胸闷而短气。临床上，荨麻疹、风疹、过敏性紫癜等疾患，往往是在营卫气血不足的基础上外感风邪，出现身痒而瘾疹，起伏无定，重者也可见胸闷及呼吸困难。所以，可认为此条主要是指这一类疾患，由于其发病突然，证候变化起伏无定，与风的特性“善行数变”相类似，故也列入中风篇。治疗方面，祛风养血通络，也的确有效。这类疾患和前两条提出的表现为口眼㖞斜、半身不遂，甚至神志不清的“中风病”相类似，但也有区别。类同之处：发病都是在营卫气血不足的基础上外感风寒之邪；都有发病急、变化快等特点；治疗方面，以祛风养血通络为主。不同之处：前两条所述的“中风病”病位较深入，从皮肤──→经络──→脏腑，本条所述的“身痒瘾疹”，主要在皮肤营卫；在病机方面，前者以脏腑功能失调的内因为主，后者则主要和外感风邪直接有关；证候方面，前者重，后者轻；治疗方面，后者重在调和营卫，前者要先按闭证、脱证抢救，然后重在调理脏腑功能失调。后世医家对中风病的认识逐步明确，把本条指出的“身痒瘾疹”一类疾患称为“外风”，把前两条指出的半身不遂、神志不清的疾患称为“类中风”、“内风”。

沈明宗将本条分为前后两部分注释，前述中风病机，后述瘾疹病机；黄坤载对“身痒而瘾疹”机制的阐述，沈明宗、尤在泾对“胸满而短气”的注释，丹波元简引《医方集成》指出“身痒而瘾疹”为中风轻者在皮肤之间，这些认识均较符合条文精神。

〔原文〕

風引湯　除熱癱癇。

大黄　乾姜　龍骨各四兩　桂枝三兩　甘草　牡蠣各二兩　寒水石　滑石　赤石脂　白石脂　紫石英　石膏各六兩

上十二味，杵，粗篩，以韋囊[1]盛之。取三指撮，井花水[2]三升，煮三沸，温服一升。

〔原注〕

治大人风引，少小惊痫瘈疭，日数十发，医所不疗，除热方。巢氏云：脚气宜风引汤。

〔词解〕

(1) 韦囊：为皮革所制的盛药器。古无瓷瓶装散，药盛于韦囊，便于携带。

(2) 井花水：为井泉水在平旦最先汲者，取洁净之意。

〔方解〕

本方为下热清热、重镇息风之剂。方中以诸石重镇之品为主，辅以龙牡之潜纳，大黄之泻下，使热极上盛之风得以平息，更佐以桂枝、干姜之温，以制诸石之寒。治疗属实证之热瘫痫者，临床有用来治疗痫病之属于痰火者及小儿高热惊痫者。中风之由于肝阳亢盛、虚风内动者，加减使用，亦可取法。

对于本方的出处，尚有争论，有人认为是宋人所附，但丹波元简考证为仲景之方。

〔选注〕

沈明宗：热风而乘血虚中人，邪正相搏，木火互征，风化为热，则心热炽盛，血脉痹着，故成热瘫痫也。是以大黄下彻心脾之热，龙牡收摄心肾相交，牡蛎用寒水石济水之主而镇阳光，赤白二脂、紫石英以养心脾之正，石膏专清风化之热，滑石以利窍通阳，桂枝、甘草和营卫而祛风外出，然以大黄、石膏、牡蛎、寒水石诸寒药为君者，因时令热风之制，恐寒凉太过致伤胃气，故用干姜温中为佐。巢氏治脚气，因其药性下达，龙牡收镇心肾故也。

尤在泾：此下热清热之剂，孙奇以为中风亦从热起，故特附于此欤？中有姜、桂、石脂、龙、牡者，盖以涩驭泄，以热监寒也。然亦猛剂，用者审之。

丹波元简：按此方，亦非宋人所附。《外台》风痫门引崔氏甚详，云：疗大人风引，少小惊痫瘈疭，日数十发，医所不能疗，除热镇心，紫石汤（方与本方同）右十二味，捣筛，盛以韦囊，置于高凉处。大人欲服，乃取水二升，先煮两沸，便内药方寸匕，又煮取一升二合，滤去滓，顿服之；少小未满百日，服一合，热多者，日二三服，每以意消息之。永嘉二年，大人小儿频行风痫之病，得发倒不能言，或发热，半身掣缩，或五六日，或七八日死。张思唯合此散，所疗皆愈。此本仲景《伤寒论》方，《古方录验》范汪同。由此观之，风引，即风痫掣引之谓，而为仲景之方甚明。但“除热瘫痫”四字，义未允，刘氏《幼幼新书》作“除热去瘫痫”。楼氏《纲目》作“除热癫痫”。其改瘫作癫，于理为得矣。

〔评述〕

本方以清热、重镇、息风为主。对于“治热瘫痫”诸家意见不一，有谓治疗热引起中风的，有谓治疗热引起痫的。笔者意见，本方既治属热的惊痫瘈疭，也治属热的中风，此即“热瘫痫”之义也。据赵锡武老中医经验，本方可治中风后遗症，以半身不遂为主。兼血压高者，用本方加磁石、龟板、鳖甲、生铁落。

〔原文〕

防己地黄湯　治病如狂狀，妄行，獨語不休，無寒熱，其脉浮。

防己一錢　桂枝三錢　防風三錢　甘草二錢

上四味，以酒一杯，浸之一宿，絞取汁；生地黄二斤，㕮咀，蒸之如斗米飯久，以銅器盛其汁；更絞地黄汁，和，分再服。

〔方解〕

此方为养血息风之剂。方中重用生地黄二斤之多，又蒸绞浓汁，是侧重养血之意，其余防己等四味，分量极轻，又系渍取清汁，是轻而又轻，将祛风药放在养血药中，是治血中之风，全方体现了治风先治血之旨。风何以入血？因血虚而受，从虚化热，扰乱心神，致如狂状妄行、独语不休。“无寒热，其脉浮”，可知浮脉在此不主外感表证，乃是血虚夹风热的表现。血虚夹风热上扰，神明错乱，而见精神症状。病从风而得，自应驱风为治，但血虚化热不容风药温燥；如纯养阴补虚，又将逗留风邪。于是兼筹并顾，使风去血宁，狂妄可止，立法轻灵，耐人寻味。此方主治血虚及阴虚的风病，开拓了养血息风的先河，后世地黄饮子、犀角地黄汤等，都是在此基础上发展而来的。

此方是否为仲景所拟，尚不可知。《千金要方·风眩门》载：“治言语狂错，眼目霍霍，或言见鬼，精神昏乱，防己地黄汤方。防己二两，甘草二两，桂心、防风各三两，生地黄五斤（别切，勿合药渍。疾小轻，用二斤）。上五味，㕮咀，以水一升，渍之一宿，绞汁，着一面，取其滓，着竹箦上，以地黄着药滓上，于五斗米下蒸之，以铜器盛取汁，饭熟，以向前药汁合绞取之，再分服。”

本方以铜器盛其汁，系因生地忌铁，宜用铜器。

〔选注〕

徐忠可：此亦风之并入于心者也。风升必气涌，气涌必滞涎，滞涎则留湿，湿留壅火，邪聚于心，故以二防、桂、甘去其邪，而以生地最多，清心火凉血热，谓如狂状，妄行独语不休，皆心火炽盛之证也。况无寒热，则知病不在表，不在表而脉浮，其为火盛血虚无疑耳。后人地黄饮子、犀角地黄汤等，实祖于此。

尤在泾：狂走谵语，身热脉大者，属阳明也。此无寒热，其脉浮者，乃血虚生热，邪并于阳而然。桂枝、防风、防己、甘草，酒浸取汁，用是轻清，归之于阳，以散其邪；用生地黄之甘寒，熟蒸使归于阴，以养血除热。盖药生则散表，熟则补衰，此煎煮法，亦表里法也。

徐大椿：生渍取清汁，归之于阳，以散邪热；蒸取浓汁，归之于阴以养血；此皆治风邪归附于心而为癫痫惊狂之病，与中风风痹自当另看。又云：此方他药轻，而生地独重，乃治血中之风也，此等法最宜细玩。

〔评述〕

本方主治血虚夹风热之证，养血以息风。方后所云“治病如狂状，妄行，独语不休”，系以精神症状为主，虽未明确提出治疗中风，但中风有此证者，亦可应用。宗养血息风之旨，《宣明论方》地黄饮子，将其发展，用以治中风脱证，肾阴大亏，虚阳浮越，足冷面赤者；亦治中风后遗舌喑不语，属肾虚精气不能上承者。

〔原文〕

頭風摩散方

大附子一枚（炮）　鹽等分

上二味爲散。沐了[(1)]，以方寸匕，已摩疾上[(2)]，令藥力行。

〔词解〕

(1) 沐了：洗完头。

(2) 已摩疾上：已，作只字讲。只摩于患病部位上面。

〔方解〕

本方为外用剂，附子通阳散寒止痛，食盐祛皮肤风邪，适用于发作性的寒性头痛。此方即属于本书第一篇第二条所说的“膏摩”法。

本方亦见载于《千金要方・卷十三・头面风门》及《外台秘要・卷十五・头风及头痛门》。

〔选注〕

沈明宗：头风用摩散者，乃寒风入于经络，故用附子味辛大热，摩其患处以散寒，盐能引入血分祛邪故也。

张路玉：头风摩散治中风㖞僻不遂，专取附子以散经络之引急，食盐以治上盛之浮热，《千金》借此治头面一切久伏之毒风也。

陈修园：此言偏头风之治法也。附子辛热以劫之，盐之咸寒以清之，内服恐其助火，火动而风愈乘其势矣。兹用外摩之法，法捷而无他弊，且躯壳之病，《内经》多用外治，如马膏桑钩及熨法皆是。

〔原文〕

寸口脉沉而弱，沉即主骨，弱即主筋，沉即爲腎，弱即爲肝。汗出入水中，如水傷心[(1)]，歷節黄汗出[(2)]，故曰歷節。

〔词解〕

(1) 如水伤心：心主血脉，如水伤心，犹言水湿伤及血脉。

(2) 历节黄汗出：这里的黄汗指历节病的一个症状，是关节部位溢出的黄汗，或关节局部感染的黄色渗出液，与黄汗病的黄汗遍及全身者不同。

〔释义〕

寸口脉沉而弱，沉为病在里，主肾气不足，肾主骨，故曰“沉即主骨”、“沉即为肾”；

弱为肝血不足，因肝藏血，肝血不足，所以脉弱，又肝主筋，故曰“弱即主筋”、“弱即为肝”。寸口脉沉而弱，说明肝肾不足是历节病发生的内在原因。

由于肝肾气血不足，汗出腠理开泄，复因汗出入水，寒湿乘虚内侵，伤及血脉，浸淫筋骨，流入关节，影响气血运行，致周身关节疼痛，痛处肿大，溢出黄汗，或关节局部感染出现黄色渗出液，这就是历节病。

〔提要〕

本条论述肝肾不足、寒湿内侵的历节病。

〔选注〕

程林：《圣济总录》曰：历节风者，由血气衰弱，为风寒所侵，血气凝涩，不得流通，关节诸筋，无以滋养，真邪相搏，所历之节悉皆疼痛，或昼静夜发，痛彻骨髓，谓之历节风也。节之交三百六十五，十二筋皆结于骨节之间，筋骨为肝肾所主，今肝肾并虚，则脉沉弱。风邪乘虚淫于骨节之间，致腠理疏而汗易出。汗者心之液，汗出而入水浴，则水气伤心，又流入关节交会之处，风与湿相搏，故令历节黄汗而疼痛也。

沈明宗：此肝肾虚而伤水病历节黄汗之因也。经以两手寸关尺皆为寸口，此寸口者，即两手脉沉而弱也。沉为肾气不足而主骨，弱为肝血虚而主筋；然肝肾气血不足，则寸口脉沉而弱，肾虚盗汗出入水，水湿伤而流于关节筋骨之间，为邪在表，则病历节而不病黄汗；或内入伤营，为入水伤心则病黄汗矣。然伤邪虽一，病分表里不同，此总结为历节黄汗出，故又曰历节也。盖观之下文，是非尽属外邪所致，或饮酒内湿，或汗出当风，风寒湿内外相合成痹……读者详之。

尤在泾：此为肝肾先虚而心阳受郁，为历节黄汗之本也。心气化液为汗，汗出入水中，水寒之气从汗孔入心，外水内火，郁为湿热，汗液则黄，浸淫筋骨，历节乃痛。历节者，遇节皆痛也。盖非肝肾先虚，则虽得水气，未必便入筋骨；非水内侵，则肝肾未虚，未必便成历节。仲景欲举其标而先究其本，以为历节多从虚得之也。又水气篇中云，黄汗之病，从汗出入水中浴，水从汗孔入得之，合观二条，知历节、黄汗为同源异流之病，其瘀郁上焦者则为黄汗，其并伤筋骨者则为历节也。

唐容川：汗出入水，水从汗孔入，是入膜腠膏油之间，蒸发脾土之色，则为黄汗，不为历节也。以水居气分之间，不干血分，故不发痛；唯水伤血分，血凝而气不得通，始发痛，故此云如水伤心历节痛。心主血脉，血分阻而不通，则历节痛，与黄汗之水入膜腠者不同。虽亦有兼黄汗者，然使其不伤血分，决不作痛。黄汗之与历节，其分别处正在血分气分之不同也。按下文言风血相搏，则知历节总属血分，有黄汗出者，乃兼气分者也。

〔评述〕

本条以寸口脉沉而弱说明肝肾不足是历节病的内因，汗出入水中为历节病的外因。其说汗出入水，仅是举例之论，其他如触冒风雨、寝处湿地、露天就寝等，皆可成为本病的外因，但一定要在肝肾内虚的基础上才能发为历节病。肝主筋，肾主骨，《灵枢·终始》曰：“屈而不伸者，其病在筋；伸而不屈者，其病在骨。”反之，肝肾不虚，虽汗出入水中，也不一定就发病。《灵枢·百病始生》所说的“卒然逢疾风暴雨而不病者，盖无虚”，就是很好的说明。

本条提到的历节黄汗出，是指历节病在关节部位溢出黄汗。尤在泾释其原因为汗为心液，汗出入水，水寒之气从汗孔入心，外水内火，郁为湿热，汗液则黄，可资借鉴。唐容川解释的黄汗在气分、历节在血分，可作为参考。

〔原文〕

趺陽脉[1]浮而滑，滑則穀氣實，浮則汗自出。

〔词解〕

（1）趺阳脉：为胃脉，诊在足阳明胃经的冲阳穴。冲阳穴在足跗上五寸骨间动脉处。

〔释义〕

趺阳脉用以候胃气。趺阳脉滑为“谷气实”，“谷气实”表示胃热盛，脉浮为风象，风性疏泄，腠理易于开发，为热盛而腠理开泄，故汗自出。

〔提要〕

本条论述胃有蕴热、外感风湿的历节病。

〔选注〕

尤在泾：趺阳脉浮者，风也；脉滑者，谷气盛；汗出于谷，而风性善泄，故汗自出。

徐忠可：此即言历节因风湿，其在胃在肾不同，而皆因饮酒汗出当风所致，乃历节病之因于风者也。谓趺阳脾胃脉也，滑为实，知谷气实，浮为热盛，故汗自出；然谷何以不行而实，岂非酒湿先伤之乎？谓何以致热，岂非风搏其湿乎？

沈明宗：此诊趺阳则知胃家内湿招风为病也。趺阳脉浮，浮为风邪入胃，滑属水谷为病，此显脉浮而滑者，乃素积酒谷湿热招风为谷气实；然内湿外风相蒸，风热外越，津液随之，故汗自出也。

《医宗金鉴》：趺阳，胃脉也；谷气，胃气也。浮则为风外搏，滑则为胃实热。风热蒸于肌肤之间，故汗自出。此发明黄汗亦有因风热之义也。

〔评述〕

本条各注家意见不一。徐忠可、沈明宗释为以趺阳脉浮而滑论述胃蕴湿热而外感风湿致成历节病。尤在泾释为趺阳脉浮乃外感风邪，滑为谷气盛，由于谷气充盛，所以虽感风邪，也能够通过汗出而排除，可以不病历节。《医宗金鉴》释为黄汗亦有因风热而成者。

本条语气未完，疑有脱简。在“浮则汗自出”之下，当有汗出入水中，或汗出当风，内热与外邪相搏，形成历节痛或不可屈伸等语。

〔原文〕

少陰脉[1]浮而弱，弱則血不足，浮則爲風，風血相搏，即疼痛如掣。

〔词解〕

（1）少阴脉：为肾脉，在足内踝后跟骨上动脉陷中，即太溪穴。

〔释义〕

少阴脉为肾脉，少阴脉弱，是精血不足的表现；脉浮者，为风邪外侵的表现。精血不足，风邪乘袭，则营血愈耗，不能濡养筋骨。由于风血相搏，邪正相争，所以关节掣痛。

〔提要〕

本条论述肾虚精血不足、风邪外侵的历节病。

〔选注〕

尤在泾：风血相搏者，少阴血虚而风复扰之，为疼痛如掣也。趺阳、少阴二条合看，知阳明谷气盛者，风入必与汗偕出；少阴血不足者，风入遂着而成病也。

程林：少阴肾脉也，诊在太溪。若脉浮而弱，弱则血虚，虚则邪从之，故令浮弱。风血相搏，则邪正交争于筋骨之间，则疼痛如掣。

徐忠可：若少阴脉左尺也，主肾主阴，弱则阴不强，故知血不足；肾脉本沉，无故而浮，故知为风。风血相搏，而邪与正争，故疼痛如掣，有似抽掣也。然风何以得至少阴，岂非因酒湿夹风而乘之乎。

《医宗金鉴》：李彣曰：风在血中，则慓悍劲切，无所不至，为风血相搏。盖血主营养筋骨者也，若风以燥之，则血愈耗而筋骨失所养，故疼痛如掣。昔人曰：治风先养血，血生风自灭，此其治也。

〔评述〕

此条各注家意见基本一致，其精神如释义部分所述。《医宗金鉴》引李彣所云，从本条悟出“治风先养血，血生风自灭”的治则，对临床有指导意义。如独活寄生汤治肝肾两亏、气血两虚的风寒湿痹，方中即用四物汤和营养血。

〔原文〕

盛人[(1)]脉澀小，短氣自汗出，歷節疼不可屈伸，此皆飲酒汗出當風所致。

〔词解〕

(1) 盛人：身体肥胖之人。

〔释义〕

身体肥胖之人，湿盛体质，气血一般旺盛，脉应滑大，反见脉涩小，可知病人外形虽然丰盛，内部湿盛阳虚。由于湿盛于内，阳气虚衰，故脉搏动无力而呈涩小。阳气不足，所以短气。阳气不能固外，所以自汗出。此因饮酒出汗，汗出则腠理开，外风容易侵入，况且盛人湿本有余，风入与湿内外相搏，流于关节之节，阻碍气血运行，所以关节疼痛不可屈伸。

〔提要〕

本条论述盛人素体湿盛，饮酒汗出当风所致的历节病。

〔选注〕

赵以德：肥人本多气多血，其脉充盛，今反涩，由其血不足也，小者气衰也。由饮酒所致，盖因酒湿热有毒，饮之过则伤卫伤荣，迫津为汗，汗出当风，乘虚入客，与卫相干，则短气自汗出；入伤筋骨，则历节疼痛，不可屈伸。

徐忠可：若盛人，肥人也。肥人湿多，脉得涩小，此痹象也。于是，气为湿所搏而短，因风作而使自汗，气血为邪所痹，而疼痛不可屈伸。然肥人固多湿，何以脉骤涩小，岂非酒湿困之乎？何以疼痛有加而汗出不已，岂非湿而夹风乎？脉证不同，因风则一，故曰：此皆饮酒汗出当风所致。

魏念庭：盛人者，肥盛而丰厚之人也。外盛者中必虚，所以肥人多气虚也，气虚必短气，气虚必多汗，汗出当风入筋骨之间，遂历节疼痛之证见矣。

尤在泾：盛人脉涩小短气者，形盛于外而气歉于内也。自汗出，湿复盛也。缘酒客湿本内积，而汗出当风，则湿复外郁，内外相召，流入关节，故关节痛不可屈伸也。合三条观之，汗出入水者，热为湿郁也；风血相搏者，血为风动也；饮酒汗出当风者，风湿相合也。历节病因有是三者不同，其为从虚所得则一也。

〔评述〕

本条脉涩小，徐忠可释为"痹象"，赵以德和尤在泾释为气血不足，按下文短气、自汗出等症状，显然为阳虚气不足之象，可见是肥人湿盛而阳虚气不足的表现。历节疼不可屈伸，赵以德、魏念庭均指出是风湿内搏入伤筋骨。不通则痛，由于阳虚气血不足，再加风湿内搏，导致气血运行受阻，故历节疼痛剧烈而不可屈伸。

尤在泾指出合前三条观之，"历节病因有是三者不同，其为从虚所得则一也"。此四条指出历节的病因分内因、外因两方面，内因以虚为主，如肝肾不足、阴血先亏、盛人阳虚以及胃蕴湿热。外因以风寒湿为主，如汗出入水、风邪侵入、汗出当风等。决定历节发病与否的关键在于内因之虚，特别是肝肾之虚，这对指导临床实践很有意义。

仲景继承了《内经》内因为主的发病学说。历节属痹证的一种，《素问·痹论》云："风寒湿三气杂至，合而为痹也。"《灵枢·百病始生》云："风雨寒热不得虚，邪不能独伤人，卒然逢疾风暴雨而不病者，盖无虚，故邪不能独伤人。此必因虚邪之风，与其身形，两虚相得，乃客其形。"历节病正是在肝肾气血不足的基础上，风寒湿等外邪入侵而发病的，故肝肾气血不足是发病的关键。

综合四条来看，虽同是历节病，但因体质不同，病情亦有虚实。如肝肾先虚，脉象沉弱；湿热交蒸，脉浮滑；少阴不足，脉象浮弱；阳气素虚，脉涩小。总之，沉弱、浮弱、涩小俱为虚证，浮滑则为实证。这里仲景既从脉象来说明病因病机，又是教人从脉辨证、从证审治的方法。

〔原文〕

諸肢節疼痛，身體尫羸(1)，脚腫如脱(2)，頭眩短氣，温温(3)欲吐，桂枝芍藥知母湯主之。

桂枝芍藥知母湯方

桂枝四兩　芍藥三兩　知母四兩　麻黄二兩　生姜五兩　白术五兩　甘草二兩　防風四兩　附子二兩（炮）

上九味，以水七升，煮取二升，温服七合，日三服。

〔词解〕

(1) 尫羸：尫羸（wāng léi，音汪雷），指身体瘦弱。《脉经》作"魁瘰"，形容关节肿大。二者可以结合起来，历节病人大多身体瘦弱而又关节肿大。

(2) 脚肿如脱：形容脚肿之甚，外观犹如瓜熟将落之状，故名。

(3) 温温：作蕴蕴解，谓心中郁郁不舒。

〔释义〕

风湿侵袭于筋骨，流注于关节，阳气不能外达，气血流通受阻，故周身关节疼痛肿大。风湿蕴结，正气日衰，邪气益盛，所以身体逐渐消瘦。脾阳失运，湿热下注，湿胜则肿，故两脚肿重如脱。风湿上犯，阳气痹阻，故头眩短气。湿阻中焦，胃气不和，则温温欲吐。所以用桂枝芍药知母汤通阳行痹、祛风除湿。

〔方解〕

桂枝芍药知母汤，以桂枝通阳达四肢，芍药定痛，知母消肿为主，佐以麻黄、防风以祛风逐湿，生姜和胃降逆止呕，附子通阳散寒止痛，白术健脾胜湿，甘草和中。以桂枝、麻黄、防风通阳祛风，以解其表；芍药、知母、甘草养阴清热，以和其里；桂枝、麻黄配白术，能除表里之湿；白术、附子合用，温经除湿止痛。从剂量看，因脚肿如脱，所以重用白术；因温温欲吐，所以重用生姜，以使在里的湿毒外出达表而解。

〔提要〕

本条论述风湿历节的证治。

〔选注〕

赵以德：此风寒湿痹其荣卫、筋骨、三焦之病。头眩短气，上焦痹也；温温欲吐，中焦痹也；脚肿如脱，下焦痹也；诸肢节疼痛，身体魁羸，筋骨痹也。《韵书》以魁为火，以羸为筋结也。然湿多则肿，寒多则痛，风多则动，故用桂枝治风，麻黄治寒，白术治湿，防风佐桂枝，附子佐麻黄、白术。其芍药、生姜、甘草，亦和发其荣卫，如桂枝汤例也。知母治脚肿，引诸药祛邪益气力，附子行药势为开痹大剂，然分量多而水少，恐分其服而非一剂也。《三因方》云：每服四钱。

徐忠可：此言历节病由风湿外邪而兼肝肾俱虚之方也。谓诸肢节疼痛湿流关节也，因而身体为邪所痹则尫羸，湿从下受，亦或自上注之，总是湿喜归下，故脚肿如脱；肾虚夹风故头眩；卫气起于下焦，肾元既亏，三焦无主，致太阳与阳明相牵制为病，故胃气欲下行，而太阳掣其气在上，太阳欲上行而胃湿相搏不利，故短气温温欲吐。用桂枝汤去枣加麻黄以助其通阳，加白术、防风以伸脾气，加知母、附子以调其阴阳。谓欲制其寒，则上之郁热已甚；欲治其热，则下之肾阳已痹，故并加之耳。

沈明宗：此久痹而出方也。肢节疼痛，邪气痹于骨节表里之间，而脾主肌肉，胃为表里，胃受痹邪，脾气亦不充于肌肉，故身体尫羸；风湿下流，脚肿如脱；上行则头眩短气；扰胃则温温欲吐。乃脾胃肝肾俱虚，足三阴表里皆痹，难拘一经主治，故用桂枝、芍药、甘、术调和营卫，充益五脏之元；麻黄、防风、生姜开腠行痹而驱风外出；知母保肺清金以使治节。经谓风寒湿三气合而为痹，以附子行阳燥湿除寒为佐也。

尤在泾：诸肢节疼痛，即历节也。身体尫羸，脚肿如脱，形气不足而湿热下甚也；头眩短气，温温欲吐，湿热且从下而上冲矣，与脚气冲心之候颇同。桂枝、麻黄、防风散湿于表；芍药、知母、甘草除热于中；白术、附子祛湿于下，而用生姜最多，以止呕降逆，为湿热外伤肢节而复上冲心胃之治法也。

丹波元简：历节即痹论所谓行痹、痛痹之类，后世呼为痛风，《三因》、《直指》称白虎历节风是也。盖风寒湿三气杂至合而所发，痛久则邪盛正弱，身体即尩羸也。

〔评述〕

1. 风湿历节的病因病机

对于本病的发生，有的注家认为由于风寒湿痹，有的认为由于湿热所致。从本条所述证候及方剂应用来看，病因以风湿为主，表现寒热错杂，所罹脏腑以肾肝脾肺为主。肝主筋、肾主骨，肝肾内虚是历节的内因，脾虚不运则湿胜而肿，肺气不宣表气不固而营卫不和。在此基础上，风湿之邪外侵，流注关节，气血受阻而成历节。所以用桂枝加附子汤调和营卫而温补肝肾，白术健脾除湿，麻黄、防风宣肺。从寒热而言，本条证候为寒热错杂，因肝肾内虚为本，临床往往以肝肾阴虚多见，表现为腰膝酸软、舌红、口渴、尿赤等；又因风寒之邪外侵，以及脾阳虚，患者多见怕冷（遇寒历节即痛）、脚肿、短气消瘦等。仲景在此方中用桂枝、附子、麻黄通阳温经，同时用知母、芍药养阴清热，是为寒热并用。以药测证，当属寒热错杂之证。临床以此方治疗寒热错杂的风湿性关节炎、类风湿性关节炎，每获较好疗效。

方中术、附合用，是仲景治风湿性疾患的一个特点，也见于《伤寒论》白术附子汤、甘草附子汤。临床上，对风湿病肌肉或关节疼痛，每有良效。

本方中桂枝、麻黄与白术合用，既能发汗除表湿，又能健脾除里湿，同时祛风。方中含有桂枝汤，可以调和营卫，临床所见历节病多在发作时伴有发热恶寒的证候，正为其所宜。

本方重用白术，除能健脾外，还有明显的利水除湿作用。

2. 古代医家应用桂枝芍药知母汤的经验

《外台秘要》引《古今录验》：防风汤（即本方去麻黄）主身体四肢疼痛如堕脱肿，按之皮急，头眩短气，温温闷乱如欲吐。

《类聚方广义》：本方治风毒肿病，憎寒壮热，渴而脉数，欲成脓者。

《经方实验录》：戴姓妇，子死腹中，某医用药下之，胎已腐烂，然以贫故，未暇调理，未几，腹中时有块跳动，手足肢节俱疼痛，甚至不可屈伸，两足如脱，腋下时有黄汗，经二年矣，来求治，足胫常冷，脚肿如脱，两手不可屈伸，真历节证也。乃用《金匮》桂枝芍药知母汤，桂枝三钱，白芍三钱，麻黄二钱，防风四钱，甘草二钱，白术、苍术各四钱，知母四钱，熟附块二钱，服二剂，不见动静，翌日复诊，改熟附块为生附子，四剂后，汗液大泄，两手足胀大，发浸淫疮，而关节疼痛减其大半，盖寒湿毒由里达表之验也。闻之丁君甘仁曰：凡湿毒在里之证，正当驱之出表，但既出于表，必重用大小蓟、丹皮、赤芍，以清血分余毒，不独外疡为然，治历节风亦无不然。予乃用大小蓟各四钱，丹皮三钱，赤芍三钱，佐以息风和血祛湿之品，两剂后，浸淫疮略减，服四剂后，渐次结痂，唯头晕如击仆状，诊其脉，大而弦，大则为热，弦则为风。小产后，其血分虚，血为阴类，阴虚则生热，血虚则生风，虚者不可重虚，乃用大熟地四两，生潞党四钱，制乳没各三钱，生铁落四两，服十余剂，手足并光润，不知其曾患浸淫疮矣。

按：此案胎损之后，营血空虚，风湿乘虚侵入，因而形成历节，桂枝芍药知母汤以通阳行痹、祛风胜湿，用之辄效。迨发浸淫疮后，关节疼痛减其半，此为风湿由里达表的征象，此后用息风和血法以治浸淫疮，用养血潜镇法以治血虚风动，层次井然，药证合拍，疗效显著，可以为法。

〔原文〕

味酸則傷筋，筋傷則緩，名曰泄[1]；鹹則傷骨，骨傷則痿，名曰枯[2]。枯泄相搏，名曰斷泄[3]。榮氣不通，衛不獨行，榮衛俱微，三焦無所御[4]，四屬[5]斷絶，身體羸瘦，獨足腫大，黄汗出，脛冷。假令發熱，便爲歷節也。

〔词解〕

（1）泄：肝主筋藏血，多吃酸则伤肝，肝病则筋缓不收，肝气不敛，易于外泄，所以叫做泄。

（2）枯：肾主骨藏精，多吃咸则伤肾，肾病就不能生精髓，营养骨髓，骨中必然干枯而痿软不任，所以叫做枯。

（3）断泄：肝不能收敛，肾不能生髓，人体生气日衰，来源逐渐断绝。

（4）御：统驭。

（5）四属：指皮、肉、脂、髓四种，或指四肢。

〔释义〕

五味调和能养人，如偏嗜太过则伤人。酸味入肝，过酸则伤肝，肝伤则筋弛缓不能收摄，故名曰泄；咸入肾，过咸则伤肾，肾伤则骨髓枯竭而痿弱无力，故名曰枯。总之，恣食酸、咸味太过而无节制，势必损伤肝肾，使生气不续，所以说“枯泄相搏”，谓之“断泄”，即肝肾俱伤、精竭血虚、来源断绝之意。肝为藏血之脏，肾为元气之根，肝肾俱虚，气血因之衰弱。荣卫气血俱虚则三焦气馁，因而不能通调水道，输送精气，而四肢均禀气于三焦，所以身体日渐羸瘦。如中阳不运，则湿浊下注，故足独肿大。水湿郁蒸则黄汗出，阳不下达则两胫冷。湿热外发，所以发热。假如胫不冷，发热，关节痛，即使有黄汗，亦仅在关节痛处，是属历节病；如果胫冷，遍身出黄汗而无痛楚，是为黄汗病。

〔提要〕

本条论述过食酸、咸，内伤肝肾所致历节病，并与黄汗病相鉴别。

〔选注〕

赵以德：《内经》云：味过于酸，肝气以津，味过于咸，大骨气劳短肌，以津盖谓津液不仁而内溢，短肌谓走血而肌缩，大骨气劳，谓咸入骨走血，髓无养也。由是知此之谓泄即溢也。津液不溢，蓄而成湿，筋得湿则弛张而缓，故名曰泄。咸多伤骨，因致痿而为枯，髓无血也。血走绝而不流，谓之断，湿胜谓之泄，血不流则荣不通，荣与卫相将，荣不通则卫不独行也。三焦形体皆借血以养，血亡则三焦无所依。四属者，皮肉脂髓也，无血以滋则身体羸瘦，独有所蓄之湿下流伤肾，肾主下焦，故脚肿大。湿胜则多汗，脾色黄，湿本于脾，故黄汗出。肾虚而阳不下降，则胫冷。假令阴虚湿郁变热，则湿不泄而流于筋骨关节也。夫仲景诚善于立言者矣，则历节一证各分其因，以水、以酒、以天气，此又以饮食之味，然独出治天气一方，人或怪其不具，噫！方可俱哉。病有不常，体有强弱，时有寒暑，已出之方尤具准绳而已，又焉可执而不变哉。若能求经气，辨邪正，明药性，亦何患其有证而无方欤。

尤在泾：此亦内伤肝肾，而由于滋味不节者也，枯泄相搏，即筋骨并伤之谓。曰断泄者，言其生气不续，而精神时越也。营不通因而卫不行者，病在阴而及于阳也。不通不行，非壅而实，盖即营卫涸流之意。四属，四肢也。营卫者，水谷之气，三焦受气于水谷，而四肢禀气于三焦，故营卫微则三焦无气而四属失养也。由是精微不化于上，而身体羸瘦，阴浊独注于下，而足胫肿冷黄汗出，此病类似历节黄汗，而实非水湿为病，所谓肝肾虽虚，未必便成历节者是也。而虚病不能发热，历节则未有不热者，故曰假令发热，此属历节，盖即黄汗历节而又致其辨也。

徐忠可：此论饮食伤阴，致营卫俱痹，足肿胫冷，有类历节，但当以发热别之也。酸为肝之味，过酸则伤筋，筋所以束骨而利机关，伤则缓慢不收，肝气不敛，故名曰泄。咸为肾之味，过咸则伤肾，肾所以华发而充骨，伤则髓竭精虚，肾气痿惫，故名曰枯。肝肾者，人之本也，肾不荣而肝不敛，根销源绝，故曰断泄。又曰：历节与黄汗最难辨，观仲景两言，假令发热，便为历节，似历节有热而黄汗无热，然仲景叙黄汗，又皆曰身热，则知黄汗亦可有热，总无不热之历节耳。若黄汗由汗出入水中浴，历节亦有由汗出入水而伤心，故黄汗汗黄，历节或亦黄汗，则知历节之汗亦有不黄，总无汗不黄之黄汗耳。若历节言肢节疼，言疼痛如掣，黄汗不言疼痛，知肢节痛历节所独有也。若黄汗言渴，言四肢头面肿，言上焦有寒，其口多涎，言胸室不能食，反聚痛，暮躁不得眠，而历节但有足肿黄汗，则知上证皆黄汗所独也。若是者何也？黄汗历节皆是湿郁成热，逡巡不已，但历节之湿邪流注关节，黄汗之湿邪聚膈间，故黄汗无肢节痛，而历节少上焦证也。

《医宗金鉴》：此详申上条，互发其义，以明其治也。历节之病，属肝肾虚。肝肾不足于内，筋骨不荣于外，客邪始得乘之而为是病也。究其所以致虚之由，不止一端也。如饮食之味过伤，日久亦为是病也。味过于酸则伤肝，肝伤则筋伤，筋伤则缓不收持，名曰泄也。味过于咸则伤肾，伤肾则骨伤，骨伤则枯不能力，名曰枯也。枯泄相搏，名曰断绝。断绝者，即荣气不通，卫不独行，荣卫俱虚，三焦失所，四维断绝，身体羸瘦也。若独足肿胫冷，寒胜凝于下也；黄汗自出，湿胜发于中也。假令发热，则属风，便为历节也。

〔评述〕

本条进一步申述历节病的病机，所举过食酸、咸，伤及肝、肾，仅是举例而已，在于说明历节的内因是肝肾不足。前面以寸口脉沉而弱来说明肝肾内虚，与本条互发其义，应当参看。本条又解释了身体羸瘦和独足肿大的病机，也是对前面的发挥。

多位注家指出了黄汗病和历节病的鉴别要点。黄汗病的论述主要在《金匮要略·水气病脉证并治》，本篇所提及的黄汗仅是历节病的一个症状，举出来以资鉴别。本篇指出历节病的病因是“汗出入水”，《金匮要略·水气病脉证并治》说“黄汗之病，以汗出入水浴，水从汗孔入得之”。可见黄汗病和历节病的发病都和湿热有关，湿热郁滞于上焦的，则为黄汗；伤及筋骨的，则为历节。历节病的主证是关节痛，历节病的黄汗仅见于关节痛处；黄汗病的主证是身体肿，遍身出黄汗，有时也兼见身疼。兹将历节与黄汗的证候鉴别列表如下。见表5-1。

表 5-1　　历节与黄汗的证候鉴别

历　节	黄　汗
1. 诸肢节疼痛历节痛，疼痛如掣，不可屈伸	1. 身疼重，状如周痹
2. 关节痛处时有黄汗	2. 汗沾衣，色正黄如柏汁
3. 发热	3. 两胫自冷，反发热者，久久其身必甲错；发热不止者，必生恶疮
4. 脚肿如脱	4. 身体肿，状如风水
5. 头眩，短气，温温欲吐	5. 胸中窒，不能食，反聚痛，暮躁不得眠
6. 寸口脉沉弱，或趺阳脉浮滑，或少阴脉弱，或盛人脉涩小	6. 脉沉

〔原文〕

病歷節不可屈伸，疼痛，烏頭湯主之。

烏頭湯方　治脚氣[(1)]疼痛，不可屈伸。

麻黄　芍藥　黄芪　甘草（炙）各三兩　川烏五枚（㕮咀，以蜜二升，煎取一升，即出烏頭）

上五味，㕮咀四味，以水三升，煮取一升，去滓，内蜜煎中，更煎之。服七合，不知[(2)]，盡服之。

〔词解〕

（1）脚气：病名。见《诸病源候论·卷十三》。因外感湿邪风毒，或饮食厚味所伤，积湿生热，流注于脚而成。其证先起腿脚，麻木，酸痛，软弱无力，或挛急，或肿胀，或萎枯，或胫红肿、发热，进而入腹攻心，小腹不仁，呕吐不食，心悸，胸闷，气喘，神志恍惚，言语错乱。

（2）不知：效果不太明显。

〔释义〕

本条所论历节的发病原因，为风寒湿侵袭关节之间，且风少而寒湿多，寒主凝滞收引，阻碍气血的运行，所以关节疼痛不可屈伸。此即《素问·痹论》“寒气胜者为痛痹”之证，这种历节病的疼痛较剧烈，重则强直拘急，痛处寒而不热，形体虚羸，脉象沉紧。治以乌头汤散寒止痛。

〔方解〕

本方重用乌头，温散寒湿，以麻黄通阳开痹，芍药、甘草养血定痛，黄芪达表培养正气，驱逐寒湿。本方的川乌，不是生用，也不是熟用，而是与蜂蜜合煎，煎后去川乌存蜜汁，利用川乌之温，蜂蜜之守，使温药能在体内留存较长时间，使川乌能有持久的疗效，同时用蜜亦可缓解乌头的毒性。麻黄配黄芪，益气祛湿行痹且防其过汗。

〔提要〕

本条论述寒湿历节的证治。

〔选注〕

赵以德：此汤概治历节不可屈伸疼痛，于方下又复言治脚气疼痛，必仲景书历节条下有言而无药石，见脚气中方名同而有药，集书者遂两出之。且二病皆因风寒伤于筋。麻黄开玄府，通腠理，散寒邪，解气痹；芍药以理血痹；甘草通经脉而和药；黄芪益卫气，气壮则邪退；乌头善走，入肝筋逐风寒；蜜煎以缓其性，使之留连筋骨，以利其屈伸，且蜜之润，又可益血养筋，并制乌头燥热之毒也。

徐忠可：历节病即行痹之属也，乃湿从下受夹风流注，故或足肿而必发热，且更不可屈伸而疼痛，故以甘、芍和阴，麻黄、黄芪通肌肉之阳气，而借川乌之速发，以行其痹着。

尤在泾：此治寒湿历节之正法也，寒湿之邪，非麻黄、乌头不能去，而病在历节，又非皮毛之邪可一汗而散者，故以黄芪之补、白芍之收、甘草之缓，牵制二物，俾得深入而去留邪。

沈明宗：此寒湿历节之方也。经谓风寒湿三气合而为痹，此风少寒湿居多，痹于筋脉肌肉关节之间，以致不可屈伸疼痛，即寒气胜者为痛痹是也。所以麻黄通阳，出汗散邪以开痹着；乌头驱寒而燥风湿；芍药收阴之正；以蜜润燥，兼制乌头之毒；黄芪、甘草固表培中，使痹着开而病自愈。谓治脚气疼痛者，亦风寒湿邪所致也。

张路玉：乌头善走入肝，逐风寒，故筋脉之急者，必乌头治之，然以蜜煎，取缓其性，使之留连筋骨以利其屈伸，且蜜之润，又可益血养筋，兼制乌头燥热之毒。

〔评述〕

桂枝芍药知母汤与乌头汤均治历节病，但二方主治病证在病机、症状和治法上均有所不同。桂枝芍药知母汤证为风湿历节，以发热、关节肿痛为主，故治宜通阳行痹、祛风除湿；乌头汤证为寒湿历节，以关节疼痛、不可屈伸为主，故治宜扶正通阳、散寒止痛。综观两汤证治，可归纳对比如下。见表 5-2。

表 5-2　桂枝芍药知母汤与乌头汤主治病证比较

	桂枝芍药知母汤证	乌头汤证
病因	风湿偏胜	寒湿偏胜
证候	以发热、关节肿痛为主，肢节疼痛，脚肿如脱，头眩短气，温温欲吐	以关节疼痛、不可屈伸为主，不发热
治疗	通阳行痹，祛风除湿	扶正通阳，散寒止痛

从方药分析，桂枝芍药知母汤中，止痛主要用附子；乌头汤中，止痛主要用乌头。乌头的止痛作用较附子强，可知乌头汤证的疼痛较重。桂枝芍药知母汤中用麻黄、桂枝、防风走表发汗、祛风除湿，可知有发热恶寒的症状；乌头汤中虽亦用麻黄，但不用桂枝、防风，其目的就不在于发汗，而在通阳行痹，可知乌头汤证的重点在于关节部分，故其治疗重点不在全身的表散。

桂枝芍药知母汤中用知母苦寒清热，可见其证为寒热错杂，关节除肿痛外，还可能发红发热；乌头汤中主要用乌头，大辛大热，驱寒止痛，并用黄芪、白芍补气养血，扶正祛邪，可知其证内无热象，关节亦不红热，是以剧痛不可屈伸为主。若风湿历节内热太甚，关节红肿灼热，壮热口渴，舌绛脉数者，属热痹，可用银翘白虎汤（银花、连翘、知母、生石膏、粳米、桑枝、木瓜、防己、甘草）。

使用本方应注意乌头的剂量，以防中毒。服乌头汤后，出现口唇肢体麻木，甚至昏眩吐泻，应多加注意，若脉搏、呼吸、神志等方面无大变化，则为“瞑眩”反应，见此反应，则疗效尤速；如服后呼吸急促、心跳加快、脉搏有间歇，甚至神志不清的，则为中毒反应，当急救。

又，乌头汤方下“治脚气疼痛，不可屈伸”九字，可从《医宗金鉴》，宜删去。

古代医家应用本方经验：《眼科锦囊》用乌头汤治雷头风。《汉药神效方》治疗蝮蛇咬伤者，用乌头汤及紫丸内服，外用柿实之汁涂之，则愈。

〔原文〕

礬石湯　治脚氣冲心[1]。

礬石二兩

上一味，以漿水一斗五升，煎三五沸，浸脚，良。

〔词解〕

（1）脚气冲心：脚气病的一种。见《外台秘要·卷十八》。又称脚气攻心、脚气入心。指脚气病见心悸、气喘、呕吐诸症者，甚或可见神志恍惚，语言错乱。由于邪毒上攻心胸所致。

〔方解〕

此为脚气冲心的外治方。脚气冲心为湿伤于下，邪毒上冲于心。故用矾石味酸涩性温，善能祛水收湿、清热解毒，毒解湿收，则上冲自止。

《千金要方》第七卷论风毒状云：“魏周之代，盖无此疾。”《外台秘要》苏长史云：“晋宋以前，名为缓风，古来无脚气名。”可知脚气之病，始自永嘉以后，脚气之名，始自隋唐之后。本方主治为“脚气冲心”，可知此方为后人所附。

古代医家应用本方经验：①《御药院方》：治脚膝风湿，虚汗少力，多疼痛及阴汗湿痒，烧矾作灰，细研末一匙头，沸汤投之，淋洗痛处。②《孙真人食忌》：主蝎螫，以矾石一两，醋半升煎之，投矾末于醋中，浸螫处。③《千金要方》：治小儿口疮，不能吮乳方，取矾石如鸡子大，置醋中，研涂儿足下，三七遍，立愈。④《灵苑方》：折伤止痛，白矾末一匙，泡汤一碗，帕蘸乘热熨伤处，少时痛止，然后排整筋骨点药。⑤《兰室秘藏》：独圣散治汤泡破、火烧破、疮毒疼痛，生白矾为细末，芝麻油调扫疮破处，不拘时候。⑥《寿世保元》：治无名肿毒，发背，痈疽疔疮等毒，白矾不拘多少为末，入新汲水内，用粗纸三张浸内，将一张搭患处，频频贴之，更贴十数次，立消。⑦《经验良方》：治脚汗不止，用白矾一两，水煎洗服。⑧《汉药神效方》：平素脱肛微者，用白矾汤蒸之，则复元。

〔选注〕

赵以德：若天之六淫饮食寒热劳逸之气，凡留滞于下者，皆足以致其肿痹不行，屈伸不利，气逆上冲也。白矾味酸涩性燥，可去湿消肿，收敛逆气，然脚气冲心，水克火也。

尤在泾：脚气之病，湿伤于下而气冲于上，矾石味酸涩性燥，能却水收湿解毒，毒解湿收，上冲自止。

陈修园：此脚气外治之方也，前云疼痛不可屈伸以乌头汤主之，至于冲心重证，似难以外法幸功；然冲心是肾水挟脚气以凌心，而矾能却水，兼能护心，所以为妙，想必以乌头汤内服，又以此汤外浸也。

附方

〔原文〕

《古今録驗》續命湯　治中風痱[1]，身體不能自持，口不能言，冒昧不知痛處，或拘急不得轉側。

麻黄　桂枝　當歸　人參　石膏　乾姜　甘草各三兩　芎藭一兩　杏仁四十枚

上九味，以水一斗，煮取四升。温服一升，當小汗，薄覆脊，憑几坐，汗出則愈；不汗，更服。無所禁，勿當風。并治但伏不得卧，咳逆上氣，面目浮腫。

〔原注〕

姚云：与大续命同兼治妇人产后出血者，及老人小儿。

〔词解〕

(1) 痱：痱（féi，音肥）。多指以肢体痿废不用为主要表现的风病。楼英《医学纲目》谓："痱，废也，痱即偏枯之邪气深者。"可见痱即杂病中风偏枯证。

〔方解〕

本方麻、桂同用，祛外表风寒使出小汗，佐参、草补气，归、芎补血，干姜、石膏调其寒热，杏仁宣肺止喘。从药效推证，本方当为中风有表证而设，即所谓真中风证。据赵锡武老中医经验，本方也可用治类中风，如脑出血。

〔选注〕

徐忠可：痱者，痹之别名也。因营卫素虚，风入而痹之，故外之营卫痹，而身体不能自收持，或拘急不得转侧；内之营卫痹，而口不能言，冒昧不知痛处。因从外感来，故以麻黄汤行其营卫，干姜、石膏调其寒热，而加芎、归、参、草以养其虚。必得小汗者，使邪仍从表出也。若但伏不得卧，咳逆上气，面目浮肿，此风入而痹其胸膈之气，使肺气不能通行，独逆而上攻面目，故亦主之。

尤在泾：痱者，废也。精神不持，筋骨不用，非特邪气之扰，亦真气之衰也。麻黄、桂枝所以散邪，人参、当归所以养正，石膏合杏仁助散邪之力，甘草合干姜为复气之需，乃攻补兼行之法也。

〔原文〕

《千金》三黄湯　治中風手足拘急，百節疼痛，煩熱心亂，惡寒，經日不欲飲食。

麻黄五分　獨活四分　細辛二分　黄芪二分　黄芩三分

上五味，以水六升，煮取二升，分温三服，一服小汗，二服大汗。心熱加大黄二分，腹滿加枳實一枚，氣逆加人參三分，悸加牡蠣三分，渴加栝樓根三分，先有寒，加附子

一枚。

〔方解〕

本方麻黄通阳祛表寒，黄芩清里热，黄芪宜生用以走肌表，独活、细辛入肾并引诸药以达百节，为祛风邪外出之剂。

〔选注〕

徐忠可：此风入营卫肢节之间，扰乱既久，因而邪袭肾府，手足拘急，阳不运也；百节疼痛，阴不通也；烦热心乱，热收于心也；恶寒经日不欲饮食，肾家受邪，不能交心关胃也。故以麻黄通阳开痹，而合黄芪以走肌肉，合黄芩以清邪热，独活、细辛专攻肾邪为主，而心热、腹满、气逆、悸、渴及先有寒各立加法，为邪入内者治法之准绳也。

魏念庭：亦为中风正治而少为变通者也。以独活代桂枝，为风入之深者设也；以细辛代干姜，为邪入于经者设也；以黄芪补虚，以息风也；以黄芩代石膏清热，为湿郁于下，热盛于上者设也。大汗心热加大黄，以泄热也；腹满加枳实，以开郁行气也；气逆加人参，以补中益胃也；悸加牡蛎，防水邪也，即治湿热也；渴加栝楼根，以肃肺生津除热也，大约为虚而有热者言治也；又云先有寒加附子一枚，先有寒即素有寒也，素有寒则无热可知，纵有热亦内真寒外假热而已，云加附子，则凡大黄、枳实、栝楼根俱不可用，原方中之黄芩亦应斟酌矣，此又为虚而有寒者言治也。

〔评述〕

此方出《千金要方·卷八·偏风门》，名仲景三黄汤。但是否为仲景方，尚待考。《三因极一病证方论》载三黄汤兼治贼风、偏风、猥退风、半身不遂、失音不言。

〔原文〕

《近效方》术附湯　治風虛[1]，頭重眩苦極，不知食味，暖肌補中，益精氣。

白术二兩　附子一枚半（炮，去皮）　甘草一兩（炙）

上三味銼，每五錢匕，姜五片，棗一枚，水盞半，煎七成，去滓，温服。

〔词解〕

（1）风虚：指阳虚于下，风袭于上。

〔方解〕

本方主治阳虚夹风寒的头重、头晕，以温补脾胃为主以达祛邪的目的。用附子温肾，术、草补脾，加姜、枣内和脾胃、外调营卫。本方主治病证与一般的外感风寒、外感风湿或阴虚阳亢风动引起的头重、头晕大不相同，临证时应注意，使用本方应有阳虚的兼证，脉应为沉微或浮虚。

〔选注〕

徐忠可：肾气空虚，风邪乘之，漫无出路，风挟肾中浊阴之气，厥逆上攻，致头中眩苦至极，兼以胃气亦虚，不知食味，此非轻扬风剂可愈，故用附子暖其水脏，白术、甘草暖其土脏。水土一暖，犹之冬月井中，水土既暖，阳和之气可以立复，而浊阴之气不驱自下矣。

喻嘉言：此方全不用风药，但以附子暖其水脏，术、草暖其土脏，水土一暖，则浊阴之气尽趋于下，而头重苦眩及食不知味之证除矣。经谓内夺而厥，则为风痱，仲景见成方中有治外感风邪兼治内伤不足者，有合经意，取其三方，以示法程，一则曰《古今录验》续命汤；再则曰《千金》三黄汤；三则曰《近效》白术附子汤。前一方，治营卫素虚而风入者；中一方，治虚热内炽而风入者；后一方，治风已入脏，脾肾两虚，兼诸痹类风状者。学者当会仲景意，而于浅深寒热之间，以三隅反矣。

〔评述〕

喻嘉言指出以上三个附方均治外感风邪兼内伤不足，并分别说明其适应证，所论确当。至于此三方是否仲景方，尚待考。

北京医院老中医魏龙骧用本方治愈一例眩晕患者。陈某，阵发性眩晕已一年，每周二或周三发，突然而来，荡漾如坐舟中，开目则恍同天地旋转，屋舍如倾，卧床闭目，则头难少动，未敢翻身，继之恶心，冷汗随之而至。平素易感冒，失眠纳减，不梦自遗，大便不实，腰痛足跟酸痛，曾用中西药久治不效。诊时脉沉细而微结，尺部微不应指，舌淡苔薄腻而滑，属脾肾阳虚，浊阴不化，上干清阳所致，投《近效方》术附汤加味：川附片二钱、白术一两、生姜三钱、茯苓四钱、生龙牡各一两、大枣六枚、磁石六钱。服三十余剂而愈，四年后追踪观察未复发。

〔原文〕

崔氏八味丸　治脚氣上入[(1)]，少腹[(2)]不仁。

乾地黄八兩　山茱萸　薯蕷各四兩　澤瀉　茯苓　牡丹皮各三兩　桂枝　附子（炮）各一兩

上八味，末之，煉蜜和丸，梧子大。酒下十五丸，日再服。

〔词解〕

(1) 上入：指足部湿气上冲腹部。

(2) 少腹：通常指脐下小腹的两旁。

〔方解〕

本方即《金匮》肾气丸，为治疗肾阴阳两虚的主方，方以地黄、山萸肉、薯蓣、泽泻、茯苓、牡丹皮六味补肾阴，附子、肉桂补肾阳，合用则阴阳两补。临床以补肾气、补肾阳为主，疗效确凿。《景岳全书》云："善补阳者，必于阴中求阳，则阳得阴助而生化无穷。"本方即在补肾阴的基础上补肾阳，深得《内经》阴阳互根之旨。

本方在此处主治脚气上入，少腹不仁。主要因肾虚，寒湿之气随经上入，聚少腹为之不仁，用本方可温阳化湿。在本书的虚劳、消渴、痰饮、妇人杂病各篇中也分别提及本方。肾为先天之本，中寓命门之火，如肾阳不足，不能温养下焦，则腰痛脚弱，少腹拘急；肾阳虚弱，不能化气行水，则小便不利，水泛为痰饮；肾阳不足，不能蒸化津液，导致肾消；肾气不举，以致妇人转胞；肾不纳气，以致气喘。上述诸证，溯其源均因肾阳不足，故皆可用肾气丸温补肾阳为治。

王冰所云"益火之源，以消阴翳"，可概括本方功用。《名医方论》柯韵柏云："命门之火，乃水中之阳。夫水体本静，而川流不息者，元气动，火之用也，非指有形者言也，然少火则生气，壮火则食气，故火不可亢，亦不可衰。所云火生土者，即肾家之少火，游行其间，以息相吹耳。若命门火衰，少火几于熄矣，欲暖脾胃之阳，必先温命门之火，此肾气丸纳桂附于滋阴剂中，是藏心于渊，美厥灵根也。命门有火则肾有生气矣，故不曰温肾，而名肾气，斯知肾以气为主，肾得气而土自生也。且形不足者，温之以气，则脾胃因虚寒而致病者固痊；即虚火不归其部，而失血亡阳者，亦纳气而归封蛰之本矣。"

现常用此方治疗慢性肾炎、糖尿病、阳痿、滑精、肾虚腰痛、慢性气管炎等病证表现为肾阳不足者。

原文方名崔氏八味丸，据丹波元简考证，崔氏即崔知悌，此八味丸就是仲景的肾气丸，而实非崔氏方。丹波元简《金匮玉函要略辑义》云："《外台·脚气不随门》载崔氏此方丸五条。第四条云：若脚气上入少腹，少腹不仁，即服张仲景八味丸。《旧唐书·经籍志》：《崔氏纂要方》十卷，崔知悌撰（《新唐书·艺文志》崔行功撰）。所谓崔氏其人也，不知者或以为仲景收崔氏之方，故详及之。"

〔选注〕

徐忠可：历节病源于脚气相通，故前治历节乌头方兼治脚气，此方主治脚气，可与历节相参。谓历节之因，概多足肿胫冷，是病在下焦。下焦属阴，阴虚而邪乘之，正未可知。脚气上入少腹不仁，以八味丸为主，盖脚气不必兼风，行阳去湿，治正相类。

尤在泾：肾之脉起于足而入于腹，肾气不治，湿寒之气随经上入，聚于少腹，为之不仁，是非驱湿散寒之剂所可治者，须以肾气丸补肾中之气，以为生阳化湿之用也。

〔原文〕

《千金》越婢加术湯　治肉極[1]，熱則身體津脱[2]，腠理開，汗大泄，厲風氣[3]，下焦脚弱。

麻黄六兩　石膏半斤　生姜三兩　甘草二兩　白术四兩　大棗十五枚

上六味，以水六升，先煮麻黄，去上沫，内諸藥，煮取三升，分温三服。惡風加附子一枚，炮。

〔词解〕

（1）肉极：为六极之一，以肌肉极度消瘦为特点。脾主肌肉，故肉极主要责之于脾。

（2）津脱：汗为阴津，汗出过多则津脱。

（3）厉风气：指风邪入营化热。

〔方解〕

此方以越婢汤治肌肉风热，白术祛肌肉风湿。风热、风湿被驱除则汗止，且肌肉不再被消铄。恶风者加附子，因汗多阳伤，防其亡阳，用附子复阳、止汗。

本方也见于《金匮要略·水气病脉证并治》"里水者，一身面目黄肿，其脉沉，小便不利，故令病水。假如小便自利，此亡津液，故令渴也。越婢加术汤主之。""风水恶风，一身悉肿，脉浮而渴，续自汗出，无大热，越婢汤主之……风水加术四两。"方剂的组成、剂量、煎服法及恶风加附子等都和本条相同，可见此方即仲景原方，至于以此方治肉极等语，可能为后人所加。

临床用此方治疗急性肾炎有效。

〔选注〕

徐忠可：此治风极变热之方也。谓风胜则热胜，以致肉极热而汗多，将必津脱，津脱则表愈虚，则腠理不能复固，汗泄不已，将必大泄。风入荣为厉，《内经》云：厉者有荣气热胕。今风入荣为热，即是厉风气矣。盖风盛气浮，下焦本虚，至厥阳独行而浊阴不降，无以养阴而阴愈虚，则下焦脚弱，故以麻黄通痹气，石膏清气分之热，姜枣以和营卫，甘草、白术以理脾家之正气。汗多而用麻黄，赖白术之扶正，石膏之养阴以制之，故曰越婢加术汤……汗大泄而加恶风，即防其亡阳，故加附子。

全篇小结

本篇论述中风和历节两种病的病因、病机、证候和治疗。

一、中风

1. 病因病机

第一条以“脉微而数”示邪盛正衰；第二条“寸口脉浮而紧，紧则为寒，浮则为虚，寒虚相搏”，“络脉空虚，贼邪不泻”；第三条“营缓则为亡血，卫缓则为中风”。总之，脏腑衰败、营卫气血虚弱、络脉空虚为内因，风寒乘虚侵入为外因，使经脉痹阻而发生中风。可见，本篇对中风病因的认识是内、外并重的。

2. 证候

(1) 以半身不遂、口眼㖞斜、神志不清为主证，以中经、中络、入腑、入脏的不同证候示中风证情的逐渐加重，这种中风病即后世所称的内风，类似脑血管意外。

(2) 以风寒外侵引起的㖞僻不遂为主证，属外风，类似周围型面神经麻痹。

(3) 邪气中经，身痒而瘾疹，心气不足，邪气入中，胸满而短气，属外风，类似风疹、荨麻疹等疾患。

(4) 其他因风而致的病证，如四肢烦重，热瘫痫，如狂状、妄行、独语不休，头风头痛等。

3. 治疗

(1) 表里通治，祛风、除热、补虚、下痰的侯氏黑散。

(2) 实证：清热、重镇、息风的风引汤。

(3) 虚证：阴血虚，养血祛风的防己地黄汤。阳虚，治寒性头风的头风摩散。

(4) 附方中，以扶正祛邪的《古今录验》续命汤治疗营卫素虚，外感风邪引起的中风夹表证；以《千金》三黄汤治疗虚热内炽、风邪入内引起的手足拘急、肢节疼痛；以《近效方》术附汤治疗脾肾阳虚、风邪入脏引起的头重眩。

二、历节

1. 病因病机

第四条，汗出入水，热为湿郁；第五条，胃有蕴热，外感风湿；第六条，风血相搏，血为风动；第七条，饮酒汗出当风，风湿相合；第八条，过食酸咸，内伤肝肾。总之，以肝肾不足、气血两虚为内因，风寒湿外侵为外因，而且本篇特别强调内因是发病的关键。

2. 证候

以历节疼痛、肿大、屈伸不利为主证，有时痛处出黄汗。

本篇重点论述两个方证：①桂枝芍药知母汤证：诸肢节疼痛，身体尪羸，脚肿如脱，头眩短气，温温欲吐。②乌头汤证：历节疼痛不可屈伸。同时，指出历节和黄汗的鉴别要点。

3. 治疗

(1) 风湿偏胜，寒热错杂者用桂枝芍药知母汤。

(2) 寒湿偏胜者用乌头汤。

(3) 夹表夹热者用《千金》越婢加术汤。

(4) 以内伤为主，肝肾阴虚者可用防己地黄汤；肝脾肾阳虚者可选用乌头汤、崔氏八味丸、《近效方》术附汤。

(5) 治脚气冲心用矾石汤；脚气上入，少腹不仁者用崔氏八味丸；治肉极用《千金》越婢加术汤。

（赵健雄　李　林）

血痹虚劳病脉证并治第六

本篇包括血痹和虚劳两类病证。由于两者均由气血虚损所致，故合为一篇讨论，但以论述虚劳为重点。

血痹，以肌肤麻痹不知痛痒为主证。病由体虚感受风邪，血凝于肌肤而成。血痹当与风痹鉴别，风痹是由风寒湿三气杂感而成，其证疼痛与麻痹并见。

虚劳，包括多种慢性衰弱性疾患。凡五脏气血的虚损，如五劳、七伤、六极都包括在虚劳范围内。其证候不一，治疗以补益脾肾为主。

〔原文〕

問曰：血痹[(1)]病從何得之？師曰：夫尊榮人[(2)]骨弱肌膚盛，重因疲勞汗出，卧不時動搖，加被微風[(3)]，遂得之。但以脉自微澀[(4)]，在寸口、關上小緊[(5)]，宜針引陽氣，令脉和緊去則愈。

〔词解〕

（1）血痹：病名。虚体受风，使阳气阻遏，血滞于表，局部肌肤麻痹不仁的一种病证。《素问·五脏生成》说："卧出而风吹之，血凝于肤者为痹。"即指此类病证。

（2）尊荣人：指养尊处优、好逸恶劳的人。

（3）加被微风：感受轻微的风邪。《脉经》"加"作"如"字。

（4）脉自微涩：自，本来的意思。微，为卫阳不足；涩，为血行涩滞。

（5）小紧：指脉搏稍现紧张。

〔释义〕

养尊处优、好逸恶劳的人，由于逸多劳少，虽然肌肤丰盛但筋骨脆弱。筋骨脆弱则不耐劳作，肌肉丰盛则气不足，腠理不固。因此，稍事劳作，即疲劳汗出，汗出更伤阳气，卧时肢体动摇则风邪乘虚而入。由于体虚，虽感受微风，已足以使卫气运行受阻，血凝于肤而成血痹。血痹脉见"微涩"，"微"是阳气不足，"涩"是血行不畅。"寸口、关上小紧"，说明邪之所在，尚属轻浅。在治疗上，宜用针刺导引阳气，使脉归复平和不现紧象而获愈。

本条说明血痹的病因有两个方面：一是体虚，由于逸多劳少而造成体虚不能卫外为固，抗病能力低下；二是感邪，体虚则邪易乘虚而入，由于风邪侵袭肌表，阳气运行不畅而造成血行阻滞，成为血痹。但病邪毕竟是"微风"，病位毕竟在肌肤，受病轻浅，血行不畅是由于阳气受阻，所以用针刺导引阳气驱邪外出即可痊愈。

〔选注〕

《诸病源候论》：血痹者，由体虚邪入于阴经故也。血为阴，邪入于血而痹，故为血痹也。其状形体如被微风所吹，此由忧乐之人，骨弱肌肤盛，因疲劳汗出，卧不时动摇，肤腠开，为风邪所侵也。

周扬俊：阳所以统夫阴者也。统阴则血必随气行矣，乃经言血痹而不言气何哉？不知血之痹，由于气之伤也。经曰：入于脉则血凝而不流。夫所以不流者，气为邪阻也；然邪之足以伤者，必因于作劳，则卫气不能固外，而后邪得以入之，故仲景发其不流之故，以明得病之由。言天下唯尊荣人为形乐志苦，形乐，故肌肤盛，志苦，故骨弱。骨弱则不耐劳，肌盛则气不固。稍有劳困，汗易出也。夫汗者，血之液也。卫不固，斯汗出，汗出斯阳气虚，虽微风且得以袭之，则血为之痹。故一见脉微，则知其阳之不足。一见脉涩，则知其阴之多阻，此血痹之本脉也。而其邪入之处，则自形其小紧，小为正气拘抑之象，紧为寒邪入中之征。然仲景明言微风，何以反得寒脉耶？盖邪随血脉上下，阻滞汁沫，未有不痛者，故痛为脉紧也。针以泄之，引阳外出，则邪去而正自伸也，否则终于痹也。

尤在泾：阳气者，卫外而为固也。乃因疲劳汗出而阳气一伤；卧不时动摇，而阳气再伤。于是风气虽微，得以直入血中而为痹。经云：邪入于阴则痹也。脉微为阳微，涩为血滞，紧则邪之征也。血中之邪，始以阳气伤而得入，终必得阳气通而后出；而痹之为病，血既以风入而痹于外，阳亦以血痹而止于中，故必针以引阳使出，阳出而邪去，邪去而脉紧乃和，血痹乃通。以是知血分受痹，不当独治其血矣。

《医宗金鉴》：历节属伤气也，气伤痛，故疼痛也。血痹属伤血也，血伤肿，故麻木也。前以明邪气聚于气分，此以明邪气凝于血分，故以血痹名之也。尊荣人，谓膏粱之人，素食甘肥，故骨弱肌肤盛，是以不任疲劳，疲劳则汗出，汗出则腠理开；亦不胜久卧，卧则不时动摇，动摇即加微风，亦遂得以干之。此言膏粱之人，外盛内虚，虽微风小邪，易为病也。然何以知病血痹也？但以身体不仁，脉自微涩，则知邪凝于血故也。寸口关上小紧，亦风寒微邪应得之脉也。针能导引经络取诸痹，故宜针引气血，以泻其邪，令脉不涩而和，紧去邪散，血痹自通也。

张路玉：血痹者，寒湿之邪，痹着于血分也。辛苦劳动之人，皮腠致密，筋骨坚强，虽有风寒湿邪，莫之能容。唯尊荣奉养之人，肌肉丰满，筋骨柔脆，素常不胜疲劳，行卧动摇，或遇微风，则能痹着为患，不必风寒湿之气杂至而为病也。夫血痹者，即《内经》所谓在脉则血凝不流。仲景直发其所以不流之故。言血即痹，脉自微涩。然或寸或关或尺，其脉见小急之处，即风入之处也。故以针药所施，皆引风外出之法也。

〔提要〕

本条论述血痹的病机、脉象和针治原则。

〔评述〕

对血痹病因病机的认识，仲景本于《内经》，即“卧出而风吹之，血凝于肤者为痹”。仲景的发展在于：①把血痹列为独立的病证，较系统、完整地论述了其脉因证治；②在病因上明确提出“尊荣人骨弱肌肤盛”所致的体虚为致病的主要原因；③补充了血痹的脉象，并且以脉象揭示其卫阳虚弱而感邪，血行阻滞而发病的机理；④在治疗上，针药并施，拟黄芪桂枝五物汤为治疗主方。这样，就完整地论述了血痹病的理、法、方、药、针。

注家从不同的角度阐发了经文。《诸病源候论》已明确揭示了血痹的病因在于体虚感邪，“邪入于血而痹”。周扬俊从阴阳气血的关系以及脉象方面进一步阐述了血痹的病机，指出了血痹是由于卫气虚不能固外而引起的血行痹阻。尤在泾对血痹不独治血，而以通阳除痹为治疗原则的阐发是深刻而透彻的。后世医家有“治风先治血，血行风自灭”的医疗经验，但应以“治病必求于本”为考虑治则的出发点，不可拘于“治风先治血”之说。本条所述脉象，由于断句不同，注家多不做确切解释，其中《医宗金鉴》和张路玉的注释比较明确、妥当。

〔原文〕

血痹，陰陽俱微，寸口關上微，尺中小緊，外證身體不仁[(1)]，如風痹狀，黄芪桂枝五物湯主之。

黄芪桂枝五物湯方

黄芪三兩　芍藥三兩　桂枝三兩　生姜六兩　大棗十二枚

上五味，以水六升，煮取二升，温服七合，日三服。

〔词解〕

(1) 身体不仁：肌肤麻木，感觉迟钝。《灵枢·刺节真邪》：“卫气不行，则为不仁。”王冰：“不仁者，皮顽不知有无也。”

〔释义〕

上条述血痹之轻证，本条述血痹之较重证。从感邪深浅来看，上条脉象为“寸口、关上小紧”，本条为“尺中小紧”，说明邪更深入一步。从正虚程度来看，本条为阴阳俱微，也较上条为重。血痹的主证是“身体不仁”，表现为肌肤麻木，不知痛痒。不仁的原因，《灵枢·刺节真邪》认为：“卫气不行，则为不仁。”本篇阐发血痹的病机，正本于此。在治疗上，《灵枢·邪气脏腑病形》认为：“阴阳形气俱不足，勿取以针而调以甘药也。”血痹的较重证，由于阴阳俱微，当治以甘温之剂，主以黄芪桂枝五物汤。方中以黄芪益气固卫、桂枝通阳为主，辅以芍药除痹，佐以生姜、大枣调和营卫，共达温阳行痹之效。本方即桂枝汤以黄芪易甘草而倍用生姜。由于血痹为气虚感邪导致血行不利，因此当以益气补虚来畅通血行，故去甘草之缓和，易之以黄芪益气，倍用辛温的生姜，意在助桂枝温煦、通阳达表以散外邪。

〔提要〕

本条论述血痹的主证和治疗方药。

〔选注〕

周扬俊：此条是由上条既痹之后，未能针引以愈，遂令寸口微者，今则阴阳俱微，且寸关俱微矣，且尺中小紧矣。夫小紧既见于尺，则邪之入也愈深，而愈不得出何也？正虚之处，便是容邪之处也。

尤在泾：阴阳俱微，该人迎、趺阳、太溪而言。寸口关上微，尺中小紧，即阳不足而阴为痹之象。不仁者，肌肤顽痹，痛痒不觉，如风痹状，而实非风也。黄芪桂枝五物，和营之滞，助卫之行，亦针引阳气之意，以脉阴阳俱微，故不可针而可药，经所谓阴阳形气俱不足者，勿刺以针而调以甘药也。

《医宗金鉴》：第二条承上条互详脉证，以明其治也。上条言六脉微涩，寸口关上小紧，此条言阴阳寸口关上俱微，尺中亦小紧，合而观之，可知血痹之脉浮沉，寸口、关上、尺中俱微、俱涩、俱小紧也。微者虚也，涩者滞也，小紧者邪也，故血痹应有如是之诊也。血痹外证，亦身体顽麻，不知痛痒，故曰如风状，但不似风痹历关节流走疼痛也。主黄芪桂枝五物汤者，调养营卫为本，祛风散邪为末。

丹波元简：风痹诸家不注，唯《金鉴》云，不似风痹历关节流走疼痛也。此以风痹为历节，恐误也。《巢源·风痹候》云，痹者风寒湿三气杂至，合而成痹。其状肌肉顽厚，或疼痛。由人体虚，腠理开，故受风邪也。据此则风痹乃顽麻疼痛兼有，而血痹则唯顽麻而无疼痛，历节则唯疼痛而不顽麻。三病各异，岂可混同乎。

秦伯未：血痹既然由于阳虚不能卫外，营血因而涩滞，病在于表，不在于里，治法应以调和营卫为主，故用黄芪桂枝五物汤。五物汤为桂枝汤的变方，目的亦在用桂、芍以舒畅血行，姜、枣以温阳辛散。和桂枝汤不同的地方是，除去甘草的补中，倍用生姜，加入黄芪，这样就偏重于走表益卫，温阳行痹，与用针刺来引动阳气同一意思。

〔评述〕

上条重点在于阐述血痹的脉因，本条重点在于说明血痹的证治。

周扬俊从脉象上解释了本条为病邪进一步深入的血痹证之较重者，尤在泾着重解释了身体不仁的血痹主证，并以《内经》为依据，说明以甘温之剂补虚通阳行痹的道理。秦伯未以桂枝汤与黄芪桂枝五物汤作对比，对该方做了很好的解释。丹波元简则扼要地总结出了风痹、血痹、历节三者的鉴别要点，不但加深了对血痹主证的认识，而且对临床辨证也很有指导意义。

〔原文〕

夫男子(1)平人(2)，脉大爲勞(3)，極虚亦爲勞。

〔词解〕

(1) 男子：中医认为，肾主藏精，为先天之本。《素问·金匮真言论》说："夫精者，身之本也。"精的亏损，是导致虚劳的主因。肾精的亏耗，又往往与房劳有关。所以，本篇有些条文标明"男子"。但并非指虚劳唯男子独有之病。

(2) 平人：一般是指健康人。本条指从形体上看未现病象，而内脏气血已经亏损，在脉象上已显现病脉者。即《难经》所说"脉病人不病者"。

(3) 劳：病名。由于过劳引起身体的一系列虚弱证候，一般统称为"虚劳"。

〔释义〕

本条说明虚劳病的两种脉象：一为脉大，一为脉极虚。这种"脉大"，是指浮大而重按虚软无力的脉象，因此，形似有余而内实不足，所以说"脉大为劳"。由于肾主藏精，精属阴，是物质基础，精不足则阴虚，阴虚则阳浮，故见脉大。"极虚"的脉象，是指轻取重按皆虚软无力，属于精气内损的本脉。由于阳尚未浮，所以脉不浮大。"大"与"极虚"都与肾精不足有关，但"大"为真阴不足，虚阳外浮，"虚"为元阳不足，脉气不充。本篇即以"大"与"极虚"为纲，来总领虚劳病的两类脉象。

〔提要〕

本条说明虚劳病总的脉象。

〔选注〕

《医宗金鉴》：男子平人，应得四时五脏平脉，今六脉大而极虚，非平人之脉也。然大而无力，劳役伤脾气也，极虚者，内损肾阴精也，此皆欲作虚劳之候，故有如是之诊也。

李彣：平人者，形如无病之人，经云：脉病人不病者是也。劳则体疲于外，气耗于中，脉大非气盛也，重按必空濡，乃外有余而内不足之象，脉极虚则精气耗矣。盖大者，劳脉之外暴者也；极虚者，劳脉之内衰者也。

魏念庭：虚劳者，因劳而虚，因虚而病也。人之气通于呼吸，根于脏腑。静则生阴，动则生阳。阴阳本气之动静所生，而动静复能生气之阴阳，此一神二化之道也。故一静一动，互为其根，在天在人，俱贵和平，而无取于偏胜。偏则在天之阳愆阴伏而化育乖；在人则阳亢阴独而疾病作。然则虚劳者，过于动而阳烦，失于静而阴扰，阴日益耗而阳日益盛也。是为因劳而虚，因虚而病之由然也。

陈修园：此以大虚二脉，提出虚劳之大纲，意者肾精损则真水不能配火，故脉大。脾气损者谷气不能内充，故脉虚。二脉俱曰为者，言其势之将成也。《难经》云：损其脾者，调其饮食，适其寒温。损其肾者，益其精。未雨绸缪，其在斯乎。

陆渊雷：盖五劳六极，男子为多，七伤又全是男子生殖器病，虚劳多标男子者，殆以此也。

〔评述〕

本条以“大”与“虚”来概括虚劳病总的脉象。注家对“大”脉与“虚”脉的解释不尽相同。如李彣和《医宗金鉴》认为，大脉是由于过劳伤脾气所致，极虚脉是由于肾精损耗。陈修园则主脉大为肾精损，脉极虚为脾气损。结合本篇所列举之诸脉与证，以陈修园之说为妥。但各家所见，有其共同之处，即由脉论及虚劳病的病理改变当见之于脏腑。脏腑的病变，又着重于脾肾的损伤。因此，也就提示了虚劳的治疗原则，当以培补脾肾为主。这些阐述，和《金匮要略》治疗虚劳病立足于培补脾肾的观点，是完全一致的。

〔原文〕

男子面色薄[(1)]者，主渴及亡血，卒喘悸[(2)]，脉浮者，裏虚也。

〔词解〕

(1) 面色薄：指面色白而无华，为血虚不能上荣于面所致。

(2) 卒喘悸：卒，同猝，突然的意思。卒喘悸，指病人稍事活动，即出现气喘心慌，坐卧则略定。

〔释义〕

《素问·五脏生成》：“心之合脉也，其荣色也。”亡血，则血不能上荣于面，所以面色白而无华，主亡血。阴虚生内热，热盛则伤津，津液不足，所以口渴。劳者气血俱耗，气虚则喘，血虚则悸。因此，稍事劳作，就会突然心慌气喘。如果出现这些证候，脉象虽浮，却不是表证，而是里虚证。

本条有两点值得注意：一是卒喘悸，是指虚劳病人稍事劳作，稍有惊动甚至不惊而动即突然出现心慌气喘。待坐卧即定，心情平静即能逐渐缓解。这与痰饮之喘，水气凌心之悸持续存在者不同。二是脉浮，这种浮脉应当是浮而无力，浮而按之中空。不主表证而主阴虚于内阳浮于外，精夺于内气散于外的虚弱证。当然，还必须脉证合参，才能诊断为“里虚”。

〔**提要**〕

本条以色脉合参诊断虚劳病。

〔**选注**〕

陈修园：此言望色而得其虚，又当参之于脉，而定其真虚与否也。

《医宗金鉴》：面色白不因衄者，是血不内生也；因衄者，是血亡于外也。今曰面色薄，谓面色淡淡不华，亦不足之色也。故主津液不足之渴及吐衄亡血气虚卒喘，血虚卒悸也。

李彣：此节以亡血为主。《内经》云：精明五色者，气之华也。又云：心之华在面，其充在血脉，劳则气耗火动，逼血妄行，必致亡血。盖血主濡之，血亡则精采夺而面色薄，津液去而烦且渴矣。又劳，则气血俱耗，肺主气，气虚则喘，心主血，血虚则悸。卒者，猝然见此病也。

曹颖甫：此节为望色审证及脉而知虚劳之病也。面色之厚薄，视其人之气血为转移，气血充，则颊辅丰腴，无论赭如渥丹为厚，即肤如凝脂亦为厚；气血不充，则枯白不华，无论面如削瓜为薄，即肥白如瓠者亦为薄，为其精亏而血少也。精亏则生内热，而引水自救，故主渴。血少则色夭不津，故主亡血。此一望而知之也。肾不纳气则喘，心营虚耗则悸。虽喘与悸皆有虚实之辨，要唯虚劳之喘，坐卧则略定，稍动则肩摇而息粗，是为卒然而喘，与汗出饮水之喘，痰饮之喘，静处不能暂停者，因不同也。虚劳之悸，略无惊恐，则坦坦如平人。若据梧沉思，急闻对座高声，或凝神夜坐，急见灯旁物影，不觉怦然大动，是为卒然而悸。与水气凌心之悸，烦热之悸，绝无间断者，又不同也。

魏念庭：仲景再为验辨之于色、于证、于脉以决之。男子面色薄即不津也。此五脏之精夺，而面色失其光润也。然光必在面皮内蕴，润必在面色内敷方为至厚，若大见呈耀，则亦非正厚色矣。今言薄，则就无光润者言也。其人必患消渴，及诸失亡其血之疾。因而喘于胸，而悸于心。卒者，忽见忽已之谓。

〔**评述**〕

观各家所注，以李彣所释最为明确。他指出本条所述之虚劳，当以血虚为主。对由劳而致耗气亡血伤津的机理，阐述也比较深刻，故《医宗金鉴》《金匮要略心典》等均引李注。对“卒喘悸”的解释，曹颖甫将虚劳所致的卒喘悸与痰饮之喘、水气凌心之悸加以比较鉴别，确有发其精微之妙。至于脉浮主里虚，注家多从略。可见历代医家并不独重于脉，而主以证、色、脉合参，这也是符合本条经文脉证合参之旨意的。对“亡血”的解释，“亡”字宜看作是一种严重的耗伤。亡血，应该包括各种原因引起的贫血和出血，即《医宗金鉴》所述之“血不内生”和“血亡于外”两个方面。至于为什么主渴，由于津血同源，可以由亡血引起口渴，也可由血虚导致阴虚生热耗伤津液而致口渴。

〔原文〕

男子脉虚沉弦[1]，無寒熱[2]，短氣，裏急[3]，小便不利，面色白，時目瞑[4]，兼衄，少腹滿，此爲勞使之然。

〔词解〕

(1) 脉虚沉弦：指脉象沉取带弦而无力。

(2) 无寒热：指没有表证。

(3) 里急：腹中拘急，为里有虚寒所致。

(4) 目瞑：即目眩。指头目眩晕、视物不清。

〔释义〕

病人的脉象沉取带弦而无力，如果是在没有恶寒发热之表证的情况下，出现气短、腹中拘急、小便不利、少腹满、面色苍白、时时头晕目眩并衄血等证候，那么，这属于虚劳病的表现。

本条所述一系列虚弱证候，为气血阴阳俱虚，其本在肾。肾为水火之脏，藏真阴而寓元阳。肺主气而司呼吸，但气主于肺而根于肾，故肾虚则不能纳气而呼吸气短。劳伤元气，脾失温煦，则腹里拘急。阳虚不能温里化气，则小便不利而少腹胀满。阳虚极则阴亦伤，阴虚不能藏阳，虚阳上浮，则目瞑鼻衄。

〔提要〕

本条论述阴阳两虚的虚劳病之脉证。

〔选注〕

尤在泾：脉虚沉弦者，劳而伤阳也，故为短气里急，为小便不利，少腹满，为面色白；而其极则并伤其阴，而目瞑兼衄，目瞑，目不明也。

徐忠可：短气里急，仍是元气内虚也，小便不利，肾不能主出也，面色白，血不能荣也，时目瞑，阴火不耐动也，兼衄，阴火迫清道之血也，少腹满，肾不治也，非下元虚极，何以使然。

周扬俊：人之身以阳气为主，唯作劳则动伤元气，故于此先言脉，并言证，以见男子之阳虚也。夫虚者，劳之本脉也，举按不实之中，而复见少厥二阴之象，则其为内伤阳气何如；而阳虚者必恶寒，内伤者多发热，故《脉经》云：假令寸口脉微，名曰阳不足，阴气上入阳中，则洒淅恶寒也；假令尺中脉弱，名曰阴不足，阳气下陷入阴中，则发热也。今三部同等，已非上入下陷之候，则其无寒热可知。然膻中者，气之海也，谷之精气，浊者化卫，而一为宗气，行胸中以司呼吸，于是呼出者心肺主之，吸入者肾肝主之。心肺阳也，肾肝阴也。夫以举按豁然之脉，而止见其有阴无阳，是中之宗气不能为之资，斯呼者无以壮其出，而吸者不能深其入，遂令升降无力，而短气不足以息也。中州之气既虚，使水谷未能消腐，而清气不能上升，则肾阳未旺，肝气下乘，故频圊而里急。膀胱为州都之官，气不化而水道不出，至如经谓十二经脉，三百六十五络，皆上于面；然肺为气之总司，若气虚则肺亦虚，故面虽诸阳之会，而色独如金也。且阴气盛则目瞑，今阳衰，有不为之目瞑者乎？兼衄者，阳络伤则血外溢而为衄也。少腹满者，因小便不利也。此为劳伤元阳，所以至此。然则仲景即不言治法，自当调以甘药，培中土以益元阳，不待言矣。若舍黄芪建中，又何以为法耶。

〔评述〕

各家所注，以尤在泾之论最为言简意赅，指出本条所述一系列虚弱证候在于劳而伤阳，阳伤极而损及阴，故表现为阴阳两虚的证候。

〔原文〕

勞之爲病，其脉浮大，手足煩[1]，春夏劇，秋冬差，陰寒精自出[2]，酸削不能行[3]。

〔词解〕

(1) 手足烦：即手足心发热不适，又称五心烦热。

(2) 阴寒精自出：阴寒，指前阴寒冷。《诸病源候论》："肾主髓，髓开窍于阴，今阴虚阳弱，血气不能相荣，故便阴冷也。久不已则阴萎弱。"精自出，即滑精。

(3) 酸削不能行：指两腿酸软无力，行走困难。

〔释义〕

本条所述的虚劳病，以阴虚为主。其脉浮大是真阴不足，虚阳外浮，与"脉大为劳"之病机相同。阴虚内热，故手足烦热。春夏属阳，木火旺盛而不利于阴，故阴虚者病进而春夏剧；秋冬属阴，金水相生，阴虚，但得时气之助，故病减而曰秋冬瘥。阴虚火旺不能内守，故患失精。肾藏精而主骨，精亏肾虚则骨不得充养，故两腿酸软，站立行走无力，即《难经》所说"骨痿不能起于床"之候。

〔提要〕

本条说明以阴虚为主的虚劳病之脉证，并指出病之轻重与季节有关。

〔选注〕

尤在泾：脉浮者，劳而伤阴也，故为手足烦，为酸削不能行，为春夏剧而秋冬瘥；而其极则并伤其阳，而阴寒精自出。此阴阳互根，自然之道也。

《医宗金鉴》：此言浮大为劳，以详其证也。手足烦，即今之虚劳，五心烦热，阴虚不能藏阳也。阴虚精自出，即今之虚劳遗精，阴虚不能固守也。酸削不能行，即今之虚劳膝酸，削瘦骨痿不能起于床也。夫春夏阳也，阴虚不胜其阳，故剧；秋冬阴也，阴虚得位自起，故瘥。

"阴寒精自出"之"寒"字，当是"虚"字，是传写之讹。

李彣：脉浮大者，里虚而气暴于外也。四肢者，诸阳之本，劳则阳耗，阴虚而生内热，故手足烦。凡劳伤多属阴虚，当春夏木火盛炎之际，气浮于外则里愈虚，故剧；秋冬金水相生之候，气敛于内则外不扰，故瘥也。肾藏精，精自出者，肾水不藏也，肾主骨，故酸削不能行也。

徐忠可：脉大既为劳矣，更加浮，其证则手足烦，盖阴既不足而阳必盛也。于是春夏助其阳则剧，秋冬助其阴则瘥。阴虚而精自出者，久则酸削不能行矣。

程林："寒"字作"虚"字看，阴虚则气不守，而精自出矣。

魏念庭：邪本阴亏阳亢，内生之焰也。然亦随天时为衰旺。春夏者阳时也，阴虚之病必剧。秋冬者阴时也，阴虚之病稍瘥……火盛于上，则必阳衰于下，于里急少腹满已明之矣。于是胃阴不足而邪火炽于上焦，嗣肾阳不足而邪寒凝滞于下焦，阴寒即内迫，阳精自外出，为白浊，为遗精，为鬼交，皆上盛下虚之必致也。精既出夺，必益虚寒。腿脚酸软，肌肉瘦削，遂不可行立，而骨痿不能起于床矣。

黄元御：脉浮大，手足烦者，阳气内虚而外盛也，春夏阳气浮升，内愈寒而外愈热，故剧；秋冬阳气沉降，故热轻而内寒减，故瘥。缘中气虚败，不能交济水火，火炎上热，水澌下寒。肾者，蛰闭封藏之官也，水冷不能蛰藏阳气，则阴寒精自出。水寒不能生发肝木，则酸削不能行也。

唐容川：脉浮大为在表，阳浮于外也。阳外浮则阴孤于内，故阴寒精自出。其外虽见手足烦，而其内阳虚也。旧注多解为阴虚，于脉证不合。

丹波元简：阴寒，程云"寒"字作"虚"字看。《金鉴》直以为传写为伪，误甚矣。阴寒者，阴冷也，乃七伤之一。《巢源》云，肾主精，髓开窍于阴，今阴虚阳弱，血气不能相荣，故使阴冷也。久不已，则阴萎弱，是也。魏为阴寒之气，亦非。酸削，《巢源》作痠㾄。《周礼》，痟首疾注云，痟，酸削也。疏云，人患头痛，则有酸嘶而痛。《千金》妇人门，酸㾄恍惚，不能起居。刘熙释名云，酸，逊也，逊遁在后也。言脚疼力少，行遁在后，以逊遁者也。消，弱也。如见割削，筋力弱也。即酸削、痠㾄、酸㾄，酸㾄与酸削同。

〔评述〕

各注家对本条的见解颇不一致，有主阳虚者，如黄元御、唐容川等；有主阴虚者，如李彣、徐忠可、程林、魏念庭、《医宗金鉴》等；有主阴虚为主而阴虚及阳者，如尤在泾、丹波元简等。主阳虚者，所释文义似通，实则似是而非。如解释阳虚患者春夏剧而秋冬瘥，不但说理牵强，而且与临床实际多不相合，不足取。主阴虚者，对脉证解释都很妥当，唯对"阴寒精自出"一证的"寒"字，或避而不释，或以"虚"易"寒"，如程林、《医宗金鉴》，但未见校勘依据，不好相从。主阴虚为主，阴虚及阳者，认为阴阳互根，阴虚精亏日久，必损及阳而肾气不固，则出现阴虚为主，兼有阳虚表现的证候，如"阴寒精自出"。三说相较，以后说为全面且妥切。

〔原文〕

男子脉浮弱而澀，爲無子，精氣清冷。

〔释义〕

本条列举虚弱病的又一种临床表现——精冷无子。其脉浮弱，为肾阳不足，脉涩为精少血衰。脉弱而涩，为阴阳精气皆不足的脉象。男子出现这样的脉象，主精液清冷，不能生育。

〔提要〕

本条论述精冷无子之虚劳病。

〔选注〕

《诸病源候论》：丈夫无子者，其精清如水，冷如冰铁，皆为无子之候。

沈明宗：此以脉断无子也。男精女血，盛而成胎；然精盛脉亦当盛，若浮弱而涩者，浮乃阴虚，弱为真阳不足，涩为精衰，阴阳精气皆不足，故为精气清冷，则知不能成胎，谓无子也。盖有生而不育者，亦是精气清冷所致，乏嗣者可不知之而守养精气者乎。

尤在泾：若脉浮弱而涩，则精气交亏而清冷不温，此得之天禀薄弱，故当无子。

曹颖甫：若男子之脉，以阳气不足而浮弱，以精血不足而涩，则其肾藏元阳必虚，而交感之时，精冷而不能有子。此证唯羊肉当归汤为疗治，冬令服二三剂，定当黍谷回春。

〔评述〕

虚劳病表现为精冷无子者，沈、尤二人认为是阴阳精气皆不足。曹颖甫以当归生姜羊肉汤加生附子一枚治疗每获良效。从而提示本病当以肾阳不足为主。

〔原文〕

夫失精家[1]，少腹弦急[2]，陰頭寒[3]，目眩，髪落，脉極虚芤遲，爲清谷[4]亡血失精。脉得諸芤動微緊，男子失精，女子夢交[5]，桂枝加龍骨牡蠣湯主之。

桂枝加龍骨牡蠣湯方

桂枝　芍藥　生姜各三兩　甘草二兩　大棗十二枚　龍骨　牡蠣各三兩

上七味，以水七升，煮取三升，分温三服。

天雄散方

天雄三兩（炮）　白术八兩　桂枝六兩　龍骨三兩

上四味，杵爲散。酒服半錢匕，日三服，不知，稍增之。

〔词解〕

(1) 失精家：指经常遗精、滑精的人。

(2) 少腹弦急：指小腹因虚寒而现紧张拘急。

(3) 阴头寒：指前阴冷。

(4) 清谷：指下利清谷。

(5) 梦交：指做性交的梦。

〔释义〕

本条论述失精病人阴阳两虚的脉证及治疗。由于经常失精，耗损精液，阴损及阳，下焦失去阳气的温煦，阴寒凝闭，寒性收引，所以少腹拘急，阴头寒凉。精衰血少，则头眩发脱。其脉象为极虚芤迟，“极虚”为虚劳的主脉；“芤”为浮大而中空，多主失血；“迟”为脉搏至数不足，多主寒。三者皆为虚脉。这种极虚芤迟的脉象，可见于失精、下利清谷、亡血等证。失精病人还可出现“芤动微紧”的脉象。“芤动”为阳浮，“微紧”为虚寒，属阴阳两虚的脉象。男子表现为失精，女子表现为梦交。上述诸证，以桂枝加龙骨牡蛎汤治疗。

本条所述之脉象，不一定同时俱见于一人。“极虚芤迟”之脉，或可为极虚之脉，或见芤脉，或见迟脉。“芤动微紧”脉也是如此。对极虚芤迟脉所主之证，也并非一人数证悉俱。除主失精外，还主下利清谷，主亡血。总之，不可机械地去理解。

一般来说，遗精患者，初起多表现为阴虚相火妄动，心肾不交而梦遗。如梦遗日久，精液亏耗过多，就会阴损及阳，表现为无梦亦泄的滑精，出现阴阳并虚的证候。本条所列举的脉证，就属于阴阳两虚的脉证。

在治疗上，以桂枝加龙骨牡蛎汤为主。桂枝汤用于外感可解肌发表、调和营卫，用于内伤，则可通调气血以和调阴阳而有补虚之功。加龙骨牡蛎在于潜阳入阴，交通心肾，收敛浮越之阳，固涩走泄之阴。“阴阳之要，阳密乃固”，此为密阳固阴之法。天雄散一方，缺主治证，据《方药考》称：“此为补阳摄阴之方，治男子失精，腰膝冷痛。”

〔**提要**〕

本条论述以失精为主证的虚劳病脉证及治疗。

〔**选注**〕

《诸病源候论》：肾气虚损，不能藏精，故精漏失，其病少腹弦急，阴头寒，目眶痛，发落，今其脉数而散者，失精脉也，凡脉芤动微紧，男子失精也。

肾虚为邪所乘，邪客于阴，则梦交接，肾藏精，今肾虚不能制精，因梦感动而泄也。

魏念庭：失精家肾阳大泄，阴寒凝闭，小腹必急，小腹中之筋，必如弦之紧而不能和缓。阴头必寒，下真寒如是，上假热可证矣。火浮则目眩，血枯则发落，诊其脉必虚极，或浮大，或虚涩不待言矣。更兼芤迟，芤则中虚，胃阳不治，迟则里寒，肾阳无根。或便清谷，中焦无阳也；或吐衄亡血，上焦浮热也；或梦交失精，下焦无阳也。此虚劳之所以成，而精失亡血，阴阳俱尽矣。

程林：肾主闭藏，肝主疏泄，失精则过于疏泄，故少腹弦急也；阴头为宗筋之所聚，真阳日亏，故阴头寒也；目眩则精衰，发落则血竭，是以脉极虚芤迟，而虚主失精，芤主亡血，迟主下利清谷也。

脉芤而厥厥动摇转索无常，故曰芤动微紧。此皆虚脉，男子得之则失精，女子梦交，亦失精也。

桂枝、生姜之辛以润之，龙骨、牡蛎之涩以固之，甘草、大枣之甘以补之，芍药之酸以收之，则梦交失精可愈。

尤在泾：脉极虚芤迟者，精失而虚及其气也，故少腹弦急，阴头寒而目眩。脉得诸芤动微紧者，阴阳并乖而伤及其神与精也，故男子失精，女子梦交，沈氏所谓“劳伤心气，火浮不敛，则为心肾不交；阳泛于上，精孤于下，火不摄水，不交自泄，故病失精；或精虚心相内浮，扰精而出，则成梦交者是也”。徐氏曰：“桂枝汤外证得之，能解肌去邪气；内证得之，能补虚调阴阳；加龙骨、牡蛎者，以失精梦交为神精间病，非此不足以收敛其 浮越也。”

《医宗金鉴》：失精家，谓肾阳不固精者也。少腹弦急，虚而寒也。阴头寒，阳气衰也。目眩，精气亏也。发落，血本竭也。若诊其脉极虚而芤迟者，当知极虚为劳，芤则亡血，迟则为寒，故有清谷、亡血、失精之证也。

李彣：肝主藏血，肾主藏精，亡血失精，则肝肾俱虚矣。少腹者，肝、肾之部，今少腹弦急，以肝肾两亏，则里气虚而张急如弦也。肝主筋，前阴者，宗筋之所聚，肝衰故阴头寒也。肝藏血开窍于目，肾主骨，骨之精为瞳子，又肾之华在发，发者血之余，此肝肾两虚，故目眩发落也。芤脉者，浮沉有，中间无，似中空芤草，故名芤脉，此亡血之脉，以脉者血之府，血虚则脉亦虚也。迟为在脏，迟则为寒，脉极虚芤迟，则其证亦虚。清谷者，大便完谷不化也，此虚劳在肝、肾二经者也。

徐忠可：桂枝芍药通阳固阴，甘草姜枣和中上焦之营卫，使阳能生阴，而以安肾宁心之龙骨牡蛎为辅阴之主，后世喜用胶麦而畏姜桂，岂知阴凝之气非阳不能化耶。

丹波元简：小品之文，出于《外台·虚劳梦泄精门》，云小品龙骨汤，疗梦失精，诸脉浮动心悸少急，隐处寒，目眶痛，头发脱者，常七日许一剂。至良。方同。煮法后云，虚羸浮热汗出云云。又深师桂心汤，疗虚喜梦与女邪交接，精为自出方。一名喜汤，亦与本方同。

程氏《金鉴》，并删此方（指天雄散方，下同）。《外台》载范汪疗男子虚失精，三物天雄散，即本方，无龙骨。云，张仲景方，有龙骨，文仲同。知是非宋人所附也。天雄，本草大明云助阳道暖水脏，补腰膝益精。

陈修园：小品云虚弱浮热汗出者，此方除桂枝，加白薇附子各三分，名曰二加龙骨汤。盖以桂枝升发，非阴虚火亢者所宜。况现证之汗，因虚阳鼓之而外溢，必得白薇之苦寒泻火，即是养阴，附子之辛热导火，亦是养阴，功用肾气丸，但肾气丸《金匮》中五见，皆从利小便中而治各证，不若此方之泛应曲当也。究之偏于阴虚者宜此。否则原方及小建中等方，阴阳并理，面面周到，可谓入神。

《金匮》于桂枝龙骨牡蛎汤后，突出天雄散一方，与前后文不相连贯，论中并无一言及之。以致各注家疑为后人所附，而不知此方绝大议论。方中白术为补脾圣药，最得土旺生金，水源不竭，纳谷者昌，精生于谷之义。且又得桂枝化太阳之水腑，天雄温少阴之水脏。水哉水哉，其体本静，而川流不息者，气之动，火之用也。更佐以龙骨者，盖以龙属阳，而宅于水。同气相求，可以敛纳散漫之火而归根，以成阴阳平秘之道。

魏念庭：天雄散一方，纯以温补中阳为主，以收涩肾精为佐，想为下阳虚甚而上热较轻者设也。

〔评述〕

本条论述以失精为主证的虚劳病之脉证及治疗。本条所列诸证之中，当以失精为主证。肾藏精，失精必致肾阴虚。失精日久，阴亏则阳无以化，必致阴损及阳而出现一系列肾阳虚衰的虚寒证候，如少腹弦急、阴头寒、清谷等。因此，辨证当以魏念庭所主肾之“阴阳俱尽”，又以肾阳不固为主。由于五脏相关，肾为先天之本，藏五脏之精，所以，肾阴阳俱虚，必累及其他脏腑。如乙癸同源，肾阴不足则不能润涵肝木；心肾不交则火浮不敛，命门火衰，脾不得温煦则下利清谷。诸注家均以五脏相关的统一整体观为指导，从不同角度阐发了虚劳病机。如程林和李彣主虚在肝肾，尤在泾重视心肾不交等。其共同之处乃均以肾的阴阳俱虚为根本。那么，用桂枝加龙骨牡蛎汤来治疗又当如何理解呢？桂枝汤虽不为治肾之方，但用治内伤诸病，确有补虚调和阴阳之功。其关键在于调和中州脾胃。脾为后天之本，气血生化之源。桂枝汤正是通过调和脾胃而调养气血以达调和阴阳之目的的。脾肾二脏，一为后天，一为先天，二者相互为养。脾胃健，气血旺，阴阳和，则正得以扶，虚得以补。更以龙牡潜阳敛阴，共收密阳固阴之效。曹颖甫《经方实验录》述以本方治失精、盗汗屡治屡验。日本《汉药神效方》用之治疗遗尿，也每每收效。

〔原文〕

男子平人，脉虚弱細微者，喜(1)盗汗(2)也。

〔词解〕

(1) 喜：经常。

(2) 盗汗：睡则汗出，醒则汗收称为盗汗。

〔释义〕

平人，即“脉病人不病者”。脉虚弱细微，细指脉形纤细而软，多主血虚；虚弱微，指脉来鼓动无力似有似无，多主气虚。脉象虚弱细微，为气血不足，阴阳并虚的脉象。阳虚不能固，阴虚不能守。所以这种脉象，主经常出现盗汗之证。

〔提要〕

本条论述证见盗汗的虚劳病及其脉象。

〔选注〕

《诸病源候论》：盗汗者，因眠睡而身体流汗也。此由阳虚所致，久不已，令人羸极枯瘦，心气不足，亡津液故也。诊其脉，男子平人，脉虚弱微细，皆为盗汗脉也。

魏念庭：男子平人，为形若无病者言也。其形虽不病而脉病，则病必踵至矣。设平人而见脉虚弱，兼以细微，虽未至于脉极大极虚，而已兆其渐矣。其脉之虚而弱，则阳已损也；细而微，则阴已消也。阳损必驯至于失精，阴耗必驯至于亡血。验其外证，必喜盗汗。阳损斯表不固，阴损而热自发。皆盗汗之由，而即虚劳之由也。

尤在泾：平人，不病之人也。脉虚弱细微，则阴阳俱不足矣。阳不足者不能固，阴不足者不能守，是其人必善盗汗。

曹颖甫：凡人醒时，则阳气外达，寐时则阳气内守，卫所以夜行于阴也。卫气内守，营气当夜行于阴之时不能外泄，故寐者无汗；唯卫气不守，营气从之，乃为盗汗。盗汗者，卫不与营和也。按伤寒之例，卫不与营和，先时以桂枝汤发汗则愈，更加龙骨以镇浮阳，牡蛎以抑上逆之水气，则盗汗当止。师虽不出方治，读者当观其通也。

《医宗金鉴》：此节脉证不合，必有脱简，故不释。

〔评述〕

本条叙述由阴阳两虚致盗汗一证。盗汗有内伤外感之别。本条为内伤盗汗，由虚劳所致。虚劳盗汗的病机，从本条所述之脉象，当为阴阳俱不足。各注家也多从阴阳不足解释，如尤在泾认为：“脉虚弱细微，则阴阳俱不足矣。阳不足者不能固，阴不足者不能守，是其人必善盗汗。”曹颖甫从营卫不和来解释，临床以桂枝加龙骨牡蛎汤主治，每获良效。但后世对盗汗的病机，多从阴虚立论，其脉象当是细数，以当归六黄汤主治，亦有良效。《医宗金鉴》主阴虚盗汗，故认为本条脉证不合，疑有脱简而不释。其实，对盗汗一证的病机，不应执于一理，五脏虚衰，皆能致汗。阴虚不守固常导致盗汗，阳虚不固，也可导致盗汗。如沈金鳌说：“经曰，肾病也者，寝汗出，憎风。盖肾伤则阳衰，阳衰则卫虚。所虚之卫行于阴分，当目瞑之时，无气以固其表，则腠理开而盗汗出；醒则行阴之卫气复于表，而盗汗止。”临床还当结合其他见证，辨证论治。

〔原文〕

人年五六十，其病脉大者，痹俠背行[1]，若腸鳴，馬刀俠癭[2]者，皆爲勞得之。

〔词解〕

(1) 痹侠背行：侠，同夹。指背部沿脊柱两侧有麻痹感。

(2) 马刀侠瘿：即颈腋部淋巴结核。其生于腋下者名为“马刀”，生在颈部者名为“侠瘿”。两处病变常相连络，称“瘰疬”，俗名“疬串”。

〔释义〕

人到了五六十岁，体渐虚，脉象也当渐虚，如果脉象反而见大，就会出现以下三种证候：或脊背部麻木感，或肠鸣，或颈腋部出现瘰疬等。这些证候都是因劳而得，所以属于虚劳范畴。

《素问·阴阳应象大论》说：“年四十，而阴气自半也，起居衰矣。年五十，体重，耳目不聪明矣。年六十，阴痿，气大衰，九窍不利，下虚上实，涕泣俱出矣。”由此可见，年五六十岁，精气渐衰，气血不充，脉象也当渐呈虚象，如果反而出现浮大的脉象，是属虚阳外浮，是虚劳脉象。这与第三条“脉大为劳”是一致的。所列举的三种证候，也都属于虚劳范畴。“痹侠背行”，是由于年老阳气不足而致。太阳经脉夹脊背行，为一身之藩篱，阳气虚，太阳经气亦不足，则邪易入而痹阻经道，出现脊背部的麻木感。此不同于一般外感或痹证，属于内虚夹风气。在治疗上，应当扶正补虚以驱邪。肠鸣一证，属于脾胃虚弱，寒动于中，阳气外张，故脉可表现为虚大。“马刀侠瘿”，多因肝肾不足，阴虚火旺，血痰相搏结而成。由于阴虚火旺，可见大脉。

〔提要〕

本条举例论述虚劳病同脉异证的情形。

〔选注〕

周扬俊：人生五十始衰，六十天癸竭，则已精少肾衰矣。使复有动作，遂令阳虚而邪得以客之，痹太阳经道。盖太阳行于背者也。经谓阳气者，精以养神，柔以养筋，开阖不得，寒气从之，乃生大偻，故病痹侠背行也。又云，中气不足，肠为之苦鸣。至陷脉为瘘，留连肉腠，为马刀侠瘿。瘿者，即瘰疬也。以其形长如蛤，为马刀。或在耳前后，连及颐颌头下，或下连缺盆，以及胸胁，皆谓之马刀。此手足少阳经主之也。总以动作忿怒，忧忿气郁过甚，而为风邪内腠，故其脉则大而举按不实，其因劳而元气不足。仲景言之，恐后人复疑为有余而误攻其邪耳。

尤在泾：人年五六十，精气衰矣，而病脉反大者，是其人当有风气也。痹侠背行，痹之侠脊者，由阳气不足，而邪气从之也。若肠鸣、马刀、侠瘿者，阳气以劳而外张，火热以劳而上逆。阳外张则寒动于中而为肠鸣，火上逆则与痰相搏而为马刀、侠瘿。

丹波元简：《灵枢·经脉》篇，少阳所生病云，腋下肿马刀侠瘿。而痈疽篇云，其痈坚而不溃者，为马刀侠瘿。潘氏《医灯续焰》释之云，马刀蛤蛎之属，痈形似之。挟缨者，发于结缨之处，大迎之下颈侧也。二痈一在腋，一在颈，常相连络，故俗名疬串。义尤明显。知是瘿当依痈疽篇而作缨。马刀侠缨，即《灵枢·寒热》篇所谓寒热瘰疬，及鼠瘘寒热之证。张氏注云，结核连续者为瘰疬，形长如蚬蛤者为马刀。又张氏六要云，马刀，小蚬也，圆者为瘰疬，长者为马刀，皆少阳经郁结所致，久成疬劳是也。盖瘰疬者，未溃之称。已溃漏而不愈者为鼠瘘。其所由出于虚劳。瘿者，考《巢源》等，瘤之生于颈下，而皮宽不急，垂䞈䞈然者。故《说文》云：瘿，项瘤也。与瘰疬迥别，瘿乃缨之讹无疑矣。又案，痹侠背行，若肠鸣，马刀侠瘿，各是一证，非必三证悉见也，故以皆字而断之。

《医宗金鉴》："若肠鸣"三字，与上下文不属，必是错简。侠瘿之"瘿"字，当是"瘰"字。每经此证，先劳后瘰，先瘰后劳者有之，从未见劳瘿先后病也，必是传写之讹。

《金匮要略讲义》：人年五六十，精气内衰，而脉反大，如无其他症状可据，只觉脊背有麻木感的，这不属于虚劳，而属于风气。假如脉大而兼有肠鸣，是阳气外张，寒动于中使然；如脉大而兼患马刀侠瘿，是虚火上炎，与血相搏所致，皆属于虚劳范围。

〔评述〕

历代注家对本条的注释，没有大的不同。对马刀侠瘿之"瘿"字，丹波元简和《医宗金鉴》均认为传写有误，前者主为"缨"字，后者主为"瘰"字，是有道理的。"瘿"指瘿瘤，即甲状腺之肿瘤，而本条指的是颈腋部淋巴结结核。

《金匮要略讲义》认为"痹侠背行……不属于虚劳，而属于风气"，似不够妥当。第一，从病因病机来看，条文首先提示"人年五六十"，说明年老体虚，阳气衰太阳经气不固而邪得以入，应属于虚夹风气，治疗亦当扶正以驱邪。如认为竟属风气，不为虚劳，则治当攻邪而必更伤其阳。故周扬俊提示："仲景言之，恐后人复疑为有余而误攻其邪耳。"第二，从全篇内容来看，全部条文均列举并论述虚劳证候，并没有列举其他证候作为鉴别诊断。第三，从上下文看，句末"皆为劳得之"之"皆"字，当总括以上全部证候，当然也包括"痹侠背行"在内。总之，认为"不属于虚劳，而属于风气"与经文原旨是不相符合的。

学习本条应注意以下几点：

(1) 本条补充了"脉大为劳"的见证。

(2) 列举了一种大脉可出现三种不同的虚劳证候：痹侠背行、肠鸣、马刀侠瘿，说明脉同证可异。

(3) 条文冠以"人年五六十"，在于提示，对于年老体衰之人，对这些虚劳证候的辨证治疗，勿犯虚虚之戒。

〔原文〕

脉沉小遲，名脱氣[(1)]，其人疾行則喘喝[(2)]，手足逆寒，腹滿，甚則溏泄，食不消化也。

〔词解〕

(1) 脱气：阳气虚衰欲脱。

(2) 喘喝：张口气喘。

〔释义〕

沉、小、迟，三者皆属阴脉、虚脉。三者并见为气虚衰、里有寒的虚劳脉象，故名脱气。肺主气，司呼吸，肾为生气之源，主纳气。肺肾气虚，行走稍快，就张口气喘。脾司运化，主四肢，脾阳不振不能达于四肢，则手足寒冷。"脏寒生满病"，脾虚运化无力，则腹满，水谷不化而便溏。脾之阳气有赖命门火的温煦，所以脾阳虚衰与肾阳有密切的关系。

〔提要〕

本条论述以脾阳虚衰为主的虚劳病脉证。

〔选注〕

尤在泾：脉沉小迟，皆阴象也。三者并见，阴盛而阳乃亡矣，故名脱气。其人疾行则喘喝者，气脱而不固也。由是外无气而手足逆冷，胃无气而腹满，脾无气而溏泄食不化，皆阳微气脱之证也。

徐忠可：沉小迟三脉相并，是阳气全亏，气脱则躯乃空壳，疾行则气竭而喘喝，四肢无阳而寒，腹中无阳而满，甚则胃虚极而溏泄，脾虚极而食不化也。

《医宗金鉴》：脉沉小迟，则阳大虚，故名脱气。脱气者，谓胸中大气虚少，不充气息所用，故疾行喘喝也。阳虚则寒，寒盛于外，四末不温，故手足逆冷也。寒盛于中，故腹满溏泄，食不消化也。

李彣：此肺、脾、肾三经俱病也。肺主气，气为阳，沉、小、迟皆阳气虚衰之脉，故名脱气。疾行则喘喝，以肺主出气，而肾主纳气，为生气之原，呼吸之门，若真元耗损，则气虚不能续息，肺无所出，肾无所纳，故喘喝，此肺肾病也。又脾主四肢，四肢者，诸阳之本。逆寒者，阳虚不温四末也。腹满者，脾经入腹，气虚中满也。溏泄不化者，此脾虚不能运磨水谷，多见鹜溏飧泄之证也。

〔评述〕

对本条所述证候的辨析，各注家均主阳气虚衰。如见之于脏腑，徐忠可认为是脾肾阳虚，李彣更从五脏相关的整体观出发，提出“肺、脾、肾三经俱病”，并加以具体分析，不但有助于辨证，而且对治疗也很有启发意义。本条所述阳气虚衰诸证，多为脾阳虚衰，但肾为五脏之本，因此对脾阳虚衰的治疗，有时治脾，有时温肾以补脾，有时脾肾同治。本条有证无方，前人多主张用理中汤加附子以温脾肾之阳，可供参考。

〔原文〕

脉弦而大，弦則爲減，大則爲芤，減則爲寒，芤則爲虚，虚寒相搏，此名爲革。婦人則半産漏下(1)，男子則亡血失精。

〔词解〕

（1）半产漏下：半产，即流产。漏下，下血淋漓不断。漏下常见于以下三种情况：一为妇女非月经期间的子宫出血，淋漓不净；一为妇女妊娠期间子宫出血；一为半产后继续下血不止。

〔释义〕

本条大意如下：诊得的脉象弦而兼大，但重按比弦脉要弱一些，也不像大脉那样洪大有力，按之大而中空。此弦而衰减的脉，为寒象，此大而中空的脉，为虚象。这种脉称为革脉，主虚寒。其见证，在妇人可因不能温养胞胎而流产，或下血淋漓，在男子，见于亡血和失精证。

本条论述虚劳病的又一种脉象——革脉的形态及其所主的病证。在描述革脉的形态时，先举出弦大脉与之比较：革脉似弦脉之脉形按之不移，但重按即趋于减弱；似大脉振幅之大，但按之却中空；似芤脉之中空，但比芤脉为硬。这种轻取弦大，再按中空无力而脉形清楚“形如鼓革”的脉象，称为革脉。

仲景论病的规律，往往是从脉引出证候，揭示病机，提示治则的。本条三见于《金匮要略》(惊悸吐衄下血胸满瘀血病篇、妇人杂病篇及本篇)，一见于《伤寒论》。首叙革脉，次言革脉主证：妇人半产漏下，男子亡血失精。结合临床来看，革脉多出现于大失血之后。由于亡血失精，阴气大伤，虚阳外浮，脉不得充养，所以出现轻取浮大、实则中空无力的革脉。

〔提要〕

本条论述虚劳病出现革脉的机理和证候。

〔选注〕

程林：人之所以有身者，精与血也。内填骨髓，外溉肌肤，充溢于百骸，流行于脏腑，乃天一所生之水，四大藉此以成形。是先天之神气，必恃后天之精血，以为运用，有无相成，阴阳相生，毋令戕害。若其人房室过伤，劳倦过度，七情暗损，六淫互侵，后天之真阴已亏，先天之神气并竭，在妇人则半产胞胎，或漏下赤白，在男子则吐衄亡血，或梦交泄精。诊其脉，必弦而大。弦为寒，而大为虚，既寒且虚，则脉成革矣。革者如按鼓皮，中空之象，即芤大之脉。《内经》曰，浑浑革至如涌泉，病进而危弊。故仲景一集中，前后三致意焉。

尤在泾：脉弦者阳不足，故为减为寒；脉大者阴不足，故为芤为虚。阴阳并虚，外强中干，此名为革。又变革也，妇人半产、漏下，男子亡血、失精，是皆失其产乳生育之常矣，故名曰革。

曹颖甫：脉弦为阳气衰，脉大而芤为阴气夺。阳衰则中寒，阴夺则里虚。两脉并见，其名曰革。浮阳不降，则阳不摄阴；阴不抱阳，则精血寒陷。此条见妇人杂病篇，治妇人半产漏下则有旋覆花汤，而男子亡血失精独无方治，而补阳摄阴之法，要以天雄散为最胜。天雄以温下寒，龙骨以镇浮阳，白术、桂枝以扶中气，而坎离交济矣。

〔评述〕

革脉主虚寒。由于亡血失精，虚则毋庸置疑，寒却从何而来？由于阴阳互根，气血相依，阴损必及阳，亡血必耗气，气随血脱，因此表现为虚寒，在大失血的危急时刻，尤其突出。在治疗上，中医往往不是滋阴养血，而是急补其气以摄阴固脱，所谓“有形之血不能速生，无形之气所当急固”。这种阴阳气血相互依存、相互转化的关系，在本篇中是很突出的。在学习时不可机械地孤立地理解和凿分阴虚阳虚、气虚血虚。

以上十条，除第三条专言脉而无证，意在提示虚劳病脉之纲外，其余诸条均详细列举了虚劳的各种脉和证，其重点在于辨证，言脉亦为辨证。以下六条，重点在于论治。每条除言证外，均立有主方，略于脉而详于治。至于辨证，则不厌其详，贯穿于全篇之中，足见辨证实为论治的基础，当力求准确无误。

〔原文〕

虛勞裏急，悸，衄，腹中痛，夢失精，四肢酸疼，手足煩熱，咽乾口燥，小建中湯

主之。

小建中湯方

桂枝三兩（去皮） 甘草三兩（炙） 大棗十二枚 芍藥六兩 生姜三兩 膠飴一升

上六味，以水七升，煮取三升，去滓，内膠飴，更上微火消解，温服一升，日三服。嘔家不可用建中湯，以甜故也。

〔释义〕

本条属阴阳俱虚，寒热并见，五脏皆有不足所致的虚劳病证。

人体的阴阳是相互维系、相对协调的，即“阴平阳秘，精神乃治”。任何一方的偏盛偏衰都会破坏阴阳的相对协调而呈现病理状态，见之于或寒或热。《素问·阴阳应象大论》说：“阳胜则热，阴胜则寒。”《素问·调经论》说：“阳虚则外寒，阴虚则内热，阳盛则外热，阴盛则内寒。”阳不足，则阴无阳以配而相对有余，则表现出虚寒征象，如里急、腹中痛；阴不足，则阳无所附而相对有余浮散于外，则表现出虚热征象，如手足烦热、咽干口燥、衄等。阴阳是互根的，阴阳的偏盛偏衰必然会相互影响，或由阴虚及阳，或由阳虚及阴而致阴阳俱虚，出现寒热并见的证候。人体阴阳的盛衰是以脏腑气血的盛衰为基础的。气充血生，则“五脏元真通畅，人即安和”，相反，气不能温煦，血不能濡养，则脏腑就不能维持正常的生理功能而出现一系列脏腑虚损衰弱的现象。如里急、腹中痛、四肢酸疼，多归于脾虚；悸，归于心虚；衄，多归于肝脾虚；失精，归于肾虚；咽干口燥，多归于肺虚。虚劳重证，则可出现五脏皆虚，阴阳气血俱不足的一系列的全身虚弱证候。

对本条所列举的一系列虚劳证候，为什么要用小建中汤来治疗呢？建中者，建立中气之意。中指脾胃。脾胃为后天之本，生化之源。《素问·玉机真脏论》说：“脾脉者土也，孤脏以灌四旁者也。”脾胃健运，则水谷精微得以生化为气血。气血充足则内养脏腑，外充肌肉四肢，虚劳证候就会自然消失。

小建中汤为桂枝汤倍芍药加饴糖而成。《灵枢·终始》说：“阴阳俱不足，补阳则阴竭，泻阴则阳脱，如是者可将以甘药。”小建中汤以饴糖为君，甘味药为主即取义于此。饴糖、大枣、甘草味甘性温以温中缓急而补虚。桂枝、生姜味辛，通阳走表而助卫，甘与辛合而生阳。芍药味酸，敛阴走里而益营，甘与酸合则化阴。脾胃健运则营卫和，气血生，阴阳自和虚劳得除病乃愈。

对虚劳病的治疗，仲景重视脾肾。小建中汤为培补脾胃、平调阴阳而设，当为治疗虚劳病的主要方剂之一。

〔提要〕

本条论述补脾建中治疗虚劳的方证。

〔选注〕

尤在泾：此和阴阳、调营卫之法也。夫人生之道，曰阴曰阳，阴阳和平，百疾不生。若阳病不能与阴和，则阴以其寒独行，为里急，为腹中痛，而实非阴之盛也；阴病不能与阳和，则阳以其热独行，为手足烦热，为咽干、口燥，而实非阳之炽也。昧者以寒攻热，以热攻寒，寒热内贼，其病益甚，唯以甘酸辛药，和合成剂，调之致和，则阳就于阴，而寒以温；阴就于阳，而热以和。医之所以贵识其大要也。岂徒云寒可治热，热可治寒而已哉。或问和阴阳、调营卫是矣，而必以建中者何也？曰中者脾胃也，营卫生成于水谷，而水谷转输于脾胃。故中气立则营卫施行而不失其和。又，中者四运之轴而阴阳之机也。故中气立则阴阳相循，如环无端，而不极于偏。是方甘与辛合而生阳，酸得甘助而生阴，阴阳相生，中气自立。是故求阴阳之和者必于中气，求中气之立者必以建中也。

徐忠可：上章所论证，概属阳虚。阳虚者气虚也。气虚之人，大概当助脾，故以小建中汤主之。谓虚劳者，元阳之气不能内统精血，则营枯而虚，里气乃急，为悸、为衄、为腹中痛、梦失精；元阳之气不能补充四肢口咽，则阳虚而燥，为四肢酸疼，为手足烦，为咽干口燥。假令胸中之大气一转，则燥热之病气自行，故以桂、芍、甘、姜、枣大和其营卫，而加饴糖一味，以建中气，此后世补中益气之祖也。虽无升柴，而升清降浊之理，具于此方矣。

沈明宗：此营卫两济之方也，虚劳病非伤先天阴阳，即伤后天营卫。若伤后天中气，则营卫不充于五脏，脏腑无赖，精血渐损，则脏腑各自为病，显证百出也。因营血不灌于冲脉，则逆气里急；肾阴不能既济，心包火气内动，则悸衄；肝脾不和则腹中痛；相火妄动，扰于阴中，则梦失精；营气不充于四肢，则四肢酸疼，手足烦热；胃津不输于上，则咽干口燥。此因中气不充，故显以上诸证。所以建中汤之桂枝行阳，芍药收阴，一阴一阳，和调营卫；以甘草、胶饴一阴一阳，补和营卫；姜、枣一阴一阳，宣通营卫，俾营卫冲和，溉灌脏腑，而脏腑受济，则诸虚恢复也。盖营卫阴阳两建之方，欲补其血，则加归、芍之类；欲补其气，则加参、芪、甘、术之类；欲补其阴，则加地黄、知、柏之类；欲补其阳，则加桂、附之类。以此类推，变化无穷矣。

程林：里急、腹中痛、四肢酸疼、手足烦热，脾虚也。悸，心虚也。衄，肝虚也。失精，肾虚也。咽干口燥，肺虚也。此五脏皆虚，而土为万物之母，故先建其脾土。

大枣甘草胶饴之甘，所以建中而缓诸急。通行卫气，必以辛，姜桂之辛，用以走表而通卫。收敛营血者必以酸，芍药之酸，用以走里而收营。营卫流通，五脏不失权衡，而中气斯建矣。

丹波元坚：此条即虚劳之正证。实属斫丧太过，虚火上亢者。筋失所养，故里急。血脉衰乏，故悸。悸即动筑，验之病者，知其非心动。血随火上，故衄。寒盛于下，故腹中痛。下元不固而心神不宁，故失精。血道涩滞，故四肢酸疼，犹桂枝加芍药生姜人参新加汤证身疼痛之理。虚阳外泛，故手足烦热。上焦液枯，故咽干口燥。皆是莫不自阴虚所致。阴虚，故不与阳谐。是以用小建中汤，和调阴阳。盖桂枝汤营卫均和，而此方则倍芍药，专滋其阴，以配于阳，为虚劳正对之治矣。

〔评述〕

仲景论述虚劳证治，特别重视脾肾。为什么对阴阳并虚、五脏俱不足的虚劳病，独主温健脾胃，治以小建中汤呢？这就是本条注释当阐发的精微所在。尤在泾所作的注释，是很精当的。它首先对阴阳偏衰而出现的寒热证候及其治法作了精辟的论述。指出阳虚出现的虚寒，“实非阴之盛”，而是阴相对偏盛的里虚寒；阴虚出现的热象，“实非阳之炽”，而是阳相对偏盛的虚热之象。因此，在治疗上，就不能治以攻法，以寒攻热，以热攻寒，而当益阴和阳，“调之致和”，指出对虚劳之虚寒虚热，应以调和阴阳为法。其次，阐述了建中气所以能调和阴阳的机理。建中即补脾胃。脾胃健运，营卫流行，阴阳相循而自和，所谓脾土为“四运之轴而阴阳之机”。因此，“故求阴阳之和者必于中气，求中气之立者必以建中也”。对阴阳偏盛偏衰的病机和温建中气的治疗法则，作了相当精辟的阐述。

小建中汤的临床应用，是相当广泛的。本条所举之证，应该作为举例看待。凡表现出全身虚弱，特别是脾胃虚弱的多种病证，均为适应证。但其终究为甘温之剂，对阴虚为主，特别是阴虚火旺者，当加减使用，或治以滋阴清热之剂。徐大椿在《兰台轨范》中说：“古人所云虚劳，皆是纯虚无阳之证，与近日之阴虚火旺，吐血咳嗽者，正相反，误治必毙……小建中汤，治阴寒阳衰之虚劳，正与阴虚火旺之病相反，庸医误用，害人甚多。此咽干口燥，乃津液少，非有火也。”由此可见，不可不加辨证而以小建中汤统治一切虚劳病证。

〔原文〕

虚勞裏急，諸不足，黄芪建中湯主之。

黄芪建中湯方

於小建中湯内，加黄芪一兩半，餘依上法。氣短胸滿者加生姜；腹滿者去棗，加茯苓一兩半；及療肺虚損不足，補氣加半夏三兩。

〔释义〕

虚劳病，由于里气虚寒，故腹中拘急。里急者，以甘缓之。诸不足，应为阴阳气血俱不足。除上述建中汤证所列不足之证外，当较上条气虚为甚，可见少气、懒言、身倦肢重、自汗盗汗、恶风等证。“形不足者，温之以气”，所以在小建中汤的基础上，加黄芪以益气固表，补虚缓急。

〔提要〕

本条论述阴阳两虚、气虚为甚的虚劳证治。

〔选注〕

尤在泾：里急者，里虚脉急，腹中当剧痛也。诸不足者，阴阳诸脉并俱不足，而眩、悸、喘喝、失精、亡血等证相因而至也。急者缓之必以甘，不足者补之必以温，而充虚塞空，则黄芪尤有专长也。

徐忠可：小建中汤，本取化脾中之气，而肌肉乃脾之所生也，黄芪能走肌肉而实胃气，故加之以补不足，则桂、芍所以补一身之阴阳，而黄芪、饴糖又所以补中之阴阳也。若气短胸满加生姜，谓饮气滞阳，故生姜以宣之。腹满去枣加茯苓，蠲饮而正脾气也。气不顺加半夏，去逆即所以补正也。

沈明宗：此胃中营卫不济于五脏现证也。虽云诸不足，观其立方之意，诚偏脾肺肾气虚损所致。脾胃气弱，不生于肺，气反上逆，而为里急，故以建中汤加黄芪甘味之药调之，俾脾元健运，营卫灌溉于肺，里气不急，诸虚自复也。若痰气阻遏，短气胸满，加生姜宣润胸中之气；腹满者加茯苓，导湿下行；肺虚痰气壅逆者，加半夏涤痰镇逆。而五脏见证，以此加减出入，则神妙在我。或火气内郁，暂除桂枝可也。

程林：生姜泄逆气，故短气胸满者，加生姜。甘令中满，故去大枣。淡能渗泄，故加茯苓。茯苓能止咳逆，故疗肺虚不足，补加半夏未详。

《医宗金鉴》：所谓虚劳里急诸不足者，亦该上条诸不足证之谓也。黄芪建中汤，建立中外两虚，非单谓里急一证之治也。桂枝龙骨牡蛎汤，即桂枝汤加龙骨、牡蛎，小建中汤，即桂枝汤加胶饴，黄芪建中汤即桂枝汤加胶饴、黄芪也，故尝因是而思仲景以一桂枝汤出入加减，无往不利如此。何后世一见桂枝，即为伤寒发汗之剂，是但知仲景用桂枝汤治伤寒，而不知仲景用桂枝汤治虚劳也。若知桂枝汤治虚劳之义，则得仲景心法矣。盖桂枝汤辛甘而温之品也，若啜粥温覆取汗，则发散营卫以逐外邪，即经曰：辛甘发散为阳，是以辛为主也；若加龙骨、牡蛎、胶饴、黄芪，则补固中外以治虚劳，即经曰：劳者温之，甘药调之，是以温以甘为主也。由此推之，诸药之性味功能加减出入，其妙无穷也。

魏念庭：气虚甚，加黄芪，津枯甚，加人参，以治虚劳里急。此言里急非里急后重之谓也，乃虚歉无主之谓也。故名其方为建中，正所以扶持其中气，使渐生阴阳，达于营卫，布于肢骸而消其独亢也。

〔评述〕

黄芪建中汤在小建中汤的基础上，加黄芪一味，增强了补虚建中的力量。关于黄芪建中汤的适应证，陆渊雷有一段论述，可以作为参考："黄芪，能振肌表之正气，转输其津液。诸肌表不足者，皮肤干，不润泽，卫气不足以固腠理，津液以自汗盗汗而耗损。用黄芪振正气，回津液，固腠理，则瘀水自回降，小便通利，肌肤滑润矣。抑黄芪之用，以正气不足为主。虽曰治自汗盗汗，不可以此为主效也。故余用黄芪，不问汗之有无，但视肌表之正气乏则不误矣。"从临床实践来看，其对虚劳病的治疗，优于小建中汤。

关于黄芪建中汤中黄芪的用量，条文载一两半，疑为有误。第一，从《金匮要略》用黄芪的诸方来看，用量均大于此量。如黄芪桂枝五物汤，黄芪用量为三两。黄芪芍药桂枝苦酒汤，黄芪用量为五两。桂枝加黄芪汤，黄芪为二两。防己黄芪汤，黄芪用量虽为一两，但方中药量最大为一两，防己亦用一两，甘草半两，白术七钱半。第二，据《千金要方·卷十九·补肾门》载此方，黄芪用量为三两。《外台秘要》同《千金要方》。第三，本方黄芪用于补"诸不足"，作为方中主药，其用量至少不应低于甘草（用二两）和生姜（用三两）等药物的用量。所以参照《金匮要略》其他方中黄芪的用量和《千金要方》所载，临床应用，黄芪以三两左右为宜。

〔原文〕

虛勞腰痛，少腹拘急，小便不利者，八味腎氣丸主之。(方見婦人雜病中)

〔释义〕

虚劳病，证见腰痛少腹拘急、小便不利的，属肾虚。腰为肾之外府，肾气虚，外不能温煦，故腰痛。肾主气化，司开阖，与膀胱相表里。膀胱的气化功能有赖肾阳的温煦。肾阳虚，则膀胱气化无权，不能化气行水，所以表现为少腹拘急、小便不利。肾虚者，用八味肾气丸补益肾气。

八味肾气丸是补益肾气的主方，具有滋阴助阳的作用。方中以地黄、山药、山茱萸、泽泻、丹皮、茯苓六味有补有泄以滋其阴，桂、附以壮其元阳。补阴之虚以生气，助阳之弱以化水。补阴助阳，肾气复常，则上述诸证自愈。

〔提要〕

本条论述阳虚虚劳的证治。

〔选注〕

徐忠可：腰痛、少腹拘急、小便不利，皆肾家的证，然非失精等现证比，乃肾虚而痹，故以六味丸补其阴，乃须桂、附壮其元阳也。

程林：腰为肾之外候，肾虚则腰痛。肾与膀胱为表里，不得三焦之阳气以决渎，则小便不利，而少腹拘急，州都之官亦失其气化之职，水中真阳亏乏，肾间动气已损。是方益肾间之气，气强则便溺行而小腹拘急亦愈矣。

周扬俊：腰者肾之府，腰痛为肾气之虚寒可知矣。唯虚寒，故少腹拘急，而膀胱之气亦不化也。苟非益火以助真阳，以消阴翳，恐无以生土，而水得泛滥，不至上凌君火不止矣。主以八味，固补益先天之至要者也。

尤在泾：下焦之分，少阴主之。少阴虽为阴脏而中有元阳，所以温经、脏，行阴阳，司开合者也。虚劳之人，损伤少阴肾气，是以腰痛、少腹拘急、小便不利，程氏所谓肾间动气已损者是矣。八味肾气丸，补阴之虚可以生气，助阳之弱可以化水，乃补下治下之良剂也。

〔评述〕

对虚劳之病机和治疗，仲景重视脾肾。二者一为先天，一为后天。《金匮要略》以小建中汤和肾气丸为培补脾肾的两个主方而开补法之两大法门。肾气丸在《金匮要略》中见于五处（虚劳病篇、痰饮病篇、消渴小便不利淋病篇、中风历节病篇和妇人杂病篇），可见运用之广泛。后世在此基础上，加减化裁甚多，如六味地黄丸、麦味地黄丸、济生肾气丸、知柏地黄丸，以及左归、右归等，肾气丸遂成为中医补肾之祖方。

肾气丸的方义，顾名思义，当为补益肾气之方。为何补益肾气当取滋阴助阳？肾为阴脏，藏精主水，但中寓元阳，因此又称水火之脏。在补益肾气时，当充分考虑肾的这一特点，益气助阳不能单纯施以辛热刚燥之品以耗竭其阴，而应在滋阴的基础上助阳，使阴得以生，阳得以化。肾气丸用六味滋其阴，桂附助其阳，滋阴助阳以化肾气。仲景之肾气丸，不仅给后世以补肾良方，而且也提示我们补肾的一个重要法则——滋阴扶阳以化肾气。张景岳温补肾阳之右归饮、右归丸，均在滋阴的基础上补益元阳。尤在泾对仲景立法组方思想的理解和阐发是很深刻的，他指出“少阴虽为阴脏而中有元阳”，八味肾气丸“补阴之虚可以生气，助阳之弱可以化水”，把肾的特点和在生化上阴阳相依、相辅相成的关系阐发得极为精辟。

本条所说的“少腹”，当指小腹，即脐下部分。古代“少”作“小”讲而通用。将厥阴肝经循行于小腹两侧的部位称为“少腹”，为后世所分。《金匮要略》所称之“少腹”，当指“小腹”。

〔原文〕

虚勞諸不足，風氣百疾[1]，薯蕷丸主之。

薯蕷丸方

薯蕷三十分　當歸　桂枝　麯　乾地黄　豆黄卷各十分　甘草二十八分　人參七分　芎藭　芍藥　白术　麥門冬　杏仁各六分　柴胡　桔梗　茯苓各五分　阿膠七分　乾姜三分　白蘞二分　防風六分　大棗百枚爲膏

上二十一味，末之，煉蜜和丸，如彈子大，空腹酒服一丸，一百丸爲劑。

〔**词解**〕

(1) 风气百疾：风气，泛指病邪，这里指风眩、风痹等多种疾病。

〔**释义**〕

“虚劳诸不足”，泛指一切虚劳疾患，如五劳七伤等。虚劳病人，由于气血虚损，正气不足，易招致外邪侵袭，且外邪侵袭后，正虚邪恋，迁延不愈而益增其虚。对这种正虚夹风气的疾患，专补其虚则恋邪，专攻其邪则伤正，必须采用扶正祛邪之法，寓祛邪于扶正之中。薯蓣丸正是这样一张良方。方中以薯蓣为补益脾肾的主药，不寒不热，不腻不燥，补虚而不恋邪。以参、术、苓、草、姜、枣、麯、豆卷等健脾胃，辅以消食化湿，中土健运，则上可益肺，下可补肾。归、芍、地、芎、胶、麦等养血滋阴，且血行风亦自灭。桂枝、柴胡、防风祛风散邪，达表升阳。杏仁、桔梗、白蔹宣畅气机。诸药合用，共奏气血双补、脾肾两调、扶正祛邪之功。

〔**提要**〕

本条论述虚劳兼风气的证治。

〔**选注**〕

徐忠可：此不专言里急，是内外皆见不足证，非独里急诸不足也。然较黄芪建中证，前但云里急，故主建中，而此多风气百疾，即以薯蓣丸主之，岂非此丸似专为风气乎。不知虚劳证，多有兼风气者，正不可着意治风气，故仲景以四君、四物养其气血，麦冬、阿胶、干姜、大枣补其肺胃，而以桔梗、杏仁开提肺气，桂枝行阳，防风运脾，神曲开郁，豆卷宣肾，柴胡升少阳之气，白蔹化入营之风。虽有风气，未尝专治之，谓正气运而风气自去也。然薯蓣最多，且以此为汤名者，取其不寒不热，不燥不滑，脾肾兼宜，故以为君，则诸药皆相助为理耳。

魏念庭：盖人之元气在肺，元阳在肾。既剥削则难以遽复矣，全赖后天之谷气资益其生。是营卫非脾胃不能通宣，而气血非饮食无由平复也。仲景故为虚劳诸不足而带风气百疾立此薯蓣丸之法。方中以薯蓣为主，专理脾胃，上损下损，至此可以撑持。以人参、白术、茯苓、干姜、豆黄卷、大枣、神曲、甘草助之，除湿益气，而中土之令得行矣。以当归、芎劳、芍药、地黄、麦冬、阿胶养血滋阴；以柴胡、桂枝、防风升邪散热；以杏仁、桔梗、白蔹下气开郁。唯恐虚而有热之人，滋补之药，上拒不受，故为散其邪热，开其逆郁，而气血平顺，补益得纳，勿以其迂缓而舍之。

陈修园：此方虚劳内外皆见不足，不止上节所谓里急诸不足也。不足者补之。前有建中、黄芪建中等法，又合之桂枝加龙牡等法，似无剩义。然诸方补虚则有余，祛风则不足。凡人初患伤风，往往不以为意，久则邪气渐微，亦或自愈。第恐既愈之后，余邪未尽，与正气混为一家，或偶有发热，偶有盗汗，偶有咳嗽等证。妇人经产之后，尤易招风。凡此皆为虚劳之根蒂，治者不可着意补虚，又不可着意去风。若补散兼用，亦驳杂而滋弊。唯此丸探其气味化合所以然之妙，故取效如神。

〔评述〕

薯蓣丸，不但为治疗夹风气之虚劳病的一张良方，更重用的是通过它提示了扶正祛邪的治疗原则和对补法的巧妙运用。

人体在患病之后出现的矛盾证候往往不是单一的，而是极其错综复杂的。特别是身体虚弱者，由于虚弱而易招邪入；由于邪入，而更致其虚。日久往往出现正虚邪恋、迁延难愈，使疾病进入慢性阶段。临床表现往往是虚实夹杂，寒热并见。对这种慢性虚弱性疾患的治疗，单纯攻邪，则犯虚虚之戒；单纯补虚，或可拒不受药，甚则助火添邪。魏念庭所说“滋补之药，上拒不受”，实为经验之谈。在正邪错杂的情况下，仲景抓住正虚这一矛盾的主要方面，立薯蓣丸一方，以扶正补虚为主，兼顾祛风散邪，标本兼治，从而取得正渐复而驱邪有力，邪渐散而正得渐复的治疗效果。薯蓣丸正是显示了这样一个扶正祛邪的治疗原则。本方配伍巧妙，以补为主，补中有散。薯蓣为君，平补脾肾，用量很大，占总量的六分之一，合甘草约占全量的三分之一。辅助药物的运用极为轻灵，只及薯蓣的几分之一，甚至十几分之一，主辅分明，因而起到了补虚扶正、祛风散邪、升阳达表、宣通气机、和胃开郁的作用。真正做到了补而不滞、滋而不腻，为补法的灵活运用树立了榜样。

〔原文〕

虚勞虚煩不得眠，酸棗仁湯主之。

酸棗仁湯方

酸棗仁二升　甘草一兩　知母二兩　茯苓二兩　芎藭二兩

上五味，以水八升，煮酸棗仁，得六升，内諸藥，煮取三升，分温三服。

〔释义〕

本条的证候是“虚烦不得眠”。虚烦，《三因极一病证方论》释：“外热曰躁，内热曰烦，虚烦之证，内烦身不觉热，头目昏疼，口干咽燥不渴，清清不寐，皆虚烦也。”《叶氏医统》释：“虚烦者，心中扰乱郁郁而不宁也，良由津液去多，五内枯燥，或荣血不足，阳盛阴微。”丹波元简释：“虚烦，空烦也，无热而烦之谓。”综合起来看，虚烦是心中扰乱不宁而身无热的一种证候。虚烦的原因，是由于伤津、血不足造成的阴虚。从脏腑来看，心主神明，肝藏血，如肝血虚而生热上扰神明则不得眠。酸枣仁汤，以酸枣仁补肝血、安心神为君，佐芎䓖通肝气之郁，知母滋阴清热，茯苓安神除烦，甘草和中。诸药配合，则能养血安神，清热除烦，而安然入睡。

〔提要〕

本条论述虚烦失眠的证治。

〔选注〕

徐忠可：虚劳虚矣，兼烦是夹火，不得眠是因火而气亦不顺也，其过当责心；然心之火盛，实由肝气郁而魂不安，则木能生火，故以酸枣仁之入肝安神最多为君；川芎以通肝气之郁为臣；知母清肺胃之气，甘草泻心气之实，茯苓导气归下焦为佐。虽曰虚烦，实未偿补心也。

尤在泾：人寤则魂寓于目，寐则魂藏于肝。虚劳之人，肝气不荣，则魂不得藏，魂不藏故不得眠。酸枣仁补肝敛气，宜以为君。而魂既不归容，必有浊痰燥火乘间而袭其舍者，烦之所由作也，故以知母、甘草清热滋燥，茯苓、川芎行气除痰。皆所以求肝之治而宅其魂也。

《医宗金鉴》：李彣曰：虚烦不得眠者，血虚生内热，而阴气不敛也。《内经》云：气行于阳，阳气满，不得入于阴，阴气虚，故目不得瞑。酸枣汤养血虚而敛阴气也。

喻嘉言：虚劳虚烦，为心肾不交之病，肾水不上交心火，心火无制，故烦而不得眠，方用酸枣仁为君，而兼知母之滋肾为佐，茯苓甘草调和其间，芎䓖入血分，而解心火之燥烦也。

张路玉：肝虚而火气乘之也，故特取酸枣仁以安肝胆为主，略加芎䓖调血以养肝，茯苓甘草培土以荣木，知母降火以除烦，此平调土木之剂也。

〔评述〕

对虚烦不得眠的病机，各注家一致认为是阴虚内热。但从脏腑辨证，则看法不一。尤在泾认为是肝虚不能藏魂，病在肝；徐忠可认为是肝郁心火盛，责之于肝、心；喻嘉言认为心肾不交，责之于心肾。以方测证，则以肝虚挟热上扰心神比较恰当。方中以养肝血、补肝阴的酸枣仁为君，辅以知母、茯苓清心除烦，佐以川芎调达肝气。至于心肾不交，也会造成虚烦不得眠，当另有方治。临床需结合其他见证以求辨证无误。

〔原文〕

五勞[(1)]虛極羸瘦，腹滿不能飲食，食傷、憂傷、飲傷、房室傷、饑傷、勞傷、經絡榮衛氣傷，内有乾血，肌膚甲錯[(2)]，兩目黯黑[(3)]。緩中補虛，大黄䗪蟲丸主之。

大黄䗪蟲丸方

大黄十分（蒸）　黄芩二兩　甘草三兩　桃仁一升　杏仁一升　芍藥四兩　乾地黄十兩　乾漆一兩　虻蟲一升　水蛭百枚　蠐螬一升　䗪蟲半升

上十二味，末之，煉蜜和丸小豆大，酒飲服五丸，日三服。

附方

《千金翼》炙甘草湯　治虛勞不足，汗出而悶，脉結悸，行動如常，不出百日，危急者十一日死。

甘草四兩（炙）　桂枝　生姜各三兩　麥門冬半升　麻仁半升　人參　阿膠各二兩　大棗三十枚　生地黄一斤

上九味，以酒七升、水八升，先煮八味，取三升，去滓，内膠消盡，温服一升，日三服。

《肘后》獺肝散　治冷勞，又主鬼疰一門相染。

獺肝一具，炙乾末之，水服方寸匕，日三服。

〔词解〕

（1）五劳：指五种劳伤，说法不一。《素问·宣明五气》：久视伤血，久卧伤气，久坐伤肉，久立伤骨，久行伤筋，是谓五劳所伤。《诸病源候论》：志劳、思劳、心劳、忧劳、瘦劳。《证治要诀》：五劳者，五脏之劳也。一般多取五脏之劳为“五劳”。

（2）肌肤甲错：皮肤干枯如鳞甲。

（3）两目黯黑：白眼球呈青黯色，为瘀血特征之一。另一种解释为目周眼睑发黑。

〔释义〕

瘀血的形成，多因内伤导致营卫气血运行受阻，瘀阻日久导致瘀血内停，即所谓“内有干血”。食伤、忧伤、房室伤、饥伤、劳伤等内伤，是造成瘀血内停的原因。饮食劳倦、精神情志失去节制，都会造成人体营卫气血的运行失常，血随气瘀，血瘀气滞，瘀积日久，就会形成瘀血内停。五劳、虚极羸瘦、腹满不能饮食、肌肤甲错、两目黯黑是为虚劳夹瘀血的证候。其中肌肤甲错和两目黯黑是辨瘀血的主要依据。由于瘀血内停，营卫受阻，外不能濡养皮肤，上不能荣注于目，故皮肤干枯、肌肉羸瘦、白睛青黯。此外，还应见到舌有瘀斑瘀点，脉象弦涩以及腹中痛处不移的包块等瘀血见证。至于羸瘦、腹满不能饮食，可由于虚劳，也可由于瘀血，故不能作为辨别瘀血的主要依据。

因大黄䗪虫丸治疗的目的在于祛除瘀血以生新血。既然大黄䗪虫丸为攻逐瘀血之剂，那么，对“缓中补虚”应当如何理解呢？由于大黄䗪虫丸可祛瘀生新，邪除则正旺，从而达到“缓中补虚”的治疗目的，并非指大黄䗪虫丸本身为缓中补虚之剂。方中以大黄、䗪虫、干漆、桃仁、水蛭、虻虫、蛴螬等活血通络、消瘀破癥。以地黄、芍药、甘草濡养血脉，缓急和中，攻瘀而不伤其正。杏仁、黄芩宣肺气解郁热，酒服以行药势。当然，本方之意在于攻逐瘀血，扶正补虚为辅。因此，瘀去补虚，还需另予补养之剂，以复其正。

〔选注〕

喻嘉言：虚劳发热，未有不由瘀血者，而瘀血无内伤，则营卫运行，不失其次，瘀从何起？是必饮食起居过时失节，营卫凝泣，先成内伤，然后随其气所阻塞之处，血为瘀积，瘀积之久，牢不可拔，新血之生，不得周灌，与日俱积，其人尚有生理乎？仲景施治人手眼，以润剂润其血之干，以蠕动啖血之物行死血，名之曰缓中补虚，岂非以行血祛瘀，为安中补虚上着耶！然此特世俗所称之干血劳之良治也。血结在内，手足脉相失者宜之；兼入琼玉膏润补之药同用尤妙。昌细参其证，肌肤甲错，两目黯黑，及羸瘦不能饮食，全是营血瘀积胃中，而发见于肌肤面目，所以五脏失中土之灌溉而虚极也。此与五神脏之本病不同，故可用其方而导去其胃中之血，以纳谷而通流营卫耳。

程林：此条单指内有干血而言。夫人或因七情，或因饮食，或因房室，皆令正气内伤，血脉凝积，致有干血积于中，而尫羸见于外也。血积则不能以濡肌肤，故肌肤甲错。不能以营于目，则两目黯黑。与大黄䗪虫丸，以下干血。干血去则邪除正旺，是以谓之缓中补虚，非大黄䗪虫丸能缓中补虚也。

尤在泾：虚劳证有夹外邪者，如上所谓风气百疾是也。有夹瘀郁者，则此所谓五劳诸伤，内有干血者是也。夫风气不去，则足以贼正气而生长不荣；干血不去，则足以留新血而渗灌不周，故去之不可不早也。此方润以濡其干，虫以动其瘀，通以去其闭，而仍以地黄、芍药、甘草和养其虚，攻血而不专主于血，一如薯蓣丸之去风气而不着意于风也。喻氏曰：此世俗所谓干血劳之良治也。血瘀于内，手足脉相失者宜之。兼入琼玉膏补润之剂尤妙。

王晋三：五劳虚极，痹而内成，干血者悉皆内伤而血瘀，由血瘀而为干血，本文云：

腹满不能食，肌肤甲错，两目黯黑，明是不能纳谷以通流营卫，则营卫凝注瘀积之血，牢不可破，即有新生之血，亦不得畅茂条达，唯有日渐羸瘦，而成内伤干血劳，其有不死者几稀矣。仲景乃出佛心仙手，治以大黄䗪虫丸。君以大黄从胃络中宣瘀润燥，佐以黄芩清肺卫，杏仁润心营，桃仁补肝虚，生地滋肾燥，干漆性急飞窜，破脾胃关节之瘀血，虻虫性升，入阳分破血，水蛭性下，入阴分逐瘀，蛴螬去两胁下之坚血，䗪虫破坚通络引阳，确有神功，故方名标而出之。芍药、甘草扶脾胃，解药毒。

〔评述〕

本篇对虚劳病的治疗，大致不外两个法则：一为补虚，如以建中汤、肾气丸培补脾肾，这是常法。另一种对虚而有邪者，即祛邪扶正，如夹风气者，以薯蓣丸扶正祛邪，以补为主，补散兼用；再如本条夹瘀血者，以大黄䗪虫丸祛邪扶正，以攻为主，攻补并用。这是变法。这样，仲景就把虚劳病纯虚无邪（相对而言）和虚实夹杂两大类型的治疗原则基本上都概括了，确实起到了为后世“垂方法，立津梁”的作用。

本条所提示的治疗法则，基于其对虚劳夹瘀血病机的论述。形成瘀血的原因是饮食劳倦、精神情志等造成的劳伤。劳伤引起营卫气血循行瘀阻而成为瘀——“干血”，即因虚而能致瘀；瘀血一旦形成，阻塞了营卫运行，造成“虚极羸瘦，腹满不能饮食”，使脏腑肌肤得不到荣养，而形成或加重其虚，即因瘀可以致虚。可以看出，虚和瘀，是可以互为因果的——因虚可致瘀，因瘀可致虚。瘀血，既为某些疾病病理变化的产物，又可以成为导致某些疾病的病因。本条文，不但论述了瘀血的病机，而且提示了虚劳和瘀血互为因果的辩证关系。后世在这一基础上加以发展，形成了中医特有的瘀血病理学说和活血化瘀的治疗原则。

全篇小结

本篇包括血痹和虚劳两类疾患，均由气血虚损所致，以论述虚劳为主。

1. 血痹的病机、证候和治疗

血痹是由于卫气虚不能固外，感受风邪后引起血行痹阻凝于肌肤而成。其证候为肌肤麻木不知痛痒。轻者针引阳气，较重者用黄芪桂枝五物汤，或针药并施。其治则均为温阳行痹。

2. 虚劳的病机、证候和治疗

虚劳的病机，本篇以五脏气血虚损、阴阳失去维系为立论依据。五脏之中，重视脾肾的损伤。引起虚劳的原因，有失精、亡血、情志抑郁、饮食劳倦等。虚而夹邪，有夹风气者，有夹瘀血者。

虚劳的脉象，本篇共列举十五种，即大、浮、革、虚、沉、弦、弱、涩、芤、迟、动、微、紧、细、小。以脉虚与脉大为阴阳两脉之纲。

虚劳的证候，本篇论述甚详，可分为阴虚、阳虚、阴阳两虚三种基本类型。以阴阳两虚者为多为重，多见寒热错杂的证候。从脏腑来看，以脾肾虚损的证候为多。如肾虚多见失精、精冷、阴头寒、少腹弦急、梦交发落、小便不利等证候，脾虚多见里急、腹满、肠鸣、下利清谷、手足寒等证候。

虚劳的治疗，以甘温扶阳、培补脾肾为大法。因肾为先天之本，藏真阴真阳，虚劳重证，多表现为肾虚，即所谓“穷必及肾”。脾为后天之本，营卫生化之源，气血生化，则虚得补、劳得复、阴阳也必复归于协调。重甘温扶阳，是取阳生则阴长之意。本篇共载方七首。以肾气丸为补肾主方，小建中汤、黄芪建中汤为补脾建中的主方。此三方为治疗虚劳病的主方。此外，酸枣仁汤用以养阴除烦安眠，桂枝加龙骨牡蛎汤可密阳固阴，薯蓣丸可扶正祛邪，大黄䗪虫丸可祛瘀生新。

（许家松　邢洪君）

肺痿肺痈咳嗽上气病脉证治第七

本篇论述了肺痿、肺痈、咳嗽上气三种病的病因和证治。因为这些病证均责之于肺，而且各病在发展过程中往往有相互联系和转化的关系，所以并为一篇讨论。

本篇认为肺痿的成因，或由汗后攻下太过，或由一些疾病的转归，造成“重亡津液”，“热在上焦”，久咳不愈所致。提出“热在上焦”因咳为痿和肺中虚冷，“气沮为痿”的虚热与虚寒两种类型。主要症状是咳嗽、吐浊唾涎沫。肺痈初起多由于“风中于卫”，其病较浅，属实证，如进一步发展，“热过于营”以致成脓，则其病较深，有虚有实。至于咳嗽上气，病因多种多样，病情有虚有实，但多为内饮外寒所致，治疗以解表宣肺、涤痰逐水燥湿等法为多用。本篇讨论的咳嗽上气大多属于邪实气闭肺胀之证，论病因也侧重于内饮外寒方面。咳嗽一症，凡不是由肺痿、肺痈、上气引起或无直接关系的，则不在本篇内讨论。

〔原文〕

問曰：熱在上焦者，因咳爲肺痿[1]。肺痿之病，從何得之？師曰：或從汗出，或從嘔吐，或從消渴[2]，小便利數，或從便難，又被快藥[3]下利，重亡津液，故得之。曰：寸口[4]脉數，其人咳，口中反有濁唾涎沫[5]者何？師曰：爲肺痿之病。若口中辟辟燥[6]，咳即胸中隱隱痛，脉反滑數，此爲肺癰[7]，咳唾膿血。脉數虚者爲肺痿，數實者爲肺癰。

〔词解〕

（1）肺痿：病名，肺脏阴液灼伤，气不化津，如草木之萎而不荣，以致出现咳嗽、吐浊唾涎沫等症状。或因肺中冷，津液不布而成痿。

（2）消渴：病名，最早见于《素问·奇病论》：“肥者令人内热，甘者令人中满，故其气上溢，转为消渴。”是指内热消耗津液，以口渴多饮为主要症状的一类疾病。

（3）快药：指峻烈的攻下药。

（4）寸口：指两手寸口六部脉。

（5）浊唾涎沫：浊唾指稠痰，涎沫指清稀痰。

（6）辟辟燥：辟辟，口中干燥状。是肺痈火热之毒上熏于口所致。

（7）肺痈：病名，以咳嗽、胸痛、吐腥臭脓痰等为主证。

〔释义〕

肺痿一病，虽有虚寒与虚热两种，但临床所见以虚热者居多。热在上焦，肺先受邪。肺主气，为娇脏，位居上焦，喜清润而恶燥热，肺被热邪熏灼，津液受损，肺脏痿弱不振，形如草木之枯萎。“寸口脉数”是指寸口三部脉数，为上焦阴虚而有内热之脉象，肺阴受损，肺气不利，不得宣达，津液被虚热煎蒸，故咳而或吐浊痰，或吐稀痰。总之，肺痿的病因病机，主要是上焦有热，肺为热灼。导致上焦有热的原因很多，如条文中提到的发汗过多、呕吐频作、消渴小便利数、便难而攻下太过等，以上这些原因均可致“重亡津液”，虚热内生，灼肺致咳，因咳成痿。

肺痈是脓血聚集于肺，津液不得输布，故见口中辟辟燥，咳引胸中隐痛，咳吐脓血痰，脉滑而数，这是痰热实邪的肺痈。

肺痿多属虚热，故脉多见数而虚，肺痈多为痰热实邪，故脉多见数而有力。

〔提要〕

本条指出肺痿的成因、主证及肺痿肺痈的鉴别。

〔选注〕

沈明宗：此肺痿肺痈之辨也，心居上，肾水不足，心火刑金，为热在上焦，肺阴日消，气逆则咳，故致肺痿，然本经明其治病之因，或从病后阳虚，过汗伤液，呕吐伤津，消渴血虚津竭，或利小便，数而伤阴，或大便难反被快药下利，而重亡津液，以致肺金枯燥，虚热熏蒸，故寸口脉数，气弱不振，津液不布，化为浊唾涎沫，而成肺痿。若口中辟辟干燥，咳即胸中隐隐痛，乃风寒侵入肺中凝滞营血为痈，故脉滑数，而咳吐脓血。因无形虚热而致痿，故脉数虚；因有形气凝滞成痈，故脉数实。此明肺痈属实，肺痿属虚也。

尤在泾：痿者萎也，如草木之萎而不荣，为津灼而肺焦也。痈者壅也，如土之壅而不通，为热聚而肺溃也，故其脉有虚实之不同，而数则一也。

黄元御：热在上焦者，因咳嗽而为肺痿，肺痿之病，由于津亡而金燥也，溯其由来，或从汗出而津亡于表，或从呕吐而津亡于里，或从消渴便数而津亡于前，或从胃燥便难津液原亏，又被快药下利重亡津液而津亡于后，故得之也。寸口虚数，咳而口中反有浊唾涎沫者，此为肺痿，若口中辟辟然干燥，咳即隐隐胸中作痛，脉又滑数，此为肺痈。脉数而虚者为肺痿，脉数而实者为肺痈。肺痿因于燥热，故脉数而无脓，肺痈因于湿热，故脉实而有脓也。

喻嘉言：两手寸口之脉，原为手太阴肺脉，此之寸口脉数，云数虚数实，皆指左右三部统言，非如气口独主右关之上也。其人咳，口中反有浊唾涎沫顷之遍地者，为肺痿，言嗽而口中不干燥也；若咳而口中辟辟燥，则是肺已结痈，火热之毒，出现于口，咳声上下，触动其痈，胸中即隐隐而痛，其脉必见滑数有力，正邪气方盛之征也。数虚、数实之脉，以之分别肺痿、肺痈，是则肺痿当补，肺痈当泻，隐然言表。

《医宗金鉴》：李彣曰：潘硕甫云：痿与痈，皆热在上焦，其脉皆数，皆咳，亡津液，未有异也。但痿属肺气虚而亡津，虽有热亦不烈，故不燥涸，虽咳而口中有浊唾涎沫，故脉虽数而虚也；痈则气壅血凝，邪实热烈，故津液亡而更觉干涸，口中辟辟燥，咳即胸中隐痛，津液既涸，脉应涩滞而反滑数者，蓄热腐脓，脉故数实也。

〔评述〕

本节的内容可分四个方面，从“问曰”至“故得之”，说明了肺痿的形成是由于“重亡津液”；自“寸口脉数”至“为肺痿之病”，论述了肺痿的脉证；自“若口中辟辟燥”至“咳唾脓血”，说明肺痈的脉证；最后两句指出肺痿、肺痈在脉诊上的虚实之别。

对肺痿肺痈的病机，各注家见解基本一致，虽在病因方面看法有所不同，但实际是强调了疾病的不同阶段和病人的体质不同而已。如沈明宗认为肺痈是“风寒侵入肺中凝滞营血为痈”，黄元御认为“肺痈因于湿热”，即是针对肺痈的不同阶段和患者的体质不同而论的。

肺痿和肺痈，二者同属肺脏疾患，多因肺中有热，症状亦有类似之处。但肺痿的病机属虚，主要为上焦枯热，灼伤津液，或肺中虚冷，气不化津，肺叶枯萎而成，总属气阴亏损之候。故治疗以补为主，虚热者，生津清热以润其枯，虚寒者，温肺益气以摄其涎唾。肺痈病机属实，或起于外邪袭入，或因于湿热蕴结日久导致热毒瘀血壅结于肺，酝酿成脓，治以清热解毒、化瘀排脓，至于脓成溃后，正气消耗，有虚有实，又当临证具体分析。

此外，肺痈与肺痿，亦有先后转化的因果关系。例如肺痈实证，脓成溃后正气渐虚，复加误治失治，余邪不清，热毒结于上焦，熏灼阴津，也可转为肺痿虚证。正如《外科正宗》论肺痈云：“久嗽劳伤，咳吐脓血，寒热往来，形体消削，咯吐脓痰，声哑咽痛，其候转为肺痿。”

〔原文〕

問曰：病咳逆，脉之[(1)]，何以知此爲肺癰？當有膿血，吐之則死，其脉何類[(2)]？師曰：寸口脉微[(3)]而數，微則爲風，數則爲熱；微則汗出，數則惡寒。風中於衛，呼氣不入；熱過於榮，吸而不出[(4)]；風傷皮毛，熱傷血脉；風舍於肺，其人則咳，口乾喘滿，咽燥不渴，多唾濁沫，時時振寒[(5)]。熱之所過[(6)]，血爲之凝滯，蓄結癰膿，吐如米粥。始萌可救，膿成則死。

〔词解〕

(1) 脉之：即诊其脉的意思。

(2) 其脉何类：其脉象是怎样的。

(3) 脉微：微，非微弱之谓，这里可作“浮”字理解。《医宗金鉴》：脉微之三“微”字，当是三“浮”字。

(4) 风中于卫，呼气不入；热过于荣，吸而不出：风中于表浅的卫分，正气当能抗邪，热毒之邪随呼气而排出不入于内；热邪到达较深的营血分，正气不足，则热毒之邪随吸气深入内部而不易排出。

(5) 振寒：即寒战。

(6) 过：作“至”或“入”字解。

〔释义〕

肺痈的形成，是由风热邪毒侵袭所致。其病理机转，可以分为三个阶段：风中于卫，为病之初期，尚未成脓，以表证为主；热过于营，热伤血脉，结为痈脓，亦称酿脓期；痈脓破溃，吐如米粥或吐脓血，正气受损，亦称溃脓期，是病情较为严重的阶段。

初起“风伤皮毛”，邪之犯卫，多见恶寒发热、有汗、咽干而痒、咳嗽等证，因邪犯卫分，故见表证。在卫不解，入里则风热内壅于肺，肺气不得布津，痰涎内结，又被邪热熏蒸，故见咳嗽、胸中隐痛、口干喘满、咽干燥而不渴、痰多。血脉凝滞又为热毒之邪蒸灼，腐溃以致成脓，“时时振寒”正是内痈成脓的外在表现。脓成破溃，则见咳吐脓血或痰如米粥，腥臭异常，胸痛和时时振寒的症状可能还存在，脉象此时多见滑数。

“寸口脉微而数”既言脉象，也讲病机，说明肺痈初起是由风热毒气犯卫而引起。风邪在卫则汗出，伤及卫阳则恶寒。

“吐之则死”是指肺痈之病忌用吐法，因本病咳吐痰涎脓血的病位在肺，与胃有痰饮的情况不同。胃有痰饮可用吐法祛邪除饮，肺痈若误用吐法可导致耗伤津液，损伤胃气，对病情极为不利，故忌用吐法。这里的“死”字有警示之意，并非一定死亡。

“脓成则死”是说明肺痈成脓，病情较重，治疗效果和预后都相对较差，特别是痈溃吐脓时，此期气血已经亏损，更应引起重视，但只要及时正确地治疗，并不一定都“死”。结合“始萌可救”句，提示肺痈早期治疗的重要性。

“呼气不入”和“吸而不出”二句不可拘泥于字面之解，当理解为风中于卫，是病初起，邪侵部位较浅，尚易驱邪外出；如热入于血，则病情已较严重，邪气深入，驱邪较难。

〔提要〕

本条系统地论述了肺痈的病因、症状和病理机转。

〔选注〕

《医宗金鉴》：脉微之三“微”字，当是三“浮”字，微字文气不属，必是传写之讹。又云：寸口脉肺也，肺脉当浮涩而短，今浮而数，是以知浮则为风，数则为热，初病因热，外挎皮毛，则营卫受邪，故汗出而恶寒也……病肺痈者，属风热伤于营血，血分有血而无津液，血为之凝蓄，故其为证，咳而不唾涎沫，吐脓血如米粥也。其发热汗出，恶寒恶风，咳而喘满，咽燥不渴，呼气不入，吸气不出，则为痿、痈相互兼有必然之证也。

徐忠可：此言肺痈之始终全由客邪，较肺痿之因热久咳者其证稍一，然其邪之从外而内，从微而极，则亦有渐也。谓肺痈亦伤肺，故必咳逆，然初时未见痈证，即欲别其为痈，为脓血，为死不治，非脉不可，其脉岂即数实乎。不知初时寸口脉本微而数，盖风脉之形原缓而弱，在火伏肺内之时，外但见风脉之影响而微，故曰微则为风；然气实夹风而热，仍露数象，故曰数则为热。微主风，风则表虚自汗，故微则汗出；内热则外寒，故曰数则恶寒。其以渐而深，则自卫而营，有遽及之势，当其中于卫也，先及皮毛，而趋于其合，则卫受之；然其邪盛，不与呼吸相随，故呼则气出而已，卫有邪，不与呼俱出，而此时之正气不能复入而与邪争，逮风郁而为热，过于营分，则气因吸入者，邪热与吸俱入而不出，于是皮毛受风伤，血脉受热伤，风在上，则咳而口干，肺气实，则喘而且满；然上输之水液，聚而不散，故咽为火灼而自燥，胸仍贮痰而不渴，乃风乘所合，渐舍肺俞，而咳唾振寒，则肺叶间有形之凝滞，必急从泻肺之法而下驱之，乃复因循，致大内决裂，肺叶欲尽，尚可为耶？故曰始萌可救，脓成则死。

喻嘉言：肺痈之脉既云滑数，此复云微数者，非脉之有不同也，滑数者已成之脉，微数者初起之因也。

〔评述〕

综合以上注家观点，《医宗金鉴》认为肺微之三“微”字当是“浮”字，与文义相符，各注家虽未提出改字，但都已将“微”字解释为“浮”字。其又云肺痈之上当有“肺痿”二字，而且将本条强解为肺痿之证，与文义不符，故此说似乎不足为凭。喻嘉言认为脉微数是肺痈初起之脉，滑数是肺痈已成之脉，符合临床实际，是有参考价值的。

肺痈一证初期多见恶寒发热的表证，不过这种表证是肺热的表现，和太阳伤寒、中风及一般风热外感不同，此非邪在太阳之经，而是很快传入太阴之脏，邪热毒气蒸腐肺脏，故虽见表证，但使用一般解表剂很难汗出而解。所以，当投表剂不解时，应予以足够重视，仔细观察脉证，注意肺痈的征象，及时投以清肺泻肺、解毒排脓之剂，不能一味按表证治疗，失去治疗时机，延长病程，影响疗效。

另外，肺痈发病过程中，在脓成之前，特别是酿脓期，症状明显加重，吐脓血痰之后，患者反而感觉症状缓解，这和脓毒外泄，热毒之邪有出路，邪气已虚有关。但此时气血耗伤，正气亦虚，是整个病情的转折点，如治疗得当，邪气渐退，正气渐复，则病逐渐向愈；如治疗不当，正气大虚，则病由实转虚，往往经久缠绵难愈。条文中“脓成则死”虽然不是绝对之词，但警示后人引起足够重视，在临床上确有一定参考价值。

〔原文〕

上氣[1]，面浮腫，肩息[2]，其脉浮大[3]，不治；又加利，尤甚。

〔词解〕

(1) 上气：肺胀，气逆不降之意。咳嗽上气并称即喘咳之证。

(2) 肩息：气喘时抬肩呼吸。

(3) 其脉浮大：这里所说的浮大之脉是轻按脉形很大，中空无力，中取则小，重取则虚，即“无根欲脱”之脉。

〔释义〕

气喘而面目浮肿，是肺气不宣，气虚水液不运于上故肿。肩息说明咳喘甚；脉见浮大，气虚欲脱，脾肾已虚，气成无根之气，故难治。若兼见大便泻利，则为阳虚脱于上，阴竭于下，阴阳离决，所以更加危险。

〔提要〕

本条论述属虚难治的上气之证候。

〔选注〕

魏念庭：上气而面浮肿，阳衰于中而气散于上也；肩息者，元气已铲其根，而浮游之气，呼吸于胸膈之上，所谓息贲也，又所谓息高也。诊之脉浮大，必浮大而沉微，且欲绝也，俱为上盛下绝，阴阳离决之兆，其不治也固宜；加以下利，阴又下泄，阳必上越，其死尤速也。此上气之阳虚气脱之重者。

尤在泾：上气面浮肿，肩息，气但升而不降矣。脉复浮大，则阳有上越之机，脉偏盛者偏绝也。又加下利，是阴复从下脱矣。阴阳离决，故当不治。肩息，息摇肩也。

〔评述〕

分析本条的文义，以证测方，气喘而面浮肿，甚至张口抬肩，必是喘促气急，气悬于上。肾在下，主纳气，肾虚则不纳气，使气悬于胸膈，成为无根之气。脉浮大无根，是气脱于上而肾虚于下之脉象。结合临床，当以补肺益肾、纳气平喘之法治之，处方可拟生脉散合金匮肾气丸，或酌加黑锡丹。若兼大便泄泻，证候更为凶险，可合人参附汤扶正救脱，以图挽救。

〔原文〕

上氣喘而躁者，屬肺脹[1]，欲作風水[2]，發汗則愈。

〔词解〕

(1) 肺胀：邪气闭壅于肺，肺失宣肃，气机不利而上逆，喘咳满胀，是为肺胀。

(2) 风水：病名，以面目浮肿、身重、汗出、恶风、脉浮为主证。肺胀不能通调水道，下输膀胱，使水气泛于肌肤，可造成风水。

〔释义〕

上气喘逆，烦躁不安，起病急者，多属风寒外束、水饮内停所致。肺气为邪所闭，不得通调水道，肺失输布则水气外泛于肌肤，故很容易转为风水。肺合皮毛，祛邪开肺则肺气宣达而肃降有权，故曰"发汗则愈"。

〔提要〕

本条论述肺胀可以转为风水，并提出治法。

〔选注〕

魏念庭：上气喘而躁者，此外感风邪，内积水气也。外风郁于表而气不舒，故喘；内水冲于心而气不下，故躁，肺亦因之胀满，则胸膈可知，是风邪变热，挟水湿上溯之证也，法当发其汗以治表。风邪解散而表不郁，则气舒不喘矣；汗出，湿邪必随风邪俱解，而里不冲矣；且气顺躁止，而肺亦不胀矣，故曰发汗则愈。

尤在泾：上气喘躁者，水性润下，风性上行，水为风激，气凑于肺，所谓激而行之，可使在山者也，故曰风水，发汗令风去，则水复其润下之性矣，故愈。

〔评述〕

本条的"欲作风水"是已具有轻度面目浮肿之象，如果进一步发展，即可出现风水的证候。从文义分析，本条的脉象当为浮而有力，是邪实而犯肺的脉象，结合上条"脉浮大"，二者是一虚一实，上条是"不治"证，本条是"发汗则愈"，后世医家从中得到启发，故常谓"实喘好治，虚喘难疗"。这两条并列于此，目的在于分析比较，引起注意，以免发生虚虚实实之误。

〔原文〕

肺痿吐涎沫而不咳者，其人不渴，必遺尿，小便數。所以然者，以上虚[1]不能制下故也。此爲肺中冷，必眩，多涎唾，甘草乾姜湯以温之。若服湯已渴者，屬消渴。

甘草乾姜湯方

甘草四兩（炙）　乾姜二兩（炮）

上㕮咀，以水三升，煮取一升五合，去滓，分温再服。

〔词解〕

（1）上虚：指肺虚。肺主气，以通调水道下输膀胱。肺虚则治节无权，故遗尿、小便数。

〔释义〕

前面提到肺中阴虚有热，可致吐浊唾涎沫的肺痿证。本条提出仅吐涎沫而不咳嗽，口亦不渴，却见遗尿、小便频数，这是由于上焦气虚，肺寒阳气不足，所以咳、渴症状不明显。阳虚则不能化水，治节无权，水之上源不摄，则膀胱不固，上虚不能制下，故见遗尿、小便频数。上焦虚寒则清阳不升故头眩。肺气不足则不能化津布液，肺中虚冷则气不摄津，津液不布而又不摄，则必多涎唾。

甘草干姜汤，甘草甘温补虚益气，干姜辛温祛寒，甘辛合用，温肺复气。肺阳恢复，肺气充足，再得干姜辛散之力，则津液得以布化，涎沫自减。肺气复则治节有权，膀胱固摄，遗尿、小便频数可解。若服药后转为口渴，应作消渴论治，因为尿多而渴是为消渴，不渴则为下虚或肺中冷。

肺痿可分虚热、虚寒两种类型。前者是燥热熏肺灼津，咳而致痿；后者为寒则气沮，治节失权，虽不咳亦致痿，二者在临床治疗中必须严格区分，咳否和小便症状固然是鉴别诊断的重要依据，但还必须结合全身症状，予以辨证论治。

〔提要〕

本条指出肺痿之属于虚寒的肺中冷的症状及治法。

〔选注〕

魏念庭：肺痿为虚热之证矣，然又有肺痿而属之虚寒者，则不可不辨也。及吐涎沫而不咳，其人既不渴，又遗尿，小便数者，以上虚不能制水故也。肺气既虚而无收摄之力，但趋脱泄之势，膀胱之阳气下脱，而肺金益清冷干燥以成痿也，肺叶如草木之花叶，有热之痿如日炙之则枯，有冷之痿如霜杀之则干矣。此肺冷之所以成痿也。

尤在泾：此举肺痿之属虚冷者，以见病变之不同，以甘草干姜甘辛合用，为温肺复气之剂，服后病不去而反加渴者，则属消渴，盖小便数而渴者为消，不渴者，非下虚即肺冷也。

唐容川：此言肺痿之证，自当吐涎沫，然必见咳渴不遗尿，目不眩，乃为肺痿之证也。而吐涎沫而不咳，又不渴，必遗浊，小便数，以肺阳虚不能制下，此为肺中冷，不当作肺痿治矣。必眩，多涎唾，宜甘草干姜汤以温肺；若作痿证而用清润，则反误矣。

〔评述〕

对本条病机的认识，诸家基本一致，皆认为是肺中虚冷，肺气不足，气沮而成本病。唯在命名上有所不同，有的认为这是肺痿的两种类型之一，如魏念庭等；有的注家则认为肺痿纯属虚热，属虚寒即不属肺痿，是为“肺中冷”证，不能按肺痿论治，如唐容川等就是这样加注的，其立论依据是《金匮要略·水气病脉证并治》“胃中有寒，其口多涎”和甘草干姜汤的治疗作用为补气温肺。目前本病在临床上的分类，多以前说为根据，将肺痿分为虚热型和虚寒型，“肺中冷”一名已很少应用。

〔原文〕

咳而上氣，喉中水鷄聲[1]，射干麻黄湯主之。

射干麻黄湯方

射干十三枚　麻黄四兩　生姜四兩　細辛　紫菀　款冬花各三兩　五味子半升　大棗七枚　半夏（大者，洗）八枚

上九味，以水一斗二升，先煮麻黄兩沸，去上沫，内諸藥，煮取三升，分温三服。

〔词解〕

（1）喉中水鸡声：水鸡，即指田鸡。喉中水鸡声是形容哮喘发作时喉中痰声呜呜，连绵不绝。

〔释义〕

肺主气，以降为顺，肺气上逆则喘咳作矣。风寒外束，水饮内发，水寒射肺则肺气闭塞，肺气上逆则咳嗽喘急。喉中水鸡声是肺气上逆，痰阻气机，气过痰饮所发出的声音，是寒饮喘咳的常见证。

射干麻黄汤，是祛寒解表、温肺止咳之剂，为小青龙汤之变方，于小青龙汤中去桂枝、芍药、甘草，而加射干、紫菀、款冬花、大枣所组成。其中麻黄、细辛祛寒解表宣肺，款冬花、紫菀止咳化痰温肺，射干、五味子下气平喘降逆，半夏、生姜祛痰，大枣安中以调和诸药。

〔提要〕

本条指出寒饮郁肺的证治。

〔选注〕

程林：《内经》曰：肺苦气上逆，急食苦以泄之，射干、紫菀之苦，所以泄逆气也。以辛泄之，麻黄、细辛、生姜、半夏、款冬之辛，所以泄风邪也。以酸收之，以酸补之，五味之酸，以补不足。虚则补其母，大枣之甘，所以补其母也。

喻嘉言：上气而作水鸡声，乃是痰碍其气，气触其痰，风寒入肺之一验耳。发表、下气、润燥、开痰，四法萃于一方，用以分解其邪，不使之合，此因证定药之一法也。

尤在泾：咳而上气，肺有邪，则气不降而反逆也。肺中寒饮，上入喉间，为呼吸之气所激，则作声如水鸡。射干、紫菀、款冬降逆气，麻黄、细辛、生姜发邪气，半夏消饮气，而以大枣安中，五味敛肺，恐劫散之药并伤及其正气也。

〔评述〕

咳而上气，喉中如水鸡声，即临证所见的哮喘病。以方测证，从射干麻黄汤的治疗作用可以推知本证是内有停饮，外有寒邪，属寒饮喘咳之证。可能兼有胸膈满闷，不能平卧，舌淡苔白滑，脉浮紧等证。喘证多为伏饮被外邪触发而发作，射干麻黄汤可以减轻症状，但远期疗效往往不佳，前人对哮喘病提出“在上治肺，在下治肾，发时治上，平时治下”的原则，以便分清虚实，标本兼顾，确是临证经验的总结。

〔原文〕

咳逆上氣，時時吐濁[1]，但坐不得眠，皂荚丸主之。

皂荚丸方

皂荚八兩（刮去皮，用酥炙[2]）

上一味，末之，蜜丸梧子大，以棗膏和湯服三丸，日三夜一服。

〔词解〕

（1）吐浊：即吐浓痰。

（2）酥炙：酥即牛羊乳中提制出的油，亦称酥油。酥炙即将皂荚用酥油炙过，使其酥脆易研，并可缓其烈性。

〔释义〕

咳嗽上气，频吐浊痰，气逆痰壅难以平卧。这是痰阻肺气，肺金不得肃降之故。虽痰吐甚多，但气机仍不畅，说明痰浊壅盛且胶固不拔，故以猛烈的除痰之剂皂夹丸以荡涤浊痰。

皂荚丸中皂荚辛温有小毒，祛痰开窍，用于顽痰阻塞，胸闷咳喘、咳痰不畅，有强烈的祛痰作用。佐以蜜丸枣膏，兼顾脾胃并缓皂荚之峻烈，使痰除而正不伤。

〔提要〕

本条论述痰浊壅肺的证治。

〔选注〕

魏念庭：咳逆上气，同时吐浊，但坐不得卧则较重于喉中水鸡声者矣。声滞者夹外感之因，唾浊则内伤之故，但坐不得卧而肺痈之病将成矣。是上焦有热，痰血包裹结聚成患，不可不急为宣通其结聚，而后可津液徐生，枯干获润也，皂荚丸主之，从缓者治上之道也，皂荚驱风理脾，正为其有除痰涤垢之能也，咳逆上气，时时吐浊，胸膈臭恶之痰血已结，容不急为涤荡使之湔洗而不留乎。如今用皂荚洗浴以除垢腻，即此理也。用丸俾徐徐润化，自上而下，而上部方清，若用汤直泻无余，不能治上部胶凝矣，古人立法诚善哉，此为予治肺痈将成者主治也。

尤在泾：浊，痰浊也，时时吐浊者，肺中之痰随上气而时出也，然痰虽出而满不减，则其本有固而不拔之势，不迅而扫之不去也，皂荚味辛，除痰之力最猛，饮以枣膏安其正也。

曹颖甫：上节之咳而上气，是不咳之时，其气未必上冲也；若夫咳逆上气，则喘息而不可止矣。此证唯背拥迭被六七层，尚能垂头而睡，倘迭被较少，则终夜呛咳，所吐之痰，黄浊胶黏。此证予于宣统二年侍先妣邢太安人病亲见之，先妣平时喜食厚味，又有烟癖，厚味被火气熏灼，因变浊痰，气吸于上，大小便不通，予不得已。自制皂荚丸进之，长女昭华煎枣膏汤如法，昼夜四服，以其不易下咽也，改丸如绿豆大，每服九丸，凡四服，浃晨而大小便通，可以去被安睡矣。

〔评述〕

皂荚丸对痰浊咳喘的疗效，历代不少医家通过临床观察，予以肯定，效果良好。唯必须在实证的情况下才能应用，因为皂荚除痰力强，属峻烈之品，正气不足者不宜应用，特别是肺肾两虚，阳气欲脱者，更不宜用。

〔原文〕

咳而脉浮者，厚朴麻黄湯主之。

厚朴麻黄湯方

厚朴五兩　麻黄四兩　石膏如鷄子大　杏仁半升　半夏半升　乾姜二兩　細辛二兩　小麥一升　五味子半升

上九味，以水一斗二升，先煮小麥熟，去滓，内諸藥，煮取三升，温服一升，日三服。

〔释义〕

“咳而脉浮”，上气咳逆属寒饮迫肺之证。肺脉主浮，寒饮上迫于肺，故见脉浮。此证多见咳喘气逆，肺胀胸满，咽喉不畅，或痰声嘶鸣，但头汗出，难以平卧等，脉浮（或弦）苔滑。治宜祛寒化饮，用厚朴麻黄汤。方中厚朴、麻黄、杏仁宣肺利气降逆；细辛、干姜、五味子、半夏祛寒化饮止咳；石膏沉降镇逆，有降逆平喘之效，得细辛、干姜、麻黄辛温之制则无过寒之虞；小麦甘平养正，确为寒饮肺胀的有效方剂。本方类于小青龙加石膏汤，以厚朴、杏仁、小麦易桂枝、芍药、甘草。去桂者，因表证不剧，无须麻桂合用取汗解表；去芍草者，酸甘不利饮邪所致之胸满；加厚朴、杏仁是增强止咳平喘降逆之力；小麦既可养心安中，又可除烦。

〔提要〕

本条论述饮邪迫肺所致咳逆上气的肺胀的证治。

〔选注〕

徐忠可：咳而脉浮，则表邪居多，但此非在经之表，乃邪在肺家气分之表也，故以小青龙去桂芍草三味而加厚朴以下气，石膏以清热，小麦以辑心火而安胃。

尤在泾：此不详见证，而但以脉之浮沉为辨，而异其治，按厚朴麻黄汤与小青龙加石膏汤大同，则散邪蠲饮之力居多，而厚朴辛温，亦能助表，小麦甘平，则同五味敛安正气者也。

《医宗金鉴》：咳者，水寒射肺也；脉浮者，停水而又夹风以鼓之也。麻黄去风散肺逆，与半夏、细辛、干姜、五味子、石膏同用，即前小青龙加石膏为解表行水之剂也；然土能制水，而地道壅塞则水亦不行，故加厚朴疏敦阜之土，使脾气健运，而水自下泄矣。杏仁下气去逆，小麦入心经能通火气，以火能生土助脾，而共成决水之功也。

〔评述〕

本条的厚朴麻黄汤即小青龙加石膏汤的变方，从方剂的作用和药物的配伍来分析，麻桂配合在于发汗祛表邪，本方去桂枝，可知脉浮并非是邪气在表，即徐忠可云：“咳而脉浮，则表邪居多，但此非在经之表，乃邪在肺家气分之表也。”所谓“肺家气分之表”即指饮邪上迫于肺所致，因为肺合皮毛，其气主表，病近于外，故咳而脉浮。若水饮盛，在临床上也常见脉浮而弦之象。本方以厚朴为君药，可知除咳而脉浮外，还应有胸满证，如《千金要方·卷十八·咳嗽门》记载：“咳而大逆上气，胸满，喉中不利如水鸡声，其脉浮者，厚朴麻黄汤方。”

〔原文〕

脉沉者，澤漆湯主之。

澤漆湯方

半夏半升　紫参五两　澤漆三斤（以東流水五斗，煮取一斗五升）　生姜五兩　白前五兩　甘草　黄芩　人參　桂枝各三兩

上九味，㕮咀，内澤漆汁中，煮取五升，温服五合，至夜盡。

〔释义〕

脉沉是水饮内停，饮邪偏里的脉象。脉沉主里，亦主有水，见于咳嗽上气之证，可能是内停水饮，外兼水肿，故用泽漆汤逐水通阳，止咳平喘。

方中泽漆为逐水峻药，配桂枝通阳；半夏、生姜散水降逆；紫菀、白前止咳平喘；人参、甘草扶正培土以制水；佐清热之品黄芩以清郁热。

〔提要〕

本条指出饮邪偏里的肺胀的证治。

〔选注〕

徐忠可：咳而脉沉，则里邪居多，但此非在腹之里，乃邪在肺家营分之里也，故以泽漆之下水，功类大戟者为君，且邪在营，泽漆兼能破血也，紫菀能保肺，白前能开结，桂枝能行阳散邪，故以为佐，若余药，即小柴胡去柴胡大枣和解其膈气而已。

尤在泾：泽漆汤以泽漆为君，而以白前黄芩半夏佐之，则下气之力较猛，虽桂枝生姜之辛，亦只下气降逆之用而已，不能发表也。仲景之意，盖以咳皆肺邪，而脉浮者气多居表，故驱之使从外出为易，脉沉者气多居里，故驱之使从下出为易，亦因势利导之法也。

《医宗金鉴》：脉沉为水，以泽漆为君者，因其功专于消痰行水也；水性阴寒，桂枝行阳气以导之。然所以停水者，以脾土衰不能制水，肺气逆不能通调水道，故用人参、紫参、白前、甘草补脾顺肺，同为制水利水之方也。黄芩苦以泄之，半夏、生姜辛以散之也。

〔评述〕

泽漆汤的作用是逐水通阳，止咳平喘。以方测证，可知本条当有身肿或小便不利等证。泽漆汤中以泽漆为君，是消痰行水的峻药，但对本药历代医家有所争论，一云即为大戟之苗，一云另为一药并有别名。《本经》云："味苦微寒，主皮肤微寒，大腹水气，四肢面目浮肿，丈夫阴气不足。"《本草纲目》："泽漆又名猫儿眼睛草，绿叶绿花草，非大戟苗。"又云："泽漆利水功类大戟，单方家用治水蛊脚气有效。"而《中药学大辞典》云："泽漆属大戟科，俗名奶奶草、五苔头、灯台草。"从方剂的作用和适应证分析，泽漆为大戟苗之说可从。

〔原文〕

大逆上氣[1]，咽喉不利，止逆下氣者，麥門冬湯主之。

麥門冬湯方

麥門冬七升　半夏一升　人參三兩　甘草二兩　粳米三合　大棗十二枚

上六味，以水一斗二升，煮取六升，温服一升，日三夜一服。

〔词解〕

（1）大逆上气：气逆上冲较甚之意。"大逆"，诸家注本改为"火逆"，解为火热挟饮上逆，唯程林《金匮要略直解》仍用原文。考仲景书中，凡云火逆者，均指温针火灸之逆，与本条文义不符，故仍作大逆为是。

〔释义〕

肺胃阴虚，津液大伤，以致气机上逆，津液伤则咽喉不利，是虚火上炎之故，以滋养肺胃津液、降逆气的麦门冬汤治之。

〔提要〕

本条指出胃中津液枯燥，虚火上炎的证治。

〔选注〕

程林：大逆则为喘为咳，咽喉为之不利。

张路玉：此肺中津液干枯，虚火上炎之候，凡肺病有胃气则生，无胃气则死。胃气者，肺之母气也，故与竹叶石膏汤中偏除方名二味，而加麦门冬数倍为君，人参粳米甘草以滋肺母，使水谷之精微皆得上注于肺，自然沃泽无虞，当知大逆上气，皆是胃中痰气不清，上溢肺隧，占据津液流行之道而然，是以倍用半夏，更加大枣通津涤饮为先，奥义全在乎此。若浊饮不除，津液不致，虽日用润肺生津之剂，焉能建止逆下气之绩哉？俗以半夏性燥不用，殊失仲景立方之旨。

沈明宗：此阴火上逆也。真阴之虚，阴火上逆刑金，为火逆上气，咽喉不利，唯当壮水之主，以镇阳光，曰上逆下气，故用麦冬、人参、甘、米、大枣滋培后天胃气，以生肺金，即生阴水而降火邪，唯以半夏涤痰下逆，余窃拟为肺痿之主方也。

尤在泾：火热挟痰致逆，为上气，为咽喉不利，与表寒挟饮上逆者悬殊矣，故以麦冬之寒治火逆，半夏之辛治饮气，人参、甘草之甘以补益中气。盖从外来者，其气多实，故以攻发为急；从内生者，其气多虚，则以补养为主也。

〔评述〕

本条的“大逆上气”是言病机，“咽喉不利”是补出症状，“止逆下气”是治疗原则，“麦门冬汤主之”是具体的治疗方剂。

肺胃阴虚，虚火上炎，津液不足则水亏火旺，火势上炎而导致肺胃之气上逆，故见咳嗽上气；津液不足不能上润咽喉，故见咽喉不利、咳痰不畅。根据病机可知发热心烦，皮毛干枯，舌红苔干，脉虚数等亦为常见之证候。

本病虽见证于肺，但实际根源于胃阴不足，治以麦门冬汤清热养阴润肺胃，以降其逆。方中重用麦冬为君，甘、微苦、微寒，养阴生津润肺胃，并清虚火；半夏下气化痰，用量很轻，并在大量滋润药物的配伍之下不嫌其燥。人参、甘草、大枣、粳米养胃益气，胃气恢复则能生津，津液充沛则虚火自敛，诸证可消矣

不少注家认为此条即是肺痿属虚热者的证治，其病机、症状和方剂作用也确实与肺痿相符，麦门冬汤临床治疗肺痿属虚热者，确有很好的疗效。

麦门冬汤是临床常用方剂，常用于肺胃之阴不足、虚火上炎的各种病证，历代文献中有许多记载，《金匮玉函经》云：“病后劳复发热者，麦门冬汤主之。”《肘后方》载：“麦门冬汤，治肺痿咳涎，涎沫不止，咽燥而渴。”《圣济总录》云：“麦门冬汤，治肺胃气壅，风客传咽喉，妨闷。”《方函口诀》云：“此方治大逆上气，咽喉不利，盖无论肺痿顿咳，劳咳，妊娠咳逆，有火逆上气之状者，用之大效。此方加石膏治小儿久咳及咳血有神验。

又治老人津液枯槁，食物难下咽似膈症者。又治大病后嫌饮药，咽中有喘气，如竹叶石膏汤之虚烦者，则皆咽喉不利之余旨矣。”说明本方对劳嗽不愈，津枯噎膈，大病瘥后咽燥虚喘等证，皆可随宜择用。

〔原文〕

肺癰，喘不得卧，葶藶大棗瀉肺湯主之。

葶藶大棗瀉肺湯方

葶藶（熬令黄色，搗丸如彈子大） 大棗十二枚

上先以水三升，煮棗取二升，去棗，内葶藶，煮取一升，頓服。

〔释义〕

肺痈初起，风热邪毒壅滞于肺，痰涎浊唾阻碍于肺，肺气不宣，气机不利，故而作喘，甚则不得平卧。此属邪实气闭之证，当治以开肺逐邪，用葶苈大枣泻肺汤治疗。葶苈子苦辛大寒，为泻肺平喘、利水逐痰之峻药，恐其猛烈而伤正气，故以大枣缓佐其峻并安其中以保正气。

〔提要〕

本条论述肺痈初期属于实证的证治。

〔选注〕

喻嘉言：此治肺痈吃紧之方也。肺中生痈，不泻其肺，更欲何待？然日久痈脓已成，泻之无益，日久肺气已索，泻之转伤，唯血结而脓未成，当急以泻肺之法夺之，亦必其人表证尽入于里，因势利导，乃可为功。

沈明宗：此治标之方也。风中于卫，血气壅逆，呼气不入，则喘不得卧，因循日久，必致肺叶腐败，吐脓而死，故用葶苈急泻肺实之壅，俾气血得利，不致腐溃吐脓，且以大枣先固脾胃之元，其方虽峻，不妨用之耳。

尤在泾：肺痈喘不得卧，肺气被迫，亦已甚矣，故须剧药顿服，以逐其邪。葶苈苦寒，入肺泄气闭，加大枣甘温以和药力，亦犹皂荚丸之饮以枣膏也。

《医宗金鉴》：肺痈者，谓口中辟辟干燥，胸中隐隐作痛，脉数实也，更加喘不得卧，是邪壅肺甚急，故以葶苈大枣泻肺汤大寒峻泻肺邪，恐稍迟延，脓成则死矣。

张路玉：肺痈已成，吐如米粥，浊垢壅遏清气之道，所以喘不得卧，鼻塞不闻香臭，故用葶苈破水泻肺，大枣固脾通津，乃泻肺而不伤脾之法，保全母气，以为向后复长肺叶之根本。然肺胃素虚者，葶苈亦难轻试，不可不慎。

〔评述〕

本条多数注家认为是肺痈初期痈脓未成的证治。属热毒壅结于肺，肺气不得肃降，故喘而不得卧。因病在初期，热毒虽盛，尚未腐败肺叶，化为脓血，故当以葶苈大枣泻肺汤急泻无形之热，速涤有形之痰，以救肺危。但肺痈脓未成未必皆实，脓已成也未必均虚，应用此方时必须仔细辨证，确认肺痈初期属实证者方可应用，否则可因葶苈峻猛而误事。张路玉认为此条是肺痈已成，吐如米粥，似乎欠妥。因为肺痈已成，吐如米粥，当兼以清肺解毒排脓，使脓毒浊垢有所出路，并非葶苈大枣泻肺汤泻肺逐水所能单独奏效。

〔原文〕

咳而胸滿，振寒脉數，咽乾不渴，時出濁唾腥臭[1]，久久吐膿如米粥者，爲肺癰，桔梗湯主之。

桔梗湯方

桔梗一兩　甘草二兩

上二味，以水三升，煮取一升，分温再服，則吐膿血也。

〔词解〕

（1）浊唾腥臭：吐脓痰并有腥臭气味。

〔释义〕

咳而胸满，是肺痈的主证之一。痈脓阻碍肺之气机，故咳。脓聚于肺，肺气不利，阻滞胸阳不得宣达，故胸满。寒战脉数为成脓时正邪交争的外在表现；咽干不渴，说明邪热伤及营血；时吐浊唾腥臭，吐脓如米粥，是痈脓已成，治以排脓解毒，用桔梗汤治疗。桔梗汤由桔梗、甘草二味组成，桔梗苦、辛、平，专归肺经，开宣肺气，祛痰排脓；甘草益气补中，清热解毒，又可祛痰止咳，二药合用有祛痰排脓、清热解毒之效，故服后吐脓血，脓毒外出，慢慢就会痊愈。

〔提要〕

本条提出肺痈脓已成的证治。

〔选注〕

喻嘉言：此上提之法也。痈结肺中，乘其新造未固，提而出之，所提之败血，或从唾出，或从便出，即可愈，与滋蔓难图脓成自溃之死证迥殊。脓未成时，多服此药，亦足以杀其毒势，而坚者渐瑕，壅者渐通也。然用药必须有因，此因胸满振寒不渴，病不在里而在表，用此法开提肺气，适为恰当；如其势已入里，又当引之从胃入肠，此法殊不中用也。

徐忠可：此乃肺痈已成，所谓热过于营，吸而不出，邪热结于肺之营分，故以苦梗下其结热，开提肺气，生甘草以清热解毒，此亦开痹之法，故又注曰再服则吐脓血也。

《医宗金鉴》：咳而胸满，振寒脉数，咽干不渴，时出浊唾腥臭，久久吐脓如米粥者，此为肺痈证也。肺痈尚未成脓，实邪也，故以葶苈之剂泻之；今已溃后，虚邪也，故以桔梗之苦，甘草之甘，解肺毒排痈脓也，此治已成肺痈，轻而不死者之治法也。

〔评述〕

本条论述了肺痈痈脓已成的证治，治方提出了桔梗甘草汤。肺痈脓已成，是脓毒邪气壅于肺，气血正气亦受到一定影响。脓毒排出，则病可有向愈转机，而无形毒热又不可不清解，正气亦不可不兼顾。治疗的主导思想当为开肺排脓，清热解毒，兼顾正气。方中桔梗开肺祛痰排脓，甘草清热解毒又可补益中气，方药虽很简单，但寓法甚深，后世医家创立不少治肺痈的有效方剂，如清燥救肺汤、桔梗杏仁煎、济生桔梗汤等，但其辨证论治原则均旨于此。

〔原文〕

咳而上氣，此爲肺脹，其人喘，目如脱狀[1]，脉浮大者[2]，越婢加半夏湯主之。

越婢加半夏湯方

麻黄六兩　石膏半斤　生姜三兩　大棗十五枚　甘草二兩　半夏半升

上六味，以水六升先煮麻黄，去上沫，内諸藥，煮取三升，分温三服。

〔词解〕

(1) 目如脱状：因咳逆喘甚，目睛胀突，如欲脱出之状。

(2) 脉浮大者：此处脉浮大是指浮大而有力按之不虚的脉象，与本篇“面浮肿，肩息”条的脉浮大虽然文字完全相同，所指脉象却有虚实的不同。

〔释义〕

脉浮大而有力说明表有风热之邪，复加水饮内作，内外合邪，以致肺胀咳而喘逆，甚至两目突出，治疗当以宣肺泄热、降逆平喘的越婢加半夏汤。

越婢加半夏汤重用麻黄、石膏，辛凉相配，使麻黄不致发汗太过而长于宣肺平喘，石膏又可清热而不郁，两药相配可发越水气，生姜、半夏散水降逆，甘草、大枣安中以调和诸药。

〔提要〕

本条指出痰热郁肺的肺胀的证治。

〔选注〕

赵以德：咳而上气，则其气之有冲而不下可知矣，其咳之相连不已可知矣，此皆属肺之胀使之也。邪入于肺，则气壅，壅肺则欲不喘不可得，唯喘急故目如脱，所以肺胀与喘之至也。脉浮邪也，兼大则邪实，而所以遗害于肺，正未有已，故必以辛热发之，亦兼以甘寒佐之，使久合之邪，涣然冰释，岂不快乎。然久蓄之饮，何由得泄，故特加半夏于越婢汤中，一定之法也。

魏念庭：咳逆肺胀，外感风寒，内气郁塞也；喘而目脱，气上逆之甚也；诊之脉浮大，外有风寒，内且有蓄热也。越婢汤之义，寓发汗之理于柔道也，且以摄孤阳之根，不令随上逆之气飞越也；加半夏者，意在开其闭塞，知郁而气逆如此，肺窍中必有痰涎之结聚，为肺壅之根基也。麻黄生姜解其郁，石膏清其热，半夏开其痰，大枣甘草益其胃，而表里兼治矣。

尤在泾：外邪内饮，寒填肺中，为胀，为喘，为咳而上气。越婢汤散邪之力多，而蠲饮之力少，故以半夏辅其未逮；不用小青龙者，以脉浮且大，病属阳热，故利辛寒，不利辛热也。目如脱状者，目睛胀突，如欲脱落之状，壅气使然也。

陈灵石：此肺胀原风水相搏，热气奔腾上蒸华盖走入空窍，故咳而上气喘，目如脱状，其脉浮大者，风为阳邪，鼓荡于其间故也，方用麻黄生姜，直攻外邪，石膏以清内热，甘草大枣，补中气，加半夏以开其闭塞之路，俾肺窍中之痰涎净尽，终无肺痈之患也。

〔评述〕

各注家对本证属于内外合邪的认识是一致的，魏念庭认为是外感风寒，内有郁热，尤在泾认为病属阳热，略有不同。本证虽有外邪，亦属不甚，而饮与热壅结于肺是本病的主要病机，若谓风寒束表且甚，则与小青龙加石膏汤无异，故尤在泾之说与原义较为贴近。

越婢加半夏汤之麻黄合石膏而不合桂枝，在于发越水气而不致发汗太过，又证为风热与水饮互结于肺所致，因越婢汤散热之力多，逐饮力少，故加半夏以增其逐饮之功。病属阳热，宜辛寒而不宜热，故不用小青龙汤而用越婢加半夏汤。久喘正虚者，虽见目如脱状，脉浮大（多为无力），不宜用此方。

〔原文〕

肺脹，咳而上氣，煩躁而喘，脉浮者，心下有水，小青龍加石膏湯主之。

小青龍加石膏湯方

麻黄　芍藥　桂枝　細辛　甘草　乾姜各三兩　五味子　半夏各半升　石膏二兩

上九味，以水一斗，先煮麻黄，去上沫，内諸藥，煮取三升。强人服一升，羸者减之，日三服，小兒服四合。

〔释义〕

肺胀咳而上气，心下有水，而脉浮，是内有寒饮停蓄于肺，外有寒邪束表，水寒射肺，肺气上逆，因而上气作咳；脉浮是浮而紧，或略带弦象，为表寒及水饮内停之故；烦躁是内有郁热的表现。所以本条的病机是表寒外束，水饮内停而兼有郁热。

小青龙汤，解表散寒、蠲饮止咳，麻黄配桂枝发散表寒、宣肺平喘，芍药与桂枝相伍调和营卫，干姜、细辛、半夏温中蠲饮、散寒降逆，配以五味子之收敛，是为散中有收，可防肺气耗散太过之弊。药虽八味，配伍极为严谨，对外感风寒，内停水饮所致的咳嗽、喘息、痰多有很好的疗效。本证兼有烦躁，是内有郁热之象，故加石膏以清热除烦，且石膏在本方中既可制麻黄发汗太过，又可助其宣肺蠲饮之功。

〔提要〕

本条指出内有寒饮外有表寒而兼热的肺胀的证治。

〔选注〕

徐忠可：此较前条，同是咳嗽上气，肺胀脉浮，然前条目如脱状，则喘多矣，喘多责寒，故以麻黄、甘草为主而加石膏以清寒变之热；此独加烦躁，《伤寒论》中寒得风脉而烦躁者，主以青龙汤，故亦主小青龙，然壅则气必热，故乃加石膏耳。

尤在泾：此亦外邪内饮相搏之证，而兼烦躁，则夹有热邪，麻桂药中，必用石膏，如大青龙汤之例也。又此条见证，与上条颇同，而心下寒饮，则非温药不能开而去之，故不用越婢加半夏，而用小青龙加石膏，温寒并进，水热俱损，于法尤为密矣。

陈修园：心下有水，咳而上气，以小青龙汤为的对之剂，然烦躁则夹有热邪，故加石膏，参用大青龙之例，寒温并进，两不相碍。石膏宜生用，研末，加倍用之方效。

〔评述〕

本证与越婢加半夏汤证均属内外合邪，为肺气胀满之证。所不同的是，后者为饮热互结，热甚于饮，故重用石膏（半斤）以清热，配麻黄以发越水气；而本证是外有表寒内有寒饮，兼有郁热而不甚，故用麻黄配桂枝发汗解表，配细辛、干姜以散寒饮，以少量石膏（二两）清郁热而除烦。

本证与厚朴麻黄汤证的区别在于本证表寒较重，无胸满等证，故以麻桂相配在于发散表寒；而厚朴麻黄汤证表寒不明显，重用厚朴配以杏仁，可知气机不利明显，应有胸满等证。

附方

〔原文〕

《外臺》炙甘草湯　治肺痿涎唾多，心中温温液液[(1)]者。(方見虛勞中)

〔词解〕

(1) 心中温温液液：温温液液，泛泛欲吐之意。心中温温液液，即心中时常作呕。

〔选注〕

徐忠可：肺痿证盖属津枯热燥，此方乃桂枝汤去芍加参地阿胶麻仁麦冬也，不急于去热，而以生津润燥为主，盖虚回而津生，津生而热自化也。至桂枝乃热剂，而不嫌峻者，桂枝得甘草正所以行其热也。

汪双池：肺痿者，肺虚气惫而叶枯萎，此乃清燥之甚如秋树之枯叶，非由火热与肺痈大不相同，纵有热而咳血者，亦属燥淫所郁之阴火，非实火也，故仲景治肺痿用此汤及甘草干姜汤，肺枯反多唾者，肺燥之甚，不能复受津液，则胃气之上蒸者，皆化痰涎而已，痰涎积于膻中，津液不复流布，故心中温温液液。

〔评述〕

本方即《伤寒论·辨太阳病脉证并治》中的炙甘草汤，原篇条文是"伤寒脉结代，心动悸，炙甘草汤主之"。本方出《外台秘要·卷十七·肺痿门》，因有生津润燥、益气滋阴的作用，故适用于虚热肺痿。方中炙甘草甘温益气，通经脉，利气血；人参、大枣，补气生津益胃，培建后天，以资本源；地黄、阿胶、麦冬、麻仁，滋阴补血以润肺清虚热；桂枝、生姜行阳气、调营卫以利布阴。方用酒煎，可行药助力，通经脉，且生地黄重用（一斤），恐其浊重，以酒煎则能防其滋腻过甚。

〔原文〕

《千金》甘草湯

甘草

上一味，以水三升，煮減半，分温三服。

〔选注〕

喻嘉言：本方用甘草一味，乃从长桑君以后相传之神方也，历代内府御院莫不珍之，盖和其偏，缓其急，化其毒，卓然奉之为先务，然后以他药匡辅其不逮，可得收功敏捷耳。

徐忠可：肺痿之热由于虚，则不可直攻，故以生甘草之甘寒频频呷之，热自渐化也。余妾曾病此，初时涎沫成碗，服过半月，痰少而愈，但最难吃，三四日内猝无捷效耳。

〔评述〕

方出《千金要方·肺痿门》，主疗和《外台》炙甘草汤同，唯唾多下有"出血"二字，甘草用二两。《千金翼方》中汤名为"温液汤"。

本方的适用范围在《肘后方》中有载：治肺痿咳嗽，吐涎沫，心中温温，烦躁而不渴者。《外台秘要》载：疗肺痈，时时寒热，两颊赤气方，童子小便每日晚取之，去初末少许，小便可有五合，取上好甘草量病人中指四节，截之，炙令熟，破作四片，内小便中，置于静闭处露一宿，器上横一小刀，明早平旦，去甘草顿服之，每日一剂，其童子勿令吃五辛。

本方是利用甘草益气补中、清热解毒、祛痰止咳、缓急止痛的作用，作为治疗肺痿轻证的缓治方。根据临床实践，还应通过辨证论治，拟以复方积极治疗为是。

〔原文〕

《千金》生姜甘草湯　治肺痿，咳唾涎沫不止，咽燥而渴。

生姜五兩　人參三兩　甘草四兩　大棗十五枚

上四味，以水七升，煮取三升，分温三服。

〔选注〕

喻嘉言：此方即从前甘草一味方中而广其法，以治肺痿，胃中津液上竭，肺燥已极，胸咽之间干槁无耐之证，以生姜之辛润，上行为君，合之人参、甘草、大枣，入胃而大生其津液，予以回枯泽槁，润咽快膈。

〔评述〕

本方是从甘草干姜汤变化而来，但较原方药性平和，故肺痿属虚热或属虚寒者，均可加减变通应用。

〔原文〕

《千金》桂枝去芍藥加皂莢湯　治肺痿吐涎沫。

桂枝　生姜各三兩　甘草二兩　大棗十枚　皂莢一枚（去皮子，炙焦）

上五味，以水七升，微微火煮取三升，分温三服。

〔选注〕

徐忠可：此治肺痈中之壅闭者，故加皂荚以行桂甘姜枣之势。此方必兼上气不得眠者宜之。

沈明宗：用桂枝，嫌芍药酸收故去之，加皂荚利涎通窍，不令涎沫壅遏肺气而致喘痿，桂枝和调营卫。俾营卫宣行，则肺气振而涎沫止矣。

〔评述〕

方中皂荚，性辛温，有小毒，有强烈的祛痰作用。本方是攻痰平喘之重剂，只能用于实证，而肺痿证，不论属寒属热，总属虚证，故不少现代医家认为肺痿不宜用此方，也不无道理。

〔原文〕

《外臺》桔梗白散　治咳而胸滿，振寒脉數，咽乾不渴，時出濁唾腥臭，久久吐膿如米粥者，爲肺癰。

桔梗　貝母各三分　巴豆一分（去皮，熬，研如脂）

上三味，爲散，强人飲服半錢匕，羸者减之。病在膈上者吐膿血，膈下者瀉出，若下多不止，飲冷水一杯則定。

〔选注〕

沈明宗：以桔梗开提肺气，贝母清热而化痰涎，巴豆峻猛热剂，急破其脓，驱脓下出。

〔评述〕

本方是治疗肺痈脓已成而属实之证的方剂。桔梗开利肺气而且可以排脓，贝母清化热痰，且散痈脓，巴豆泻其脓以得外出。本方与《伤寒论·辨太阳病脉证并治》中的白散（一云三物小白散）方组成相同，故也可用于寒实结胸。因是峻猛之剂，凡证不属实者不可应用。本方在现代临床中较为少用。

〔原文〕

《千金》葦莖湯　治咳有微熱，煩滿，胸中甲錯，是爲肺癰。

葦莖二升　薏苡仁半升　桃仁五十枚　瓜瓣半升

上四味，以水一斗，先煮葦莖，得五升，去滓，内諸藥，煮取二升，服一升。再服，當吐如膿。

〔选注〕

徐忠可：此方治肺痈之阳剂也，盖咳而有微热，是邪在阳分也，烦满则夹湿矣，至胸中甲错，是内之形体为病，故甲错独见于胸中，乃胸上气血两病也，故以苇茎之轻浮而甘寒者，解阳分之气热，桃仁泻血分之结热，薏苡下肺中之湿，瓜瓣清结热而吐其败浊，所谓在上者越之耳。

尤在泾：此方具下热散结通瘀之力，而重不伤峻，缓不伤懈，可以补桔梗汤、桔梗白散二方之偏，亦良法也。

魏念庭：肺痈欲成未成之际，图治当早者也。苇小芦大，一物也。苇茎与芦根同性，清热利水，解渴除烦；佐以薏苡仁，下气宽中；桃仁润肺滑肠，瓜瓣亦润燥清热之品。再服当吐如脓，可见痈虽结而脓未成，所以可治也，较之葶苈大枣汤、皂荚丸，皆得予治之治，仲景所谓始萌可救者也。

〔评述〕

本方是治疗肺痈临床常用而有效的方剂。酿脓期和破溃期均可应用。临床见肺痈咳吐臭痰脓血，肌肤甲错，胸中隐隐作痛，脉滑数者宜用此方。方中苇茎清肺泄热，为治肺痈要药，桃仁逐瘀血行滞，薏苡仁清利湿热，瓜瓣除痰排脓。药虽平淡，但清热化痰、逐瘀排脓之功却很全面，且热在上焦，故用清化之品，所谓以清轻之品而取胜也。此方用于肺痈脓将成时，可使其消散，用于痈已成时可使肺中浊唾脓血污痰排出，确为治疗痰热瘀血结于肺中的肺痈之效验良方。

〔原文〕

肺癰胸滿脹，一身面目浮腫，鼻塞清涕出，不聞香臭酸辛，咳逆上氣，喘鳴迫塞，葶

藶大棗瀉肺湯主之。

〔原注〕

方见上。三日一剂，可至三四剂，此先服小青龙汤一剂乃进，小青龙汤方见咳嗽门中。《千金要方》、《外台秘要》此条接于前泻肺汤条。

〔释义〕

肺痈初期，邪实壅塞于肺，则胸满而胀。肺气壅滞不利，水之上源失司，通调失职，水气逆行故一身面目浮肿。肺窍不利，肺系失于常态，则见鼻塞清涕出，不闻香臭酸辛。肺失肃降，气机上逆故咳逆上气，喘鸣迫塞。治疗当用开肺逐邪的葶苈大枣泻肺汤。

〔提要〕

本条论述葶苈大枣泻肺汤的适应证。

〔选注〕

徐忠可：前葶苈大枣汤，治肺痈喘不得卧，其壅气仅攻于内也；此则壅气走于经，而为一身面目浮肿；攻于肺窍，而为鼻塞清涕出，不闻香臭酸辛，则表里均平，故先用小青龙一剂，而后专泻肺家之实，亦拯危之巧思也。

程林：痈在肺则胸胀满；肺朝百脉而主皮毛，肺病，则一身面目浮肿也；肺开窍于鼻，肺气壅滞，则畜门不开，但清涕渗出，而浊脓犹塞于鼻肺之间，故不闻香臭酸辛也。以其气逆于上焦，则有喘鸣迫塞之证，与葶苈大枣汤以泻肺。

尤在泾：此方原治肺痈喘不得卧，此兼面目浮肿，鼻塞清涕，则肺有表邪宜散，故先服小青龙汤一剂乃进。又按：肺痈诸方，其于治效，各有专长，如葶苈、大枣，用治痈之始萌而未成者。所谓乘其未集而击之也。其苇茎汤，则因其乱而逐之者耳。桔梗汤剿抚兼行，而意在于抚，洵为王者之师。桔梗白散，则捣坚之锐师也。

《医宗金鉴》：此承上条，互详其证，以同其治也，肺痈胸胀而满，咳逆上气，喘鸣迫塞，一身面目浮肿，鼻塞清涕出，不闻香臭酸辛，是邪外塞皮毛，内壅肺气，比之喘不得卧，殆尤甚焉。亦以葶苈大枣泻肺汤者，因其脓未成故也。

丹波元简：《千金》、《外台》，此条接于前泻肺汤条，而《外台》引《千金方》后云：仲景《伤寒论》，范汪同，《脉经》亦载此条，明是仲景旧文，今列于附方之后者，必后人编次之误也。

〔评述〕

本条论述了肺痈初起咳喘上逆，胸胀满，鼻塞清涕出，不闻香臭的证治。葶苈大枣泻肺汤应用于此，治疗面目浮肿、胸满、咳逆上气、喘鸣迫塞的肺痈实证。结合临床观察，肺痈初起确实多见发热、恶寒、全身不适、咳嗽流涕、胸闷、脉浮苔白（或白滑）等表证，然后才见胸部隐痛、咳脓血痰等肺痈特有的症状。现代医学也认为，肺脓肿的感染和发病往往和机体的即时状态有密切关系，如受凉感冒、极度疲劳、全身衰弱、创伤、手术等情况下人体防御功能减弱，细菌即可大量繁殖而致病。所以仲景此条的证治是在对肺痈进行详细临床观察和治疗的基础上提出的。

葶苈大枣泻肺汤虽不是治肺痈的专方，但在本条中是为肺痈初起而设，有是证即可用是方。应用本方前先进小青龙汤一剂，也不难理解，因本证无明显热象，却见鼻塞清涕出，是有表寒之征，小青龙汤解表之寒、蠲里之饮，性虽偏热，但仅用一剂即停，而且可被续用之葶苈大枣泻肺汤所制，故无助阳邪之患。本方的用法也体现出了仲景辨证论治，随机而变的精神。

全篇小结

本篇所论肺痿肺痈以及咳嗽上气，虽然病位均在肺，由于病因和病人的体质不同，故临床表现也不一样，因而形成了三种不同的疾病。具体到每一病，也往往因病因、体质不同，亦有不同的临床表现，所以在治疗用药上也迥然有别。

肺痿一般属虚，以虚热证居多。多因阴虚内热，津液过度消耗，以致肺脏萎弱不振。篇中以麦门冬汤治疗。肺中虚寒，津液不布，亦可致痿，其证不咳不渴，吐清稀涎沫，以温肺复气的甘草干姜汤治疗。附方《外台》炙甘草汤和《千金》生姜甘草汤亦可参合使用。

肺痈一般属实，但脓成之后，又可因耗伤气血太过而转虚。其主证为咳嗽，胸中隐痛，时吐浊唾腥臭或脓血痰，脉滑数或微而数。其病机主要是风热之毒壅于肺，熏蒸肺叶，败血腐脓，以成内痈。治以清热泻肺、解毒排脓之法为要。溃脓之后若气血大伤，逐渐转虚，还当具体问题具体分析。篇中提出肺痈初起属实者，用葶苈大枣泻肺汤；脓已成则用桔梗汤开肺排脓；脓已溃，体质壮实正气不虚者，仍可用《外台》桔梗白散开肺，急破其脓，驱脓下出；脓已成未成均可用苇茎汤清肺化痰，祛瘀排脓。结合临床对肺痈治疗的观察，只要见咳吐浊唾腥臭及脓血痰之证，则开肺排痰是不可忽视的治疗环节，往往脓痰得以畅利排出，临床症状立即好转，而且对预后有极大益处，所以苇茎汤服法后的“再服，当吐如脓”是经过严密临床观察后提出的治疗效果预见，对临床有一定指导意义。本篇的桔梗汤、苇茎汤等方是久经验证的有效方剂，至今仍为临床常用。

篇中所论咳嗽上气，从病因上分析，论述范围很广，用药也很复杂，但总的来说不外内饮外邪为病，根据寒热温凉之性以及兼证的不同，分别对咳嗽上气予以一一论述，如因饮邪上迫，见咳而上气胸满，以厚朴麻黄汤为治；因津液不足，肺胃虚火上炎，见咳而上气，咽喉不利者，以麦门冬汤为治；因痰热郁肺而见喘咳脉浮大，目如脱状者，以越婢加半夏汤为治；因外有表寒，内有水饮兼郁热，见喘咳烦躁兼有表证者，以小青龙加石膏汤为治；因寒饮郁肺，见喘咳痰多，喉中如水鸡声者，以射干麻黄汤为治；痰湿阻肺而见时吐浊痰，但坐不得眠者，以宣壅导滞利窍涤痰的皂荚丸为治；因水饮内盛，见咳而上气脉弦，浮肿者，以消痰行水的泽漆汤为治。属其他类型的咳嗽气喘，则不在本篇论述。

（沙凤桐　王淑芬　段荣书）

奔豚气病脉证治第八

奔，亦作贲，《说文解字》："奔，走也。"即奔走、奔跑。豚(tún，音屯)，亦作豘，《说文解字》："豚，小豕（猪）也。"奔豚与贲豘同义。奔豚气简称奔豚，是一种发作性疾病，因其主证有"气从少腹起，上冲咽喉，发作欲死，复还止"，状如豚之奔突，故《诸病源候论》说："气下上游走，如豚之奔，故曰奔豚。"魏念庭说："奔豚者，状气之似奔豚，而非实有所谓奔豚也。"

奔豚之名，始见于《内经》。《灵枢·邪气脏腑病形》云："肾脉微急，为沉厥奔豚，足不收，不得前后。"《素问·骨空论》云："从少腹上冲气而痛，不得前后，为冲疝。"《难经》也有关于奔豚的记载，五十六难云："肾之积，名曰奔豚，发于少腹，上至心下，若豚状，或上或下无时，久不已令人喘逆，骨萎少气。"《内经》与《难经》所载奔豚，是属于厥逆、疝痛、积聚类疾病，与本篇名同而实异。本篇所论奔豚乃是一种气病。

本篇虽然列举奔豚、吐脓、惊怖、火邪四种病，但主要论述奔豚气的病机、证候和治法。

〔原文〕

師曰：病有奔豚，有吐膿，有驚怖(1)，有火邪(2)，此四部病，皆從驚發得之。

〔词解〕

(1) 惊怖：即是因惊恐等情志刺激而引起的病变。

(2) 火邪：即因误用烧针、火灸等火攻治法而引起的病变。

〔释义〕

师说：疾病之中，有奔豚，有吐脓，有惊怖，有火邪，这四种病都可因惊恐而引起。

〔提要〕

本条论述奔豚的病因。

〔选注〕

魏念庭：奔豚气病者，气病也，气之铤而走险，有迫而致者也。孟子曰："夫志气之帅也，气使之充也，以直养而无害，斯害矣，苟不能持其志，以致暴其气也，而奔豚作矣。"师为人指示曰：病有奔豚，有吐脓，有惊怖，有火邪，此四部病皆从惊恐得之。凡人心藏神，心安则神安，若因外事猝起惊动其心，则神魂飞越，而为气，为血，俱从之奔越矣。又凡人喜则气开，忧则气敛，怒则气侈，恐则气歉，心既惊动而气血随之，更复气歉，消阻闭藏，遂结聚成病。此奔豚吐脓惊怖火邪四部病之根源也。四部病者，一气所成，而各聚不同，故分四种，就分属位置而言之，可谓四部也。气动而积热随之，入肺结聚则可成肺痈为吐脓；气动而神不安其舍，惊气即为邪气，返于心而结聚为惊怖；气动而心火随之上炎，熏灼于上焦而结聚为火邪，此三者各因其人何部受邪，病即中于何部，莫非扰乱其志而凌突其气之故也。而奔豚则又有异焉。

陈修园：此一节为奔豚证之开端，类及吐脓等证。四部同出一源，概以惊字括之，盖言皆心病也。又曰：有心病，而肾水之气凌之，则为奔豚；有心病，而胃之燥土从少阴之火化，而生内痈，则为吐脓；有心病，而肝之风木乘少阴之热气而煽动，则为惊怖；有心病，而肾之阴水不交离火而既济，则为火邪。此四部病，皆从惊发得之，盖以惊则伤心，凡心伤而致病者，皆是因惊而谓之惊可也，非惊亦谓之惊无不可也。

尤在泾：奔豚俱如下文。吐脓有咳与呕之别，其从惊得之旨未详。惊怖即惊恐，盖病从惊得，而惊气即为病气也。火邪见后惊悸部，及《伤寒》太阳篇，云太阳病，以火熏之，不得汗，其人必躁，到经不解，必圊血，名为火邪。然未尝云从惊发也。惊悸篇云：火邪者，桂枝去芍药加蜀漆牡蛎龙骨救逆汤主之。此亦是因火邪而发惊，非因惊而发火邪也。即后奔豚证治三条，亦不必定从惊恐而得，盖是证有杂病伤寒之异，从惊恐得者，杂病也。从发汗及烧针被寒者，伤寒也。其吐脓火邪二病，仲景必别有谓，姑阙之以俟知者。或云：东方肝木，其病发惊骇，四部病皆以肝为主。奔豚惊怖，皆肝自病奔豚因惊而发病，惊怖即惊以为病也。吐脓者，肝移热于胃，胃受热而生痈脓也。火邪者，木中有火，因惊而发，发则不特自燔，且及他脏也。亦通。

程林：篇目只有奔豚一证，而吐脓惊怖火邪皆脱简，必有缺文。

〔评述〕

本节指出奔豚、吐脓、惊怖、火邪等四部病，都从惊发得之。魏念庭谓此“四部病者，一气所成，而各聚不同，故分四种”，因外事猝起惊动其心，使神魂飞越，气血奔越所致。陈修园认为“四部同出一源，概以惊字括之，盖言皆心病也”。征之临床，此四病的发病机制，虽然可能与“心”有关，但其成因并非全由惊发。奔豚病，有因惊恐等情志刺激，导致肝气郁结，气郁化火，气火上冲所致者；又有因肾阳不足，寒水之气上逆所致者；吐脓，多见于肺痈、胃痈等病，以脓为血气腐败而成，吐脓多者，血气必伤，心主血，血耗则心神不安，可发生惊恐之证。且肺痈、胃痈患者，又可因大惊而引起心气逆乱，血无所主，突然大量咳呕脓血，致使病情趋于恶化。惊怖，可因惊恐等精神刺激引起心神不定，惊恐不安；又可因心气不足、心血亏虚、肝血亏虚，致心失所养，以及水气凌心等原因引发惊恐不安，故惊怖亦并非全从惊发得之。火邪，是因误用火攻、火热之气扰乱神明，以致惊惶神乱，故《伤寒论》有“伤寒脉浮，医者以火迫劫之，亡血必惊狂，卧起不安”的记载。《伤寒论》又说：“太阳病，以火熏之，不得汗，其人必躁，到经不解，必圊血，名曰火邪。”明确告诉我们，火邪是病因，惊则是病证，因火邪而致惊也。故尤在泾说：“因火邪而发惊，非因惊而发火邪也。”因此，我们认为所谓“四部病，皆从惊发得之”者，未必尽然，因而对本条只做了语译，未敢强解。魏念庭之“四部病者，一气所成”，陈修园之“四部同出一源”等随文顺释之说，似不可从。

本条首书四证，但篇中所论只有奔豚一证，其他吐脓、惊怖、火邪三证并未言及。黄树曾《金匮要略释义》认为：“此章论奔豚病证而言及吐脓惊怖火邪者，以吐脓、惊怖、火邪，皆从惊发得之，奔豚亦然，病因相同，故书于首，并借宾以定主。”然而，此四部病，非皆由惊发，已于上述，故黄说不可从。《外台秘要·奔豚气门》引《小品》云：“师曰：病有奔豚，有吐脓，有惊怖，有火邪，此四部病者皆从惊发得之。火邪者，桂枝加龙骨牡蛎汤主之。”《金匮要略·惊悸吐衄下血胸满瘀血病脉证治》有“火邪者，桂枝去芍药加蜀漆牡蛎龙骨救逆汤主之”之文，程林认为此条当在《金匮要略·奔豚气病脉证治》中。由此观之，本篇实有错简脱文，程林谓“必有缺文”者是也。

〔原文〕

師曰：奔豚病從少腹(1)起，上衝咽喉，發作欲死(2)，復還止，皆從驚恐得之(3)。

〔词解〕

（1）少腹：包括脐以下整个下腹部，非单指后世所谓脐下小腹两侧之少腹。

（2）欲死：形容极其痛苦难受。

（3）从惊恐得之：因惊吓恐惧等精神刺激而发病。《医宗金鉴》：“张从正曰：惊者，为自不知故也；恐者，为自知也。”

〔释义〕

奔豚病是一种发作性疾病，发作时自觉有气从下焦少腹部位起，上冲胸咽，此时病人极为痛苦难受，但移时冲气渐降，痛亦渐减，终至痛止气平，恢复如常人。该病的发生原因，多与惊恐等情志刺激有关，病机则与肝、肾、冲脉有关。肝肾同居下焦，肝主藏血，冲为血海，冲脉并肾经上行，二者生理关系甚为密切，病则亦可互相影响。《素问·骨空论》云：“冲脉者，起于气街，并少阴之经，侠脐上行，至胸中而散。”《灵枢·五音五味》云：“冲脉……其浮而外者，循腹右（《太素》无“右”字）上行，会于咽喉。”《素问·骨空论》又云：“冲脉为病，逆气里急。”若遇惊恐等精神刺激或情志不遂，导致肝气郁结，继而肝气挟冲脉而向上冲逆；或因肾阳不足，水寒之气随冲脉而向上冲逆，均可发生奔豚病。

〔提要〕

本条指出奔豚病的主要症状和病因。

〔选注〕

《诸病源候论》：夫奔豚气者，肾之积气，起于惊恐忧思所生，若惊恐则伤神，心藏神也，忧思则伤志，肾藏志也，神志伤，动气积于肾而气下上游走，如豚之奔，故曰奔豚。其气乘心，若心中踊踊如事所惊，如人所恐，五脏不定，饮食辄呕，气满胸中，狂痴不定，妄言妄见，此惊恐奔豚之状。若气满支心，心下闷乱，不欲闻人声，休作有时，乍差乍极，吸吸短气，手足厥逆，内烦结痛，温温欲吐，此忧思奔豚之状，诊其脉来触祝触祝者，病奔豚也。肾脉微急沉厥，其足不收，不得前后。

《外台秘要》引《小品》云：惊为奔豚，心中踊踊，如事所惊，如人所恐，五脏不定，饮食辄呕，气满胸中，狂痴欲走，闭眼谬言，开眼妄语，或张面目，不相取与……奔豚汤主之……忧思奔豚者，气满支心，心下烦乱，不欲闻人之声，发作有时，乍差乍剧，吸吸短气，手足厥逆，内烦结痛，温温欲呕……奔豚汤主之。

魏念庭：此忧惊之剧焉者也，凡人心安则怡，怡则气上，惊则恐，恐则气下，大惊则气愈下，竟入少腹，乃一时仓慌畏惧不知所出，而其人之神志遂不自知，已潜逃极幽深之所，犹之《伤寒论》中汗多亡阳振振欲擗地之义，其人不知其然而然也。按经云，心藏神，肾藏志，恐伤肾，则志亦伤焉，于是心下则气下，气下则结聚于下而奔豚伏于少腹矣。奔豚者，状气之似奔豚，非实有所谓奔豚也。初伏于不觉也，伏久必飞，原为心气，上行是其本性，岂肯郁郁久居于下乎，忽而从少腹直起上冲咽喉，发作时欲死之状，顷之气复平而气还止，此又惊病入之最深，发之最猛，故师必断以皆从惊恐得之也。

尤在泾：前云惊发，此兼言恐者，肾伤于恐，而奔豚为肾病也。豚，水畜也；肾，水脏也。肾气内动，上冲咽喉，如豕之突，故名奔豚。亦有从肝病得者，以肾肝同处下焦，而其气并善上逆也。

《医宗金鉴》：奔豚者，肾病也，以其病从少腹上冲咽喉，有如豚窜奔突之状，故名之也。发作则肾气上乘于心而欲死，作已则气复还于肾而止，故其病虽有微甚不同，然必皆从惊恐得之。盖惊伤心，恐伤肾，两脏交病也，水能胜火，肾上凌心，故治法宜泻肾而补心也。

〔评述〕

奔豚，早在《内经》中就有记载，如《灵枢·邪气脏腑病形》说："肾脉……微急为沉厥奔豚，足不收，不得前后。"此后，《难经》又进一步叙述了奔豚的症状和病理，如五十六难说："肾之积，名曰奔豚，发于少腹，上至于心，若豚状，或上或下无时，久不已，令人喘逆，骨痿少气。"丹波元简说："案《灵·邪气脏腑病形》篇云：'沉厥奔豚，足不收，不得前后。'盖本篇所论即是也。而《难经》名肾积为奔豚，然与此自别。"《难经》之奔豚，是"五积"之一，即是"肾积"。五十六难说："积者，阴气也，其始发有常处，其病不离其部，上下有所终始，左右有所穷处。"说明"积病"发有常处，痛有定处，病变处可触及边缘清楚的包块，发作后包块亦不消失。而本篇之"奔豚"，发作时有气从少腹上冲胸咽，发作过后，痛止气平，病变处亦无包块可触及。丹波氏认为《难经》所论"奔豚"与本篇所论"奔豚"有别，其说甚是；但他又认为本篇之"奔豚"即是《灵枢》之"奔豚"，其说欠妥。马莳注《灵枢》之奔豚云："乃为奔豚，以肾邪渐积而成也，为足不收，以肾气行于足也，为不得前后，以肾通窍于二便也。"张景岳注云："按五十六难曰：'肾之积，名曰奔豚，发于少腹，上至心下，若豚状，或上或下无时。'其义本此义。"可见，《难经》所论之奔豚与《灵枢》所论之奔豚同义，而有别于本篇所论之奔豚。其实，丹波氏之说本于巢氏《诸病源候论》，《诸病源候论》在气病诸候门奔豚气候条论述"奔豚病"时，因不明《灵枢》、《难经》之"奔豚"同义，而将《灵枢》奔豚之文附于该条之后，牵合二者，混为一说。并且在气病诸候门云"奔豚者，肾之积气"，而在积聚病诸候门云"肾之积，名曰奔豚"，分明将奔豚与肾积别为两门，却又称奔豚为肾积、肾积即奔豚，实是概念模糊。故陆渊雷说："巢元方则牵合《金匮》、《灵枢》、《难经》而作调和之说。"《外台秘要》引小品所谓"奔豚"之文，并未涉及肾之积气，实较《诸病源候论》为优。

本条主要叙述了奔豚病的症状，注家大多认为是一种时发时已的发作性疾病，因其症状有自觉气从少腹上冲胸咽，状如豚之奔突，故名奔豚。可见，古人对本病是根据证候来命名的。关于病因，本节提出“皆从惊恐得之”。《诸病源候论》认为“起于惊恐忧思所生”，说明“惊恐”当包括一切情志因素。其次，根据本篇所论，还有因发汗后，复感寒邪得之者；有因内有水饮，误汗伤阳得之者。说明奔豚之病因，并非皆由惊恐得之。关于病位，魏念庭、《医宗金鉴》等认为与心有关；尤在泾认为与肝、肾有关；张路玉、唐容川等认为与冲脉有关。我们认为本病的发生，一因情志不遂，肝气郁结；一因肾阳不足，寒水上逆。少腹为肝肾所主，冲脉起于少腹，上胸会于咽喉。其病发作时，气从少腹上冲心胸，甚或上至咽喉，俱为肝气或肾之寒水之气随冲脉上逆所致，虽然不排除可能影响及心，但其根本则在肝肾与冲脉，故本篇所出三方，重在调治肝肾以降冲逆。因此，本病之脏腑经络定位，当在肝肾与冲脉。

〔原文〕

奔豚氣上衝胸，腹痛，往來寒熱，奔豚湯主之。

奔豚湯方

甘草　芎藭　當歸各二兩　半夏四兩　黄芩二兩　生葛五兩　芍藥二兩　生姜四兩　甘李根白皮一升

上九味，以水二斗，煮取五升，温服一升，日三夜一服。

〔校勘〕

《外台秘要》“半夏四两”下有“汤洗”二字，黄芩作“三两”，“甘李根白皮”下有“切”字，夜“一服”作“二服”，忌海藻、菘菜、羊肉汤等。

疑“甘李根白皮一升”是“甘李根白皮一斤”之误。

〔释义〕

奔豚气病，有因情志因素引起者。因为情志不遂，则肝气必郁，气郁久必化火上冲。冲脉起于少腹部位之气街，并少阴之经，夹脐上行，至胸中而散。肝之气火随冲脉上逆，故自觉气从少腹上冲胸，腹部疼痛，而以少腹疼痛为主。肝胆互为表里，肝有邪，其气通于少阳，使少阳之气郁而不宣，故见往来寒热。病由肝之气火上逆所致，故治以奔豚汤清泄肝邪为主。方中用甘李根白皮为君，以降冲逆之气；芍药、甘草缓急止痛，当归、川芎和血调肝；黄芩、生葛清热降火；生姜、半夏降逆下气。共奏清泄肝邪、降逆止痛之功。

〔提要〕

本条指出奔豚病的证治。

〔选注〕

徐忠可：此乃奔豚之气，与在表之外邪相当者也，故状如奔豚，而气上冲胸，虽未至咽喉，亦如惊发之奔豚矣。但兼腹痛，是客邪有在腹也，且往来寒热，是客邪有在半表半里也。

魏念庭：上下升降无论邪正之气，未有不由少阳。少阳为阴阳之经路，阴阳相搏则腹痛，气升则热，气降则寒，随奔豚之气作患也。

张路玉：气上冲胸腹痛者，阴邪上逆也，往来寒热者，邪正交争也，奔豚虽曰肾积，而实冲脉为患，冲主血，故以芎、归、芍、草、芩、半、生姜，散其坚积之瘀，葛根以通津液，李根以降逆气，并未尝用少阴药也。设泥奔豚为肾积，而伐肾之剂则谬矣。

周扬俊：气上冲胸较冲咽喉稍缓，然腹痛明系木来乘土，若往来寒热，少阳本病，以厥阴与少阳相表里也。故以作（味）甘者益土为制水，半夏、生姜消散积滞，以辛温祛寒，以苦寒解热，当归益营，芍药止痛，凡发于惊者，皆以本汤主治，故即以病名汤。

尤在泾：此奔豚之气发于肝邪者，往来寒热，肝脏有邪，而气通于少阳也。肝欲散，以姜、夏、生葛散之；肝苦急，以甘草缓之；芎、归、芍药理其血；黄芩、李根下其气。桂、苓为奔豚主药而不用者，病不由肾发也。

陈修园：按《伤寒论》云“厥阴之为病，气上冲心”，今奔豚而见往来寒热，腹痛，是肝脏有邪而气通于少阳也。

陆渊雷：此奔豚之兼有往来寒热者，往来寒热非奔豚必具之候，上冲腹痛乃必具之候。非然者，即不名奔豚也。

〔评述〕

本条奔豚未言病因，徐忠可认为“乃奔豚之气与在表之外邪相当者也”，用奔豚汤是“解内外相合之邪”；尤在泾认为“此奔豚之气发于肝邪者”。奔豚属于杂病，虽外邪可以诱发本病，但毕竟仍以内在原因为主，本条虽未明言病因，因其已在前条奔豚提纲中论及，即所谓因惊恐等情志刺激而发。因此，徐忠可“内外合邪”之说不足为凭，而以尤在泾“发于肝邪者”之说为是。

陈修园举出《伤寒论》“厥阴之为病，气上冲心”来引证本书，二者虽均有气逆上冲之候，但彼属外感病范畴，而此属杂病；彼无往来寒热，此有往来寒热；彼证气上撞心，以心中疼热为主，此证气上冲胸，以少腹疼痛为主；彼以厥阴脉夹胃贯膈，气逆则撞心，此为肝之气火随冲脉上冲至胸；彼是上热下寒，寒热错杂之证，此是肝郁化火，气火上逆之证。二者病机证治迥异，不可混为一谈。

张路玉认为“奔豚虽曰肾积，而实冲脉为患”。奔豚之发作与冲脉有关，张说为是，但谓奔豚即是“肾积”则谬矣。奔豚与肾积之别，已于上条讨论，不再赘述。本条奔豚之治法，张路玉认为“设泥奔豚为肾积，而伐肾之剂则谬矣”。“肾积”本是“五脏积”之一，酌情使用伐肾之剂，自无不可。本条奔豚是肝气上逆所致，并非肾积，故伐肾之剂非本证所宜。张路玉明知奔豚汤非伐肾之剂，却又认为奔豚即是肾积，因不能自圆其说，故而说肾结用伐肾之剂则谬，可见其自相矛盾。

腹痛一证，周扬俊认为“明系木来乘土”。脾主大腹，木来乘土，则以大腹疼痛为主。肝肾同主少腹，冲脉起于少腹部位之气街，奔豚之发作亦是气从少腹起，上冲胸咽，其腹痛是以少腹疼痛为主。所以，本证之腹痛，当以少腹部疼痛为主，是因肝、肾、冲脉为病所致，而并非“木来乘土”。

本条往来寒热之病机，注家多解释为少阳为病，认识基本一致。但本证是肝病及胆，其本在肝，其标在胆，故尤在泾说：“肝脏有邪，而气通于少阳也。”因此，肝病及胆者，治其肝则少阳之往来寒热可不治自愈，即所谓“治病求本”也。

奔豚汤用甘李根白皮为君以降冲逆之气，《名医别录》云：“李根皮，大寒无毒，治消渴，止心烦逆奔豚气。”又《外台秘要》载治奔豚方十三首，其中用李根白皮者八首，可见该药是治奔豚气的主药。桂枝亦为平冲要药，而本方不用是因桂枝性味辛温，功能温阳散寒，最适宜于因肾阳不足，寒水之气上逆的奔豚病。而本节奔豚病是由肝之气火上冲所致，其证偏热，非辛温之品所宜，故本方不用桂，而用性寒之李根白皮。所以尤在泾说：“桂苓为奔豚主药而不用者，病不由肾发也。”本方作用，尤氏解释甚为精当，足资参考。综观本方疏泄肝热以降逆止痛，药性偏寒，故主要适用于由肝郁化火、气火上冲所致的奔豚病。陆渊雷说：“往来寒热非奔豚必具之候。”说明奔豚因肝郁化火，气火上冲所致者，不论其证有无往来寒热，都可应用本方治疗。但如病情属寒者，则非本方所宜。

〔原文〕

發汗後，燒針[1]令其汗，針處被寒，核起而赤[2]者，必發奔豚，氣從少腹上至心，灸其核上各一壯[3]，與桂枝加桂湯主之。

桂枝加桂湯方

桂枝五兩　芍藥三兩　甘草二兩（炙）　生姜三兩　大棗十二枚

上五味，以水七升，微火煮取三升，去滓，溫服一升。

〔校勘〕

《伤寒论·辨太阳病脉证并治》载此条无“发汗后”三字，“上至心”作“上至心者”四字，“主之”二字作“更加桂二两”五字，“桂枝五两”下有“去皮”二字，“生姜三两”下有“切”字，“大枣十二枚”下有“擘”字，“温服一升”下有“本云：桂枝汤，今加桂满五两，所以加桂者，以能泄奔豚气也”二十三个字。

〔词解〕

(1) 烧针：一名火针，是一种针刺治疗方法，将针频涂麻油，烧令通赤，迅速刺入穴位，旋即拔出，按住针孔即毕。

(2) 核起而赤：即针处出现如果核大小的红色肿块。

(3) 一壮：针灸术语，灸法每烧一个艾柱为一壮。

〔释义〕

病在太阳之表，使用解表之剂发汗，是为正法。但因发汗不得法，故而病仍不解，遂又复用烧针，逼其再汗，因其一汗再汗，阳气已伤；复因针处被寒，寒能伤阳，致使阳气益虚。肾阳为一身阳气之根本，肾阳亏损，阳虚阴盛，阴寒之气随冲脉上逆，因而自觉其气从少腹上冲心，由是而奔豚作矣。治用灸法灸其核上各一壮，以散外入之寒邪；并内服桂枝加桂汤温阳散寒以降冲逆。内外合治，使寒得散、阳得温、冲得平而奔豚可愈矣。

〔提要〕

本条指出误治而作奔豚的证治。

〔选注〕

徐忠可：此论太阳余邪未尽而加奔豚，兼又核起者，宜内外两治之法也，谓太阳病发汗矣，又复烧针令汗，以太阳之邪未复故也，奈烧针则惊发其奔豚之气（论云：太阳伤寒者，加温针必惊也）。所以气从少腹上至心，于是治其余邪，攻其冲气，治之甚易，乃又针处被寒，核起而赤，则兼治为难，故以桂枝汤主太阳之邪，加桂以伐奔豚之气，而赤核则另灸以从外治之法，庶为两得耳。所以若此者，以无腹痛及往来寒热，则病专在太阳故也。

尤在泾：此肾气乘外寒而动，发为奔豚者。发汗后烧针复汗，阳气重伤，于是外寒从针孔而入，通于肾，肾气乘外寒而上冲于心，故须灸其核上，以杜再入之邪，而以桂枝汤外解寒邪，加桂内泄肾气也。

《医宗金鉴》：烧针取汗亦汗法也，针处宜当避寒，若不知谨，外被寒袭，火郁脉中，血不流行，所以有结核肿赤之患也。夫温针取汗，其法亦为迅烈矣，既针而营不奉行作解，必其人素寒阴盛也，故虽有温针之火，但发核赤，又被寒侵，故不但不解，反召阴邪，而加针之时，心即惊虚，所以肾水阴邪，得上凌心阳而发奔豚也。奔豚者，肾水阴邪之气，从少腹上冲于心，若豚之奔也。先灸核上各一壮者，外祛其寒邪，继与桂枝加桂汤者，内伐其肾邪也。

周扬俊：用桂加入桂枝汤中，一以外解风邪，一以内泄阴气也。各灸核上者，因寒而肿，唯灸消之也。

柯韵伯：更加桂者，益火之阳，而阴自平也，桂枝更加桂，治阴邪上攻，只在一味中加分两，不于本方外求他味，不即不离之妙如此。

〔评述〕

关于奔豚的成因，经文指出是“发汗后，烧针令其汗，针处被寒”；《医宗金鉴》认为“其人素阴盛”；尤在泾认为“此肾气乘外寒而动，发为奔豚”。病在太阳之表，发汗不得法，不但病不解，而且反伤其阳，加之复感寒邪，阳虚阴乘，而发奔豚；或者素因下焦阳气不足，阴寒偏盛，阳不化阴，阴寒上逆而发奔豚。其病之诱发因素是发汗伤阳，复感寒邪；内在因素是阳气不足，阴寒素盛；根本在于肾阳不足，阴寒上逆。可见，经文述其外因，《医宗金鉴》言其内因，尤在泾论其病本，三者所论只是角度不同而已。若合此三说，则本条奔豚之病因病机明矣。此外，徐忠可认为本条奔豚是“奈烧针则惊发其奔豚之气”，《医宗金鉴》又认为是“加针之时，心即惊虚”，意思是说，患者因惊恐惧怕烧针治疗而引发奔豚，其说实为牵强，皆是拘泥于上条“皆从惊恐得之”之文，殊不知奔豚并非“皆从惊恐得之”，此条奔豚是因肾阳不足，阴寒上冲所致，即奔豚病因之一端也。

经文中“针处被寒，核起而赤”二句，注家多是随文顺释，或是避而不述。为了正确理解原文精神，使之能指导临床实践，对此问题提出我们的一点看法，以供同道讨论。“核起而赤”，即红肿如果核大小的包块。征之临床，因感染火热邪毒而引起红肿如核者多见，因感受寒邪而引起红肿如核者则鲜有之。周扬俊直接释为“因寒而肿”，不符合临床实际。《医宗金鉴》一则认为“针处宜当避寒，若不知谨，外被寒袭，火郁脉中，血不流行，所以有结核肿赤之患”，又认为“虽有温针之火，但发核赤，又被寒侵”。先曰首因感寒，继则结核肿赤，后曰先发核赤，后被寒侵。可见，《医宗金鉴》似乎对因寒而肿赤产生了怀疑，但又不敢违背经文，而不得不含糊其辞，自相矛盾。我们认为，此“针处被寒，核起而赤”二句，当作倒装句理解，即“烧针令其汗，核起而赤，针处被寒者，必发奔豚……”，文义始通。即是说因为误用烧针治疗后，火热邪毒内郁针处，引起核起而赤，若再针处被寒，则有发生奔豚之可能。奔豚与针处核起而赤，二者相对而言，则奔豚属全身性疾病，核起而赤属局部病。待奔豚发生后，则引起奔豚发生的寒邪逐渐上升为主要矛盾，而烧针局部的核起而赤则处于从属地位。此时，必须首先解决主要矛盾，故外用灸法，灸其核上各一壮，其目的并非治疗核起而赤，而是外散其寒邪；同时，内服桂枝加桂汤，以温阳散寒而降冲逆。内外合治，使寒得散，阳得温，冲得平，而奔豚可愈矣。如此理解，既不违经旨，又符合临床实际，似较随文顺释为佳。为什么对“针外被寒，核起而赤”作倒装句理解，理由有二：一是随文顺释不符合临床实际，针处感寒引起核起而赤者，临床鲜有见者；二是仲景著书，多有倒装笔法，略举一二以证之。《伤寒论》96条：“伤寒，五六日，中风，往来寒热……”“五六日”与“中风”即是小倒装句，读作“伤寒，中风，五六日，往来寒热……”则通。又67条：“伤寒，若吐若下后，心下逆满，气上冲胸，起则头眩，脉沉紧，发汗则动经，身为振振摇者，茯苓桂枝白术甘草汤主之。”此条“茯苓桂枝白术甘草汤主之”句当接“脉沉紧”句下，即读作“……脉沉紧者，茯苓桂枝白术甘草汤主之。发汗则动经，身为振振摇”，文义即通。此两条倒装文法与本论“烧针令其汗，针处被寒，核起而赤者”之倒装文法相似，可以印证于此。当然，此认识还不成熟，更待明者斧正。

本条奔豚与上条相较，彼因情志不遂，肝郁化火，气火上冲所致，故治以奔豚汤，清泄肝邪，降逆止痛；此因肾阳不足，复感寒邪，寒气上逆所致，故治以桂枝加桂汤，温阳散寒，以降冲逆。彼证热药寒，此证寒药温，自可辨矣。又，徐忠可认为本证“太阳余邪未尽而加奔豚”，“故以桂枝汤主太阳之邪，加桂以伐奔豚之气”。周扬俊认为“用桂加入桂枝汤中，一以外解风邪，一以内泄阴气”。说明本证表邪未解，用桂枝加桂汤即是表里同治。但在临床上，不因烧针感寒，或者没有表证，只要是因肾阳不足，寒气上逆所致的奔豚，便可应用本方治疗。关于本方之加“桂”，一般有两种意见，一说加桂枝，一说加肉桂。根据《伤寒论》桂枝汤方用“桂枝三两”，桂枝加桂汤条后有“更加桂二两”句，而方中用“桂枝五两”，方后又云“桂枝汤，今加桂满五两，所以加桂者，以能泄奔豚气也”。说明加桂当是加桂枝。柯云：“更加桂者，益火之阳，而阴自平也。”可见，云“桂”能“伐肾邪”，“泄奔豚气”者，实取其温阳散寒以降冲逆之功。临证时，若遇肾阳虚，寒较甚者，加肉桂则更恰病情。

〔原文〕

發汗後，臍下悸[1]者，欲作奔豚，茯苓桂枝甘草大棗湯主之。

茯苓桂枝甘草大棗湯方

茯苓半斤　甘草二兩（炙）　大棗十五枚　桂枝四兩

上四味，以甘瀾水一斗，先煮茯苓，減二升，内諸藥，煮取三升，去滓，溫服一升，日三服。（甘瀾水法：取水二斗，置大盆内，以杓揚之，水上有珠子五六千顆相逐，取用之。）

〔校勘〕

《伤寒论·辨太阳病脉证并治》载此条“后”下有“其人”二字，“桂枝四两”下有

“去皮”二字，“大枣十五枚”下有“擘”字。

〔词解〕

(1) 脐下悸：指肚脐以下有筑筑跳动的感觉。

〔释义〕

其人素来下焦水寒之气偏盛，又因发汗太过，阳气受伤。水为阴邪，阳气不足，不能化阴，水气内动，故感脐下筑筑然跳动而有欲作奔豚之势。奔豚已成的证候是气从少腹上冲心胸，甚则从少腹起上冲咽喉，发作欲死。本证是欲作奔豚而未作，故仅有脐下跳动，未至上冲心胸，所以用茯苓桂枝甘草大枣汤通阳补土行水，以防冲逆。用甘澜水煎药者，取其扬之无力，全无水性，而不助肾邪也。

〔提要〕

本条指出汗后阳虚，水饮内动，欲作奔豚的证治。

〔选注〕

尤在泾：此发汗后心气不足，而后肾气乘之，发为奔豚者。脐下先悸，此其兆也。桂枝能伐肾邪，茯苓能泄水气。然欲治其水，必益其土，故又以甘草、大枣补其脾气。甘澜水者，扬之令轻，使不益肾邪也。

《医宗金鉴》：发汗后，心下悸者，心阳虚，本经自病也。脐下悸者，肾邪乘虚上干心病也。奔豚者，脐下气动而上冲也。欲作奔豚者，有似奔豚之状而将作未作也。茯苓桂枝甘草大枣汤，所以补火土而伐水邪也。上条发明外感寒邪，能病奔豚，此条更申明内有水气，亦能病奔豚也。

程林：汗后脐下悸者，阳气虚而阴邪上逆也。脐下为紧气发源之地，茯苓泄水以伐肾邪，桂枝行阳以散逆气，甘草、大枣甘温助脾土以制肾水。煎用甘澜水者，扬之无力，全无水性，取其不助肾邪也。

魏念庭：师又为发汗后脐下悸者立一法，此又预防奔豚之义也。

〔评述〕

本条欲作奔豚之病因病机，尤在泾认为是“发汗后心气不足，而后肾气乘之”，《医宗金鉴》认为是“发汗后……肾邪乘虚上干心病也”，二者均认为与心肾有关，尤在泾更明确地指出是先因心阳不足，而后肾气乘之。我们认为，本条欲作奔豚之病机，虽不排除可以影响及心，但关键在肾。其理由如下：①肾阳为人身阳气之根本，发汗虽可伤心阳，更可伤肾阳。如《伤寒论》61 条：“下之后，复发汗，昼日烦躁不得眠，夜而安静，不呕不渴，无表证，脉沉微，身无大热者，干姜附子汤主之。”即是下之后，复发汗太过，而伤及肾阳，故用干姜附子汤急复其肾阳。②下焦水寒之气上凌于心者，多有心下悸证，如《伤寒论》82 条云：“太阳病发汗，汗出不解，其人仍发热，心下悸，头眩，身瞤动，振振欲擗地者，真武汤主之。”即是肾阳不足，水气凌心所致，故用真武汤温阳利水，水去则心悸自愈。③桂枝可通心阳，也可通肾阳，如《伤寒论》五苓散治太阳蓄水证，方中用桂枝，即是温通肾阳以化膀胱之气。④本方重用茯苓以利水，故程林说：“茯苓泄水以伐肾邪。”据此可知，本条之欲作奔豚证，还可出现“小便不利”等证候。通过以上分析，可知本条病机主要与肾有关，即肾阳不足，水气内动，而与心的关系并不重要。即使与心有关，也是因肾阳不足，导致水气凌心，根本原因还在于肾。可见，尤在泾认为先因心阳不足，而后肾气乘之，实是倒因为果，倒本为末。

本条与上条均是汗后阳虚，肾气上逆之证。但彼是已作奔豚，此是欲作奔豚；彼证“气从少腹上冲心”而证重，此证仅“脐下悸”而证轻；彼是阳虚阴寒上逆，以阳虚为主，此是阳虚水饮内动，以停饮为主；故彼重用桂枝以温阳，此则重用茯苓以行水。二者自当详辨。

全篇小结

“奔豚”这一病名。是古人根据其“冲气上逆”的症状而命名的。此病早在《内经》和《难经》中就有记载，到了后汉时期，张仲景又进一步论述了此病的病因及证候，并提出了具体的治疗方法。但《内经》和《难经》所记载的奔豚主要属于“五积病”范畴；而本论所述奔豚则是因肝肾之气上冲所致，故主要属于“气病”范畴，二者是名同实异。

奔豚病的发生，根据本论所述，主要是因惊恐等情志刺激，导致肝气郁结，久郁化火，气火上冲所致；也有因发汗后复加烧针，汗出伤阳，外寒乘虚侵入，寒气上冲所致者；或者内有水气，重因误汗伤阳，肾阳不足，水气内动而起者。其致病原因虽各不同，然其发作均与冲脉有关，即无论是肝气还是肾邪，均是随冲脉上逆而发病。本病主要证候为气从少腹上冲心胸，甚则上冲至咽喉，发作欲死。此外，还可伴有往来寒热、腹痛、脐下悸等证。在治疗方面，如为肝郁化火，气火上冲的，可用奔豚汤，清泄肝邪，降逆止痛；如为肾阳不足，寒气上冲的，宜外用灸法灸其核上以散外寒，内服桂枝加桂汤，温阳散寒，止冲降逆；如为肾阳不足，水饮内动的，当用茯苓桂枝甘草大枣汤，温阳、补土、利水、防冲。现将本篇奔豚证治归纳如下：

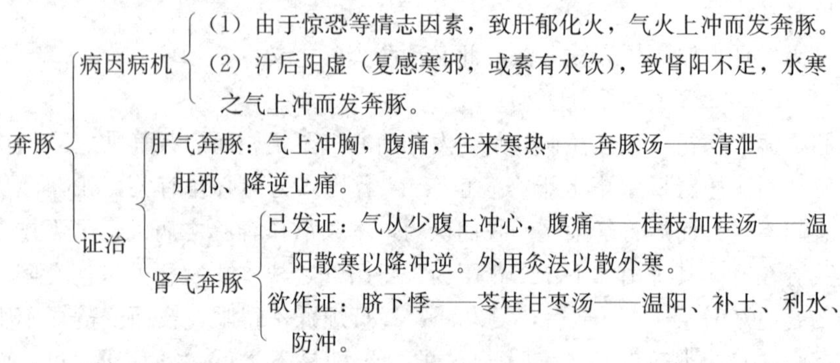

（周安方　赵戬谷）

胸痹心痛短气病脉证治第九

胸痹、心痛、短气，都是上焦心肺胸膈间的病证。所谓胸痹，即胸中闭塞不行，以胸膺部疼痛为主证的疾病；心痛，是包括心胸和上腹部疼痛的病证；短气，是指呼吸急促不利之类的病证。本篇主要论述胸痹的病因、病机及辨证施治。至于心痛、短气，临证所见病因、病机不一，而篇中条文每每胸痹心痛同论，或胸痹短气并举，或三者俱备，这是因为它们病位相邻，病机属一，病变过程中相互波及而互见。然本篇不单独以胸痹命名，是因为心痛、短气并非皆因胸痹所致，胸痹实不能赅括所有的心痛、短气病证。故在本篇条文中所列举的心痛、短气，仅仅是同属胸痹"阳微阴弦"、"阴乘阳位"病机的相兼证。因胸痹与心痛、短气，既有一定的联系，又有区别，作为中医的病名，它们之间是并列的，所以，仲景将胸痹、心痛、短气并举以名篇。

〔原文〕

師曰：夫脉當取太過[1]不及[2]，陽微陰弦，即胸痹而痛，所以然者，責其極虚也。今陽虚知在上焦，所以胸痹、心痛者，以其陰弦故也。

〔词解〕

(1) 太过：脉盛于正常脉，谓之太过，主邪气实。

(2) 不及：脉弱于正常脉，谓之不及，主正气虚。

〔释义〕

本条首先指出了诊察病人时，必须注意脉象的太过、不及。太过之脉，多属邪气盛实；不及之脉，多为正气不足。太过不及，都属病态。其次，借助于"阳微阴弦"的脉象，阐明胸痹的基本病机。寸脉为阳，分候上焦；尺脉属阴，分候下焦。所谓"阳微"，即寸脉微弱，为阳气虚于上；所谓"阴弦"，是尺脉沉弦，为阴寒之邪盛于下，阴寒邪气乘上焦阳气之虚而逆，凝聚于胸，心胸阳气痞塞，脉络痹阻，遂成胸痹心痛之疾。因此，本条冠于全篇之首，即是借"阳微阴弦"之脉象，阐明胸痹病的病机是"阳虚阴盛，阴乘阳位"。

〔提要〕

本条从脉象上论述胸痹心痛的病机。

〔选注〕

周扬俊：痹者，痞闷而不通也。经云：通则不痛，故唯痛为痹。而所以为痹者，邪入之，其所以为邪入者，正先虚也，故曰：脉取太过不及。不及为阳微，太过即阴弦，阳虚故邪痹于胸，阴盛故心痛，仲景自己申说甚明，乃知此证总因阳虚，故阴得以乘之，设或不弦，则阳虽虚而阴不上干可知也。然胸痹有微甚之不同，则为治固亦异，微者但通上焦不足之阳，甚者且祛其下焦厥逆之阴。通阳者以薤白白酒半夏桂枝人参杏仁之属，不但苦寒不入，即清凉尽屏，盖以阳通阴，阴分之药不得予也，甚者用附子乌头蜀椒大辛热以驱下焦之阴，唯阴退而阳可以渐复耳，可不留意乎。

陈修园：师曰病有最虚之处，即为客邪之盛，当辨之于脉。夫欲知脉，当先取其太过之与不及。如关前之阳脉微，是阳气虚也；关后之阴脉弦，是阴邪实也，阴邪乘于阳位，即胸痹而心痛，所以然者，责其上焦阳气极虚也，极虚则无以为胜邪之本矣。然单虚不为痛，今阳脉微则为虚，知其病在上焦，究其所以胸痹心痛者，以其阴中之弦，乃阴中之寒邪，乘上焦之虚而为痹为痛，是虚为致邪之因，而弦则露其袭虚之本象故也。此言胸痹心痛之病，皆由虚处容邪，从其脉象而探其病源。

李彣：《内经》云：胃脉平者不可见，太过不及则病见矣。寸脉为阳，以候上焦，正应胸中部分，若阳脉不及而微，则为阳虚，主病上焦，故受病胸痹。尺脉太过而弦，则为阴盛，知在下焦，故上逆而为痛也。

尤在泾：阳微，阳不足也；阴弦，阴太过也。阳主开，阴主闭，阳虚而阴干之，即胸痹而痛。痹者，闭也，夫上焦为阳之位，而微脉为虚之甚，故曰责其极虚，以虚阳而受阴邪之击，故为心痛。

〔评述〕

本条首揭胸痹心痛的病因、病位、病机，诸注家意见基本一致，都认为胸痹是由于上焦阳气不振，以致阴寒邪气乘虚上乘清阳之位，凝聚于心胸，痞塞阳气，痹阻脉络而成，并都指出《金匮要略》是通过“阳微阴弦”的脉象来说明这一病机的。然而，在具体解释“阳微阴弦”时，有以其阴阳为诊脉之浮沉，如二版教材《金匮要略释义》认为“阳微，指浮取而微；阴弦，指沉取而弦”；有的则以尺寸而言，如陈修园等注家认为寸脉微是“阳微”，尺脉弦是“阴弦”，稍有分歧。其实，《金匮要略》之论脉，多以之暗喻病机，并非就脉论脉。这一点，是学习《金匮要略》者必须通晓的。因此，周、尤二人统括而论“阳微阴弦”是正虚邪实病机之释，不拘其浮沉、尺寸之说，实在高人一筹。至于临证则当脉证合参，综合分析，但以病机符合“阳微阴弦”、“阴乘阳位”，而又见胸痹心胸疼痛之主证，即可确诊胸痹无疑。

本条所论“阳微阴弦”而成胸痹，其条文中诸如“阳虚”、“阴实”、“责其极虚”等说法，皆应活看，此其所举的虚、实，乃是相对之词，即从《素问·评热病论》“邪之所凑，其气必虚”而来，是以正气与病邪双方在发病过程中的势态而言。从本篇所论胸痹的病证及所出诸方来看，其所谓的“阳虚”，乃指胸痹之内因，是说邪气痹阻阳气的势态，故其方组成大多是温通阳气、散结破痹之品，并不因其阳虚而滥投温补之品，其中含义，自当细细体会。

〔原文〕

平人(1)無寒熱，短氣(2)不足以息(3)者，實也。

〔词解〕

(1) 平人：指外形无病状或自觉无疾者，并非指健康者。

(2) 短气：《伤寒明理论》曰："短气者，呼吸虽数而不相续，似喘不摇肩，似呻吟而无痛者是也。"

(3) 不足以息：即呼吸不利，胸中憋闷不畅，不敷机体之需状。

〔释义〕

本条是另出一卒发纯实无虚之证，以补上条本虚标实的胸痹心痛正局之不逮。"平人"，即平素饮食起居一若常人，自以为无疾者，亦未见其有发热恶寒等外感病证，忽然出现了心胸憋闷，呼吸困难等症状，这是由于平日蕴伏于体内的痰饮宿食之类的邪气发动，凝聚于胸膈心下，阻遏气机升降出入所致。至于条文中未见胸痹心痛诸证，乃是仲景之省文，上下二条，本当一起合看。

由此可见，胸痹心痛之疾，其缓而渐病者，多因虚邪凑，是本虚标实之证；其平日无苦楚，骤然急作者，是伏邪内发之里实证，一为胸痹正局，一为胸痹变局，两者合参，胸痹病机，方臻完备。

〔提要〕

本条论述突然发作的胸痹短气里实证。

〔选注〕

沈明宗：此短气当分虚实也。但见胸痹心痛腹痛诸疾，而无外热表证，谓之平人，即小邪中里，相夹痰食气壅，故短气不足以息，而为实证。若非胸痹，外邪痰食壅滞之因，即是七情内损短气，气不归源之虚劳，难治证也。

周扬俊：阳不足则阴上入而为寒，阴不足则阳下陷而为热，阴阳未尝偏胜，故无寒热如平人。然短气不足以息者，是邪痹于中，而滞其升降之气，不可信其中虚而辄补之，以蹈实实之戒也。

尤在泾：平人，平素无疾之人也；无寒热，无新邪也。而乃短气不足以息，当是里气暴实，或痰，或食，或饮，碍其升降之气而然。盖短气有从素虚宿疾而来者，有从新邪暴遏而得者，二端并否，其无里实无疑，此审因察病之法也。

唐容川：此条非胸痹证而引此者，正以明此条短气与胸痹之短气不同也。仲景全书均是借宾定主，傍见侧出，令人互勘而辨其真实。读者若死于句下，则多窒也。

曹颖甫：其人素无他病，忽然肺窍气短，而呼吸不顺，非留饮阻于膈上，即宿食留于中脘，与胸痹之阴寒上僭者不同，法当蠲饮导滞，仲师以其与胸痹相似而举之，使人知虚实之辨也。

〔评述〕

对本条的认识，诸注家纷争不休，迄今尚无明确统一的看法，因此，讨论如下。

所谓"平人"者，何也？注家多认为系指平日健康无疾之人，从字面上来看，似无疑义，实则大谬。若其人果系无他病，则痰、饮、食诸邪从何而来？又如何壅滞于中，成此卒然短气之急证？故谓其为健康无疾者，实不能自圆其说。因此，我们认为所谓的"平人"，是指其人外形似无病，饮食起居尚与常人相似，或其本人无不适之感而自诩"无疾"者，然其体内却早已潜伏"痰"、"饮"等致病因素，唯平日尚未表露于外，或虽有病形，因其甚微而他人不察，因而谓之"平人"，其实却是有病之人。

然而谓其邪伏于内，未形诸外，是否平素竟无端倪可窥？我们认为并非如此。其人或形体丰腴，偏嗜膏粱厚味，或偶觉胸闷不适，但因为时短暂而不介意，或动则气短，易于疲乏……凡此种种，自己不以为然，他人亦难察微，及其猝然为此疾，方知前者蛛丝马迹，实非偶然。因此，仲景所谓平人，乃是病形不彰之病人，不是指健康无疾之人，这点必须弄清楚，才能正确理解本条文的含义。

本条系胸痹病，抑或非胸痹而自成一疾，以示与胸痹之短气证相鉴别？沈、周等注家以为是胸痹，而唐、曹二人则断然否决。诚然，短气一证，上气、支饮等疾皆可见之，《金匮要略》于痰饮咳嗽、肺痈肺痿咳嗽上气等篇中已有详论，且各有不同的病因、病机及脉证，并有专方以治之。本条所论短气，但云其“平人”，则可知其平素并无宿疾（如痰喘上气诸病），亦无虚损久病（如肺、肾亏损之属）；又谓其“无寒热”，则新感外邪淫迫气逆之疾（如外感咳喘，外邪引动内饮诸病）亦可摒除于外。既非内伤久疾，又非外感新病，猝然而罹“短气不足以息”之证，是为何病？以其猝然而呼吸不利，注家皆谓其为升降气机痞塞，则必然兼备胸脘痞闷等证。若无胸膈胃脘气塞，何来短气不足以息之证？因此，可以断定其病位或在胸膈，或在心下，究其成因，正如曹颖甫所指出的“非留饮阻于膈上，即宿食留于中脘”。饮留于胸膈，胸中阳气被阴邪所痹，搏而不行，若非胸痹，又作何解？即是宿食所留，则阳虚失运可知，又被其阻遏升降之气，安得不犯上焦？若其不上僭，何以能见短气不足以息之证？况且本篇之“胸痹气塞短气”一条，仲景一出茯苓杏仁甘草汤宣肺化饮为治，一出橘枳姜汤和胃理气导滞为治，以彼条印证于此，则本条之短气，为胸痹之证何疑！至于内伏之邪，如何猝然发动，为病如此，沈明宗谓其气不归源之虚劳，实无根据，但以之与“七情内损”相关而作为一个诱因，确与临床所见相合，并云其为“难治证”，对本病的认识，颇具独到之处。

综上所述，仲景于本条另出一纯实无虚的胸痹短气证，与前条本虚标实之证作一比较，示人胸痹之为病，其作，则有渐得缓起与猝作急发之异；其病变之性质，则有本虚标实与纯实无虚之辨，实欲借本条以告诫为医者不可一见短气，即从肺肾而论，不知胸痹病作亦可见之。其辨证之精湛，用心之良苦，唯有验之于临床，方能悟得其中之奥妙，这样理解，方与临证贴切入扣。

〔原文〕

胸痹之病，喘息咳唾，胸背痛，短氣，寸口脉沉而遲，關上小緊數，栝樓薤白白酒湯主之。

栝樓薤白白酒湯方

栝樓實一枚（搗）　薤白半斤　白酒(1)七升

上三味，同煮，取二升，分温再服。

〔词解〕

（1）白酒：丹波元简谓：“白酒，注家无解，似指为酒之白者。然《灵枢·经筋》以白酒和桂云云，且饮美酒。由此观之，白酒非常酒。《千金要方》用白截浆一斗，《外台秘要》亦引仲景《伤寒论》载本条云栝楼薤白白酒汤主之，而方中则用白截酒。程敬通云：

截，音再，酢浆也。知白酒，即是酢浆，今用米醋极验。”因此，所谓白酒，即是白截酒，即米醋之第一淋，色白味甘，其势轻扬上行，载诸药以周达气血。

〔释义〕

诸阳受气于胸中而转行于背，胸阳不振，阴寒邪气上乘阳位，痹阻气机，故为胸背痞塞而痛；寒饮痰浊凝结，肺失宣降之权，则为咳唾短气诸证；寸脉沉迟，正是上焦阳虚，被阴寒邪痹之征；关脉见细小紧数，乃为阴寒结聚于中之象，这些都是胸痹的典型脉证。故徐忠可指出：“此段实指胸痹之证脉，后凡言胸痹，皆当以此概之，但微有参差不同，故首揭以为胸痹主证主脉主方耳。”

本证以栝楼薤白白酒汤主治，方中栝楼开胸散结，古人谓久服能令人“心气内洞”，即是取其畅气宽胸涤痰之力；薤白辛温通阳，行气止痛开痹；白酒助药上行，周达气血，令其阳和阴行，则痹开邪散，诸恙自愈。

〔提要〕

本条论述胸痹的主证主方。

〔选注〕

周扬俊：寒浊之邪滞于上焦，则阻其上下往来之气，塞其前后阴阳之位，遂令为喘息，为咳唾，为痛，为短气也。阴寒凝泣，阳气不复自舒，故沉迟见于寸口，理自然也。乃小紧数复显于关上者何耶？邪之所聚，自具小紧，而阴寒所积，正足以遏抑阳气，故反形数。然阳遏则从而通之，栝楼实最足以开结豁痰，得薤白白酒佐之，即辛散而复下达，则所痹之阳自通矣。

程林：胸中者，心肺之分，故作喘息咳唾也。诸阳受气于胸，而转行于背，气痹不行则胸背为痛，而气为短也。寸脉沉迟，关脉小紧，皆寒客上焦之脉。数字误。

沈明宗：此寒邪痹胸而偏于肺，以脉迟紧分虚实也。盖胸中阳气犹如杲日当空，万里无云，阳和通利，倏忽地气上为云，则太虚昏昧，日月晦明，而胸痹尤是者矣。但阴盛挟邪上逆胸中，痹偏于肺，则喘息咳唾，胸背痛而短气。然阳虚，则肺气亦虚，痹郁胸中，故寸口脉沉而迟，乃言正气虚寒之痹脉也。若中上二焦，阳气尚未虚极，寒邪挟阴邪上逆，邪正相搏而为有余，则关上脉现小紧而数，即是寒实之证，法当行阳散邪，则胸痹得开，非似沉迟虚寒，而用附子回阳。故用栝楼苦寒，润肺消痰而下逆气；薤白辛温，行阳散郁；以白酒宣通营卫，使肺通调，则痹自开矣。盖此论，当以寸口脉沉而迟，为虚寒之证；关上小紧数，栝楼薤白白酒汤为寒实之证，另作一节解，否则，岂有迟数二脉同见之理哉？

〔评述〕

本条基本精神，诸注家所论精当，互有启发之处，实可开拓思路。但有争议者，乃是条文中所举的“寸口脉沉而迟”、“关上小紧数”之脉象，沈明宗认为是分辨虚实的两种脉象，程林则认为“数”字为衍文当删。二人皆以“迟”、“数”之脉不得同时见于一人为理由。故沈明宗一分为二，一为虚寒之脉，一为寒实之证；程林则径删其“数”字，集二脉于一人，二人所见，各有所据，亦可资参考。其实，本条所述之脉，亦如“阳微阴弦”之义，还是按本书笔法，以脉象寓病机理解为好。须知胸痹一病，临证所见，脉沉迟者有之，脉浮微者有之，脉沉弦者有之，脉紧数者亦有之，甚至于寸口脉沉弱而关上弦紧等各种脉象都可见到，切不可死于句下，按图索骥。

〔原文〕

胸痹不得卧，心痛徹背[1]者，栝樓薤白半夏湯主之。

栝樓薤白半夏湯方

栝樓實一枚（搗） 薤白三兩 半夏半斤 白酒一斗

上四味，同煮，取四升，温服一升，日三服。

〔词解〕

(1) 心痛彻背：《说文解字》："彻，通也。"《广韵》："彻，达也。"心痛彻背，即心痛放射至后背，引及后背亦痛之义。

〔释义〕

本证是在上条脉证的基础之上，由喘息咳唾发展到"不得卧"，由"胸背痛"而致"心痛彻背"，是因为痰壅气滞，痞塞心胸，脉络为之不得通畅，较上证病重。因其痰盛，乃于上方之中，加半夏一味逐饮降逆。

〔提要〕

本条论述痰壅之胸痹的证治。

〔选注〕

尤在泾：胸痹不得卧，是肺气上而不下也；心痛彻背，是心气塞而不和也，其痹为尤甚矣。所以然者，有痰饮以为之援也，故于胸痹中加半夏以逐痰饮。

陆渊雷：依前条徐注，则此条不云喘息，咳唾短气者，省文也；且栝楼薤白半夏汤，即是前方加半夏一味，则前条之证，亦为此条所有。故知不得卧者，喘息咳唾短气之甚也；心痛彻背者，胸背痛之甚也。

曹颖甫：咳而上气，时吐浊，但坐不得眠，与此证不得卧相似，唯不见黄厚胶痰，则非皂荚丸证可知；咳逆倚息不得卧，为风寒外阻，吸起痰饮，与此证不得卧同，而心痛彻背为独异，则非小青龙证可知。夫肺与皮毛，束于表寒，则寖成留饮，甚至倚息不得卧，唯胸背痛为胸痹的证，固当从本证论治，特于前方加生半夏以蠲饮，所以别于前证也。

〔评述〕

各注家所论允当清晰，尤其曹颖甫列举"上气"之皂荚丸证，"支饮"之小青龙汤证皆有不得卧一证，扼要地分析对比，析其异同，使临床辨证有所裨益。今考"肺痈"之葶苈大枣泻肺汤证亦有不得卧一证，并列于下表，以资临证互勘。见表 9-1。

表 9-1　"不得卧"方证比较分析

病名	相同证	不同证	病机	治则	方剂
上气	不得卧	喘而胸满，频唾浊稠黏痰	湿痰壅肺	开壅除痰	皂荚丸
支饮	不得卧	咳逆倚息，胸胁满痛，兼外感风寒表证	外寒引动内饮	温肺化饮解表	小青龙汤

续表

病名	相同证	不 同 证	病 机	治 则	方 剂
肺痈*（支饮）	不得卧	喘咳甚，痰涎多而稀薄，甚则浮肿	肺实气闭	泻肺开结	葶苈大枣泻肺汤
胸痹	不得卧	喘息咳唾，心痛彻背	胸阳不振，阴乘阳位	通阳开痹逐痰饮	栝楼薤白半夏汤

* 肺痈：本条《金匮要略》作肺痈，注家多认为是支饮证，当从。

〔原文〕

胸痹心中痞[1]，留氣結在胸，胸滿，脅下逆搶心[2]，枳實薤白桂枝湯主之，人参湯亦主之。

枳實薤白桂枝湯方

枳實四枚　厚朴四兩　薤白半斤　桂枝一兩　栝樓實一枚（搗）

上五味，以水五升，先煮枳實、厚朴，取二升，去滓，内諸藥，煮數沸，分温三服。

人参湯方

人参　甘草　干姜　白术各三兩

上四味，以水八升，煮取三升，温服一升，日三服。

〔词解〕

（1）心中痞：即心中感觉懋闷作痛。

（2）胁下逆抢心：指胁下气逆上冲心胸。

〔释义〕

本条以一证而出两方，说明胸痹病证有虚实之辨，证治亦异。以胸痹而又见心胸中懋闷，气窒作痛，胁下气逆上冲心胸，实为阴寒内结较甚，其病势已由胸膺部扩展到胃脘和两胁，且胁下之气上冲，则心胸脾胃有难以支持之势。若其人形盛气实，脉沉弦有力，则予以枳实薤白桂枝汤通阳开结、泄满降逆；若见四肢不温，面白气微，脉弱无力，则速投人参汤以助阳益气而固根本，俾阳气振奋，则可驱化阴结。此即仲景因其病势之异，或从祛邪，或从固本而治之法。

〔提要〕

本条论述胸痹虚实不同的证治。

〔选注〕

魏念庭：胸痹自是阳微阴盛矣，心中痞气，气结在胸，正胸痹之病状也。再连胁下之气，俱逆而抢心，则痰饮水气俱乘阴寒之邪动而上逆，胸胃之阳气全难支拒矣。故用枳实薤白桂枝汤行阳开郁，温中降气，犹先后煮治以融其气味，俾缓缓荡除其结聚之邪也。再或虚寒已甚，无敢恣为开破者，故人参汤亦主之，以温补其阳，使正气旺而邪气自消，又治胸痹从本治之一法也。

周扬俊：同一病也，一用通痞去满之药，一用辛散补中之味，全不相谋，谓治一证，岂仲景自为矛盾耶？不知证有久暂，病有虚实也。假如气果有滞，下气亦上逆，不得不于通痹药中加降气消满、调和营卫之药也；若夫病久而中气大虚，宗气不利，时时满，或从胁下抢心，不用甘温，必不足以益中州之气，不用辛散，且不足以破凝滞之阴，气足而清者自升，浊者自降，将结去而抢消矣，又何痹之有焉？

张路玉：二汤一以治胸中实痰外溢，用薤白桂枝以解散之；一以治胸中虚痰内结，即用人参理中以清理之。一病二治，因人素禀而施，两不移易之法也。

《医宗金鉴》：心中，即心下也。胸痹病，心下痞气，闷而不通者虚也；若不在心下，而邪气结在胸，胸满连胁下，气逆撞心者实也。实者用枳实薤白桂枝汤主之，倍用枳朴者，是以破气降逆为主也；虚者用人参汤（即理中汤）主之，是以温中补气为主也。由此可知，痛有补法，塞有塞用之义也。

唐容川：用药之法，全凭乎证，添一证则添一药，易一证则易一药，观仲景此节用药，便知义例严密，不得含糊也……故但解胸痛，则用栝楼薤白白酒；下节添出不得卧，是添出水饮上冲也，则添用半夏一味以降水饮；再下一节又添出胸痞满，则加枳实以泄胸中之气，胁下之气亦逆抢心，则加厚朴以泄胁下之气。仲景凡胸满，均加枳实；凡腹满，均加厚朴。此条有胸满，胁下逆抢心证，故加此二味，与上二方又不同矣。其人参汤又与此方一攻一补，为塞因塞用之变法。又下一节，气塞是气不化水也，故用橘枳；短气，是水不化气也，故用苓杏。其不用厚朴者，短气气塞皆指胸中而言，故橘枳杏仁，皆是泄肺气以利胸中，不用朴以克伐其下也。桂枝生姜枳实汤，亦因有心中痞证，故用枳实。若夫薏苡附子散、乌头赤石脂丸，证已有别，方遂迥殊，读者细心考求，则仲景用药之通例乃可识矣。

〔评述〕

本条证治，分为虚实二端，各注家并无异议，其中以魏念庭之释为优，唐容川所举胸痹数证的变化，分析仲景辨证用药规律，其匠心之所在，足够临证者玩味再三。

一证出二方治，其辨证要点，前已略述不赘。我们在临床中体会本条所出二方，常可交替使用，每可收相得益彰之效。若病患以邪实为主，则可急投枳实薤白桂枝汤通阳开痹，降逆泄浊，先挫邪之锐气，俟其病势已缓，或露虚端，则以人参汤温中和胃，振奋中阳，使阳气得助，则能奋起化阴，以毕其功；反之，若见正虚为主，尤以见到痛作肢冷，汗出面白，脉微弱者，应速以人参汤，甚则合四逆之剂益气温阳，以防阳气暴脱，俾其阳回本固，再酌情化痹宣通阳气；若正虚邪实，虑其攻邪则伤正，扶正则碍邪，亦可合二方化裁，攻补兼施，每可收得良效。

〔原文〕

胸痹，胸中氣塞，短氣，茯苓杏仁甘草湯主之，橘枳姜湯亦主之。

茯苓杏仁甘草湯方

茯苓三兩　杏仁五十個　甘草一兩

上三味，以水一斗，煮取五升，温服一升，日三服。不差，更服。

橘枳姜湯方

橘皮一斤　枳實三兩　生姜半斤

上三味，以水五升，煮取二升，分温再服。

《肘後》、《千金方》云："治胸痹，胸中愊愊如满，噎塞習習如癢，喉中澀燥，唾沫。"

〔释义〕

本条胸痹之证，谓其胸中气塞，故胸痛较轻，或并无疼痛感觉，但以胸满痞闷为主，所以属于胸痹病中的轻证。本条亦出二方，病机均属饮停气滞，唯病位与证候有所不同。若饮邪偏于上焦，致肺气不利，证见气促咳唾，小便不利等，则以茯苓杏仁甘草汤宣肺化饮为治；若饮偏于胃，致中焦气滞，而见心下痞满、呕恶、纳呆等症，则以橘枳姜汤理气宽中、泄满消饮为治。前方偏于化饮，后方重于理气，临床据证使用，方能取得较好疗效。

〔提要〕

本条论述胸痹轻证的证治。

〔选注〕

魏念庭：此证乃邪实而正不甚虚，阳微而阴不甚盛。盖痹则气必塞，气塞则必短气，前言之矣。今开降其气而诸证自除矣。

周扬俊：胸痹既有虚实，又有轻重，故痹之重者，必彻背彻心者也，轻者不然，然而何以言痹？以其气塞而不舒，短而弗畅也。然一属手太阴肺，肺有饮则气每壅而不利，故以茯苓逐水，杏仁散结，用之当矣。又何取于甘草？盖以短气则中土不足也，土为金之母也。一属足阳明胃，胃中实，故君橘皮以理气，枳实以消满，且使积滞去而机窍通，更加生姜之辛，无处不宣，靡有遏抑，庶邪去而正自快。此同一实证中，又有脏腑之别也。

《医宗金鉴》：胸痹心中急痛，胸痹之重者也；胸中气塞，胸痹之轻者也。胸为气海，一有其隙，若阳邪干之则化火，火性气开，不病痹也；若阴邪干之则化水，水性气阖，故令胸中气塞，短气不足以息，而为胸痹也。水盛气者则息促，主以茯苓杏仁甘草汤以利其水，不利则气顺矣。气盛水者则痞塞，主以橘皮枳实生姜汤开其气，气开则痹通矣。

〔评述〕

《金匮要略》诸多注家，皆认为本条是论胸痹病的轻证，虽病位同在心胸，却有上下之偏，病机同为饮停，痹阻阳气，却有饮与气、孰轻孰重之异，故仲景出方治为二：一以茯苓甘草杏仁汤利肺开痹化饮为主，一以橘枳姜汤泄满散痹和胃为主。然近人陆渊雷却认为"茯苓方所主，病变在呼吸器，橘皮汤所主，病变在消化器"，不提其属胸痹病这一基本前提，而谓之"求之药效证候，皆显然可知者也"，实属偏见。

胸痹之病，皆因心胸阳气不振，阴邪相乘而致，此为胸痹之基本病机。然阳气亦源出于中焦脾胃，经心肺诸脏之作用，而转输、积聚于胸中，贯注于诸脉以遍周身，因而有"诸阳受气于胸中"之说。故中阳疲惫，直接可导致胸阳不振，亦可因其运化失职而水津失运，停饮上逆，乃成胸痹心痛之疾；若肺失治节，津液不得宣布，亦可聚阴，邪害清阳，而为胸痹诸证。是故胸痹之病，可从胃得，亦可因肺而成，其病势可有上下之偏，这是从其病因病机而言。其次，仲景恐人误解，而于条文之首，特冠以"胸痹，胸中气塞"之语，说明本证自然具备胸痹之主要脉证，唯因一以短气，一以心下痞等证为其特点，故针对此时病情而分设二方以治，何能滥用"以药测证"之法，置仲景原文而不顾，因其方药平淡无奇，皆为肺胃二经之药组成，而论定其为治呼吸、消化系疾病耶！何况，从现代医学角度来看，胸痹病多属冠状动脉粥样硬化性心脏病（冠心病），而冠心病心绞痛发作时，多伴有呼吸困难，或恶心、上腹部胀满、疼痛等呼吸道或消化道症状，临床亦屡有将其误诊为呼吸系统或消化系统疾病的报道。陆渊雷不明胸痹心痛病与人体诸脏在生理、病理上的密切关系，谓其是治肺、胃疾患之方，此二方固然可治肺、胃之疾，然仲景设此二方，乃是据其兼有肺、胃之证而实为胸痹病，若不识其本，反被其标所惑，又拘陆氏之说，但以肺、胃从治，轻则误诊失机，甚则遣人夭殃。赵锡武积几十年临证之经验曰："谓其为肺、胃之病，实非，此为心脏病也，不识，必死人。"足为临证之戒！

〔原文〕

胸痹緩急者，薏苡附子散主之。

薏苡附子散方

薏苡仁十五兩　大附子十枚（炮）

上二味，杵爲散，服方寸匕，日三服。

〔释义〕

本条论述胸痹病具备所谓"缓急"特征，辨证属寒湿的证治。所谓"缓急"者，即是其病具有"时作时缓，缓如常人，急则卒发，反复不已"的特点。详而言之，缓者，指其病尚未发作之时，心痛短气诸证不显，若与本篇第二条相参，亦含有其所谓的"平人"之义；急者，即胸痹病证急剧发作，猝然胸中急迫作痛，心痛彻背，背痛彻心。正如李彣所云："缓急者，或缓而痛暂止，或急而痛复作也。"本方乃为急作者所设，以方测证，则可能还有感寒而作，肢冷脉迟，或兼恶寒，身肿而痛等证。因此，以炮附子温阳开痹、驱散寒结，薏苡仁除湿下气、缓急迫、舒经脉。病作则势急，故用散剂，取其力厚，能疾扫阴霾，使寒着去，清阳畅达而速收痛止痹除之效。

〔提要〕

本条论述发作性胸痹的证治。

〔选注〕

《医宗金鉴》：缓急者，谓胸痹痛而时缓时急也，当审其缓急而施治。若缓而不急者，以栝楼薤白白酒汤主之；今时缓时急，故以薏苡附子散急通痹气，以迅扫阴邪也。

程林：寒邪客于上焦则痛急，痛急则神归之，精归之则气聚，气聚则寒邪散，寒邪散则痛缓，此胸痹之所以有缓急者，亦心痛来去之义也。薏苡仁以除痹下气，大附子以温中散寒。

周扬俊：胸痹缓急者，痹之急证也。寒饮上聚心膈，使阳气不达，危急为何如乎？故取薏苡逐水为君，附子之辛热为佐，袪除寒结，席卷而下，又焉能不胜任而愉快耶？

沈明宗：此寒湿痹于经络，即寸口脉沉而迟，虚寒之方也。胸中阳虚，风寒湿阴之邪，混合上逆，痹着胸背经络，筋脉不和，或缓或急而痛，曰胸痹缓急。所以附子补阳驱寒，同薏苡舒筋燥湿，俾邪去则不缓急矣。

曹颖甫：胸痹缓急，仲师以薏苡附子散为主治之方，薏苡去湿，附子散寒，此固尽人能言之，但缓急二字，毕竟当作何解？病状未知，而妄议方治，恐亦误人不浅也。盖胸为太阳出入之道路，湿痹则痛，平时痛缓，遇寒则痛急，故谓之缓急。

邹润安：注家于缓急二字，或指为筋之引纵，或指为痛之休作，殊不知痛仅胸痹一证，胸痹者不必尽痛。筋之系头项手足者，即为引纵，未必尽由胸痹，胸痹而并有筋病，亦非引即纵，非纵即引，又未必乍纵乍引。故注缓急者，当阐明缓急之故，确指缓急之据，然后其证可得而明也。夫胸痹缓急，在《素问》、《灵枢》固无及之者，言他证之缓急则有矣。寒热篇曰：阴跻阳跻，阴阳相交，阳入阴，阴出阳，交于目锐眦，阳气盛则瞋目，阴气盛则瞑目。二十九难：阴跻为病，阳缓而阴急；阳跻为病，阴缓而阳急。此可见二跻之缓急系于目矣。经筋篇：足阳明颊筋，有寒则急，引颊移口；有热则筋弛纵，缓不胜收而为澼……此可见阳明之缓急系于口矣。今但曰胸痹而不言痛，是其无痛可知；曰缓急，则又可跻之于目，阳明之于口，有急处有缓处矣。何以知之？巢元方曰：寒气客于五脏六腑，因虚而发，上冲胸间则胸痹，甚者肌肉苦痹，绞急如刺，不知俯仰。孙真人盖亦云然。夫阳明之口颊，未必一中于寒，一中于热，左右并时也，必其寒中于左，逼热于右，寒中于右，逼热于左，故一缓一急，同时俱发耳。然则五脏六腑之寒气，因虚而上冲于胸膈间者，何能不冲于此，逼热于彼乎？寒冲于左，逼热于右，则左急而右缓；寒冲于右，逼热于左，则左缓而右急。

〔评述〕

本条证简语赅，除条文之首冠“胸痹”二字而外，仅见“缓急者”三字，确如曹颖甫所论，莫详其状，诸注家多从胸痹之发作有时，间甚相见而论，如周扬俊谓其“急”，为猝发危急之证；程林以其缓急之机制而论，谓其寒客上焦则急，正气归之则缓；沈明宗则从经脉不和，或缓或急而痛立论；《医宗金鉴》更主张急则以本方治，缓则用栝楼薤白剂治。虽所论稍异，然都是从不同角度而论，于人颇有启发。而邹润安却另有别论，谓其缓急是邪气上冲胸膈，偏着一处，着于左则左痛右缓，着于右则右痛左缓，以左右之疼痛缓急交作而谓，虽其引经据典作一番议论，然于临床，罕得验证，且姑存一说，以待有识者鉴。

本条“缓急”，以临床所见而言，大致可见以下两种情况：其一，缓则如“平人”，急则猝作痛，往往因疲劳、着凉、七情所伤而诱发，即指其病具有反复发作这一特点而言。其二，缓急指缓则证轻减，急则证为甚，如《医宗金鉴》之主张急作以本方，缓时则以栝楼剂为治，即是从其发病轻重程度而言。至于本方的运用，以见上述“缓急”之特点，辨证属寒湿者，在其急作之时，即可化裁应用。

〔原文〕

心中痞，諸逆[(1)]心懸痛[(2)]，桂枝生姜枳實湯主之。

桂枝生姜枳實湯方

桂枝　生姜各三兩　枳實五枚

上三味，以水六升，煮取三升，分温三服。

〔词解〕

（1）诸逆：指阴寒邪气自心下胁肋上逆心胸。

（2）心悬痛：即形容心中如有物维系过甚之窒痛感，即今所谓“压榨性”、“窒息状”疼痛。悬，《说文》解释为“系也，或从心”，又曰：“系，繲也，一曰维也。”所谓悬，指如用线绳维系，束缚物之义。心悬痛，心痛的感觉。

〔释义〕

本证乃因心胃阳虚，邪着心脉所致。胃阳不振，饮停不化，阴寒邪气乘心阳之虚，上逆客于心脉，经脉为之拘急，心阳不得敷布，则见心胸憋闷，心下胁肋牵引作痛，甚则邪结于心脉而不去，经脉因邪凝闭，则心系急而窒痛欲死。治以桂枝温通心阳，降逆平冲，使经脉得缓得通；伍以生姜振奋胃阳，助桂枝散饮下气；佐以枳实疏利五脏之气，共奏开痹布阳、通经缓急、降逆利饮之功。

〔提要〕

本条论述邪客心脉之胸痹心痛的证治。

〔选注〕

胡毓秀：心中即胸中，心中痞即胸痹也；诸逆，指气塞、胸满、短气、胸背痛等证而言；谓胸痹证诸逆皆备，又见心悬痛，是心之本脏，亦有寒邪，不仅胸中痹塞也。故主桂枝以助心火驱寒邪，其余治痹之药也。

程林：心中痞，即胸痹也；诸逆，如胁下逆抢心之类；邪气独留于上，则心悬痛。

《医宗金鉴》：心中痞，即上条心中痞气也；诸逆，诸气上逆也。上条之逆不过撞心而不痛，此条之逆则心悬而空痛，如空中悬物，动摇而痛也。

陈灵石：心下痞者，心阳虚而不布，阴邪僭居心下而成痞也。尤云：诸逆，该痰饮客气而言，心悬痛者，如空中悬物动摇而痛也。此注亦超。主以桂枝生姜枳实汤者，桂枝色赤，补心壮阳；生姜味辛，散寒降逆；佐以枳实之味苦气香，苦主泄，香主散，为泄痞散逆妙品，领姜桂之辛温，旋转上下，使阳光普照，阴邪尽扫而无余耳。

陈修园：此下不言胸痹，是不必有胸痹的证矣。若胸痹之外，病有同类者，不可不知。心中闷痞，或痰饮客气诸逆，心悬而空，如空中悬物动摇而痛，以桂枝生姜枳实汤主之。

唐容川：痹与痞，轻重之间耳，痞言其塞，痹言其闭，何得以此下不言心痹，而谓其非痹哉？

〔评述〕

对于本条，各家意见存在分歧，今加以归纳，从以下几方面进行讨论。

1.“心悬痛”作何解释为妥

注家意见，大致为二：一以尤在泾为代表，认为是“悬空而痛”；一以陆渊雷为代表，认为心悬痛即“心窝部牵引痛”，并以为“悬”与“弦”、“牵”音同义近，古来通用，且引《肘后方》本条悬痛作“心下牵急懊痛”，《诸病源候论》有“心悬急懊痛候”为证，因此，认为“悬为空虚悬挂之义，非也”。

“悬”，考《说文解字》释为“系也，或从心”，又谓“系，緐也，一曰维也”。《玉篇》释“系”为“约束也，留滞也”。因《说文解字》成书之时代，与仲景撰写《伤寒杂病论》年代相去不远，则其文字含义当一致，故“悬”字本义，既无后世“悬空”之说，亦无“牵引”之义，当时之释，即如《说文解字》所谓的“维”、“系”之义。

至于《诸病源候论·心悬急懊痛候》谓“……其痛悬急懊者，是邪迫阳气，不得宣畅，壅瘀生热，故心如悬而急烦懊痛也”，不仅其病机与本条所述迥异，就其证而言，则悬与痛分而述之，其痛，是因瘀生热而致，乃是所谓“急烦”而致莫名其状之“懊痛”，而其所谓“心如悬”，则是心中另有“如悬”之感，根本谈不上陆渊雷所谓“牵引痛”的问题。《肘后方》作“心下牵急懊痛”，是在本条“心悬痛”后补入的，亦无根据说明“牵急”即是“悬”字之义。若“牵急”果系“悬”之含义，则《肘后方》于此条之后再添加此六字，实为蛇足。何也？以该证在本条文中，早已详之。如“诸逆”者，恰如程林所释，为心下胁肋气逆上冲心胸之谓，其中已寓心下牵急作痛之义，仲景何能复以“心悬痛”再为“牵引作痛”释？若再如《肘后方》于“心悬痛”后增入“心下牵急作痛”六字，又重复一次“牵引”疼痛之义，如此赘述再三，纵观《伤寒论》、《金匮要略》全文，仲景何曾有过这类文例？

因此，所谓“心悬痛”，正是阴寒邪气独留心脉之中，寒邪收引，经脉拘急而不畅，使人心中如有物相系约束，气息欲窒而疼痛之证，验之于临床，此证实为胸痹病发作时常见者。至于尤在泾等注家谓“悬空作痛”之义，仲景时代，“悬”字尚未有此含义，虽然在临床上胸痹患者也可见到“心悬而空痛”之诉，固然可以作为临证参考之用，但大部分胸痹心痛患者对于疼痛的描述还是如同现代医学所谓的“压榨性”、“窒息性”疼痛。由此可见仲景对于本病证观察之细致，用词之精当。

2. 本证是胸痹，抑或胸痹之类证？

诸注家中，基本倾向于本证仍属胸痹，唯陈修园以为条文未冠以“胸痹”二字，应作胸痹之类证看待。我们认为本证仍属胸痹病范畴。何以明之？本条病证，若与本篇第五条对勘则明。以其证而言，两条都有“心中痞”，彼见“胁下逆抢心”，此为“诸逆心悬痛”；以其方药而言，彼以桂枝、薤白、枳实等药为主，本方亦取桂枝、枳实为用。所异者，病机稍有参差，彼为气结在胸，病证以痰浊痹阻为特点，故取薤白、厚朴、栝楼等药理气化痰、泄满降浊，佐桂枝以治阳；本证以心胃阳虚，寒饮着心为特点，故重用桂枝温复心阳以通血脉，伍以姜枳治胃化饮。因此，本条未冠“胸痹”二字，而以心中诸证论之，是欲突出其病位重点在心脉，而其基本病机仍属“阳微阴弦”、“阴乘阳位”，与胸痹无二，读者前后条文对照，其义自明。现将相似之证进行对比分析，冀其能更为明晰。见表 9-2。

表 9-2　　相似之证的比较分析

病证	病机	治则	方药						
			橘皮	桂枝	枳实	生姜	薤白	厚朴	栝楼
胸痹心中痞，胸满，胁下逆抢心，形盛气实，脉沉弦有力	痰浊痹阻，气结在胸为主	理气化痰，泄满降浊		一两	四枚		半斤	四两	一枚
胸痹轻证，胸脘痞满，或兼呕恶，纳呆	饮停于胃，痹阻中焦气机为主	和胃化饮，宽中理气	一斤		三两	半斤			
心中痞，诸逆气上冲心胸，心中气窒作痛，连及心下痞痛	心胃阳虚，寒饮滞着心脉，停于心下	温服心阳，和胃化饮		三两	五枚	三两			

〔原文〕

心痛徹背，背痛徹心，烏頭赤石脂丸主之。

烏頭赤石脂丸方

蜀椒一兩　烏頭一分（炮）　附子半兩（炮）　乾姜一兩　赤石脂一兩

上五味，末之，蜜丸如桐子大。先食服一丸，日三服。不知，稍加服。

〔释义〕

本条以"心痛彻背，背痛彻心"来说明胸痹心痛发作时疼痛之剧烈程度。此证是由于阴寒邪气客于心脉而不去，闭塞脉络，心失所养而致，即《内经》所谓"心痹者，脉不通"之重证。阴寒痼结不散，脉络闭阻不通，心阳不得宣布，安得不痛彻心胸后背？故以大辛大热之乌附椒姜与固涩心阳之赤石脂相伍为方，就是为了速复心阳，峻逐阴寒，以达通脉宣痹之效。以药测证，本证除了剧烈的心胸后背相引作痛外，还当有四肢厥逆、冷汗出、气促面白唇青、脉沉伏而紧或微细欲绝等证。

〔提要〕

本条论述阴寒痼结之胸痹心痛重证。

〔选注〕

尤在泾：心痛彻背，阴寒之气遍满阳位，故前后牵引作痛。沈氏（即沈明宗）云：邪感心包，气应外俞，则心痛彻背；邪袭背俞，气从内走，则背痛彻心；俞脏相通，内外之气相引，则心痛彻背，背痛彻心，即经所谓寒气客于背俞之脉，其俞注于心，故相引而痛是也。乌附椒姜同力协济，以振阳气而逐阴邪，取赤石脂所以安心气也。

《医宗金鉴》：上条心痛彻背，尚有休止之时，故以栝楼薤白白酒加半夏汤平剂治之，此条心痛彻背、背痛彻心，是连连痛而不休，则为阴寒邪甚，浸浸乎阳光欲熄，非薤白白酒之所能治也，故以乌头赤石脂丸主之。

唐容川：夫痛证自有轻重收发之不一，未有一痛终日而不止者也。以有休止无休止解此二证，不免有差。盖上但言心痛彻背，是痛发于心前，为肺胃之部分。肺胃阳气不宣，而有寒邪停饮，则心前发痛，由胸膈而窜走向背，则为心痛彻背。但痛向背去，而背间无邪，不复从背痛起，故但治心前之肺胃，则心痛彻背之证愈。用半夏薤白白酒，以宣肺胃之阳，用栝楼实以通胸膈之气，则心前不发痛矣。若此节，又添背痛彻心，则是痛又能从背间发，由背而痛彻心前。背为太阳督脉所司，又肝系亦连于脊，肝与太阳之寒邪发作，乃能由背痛起以转彻胸前。然则此证心痛彻背，是心胸之寒邪也，而背又痛彻心，是肝与太阳之寒也。上文心痛彻背是一面病，此云背又痛彻心，是两面俱病矣。故上方不合，当用乌头以去肝寒，附子以去太阳之寒，而背痛彻心之病愈；用蜀椒以去肺寒，用干姜以去胃寒，而心痛彻背之病愈；上用栝楼，取其宣通，此用石脂，取其堵塞，两面夹攻之病，若但注一面，安知圣师之旨。

〔评述〕

本条心痛彻背，背痛彻心，实乃胸痹心痛之重证，尤在泾引沈明宗之注，阐其机制为"邪感心包，气应外俞"，"俞脏相通，内外之气相引"；唐容川则谓其为"两面夹攻之病"，认为其病与肺、胃、肝、太阳、督脉等脏腑经脉有关，各抒己见，似皆有理。然考《素问·举痛论》，将心背相引作痛机转释为“寒气客于背俞之脉则脉泣，脉泣则血虚，血虚则痛，其俞注于心，故相引作痛”，则仲景之意，沈、尤二人得窥其要。《素问·举痛论》又曰：“寒气入经而稽迟，泣而不行，客于脉外则血少，客于脉中则气不通，故卒然而痛。”本证确为阴寒邪气客于心脉，经俞脉气不通，内外相引而为之；邪气太甚，客而不去，结而不解，其势必痛作不休，而成此胸痹之重证。

至于本方之组成，仲景亦从《素问·举痛论》之“按之则热气至，热气至则痛止”而悟，乃取大辛温诸品，使“温气入则心气外发，故痛止”（王冰注），是以阴寒结聚，非乌附椒姜诸药协力则难以荡涤痼邪；又恐其力峻猛，伤及心阳，且阴邪之结如此，阳气未有不伤者，故以赤石脂“补髓益气”（见《神农本草经》）、“补心血”（见《本草纲目》），且其还能固涩阳气，故既能防止阳脱，又能兼制诸药辛散太过。五药相济，方能救此危重之证。

又方后嘱“先食服一丸”，“不知，稍加服”，正是《素问·至真要大论》中所谓“补上治上制以缓”，“适至其所”之义，缓治之则阳气能渐得复，俾药力停留于病所，尽其逐邪散结之能事而不伤正气。故仲景制此方及方后之服法，深得《内经》之旨，其中要妙，须细细体会，切不可一掠而过，等闲视之。

〔原文〕

九痛丸[(1)]　治九種心痛。

附子三兩（炮）　生狼牙一兩（炙香）　巴豆一兩（去皮心，熬，研如脂）　人參　乾姜　吴茱萸各一兩

上六味，末之，煉蜜丸如桐子大，酒下。强人初服三丸，日三服；弱者二丸。兼治卒中惡，腹脹痛，口不能言。又治連年積冷，流注心胸痛，并冷衝上氣，落馬墜車血疾等，皆主之。忌口如常法。

〔词解〕

（1）九痛丸：本方出自《千金要方·卷十三·心腹痛门》，其云：“九痛丸，治九种心痛：一虫心痛，二注心痛，三风心痛，四悸心痛，五食心痛，六饮心痛，七冷心痛，八热心痛，九去来心痛，此方悉主之。并疗冷冲上气，落马坠车血疾等。方中附子、干姜各二两，巴豆、人参、吴茱萸各一两，生狼毒四两。上六味末之，蜜和，空腹服如梧子一丸；卒中恶，腹胀痛，口不能言者二丸，日一服。连年积冷，流注心胸痛者亦服之，好好将息，神验。”又《外台秘要·卷七·九种心痛门》引《千金要方》此方，名曰附子丸。徐忠可、沈明宗、尤在泾等诸版本在本方上都标以“附方”二字，程林曰本方“非仲景方”。

〔选注〕

程林：心痛虽分九种，不外积聚、痰饮结血、虫注寒冷而成。附子、巴豆，散寒冷而破坚积；狼牙、茱萸，杀虫注而除痰饮；干姜、人参理中气而和胃脘，相将治九种之心痛。巴豆除邪杀鬼，故治中恶腹胀痛，口不能言。连年积冷流注心胸痛，冷气上冲，皆宜于辛热，辛热能行血破血，落马坠车、血凝血积者，故并宜之。

〔评述〕

所谓九种心痛，是泛指胸脘部由各种原因引起的一切疼痛病证，是古人对胸脘部痛证的概括。本方由大辛大热之品组成，因此适用于积聚血结、痰饮虫病及猝中恶邪之阴寒凝滞之疾，若其所谓“热心痛”、“悸心痛（属虚甚者）”等病证，就不再适宜了。

全篇小结

综上所述，本篇详细地阐述了胸痹病的病因、病机和辨证论治，为后世对本病的治疗及发展奠定了基础。所谓胸痹，是以胸膺部及心前区疼痛为主证的，心胸阳气被阴寒邪气闭塞不畅的一种疾病。心痛，作为中医之病而言，泛指胸腹部的多种痛证；作为一个症状而言，就是指心痛之感觉，为胸痹病必具之症，但有轻重间甚之异。本篇所论心痛，是邪痹胸中，滞着心脉，心阳被遏而以“心痛”为突出症状的胸痹重证，其成因、病机，与胸痹相同，并非后世“九种心痛”之概念。至于短气，不过是胸痹的伴发症状之一，不是独立的疾病。故本篇虽以“胸痹心痛短气”命名，实际上专论胸痹病。

胸痹病的病因，仲景根据“邪之所凑，其气必虚”的精神，从内外两个方面加以论述。从内因而言，多因阳气虚损，尤以心、胸、肺、胃等脏之阳不足为发病之根本；从外因而言，无非是感受阴寒性质的邪气。这两方面因素，是以内因为发病之依据，外因为其诱发因素。其病或因禀赋素虚，心胸阳气不足，或因中阳不振，饮停不运，或因肺津失布，凝浊聚阴，伏留于内，复感阴寒（其他诱因仲景未论及，如七情、劳倦、饮食不节等，此处亦不复叨），引动内邪，上乘心胸阳位，而成胸痹之疾。因而仲景归纳其病机特点为“阳微阴弦”，确属画龙点睛之笔。从其发病方式而言，有缓作与急发之异：缓作者，渐进而为，日积月累，始则偶感心胸不舒，转瞬即逝；继而心痞痛作，其发作日频，甚则心胸后背乃至胁肋下皆可牵引作痛，有时竟至痛作不止，数日不休；急作者，素无不适之感，或许久未犯，而因感寒、疲劳、七情等诱因而猝然心痛欲窒，甚则可“朝发夕死，夕发朝死”，其危急若此。其病程特征，则多为时作时缓，缓则如常人，作则猝发，反复不已，若不及时救治于始萌，每每日甚，终至无药可救而亡。

本病的治疗大法为宣痹通阳、行气蠲饮，以栝楼薤白剂为治疗之主要方剂，可随病人体质及感邪轻重不同而予以辨证施治。胸痹之轻者，饮偏于肺而见短气等证，以茯苓杏仁甘草汤宣肺化饮蠲痹为治；饮偏于胃而见气塞脘闷等证，则从橘枳姜汤和胃宽中泄满论治。痰涎壅盛者，栝楼薤白剂加半夏消痰降逆；心中痞气，气结在胸，证见胁下逆抢心者，用枳实薤白桂枝汤宣痹开结、下气化痰；若邪盛，结于心脉，心胃阳气不支而见心中痞，气窒作痛，用桂枝生姜枳实汤温心阳、和胃气、破痹结；若兼四肢不温，面白倦怠，息微音低者，此为中阳动摇，速予人参汤以固根本。若胸痹缓急而作，遇寒则痛剧势迫，兼肢冷、身寒而肿、脉沉迟等证，投以薏苡附子散缓急舒经、散寒除痹；若阴寒邪气痼结不去，着于心脉，见心胸后背相引作痛而不休，肢厥气促，冷汗出，脉沉伏或微弱者，则当急投乌头赤石脂丸荡涤阴寒，洞启心阳。

（朱邦贤　卢丙辰　李春生）

腹满寒疝宿食病脉证治第十

本篇论述腹满、寒疝、宿食。腹满即腹部胀满，并常兼腹痛。寒疝为寒性腹痛，不兼腹满。宿食则腹满疼痛兼见。三者病位相同，症状相似，俱为胃肠病变，合而论之，有鉴别诊断意义。

腹满为临床常见的消化系统症状，可出现在不同的疾病过程中。在本书黄疸、痰饮、瘀血、腹满各篇都有述及。因其病机复杂，病因各异，在本篇作为重点内容讨论，主要根据“阳道实，阴道虚”的论点，将腹满分为虚实两类，即实证、热证，病变在胃；虚证、寒证，病变在脾。实则攻下，虚则温补。

寒疝是以腹部疼痛为临床特点，由阴寒积结攻冲所造成的疾病。诚如《素问·长刺节论》所云：“病在少腹，腹痛不得大小便，病名曰疝，得之寒。”《诸病源候论》：“疝者痛也，此由阴气积于内，寒气结搏而不散。”可知古代医籍的寒疝并不同于后世的疝气。在本篇中主要分为血虚和寒实两类，血虚以养血，寒实以温散。

宿食即伤食，为饮食不节，食积停滞胃肠，引起胸痞腹满、厌食嗳气、大便不畅的病证。本篇根据病变部位的不同分别治疗，偏于胃的用涌吐，偏于大肠的用攻下。

同时，本篇方证叙述有不少与《伤寒论·辨阳明病脉证并治》、《伤寒论·辨太阴病脉证并治》类同，应对照阅读，加强理解。

〔原文〕

趺陽[1]脉微弦，法當腹滿，不滿者必便難[2]，兩胠[3]疼痛，此虚寒從下上也。當以温藥服之。

〔词解〕

(1) 趺阳：又名冲阳，为三部脉（人迎、寸口、趺阳）切脉部位之一，属足阳明胃，位于足背胫前动脉搏动处，以候脾胃病变。

(2) 便难：大便秘结。

(3) 胠：胠（qū，音区），指胁部。《素问·五脏生成》王冰注：胁上也。《说文》：腋下也。

〔释义〕

趺阳是胃脉，主中焦脾胃。趺阳脉见微弦，反映了两种病机：“微”是中焦阳气不足，“弦”为肝经寒气上逆。脾胃虚寒，肝经寒气上逆，应当发生腹满，因脾主腹，脾胃阳气不足，肝木之气挟寒上逆，肝木侮土，影响脾运功能，运化失职，升降失司，气满不通而腹满。又两胠属肝经分布，肝气上逆，疏泄失职，气滞不通而胁痛；肝失疏泄，脾运无力，大肠传导功能受到寒气的影响，故大便秘结。以上诸证，均由上焦阳虚，下焦寒气上逆所致，虚则补之，寒则温之，为一定治法，应当给予温药。

〔提要〕

本条论述虚寒性腹满的病因、脉证和治疗原则。

〔选注〕

喻嘉言：趺阳脾胃之脉，而见微弦，为厥阴肝木所侵侮，其阴气横聚于腹，法当胀满有加，设其不满，阴邪必转攻而上，决无轻散之理。盖阴邪既聚，不温必不散。阴邪不散，其阴窍必不通，故知其便难，势必逆攻二胁而致疼痛，较腹满更进一步也。虚寒之气，从下而上，由腹而胠，才见一斑，亟以温药服之，脾阴气仍从阴窍走散，而不致上攻则善矣。

徐忠可：腹满本脾胃家病，脉莫切于趺阳。趺阳脉微弦，微者阳虚，弦者客寒，虚而受寒，腹者脾主之，焉得不满，《内经》曰：脏寒生满病。设不满是脾胃有热邪，即避实而袭虚，故寒束其热，而便反难，邪袭二胁而结于其下，二胠胁痛，微弦脉见于趺阳，而痛发于胁胠，自比风从上受者异，故曰此虚寒从下上也，内寒不可表散，得温即去，故曰当以温药。

尤在泾：趺阳，胃脉也；微弦，阴象也。以阴加阳，脾胃受之，则为腹满；设不满，则阴邪必旁攻两胁，而下闭谷道，为便难，为两胠疼痛；然其寒不从外入而从下上，则病自内生，所谓肾虚则寒动于中也，故不当散而当温。

唐容川：脉弦属肝，两胠是肝之部位，虚寒欲从下而上者，肝气之逆也，肝主疏泄大便，肝气既逆，则不疏泄，故大便难也，当以温药服之。

〔评述〕

本篇主论腹满，而脾胃虚寒腹满尤为常见，故列于首条论述。

“趺阳脉微弦”一句，开门见山地说明了腹满的主要病机。仲景论脉，往往是为了说明病机。趺阳为胃脉，主脾胃病变。仲景在《伤寒论·序》中就提出三部脉合参的重要性，在本书五脏风寒、消渴、水气及本篇中都做了有关论述。特别是《金匮要略·水气病脉证并治》“趺阳脉当伏，今反紧，本自有寒，疝瘕，腹中痛”，与本篇有一定关系，可互参。

脉见微弦，微者阳虚，弦者客寒，徐注切中病机。仲景曾指出“夫脉当取太过不及”，脉见微弦，也有太过和不及的区别，微为阳气不足，弦为阴寒太过，微主脾胃阳虚，弦主肝经寒气上逆。两脉同见，肝木侮土，故主腹满，或便难、胁痛。

腹痛为脾胃家病，徐注明确指出了这点。《伤寒论·辨太阴病脉证并治》曰：“太阴之为病，腹满而吐，食不下，自利益甚。”又曰：“腹满时痛者，属太阴也。”太阴者脾脏也，腹为脾所主，脾为阴土，喜温恶寒，凡中焦阳气不足，阴寒之气内盛，影响水谷运化，不论伤寒或杂病，都能引起腹满，故腹满的主要原因为脾胃虚寒，阴寒内盛。

《灵枢·杂病》：“腹满，大便不利，腹大，亦上走胸嗌，喘息喝喝然，取足少阴；腹满，食不化，腹向向然，不能大便，取足太阴。”可见腹满不仅当责之太阴脾土的运化，还要考虑少阴肾阳的温煦。尤在泾指出“肾虚则寒动于中”，肾为阳气之本，十二经五脏六腑生气之源，如肾阳不足，则寒从中生，所以在治疗腹满时还必须注意肾阳的问题。故篇中附子粳米汤、大黄附子汤，都用附子温肾散寒。

对厥阴肝气上逆，造成腹满、胁痛的病机，喻嘉言解释明朗。肝主疏泄，胁为肝之分野，若肝气失疏，则两胁胀痛，正如《素问·脏气法时论》所说："肝病者，两胁下痛。"本条胁痛亦为肝气上逆所致。

肝气上逆，木郁侮土，伤及中焦脾胃，则致腹部胀满。当然，腹满的主要病机还在脾虚，脾虚则易受肝寒之邪侵犯，因此治疗主要从脾着手。所谓肝病传脾，当先实脾，健脾即以疏肝，温中即以祛寒。

有些书上把胁痛和腹满绝对割裂开来，认为胁痛属寒疝，这是不正确的。如照此说，本篇附子粳米汤证的胸胁逆满、雷鸣切痛，又当何解呢？

对"大便难"的分析：徐忠可认为是脾胃素有热邪，寒束于热而致，这是不对的。唐容川仅以肝主疏泄大便来解释，也并不全面。实际上，大便的排泄固然与大肠传导功能有关，而其原动力还必须依靠脾的运化、肝的疏泄和肾的温煦。如脾运不健，或肝气失疏，或肾寒内生，大便往往秘结不畅。临床虽然实热便秘较多，但虚寒便秘也不能不注意。本条便难就属此例，与脾、肝、肾均有关系。

对"虚寒从下上也"的分析：《素问·异法方宜论》："脏寒生满病。"《素问·脏气法时论》："脾虚则腹满肠鸣。"都说明脾胃虚寒是引起腹满的主要原因。《素问·阴阳应象大论》："阴气在上则生䐜胀。"《素问·厥论》："厥或令人腹满者，阴气盛于上则下虚，下虚则腹胀满。"可见腹满还与下焦浊阴之气上逆有关。综合四条经文，可加深对本条"此虚寒从下上也"的理解。我们认为，条文中所谓的"上"，不仅指腹部，还包括胸胁。下焦浊阴之气上逆则腹满、胁痛。条文中所谓的"下"指下焦肝肾，肝气上逆，肾虚生寒，肝木侮土，寒气伤阳，而成诸证。所以说，腹满虽为脾胃家病，但和肝肾也多关系。诚如程门雪先生所说："腹满一证，虚为本，寒为标，脾为本病，肝肾为兼见。"

〔原文〕

病者腹满，按之不痛爲虚，痛者爲實，可下之。舌黄未下者，下之黄自去。

〔释义〕

腹满不仅由脾胃虚寒所致，还因肠胃实热引起。腹部触诊，按之不痛者属虚证，拒按而痛者属实证。虚者当温补，实者当攻下。除腹诊外，还必须结合舌诊，如舌苔黄厚干燥，则更可确定为肠胃实热证，使用攻下法后，黄苔自然随证候的消退而去。

〔提要〕

本条论述腹满的虚实辨证，并提出了实证的治法。

〔选注〕

周扬俊：腹满亦有虚实，实则非虚寒也明矣，岂可概以温药治之乎，故有试之之法，痛与不痛，虚实较然矣。盖胃实心热，热蒸必色黄，黄，土色也，下其实热，黄不自已乎。有此一辨，并虚者愈审已。

沈明宗：此以手按辨腹满虚实也。按之不痛，内无痰食燥屎壅滞，即知虚寒而满，当以温药；若按之痛，乃以外手，而就内结痰食燥屎，则知内实，是可下之。而又以舌黄验定虚实，若舌有黄苔，即是湿热内蒸为实，未经下过必须下之，则黄自去而胀满自除；舌无黄苔，是近虚实，又非下法矣。

魏念庭：无形之虚气作痞塞，则按之无物，何痛之有，倘夹有形实物为患，如宿食在胃，疝气在少腹等是也。按之有物阻凝于脏之侧，焉有不痛者乎。此于按之痛否以决其虚实之法也。再辨之于舌，舌白为寒，舌黄为热，腹满而舌黄，知其人邪实而热盛矣，更不必问其曾经下否，如已经攻下，尚当斟酌，必舌黄而未下者，乃可下之也，下所以去其热也，而黄因热结，热涤而黄自除，气自消而满自愈矣。

尤在泾：腹满按之不痛者，无形之气，散而不收，其满为虚；按之而痛者，有形之邪，结而不行，其满为实。实者可下，虚者不可下也。舌黄者热之证，下之实去，则黄亦去。

〔评述〕

上条主要讨论虚寒腹痛的证治，本条则以腹诊和舌诊讨论虚实腹痛的辨证方法。

1. 腹满的实热证问题

《素问·至真要大论》："诸胀腹大，皆属于热。"《灵枢·胀论》："胃胀者，腹满，胃脘痛，鼻闻焦臭，妨于食，大便难。"这里的胀，即腹部胀满因于实热所致者，凡实热燥屎内结，肠胃气机壅滞不通，则往往腹部胀满。《伤寒论》208条指出："阳明病，脉迟，虽汗出，不恶寒者，其身必重，短气腹满而喘，有潮热者，此外欲解，可攻里也。手足濈然汗出者，此大便已硬也，大承气汤主之。""若腹大满不通者，可与小承气汤。"说明阳明胃家实，燥屎内结，实热壅滞，大肠气机不通造成的腹满里实证，为临床所常见，都可用攻下通里法治疗。

2. 腹满的腹诊问题

本条以腹诊鉴别虚实证候，主要是用手按腹部，根据患者的痛觉改变来决定虚实。如属脾胃虚寒，无形之气痞塞，虽然疼痛，但按之则痛缓，故患者表现为喜按；如肠胃燥屎内结，实热壅滞，则不按固痛，按之更痛，这是虚证和实证的不同点。注家于此论之甚明。文中以"按之不痛为虚"作为插笔，与"痛者为实"对照，目的在于虚实并举，有利于辨证，当然本条重点还在于讨论实证腹满。同时还必须指出，腹满常兼疼痛，本条已明，然腹满时痛属太阴脾虚，腹满持续疼痛属阳明胃实，这点在《伤寒论·辨阳明病脉证并治》、《伤寒论·辨太阴病脉证并治》中论述较多，兹不赘述。

还应指出，上述为一般情况，临床亦有例外，如本篇大建中汤证，"心胸中大寒痛"为腹中寒气内盛，脾阳衰微所致，而腹诊表现为"上下痛而不可触近"，则决不可以"痛者为实当下之"辨证，还必须结合其他症状，特别是舌诊来辨别。

3. 腹满的舌诊问题

仲景对腹满辨证，除腹诊外，主要还依靠舌诊。舌为心之苗，又为脾胃之外候，舌苔的颜色往往能反映脾胃虚实寒热的情况。本条指出"舌黄未下者，下之黄自去"，不仅说明舌苔黄是实热腹满的重要标志，同时还是观察通里攻下治疗效果的重要标准。确是肠胃实热，当须攻下，若下之，则舌苔黄色自去；反之，不用攻下法，则黄苔不去。如已攻下而黄苔不去，则当斟酌，或病重药轻仍须攻下，或药证不符当重新处理。

因而，这里还必须注意舌苔黄的问题。应当指出，这里的“黄”必须是黄厚干燥舌苔，所谓“有地之黄”，也就是苔黄有根者，绝不是薄黄苔和黄腻苔，在这一点上叶天士《温热论》做了大量补充：“舌黄或浊，须要有地之黄，若光滑者，乃无形湿热中有虚象……其脐以上为大腹，或满或胀或痛，此必邪已入里矣，表证全无，或十只存一。亦要验之于舌，或黄甚，或如沉香色，或如灰黄色，或老黄色，或中有断纹，皆当下之，如小承气汤……若未见此等舌，不宜用此等法，恐其中有湿聚太阴为满，或寒湿错杂为痛，或气壅为胀，又当以别法治之。”可以说明仅以舌黄当下是不够的，还必须注意黄苔的厚薄、润燥。

舌黄多为燥屎内结、宿食停滞肠胃的表现，固然当用攻下。然攻下法范围较广，这里的下法一般指承气汤类的通里攻下。逐瘀攻下的桃仁承气汤、大黄牡丹皮汤，逐水攻下的十枣汤、甘遂半夏汤，在临床应用时就不应见舌苔黄。

另外，文中指出“舌黄未下者，下之黄自去”，反证舌不黄而见白者，即不可攻。仲景往往详此略彼，举一而反三。《伤寒论·辨太阳病脉证并治》指出，脏结证舌上白苔滑者为寒，不可攻下，从而说明虚寒证舌苔白滑，宜温不宜攻，实热证舌苔黄厚，宜攻不宜温的道理。

〔原文〕

腹滿時減，復如故，此爲寒，當與温藥。

〔释义〕

本条的腹满是由脾胃虚寒，运化功能减退所致。《素问·异法方宜论》所说的“脏寒生满病”，即指此而言。虚寒腹满的特点，为腹部胀满时而发作，时而减轻，逾时即恢复如旧。这是由于寒气为病，气聚则满，气散则减，聚散无定的缘故。从人体的抗病能力而言，本证虽属脾胃虚寒，但下焦真阳未分，故阳气来复则腹满减退，阳气衰微则腹满如故。病属于寒，寒则温之，故当与温药治疗，如附子理中汤、厚朴半夏甘草生姜人参汤等。

〔提要〕

本条论述虚寒腹满的临床特点和治法。

〔选注〕

周扬俊：曰时减，非竟不满也；若不满，则病已愈矣，不复如故矣。今则不然，时减稍可，乃复如故，则非实满可知也。实则未有或减者也，故断之为寒，寒无不温，虚无不补，此正法也。

沈明宗：此虚寒腹满之辨也。阳气或运如常，满则时减，而阳虚终无恒期胜阴，阴复胜阳，则满复如故，不似实热常满减不足言之比。是属虚寒，当以温药，补阳散寒乃为定法。

尤在泾：腹满不减者实也，时减复如故者，腹中寒气得阳而暂开，得阴而复合也，此亦寒从内生，故曰当与温药。

曹颖甫：腹满不减，减不足言，仲师既出大承气方治矣。此却以时减时满为寒，知虚实之辨，即在减与不减矣。盖宿食有形，阴寒无形，有形者不能减，无形者能减，此人之所易知也。

陆渊雷：温药，《金鉴》以为宜厚朴生姜半夏甘草人参汤，余谓宜理中、附子理中。

〔评述〕

本条阐述脾胃虚寒，运化失常所致腹满的临床特点，与本篇“腹满不减，减不足言，当须下之，宜大承气汤”条参合，正好是虚实证的鉴别要点。上述注家对此论述较详。特别是曹颖甫指出了腹满“减与不减”为虚实之辨的关键。实者为宿食有形积滞胃肠，故腹满不减；虚者为寒气无形聚散于腹中，故腹满时减时复。沈、尤二人更指出腹满时减时作，是由于阴寒之气和脾胃阳气胜复的结果，可见虚寒腹满的预后和症状的轻重全在于阳气的盛衰。故《医宗金鉴》主张用厚朴生姜半夏甘草人参汤，陆渊雷主张用附子理中汤，都是对“温药”的正确发挥，临床可以参考。

〔原文〕

病者痿黄[(1)]，躁而不渴，胸中寒實[(2)]而利不止者，死。

〔词解〕

(1) 痿黄：痿，同萎。痿黄，即皮肤颜色枯黄，黯淡不泽。

(2) 胸中寒实：胸中，《脉经》作“胃中”。胸中寒实，指实邪结于胸膈胃脘部的寒证。

〔释义〕

病人皮肤颜色萎黄无华，为脾胃虚寒、脾气伤败所出现的色泽。口不渴为里寒无热。躁者心中烦，四肢躁动，为阳虚阴盛所致。胸中寒实，为胃脘胸膈部位实邪内结的寒证，临床上应有胸腹满胀等症状。然又见下利不止，此为脾气衰败，脏气下脱所致。综合上述证候，为正虚邪实，阴阳离决之象，所以预后不良。

〔提要〕

本条论述腹满寒实内结、脏气下脱的证候和预后。

〔选注〕

赵以德：此论寒证亦有实者。实者何？邪实也。盖唯正虚而邪实也，虚属真阳虚，本肾；实属胃家实，因寒。夫唯无火，不能消腐，故多滞多泄也。言其形则痿黄，证则躁而不渴，何也？躁为阴躁，不渴则正阴凝之象也。嗟乎！阳不生则寒不去，寒不去则利又何能止焉。

徐忠可：若下虚寒，应腹满，而肾更虚极不能自固，以致寒壅脾气而为痿黄。痿者，黄之暗淡者也。以致肾寒上人，不渴而躁；以致胃中实有寒邪，下焦自利不止。此非脾强而不满，乃元气太泄欲满而不能，故曰利不止者死。

尤在泾：痿黄，脾虚而色败也。气不至，故躁；中无阳，故不渴。气竭阳衰，中土也败，而复寒结于上，脏脱于下，何恃而可以通之止之乎，故死。

李彣：下利若燥而渴者为热，阳气尚存，尤为可治；今燥而不渴，胃中寒邪盛也。若利不止，则阴盛阳衰，气下脱矣，故死。

曹颖甫：病者痿黄，寒湿之象也。燥而不渴，寒湿隔于中脘，胃中无热而津不上输也。胸中寒实而利下不止，是为上下俱寒，生阳俱绝，故仲师以为必死。然用大剂术附以回阳，用祛湿之赤石脂禹余粮以止涩下焦，或亦当挽救一二也。

〔评述〕

本条为胸中寒实内结、脾肾阳气衰竭的腹满危证。与上述三条比较，病机更为复杂，病情更为严重。因本证虚实错杂，上有胸中寒实，下有脏气衰脱，形见肤色萎黄，神为心中烦躁，总之为正虚邪实，阴阳离决之证。此时，若治其寒实，当以温下如大黄附子汤等，正气更加虚脱；若治其虚脱，当以补虚如四逆、理中汤等，邪实更加厉害。治固两难，临床颇为棘手，故预后不良。当然条文中所谓的“死”，是指预后不良。曹颖甫提出用赤石脂、禹余粮、术、附等抢救，可以参考。

望诊是中医诊法之一，在辨神色上尤多论述，如《素问·五脏生成》说“黄如枳实者死”，“黄如蟹腹者生”，说明色黄主脾病，黄色明润有神预后较好，黄色暗淡无神预后不良。本条面色萎黄，暗淡无神，说明脾虚脏衰程度严重。

“躁而不渴”，有的注家以“躁”为“燥”，从病机上分析仍以“躁”字为妥。躁，即烦躁，细析之，烦为阳证，躁为阴证。渴为热证，不渴为寒证，躁而不渴为阳虚里寒的阴躁证，赵、徐二人以肾阳虚衰解释更为确切。《伤寒论》296 条：“少阴病，吐利躁烦，四逆者死。”298 条：“不烦而躁者死。”与本条“躁而不渴”同为阴寒内盛、虚阳外扰所致，不仅指心中烦躁，而且主要是指无意识的四肢躁动，故多属险证。

胸中寒实，《脉经》作“胃中寒实”，条文中未细列症状，任应秋先生释为胸腹部有寒饮停聚。如从《伤寒论》推之，本证很像阴寒邪结的脏结证，因其如结胸状，心下胸腹部胀满疼痛，故云“胸中寒实”。

本条与《金匮要略·黄疸病脉证并治》“腹满，舌痿黄，躁不得睡，属黄家”在病机上同为脾阳虚衰，寒湿内盛，而在病情上更为严重。如参《金匮要略·痉湿暍病脉证治》“湿家下之，额上汗出，微喘，小便利者死，若下利不止者亦死”条文，则更可加深理解。

〔原文〕

寸口脉弦，即胁下拘急而痛，其人啬啬(1)恶寒也。

〔词解〕

(1) 啬啬：啬（sè，音色）。怕冷貌。

〔释义〕

寸口脉主表，弦脉主寒主痛。第一条弦脉见于趺阳，为脾胃虚寒，运化失常，寒气上逆。本条弦脉见于寸口，寸口为阳，如仅见外感寒邪，脉当浮而不应弦，弦为阴脉，说明里也有寒，阳为阴遏，故脉不见浮而见弦。外有寒邪故啬啬恶寒。弦脉又属肝，胁下为肝之分野，里寒阻滞肝经，故胁下拘急而痛。所以本条为表里俱寒的脉证，与第一条纯属里寒者不同。

〔提要〕

本条论述表里俱寒腹满的脉证。

〔选注〕

程林：弦，肝脉阴也，肝脉循胁里，寒主收引，故胁下拘急而痛，以寒胜于内，阳气不行于外，故外亦啬啬而恶寒也。

尤在泾：寸口脉弦，亦阴邪加阳之象，故胁下拘急而痛，而寒从外得，与趺阳脉弦之两胠痛有别，故彼兼便难而此有恶寒也。

唐容川：首节言趺阳脉，此节言寸口，论脉论证恰是对子。趺阳是胃脉，胃脉见弦，为肝木克土，故其证别见大便难，与气欲上冲也。寸口两手之脉属肺，肺脉见弦为肝木侮肺，故其证别见啬啬恶寒，以肺主皮毛，故见于皮毛而为寒。其实病皆发于肝经，而一侮胃土，一犯肺经，故其兼证有别。

〔评述〕

关于本条的病因，各家见解并不一致。程林认为“寒胜于内，阳气不行于外”，尤在泾认为是“寒从外得”。我们认为后者的说法比较客观，因为首条已经提到趺阳脉弦，胁下疼痛而兼便难，是内在的虚寒证，本证不兼便难，反见啬啬恶寒，理解为外寒的侵袭是比较合理的。唐容川更联系五行生克原理来解释首条与本条病机的不同，可以参考。《伤寒论》108 条：“伤寒腹满谵语，寸口脉浮而紧，此肝乘脾也，名曰纵，刺期门。”109 条：“伤寒发热，啬啬恶寒，大渴欲饮水，其腹必满，自汗出，小便利，其病欲解，此肝乘肺也，名曰横，刺期门。”可见原发病位均在肝脏，一以乘脾，一以乘肺。从而推之，本条证除胁痛、恶寒外，当还有发热、腹满、自汗出、小便利等症状。有的注家认为可用柴胡桂枝汤治疗，可以参考。

〔原文〕

夫中寒家[1]，喜欠[2]，其人清涕出，發熱色和[3]者，善嚏。

中寒[4]，其人下利，以裏虛也，欲嚏不能，此人肚中寒[5]。

〔词解〕

(1) 中寒家：“中”读平声，即素体虚寒的人。

(2) 欠：即呵欠。《灵枢・口问》：“阴阳相引故善欠。”

(3) 色和：面色正常。

(4) 中寒：“中”读去声，即受寒。

(5) 肚中寒：肚，《广雅》：“胃谓之肚。”《千金要方》作“腹中痛”。肚中寒，为寒邪侵犯脾胃，引起腹痛下利。

〔释义〕

体质虚寒的人，喜欢打呵欠，这是由于阴寒内盛引阳入内所致。发热、善嚏、鼻流清涕，为外感寒邪，病尚在表，故面色平和如常，这是里阳未虚，寒邪在表的反映。如脾胃素虚的人，阳气不足，感受寒邪，首先犯里，脾胃虚寒清阳下陷，所以大便泄泻、腹痛。下利更伤脾中阳气，阳和则嚏，阳虚则欲嚏不能，不能达邪外出。

〔提要〕

本条论述由于体质不同，寒邪侵犯引起表里证候的不同反应。

〔选注〕

沈明宗：（前条）此肺经受寒现证也。经谓阴气积于下，阳气未尽，阳引而上，阴引而下，故数欠也。此肺胃虚而受寒，阴盛阳引，喜欠而清涕出，邪气在表，以故发热。因涉肝风主病而无色可征，故色和善嚏。（后条）此脾经受寒现证也。寒中太阴，阴寒湿盛，阳虚不固，其人下利，但通多不足，故为里盛。盖阳和则嚏，而欲嚏不能，乃阴寒凝滞于里，所以肚中痛也。

尤在泾：阳欲上而阴引之则欠，阴欲入而阳拒之则嚏。中寒者，阳气被抑，故喜欠。清涕出，发热色和，则邪不能留，故嚏。中寒而下利者，里气素虚，无为捍蔽，邪得直侵中脏也。欲嚏不能者，正为邪逼，既不能却，又不甘受，于是阳欲动而复止，邪欲去而仍留也。

唐容川：中寒家，内阴外阳，阴引阳入则喜欠。观于欠则人寐，可知其阳入阴也。若其人清涕出，发热色和者，此为外寒束闭，外阴内阳，阴阖阳开，则阳气外发而善嚏。观于嚏则其人醒，可知其人阳出阴也。一欠一嚏，阴阳各别。观下节云，外寒清涕出，便知中寒者清涕不出。观下节发热色和，便知中寒者不发热，色必清白，而不和矣。此中寒外寒之分也。

〔评述〕

以上两条的主要精神，在于说明同一病因，由于患者体质不同，可以引起表寒和里寒的不同证候，而其预后如何，关键又在于里阳的盛衰。诚如《灵枢·五变》所指出的“一时遇风，同时得病，其病各异”，“或病此，或病彼”，都是由于体质不同，而引起的不同证候。

《灵枢·口问》：“阴气积于下，阳气未尽，阳引而上，阴引而下，阴阳相引，故数欠。”“阳气和利，满于心，出于鼻，故为嚏。”根据《内经》精神，可知素体虚寒的人，阴盛阳虚故善欠；体质壮实的人，阳气和利故善嚏。

前条里阳不虚，能抗邪外出，故发热善嚏，表现为外感症状；后条里阳已虚，不能抗邪外出，寒邪入里侵犯脾胃，而为腹痛下利，可知此时未必发热，且因阳虚不和故欲嚏不能，表现为里寒证。文中以发热说明外感，以下利说明里寒。

〔原文〕

夫瘦人[(1)]繞臍痛，必有風冷，穀氣不行[(2)]，而反下之，其氣必衝；不衝者，心下則痞也。

〔词解〕

（1）瘦人：指素体虚弱的人。

（2）谷气不行：指大便不通。

〔释义〕

绕脐疼痛，大便不通，有虚有实。《伤寒论》239条：“病人不大便五六日，绕脐痛，烦躁，发作有时者，此有燥屎，故使不大便也。”这是肠胃实热燥屎内结引起的证候，当予通里攻下。若正气不足，素体虚弱，感受风寒外邪，往往影响脾胃功能，升降失司，气滞不通，谷食不消，大便不通，脐周疼痛，这是虚实证。而医者误用攻下通里，则更伤脾胃阳气，如正气尚有抗药能力，则有气向上冲的感觉，否则就造成心下痞硬的证候。

〔提要〕

本条论述里寒误下后的变证。

〔选注〕

徐忠可：绕脐痛，风冷稽留之也。瘦人，则更无痰之可疑；设或便难，乃是胃气谷气不行。而反下之，则下焦以本虚而邪袭，又误下以动肾气，则必气冲；设或不冲，是肾中之阳尚足以御之，故脐中风冷，并滞于心下而为痞。

周扬俊：脐位乎阴，绕之而痛，必有所秘而不通者，况瘦人则荣气素薄者乎，或风或冷，其有袭之者矣。风冷既入，则必阳不盛，阳既不盛，孰为消腐水谷？治之者必以辛温之味，鼓散其邪，庶几可已。乃反以寒药下之，则其邪必不服，犹之太阳反下，其气上冲也。经谓气上冲胸，邪在大肠，若不上冲，则其邪尚在于胃。经又谓客气上逆而心下痞也。

尤在泾：瘦人脏虚气弱，风冷易入，入则谷气留滞不行，绕脐疼痛，有似里实，而实为虚冷，是宜温药以助脾之行者也。乃反下之，谷出而风冷不与俱出，正乃益虚，邪乃无制，势必犯上无养，否亦窃据中原也。

曹颖甫：风邪夹寒，由肌腠入，则脾阳为之不运。故表受风寒者，多不欲食，此谷气所由停也。谷食停则浊不行，故绕脐痛，此寒积也。治此者宜四逆理中，否则亦当温下。若误用寒凉，则气必上冲，所以然者，宿食去而风寒不去也。按太阳篇，下之后气上冲者，可与桂枝汤；不上冲者，不得与之。所以然者，气上冲，则风邪不因下而陷，故仍宜桂枝汤。若不上冲而心下痞，便当斟酌虚实而用泻心汤矣。

〔评述〕

本条主要指出绕脐痛大便不通也有属于虚寒证的。虚寒腹痛的症状，本条未详细罗列，如观前几条当有腹痛喜按，按之不痛，口不渴，舌苔白滑等。大便不通属寒者，后世有冷秘之说，认为多系虚人脏冷而血脉枯、气道涩，阴寒内生，留于肠胃，阴结而阳气不运，大肠传送无力所致。曹颖甫提出用四逆汤、理中汤治疗，尤在泾认为宜用温药以助药行，可知本证当用温化或温通。若误以为热结实证用承气汤类苦寒攻下，则更伤脾胃阳气，造成心下痞结或气向上冲的变证。

对于“气上冲”，各家说法不一。徐忠可认为是肾气攻冲，周扬俊认为是邪在大肠，曹颖甫则以《伤寒论·辨太阳病脉证并治》条文解之。我们认为，气上冲是正气尚有抗药能力的一种表现，如正气不足不能抗药，则会发生心下痞硬的证候。在用药上，曹颖甫的见解可以参考。

〔原文〕

病腹滿，發熱十日，脉浮而數，飲食如故，厚朴七物湯主之。

厚朴七物湯方

厚朴半斤　甘草　大黄各三兩　大棗十枚　枳實五枚　桂枝二兩　生姜五兩

上七味，以水一斗，煮取四升，温服八合，日三服。嘔者加半夏五合，下利去大黄，寒多者加生姜至半斤。

〔释义〕

发热十日而脉仍浮数，表邪未解；又见腹满，知邪已入里，肠胃实邪内结，里证甚于表证，表里同病。然饮食如故，说明腹满里证尚未影响正常饮食，还没有达到“不欲食”的程度，故仍可以表里双解，而着重于治里。厚朴七物汤中，用厚朴三物行气除满通便，以除腹满；用桂枝去芍药汤解表，以解表热。

〔提要〕

本条论述腹满兼表证的证治。

〔选注〕

程林：腹满者，内有实热也，十日脉浮而数，浮为在表，表邪未已，欲发热；数为在里，里热能消谷，故饮食如故。与此方荡腹满而除表热。夫表里俱实，当先解表，乃可攻里。今表邪微而里邪盛，故用承气桂枝二汤相合，以和表里，如伤寒之用大柴胡，此其义也。

周扬俊：此有里复有表之证也。腹满而能饮食，亦热邪杀谷之义；发热脉浮数，此表热正炽之时，故以小承气汤治其里，桂枝去芍药以解其表，内外二解，涣然冰释，即大柴胡之意也。以表见太阳，故用桂枝耳。

尤在泾：腹满，里有实也；发热脉浮数，表有邪也；而饮食如故，则当乘其胃气未病而攻之。枳、朴、大黄，所以攻里；桂枝、生姜，所以攻表；甘草、大枣，则以其内外并攻，故以之安脏气，抑以和药气也。

〔评述〕

本条为腹满兼表证，表里同病，用厚朴七物汤进行表里双解。条文中“病腹满，发热十日”两句，是倒装文法，应为先有发热十日，再有腹满，为表邪入里表里同病。周扬俊误以“此有里复有表之证”解释，不符合病情的发展情况。另发热十日，脉仍浮数，说明表证仍未解，如此时脉不浮则不为表证。饮食如故，诸家俱以“邪热杀谷”解释，而尤在泾释之为“胃气未病”似较合理。我们认为，腹满而饮食如故，说明里证尚不严重。

再者，表里同病，要考虑具体病情加以辨证治疗。如表病而里虚，以里虚为急者，当先治里，然后治表；表病而里实者，一般先解表后攻里，但里实甚时也可先攻里。这在《伤寒论》中多有论述。而本条表里同病，表邪未解发热已十天，脉又浮数，说明已非表证初起，表证入里而里证又未至特别严重的程度，故可以用厚朴七物汤表里双解。

又诸家认为本方系承气桂枝合方，未确。厚朴七物汤实为厚朴三物与桂枝汤合方，因厚朴三物与小承气在主治、用量上殊多不同，于后论述。另桂枝去芍药汤解表，去芍药者，因证见腹满，芍药酸敛，仲景凡胸满、腹满者皆除之。

〔原文〕

腹中寒氣，雷鳴切痛[1]，胸脅逆滿，嘔吐，附子粳米湯主之。

附子粳米湯方

附子一枚（炮）　半夏半升　甘草一兩　大棗十枚　粳米半升

上五味，以水八升，煮米熟，湯成，去滓，温服一升，日三服。

〔**词解**〕

（1）雷鸣切痛：雷鸣，即肠鸣音显著。切痛，谓痛之甚者。

〔**释义**〕

因腹中阴寒内盛，脾胃阳气不足，致肠鸣音亢进，腹痛剧烈。寒气上逆而胸胁胀满，寒气犯胃，胃气不降而呕吐。总之是脾阳不足、阴寒内盛的腹满证，故以温阳散寒为治，方用附子粳米汤。方中附子温阳散寒；半夏降逆止呕；甘草、大枣、粳米，缓中和胃。

〔**提要**〕

本条论述虚寒腹满痛的证治。

〔**选注**〕

喻嘉言：腹中寒气奔迫，上攻胸胁，以及于胃，而增呕逆，顷之胃气空虚，邪无所砥，彻入阳位则殆矣。是以除患之机，所重全在胃气，乘其邪初犯胃，尚自能食，而用附子粳米之法，温饱其胃，胃气温饱，则土厚而邪难上越，胸胁逆满之浊阴，得温无敢留恋，必还从下窍而出，旷然无余，此持危守巅之手眼矣。

尤在泾：下焦浊阴之气，不特肆于阴部，而且逆于阳位，中土虚而隄防彻矣。故以附子辅阳驱阴，半夏降逆止呕，而尤赖粳米、甘、枣，培令土厚，而使敛阴气也。

程林：《灵枢》经曰：邪在脾胃，阳气不足，阴气有余，则寒中肠鸣腹痛。盖脾胃喜温而恶寒，寒气客于中，奔迫于肠胃之间，故作雷鸣切痛，胸胁逆满呕吐也。附子粳米汤散寒止逆。疗寒以热药，腹中寒气非附子辛热不足以温之；雷鸣切痛非甘草、大枣、粳米之甘不足以和之；逆满呕吐非半夏之辛不足以散之；五物相需而为佐使。

王旭高：此益胃通阳温肾之剂，夏、甘、粳米、大枣，皆脾胃药也，加入附子一味，通彻上下，上可散寒止呕，下可温经定痛，真神方也。

〔**评述**〕

《素问·举痛论》："寒气客于肠胃，厥逆上出，故痛而呕也。"《灵枢·五邪》："邪在脾胃，阳气不足，阴气有余，即寒中肠鸣腹痛。"说明脾胃阳虚，寒气上逆，造成腹痛、呕吐、肠鸣的病证，本条正为此而设，各家注释基本正确。此外，本证还应有四肢逆冷、脉象沉紧、舌苔白等寒证现象。细析之，条文中"腹中寒气"言证之因，"雷鸣切痛"言证之本，"胸胁逆满，呕吐"，言证之标，"附子粳米汤"言证之治。

程、王二人对附子粳米汤作了详细方解，这里仅作些补充。仲景回阳救逆都用生附子，温阳散寒止痛都用炮附子。因证属脾胃阳虚、阴寒内盛，故用炮附子温阳散寒止痛。半夏降逆止呕，但考虑到附子、半夏药性相反，故用甘草、大枣、粳米等以缓和药性。同时呕吐往往伤阴，用草、枣、粳米和胃，还有甘缓和阴的意义。

〔**原文**〕

痛而閉[(1)]者，厚朴三物湯主之。

厚朴三物湯方

厚朴八兩　大黄四兩　枳實五枚

上三味，以水一斗二升，先煮二味，取五升，内大黄，煮取三升，温服一升，以利爲度。

〔词解〕

(1) 闭：指大便秘结不通。

〔释义〕

痛而闭，《脉经》作“腹满痛”，可见本证主要为腹部胀满疼痛，大便秘结不通，为肠胃实热内结，气滞不通，且以气滞为主，故不用承气而用厚朴三物汤。方中厚朴为君，重用至八两，以除满行气；大黄、枳实行气通便，三物相伍为行气通下之剂。

〔提要〕

本条论述胀重于积的腹满的证治。

〔选注〕

周扬俊：此又言痛之实证也。闭者，气已滞也、塞也。经曰通因塞用，此之谓也。于是以小承气通之，乃易其名为三物者，盖小承气君大黄以一倍，三物汤君厚朴以一倍者，知承气之行，行在中下也，三物之行，因其闭在中上也。绎此可启悟于无穷矣。

尤在泾：痛而闭，六腑之气不行矣。厚朴三物汤与小承气同，但承气意在荡实，故君大黄，三物意在行气，故君厚朴。

陈修园：上用厚朴七物汤，以其发热，尚有表邪也，今腹痛而不发热，止是大便闭者，为内实气滞之证也，通则不痛，以厚朴三物汤主之。

陈灵石：此方减大黄者，必先通便，便通则肠胃畅而脏腑气通，通则不痛也。

〔评述〕

本证为胃肠实热内结、气滞不通之证，除腹部胀满疼痛、大便秘结外，尚有腹痛拒按、舌苔黄等症状。用厚朴三物汤行气通下，重用厚朴为君，大黄后纳通便，药后以利为度，说明本证的腹痛和便秘是相当严重的。从药物组成来看，本方与小承气汤相同，但在剂量和煎法上不同，故主治范围也不相同，诚如尤在泾所说“三物意在行气”，“承气意在荡实”，可见仲景用药之妙。

为了便于说明问题，兹列表于下。见表 10-1。

表 10-1　　厚朴三物汤与小承气汤药量、煎服法及功效主治比较

类　别	厚朴三物汤 《金匮要略·腹满寒疝宿食病脉证治》	小承气汤（《伤寒论》208 条）
药　量	厚朴八两　大黄四两　枳实五枚	大黄四两　厚朴二两　枳实三枚
煎服法	以水一斗二升，先煮二味，取五升，内大黄，煮取三升。温服一升	以水四升，煮取一升二合。分温二服
注意点	以利为度	初汤服当更衣，不尔尽饮之，若更衣者，勿服之。勿令致大泄下

续表

类　别	厚朴三物汤 《金匮要略·腹满寒疝宿食病脉证治》	小承气汤（《伤寒论》208条）
主　证	腹满痛，大便闭	腹大满不通
作　用	行气除满通便	荡实通便
证候特点	腹满痛，大便秘结较严重	腹满痛，便秘较轻

由表10-1可知，两方在药量、煎服法、用药注意点、主证、作用上都不相同，特别是厚朴的用量和大黄的煎法不同，可知厚朴三物汤证的腹满痛便秘应较小承气汤证为重。

陈修园对厚朴七物汤和三物汤进行了比较分析。前者表里同病，故在三物的基础上加上桂枝去芍药汤表里双解，同时腹满尚不太严重，故大黄仅用三两且同诸药同煎。后者纯为里实证，仅以三物汤行气除满，腹满较重，便闭也甚，故大黄用四两而且后下，以增强通便力量。

〔原文〕

按之心下滿痛者，此爲實也，當下之，宜大柴胡湯。

大柴胡湯方

柴胡半斤　黄芩三兩　芍藥三兩　半夏半升（洗）　枳實四枚（炙）　大黄二兩　大棗十二枚　生姜五兩

上八味，以水一斗二升，煮取六升，去滓，再煎，温服一升，日三服。

〔释义〕

本条为腹满实证的证治。辨证重点在于“按之心下满痛”。所谓“心下”，即胸胁胃脘部，病位较高，与《伤寒论》103条“心下急，郁郁微烦”证相类似。心下满痛按之甚，可知内有实邪，实当攻下，故用大柴胡汤。大柴胡汤以柴胡、黄芩、半夏和解表里，大黄、枳实通里攻下，芍药和里缓急，姜、枣和胃。以药测证，可知本证尚有寒热往来、呕吐、大便闭结、腹中疼痛等表现。

〔提要〕

本条论述腹满实证病位在心下的证治。

〔选注〕

徐忠可：此亦两解之方，但此为太阳已传少阳者言也。谓按之心下痛，此有形为病，故曰实而当下。用大柴胡者，不离于小柴胡之和解而稍削其有形之邪耳。

沈明宗：此验上实治法也。心下即胃之上脘，若按之心下满痛，乃胃中邪热食壅，则当下之；但邪居上脘，稍连于表，表里两持，攻发难施，故用大柴胡汤，使上邪还从表出，内邪从下而出，轻园活泼之妙耳。

尤在泾：按之而满痛者，为有形之实邪，实则可下。而心下满痛，则结处尚高，与腹中满痛不同，故不宜大承气而宜大柴胡。承气独主里实，柴胡兼通阳痹也。

魏念庭：此为邪实而且夹热者言也，按之心下满痛，邪犹盛在上焦之阳分，即有便闭，故当大柴胡以两解，仲景已叙之《伤寒论》中太阳篇矣，云伤寒十余日，热结在里者，与大柴胡汤主之。宜下之而不用大承气乃出大柴胡者，正与《伤寒论》篇中所言相符也。

〔评述〕

本条文较简单，仅“按之心下满痛”一句，以此辨别，似嫌不足。参考《伤寒论》大柴胡汤条文：“太阳病，过经十余日，反二三下之，后四五日，柴胡证仍在者，先与小柴胡汤。呕不止，心下急，郁郁微烦者，与大柴胡汤下之则愈。”“伤寒十余日，热结在里，复往来寒热者，与大柴胡汤。”“伤寒发热，汗出不解，心中痞硬，呕吐而下利者，大柴胡汤主之。”可见心下急结满痛为大柴胡汤证指征。所谓心下急结满痛，即胸胁上腹部疼痛急迫，胀满不舒。在临床上还往往伴有心中烦躁、大便秘结、呕吐、寒热往来。大柴胡汤目前临床用于急性肝胆疾患，疗效卓著。

对于大承气汤和大柴胡汤的区别，注家均甚明晰。承气主治大肠实热燥屎内结，腹中满痛，病位在中下腹；大柴胡汤主治心下热结，兼有少阳证候，病位在上腹胸胁。故一以攻下通里，一以和解攻下。尤在泾“承气独主里实，柴胡兼通阳痹”一句可谓切当。所谓阳痹者，阳在上部，痹为阻塞也。

〔原文〕

腹滿不減，減不足言，當須下之，宜大承氣湯。(方見前痓病中)

〔释义〕

《伤寒论》第255条与本条相同，唯“当”字下无“须”字。《脉经》无“宜大承气汤”五字。腹满疼痛，是实热燥屎内结证候的主证之一，但应与虚证腹满相鉴别。虚者肠胃内无实邪，故腹满时作时减，没有经常性；实者肠胃内有实邪，故腹满不减，呈持续性。若腹满时有减轻，就必须考虑无形之气所作，不足以言承气汤证。同时还必须结合其他情况，如舌苔黄厚干燥，脉迟紧或滑数，腹痛拒按，大便闭结，日晡潮热，甚至精神错乱谵妄等症状，才可应用通里攻下的大承气汤。大承气汤苦寒攻下，大黄攻实，芒硝软坚，厚朴除满，枳实消痞，是峻下之剂，须谨慎使用。

〔提要〕

本条论述实证腹满的临床特点及治法。

〔选注〕

徐忠可：前有腹满时减当温之一条，故此以减不足言者别之。见稍减而实不减，是当从实治，而用大承气，此比三物汤多芒硝，热多故耳。

沈明宗：此实满之方也。腹满，昼夜不减为实，时或虽减，亦不足为减，曰减不足言，非似虚满时减复如故也。然邪正气实，犹如两国相持，终有一败，唯恐正气垂绝，故宜大承气峻涤其邪耳。

尤在泾：减不足言，谓虽减而不足云减，所以形其满之至也，故宜大下，以上三方，虽缓急不同，而攻泄则一，所谓中满者，泻之于内也。

《医宗金鉴》：腹满时减时满，虚满也；腹满常常而满，实满也。腹满不减，减不足言，谓腹满不减，虽减不过稍减，不足言减也。虚满当温，实满当下，故宜大承气汤下之，此治实满之法也。

〔评述〕

本条仲景于《伤寒论·辨阳明病脉证并治》阳明病篇已载，可见辨腹满减与不减的重要性，注家于此已详尽发挥。然“减不足言”一语，大多随文解释，如说“虽减而不足云减”或“稍减而实不减”等。其实腹满须用大承气汤者，多由燥屎内结，根本没有减轻的时候。我们认为，“减不足言”在这里是插笔法，意味着腹满不减是实证，当须下之；若有减轻时，即为“腹满时减”的虚证，与本条病情不合，不足言实证。

本条文字简练，为便于临床应用，宜参考《伤寒论》有关腹满用大承气的条文，以备对照。“阳明病，脉迟，虽汗出，不恶寒者，其身必重。短气，腹满而喘，有潮热者，此处欲解，可攻里也。手足濈然汗出者，此大便已硬也，大承气汤主之。”（208 条）“大下后，六七日不大便，烦不解，腹满痛者，此有燥屎也，所以然者，本有宿食故也，宜大承气汤。”（241 条）“少阴病，六七日，腹满不大便者，急下之，宜大承气汤。”（322 条）更有“腹微满，初头硬，后必溏，不可攻之。”（238 条）。从以上条文可知，腹满痛不是用承气汤的唯一条件，还必须具备日晡潮热、烦躁、手足濈然汗出、不恶寒、不大便多日，且腹部满痛拒按，甚至腹部按之有粪块等症状。反之，若腹微满，大便亦通，且初头硬后溏则不可攻下。另从《金匮要略》用大承气汤来看，痉病、下利、腹满、产后恶露不尽而发热，也都是急症。所以必须掌握腹满实证用承气汤的指征。本篇腹满实证主要有四个方证，厚朴七物、厚朴三物、大柴胡、大承气汤证。厚朴七物汤证表里同病，腹满兼有发热，故表里双解；三物汤证纯为里实，腹满便闭，气滞不通，故重用厚朴行气，大黄枳实通便；大柴胡汤证病位较高，腹满偏于上腹和胸胁部，且往往兼有寒热往来，胸胁苦满，故以大柴胡汤和解表里；大承气汤证痞满燥实坚，为腹满里实之严重者，病位偏于中下腹部，故以大承气汤通里攻下。虽均为下法，而兼证不一，表里不同，缓急各异，病位高下有别，可见仲景用药之法度。

又腹满实证诸方皆用大黄通便攻下。再参本书诸篇凡腹满实邪所致者无不用大黄，如痰饮腹满之已椒苈黄丸，黄疸腹满之大黄硝石汤，妇人产后腹满之大黄甘遂汤。由此可知，腹满当下主药为大黄。不过配伍不同，功效也有所不同，如大黄配甘遂则攻水，配葶苈则泻痰，配山栀、黄柏则利湿退黄，由此可见通便攻下法主治范围的广泛。

〔原文〕

心胸中大寒痛[1]，嘔不能飲食，腹中寒，上衝皮起，出見有頭足[2]，上下痛而不可觸近，大建中湯主之。

大建中湯方

蜀椒二合（炒去汗）　干姜四兩　人参二兩

上三味，以水四升，煮取二升，去滓，内膠飴一升，微火煎取一升半。分温再服，如一炊頃[3]，可飲粥二升，後更服，當一日食糜[4]，温覆之。

〔词解〕

（1）心胸中大寒痛：寒痛，说明腹痛性质属寒；心胸，说明病变部位在心下胃脘及胸腹部，病变范围较广泛。

（2）上冲皮起，出见有头足：形容腹中寒气攻冲，腹皮突起，似乎有头足状的块状物向上向下冲动。

（3）如一炊顷：约当烧一顿饭的时间。

（4）食糜：只能吃稀饭。

〔释义〕

《千金要方》："心胁中大寒大痛，呕不能饮食，饮食下咽，自知偏从一面，下流有声，决决然，若腹中寒气上冲皮起，出见有头足，上下而痛，其足不可触近。"叙述较为详尽，录此备考。

本证为中焦寒盛，脾阳衰微所致。心胸中大寒痛，说明疼痛剧烈，范围广泛，自腹中连及心胸。由于寒邪内盛，冲逆无制，腹中有物突起，高出皮肤，好像有头足状的块状物，实际上是肠型。寒邪攻冲，气机逆乱，疼痛剧烈以致不可触近。寒邪犯胃，胃气上逆故呕吐不能饮食。由于本证中阳虚弱，阴寒内盛，故用大建中汤培建中气，温中散寒。方中饴糖建中缓急，配人参培建中气；蜀椒、干姜温中散寒。因本证虽上下内外阴寒盛，而发病之因仍为中焦脾胃虚寒，大建中汤扶助中焦阳气，扶正即所以祛邪，缓急即所以止痛也。

〔提要〕

本条论述虚寒腹满的证治。

〔选注〕

沈明宗：此心胃受寒，引动下焦阴气上逆而痛也。中上二焦，气虚受寒，故心胸中大寒痛；寒邪引动下焦阴气，而挟冲脉上逆，则痛呕不能饮食，故上冲皮起，出见似有头足之状，即《内经》按之喘动应手之类也。邪气充斥三焦而为寒实，故上下痛而不可触近。方用人参、胶饴、干姜，建其中气，而温散胸膈之寒；蜀椒能达浊阴下行，俾胃阳充而寒散痛止。此非肾经虚寒直中，故不用桂附回阳耳。

尤在泾：心腹寒痛，呕不能饮食者，阴寒气盛而中土无权也；上冲皮起，出现有头足，上下痛而不可触近者，阴凝成象，腹中虫物乘之而动也。是宜大建中脏之阳，以胜上逆之阴，故以蜀椒、干姜温胃下虫，人参、饴糖安中益气也。

《医宗金鉴》：心胸大寒痛，谓腹中上连心胸大痛也，而名大寒痛者，以有厥逆脉伏等大寒证之意也。呕逆不能饮食者，是寒甚格拒于中也，上冲皮起出见有头足者，是寒甚拒坚于外也。上下痛不可触近，是内而脏腑，外而经络痛之甚，亦由寒之甚也。蜀椒、干姜大散寒邪，人参、饴糖大建中虚，服后温覆令有微汗，则寒去而痛止，此治心胸中之寒法也。

唐容川：上节主言腹满者当下，此节便举腹满者当温，一是大热，一是大寒，对举以为衡，而后能于同中辨异也。谨按此篇，节节皆是对勘之文，故必有风冷一节方言不可下，而厚朴七物汤一节，即以当下者较之，才用七物汤下之，旋即出附子粳米汤之证又以为当温。盖同是腹满，而饮食如故则当下，饮食呕吐则又当温；痛而雷鸣呕吐则当温，痛而闭实则当下。故下文又出三物、大柴胡、大承气证以比较之。数方主下者，皆以其腹满；然而腹满又有大寒之证，其满更甚，似乎可下，而痛呕不食，与闭实能食者有别，又当大温，宜用大建中。节节对勘，层层驳辩，学者知此，乃可以读仲景之书。

〔评述〕

本条为脾阳衰微、阴寒内盛的腹满痛证，与附子粳米汤条同见腹痛、呕吐，病机虽相同，然由于病势的不同，在主治证候、用药上亦有所区别。兹列表比较如下。见表 10-2。

从表 10-2 可见，大建中汤证比附子粳米汤证在病位、病势、症状上广泛且严重，在用药上各方面都有所加强。所以张路玉说："虚为积聚之治，此方最力。"如比较二方组成，治虚寒性腹痛，附子不如干姜；治虚寒性呕吐，半夏不如蜀椒；温养脾胃，甘草、粳米、大枣不如人参、饴糖。

关于"上冲皮起，出见有头足，上下痛不可触近"，各家都认为是寒气攻冲的现象，尤在泾认为是虫动，此说虽不尽然，但蛔虫因脏寒而动，甚则吐蛔确是事实，大建中汤能治蛔虫腹痛，也足资参考。

表 10-2　附子粳米汤与大建中汤在主治证候及用药上的不同

类别		附子粳米汤	大建中汤
证候	病位	腹中	心胸腹中
	痛势	切痛	上下痛不可触近
	寒气冲逆	胸胁逆满	上冲皮起，出见有头足
	呕吐	呕吐	呕吐不能饮食
	其他兼症	肠鸣首显著	有肠型
	病势	较轻	较重
治疗	温中	附子一枚	干姜四两
	止吐	半夏半斤	蜀椒二合
	建中	甘草、大枣、粳米	人参、饴糖
	作用	温中止痛和胃	培建中气，散寒止痛

又"上下痛而不可触近"，似是"按之痛者为实"的实证，然全面辨证，本条尚有呕吐不能饮食的脾胃虚寒证候。诚如程门雪先生说："上下痛而不可触近者，是无形之虚气，故宜温寒补虚。"如推敲《医宗金鉴》分析，大寒痛还应有四肢逆冷、脉象沉伏等，则更为全面。唐容川把全篇前后条文贯穿起来分析，对掌握辨证施治，不无裨益。

大建中用人参、干姜、蜀椒，纯为辛甘之品，扶阳驱阴，用治阴寒内盛彻于上下的大寒痛；小建中用桂枝、白芍、甘草，酸辛甘并用，调和阴阳，用治阴阳失调上热下寒的虚劳腹痛，均培建中气，而作用大小缓急不同。

又附子粳米汤和大建中汤虽有缓急不同的适应证，但有时也可同用。如《外台秘要》引《小品》解急蜀椒汤，即附子粳米汤加蜀椒、干姜，治寒疝心痛如刺，绕脐腹中寒痛，自汗出欲绝；又疗心腹痛，困急欲死，解结逐寒，上下痛良。

〔原文〕

脅下偏痛，發熱，其脉緊弦，此寒也，以温藥下之，宜大黄附子湯。

大黄附子湯方

大黄三兩　附子三枚（炮）　細辛二兩

上三味，以水五升，煮取二升，分温三服；若强人煮取二升半，分温三服。服后如人行四五里，進一服。

〔释义〕

本条是寒实内结的证治。“胁下偏痛”不能拘于胁下，还包括两胁和腹部。“发热”也不是表证，如是表证发热脉当浮数，今发热脉紧弦，系寒实内结，阳被阴郁所致。在临床上本证还应有恶寒肢冷、大便秘结、舌苔黏腻等症状。

“其脉紧弦”，主寒主痛，说明寒实内结的病机，故以温下法，非下不能去其实，非温不能散其寒。大黄附子汤用大黄攻下通便，附子、细辛温经散寒止痛。

〔提要〕

本条论述寒实腹满的证治。

〔选注〕

周扬俊：此寒邪之在中下二焦也。胁下属厥阴之部分，于此偏痛，必有所积，积而至于发热，其为实可知也。乃视其脉不滑数而紧弦，洵为阴脉，果是阴邪结于阴位矣。且紧属痛，固因寒而痛，弦为实，亦因寒而实，故非下则实不去，非温则寒不开，然肝肾同一治也。厥阴之实，系少阴之寒而实，苟不大用附子之热，可独用大黄之寒乎。入细辛者，通少阴之经气也，以寒实于内而逼阳于外也。或里有寒，表有热，俱未可定也。仲景于附子泻心汤中，既用三黄，复用附子，以畏寒汗出，阳气之虚在于外也。此大黄附子汤，阴气之结深于内也，然则痞证用三黄，固正治之法，偏痛用大黄，岂非从治之法乎。合观之，知有至理存焉矣。

尤在泾：胁下偏痛而脉紧弦，阴寒成聚，偏着一处，虽有发热，亦是阳气被郁所致。是以非温不能已其寒，非下不能去其结，故曰宜以温药下之。程氏曰：大黄苦寒，走而不守，得附子、细辛之大热，则寒性散而走泄之性存是也。

《医宗金鉴》：腹满而痛，脾实邪也；胁下满痛，肝实邪也；发热若脉数大，胃热实邪也。今脉紧弦，脾寒实邪也，当以温药下之，故以大黄附子汤下其寒实，方中佐细辛者，以散其肝实，此下肝脾寒实之法也。

唐容川：当温者不可下，当下者不可温，上数方一寒一热，反观互证，所以明其别也。然又有当温复当下，当下复当温者，是又宜温下并行，不可执著，故特出大黄附子细辛汤之证治，以见温之与下，或分或合，总随证为转移，而不可拘泥也。

《千金衍义》：少阴病始得之，反发热脉沉，用麻黄附子细辛汤，以治太阳少阴之两感。此治胁下偏痛，发热脉紧，变表法为下法，立大黄附子汤，以治寒从下上之瘕积。赖附子把守真阳，不随汗下亡脱。设无发热外证，岂不可变大黄附子甘草之治乎。

〔评述〕

“胁下偏痛”的辨析：本篇中以胁痛为主证的条文有三个。第一条：“趺阳脉微弦，法当腹满，不满者必便难，两胠疼痛，此虚寒从下上也。”第五条：“寸口脉弦者，胁下拘急而痛，其人啬啬恶寒也。”本条：“胁下偏痛，发热，其脉紧弦，此寒也，以温药下之，宜大黄附子汤。”条文中均有胁痛脉弦，肝病者胁下痛，弦脉属肝主寒主痛，故均为寒凝肝经所致。然或表现不同，或见腹满，或见恶寒，或见发热，皆病机不同使然。第一条为脾胃虚寒，肝木侮土，故腹满胁痛，治以温中健脾；第五条肝经寒气凝滞，又兼外感寒邪而恶寒胁痛，故需表里双解；本条肝经寒气上逆，实邪内结，阳为阴郁而发热胁痛，故以温寒攻实。当然临床上还必须全面辨证，实际上，腹满、胁痛、恶寒、发热往往同时并见，不可拘于条文。

“发热，其脉紧弦”的分析：本条注家多认为是阴邪壅滞，阳为阴郁所致，较切。《医宗金鉴》更以“发热若脉数大，胃热实邪也。今脉紧弦，脾寒实邪也”，以脉论证，分析切当。如加上发热脉若浮数，外有表邪也，则更为全面。临床有发热症状，不可仅以为表证、热证，还必须参考其他情况。如《伤寒论》少阴病初起也有发热，就不能仅以表证或里热治之。事实上凡正邪相搏，正气尚可抗邪者都有可能引起发热。

麻黄附子细辛汤与本方俱以附子、细辛散寒，而前者兼有表邪故以麻黄解表，后者兼有里实故以大黄攻下，可见表里辨证之要。《千金衍义》的分析，可谓明晰。

大黄附子细辛汤为温下法祖方，《千金》温脾汤由此而出。目前每用大黄、附子治疗慢性肾炎尿毒症，而不拘于“胁下偏痛”、“脉紧弦”、“发热”，说明读仲景书必须掌握精神，而不能死于句下。

〔原文〕

寒氣厥逆(1)，赤丸主之。

赤丸方

茯苓四兩　半夏四兩（洗）　烏頭二兩（炮）　細辛一兩

上四味，末之，內真朱(2)爲色，煉蜜丸如麻子大(3)，先食酒飲下三丸，日再，夜一服。不知，稍增之，以知爲度。

〔词解〕

（1）厥逆：有两种含义，指病机和症状。

（2）真朱：朱砂的别名。

（3）麻子大：如大麻子样大小。

〔释义〕

本条叙证简略，《脉经》无此条，《医宗金鉴》认为有脱简，历来注家意见不一。如以药测证，则本条病机应为脾肾虚寒，水饮上逆。方中用乌头、细辛温中散寒止痛，可见腹痛较明显；用茯苓、半夏化饮止呕，可见有心下悸、呕吐。文中指出“寒气厥逆”，可见阴寒腹痛剧烈，甚则四肢逆冷、冷汗出。

〔提要〕

本条论述寒饮厥逆的治法。

〔选注〕

沈明宗：此治心胃寒郁之方也。寒气内客，郁遏胃阳，不行于四肢，故致厥逆。用乌头、细辛，善驱在里寒风；茯苓渗湿，助半夏消痰而和脾胃；以真朱为色者，即朱砂为衣，取其护心而镇逆也。

尤在泾：寒气厥逆，下焦阴寒之气厥而上逆也。茯苓、半夏降其逆，乌头、细辛散其寒，真朱体重而色正，内之以破阴去逆也。

黄元御：寒气厥逆，寒气在内手足厥冷也。四肢秉气于脾胃，寒水侮土，四肢失秉，是以厥逆。寒水上凌，心火澌败，是宜泄寒水而护心君，茯、乌泄水而驱寒湿，辛、夏降浊而下冲气，真朱保护心君而止疼痛也。

《方极》：赤丸，治心下悸，有痰饮，恶寒或微厥者。

《类聚方广义》：疝家胁腹挛痛，恶寒，腹中漉漉有声，呕而眩悸，其证缓者，常用此方为佳，若不能酒服者，以白汤送之。

陆渊雷：此方见《千金·卷十六·痼冷积热门》，主疗同。然但云寒气厥逆，则证不备具，依方，当有水气之变。水为阴类，其在胃肠内者，古人谓之痰饮。治痰饮，大法宜温药，故曰寒气。

〔评述〕

本条文字过简，仅“寒气厥逆，赤丸主之”八字，所以必须认真讨论。

1. 关于“寒气厥逆”

《素问·举痛论》：“寒气客于五脏，厥逆上泄，阴气竭，阳气未入，故卒然痛死不知人，气复反则生也。”说明寒气病因，侵入五脏，厥逆之气上越，阴气内竭，阳气未入，阴阳气不相顺接，所以突然疼痛剧烈，甚至不知人事，如阳气复反，阴阳平和，就可复苏。《伤寒论》337 条：“凡厥者，阴阳气不相顺接，便为厥，厥者，手足逆冷者是也。”从《内经》、《伤寒论》条文可知，厥逆不仅指阴阳气不相顺接的病机，而且还表示四肢逆冷、疼痛剧烈甚至不省人事的症状。再考《素问·厥论》：“厥或令人腹满，或令人暴不知人，或至半日远至一日乃知人者，何也?”“阴气盛于上则下虚，下虚则腹胀满，阳气盛于上则下气重上而邪气逆，逆则阳气乱，阳气乱则不知人也。”可见本方证列于本篇，决非偶然。

2. 关于“赤丸”

赤丸即红色药丸，因丸药以朱砂为衣，外观色红故名之。《金匮要略》用乌头入丸者，有治心痛彻背、背痛彻心的乌头赤石脂丸，有治寒气厥逆腹痛肢冷的赤丸，可见乌头温散止痛的作用。为丸者一则药效持久，一则便于控制剂量。凡用乌头，仲景每于方后详加说明，如“不知，稍增之，以知为度”等，后乌头桂枝汤更以“其知者如醉状”说明药物应用的有效剂量。赤丸除乌头、细辛散寒止痛外，又有半夏、茯苓。仲景方中半夏治呕，茯苓治悸有一定成法，故注家有以痰饮解者，也值得参考。但应该指出本证还是以寒气为主，如仅为痰饮水气而致厥逆者，《伤寒论》356 条自有“伤寒厥而心下悸，宜先治水，当服茯苓甘草汤，却治其厥”可参，而无须用本方。

〔原文〕

腹痛，脉弦而緊，弦則衛氣不行，即惡寒；緊則不欲食，邪正相搏，即爲寒疝。寒疝

繞臍痛，若發則白津[1]出，手足厥冷，其脉沉緊者，大烏頭煎主之。

大烏頭煎方

烏頭大者五枚（熬，去皮，不㕮咀）

上以水三升，煮取一升，去滓，内蜜二升，煎令水氣盡，取二升，强人服七合，弱人服五合。不差，明日更服，不可一日再服。

〔词解〕

（1）白津：为白汗之误。《外台秘要》："仲景《伤寒论》寒疝绕脐苦痛，若发则白汗出，手足厥寒，若脉沉弦者，二物大乌头煎主之。"说明白津即白汗。白汗，指因剧痛所迫而出的冷汗。

〔释义〕

《脉经》："寸口脉弦而紧，弦则卫气不行，卫气不行则恶寒；紧则不欲食。弦紧相搏则为寒疝。""趺阳脉浮而迟，浮则为风虚，迟则为寒疝，寒疝绕脐痛……大乌头汤主之。"作为两条。《千金要方·痼冷积热门》同。《外台秘要·寒疝腹痛门》引《伤寒论》亦无首至"即为寒疝"28字。合而考之，知《金匮要略》本是两条，传写误并为一。故分为两段释之。

上段自"腹痛"至"即为寒疝"，是论述寒疝的病因病机。仲景以脉论证，脉弦而紧，弦与紧脉皆为阴脉，主寒主痛。弦则卫气不行，说明寒邪侵袭，卫阳被遏，不能正常运行而恶寒。紧则不欲食，为寒邪侵袭，胃阳衰微，不能纳谷。寒邪伤及内外，阳气起而直争，正邪相搏，发为寒疝。疝者痛也，因寒而发，故名寒疝。

下段说明寒疝发作时的证候。绕脐腹痛，为阴寒内结、正邪相搏于脐腹部所致，是寒疝的主要症状。寒疝发作疼痛剧烈，迫使冷汗出，说明寒疝发作时的剧烈程度。手足厥冷，为阴阳气不相顺接，阳气衰微不能达于四肢。此时脉由弦紧转为沉紧，呈内寒极盛之象，宜用大乌头煎破积散寒止痛。方中乌头大热大毒，单行力专，白蜜缓和乌头的毒性，且有缓和疼痛延长药效的作用。方后云：强人服七合，弱人服五合，不可一日再服。可知本方药力峻烈，需谨慎使用。

〔提要〕

本条论述寒疝的病因病机和证治。

〔选注〕

徐忠可：此寒疝之总脉证也。其初亦止腹满，而脉独弦紧，弦则表中之卫气不行而恶寒，紧则寒气痹胃而不欲食，因而风冷注脐，邪正相搏而绕脐痛，是外之阳、胃中之阳、下焦之阳皆为寒所痹，因寒脐痛故曰疝。至发为白津出，寒重故冷涎出；手足厥冷，厥逆也；其脉沉紧是寒已直入于内也，故以乌头一味，合蜜顿服之，此攻寒峻烈之剂，即后人所谓霹雳散也。

魏念庭：平素阳虚阴盛，积寒在里，以召外寒，夹杂于表里而为患者也。表里之寒邪既盛，而正阳与之相搏，寒邪从下起，结聚于至阴之分而寒疝成矣。寒疝既成，伏于少腹，绕脐痛苦，发止有时，发则白津出，津似汗而非汗也，此汗本下部虚寒，阴邪逼迫外越，故以白津二字形容之，理至微也。及阴寒积久而发，四肢厥冷，脉得沉紧，何非寒厥之气为患也耶？乌头辛热，逐寒邪，开阴闭，专用建功，单刀直入，竟趋虎穴，此取效之最经捷者也；唯恐燥烈伤阴，故于服法又分弱强人，并申一日不可再服之戒也。

尤在泾：弦紧脉皆阴也，而弦之阴从内生，紧之阴从外得。弦则卫气不行而恶寒者，阴出而痹其外之阳也；紧则不欲食者，阴入而痹其胃之阳也。卫阳与胃阳并衰，而外寒与内寒交盛，由是阴反无畏而上冲，阳反不治而下伏，所谓邪正相搏，即为寒疝者也。绕脐痛，发则白津出，手足厥冷，其脉沉紧，皆寒疝之的证。白津，汗之淡而不咸者，为虚汗也，一作自汗亦通。大乌头煎大辛大热，为复阳散阴之峻剂，故云不可一日更服。

《医宗金鉴》：疝病犯寒即发，故谓寒疝也。其病发则绕脐少腹急痛，恶寒汗出，手足厥冷，不欲食，脉弦而紧，主急主痛，此寒疝应有之脉证也。主之乌头煎者，是专以破邪治标为急，虚实在所不论，故曰强人服七合，弱人服五合也。

程林：乌头大热大毒，破积聚寒热，治脐间痛，不可俯仰，故用以治绕脐疝痛苦。治下焦之药味不宜多，多则不专，此沉寒痼疾，故以一味单行，则其力大而厚，甘能解药毒，故纳蜜以解乌头之大热大毒。

〔评述〕

本条主要讨论寒疝的病因、病机、典型证候和治法。

寒疝病名源于《内经》。如《素问·长刺节论》："病在少腹，腹痛不得大小便，病名曰疝，得之寒。刺少腹两股间，刺腰髁骨间，刺而多之，尽炅病已。"《素问·平人气象论》："脉急者曰疝瘕少腹痛。"可见寒疝为少腹寒气结聚，发作剧烈，腹痛甚不得二便，脉急之证。因气实寒薄所致，治疗以针刺腰腹、腰背部穴位为主，多刺至少腹尽热乃止针。在《内经》中还有五脏疝、㿗疝、㿉狐、狐疝、卒疝、冲疝等，认为与足厥阴肝经和任督脉病变有关。可见《内经》的疝病较为广泛，总结起来可分两种，一为剧烈发作性腹痛，一为外生殖器肿痛，寒疝属前者，故与后世的小肠疝气、外生殖器肿痛不可混同。《诸病源候论》指出寒疝腹痛"由阴气积于内，寒气结搏而不散，腑脏虚弱，故由风邪冷气，与正气相搏，则腹痛里急"，更补充了《内经》、《金匮要略》寒疝病机论述的不足。后世有人将寒疝混同于一般的疝气，如楼氏《医学纲目》："疝名虽七，寒疝则疝之别名也。"我们认为这种说法是不恰当的。

同时还必须指出，寒疝与寒性腹满痛，虽同由寒气凝聚所致，在症状上又相似，但在病位、疼痛程度、脉象、治疗方药上各有其相对独立性。兹列表比较如下。见表10-3。

表10-3　寒疝与虚寒性腹痛的证治比较

	寒　疝	虚寒性腹痛
主证	绕脐痛，发则白汗出，手足厥冷	心胸中大寒痛，上冲皮起，上下痛不可触近
脉象	弦紧，甚则沉弦	弦紧
兼证	恶寒，不欲食	呕吐不欲饮食
病位	下焦少腹部	中焦脾胃大腹部
疼痛部位	主要在脐周	较广泛，包括胸胁、上下腹
病机	下焦沉寒痼冷，阴寒内聚	脾胃阳虚，阴寒内盛
治法	破积散寒止痛	温中散寒止痛

续表

	寒　疝	虚寒性腹痛
主方	大乌头煎	大建中汤、附子粳米汤
主药	乌头	蜀椒、干姜、附子
用药特点	单行力专，剂量大，乌头大者五枚，仅配白蜜调和药性	药味较多而用量较小，附子仅一枚；或干姜四两，蜀椒一合。并配以人参、粳米等和胃益气之品

关于“白津”，各注家意见不一。《脉经》、《千金要方》作“白汗出”，《诸病源候论》作“自汗出”。而林亿校本作“白津出”。丹波元简《金匮玉函要略辑义》作“白汗出”解，“此云白汗出者，盖不堪痛苦之甚”。《医宗金鉴》：“其白汗之白字，当是自字。”作“自汗出”解。尤在泾《金匮要略心典》仍作“白津”解，并云：“白津，汗之淡而不咸者，为虚汗也；一作自汗亦通。”程林《金匮要略直解》作“冷汗”解。蔡陆仙《中国医药汇海》也作“白津”解，认为“白津与冷涎相似”。胡毓秀《金匮要略集注折衷》：“白津出与妇人浊带，男子遗精相似，肝肾阳衰不能收涩水津，则胞中水津自前阴泄出。”陈灵石《金匮方歌括》：“白津者汗淡不咸，或未睡时泄精漏精，大便下如白痰，苔猪脂状，俱名白津。”

综上所述，白津出，有白汗、白津、自汗三种不同的提法。对于白津，尤在泾认为是虚汗，蔡陆仙认为是冷涎，胡毓秀认为是浊带遗精从小便出，陈灵石认为是淡汗或遗精漏精、大便下白痰。而丹波元简根据《内经》、《淮南子》认为是白汗，近代注家如陆渊雷、二版教材、南京译释本等均从之。

考《内经》无“白津”，唯《素问·经脉别论》有“厥气留薄，发为白汗”，景岳《类经》有“逆气不散则留薄于经，气虚不固则表为白汗”，张志聪《集注》有“厥逆之气，留薄于心下，则上迫于肺，故发为白汗”。都说明白汗的成因，是由于阴寒厥逆之气逼迫，肺气虚，腠理不固所发，与本条类同。又《素问·阴阳别论》、《素问·生气通天论》均有“魄汗未藏”，“魄汗未尽”之句，“魄”与“白”声近义同，皆谓有所逼迫而汗出之义，可供参考。所以我们认为白津应作白汗解，为剧烈疼痛以致汗出者。

〔原文〕

寒疝腹中痛，及脅痛裏急者，當歸生姜羊肉湯主之。

當歸生姜羊肉湯方

當歸三兩　生姜五兩　羊肉一斤

上三味，以水八升，煮取三升，温服七合，日三服。若寒多者，加生姜成一斤；痛多而嘔者，加橘皮二兩，白术一兩。加生姜者，亦加水五升，煮取三升二合，服之。

〔释义〕

本条为寒疝轻证，属血虚寒邪乘虚侵入血分所致。血虚则脉道不营，寒多则血脉挛急，故腹痛、胁痛。因证属血虚寒凝，故以当归生姜羊肉汤养血散寒，方中当归养血，羊肉温补，生姜散寒。

〔提要〕

本条论述血虚所致寒疝的证治。

〔选注〕

徐忠可：寒疝至腹痛胁亦痛，是腹胁皆寒气作主，无复界限，更加里急，是内之营血不足，至阴气不相荣，而敛急不舒，故以当归羊肉兼补兼温，而以生姜之散其寒，然不用参而用羊肉，所谓"形不足者，补之以味也"。

《医宗金鉴》：寒疝，腹中痛及胁痛里急，脉见沉紧，较之绕脐苦痛轻矣，且无恶寒汗出，手中厥冷，故不用乌头煎之大温大散，而用当归生姜羊肉汤养正为本，散寒为次。此治寒疝之和剂也，服乌头煎病势退者，亦当与之。

尤在泾：此治寒多而血虚者之法。血虚则脉不营，寒则脉绌急，故腹胁痛而里急也。当归、生姜温血散寒，羊肉补虚益血也。

沈明宗：此连冲脉为疝，治当温补也。肝木受邪，乘脾则腹中痛；本经之气不疏，故胁亦痛；连及冲脉，则里急矣。所以当归补养冲任而散风寒，羊肉温补营卫之气，俾邪散而痛自止。方后云：痛多而呕，乃肝气上逆临胃，故加橘、术补之。

〔评述〕

一般说来，寒疝为阴寒痼冷，结聚不散所致，故典型症状为绕脐痛，若发则白汗出，手足逆冷。而本条为血虚寒气迫于血脉所致，证情较轻，仅见胁腹部疼痛。前后两条有虚实缓急的不同。

《素问·举痛论》："寒气客于厥阴之脉，厥阴之脉者，络阴器系于肝，寒气客于脉中，则血脉泣急，故胁肋与少腹相引痛也。"本证见胁痛，胁为肝之分野，肝主藏血，血虚则寒气客于厥阴之脉，血脉运行不畅，胁腹部失去温煦濡养，而拘急疼痛。再参《金匮要略·妇人产后病脉证治》"产后腹中㽲痛，当归生姜羊肉汤主之"。产后血虚，寒气侵犯故腹中㽲痛，㽲痛者痛较缓，且得按得温即减。从而可以说明本证腹痛并不剧烈，且常偏于中下腹部。本证既以血虚为主，故主以温补养血散寒，《素问·阴阳应象大论》："形不足者，温之以气；精不足者，补之以味。"当归、生姜，温血散寒，羊肉补虚为血肉之品，配伍周到，深得《内经》立法之义。《医宗金鉴》认为本方还可用于大乌头煎证缓解时，也可参考。

〔原文〕

寒疝腹中痛，逆冷，手足不仁，若身疼痛，灸刺諸藥不能治，抵當烏頭桂枝湯主之。

烏頭桂枝湯方

烏頭

上一味，以蜜二斤，煎減半，去滓，以桂枝湯五合解之[1]，得一升[2]後，初服二合，不知，即服三合，又不知，復加至五合。其知者，如醉狀，得吐者，爲中病[3]。

桂枝湯方

桂枝三两（去皮） 芍药三两 甘草二两（炙） 生姜三两 大枣十二枚

上五味，剉，以水七升，微火煮取三升，去滓。

〔**词解**〕

(1) 解之：纯蜜煎乌头减半则药汁浓厚，用桂枝汤汁溶解。

(2) 得一升：以蜜煎乌头汁五合和桂枝汤汁五合凑成一升。

(3) 其知者，如醉状，得吐者，为中病："其知者"是有效的意思；"如醉状"是服乌头的药物反应，说明药力已够，证候已解；"得吐者"说明达到饱和药量。对这两句不可拘泥，因乌头的中毒量和有效量相当接近，必须掌握。

〔**释义**〕

腹痛、四肢逆冷是阴寒内结寒疝的必有证候。手足不仁，为寒邪凝滞经脉所致。身疼痛，为寒邪痹阻于表，营卫不和所致。表里内外皆寒，气血营卫不和，仅以灸刺外治或服温里散寒的药物，往往不能治愈疾病，故当用乌头桂枝汤。乌头散里寒，桂枝汤解表寒，也为表里同治之法。

〔**提要**〕

本条论述寒疝兼表证的证治。

〔**选注**〕

徐忠可：起于寒疝腹痛而至逆冷、手足不仁，则阳气大痹，加以身疼痛，营卫俱不和，更灸刺诸药不能治，是或攻其内，或攻其外，邪气牵制不服，故以乌头攻寒为主，而合桂枝全汤以和营卫，所谓七分治里、三分治表也。如醉状，则荣卫得温则气胜，故曰知；得吐，则阴邪不为阳所容，故上出而为中病。

程林：寒淫于内，则腹中痛；寒胜于外，则手足厥冷，甚则至于不仁，而身疼痛。致内外有寒也。又乌头煎，热药也，能散腹中寒痛；桂枝汤表药也，能解外证身疼痛。二方相合，则能达脏腑而和营卫，和气血而播阴阳，其药势翕翕行于肌肉之间，恍如醉状，如此，则外之凝寒下行，得吐则内之冷将去，故为中病。

尤在泾：腹中痛，逆冷，阳绝于里也；手足不仁，或身疼痛，阳痹于外也。此为寒邪兼伤表里，故当表里并治，乌头温里，桂枝解外也。

〔**评述**〕

本条为寒疝兼有表证，用表里同治法的证治。前条大乌头煎主治寒盛于内的寒疝，本条乌头桂枝汤治表里俱寒的寒疝，因证见腹痛、四肢逆冷且不仁的里寒证，同时具有身疼痛的表寒证。如单用治里的药物攻内，或单用治外的针灸攻外，都不能治愈，这是证治不符的缘故，诚如魏念庭所说："灸刺外治其寒而遗其内，诸药内治其寒而遗其外。"故用乌头桂枝汤表里同治，七分治里、三分治表，正与腹满兼表证的厚朴七物汤证对勘。

乌头桂枝汤，方中乌头大辛大热，祛散沉寒而振复里阳，与桂枝汤相伍，外而经络，内而脏腑，无处不达，确为表里俱寒，阳气痹寒立方。当然，本方证较大乌头煎证为轻。

文中"抵当"二字，查《千金要方》无此二字，《医宗金鉴》认为"抵当"二字为衍文。抵当，有两种解释，一是"抵"字作"至"字解，"当"字读去声，犹至当、极当的意思；二是"抵"字为"祇"字之讹或转首，"当"字读平声，犹言祇宜、祇应的意思，即只宜、只应。

桂枝汤既能通寒治疝，也能祛外来之邪，又能佐乌头之用。方中乌头未言枚数，《千金要方》作五枚，《外台秘要》作十枚，然此非平和之药，性极猛烈，当以五枚为是，尤须注意煎服法，以知为度。方后说明“即服三合”的“即”可理解为“即可”，也就是由小剂量逐步增大。至于药后如醉状或呕吐，是乌头的“瞑眩”现象，只要辨证得当，用量适宜，是可以避免的。有人临床报导先将乌头和蜜煮三小时为宜，可参考。如药后出现心动过速、呼吸迫促、头痛，甚至脉有歇止等中毒现象，当停药急救，可速服绿豆汤或黑豆甘草汤等解之。

〔原文〕

其脉數而緊乃弦，狀如弓弦，按之不移。脉數弦者，當下其寒；脉緊大而遲者，必心下堅；脉大而緊者，陽中有陰，可下之。

〔校勘〕

《脉经·卷八》：“其脉数而紧”作“其脉浮而紧”；“脉紧大而迟”作“脉双弦而迟”；并从“寒”字以下分列为二条。

〔释义〕

本条指出寒实可下证的脉象和治法。同时也说明一种脉象可以出现于多种不同性质的疾病，故必须结合证候和兼见脉象，才能掌握疾病的本质。状如弓弦，用手重按也不移动，是形容数与紧相结合的弦脉形态。脉可分阴阳，数、大为阳脉，弦、紧、迟为阴脉。如数中带弦，或大而兼紧或迟，而且证见心下坚硬，则数与大表示邪盛，弦、紧、迟为内寒，这是“阳中有阴”寒实证的脉象，当用温下法治疗。

〔提要〕

本条总论寒疝实证当下的脉象。

〔选注〕

尤在泾：脉数为阳，紧弦为阴，阴阳参见，是寒热交至也。然就寒疝言，则数反从弦，故其数由阴凝于阳之故，非阳气生热之数矣；如就风证言，则弦反从数，故弦为风从热发之弦，而非阴气生寒之弦者，与此适相发明也。故曰脉数弦者，当下其寒，紧而迟，大而紧亦然。大虽阳脉不得为热，正以形其阳之实也，故曰阳中有阴可下之。

徐忠可：此言弦紧为寒疝主脉，然有数而紧与大而紧，俱是阳中有阴，皆当下其寒，故以此总结寒疝之脉之变。谓紧本寒脉，数而紧，紧不离于弦，但如弓弦，按之不移，因其紧而有绷急之状也。如弓弦七字，注紧脉甚切，故下即言数弦，不复言紧，谓弦即紧也。然虽数，阴在阳中，故曰当下其寒。若紧大而迟，大为阳脉，夹紧而迟，则中寒为甚而痞结，故曰必心下坚，即所谓心下坚大如盘之类。若单大而紧，此明系阳包阴，故曰阳中有阴可下之，即前大黄附子细辛汤下之是也。

〔评述〕

本条的主要精神，仍是以多种脉象结合来形容复杂病情的脉象形态。

紧脉，是一种有力的脉象，前人又称为坚脉，如紧数相合则为弦脉，“状如弓弦，按之不移”说明弦脉有力的形态。应该指出，文中的“数”并不是代表热，尤在泾已指出，所谓数弦是弦中兼有急迫之势，是寒而且实，邪正交争之象。既寒且实，故当下之。所谓“紧大而迟”，即指大而有力的迟脉。总之，不论数、迟、大，兼见紧脉，均为寒实，可用温下法。临证还必须注意症状，如条文中“心下坚”，就是辨证的关键。所谓“心下坚”，还应包括便难、两胠疼痛等。所谓“阳中有阴”可理解为说明病机，阴指寒邪，阳指实邪，既寒且实，故可温下。

附方

〔原文〕

《外臺》烏頭湯(1)　治寒疝腹中絞痛，賊風(2)入攻五臟，拘急不得轉側，發作有時，使人陰縮(3)，手足厥逆。(方見上)

〔词解〕

(1)《外台》乌头汤：即乌头桂枝汤，但药量有出入（乌头十五枚（炮），桂心六两，芍药四两，甘草二两，生姜一斤，大枣十枚）。名为《外台》乌头汤，实出《千金要方·贼风门》。

(2) 贼风：侵犯人体引起疾病的外邪。

(3) 阴缩：指外生殖器因受寒而上缩。

〔释义〕

本方即乌头桂枝汤，因病证较重，见腹中绞痛，甚至不得转侧，有发作性，使人外生殖器上缩，四肢逆冷，所以药量较大。

〔原文〕

《外臺》柴胡桂枝湯　治心腹卒中痛者。

柴胡四兩　黄芩　人參　芍藥　桂枝　生姜各一兩半　甘草一兩　半夏二合半　大棗六枚

上九味，以水六升，煮取三升，溫服一升，日三服。

〔释义〕

“心腹卒中痛”，为突然感受外邪而引起的心腹部疼痛。柴胡桂枝汤表里双解，以桂枝汤调和营卫，以小柴胡汤和解表里。本证除心腹部猝痛外，还有胸胁苦满、呕吐、汗出、恶寒、发热等。

〔原文〕

《外臺》走馬湯　治中惡心痛腹脹，大便不通。

巴豆二枚（去皮心，熬）　杏仁二枚

上二味，以綿纏槌令碎，熱湯二合，捻取白汁。飲之，當下。老小量之。通治飛尸(1)鬼擊(2)病。

〔词解〕

(1) 飞尸：其病突然发作，迅速如飞。症状是心腹刺痛，气息喘急，胀满上冲心胸。

（2）鬼击：指不正之气突然袭击人体。症状是胸胁腹内绞急切痛，或兼见吐血、衄血、下血。

〔释义〕

胸腹突然壅塞不通，大便闭，腹胀痛，必须用峻烈之品攻结，用巴豆急开之，使其或吐或下；佐杏仁以利肺与大肠之气。

〔原文〕

問曰：人病有宿食，何以别之？師曰：寸口脉浮而大，按之反澀，尺中亦微而澀，故知有宿食，大承氣湯主之。

〔释义〕

寸口即寸脉，尺中即尺脉。本条以寸尺脉对举，以说明宿食停滞较久的证候。寸脉浮大而有力，重按反而不流利，尺脉重按亦微涩，这是宿食久停，肠胃气滞不畅的表现，当用大承气汤通里攻下。

〔提要〕

本条提出以寸尺部的脉象变化来辨别宿食和决定治法。

〔选注〕

《医宗金鉴》：宿食病即今之伤食病也，谓食隔宿不化也。人病腹满而痛，何以别之为宿食也，寸尺脉浮而大，按之反涩，谓按之且大且涩且有力也，关上尺亦然，大涩有力为实而不利，故知有宿食也，当下之宜大承气汤。

尤在泾：寸口脉浮大者，谷气多也，谷多不能益脾而反伤脾；按之脉反涩者，脾伤而滞，血气为之不利也；尺中亦微而涩者，中气阻滞，而水谷之精气不能逮下也。是因宿食为病，宜大承气下其宿食。

章虚谷：脉浮而大，本阳明之病脉也，以兼宿食里结故按之反涩。尺中者下焦之气也，食滞肠胃，下焦气不宣通，故脉微涩。《灵枢》云：水者，常并居胃中，成糟粕而俱下于大肠而成下焦，渗而俱下。以宿食不行，则下焦气闭，故当用大承气通肠胃去宿食也。

〔评述〕

本条以脉论证，说明宿食久停的病机。上述注家观点基本一致，而以《医宗金鉴》、章虚谷论述最为明切。阳明之为病，胃家实也，阳明脉大，大而有力为肠胃实热；如重按反涩，为内有食积久停，气滞不畅。

关于宿食的病因与症状，《诸病源候论·宿食不消候》认为“宿食未消，新谷又入，脾气既弱，故不能磨之，则经宿而不消也，令人腹胀气急，噫气结食臭，时复憎寒壮热是也”。叙证较详，可作为参考。

〔原文〕

脉數而滑者，實也，此有宿食，下之愈，宜大承氣湯。

〔释义〕

滑脉主食积内停，数脉主里热内盛，脉滑数为食积肠胃，气机壅滞不甚的反映。本条与上条滑与涩相对，说明气机壅滞的轻重和宿食病证的新久。宿食为实，宜以攻下，用大承气汤。

〔提要〕

本条论述宿食病的脉象和治疗。

〔选注〕

魏念庭：滑与涩相反，何以俱为实宜下？滑者涩之浅，而实邪欲成未成者；涩者滑之深，而实邪已成者。故不论为滑为涩，兼大而见，则有物积聚，宜施攻治，无二理也。

高学山：不言部位而但曰脉，盖亦指阳明而言。末后两言脉紧同义。数为在腑，又数为热，滑者，谷气自结而不灌注四旁之象。夫在腑有热，而谷自结，非胃实而何？此从胃之本位而知宜主大承气之脉者又一也，既曰实，而又曰有宿食者非复也，盖以实言证，而以宿食句还答问句耳。

〔评述〕

本条与上条均为宿食脉象，但滑涩不同，魏念庭论述清晰明畅，可参。涩脉为宿食久停，肠胃壅滞，病情较甚，故必用大承气汤攻下，所谓“大承气汤主之”者。滑脉为宿食初起，病情较轻，气机壅滞不甚，故“宜大承气汤”，似有斟酌应用的意思，临床也可应用木香槟榔丸、保和丸等消导健运的方剂。又宿食病可见涩、滑、紧等多种脉象，而一种脉象又往往可主数病，因此临床上必须脉证合参。

〔原文〕

下利不欲食者，有宿食也，當下之，宜大承氣湯。(方見前痓病中)

〔释义〕

宿食病见到腹泻，照理宿食应该排除，胃纳应该恢复，现在虽然腹泻，而仍不欲食，可知宿食尚留滞未去，即所谓伤食恶食。如没有脾胃虚寒证候，仍宜大承气汤攻下。

〔提要〕

本条论述宿食下利的证治。

〔选注〕

程郊倩：伤食恶食故不欲食，与不能食者自别，下利有此，更无别样虚证，知非三阴之下利，而为宿食之下利也，故当下之。

尤在泾：谷多则伤脾而水谷不分，谷停则伤胃而恶闻食臭，故下利不欲食者，知其有宿食当下也。夫脾胃者所以化水谷而行津气不可或止者也，谷止则化绝，气止则机息，化绝机息人事不其梗乎？故必大承气速去其停谷，谷去则气行，气行则化续而生以全矣。若徒事消克，将宿食未去而生气已消，岂徒无益而已哉。

《医宗金鉴》：初下利不欲食是伤食，恶食不欲食也；久下利不欲食者，是伤脾不能食也。今初下利即不欲食，以有宿食故也，当下之，宜大承气汤无疑矣。

〔评述〕

下利不欲食，在三阴病下利中可见，在宿食内停中也可见，因此必须参合其他情况。《医宗金鉴》在病程的长短方面作了补充，尤在泾在脾胃的病机方面作了发挥，都有参考意义。学习本书必须前后条文对看。如前二条论宿食脉象，本条论宿食证候，说明宿食病可以见到下利、不欲食、脉滑数或浮大按之涩者。再参考“腹满不减”，“舌黄者当下”等条，说明本证还有腹部满痛拒按、痛势不减、舌苔黄厚等症。临床上，大便虽泄泻，但往往泻而不畅，气味臭秽酸腐，且有暴食史，可以小承气汤通因通用。目前临床上多用保和丸、木香槟榔丸、枳实导滞丸等治疗伤食腹泻。

〔原文〕

宿食在上脘，當吐之，宜瓜蒂散。

瓜蒂散方

瓜蒂一分（熬黄）　赤小豆一分（煮）

上二味，杵爲散，以香豉七合煮取汁，和散一錢匕，温服之。不吐者，少加之，以快吐爲度而止。亡血及虚者，不可與之。

〔释义〕

宿食病而泛泛欲吐，说明食积于胃脘，正气抗病，可因势利导，其高者因而越之，用瓜蒂散涌吐。

〔提要〕

本条论述宿食停在上脘的证治。

〔选注〕

沈明宗：此骤食停滞胃之上脘也。食壅上脘胸膈之间，脾气不得转输，当遵《内经》高而越之之法，用瓜蒂香豉赤小豆汤涌吐，其邪立解矣。

《医宗金鉴》：胃有三脘，宿食在上脘者，膈间痛而吐，可吐不可下也；在中脘者，心下痛而吐，或痛不吐，可吐可下也；在下脘者，脐上痛而不吐，不可吐可下也。今食在上脘，故当以瓜蒂散吐之也。瓜蒂味苦，赤豆味酸，相须相益，解除胸胃实邪，为吐剂中第一品也，而佐香豉粥汁令服者，借谷气以保胃气也。服之不吐，少少加服，得快吐而即止者，恐伤胃中元气也，此方奏功之捷，胜于汗下，所以三法鼎立。今人置之不用，可胜惜哉。

〔评述〕

凡病属阳证实证，病位偏于胸膈上脘，凡宿食、痰饮停滞郁结者，皆可用本方涌吐。但必须注意体质状况，如正气虚弱，或经常吐血的病人不可用。《医宗金鉴》对本方解之已详，可参。总之，“其高者因而越之，其下者引而竭之，中满者泻之于内”，根据宿食停积的部位、表现的不同，分别应用涌吐、攻下和消导的方法。

〔原文〕

脉緊如轉索無常者，有宿食也。

〔释义〕

脉紧如转索无常者，为紧中兼滑；乍紧乍不紧，为宿食内停。此脉为宿食停留、壅滞不通的反映。

〔提要〕

本条论述宿食病的脉象。

〔选注〕

魏念庭：转索，宿食中阻，气道艰于顺行，曲屈旁行之象。

尤在泾：脉紧如转索无常者，紧中兼有滑象，不似风寒外感之紧而带弦也，故寒气所束者紧而不移，食气所发者乍紧乍滑，此以指转索之状，故曰无常。

〔评述〕

魏念庭解释的是转索的含义，尤在泾更以外感风寒与宿食内停比较。外感风寒脉紧而浮，宿食内停脉紧而滑，这是其不同点，再参看下面的证候就更清楚了。

〔原文〕

脉緊，頭痛，風寒；腹中有宿食不化也。

〔释义〕

《脉经》作“寸口脉紧即头痛风寒，或腹中有宿食不化”。说明了外感风寒与宿食病的证候鉴别。紧脉不专主宿食，亦为外感风寒的脉象。一般来说，外感风寒，多有头痛发热身疼痛的症状；如为腹中宿食不化，应有腹痛胸痞等症状。

〔提要〕

本条论述宿食与外感的鉴别。

〔选注〕

《医宗金鉴》：脉紧头痛，是外伤风寒病也；脉紧腹痛，是内伤宿食病也。

尤在泾：脉紧头痛风寒者，非既有宿食，而又感风寒也；谓宿食不化，郁滞之气，上为头痛，有如风寒之状，而实为食积类伤寒也。仲景恐人误以为外感而发其汗，故举以示人曰：腹中有宿食不化也。意亦远矣。

〔评述〕

上述二注各有道理，姑拟并存。但我们认为本条主要是说明同一紧脉，可主数病，或外感风寒，或宿食不化，必须从其他症状中加以鉴别，因此《医宗金鉴》之注更为明确。尤在泾指出宿食郁滞也可引起头痛发热，也不无道理，故录之以供参考。

全篇小结

本篇论述腹满、寒疝与宿食。腹满是以腹部胀满为主证，寒疝是以腹部疼痛为主证，宿食则兼有腹满或疼痛。由于三者发病部位和症状相似，且又多属于胃肠病变，故将三者合论。诚如唐容川《金匮要略浅注补正》所说：“须知仲景书，皆是比较法，腹满、寒疝、宿食，其腹皆能为痛，恐人误认，故合为一篇，使人比较而辨其毫厘也。至三证之中，又各有别，节节互较，又各分三段，使人区别而知其门类也。”

一、腹满

腹满是常见的消化系统症状，可以出现在不同的疾病过程中，病机较为复杂。本篇作为重点内容论述，主要根据“阳道实，阴道虚”的论点分为虚实两类，实热证属肠胃，虚寒证属脾脏。而虚寒腹满在病机上又往往和肝肾功能的失调有关。

腹满属虚寒者，多时轻时重，按之不痛，或喜温喜按；同时，舌淡苔白，脉象微弦。为脾胃阳虚、中焦寒盛所致。如腹痛肠鸣、胸胁逆满、呕吐，证情较轻者，可用附子粳米汤；如见腹中剧痛、呕吐不能饮食、腹中皮起出见有头足、上下痛不可触近，证情较重者，可用大建中汤。总之，“当与温药”，温中散寒止痛。

腹满属实热证者，多为持续性，腹胀不减，按之疼痛，甚至拒按，脉象沉实有力，舌苔黄厚干燥。为宿食燥屎内结肠胃所致。如病位偏于心下，按之痛，兼胸胁苦满、呕吐、寒热往来、大便闭者，可用大柴胡汤；如病位偏于中下腹，大便闭，腹满按之痛，且兼日晡潮热、舌苔黄厚干燥者，可用大承气汤；如仅见腹满痛、大便闭，以气滞症状为主者，可用厚朴三物汤；如发热脉浮数，腹满而饮食如故，表里同病者，可用厚朴七物汤。总之，实者当下，攻下通里为一定治法，而临证尚需根据病位高下、表里兼证的不同分别治疗。

另外，本篇对腹满的预后作了论述，认为邪盛正虚、脾气衰败、脏气下脱者不佳。在同一病因侵犯人体时，又由于脾阳盛衰不同而出现不同的证候，强调了内因的重要性。

对于胁下偏痛、发热、脉紧弦，寒实内结所致的腹满，宜用温下法，投大黄附子细辛汤。

可见本篇对腹满从寒热虚实的不同角度进行了详细辨证，在辨证要点、证治方药、临床预后等方面作了全面的论述，特别在腹诊、舌诊、脉诊和问诊等诊断方法上对后世有不少启发。

二、寒疝

寒疝为发作性疾病，发作时常绕脐剧痛，四肢逆冷，汗出，脉沉紧或弦紧，恶寒，不欲食，为阴寒痼冷结于下焦，外寒触发所致，可用大乌头煎破结散寒止痛。如兼水饮可用赤丸，兼表证则用乌头桂枝汤。这是寒实证的治法。

临床又有腹中缓痛，引及胁部，属血虚有寒者，可用当归生姜羊肉汤温补散寒。

三、宿食

宿食即伤食，为引起实证腹满的一种病因，常由饮食失节，食物经宿不消，停滞肠胃所致。可见胸脘痞闷，腹部胀满，按之痛，厌食，嗳腐吞酸等症，并常兼腹泻。如见呕吐，病位在胃，可因势利导用涌吐法，宜瓜蒂散。如见腹满下利，病位在肠者，可通因通用，宜攻下通里之大承气汤。后世还有消导一法，如保和丸、木香槟榔丸等，也常运用。

另外，本篇对宿食病由于停食久暂的不同，引起滑数和微涩的不同脉象也作了相应论述。

（陆寿康　胡荫奇　赵川荣）

五脏风寒积聚病脉证并治第十一

本篇论述五脏中风、中寒、死脏脉、五脏病、三焦病及积聚槃气等病。

本篇所论的中风、中寒，是指风寒滞留于一脏，既与《伤寒论》中的中风、伤寒传经不同，也与《金匮要略·中风历节病脉证并治》的中风有异，而且与《素问·风论》中五脏风的证候也不尽相同。《金匮要略·脏腑经络先后病脉证》云："经络受邪，入脏腑，为内所因也。"由此可知，五脏风寒可能就是经络受邪入脏腑后的不同证候表现。《素问·阴阳应象大论》："故邪风之至，疾如风雨，故善治者治皮毛，其次治肌肤，其次治经脉，其次治六腑，其次治五脏。治五脏者，半死半生也。"王冰注谓："治皮毛，止于萌也；治肌肤，救其已生；治筋脉，攻其已病；治六腑，治其已甚；治五脏，治其已成……然初成者获愈，固久者伐形，故治五脏者半死半生也。"可见五脏风寒，必是痼疾，预后不良，所以本书将五脏风寒与积聚列于同篇进行讨论，又论述了五脏之死脉，其理即在此。

五脏风寒部分脱简较多，故林亿谓："五脏各有中风、中寒，今脾只载中风，肾中风、中寒俱不载者，以古文简乱极多，去古既远，无文可以补缀也。"但这种说法还有待研究，因为中医所讲的五脏证候，并不是对称的，也可能脾根本就没有中寒证，肾根本就没有中风、中寒证。

本篇还讨论了三焦各部的病证。通过对三焦所属各部脏腑机能衰退的病机病证的论述，阐明了上、中、下三焦相互为用，彼此制约，各脏腑之间平衡协调的关系。此外，也论述了热在三焦及大小肠的寒热证候。

最后论述了积、聚、槃气的区别及诊断积病的方法。指出积是五脏所生、聚是六腑所成，并以槃气一证作为鉴别，意在示人积聚之病有深有浅，病因病证各有不同。同时，进一步说明了诊断诸积的大法，从脉诊来推断积病发生的部位。

此外，本篇还论述了肝着、脾约、肾着三病的证候及其治疗。

〔原文〕

肺中風者，口燥而喘，身運(1)而重，冒(2)而腫脹。

肺中寒，吐濁涕。

肺死臟(3)，浮之(4)虚，按之弱如葱葉，下無根者死。

〔词解〕

(1) 身运：运同晕，指身体动摇不能自主。

(2) 冒：昏眩，神志不清。

(3) 肺死脏：为肺气将绝而出现的一种真脏脉。出现这样的脉象为预后不良之征，故称为“死脏”。下文“肝死脏”等义同。

(4) 浮之：指轻按脉，浮取之义。

〔释义〕

肺主气，肺气布津，通调水道，外合皮毛，开窍于鼻。肺受邪气侵袭，则出现一系列病理变化。

当肺中于风邪时，则出现如下几种情况：一是肺不布津，故见口燥；二是肺气不能肃降，故见气逆上壅而喘；三是治节失职，故见身体动摇，不能自主；四是肺气不降而浊气上逆，故见时作昏冒；五是肺气不能通调水道，下输膀胱，以致气滞水停，出现肿胀。凡此种种，皆为肺中风的证候。

当肺中于寒邪时，胸阳不治，津液聚而生成痰浊，故口吐黏痰。

肺气欲绝时，可出现肺的真脏脉，其脉浮取虚而无力，重按极其软弱，像葱叶那样中空而无根。见此脉象，说明肺气将绝，预后不良，故称为“肺死脏”。

〔提要〕

本条论述肺中风、肺中寒以及肺的真脏脉象。

〔选注〕

尤在泾：肺中风者，津结而气壅，津结则不上潮而口燥，气壅则不下行而喘也。身运而重者，肺在上，治节一身，肺受风邪，大气则伤，故身欲动而弥觉其重也。冒者，清肃失降，浊气反上而蒙冒也。肿胀者，输化无权，水聚而气停也。

肺中寒，吐浊涕者，五液在肺为涕，寒气闭肺窍而蓄脏热，则浊涕从口出也。

肺死脏者，肺将死而真脏之脉见也。浮之虚，按之弱如葱叶者，沈氏所谓有浮上之气，而无下翕之阴是也。《内经》云：真肺脉至，大而虚，如以毛羽中人肤。亦浮虚中空，而下复无根之象尔。

徐忠可：运者，如在车船之上，不能自主也。重者，肌中气滞不活动，故重也。

李彣：肺主气，风邪中之则气壅而津液不行，故口燥气逆而呼吸不利，故气喘也。五液入肺为涕，肺合皮毛，开窍于鼻，寒邪从皮毛而入于肺，则肺窍不利而鼻塞，涕唾浊涎，壅遏不通，吐出于口也。

《医宗金鉴》：肺主气，外合皮毛。肺中风邪，风伤气则津结不行，故口燥；风伤肺则气逆上壅，故喘咳。头运而身重者，气伤而力乏也；冒风而肿胀者，皮伤风水也。肺中寒邪，胸中之阳气不治，则津液聚而不行，故吐浊涎如涕也。肺中风寒之邪，脉若见浮之极虚，按之弱如葱叶之空，下无根者，乃肺脏之死脉也。以下五脏俱言浮者，是明外中之邪，应得之脉也。

程林：此五脏之死脉也，肺脏死浮而虚，肝脏死浮而弱，心脏死浮而实，脾脏死浮而大，肾脏死浮而坚，俱见浮者，以真气涣散不收，无根之谓也。《内经》曰真肺脉至，如以羽中人肤，非浮之虚乎？葱叶中空者也。若按之弱而如葱叶之中空，下又无根，则浮毛虚弱无胃气，此真脏已见，故死。

陈修园：此篇与《内经》不同，所以补《内经》之未及也。此节言肺中风寒证脉也。徐忠可云，按以上证皆言肺本受病则所伤在气，而凡身之藉气以为常者，作诸变证，如此乃详肺中风寒之内象也。若《内经》所云肺风之状，多汗恶风，时咳，昼瘥暮甚，诊在眉上，其色白，此言肺感表邪之外象也。

〔评述〕

尤在泾对此条的注释较为明晰、精练；徐忠可对“身运”一词解释较清；《医宗金鉴》对肺中寒一证的病机、证候作了很好的说明；程林对肺的真脏脉作了较详细的解释。

总的来说，肺中风、肺中寒是由于肺受风寒之邪侵犯后，影响其正常生理功能，而出现一系列证候。风为阳邪，中于肺，化热则津液被灼不能上滋，故口燥；且风邪犯肺，肺主气功能受到影响，气不化津，津结而不上潮，亦可致口燥。风热伤肺，肺气不利而壅，故喘。肺主治节，肺受风邪侵袭，则治节功能失职，故出现身体动摇，不能自主。风热伤肺，则使肺失其通调水道之功能，致清阳不升，浊阴不降，故身体肿胀而又昏冒。需要说明的是，这里的肺中风，系指肺中风化热后所表现的证候。《素问·风论》：“肺风之状，多汗恶风，色皏然白，时咳短气，昼日则差，暮则甚，诊在眉上，其色白。”是言肺感风邪的外在征象，与本篇所论之肺中风有所不同。

寒为阴邪，肺中于寒邪，则胸中阳气不布，津液凝滞而为痰。其所以不用“痰”字，是因为在东汉仲景时代，还没有“痰”这个字。《素问·宣明五气》“肺为涕”，《素问·阴阳应象大论》“寒气生浊”，故肺中寒，吐浊涕。

关于肺死脏的脉象，论中亦作了说明。由于肺脏真气涣散，阳浮于上，阴弱于下，故脉轻按则虚，重按则弱如葱叶中空无根，此为肺气绝，故主死。《素问·玉机真脏论》：“诸真脏脉见者，皆死不治也。”“真肺脉至，大而虚，如以毛羽中人肤……乃死。”本篇所述的肺死脏脉象与《内经》所言完全相符。

〔原文〕

肝中風者，頭目瞤[(1)]，兩脅痛，行常傴[(2)]，令人嗜甘。

肝中寒者，兩臂不舉，舌本[(3)]燥，喜太息，胸中痛，不得轉側，食則吐而汗出也。

肝死臟，浮之弱，按之如索[(4)]不來，或曲如蛇行者，死。

肝著[(5)]，其人常欲蹈其胸上[(6)]，先未苦時[(7)]，但欲飲熱，旋覆花湯主之。

〔校勘〕

《脉经》、《千金要方》“食则吐而汗出”作“时盗汗，咳、食已吐其汁”。

〔词解〕

(1) 瞤：通常是指肌肉不自主的跳动或牵动，这里用以形容头的颤动和眼皮的跳动。

(2) 行常伛：伛（yǔ，音雨）。谓经常曲背而行。

(3) 舌本：即舌根。

(4) 如索：谓脉搏重按如绳索之状。

(5) 肝著：著，着也。肝着，病名。着是附着，此处指肝脏气血郁滞不行。

(6) 常欲蹈其胸上：谓胸闷不舒，时常要重按其胸上。

(7) 先未苦时：谓在疾病痛苦未发作之前。

〔释义〕

肝为风木之脏，主疏泄，喜条达，藏血，主筋，开窍于目，其位在胁下，胆附于中。其经脉布于两胁，连目系，上于巅顶。

肝受邪气侵袭，则出现一系列的病变。

肝中于风，风胜则动，故见头目瞤动；风胜则筋脉拘急，伸展不能自如（血不养筋）而行常伛；筋脉拘急，其气横逆，故两胁痛；肝喜疏达而苦于急，故嗜甘以缓其急。

肝中于寒邪，肝脉循喉咙，络舌本，寒邪久郁，化热伤津，故舌本燥；中寒则肝气抑郁，气不通畅，故喜太息；肝脉布于胁肋，肝为寒郁，则失其条达之性，以致胸胁满痛而不得转侧，肝受寒则筋脉收引，胁痛连及肩，故两臂不举；胸胁疼痛发作则冷汗出；肝寒犯胃，故食则吐苦而汗出。

肝脉本当弦，今轻按则弱，是肝失其职；重按应手即去，不能复来，或曲如蛇行之状，曲折逶迤而不能畅达，此为肝之真气已绝，故主死。

肝着，是肝脏气血郁滞，着而不行所致。其证胸胁痞闷不舒，甚或胀痛，故喜按揉其胸上。初起病在气分，得热饮则气机暂为通畅，故胸满等证稍减；及其已成，则经脉凝郁，虽饮热亦无益。治以旋覆花汤，下气散结，活血通络。

〔提要〕

本条论述肝中风、肝中寒、肝的真脏脉象以及肝着的证治。

〔选注〕

程林：肝主风，风胜则动，故头目瞤动也。肝脉布胁肋，故两胁痛也。风中于肝，则筋脉急引，故行常伛，伛者不得申也。《淮南子》曰：木气多伛。伛之义，正背曲肩垂之状，以筋脉急引于前故也。此肝正苦于急，急食甘以缓之，是以令人嗜甘也。

肝脏死脉之弱，失肝之职而兼肺之刑，按之不如弓弦而如索，则肝之本脉已失，不来，肝之真气已绝，或有蛇行之状，蛇行者，曲折逶迤，此脉欲作弦而不能，故至如蛇行，其死宜矣。

魏念庭：肝中寒而臂不举，筋骨得寒邪，必拘急不伸也。舌本燥，寒郁而内热生也。喜太息胸中痛者，肝为寒郁，则条达之令失，而胸膈格阻，气不流畅也。不得转侧者，两胁病满急，辗转不安也。食则吐而汗出，肝木侮土，厥阴之寒侵胃，胃不受食，食已即吐，如《伤寒论》中厥阴病所云也。汗出者，胃之津液为肝邪所乘，侵逼外越也，此肝脏外感之证也。

尤在泾：肝为木脏，而风复扰之，以风从风动而上行，为头目瞤也。肝脉布胁肋，风胜则脉急，为两胁痛而行常伛也。嗜甘者，肝苦急。甘能缓之，抑木胜而土负乃求助于其味也。

肝中寒两臂不举者，肝受寒而筋拘急也。徐氏曰：四肢虽属脾，然两臂如枝，木之体也，中寒则木气困，故不举。亦通。肝脉循喉咙之后，中寒者逼热于上，故舌本燥。肝喜疏泄，中寒则气被郁，故喜太息。太息，长息也。肝脉上行者，夹胃贯膈，故胸痛不能转侧，食则吐而汗出也。

浮之弱，不荣于上也。按之如索不来，有伏而不起，劲而不柔之象，曲如蛇行，谓虽左右奔引，而不能夭矫上行，亦伏而劲之意。按《内经》云：真肝脉至，中外急，如循刀刃责责然，如按琴瑟弦。与此稍异，而其劲直则一也。

肝脏气血郁滞，着而不行，故名肝着。然肝虽着，而气反注于肺，所谓横之病也，故其人常欲蹈其胸上，胸者肺之位，蹈之欲使内鼓而出肝邪，以肺扰橐籥，抑之则气反出也。先未苦时，但欲热者，欲着之气得热则行，迨既着则亦无益矣。旋覆花汤，咸温下气散结，新绛和其血，葱叶通其阳，结散阳通，气血以和而肝着愈，肝着愈而肝亦和矣。

周扬俊：按之如索，则弦紧俱见。脉有来去，乃阴阳往复之理，今日不来但去，是直上下而无胃气，否则真气将散，出入勉强，有委而不前，屈且难伸之状，故至如蛇也。

曹颖甫：肝脉之绝也，《内经》但言但弦无胃，此云浮之弱，谓浮取之无力也。重按之则如绳索之弦，急急然中止，则弦而见代脉矣。曲如蛇行，即痉症发其汗，其脉如蛇之证，盖筋脉以燥而强急也。

李彣：肝主疏泄，着则气郁不伸，常欲人蹈其胸上以舒气，又以寒气固结于中，欲饮热以胜则寒也。

唐容川：仲景此篇，原以五脏为总目，故肾着、脾约、心伤等证，皆论列之，何尝以肝着为风气所渐，独异之病，而始立方耶。徐解肝着，纠缠风寒，不知仲景合章分节，原各有义也。又其人常欲蹈其胸上，是欲他人以足蹈其胸，非手也。仲景常有叉手自冒心按摩等字，未有足蹈而改作手蹈者也。修园以为足蹈人胸，殊非常情，故解以为手蹈胸，不知病者反常，未可以恒情例之。《医林改错》言其曾治一女，常欲人足踏其胸，用通窍活血汤而愈。夫《医林改错》，粗工也。然长于治瘀血，彼未读仲景书，亦不知欲人踏其胸是肝着证，彼只以为血阻气，故破血而愈，乃与古肝着之方暗合，可谓千虑一得。盖肝主血，肝着即是血黏着而不散也，血生于心而归于肝，由胸前之膜膈，以下入胞室。今着于胸前膜膈中，故欲人蹈其胸以逼之也。故用葱白以通胸中之气，如胸痹而用薤白之例；用旋覆以降胸中之气，如胸满噫气而用旋覆之例也；唯新绛，乃茜草所染，用以破血，正是治肝经血着之要药。通窍活血汤恰合此方之意，故用之有效。诸家随文敷衍，并不知肝着是何物，故于此方，亦不能解，又谓肝气注肺，故见于胸上，殆不知血出于心，而归于肝，其路道在胸膈间，而徒作穿凿语。

陈修园：此言肝中风寒证脉也。徐忠可云，以上言风寒所感，肝之受阴伤则木气不能敷荣，而凡身之藉阴以为养者作诸变证，如此乃详肝中风寒之内象也。如《内经》所云，肝中于风多汗恶风，善悲色苍，嗌干善怒，时憎女子，诊在目下，其色青。此言肝受表邪之外象也。

〔评述〕

肝中风之证，诸家注释略同，以程林注释较详。其病机乃肝受风寒侵袭后，使其正常的生理功能受到影响所致。肝脉上行巅顶而开窍于目，肝属风而主筋，风胜则动，故头目瞤动，《内经》所谓“诸风掉眩，皆属于肝”，即是此意。肝脉布于胁肋，肝中风邪，故两胁痛；风中于肝，则筋脉拘挛，伸展不能自如（血不能养筋）而行常伛。肝喜疏达而苦急，故嗜食甘味以缓其急。

这里所说的肝中风，是指肝中于风邪后的内象，既与后世所谓肝风内动之证有别，也与《内经》所云“肝中风者”有所不同。陈修园所注，点明此点。

肝中寒之证，魏念庭之注较为明确。他指出肝中风寒而臂不举是因为筋骨被寒邪所束而拘急不伸之故；舌本燥是因为寒邪郁而内热生之故；喜太息、胸中痛是因为肝为寒邪所郁，失其条达之令，胸膈阻格气不流畅之故；食则吐是因为肝木侮土，厥阴之寒邪犯胃之故；汗出是因为胃之津液为肝邪所乘，侵逼外越也。

金寿山老师认为，肝中寒条“两臂不举”一句，其所指非不能举，而是因痛而不愿举；“食则吐而汗出也”，似指胆道疾病的临床表现。

关于肝死脏的脉象，文中亦进行了描述。指出肝的真脏脉是轻按软弱无力，按之则“如索不来，或曲如蛇行”。“按之如索不来”，含有脉来迟缓之意，是说指下所按到的脉象，如绳索之悬空，轻飘游移，应手即去，不能复来。所谓“曲如蛇行”，是说脉象如蛇行之状，曲折逶迤而不能畅达。《素问·玉机真脏论》：“真肝脉至，中外急，如循刀刃，责责然如按琴瑟弦。”又《素问·平人气象论》云：“死肝脉来，急益劲，如新张弓弦。”从描述的征象来看，本篇所述的肝的真脏脉象与《内经》所言不尽相同，但皆属无胃之脉。

肝着一证，尤、唐二人都结合临床实践进行了说明。其病机主要是肝脏气血郁滞，着而不行。其证候可见胸胁痞闷不舒，甚或胀痛，故喜人重按其胸上。气血遇寒则凝，得热则行。病初时，气血郁滞较轻，病在气分，故得热可暂时缓解其证。随着病邪深入，经脉凝滞，虽得热亦不起作用。治以旋覆花汤行气散滞，通阳活血。

赵本、徐本及俞桥本皆不载方。所以大部分注家认为即指《金匮要略·妇人杂病脉证并治》中的旋覆花汤。本方以旋覆花咸温，能降胸中之气，兼可化痰散结，气血郁滞之证，每多痰瘀互结，故用之。葱叶辛温，可通胸中之阳；新绛能行血散结，为治肝经血着之要药。总之，本方为行气散结，活血通阳之良剂，临床可随证加减。叶天士常以此方随证加入归须、桃仁、泽兰、郁金之类，治疗因营气痹窒，络脉瘀阻所致的胸胁板着胀痛，收效良好。可见此方治络瘀肝着的病证，确有疗效。如叶天士《临证指南医案·痰饮门》：“施，诊脉右虚，左小弦，面色黄，少华采，左胁肋痛，五六年未愈。凡久恙必入络，络主血，药不宜刚，病属内伤，勿事腻补，录仲景旋覆花汤，加柏子仁、归须、桃仁。”又案：“痛而重按少缓，是为络虚一则。气逆紊乱，但辛香破气忌进，宗仲景肝着之病，用金匮旋覆花汤法。旋覆花、新绛、青葱管、桃仁、柏子霜、归尾。”（《临证指南医案·诸痛门》）

〔原文〕

心中風者，翕翕[1]發熱，不能起，心中飢，食即嘔吐。

心中寒者，其人苦病心如噉[2]蒜狀，劇者心痛徹背，背痛徹心，譬如蠱注[3]。其脉浮者，自吐乃愈。

心傷者，其人勞倦，即頭面赤而下重[4]，心中痛而自煩，發熱，當臍跳，其脉弦，此

爲心臟傷所致也。

心死臟，浮之實如丸豆，按之益躁疾者，死。

邪哭[5]使魂魄不安者，血氣少也，血氣少者屬於心，心氣虛者，其人則畏，合目欲眠，夢遠行而精神離散，魂魄妄行。陰氣衰者爲癲，陽氣衰者爲狂。

〔词解〕

（1）翕翕：翕（xī，音吸）。像羽毛盖在身上。

（2）噉：噉（dàn，音淡），即啖。吃的意思。

（3）蛊注："蛊"是毒虫，"注"是传染。中了蛊毒的人，死后又传染别人，名为"蛊注"。一说蛊注是指心腹烦痛，身重力乏的证候。这里是形容走注窜痛的特点。

（4）下重：指肛门下坠感，也有人认为是指脱肛，为中气下陷之证。

（5）邪哭：指无故悲伤哭泣。

〔释义〕

心为火脏，主神明，主血脉。当心受邪气侵袭时，则出现一系列的病理变化。

心中风邪。风为阳邪，汗为心液，风邪内扰，则发热而微汗出，亦即所谓"翕翕发热"。风邪耗灼津液，心气心阴受损，以致精神极度疲乏，而不能起立行走。胃有风热壅格，故心中饥而食即呕吐。

心中寒邪，阳气闭塞不通，胸中懊侬不适，似痛非痛，似热非热，有食蒜后的辛辣感觉；若寒邪痼结较甚，则心阳被伤，故出现心痛彻背，背痛彻心，有如蛊注之象。脉浮则为病在上焦，正气有祛邪外出之势，故当以吐解。自吐，乃邪从上越，病当自愈。

心主血，心受损伤，则阴血虚，阴虚则阳易上浮，所以稍有劳倦则阳浮于上而头面赤色。心液虚耗，邪热自盛，阴虚失养，热动于中，故心中痛而自烦，发热。又，心受损伤，心气必虚，心气不足，则清气下陷而为肛门下坠或脱肛之证。心虚于上，则肾水妄动于下，故当脐跳动。心之平脉，累累如贯珠，本不应弦今反弦，变圆润滑利之常而为强直刚劲之形，是为心脏受损伤之故。

心的真脏脉，脉来坚硬躁急，像弹丸、豆粒样转动，重按益见躁急，为心血枯竭之象，故主死，称为心死脏。

当心之气血虚少之时，其主神明的功能受到了影响，所以发生了精神错乱的病证。魂魄不安是指文中所说的一系列精神错乱的见证而言。魂不安者，由于血少；魄不安者，由于气少。魂魄不安，故无故悲伤哭泣，有如鬼神作怪。心藏神，心虚则神不能藏，故可见到惊恐、合目思睡又不能熟睡、梦远行而精神分散不能集中等表现，如进一步发展，则可成癫狂之证。阴气虚则邪先乘阴而为癫，阳气虚则邪先乘阳而为狂。

〔提要〕

本条论述心中风、中寒、心受损伤、心的真脏脉象以及血气虚少所发生的证候和病理变化。

〔选注〕

程林：心主热，中于风则风热相搏，而翕翕发热不能起，心中虽饥，以风热壅于上，即食亦呕也。《内经》曰：心恶寒者，寒邪干心，心火被敛而不得越，则如啖蒜状而辛辣，愦愦然而无奈，故甚则心痛彻背，背痛彻心，如蛊注之注也。若其脉浮者，邪在上焦，得吐则寒邪越于上，其病乃愈……《内经》曰：真心脉至坚而搏，如循薏苡子累累然，即浮之实如丸豆，按之益躁急之脉。

尤在泾：翕翕发热者，心为阳脏，风入而益其热也。不能起者，君主病而百骸皆废也。心中饥，食则呕者，火乱于中，而热格于上也。心中如啖蒜者，寒束于外，火郁于内，似痛非痛，似热非热，懊侬无奈，甚者心背彻痛也。如虫注者，言其自心而背，自背而心，如虫之往来交注也。若其脉浮，则寒有外出之机，设得吐则邪去而愈。然此亦气机自动而然，非可以药强吐之也。故曰其脉浮者自吐乃愈。

心伤者，其人劳倦，即头面赤而下重。盖血虚者，其阳易浮，上盛者，下必无气也。心中痛而自烦发热者，心虚失养，而热动于中也。当脐跳者，心虚于上而肾动于下也。心之平脉累累如贯珠，如循琅玕。又胃多微曲曰心平，今脉弦是变温润圆利之常，而为长直劲强之形，故曰此为心脏伤所致也。

经云：真心脉至，坚而搏，如循薏苡子，累累然，与此浮之实如麻豆，按之益躁疾者，均为上下坚紧，而往来无情也，故死。

邪哭者，悲伤哭泣，如邪所凭，此其标有稠痰浊火之殊，而其本则皆心虚而血气少也；于是寤寐恐怖，精神不守，魂魄不居，为癫为狂，势有必至者矣。经云：邪入于阳则狂，邪入于阴则癫，此云阴气衰者为癫，阳气衰者为狂。盖必正气虚而后邪气入，经言其为病之故，此言其致病之原也。

魏念庭：脐上属心，脐下属肾，脐左属肝，脐右属肺，当脐属脾，经界昭然也。跳在当脐，小肠之位在脐上，心与小肠相表里，土为心之子，母病及子而有是证也。若云奔豚，其跳当在脐下矣。拟以肾气凌心不能制水，不得反跳于当脐也。

阴气衰者，正阴衰而邪阴盛也，癫乃不识不知之状，阴邪凝闭而灵明之窍塞矣，故为癫；阳气衰者，亦正阳衰而邪阳亢也，狂乃如神如鬼之状，阳邪暴发而礼让之意绝矣，故为狂。

《医宗金鉴》：阴气衰者为癫之“癫”字，当是“狂”字；阳气衰者为狂之“狂”字，当是“癫”字。《内经》曰：重阴者癫，重阳者狂。必是传写之讹。

唐容川：下重是脱肛。观篇末小肠寒者，其人下重便血，是脱肛，故疑此亦是脱肛。常见脱肛之人，每因劳倦而发，与此条劳倦，即头面赤而下重，正合。篇末小肠寒者，其人下重是小肠病，此下重是心移于小肠之病。下言当脐跳，亦是心移于小肠之病，脐者小肠之蒂也，心与小肠相表里，心伤则小肠之气亦伤，故发动气而当脐跳。修园以脐属肾，谓肾动于下，非也。盖脐下乃属肾，当脐不得属肾。

曹颖甫：心脉之绝，《内经》云但钩无胃，谓如带钩之坚实数急，而不见柔和也。此云浮之实如麻豆，即以坚实言之。按之益躁疾，即以数急不见柔和言之也。

徐忠可：心为君主之官，一失其统御，而阴虚者邪先乘阴则癫，阳虚者邪先乘阳则狂。癫狂虽不同，心失主宰则一也。

陈修园：此言心中风寒之证脉也。又心伤者，风寒外之本病也。以心为十二官之主，故特郑重言之也。徐忠可云：生万物者火，杀万物者亦火，火之体在热，而火之用在温，故鼎烹则颐养，燎原则焦枯。以上证乃正为邪使，而心火失阳和之用，凡身之藉阳以暖者，其变证如此，乃详心中风之内象也。若《内经》云心中于风，多汗恶风，焦绝善怒吓，病甚则言不可快，诊在口，其色黑。《千金》曰诊在唇，其色赤，此言心中风之外象也。

〔评述〕

关于心中风，诸家意见不一。《医宗金鉴》认为："翕翕发热，中风之本证也。不能起，心中饥，食即呕吐，文义不属，必是错简，不释。"程林、尤在泾、陈修园等则认为心为火脏，风为阳邪，风邪中心，风热相搏，故见翕翕发热不能起；风热壅于上，火乱于中，故心中饥，食即呕吐。

至于心中寒之证，诸家说法大致相同，其中以程林的解释较为确切。心中寒证候的出现均与心受寒邪侵犯，寒邪外束，心火闭敛于内，阳气闭结不通有关。

关于心伤，乃因劳心过度，心血大伤，此为内因，故稍一疲劳，即虚火上浮而面赤。更因火升于上，而虚于中下，且心伤心气亦虚，故中寒阳衰，脾气下陷而觉肛门下坠或脱肛。心虚失养，虚热动中，故有虚烦发热作痛等证。心气虚于上而肾气动于下，则当脐跳动。心脉不应弦而反弦，心病而见肝脉，是心受损伤，心虚失养之故。对于"下重"一词，有两种解释，一释为下身沉重无力，一释为脱肛。后释较妥。按唐容川之说，这里的下重是指下坠感，为心气不足，阴火上浮而清气下陷所致。对于"当脐跳"一证，说法极不一致。尤在泾认为是心虚于上，肾动于下；魏念庭认为当脐属脾，土为心子，母病及子而有是证也；唐容川认为脐为小肠之蒂，心与小肠相表里，心伤则小肠之气亦伤，故发动气而当脐跳。我们认为以尤在泾之说较妥。因为从临床角度来看，当脐跳与脐下跳并不容易截然分开，巧立名目太多，既不便于临床治疗，又不符合临床实际。此外，对于"其脉弦"一证，《医宗金鉴》认为其脉弦之"弦"字，当是"沉"字，沉为肾脉，文义相属，必是传写之讹。但多数注家认为以不改为好。

"邪哭使魂魄不安者"一证，是论述血气虚少，发生精神错乱。血气虚少则心虚，心藏神，心虚则不藏神而精神离散，魂魄妄行，无故悲哭，如邪所凭，出现一系列精神错乱的证候。各家对"阴气衰者为癫，阳气衰者为狂"的认识不尽一致。其中魏念庭认为，阴衰阳衰是说阴虚则阴邪盛而为癫，阳虚则阳邪亢而为狂。这种说法有一定道理。要知道这里所说的阴衰阳衰与《难经》所说的重阴重阳的含义不同。《难经》是讲邪气，《金匮要略》是讲正气。

关于心之真脏脉，《内经》云："真心脉至，坚而搏，如循薏苡子累累然。""死心脉来，前曲后居，如操带钩，曰心死。"《难经》云："心脉浮大而散，若浮之实如麻豆，按之益躁疾，则真脏脉见，胃气全无，故死。"与本条所述"浮之实如丸豆，按之益躁急"基本是一致的。诸家意见相同。

〔原文〕

脾中風者，翕翕發熱，形如醉人，腹中煩重，皮目瞤瞤而短氣。

脾死臟，浮之大堅，按之如覆杯，潔潔[(1)]狀如搖[(2)]者死。

趺陽脉浮而濇，浮則胃氣强，濇則小便數，浮濇相搏[3]，大便則堅，其脾爲約[4]，麻子仁丸主之。

麻子仁丸方

麻子仁二升　芍藥半斤　枳實一斤　大黄一斤（去皮）　厚朴一尺（去皮）　杏仁一升（去皮尖，熬，别作脂）

上六味，末之，煉蜜和丸梧子大，飲服十丸，日三服。漸加，以知爲度。

〔校勘〕

《千金要方》“皮目”作“皮肉”。当从。

臣亿等校五脏各有中风中寒，今脾只载中风；肾中风、中寒俱不载者，以古文简乱极多，去古既远，无文可以补缀也。

〔词解〕

(1) 浯浯：形容里面空无所有的样子。

(2) 状如摇：形容在重按无脉的情况下，偶然指下有躁疾不宁、散乱不定而绝无柔和之象的脉搏。

(3) 浮涩相搏：浮脉表示胃阳实（胃气强），涩脉表示脾阴虚。脾阴虚，不能为胃运输精气，水只向下行，所以小便数；胃气强，使脾不能生化津液，所以大便难。浮涩相搏，是浮脉、涩脉并见，表示脾胃均有病，机能不协调。

(4) 其脾为约：脾约，古病名。出《伤寒论·辨阳明病脉证并治》。指脾虚津少，肠液干燥以致大便坚硬难出的病证。《注解伤寒论》：“约者，俭约之约，又约束之约。胃强脾弱，约束津液，不得四布，但输膀胱，致小便难，大便难。”

〔释义〕

脾属中土，居腹中，司运化，合肌肉，主四肢。脾中于风，故身体懈惰，四肢不收，形如醉人，皮肉瞤动，腹中烦重；脾不运湿，气机阻滞，呼吸不利，故短气；风为阳邪，中风而见翕翕发热，是风邪的特征。

脾脉应缓，脾胃失去冲和之气，故脉轻按大坚，重按中空，如杯中酒空，覆之绝无涓滴，或忽然上出鱼际，忽然下入尺部，初如杯子倾倒摇荡不定，继而突然中断，为脾之真脏脉现，故主死。

趺阳以候脾胃，今脉浮而涩，浮是举之有余，为阳脉，主胃气强盛，涩是按之滞涩而不流利，为阴脉，主脾脏津液不足。胃气强，脾阴弱，则脾不能为胃行其津液，因而津液不能四布，而偏渗于膀胱，故大便硬而小便数。这就是脾约证。因此用麻子仁丸泻热润肠，导滞通便。

本方即小承气汤合麻仁、杏仁、芍药、白蜜组成。小承气汤泻肠胃燥热而通便，麻仁、杏仁多脂润肠，芍药养胃和里，白蜜润燥滑肠，合而用丸，具有润肠通便缓下的作用。同时此方泻下药与润肠药同用，泻而不峻，润而不腻，故为缓下之良剂。但对老人或体虚便秘由于血枯津少者，不宜应用。

〔提要〕

本条论述脾中风的证候、脾的真脏脉象以及脾约之病机和证治。

〔选注〕

程林：风为阳邪，故中风必翕翕发热，脾主肌肉四肢，风行于肌肉四肢之间，则身懈惰，四肢不收，形如醉人。腹为阴，阴中之至阴，脾也，故腹中烦重。《内经》曰：肌肉蠕动命曰微风。以风入于中，摇动于外，故皮目为之瞤动。腹中烦重，隔其息道，不能达于肾肝，故短气也。

《内经》曰：脾为孤脏，中央土，以灌四旁，为胃而行津液，胃热则津液枯，而小便又偏渗，大肠失传送之职矣。《内经》"燥者濡之"，润之以麻仁、芍药、杏仁，结者攻之，下之以大黄、枳实、厚朴，共成润下之剂。

李彣：风属阳邪而气疏泄，形如醉人，言其面赤而四肢软也。皮目，上下眼胞也。

脉弱以滑，是有胃气，浮之大坚，则胃气绝，真脏脉见矣。覆杯则内空，洁洁者，空而无有之象也。状如摇者，脉躁疾不宁，气将散也，故死。

趺阳胃脉也。胃为水谷之海，浮为阳脉，故胃气强而能食，小便数则津液亡，故脉涩。盖脾主为胃行津液，此以胃强脾弱，约束津液不能四布，但输膀胱，致小便数而大便坚也。麻子仁丸通幽润燥。

曹颖甫：脾绝之脉，《内经》言但代无胃，而不举其形态，此言浮之坚，按之如覆杯洁洁，即但代无胃之的解也。浮取似实，重按绝无，或如杯中酒空，覆之绝无涓滴，或忽然上出鱼际，忽然下入尺部，初如摇荡不宁，继乃卒然中绝，后人所谓雀啄脉也。

徐忠可：洁洁状如摇，是不能成至而欲倾圮之象，故其动非活动，转非圆转，非脏气将绝而何？故死。

脾约病用丸不作汤者，取其缓以开结，不敢骤伤元气也；要知人至脾约，皆用元气不充，津液不到所致耳。

尤在泾：浮者阳气多，涩者阴气少，而趺阳见之，是为胃强而脾弱。约，约束也。犹弱者受强之约束而气馁也。又，约，小也。胃不输精于脾，脾乃干涩而小也。大黄、枳实、厚朴，所以下令胃弱；麻仁、杏仁、芍药，所以滋令脾厚。用蜜丸者，恐速下而并伤及脾也。

陈修园：若以上脾中风诸证，则凡形体之待中土，以收冲和之益者其变证如此，乃详脾中风之内象也。若《内经》云：脾中风状，多汗恶风，身体怠惰，四肢不欲动，色薄微黄，不嗜食，诊在鼻上，其色黄。此言脾中风之外象也。

〔评述〕

关于脾中风一证，诸家多认为风为阳邪，翕翕发热是中风之本证；脾主肌肉四肢，风行于肌肉四肢之间，则出现四肢不收，形如醉人，皮肉瞤动；脾居腹中，风邪伤脾，故腹中烦重；脾不运湿，气机阻滞，呼吸不利，故短气。

"皮目"一词，李彣认为指眼胞，多数注家均随文注释。《千金要方》作"皮肉"，此说较妥。

应指出，这里所说的脾中风，是脾中风邪的内象，而《内经》所云是脾中风邪之外象。

至于脾死脏的脉象，文中指出脾的真脏脉是轻按大而坚，其搏动全无柔和之象；重按则中空，或脉来摇荡不定，突然中断。对此，曹颖甫作了生动的描述。但他说“脾绝之脉，《内经》但言代无胃，而不举其形状”，这种说法是不对的。因为《内经》中关于脾之真脏脉的论述有如下几条：①《素问·平人气象论》曰：“死脾脉来，锐坚如鸟之啄，如鸟之距，如屋之漏，如水之流，曰脾死。”②《素问·玉机真脏论》曰：“真脾脉至，弱而乍数乍疏，色青黄不泽，毛折，乃死。”③《素问·平人气象论》曰：“长夏胃微耎弱曰平，弱多胃少曰脾病，但代无胃曰死。”《内经》所说脾的真脏脉象与本篇虽然文字上不尽相同，但基本精神是一致的。均为脾气将绝，脏真败露，胃气衰竭，失去柔和之象的脉象，故主死。由此可见，仲景所言之真脏脉与《内经》是相互发明的。

对于“覆杯”一词诸家注解归纳起来有如下两种：①覆置之义，则覆杯为安然不动；②倾覆之义，则覆杯为杯之倾倒。二义正相反。下文有“状如摇”三字，则知必为第二义。金寿山认为，“洁洁”可能为“岌岌”之音误。徐忠可曰：“洁洁状如摇，是不能成至而欲倾圮之象，故其动非活动，转非圆转，非脏气将绝而何？故死。”此释为是。

脾约一证，诸家均认为是胃强脾弱所致。趺阳脉浮为胃气有余，趺阳脉涩为脾阴不足，脾不能为胃行其津液，致使大便干而小便数。故治以麻子仁丸泄热润燥，导滞通便。临床上本方常用于慢性便秘，大便干燥而饮食正常者，多能取效。

《医宗金鉴》认为，此条当在《金匮要略·腹满寒疝宿食病脉证治》中便难之下，必是错简在此。可参考。

〔原文〕

腎著[1]之病，其人身體重，腰中冷，如坐水中，形如水狀，反不渴，小便自利，飲食如故，病屬下焦，身勞汗出，衣裏冷濕，久久得之，腰以下冷痛，腹重如帶五千錢，甘姜苓术湯主之。

甘姜苓术湯方

甘草　白术各二兩　乾姜　茯苓各四兩

上四味，以水五升，煮取三升，分温三服，腰中即温。

腎死臟，浮之堅，按之亂如轉丸[2]，益下入尺中者死。

〔词解〕

（1）肾著：即肾着，病名。由寒湿附着肾区腰部所致，前人以“腰为肾之府”，故名。

（2）乱如转丸：形容脉象躁动，如弹丸之乱转。

〔释义〕

肾为水火之脏，内藏元阴元阳，主水液，腰为肾之外府。肾受寒湿，着而不去，则为肾着。身重，腰中冷，如坐水中，肢体稍见浮肿，都是寒湿着肾而阳气不行的现象。不渴，是上焦无热，小便清长自利，是下焦有寒；饮食如故，为胃中无病。故曰“病属下焦，身劳汗出，衣里冷湿，久久得之”。本证实际部位不在肾之本脏，而在肾之外府，以腰以下冷痛，腹重如带五千钱为特征。所以它的治法，不用温肾之药，而用甘姜苓术汤健脾利水，温中散寒湿。方中以干姜、甘草补中暖土，茯苓、白术健脾利湿。凡寒湿所伤，而为身重、腰部冷痛者，宜用本方。

肾脉当沉，今反躁动，轻按之坚实，重按如弹丸乱滚，再按到尺部，则更加明显，此为肾之真脏脉现，故主死。

〔提要〕

本条论述肾着的成因、证治以及肾死脏的脉象。

〔选注〕

徐忠可：腰为肾之府，真气不贯，故冷如坐水中。形如水状者，盖肾有邪则腰间带脉常病，故溶溶如坐水中，其不同之状，微胀如水也。药以苓、术、甘草，扶土渗湿为主，而以干姜一味，温中去冷，谓肾之元不病，其病止在肾之外府。故治其外之寒湿而自愈也。若用桂附则反伤肾之阴矣。

尤在泾：肾受冷湿，着而不去，则为肾着。身重，腰中冷，如坐水中，腰下冷痛，腹重如带五千钱，皆冷湿着肾而阳气不化之征也。不渴，上无热也；小便自利，寒在下也；饮食如故，胃无病也；故曰病属下焦，身劳汗出，衣里冷湿，久久得之。盖所谓清湿袭虚，病起于下者也。然其病不在肾之中脏，而在肾之外府。故其治法，不在温肾以散寒，而在燠土以胜水。甘、姜、苓、术，辛温甘淡，本非肾药，名肾着者，原其病也。肾脉本石，浮之坚，则不石而外鼓，按之乱如转丸，是变石之体而为躁动，真阳将搏跃而外出矣。益下入尺，言按之至尺泽而脉犹大动也。尺下脉宜伏，今反动，真气不固而将外越，反其封蛰之常，故死。

《医宗金鉴》：肾着者，谓肾为寒湿所伤着而不行之为病也。肾受寒湿故体重，腰冷如坐水中，虽形水肿之状，反不渴，而小便自利，非水也，乃湿也。饮食如故，以病属下焦肾，而不属中焦脾故也。询其所以得之之由，身劳汗出，腰里冷湿，久久伤之也，是以腰以下冷痛寒胜也，腹重湿胜也，如带五千钱，形容重着之甚也。以甘姜苓术汤补土以制水，散寒以渗湿也。

程林：肾脏死，浮之坚，与《内经》辟辟如弹石曰肾死同，意皆坚之象也。按之则乱如转丸，下入尺中者，此阴阳离决之状也，故死。以上真脏与《内经》互有异同……总之脉无胃气，现于三部中，脉象形容不一也。

曹颖甫：肾脉之绝，《内经》云“但石无胃”，此云浮之坚，坚者，实也。曰按之乱如转丸，益下入尺中，是躁疾坚硬，动至尺后，而无柔和之象也。

〔评述〕

肾着，是寒湿附着于肾之外府（腰部）而引起的病证。其发生是由于劳动后汗出湿衣，衣着冷湿，久而致病。

从其病机、证候来看，主要是由于寒湿侵袭下焦所致，因而出现身体重，腰中冷，如坐水中，腰以下冷痛，腹重如带五千钱等证。病在下焦，中焦脾胃无病，所以口中不渴，饮食如故。形如水状是指本病外形像水气病，不过又不同于水气病的口渴、小便不利，故曰反不渴，小便自利。

本病为寒湿着于肾之外府，并不在肾之本脏，故不用温肾之法，而用甘姜苓术汤以健脾利水，暖土胜湿。尤在泾说得好：“肾受冷湿，着而不去，则为肾着……然其病不在肾之中脏，而在肾之外府。故其治法，不在温肾以散寒，而在燠土以胜水。甘、姜、苓、术，辛温甘淡，本非肾药，名肾着者，原其病也。”说明本病病变虽在腰部，但在肌肉而未至肾脏。脾主肌肉，司运化水湿，故使用暖土胜湿之法，使寒去湿化，则诸证自解。

关于肾的真脏脉，本篇提出是“浮之坚，按之乱如转丸，益下入尺中”。肾脉当沉，今反其常态而见躁动不藏，轻按之坚实，重按则好似弹丸乱滚，尺部更加明显，是躁疾坚硬，动至尺后，全无柔和之象。《素问·平人气象论》曰：“死肾脉来，发如夺索，辟辟如弹石……但石无胃曰死。”又《素问·玉机真脏论》曰：“真肾脉至，搏而绝，如指弹石辟辟然。”表面看来，本篇提法与《内经》文字不尽相同，而实质上是互相发明的，均属肾精欲竭，肾气欲绝之危候。尤在泾对此作了很好的说明。

综合前述五脏死脉脉象，浮取时多出现异常脉形变化，如肺死脏的浮之虚，肝死脏的浮之弱，心死脏的浮之实，脾死脏的浮之大坚，肾死脏的浮之坚等。五脏病为里证，脉不应浮，现在浮取出现病脉，而且多兼脏真败露，毫无从容和缓的形态，说明脏气已绝，真气涣散，故皆主死。

本篇所论五脏死脉，不外无根（肺死脉、肝死脉），无胃（心死脉），无神（脾死脉、肾死脉）三端，皆属无胃气的脉象。《内经》特别强调脉象的胃气。《素问·玉机真脏论》云：“脉弱以滑，是有胃气。”有胃气的脉象，在形态上表现为虚实和调，阴阳互济，至数分明，从容和缓。若出现毫无从容和缓之感的脉象，就为真脏脉。仲景所论五脏死脉，均无从容和缓之象，如“肺死脏，浮之虚，按之弱如葱叶，下无根”，“肝死脏，浮之弱，按之如索不来，或曲如蛇行”，“心死脏，浮之实如丸豆，按之益躁疾”，“脾死脏，浮之大坚，按之如覆杯，洁洁状如摇”，“肾死脏，浮之坚，按之乱如转丸，益下入尺中”等，所有这些脉象皆失去了冲和有神的形态，是为无胃气。《针灸甲乙经》云：“人常禀气于胃，脉以胃气为本，无胃气曰逆，逆者死。”所谓无胃气，即是无神、无根之属。由此可知，五脏死脉皆是反常的脉象，属于脏真垂危之候，故见此者必主死。

以上论述五脏中风、中寒证，五脏真脏脉，五脏病的证候和治疗，都是仲景根据临床实践经验，在《内经》的基础上，加以整理、分析、归纳、总结出来的。为我们临床辨证论治，提供了一定的依据，虽然年代久远，脱简较多，注家意见亦不一致，有些问题一时不好定论，但其辨证论治的精神，分析归纳病因病机的方法，以及密切观察脉证变化的态度，是值得我们进一步学习发扬的。特别是关于五脏死脉的论述，以及肝着、脾约、肾着等病的证治，在今天临床上仍有很大的实际意义。

〔原文〕

問曰：三焦竭部[1]，上焦竭善噫，何謂也？師曰：上焦受中焦氣未和，不能消穀，故能噫耳；下焦竭，即遺溺失便，其氣不和，不能自禁制，不須治，久則愈。

師曰：熱在上焦者，因咳爲肺痿；熱在中焦者，則爲堅[2]；熱在下焦者，則尿血，亦令淋秘不通。大腸有寒者，多鶩溏[3]；有熱者，便腸垢[4]。小腸有寒者，其人下重便血；有熱者必痔。

〔词解〕

（1）三焦竭部：指三焦各部所属脏腑的机能衰退。

(2) 坚：指大便坚硬。

(3) 鹜溏：鹜即鸭。鹜溏是说大便如鸭粪样，水粪杂下。

(4) 便肠垢：形容泄泻垢腻的粪便，多指热利下重的病证。

〔释义〕

上、中、下三焦各部脏腑生理机能衰退，就会互相影响或直接发生病变。例如上焦受气于中焦，如中焦脾胃机能衰退，不能消化水谷，则上焦所受的是胃中陈腐之气，以致经常嗳出食气。这是上焦受到中焦的影响发生的病变。又如下焦所属的脏腑，是肾、膀胱、小肠、大肠等，如果这些脏腑的机能衰退，就不能制约二便，出现遗溺或大便失禁等现象，这是下焦本部直接发生的病变。既然云“下焦竭”又云“不须治，久则愈”，于理难通，当存疑。

后条论述热在三焦的病证。肺居上焦，热在上焦者，肺受影响而为咳，咳久则肺伤而成痿。脾胃居中焦，热在中焦者，脾胃受影响，大便就燥实坚硬。肾与膀胱同居下焦，热在下焦者，肾与膀胱受到影响，就会出现尿血或淋秘不通之证。其次说明辨证应分寒热，如小肠有寒，则大不能坚实，水粪杂下而为鹜溏；热则排出肠垢等腐败物质。大肠有寒，日久损伤阳气，则可能出现虚寒性的里急后重之证；脾气损伤，以致气失统摄，血无所归，而致便血。大肠有热则湿热蕴蓄，影响血运而为痔。

〔提要〕

本条论述三焦病变。

〔选注〕

尤在泾：上焦在胃上口，其治在膻中，而受气于中焦。今胃未和，不能消谷，则上焦所受者，非精微之气而为陈滞之气矣，故为噫。噫，嗳食气也。下焦在膀胱上口，其治在脐下，故其气乏竭，即遗溺失便。然上焦气未和，不能约束禁制，亦令遗溺失便，所谓上虚不能制下者也。云不须治者，谓不须治其下焦，俟上焦气和，久当自愈。夫上焦受气于中焦，而下焦复受于上焦，推而言之，肾中之元阳不正，则脾胃之转运不束，是中焦又复受气于下焦也。盖虽各有分部而实相助，为理如此，此造化自然之妙也。

热在上焦者，肺受之。肺喜清肃而恶烦热，肺热原咳，咳久则肺伤而痿也。热在中焦者，脾胃受之。脾胃者，所以化水谷而行阴阳者也，胃热则实而硬，脾热则燥而闭，皆为坚也。下焦有热者，大小肠、膀胱受之。小肠为心之腑，热则尿血；膀胱为肾之腑，热则癃闭不通也。鹜溏如鹜之后，水粪杂下，大肠有寒，故泌别不职，其有热者，则肠中之垢，被迫而下也。下重，谓腹中重而下坠。小肠有寒者，能腐而不能化，故下重；阳不化则阴下溜，故便血；其有热者，则下注广肠而为痔。痔，热疾也。

程林：竭，虚也。《本经》云：三焦不归其部，上焦不归者，噫而酢吞；中焦不归者，不能消谷引食；下焦不归者，则遗溲。上焦胃上口也；中焦，脾也；脾善噫，脾不和，则食息迫逆于胃口而为噫也。《本经》曰：膀胱不约为遗尿。《下经》曰：虚则遗尿，其气不和，则溲便不约，故遗尿而不能自禁制，不须治，久久则正气复，自愈。

《医宗金鉴》：三焦竭部者，谓三焦因虚竭而不各归其部，不相为用也。上焦受气于中焦，下焦生气于中焦，互相为用则为和也。若中焦虚竭不能消化水谷，谷气不受，则上焦不相为用而失和也，失和则谷气郁而不宣，故善噫也。下焦虚竭，不能供升生之气于中焦，则失和也。失和则肾气独沉，自不能禁，故前遗溺而后失便也。不须治，久则愈，在善噫可也。若遗溺失便，未有不治能愈者，恐是错简。

热在上焦者，篇中所谓肺痿吐涎沫也；热在中焦者，篇中所谓腹满坚痛也；热在下焦者，篇中所谓小便淋沥也。其外大肠有寒者，多清彻鹜溏，即下利溏泻也；有热者，便稠黏肠垢，即下利脓血也。小肠有寒者，下重便血，即结阴便血也；有热者，热流于大肠，蓄于肛门必病痔也。

赵以德：竭者，涸也。上焦属心肺，一阴一阳之部，肺主气，心主血，以行营血，为气为血，有一衰弱，则营卫不能相持，而行上焦之政化竭矣。虽中焦受谷气，亦不消散为聚于胸中，必待噫而出也。下焦肝肾，亦是一阴一阳之部，肾主闭藏，肝主疏泄，其气不和，则营不能内守，卫亦不能外固。下焦如渎，气化之政竭矣，故小便不禁而遗溺也。久而营卫和，则自愈。尝考《伤寒论》脉法中云，寸口脉微而涩，微则胃气不行，涩则营气不逮，营卫不能相将，三焦无所仰，不归其部，上焦不归者，噫而吞酸，中焦不归者，不能消谷饮食，下焦不归者，则遗溺，正此之谓。

热在上焦的肺痿，义同肺痿条，然中焦为坚满，亦与脾约同义。热在下焦溺血及淋闭者，三焦下输入络膀胱，即与《内经》胞移热于膀胱，为癃为溺义同。盖膀胱为州都之官，气化而溺出焉，热在血则渗入膀胱溺而出之，热在气，成郁成燥，水液固凝，故小便亦而淋闭不通，为热在下焦，下焦固不独膀胱，若肝、若肾、若小肠皆居下焦，各能积热，如胞之移热膀胱者，入则必自其窍出之。亦有不因下焦而溺血者，如《内经·痿论》：悲哀太甚则胞络绝，胞络绝则阳气内动，发则心下崩数溺血之类。病各有标本，急治本，缓治标。凡通是证，未可独以下焦热一语而更不求其所来。鹜溏者，大肠寒则阳衰不能坚实糟粕，故屎薄少结而中如鹜屎也。肠垢者，大肠属金主液，有热则燥，郁滞其液涩而不行，积为肠垢，若脓若血，颗兼窘迫，故重下而不彻，亦有垢不因大肠移热而生者。小肠后重下血，正与《内经》所谓结阴下血相类，小肠属火为心之腑，心主血，小肠寒则阳不得越，因郁而下重，血亦不入于脉，随其所郁而便下，然亦有便血因火热而溢者，不唯小肠而已。小肠有热痔者，小肠从脐下入大肠肛门，由肛门总由大小肠出入之门户也。然大肠筋脉横解者亦为痔，督脉生病者亦作痔，仲景举小肠寒热病中，因心及之耳。

徐忠可：鹜即鸭，鸭之为物，一生无干粪，必水屑相杂。大肠为传导之官，变化出焉，有寒则化气不暖而水谷不分，故杂出滓水如鹜溏也。肠垢，如猪肠刮去之垢，即俗便脓血也。直肠者，大肠之头也，门为肛，小肠有热，则大肠传导其热，而气结于肛门，故痔。痔者，滞其小肠内之热于此矣。

曹颖甫：先言下重，后言便血，此即先便后血之黄土汤证也。

〔评述〕

本条论述了三焦各部脏腑生理机能衰退而出现的病变。

《灵枢·营卫生会》云："人受气于谷，谷入于胃，以传于肺。"说明上焦虽为中气之所处，但有赖于中焦水谷精气之所养，始能行其气化功能，故曰"上焦受中焦"。如中焦脾胃机能衰退，气化不和，则不能消化水谷，故上焦所受的是胃中的陈腐之气，以致经常嗳出食气。“上焦竭善噫”，是上焦受到中焦的影响所发生的病变。

下焦乃真阴、真阳之源，主藏津液而化糟粕，所属脏腑是肾、膀胱、大肠、小肠等。如果这些脏腑的机能衰退，则下焦虚衰，“如渎”失节，就不能制约二便，出现遗溺或大便失禁等现象。

尤在泾对此作了很好的解释。他的观点有以下两个方面：①既重视常，也重视变。认为下焦之气乏竭，即遗溺失便，这是一般情况，“然上焦气未和，不能约束禁制，亦令遗溺失便，所谓上虚不能制下者也”。指出遗溺失便不仅可由下焦所属的脏腑机能衰竭引起，而且可由上焦所属的脏腑功能衰退间接引起。②三焦是一个整体。认为三焦总司人体气化，虽各有分部，但却是相互作用，相互维系的。指出：上焦受气于中焦，此为一；上虚不可制下，即下焦受气于上焦，此为二；肾阳不足，则脾阳虚衰不能运化，即中焦受气于下焦，此为三。

至于文中所说“不须治，久则愈”，各家注释未免牵强，我们认为于理难通，当存疑。

关于热在三焦的病证，各家意见相近。热在上焦则肺先感受，肺为娇脏，喜清肃而恶热，肺热则咳，久则伤阴，肺叶枯萎而为肺痿。热在中焦，脾胃直接受其影响，热盛灼津，邪热结聚而成实，故出现大便坚硬。热在下焦，肾与膀胱受其影响，热迫膀胱，则淋秘不通，热扰血分，故尿血。

文中又强调辨证要分寒热，并以大小肠的寒热病证为例进行了说明。对此各家多随文注释，似不太妥。丹波元坚指出：“小肠受胃中水谷，而分利清浊，大肠居小肠之下，主出糟粕，而其下口为肛门，因疑此条大肠小肠系于传写互错。盖言小肠有寒，故泌别不职，而水粪杂下；其有热者，肠被迫，而下出也。大肠有寒，则阳气下坠，故下重便血；其有热者，毒结肛门，故为痔也。注家顺文解凑，竟不免强凑。今天大小易置，其义始瞭。但《脉经》以来读书，皆与今本同，则姑记所疑，以俟有道论定已。”这种看法有一定道理。

本条论述了三焦各部机能衰退的病证和三焦热证以及大小肠寒热证，仲景以此为例，示人辨证之楷模。在临床辨证时，要注意以下几点：①既要考虑虚的一面，也要考虑实的一面；②既要注意热的一面，也要注意寒的一面；③既要弄清由本脏本腑直接引起的病证，也要分清由他脏他腑间接引起的病证；④既要重视病位的辨证，也要重视病因的辨证；⑤既要从局部出发，注意脏腑各自的特点，也要从整体出发，掌握脏腑之间的相互联系；⑥既要重视病之常，也要掌握其变。

这就是《素问·至真要大论》一再强调的“必伏其所主，而先其所因”，“谨守病机，各司其属，有者求之，无者求之，盛者责之，虚者责之，必先五胜”的辨证论治的精神。例如，文中所说“热在下焦者，则尿血”，热蓄肾与膀胱，是尿血的主要发病机理，但与心、小肠、肝等有关，均能下迫肾与膀胱，损伤脉络，致营血妄行，血从尿出。而此火又有虚实之分。赵以德所注极是，疾病的发生，本来是复杂的，例如肺痈和大便硬，不一定都属热证，下重便血也未必都属寒证，所以应该领会其精神，不必因词害意。

〔原文〕

問曰：病有積、有聚、有䅽氣[1]，何謂也？師曰：積者，臟病也，終不移；聚者，腑

病也，發作有時，展轉痛移，爲可治。槃氣者，脅下痛，按之則愈，復發爲槃氣。諸積[2]大法，脉來細而附骨者，乃積也。寸口，積在胸中[3]；微出寸口，積在喉中[4]；關上，積在臍旁[5]；上關上[6]，積在心下；微下關[7]，積在少腹[8]；尺中，積在氣衝[9]；脉出左，積在左；脉出右，積在右；脉兩出，積在中央。各以其部處之。

〔词解〕

（1）槃气：槃（xīn，音欣），《千金要方》作"谷"。槃气系指食气，这里主要指饮食所伤而引起的一种病证，因为饮食伤脾，脾气呆滞而郁遏肝气，所以有胁痛等表现。

（2）诸积：泛指因气、血、痰、食等因素引起的疾病。

（3）积在胸中：指胸痹之类的病证。

（4）积在喉中：指梅核气、喉痹等病证。

（5）积在脐旁：指绕脐腹痛之类的病证。

（6）上关上：指寸口脉关、寸之间的部位。

（7）微下关：指寸口脉关、尺之间的部位。

（8）积在少腹：指少腹寒痛之类的病证。

（9）积在气冲：气冲为穴名，属足阳明胃经，在脐腹下横骨两端近毛处，积在气冲指寒疝一类的病证。

〔释义〕

积和聚，都是体内的包块，但积病在脏，阴凝所结，推之不移，痛有定处；聚病在腑，发作有时，推之能移，痛无定处，其根不深，较积为易治。槃气即伤食之病，由于食伤脾胃，脾胃壅实，以致肝气郁结，故出现胁下痛。按之气流动而痛可缓和，但不久气必复结而痛再作。治当消其食积。

积乃脏病，病根深固，故脉来细而附骨。诊断诸积脉法：

〔提要〕

本条论述积、聚、槃气的辨证以及诸积的脉象诊断方法。

〔选注〕

徐忠可：积，迹也，病气之属阴者。脏属阴，两阴相得故不移，不移者，有专痛之处而无迁改也。聚则如市中之物偶聚而已，病之属阳者也。腑属阳，故相比，阳则非如阴之凝，故寒气感则发，否则已。所谓有时者，既无定着，则痛无常处，故曰展转痛移，其根不深，故此积为能治。若槃气，槃者谷也，乃食气也，食伤太阴，太阴敦阜之气抑郁肝气，又痛在胁下，病不由脏腑，故按之则气行而愈。然病气虽轻，按之不能绝其病源，故复发，中气强不治自愈。

尤在泾：诸气该气、血、痰、食而言。脉来细而附骨，谓细而沉之至，诸积皆阴故也。又积而不移之处，其气血营卫不复上行而外达，则其脉为之沉细而不起，故历举其脉出之所，以决其受积之处。而复益之曰"脉两出，积在中央"，以中央有积，其气不能分布左右，故脉之见于两手者，俱沉细而不起也。各以其部处之，谓各随其积所在之处而分治之耳。

积——脉来细而附骨：

- 独现于寸口——积在胸中
- 微出寸口——积在喉中
- 关上——积在脐旁
- 上关上——积在心下
- 微下关——积在少腹
- 尺中——积在气冲
- 脉出左——积在左
- 脉出右——积在右
- 脉两出——积在中央

《医宗金鉴》：病有积、有聚、有槃气，当别之也。积者脏病，无时不有，不移其处也。聚者腑病，发作有时，展转痛移也。为可治，谓腑病易治也。槃气者，饮积胁下痛下，按之则止，不按复痛，以水气得按暂散，故病暂止也，此即其证而言之。然诸积大法，尤当以诊候之也，脉来沉伏附骨而细者，乃诸积之诊也。若见两寸，积在胸中也；微出近鱼际，积在喉中也；两关，积在脐旁也；上关近寸，积在心下也；微下近尺，积在少腹也；尺中，积在气冲也；脉出左，积在左，脉出右，积在右；脉两出，谓左右俱见，积在中央也。各以其部之处，而诊积之所在也。

〔评述〕

积和聚都是体内的包块，二者具有不同的病机。积者有形，固定不移，痛有定处，病属血分，乃为脏病；聚者无形，聚散无常，痛无定处，病属气分，乃为腑病。《难经》云："积者阴气也，聚者阳气也，故阴沉而伏，阳浮而动，气之所积名曰积，气之所聚名曰聚，故积者五脏所生，聚者六腑所成也。积者，阴气也，其始发有常处，其痛不离其部，上下有所终始，左右有所穷处。聚者，阳气也，其始发无根本，上下无所留止，其痛无常处，谓之聚，故以是别知积聚也。"此说与本篇所论之积聚相符，二书对积聚之形证和鉴别方法亦言之甚详。大致积聚多由气血痰食凝聚而成，后世虽有五积六聚七癥八瘕之说，总不离《难经》、《金匮要略》之精神。

关于诊断诸积大法，朱震亨有较详细的说明："凡阴寒凝结，由渐而成者，俱谓之积，故曰诸积，非有一律之证象也。但有一定沉细之脉象，故知其为积也。病气深沉，不可不分上、中、下三焦以处之，脉亦从寸、关、尺三部以候之。如寸口主上焦，脉细而附骨，知其积在胸中，如胸痹之类是也；出寸口，上竟上也，主积在喉中，如痰气相搏，咽中如有炙脔等是也；微下关，积在少腹，如少腹寒痛之类是也；尺候下焦，尺脉细沉，积在气冲，如阴寒疝症之类是也。"虽然如此，但文中历举脉出之处，以定积之部位，临床上不尽符合，只可作为参考。

本篇所言槃气，是指饮食伤脾而郁遏肝气的证候，与宿食病有所不同。槃气为无形之邪，按之气散可愈，去其按则气复聚而痛复作；宿食为有形之实邪，按之则痛剧，临床必须鉴别。

积聚的治法，本篇虽指出"各以其部处之"的治疗方针，但缺乏具体内容。对此，后也有不少发展，今略述如下。

本病的发生，多因七情郁结、饮食内伤等，致令肝脾受损，脏腑失和，气机阻滞，瘀血内停，日久渐积而成。在临床上，一般以积块软而下坚，定气未伤为初期；积块增大，按之觉硬，正气已伤为中期；积块坚硬，正气大伤为末期。在治疗上，治宜行气和血，继则攻补兼施，最后以健脾扶正、理气化瘀为大法。聚则属气机不和，故时聚时散，与积不同。在治疗时，应以行气消聚为主。正如《医宗必读》所云："初者，病邪初起，正气尚强，邪气尚浅，则任受攻；中者，受病较久，邪气较深，正气较弱，但受且攻且补；末者，病魔经久，邪气侵凌，正气消残，则任受补。"积聚之证，按其病变性质之不同，而分为积和聚；但就临床所见，每有先因气聚，日久则血瘀成积，因此不能对它们进行绝对的划分，前人每以积聚并称，也就是这个缘故。

全篇小结

本篇讨论五脏中风、中寒，五脏死脉，五脏病，三焦各部病证，以及积聚的脉证。

本篇所论的中风、中寒既与《伤寒论》中的中风、伤寒不同，也与《金匮要略·中风历节病脉证并治》的中风有异，与《素问·风论》中的五脏风亦不尽相同。其病因为风寒之邪，其病机为"经络受邪入脏腑，为内所因也"。经络受邪入于脏腑，故其证候较重，病程较长，多是痼疾，非一般外感风寒可比。

值得提出的是，患五脏风寒者，多有素体五脏正气虚弱之候，故邪气乘虚侵袭而致病，此即《内经》所谓"两虚相得，乃客其形"也。

本篇所论五脏死脉，均为脏真败露，毫无从容和缓之象，皆属无根、无神、无胃气的真脏脉象。虽与《内经》所言之真脏脉在文字上不尽相同，但其基本精神是一致的，可见仲景所论的真脏脉与《内经》是互相发明的。

关于五脏病，本篇列举了肝着、脾约、肾着三个病的病因、病机、证候、治疗，指出肝着是由肝脏气血瘀滞着而不行所致，用旋覆花汤疏肝散结、活血通络；脾约是由胃强脾弱所致，用麻子仁丸泄热润燥、导滞通便；肾着是由肾之外府腰部受寒湿，着而不去所致，用甘姜苓术汤健脾利水、温中散湿。这些，都是常用的有效方剂。

此外，本篇还论述了上、中、下三焦各部脏腑生理机能衰退时，互相影响或直接发生的病变。指出上、中、下三焦存在相互为用、彼此制约的关系。同时还进一步讨论了热在三焦和大小肠寒热的证候问题。

最后，讨论脏腑积聚的脉证。指出积、聚、槃气三者的区别及临床特点。并阐述了诊断积病的大法，从脉象上推测积病发生的部位，并指出"各以其部处之"的治疗方针。

（白兆芝　花金方）

痰饮咳嗽病脉证并治第十二

本篇篇题所说的痰饮是广义的，泛指篇内各种饮病而言，四饮中的痰饮是狭义的。篇题所说的咳嗽是由痰饮引起的，以与肺痈、肺痿咳嗽区别，实指痰饮病中的一个症状，但痰饮病不一定都有咳嗽。

痰与饮在病因病机以及症状上，不尽相同，痰指稠浊者，饮指清稀者，本篇所论述的是后者。张仲景时代，尚未有“痰”字。《内经》称痰为“涕”，本书称痰为“浊唾”、“浊涕”。《说文解字》的作者许慎也是后汉人，与仲景所处年代相距不远，其书中亦无“痰”字。唐代佛教字典《一切经音义》中说：“淡阴，谓胸上液也，医方多作淡饮。”《脉经》、《千金翼方》亦作“淡饮”，淡与澹通，水摇貌也。痰饮病患者咳出之痰，绝大部分也是清稀的，而不是稠浊的。综上所述，本篇之“痰饮”当是“淡饮”之误。

本篇有些条文里又有“水”或“水饮”之称，实际上都是指“饮”而言。因为“水”之与“饮”，同出而异名，都为阳气衰微，津液不化，水饮潴留所致。饮之泛溢于全身，则为水肿；水之停留于一处，则为痰饮。这又是二者的区别。

本篇中所说的留饮、伏饮，是从饮病的新久深浅这个角度来分的，并不是四饮之外，又有留饮和伏饮。水饮之留而不行者为留饮，水饮之潜伏不出者为伏饮，故留饮和伏饮亦在四饮之中。

关于痰饮病的形成，总的来说，是阳气衰微，水饮潴留所致。因为饮为阴邪，得阳则化，所以本篇提出“病痰饮者，当以温药和之”作为治疗痰饮病的总的原则。

〔原文〕

問曰：夫飲有四，何謂也？師曰：有痰飲[1]，有懸飲，有溢飲，有支飲。

問曰：四飲何以爲异？師曰：其人素盛今瘦[2]，水走腸間，瀝瀝有聲，謂之痰飲；飲后水流在脅下，咳唾引痛[3]，謂之懸飲；飲水流行，歸於四肢，當汗出而不汗出，身體疼重，謂之溢飲；咳逆倚息[4]，短氣不得卧，其形如腫，謂之支飲。

〔词解〕

（1）痰饮：《脉经》、《千金翼方》皆作“淡饮”。《活人书》：“痰，徒甘切，胸上水病也。”《资生篇》云：“痰出自火，饮本于水。”可知稠浊者为痰，清稀者为饮。这里所说的痰饮，当指淡饮。本节的痰饮是狭义的，为四饮之一。

（2）素盛今瘦：谓痰饮病人在未病之前，一向身体很肥胖，既病之后，身体变得消瘦。

（3）咳唾引痛：咳嗽的时候，牵引胸胁作痛。

（4）咳逆倚息：咳嗽气逆，要倚床呼吸。

〔释义〕

饮病，因其所在部位不同，而有痰饮、悬饮、溢饮、支饮之别。水谷入胃，变化精微以充肌肉，所以身体丰盛。今脾病失其转输之能，津液不能充实肌肉，反聚成饮邪，故素盛今瘦；饮走肠间，水阻气击，则沥沥有声，此为痰饮。如水饮潴留于胁下，阻碍气机通畅，故咳嗽时，牵引胁下而痛，此为悬饮。如水饮外溢于四肢肌肉之间，当从汗出而泄，但不得汗出者，则肌表阳气阻遏不通，以致身体疼痛而沉重，此为溢饮。如饮邪浸渍于胸膈之间，上犯于肺，阻塞息道，则咳逆倚息，短气不得卧；同时，肺合皮毛，肺卫之气机滞而不宣，故其形如肿，此为支饮。

〔提要〕

本条定四饮之名目并论述四饮在证候上的区别。

〔选注〕

尤在泾：谷入而胃不能散其精，则化而为痰；水入而脾不能输其气，则凝而为饮。其平素饮食所化之精津，凝结而不布，则为痰饮。痰饮者，痰积于中而饮附于外也。

徐忠可：饮非痰，乃实有形之水也，其所因不同，所居不同，故有悬、溢、支之分。悬者如物空悬，悬于膈上而不下也；溢者如水旁积，满盈而偏溢肢体也；支者如果在枝，偏旁而不正中也。痰饮者，亦即饮与涎相杂，久留而不去者，其间或凝或不凝，凝者为痰，不凝者为饮也。

李彣：夫饮有四，而此独以痰饮名，总之，水积阴或为饮，饮凝阳或为痰。则分而言之，饮有四，合而言之，总为痰饮而已。

《诸病源候论》：流饮者，由饮水多，水流走于肠胃之间，漉漉有声，谓之流饮。

悬饮为饮水过多，留注胁下，令胁间悬痛，咳唾引胁痛，故云悬饮。

溢饮谓因大渴而暴饮水，水气溢于肠胃之外，故言溢饮，令人身体疼重而多汗，是其候也。

支饮谓饮水过多，停积于胸膈之间，支乘于心，故云支饮，其病令人咳逆喘息，身体如肿之状，谓之支饮也。

赵以德：水性走下，而高原之水流入于川，川入于海，塞其川，则洪水泛溢，而人之饮水亦若是。《内经》曰："饮入于胃，游溢精气，上输于脾，脾气散精，上归于肺，通调水道，下输膀胱，水精四布，五经并行。"今所饮之水或因脾土壅塞而不行，或因肺气涩滞而不通，以致流溢，随处停积。水入肠间者，大肠属金主气，小肠属火，水与火气相搏，气火皆动，故水入不得，流走肠间，沥沥有声，是名痰饮。然肠胃与肌肤为合，素受水谷之气长养而肥盛，今为水所病，故肌肉消瘦也。水入胁下者，属足少阳经，少阳经脉从缺盆下胸中，循胁里，过季胁之部分，其经多气属相火，今为水所积，其气不利，从火上逆胸中，遂为咳唾，吊引胁下痛，是名悬饮。水泛溢于表，表，阳也，流于四肢者，四肢为诸阳之本，十二经脉之所起，水至其处，若不胜其表之阳，则水散当为汗出，今不汗，是阳不胜水，反被阻碍经脉荣卫之行，故身体疼重，是名溢饮。水流入肠间，宗气不利，阳不得升，阴不得降，呼吸之息，与水迎逆于其间，遂作咳逆倚息短气不得卧，荣卫皆不利，故形如肿也，是名支饮。

《医宗金鉴》：痰饮者，水饮走肠间不泻，水精留膈间不输，得阳煎熬成痰，得阴凝聚为饮，凡所在处有声，故在上则喉中有辘辘之声，在下则肠间有沥沥之声，即今之遇秋冬则发，至春夏则止，久咳嗽痰喘病也。悬饮者，饮后水留在胁下，不上不下，悬结不散，咳唾引痛，即今之胁下有水气停饮胁痛病也。溢饮者，饮后水流行归于四肢，当汗出不汗出，壅塞经表，身体疼重，即今之风水水肿病也。支饮者，饮后水停于胸，咳逆倚息，短气不得卧，其形如肿状，即今之停饮喘满不得卧之病也。

〔评述〕

尤在泾认为痰饮是痰积于中而饮附于外，痰由谷而来，饮由水而来，这种说法，不太妥当。徐忠可以凝与不凝区分痰饮，且阐明了它们之间的关系，论理较明。李彣和《医宗金鉴》从阳盛或阴盛的角度来分析痰和饮，也有一定的道理。但本条所说的痰饮，是四饮中的一种，与后世所说的热痰、寒痰、湿痰、燥痰等迥然有别，不可混为一谈。《诸病源候论》中所说的流饮，也就是本节中所说的痰饮。本书对四饮的分类清晰可辨，使人一目了然。《医宗金鉴》对四饮症状的分析，尤为详尽。以上两家的注释皆可取。赵以德能联系《内经》中有关条文，从脏腑的生理功能、水液的输布运化方面来阐述水饮形成的机理，颇为精当，但后段却从大小肠的五行属性来解释痰饮的病机，就有些牵强附会了。

〔原文〕

水在心[1]，心下堅築[2]，短氣，惡水不欲飲。

〔词解〕

(1) 水在心：是指水饮在心下，并不是心中有水。

(2) 心下坚筑：谓心下坚实而悸动。

〔释义〕

如水停在心下，则心下痞坚而悸，阳虚不能化水，则恶水不欲饮，气被饮抑，故而气息短促。

〔提要〕

本条指出水停于心下所发生的证候。

〔选注〕

尤在泾：水即饮也，坚筑悸动有力，筑筑然也。短气者，心属火而畏水，水气上逼，则火气不伸也。

丹波元胤：坚者，心下坚实也。筑者，筑筑然动也。短气者，饮抑往来之气也。

喻嘉言：水攻于外，火衰故水益坚；火郁于内，气收故筑动短气；火与水为仇，故恶而不饮也。

〔评述〕

尤在泾所谓的“火气不伸”，丹波元胤所说的“饮抑往来之气”，喻嘉言所说的“火郁于内”，实质上都是阳虚不运所致，故喻嘉言的“火衰故水益坚”，道出了本病的根蒂所在。

〔原文〕

水在肺，吐涎沫，欲飲水。

〔释义〕

水在肺，则阻塞气道，气凝液聚，变成涎沫吐出，再加之津液不得四布，故口渴而欲饮水。

〔提要〕

本条指出水饮侵肺所发生的证候。

〔选注〕

尤在泾：吐涎沫者，气水相激，而水从气泛也，欲饮水者，水独聚肺，而诸经失溉也。

丹波元胤：涎沫即咳而吐痰也。

程林：联绵不断者曰涎，轻浮而白者曰沫。涎者津液所化，沫者水饮所内，酿于肺经则吐，吐多则津液亦干，故欲饮水。

〔评述〕

欲饮水一证，尤在泾认为是由于水独聚于肺，而诸经失溉所致；程林则认为是由于吐多则津液亦干引起。气不化津，津液本少，不断吐出，则津液更干，焉有不渴之理。故二家注释不可偏执，应当合参。

〔原文〕

水在脾，少氣身重。

〔释义〕

水湿困脾，中气不足，所以气短；水淫肌肉，所以身重。

〔提要〕

本条指出水饮侵脾所发生的证候。

〔选注〕

徐忠可：脾主肌肉而恶湿，得水气则濡滞而重，脾津不运，则中气不足，而倦怠少气矣。

尤在泾：脾为水困，故少气。水淫肌肉，故身重。土本制水，而水盛反能制土也。

〔评述〕

脾本喜燥而恶湿，湿胜水淫，久必伤及脾气。若脾气素虚，失其健运，亦能造成水湿停聚，泛溢为患。故中气不足和水湿停蓄可互为因果。徐忠可看到了脾虚的一面，尤在泾则侧重于水盛的一面，二者实不可偏废。

〔原文〕

水在肝，脅下支满，嚏而痛。

〔释义〕

胁下为肝的部位，水在肝，所以胁下支满；肝脉上注于肺，嚏出于肺，故嚏则引胁而痛，与咳唾引痛同义。

〔提要〕

本条指出水邪侵肝发生的证候。

〔选注〕

尤在泾：肝脉布胁肋，水在肝，故胁下支满，支满犹偏满也。嚏出于肺，而肝脉上注肺，故嚏时则相引而痛也。

程林：肝脉布胁肋，故胁下支满。水在肝，则条达之性为水郁，其气上走颃颡，至畜门出鼻孔，因作嚏也。嚏则引胁肌，故嚏而痛。

〔评述〕

肝脉布胁肋，故有胁下支满一证，尤、程二人见解一致。嚏而痛一证，尤在泾认为是肝脉上注于肺的缘故，程林则认为是嚏引胁肌所致，两家注释，皆有道理。

〔原文〕

水在腎，心下悸。

〔释义〕

肾有水饮，水气上逆凌心，故心下动悸。

〔提要〕

本条指出水饮侵肾所发生的证候。

〔选注〕

程林：水在肾，则肾气凌心，故筑筑然而悸也。

尤在泾：心下悸者，肾水盛而上凌心火也。

〔评述〕

水饮犯肾，肾气不化，水气上逆，故心下悸动，程、尤二家注释相同。

以上五条，是从四饮而推及五脏，认为水饮之邪，不仅可以留于肠间、胁下、胸膈、肢体，尚可波及五脏而为病。但这里应注意的是，所谓五脏之水，均非五脏本身有水，不过是受饮邪的影响，出现与各脏有关的外候而已。徐忠可说："脏中非真能蓄有形之水，不过饮气侵之，不可泥。"此语甚为贴切。所以，我们可以把以上所说的五水，理解为水饮所犯五脏的不同证候。另外，五水与四饮之间，仍有密切关系。如水在心、肾之与痰饮，水在肺之与支饮，水在脾之与痰饮、溢饮，水在肝之与悬饮，其病机、证治，均有内在联系，不可机械划分。

〔原文〕

夫心下有留飲[1]，其人背寒冷，如手大。

〔词解〕

(1) 留饮：指痰饮停留不去者。

〔释义〕

饮为阴邪，阳气不能蒸化而内停，凡饮邪停留之处，阳气即被阻遏而不能展布，所以饮留心下，则背部当胃之处，感觉寒冷。

〔提要〕

本条指出心下有留饮的证候。

〔选注〕

赵以德：心之俞，出于背。背，阳也，心有留饮，则大气不行，唯是寒饮注其俞，出其背，寒冷如掌大，论其俞之处，明其背之非尽寒也。

程林：诸阳受气于胸中，而转行于背，心下有留饮则阳气抑遏而不行，故背寒冷如手大者，言其不尽寒也。

尤在泾：留饮即痰饮之留而不去者也，背寒冷如掌大，留饮之处，阳气所不入也。

〔评述〕

关于留饮的含义以及心下有留饮形成背部寒冷的原因，尤在泾的注解，甚为得当。背寒冷，如手大，赵、程二人皆认为是为了阐明背部并非尽寒，于理亦通。故如手大一语，不可拘泥，饮多则寒冷处亦大，饮少则寒冷处亦小。

〔原文〕

留飲者，脅下痛引缺盆，咳嗽則輒已[(1)]。

〔词解〕

（1）咳嗽则辄已：此处作“辄甚”较为妥当，即咳嗽时痛势更加剧烈。

〔释义〕

饮邪停留于胸胁之间，病属悬饮，从经络循行来看，足少阳胆经自缺盆下腋，循胸，过季胁。足厥阴肝经从小腹夹胃，属肝络胆，上贯膈，布胁肋，再向上行于喉咙之后。水饮停留于胸胁，厥阴、少阳经气不舒，故胁下痛引缺盆；咳嗽时振动胁下，因而疼痛转剧。

〔提要〕

本条指出痰饮停留于胁下所发生的证候。

〔选注〕

程林：缺盆者，五脏六腑之道，故饮留于胁下，而痛上引缺盆，引缺盆则咳嗽，咳嗽则痛引胁下而转甚，此属悬饮。转甚，一本作辄已。未有咳嗽而胁下痛引缺盆辄愈也。

尤在泾：胁下痛引缺盆者，饮留于肝，而气连于肺也。咳嗽则辄已者，饮被气击而欲移，故辄已。一作咳嗽则转甚，亦通，盖水流胁肋下，咳嗽引痛之谓。

〔评述〕

咳嗽则辄已，尤在泾认为“饮被气击而欲移”；程林则认为“未有咳嗽而胁下痛引缺盆辄愈也”。验之临床，凡胁下痛者，咳嗽时疼痛只能转甚，而无转愈之理，当以程说为是。程林认为此属悬饮，亦很恰当。

〔原文〕

胸中有留飲，其人短氣而渴，四肢歷節痛。脉沉者，有留飲。

〔释义〕

留饮在胸膈之间，抑遏肺气，因而呼吸短气；饮邪结于胸中不化，阳气不能布津于上，故口渴。饮乃水湿之邪，流于关节，故四肢历节痛。病由水饮内留，非外来之邪，故脉不浮而见沉。

〔提要〕

本条指出饮留胸中及流于关节的脉证。

〔选注〕

沈明宗：此明支饮甚则为溢饮矣。盖留饮乃气郁水积，故谓脉沉者有留饮也。

程林：胸中者，属上焦也，今为留饮隔凝，则气为之短；津液不能上潮，则口为之渴也。饮者，湿类也，流于关节，故四肢历节痛也。经曰：脉得诸沉者，当责有水。故脉沉者为水饮。

尤在泾：四肢历节痛，为风寒湿在关节，若脉不浮而沉，又短气而渴，则知是留饮为病，而非外入邪矣。

黄元御：饮阻窍隧，肺无降路，津液凝滞，故短气而渴。湿流关节，故四肢关节烦痛，此饮之自胸膈而流四肢者，所谓溢饮也。

〔评述〕

沈明宗认为此节所述之证是支饮甚则为溢饮，黄元御认为“此饮之自胸膈而流四肢者，所谓溢饮也”。二家注释，颇为得当，与本篇第二条所述溢饮的病因、证候皆相一致。注家多以此条为苓桂术甘汤证，可作参考。

〔原文〕

膈上病痰，滿喘咳吐，發則寒熱，背痛腰疼，目泣自出，其人振振身瞤劇，必有伏飲。

〔释义〕

痰饮潜伏于膈上，阻遏肺中阳气不行，故胸中胀满；肺失肃降而喘咳；肺脉起于中焦，中焦亦并胃中，肺气上逆则引起胃气上逆，故咳喘而吐。若一经触冒外寒，则有寒热交作，背痛腰疼等症状产生，甚至在咳喘呕吐之时，目泪迸出。阳气欲行而不行，故全身振振瞤动。这是新感触动伏饮所致，亦即支饮的类证。

〔提要〕

本条指出膈上伏饮发作时的证候。

〔选注〕

陈修园：饮留而不去，谓之留饮；伏而难攻，谓之伏饮。膈上伏饮之病，时见痰满喘咳，病根已伏其中，一值外邪暴中其内，饮与外邪相援，一时吐露迅发，则以外邪之为寒热，背痛，腰痛，激出内因之痰满喘咳大作，以致目泣自出，其人振振身瞤诸剧，因以断之曰，必有伏饮。俗谓哮喘，即是此证。

尤在泾：伏饮亦即痰饮之伏而不觉者，发则始见也，身热背痛腰疼，不似外感，而兼喘满咳嗽唾，则是《活人》所谓痰为病，能令人憎寒发热，状类伤寒者也。目泣自出，振振身瞤动者，饮发而上迫液道，外攻经隧也。

〔评述〕

本条所言膈上病痰，是指病的重点在于胸膈，“伏饮”是潜伏不觉、发作有时的一种疾患。陈修园认为本证是膈上素有伏饮，时见痰喘胸满而咳，病根已伏其中，外邪卒伤，引动内饮，内外相援，则痰满喘咳大作，其实就是哮喘病，可与小青龙汤治疗。此说很切合实际。

〔原文〕

夫病人飲水多，必暴喘滿。凡食少飲多，水停心下，甚者則悸，微者短氣。脉雙弦[1]者寒也，皆大下後善虛[2]；脉偏弦[3]者飲也。

〔词解〕

(1) 脉双弦：指两手脉象皆弦，为虚寒脉象，不是指痰饮脉象。

(2) 善虚：“善”作“常常”解。每当大下之后，常见里虚的征象。

(3) 脉偏弦：左手脉或右手脉弦，是痰饮病的脉象。

〔释义〕

饮水过多，脾之转输不及，上犯胸肺则暴喘满，此为卒得饮病。食少说明脾虚，饮水又多，脾不运化，饮邪停留而成疾，是饮病渐深。水停心下，甚者水气凌心则悸，微者阻塞气机则短气。但水饮与虚寒有别，故必验之于脉，脉双弦是虚寒之脉，为阳虚所致；脉单弦云脉偏弦，是水饮之脉，此为饮邪在体内偏注所致，当结合其他证候，加以辨别。

〔提要〕

本条指出饮病的病机和脉象。

〔选注〕

赵以德：饮水多留于膈，膈气不行则喘满，食少胃气虚，复多饮，胃土不能运水，水停心下，心火畏水，甚则神不安为怔忡惊悸，微者阳独郁而为短气。夫脉弦者为虚为水，若两寸皆弦，则是大下之后，阳气虚寒所致，若偏见弦，则是积水之处也。

程林：饮水多，则水气停泛于胸膈，必暴喘满也。凡人食少饮多，则胃土不能游溢精气，甚者必停于心下而为悸，微者则阻于胸膈而为短气也。

尤在泾：饮水过多，水溢入肺者，则为喘满，水停心下者，甚则水气凌心而悸，微则气被饮抑而短也。双弦者，两手皆弦，寒气周体也，偏弦者，一手独弦，饮气偏注也。

〔评述〕

《伤寒论·辨太阳病脉证并治》有“发汗后饮水多必喘”、“太阳病，小便不利者，以饮水多必心下悸”的记述，可见无论是外感还是杂病，饮水多都会发生喘满心悸。本节所言，脉双弦者为虚寒，偏弦者为饮，临床上必须脉证合参，不可拘泥。

〔原文〕

肺飲不弦，但苦喘短氣。

〔释义〕

饮病当见弦脉，本节言肺饮之脉不弦者，是饮邪尚未积留，故只感到气喘而呼吸短促。饮积则弦，不可不辨。

〔提要〕

本条指出水饮犯肺的脉证。

〔选注〕

赵以德：脉弦为水为饮，今肺饮而曰不弦，何也？水积则弦，未积则不弦，非谓肺饮尽不弦也。此言饮未积，犹得害其阳，虽不为他病，亦适成其苦喘短气也。

尤在泾：肺饮，饮之在肺中者，五脏独有肺饮，以其虚而能受也，肺主气而司呼吸，苦喘短气，肺病已著，脉虽不弦，可以知其有饮矣。

黄元御：肺病痰饮，金能胜木，故脉不弦，但若痰饮阻碍，喘促气短耳。

〔评述〕

赵以德认为“水积则弦，未积则不弦，非谓肺饮尽不弦也”。其理由是，水饮未积则尚未“害其阳”、中伤经络，这种解释比较恰当。而黄元御单从五行相克来解释，未能深究其理。

〔原文〕

支飲亦喘而不能卧，加短氣，其脉平也。

〔释义〕

脉平，乃支饮的轻证，其症状仅见喘不能平卧和呼吸短促，短气是上焦饮邪迫肺，妨碍呼吸所致，由于饮邪尚未到伏留的地步，所以脉平不弦。

〔提要〕

本条指出支饮轻证的脉证。

〔选注〕

赵以德：脉平当无病，何以有病而反平也？正与不弦意同，明其虽有支饮，而饮尚不留伏，不停积，以其在上焦，未及胸中，不伤经络，故脉平，然碍其阴阳升降，故喘不能卧，短气耳。

尤在泾：支饮上附于肺，即同肺饮，故亦喘而短气，其脉亦平而不必弦也。

黄元御：支饮亦饮之偏结于肺部者，故喘不能卧加以短气，其脉亦平而不弦也。

〔评述〕

此条与上条均为饮邪尚未停积留伏，故其脉亦不弦而平，其证但喘而短气，尚无咳逆证候。必得饮邪停积留伏，影响经气的运行，喘咳并见，其脉也就弦而不平。

〔原文〕

病痰飲者，當以溫藥和之。

〔释义〕

痰饮的形成，主要由于阳气不足，不能运化水液，从而使水饮随人体虚处停聚所致。因为饮为阴邪，得阳则化，温药可以助阳化气，气行则水行，水饮自去，所以说“病痰饮者，当以温药和之”，这是治本之法。此处所说的痰饮是广义的，包括四饮在内，也就是说，温阳化饮之法是治疗水饮病的大法。

〔提要〕

本条指出痰饮病总的治疗原则。

〔选注〕

赵以德：痰饮由水停也，得寒则聚，得温则行，况水从乎气，温药能发越阳气，开腠理，通水道也。

沈明宗：此言痰饮属阴，当用温药也，脾失健运，水湿酿成痰饮，其性属湿而为阴邪，故当温药和之，即助阳而胜脾湿，俾阳运化，湿自除矣。

魏念庭：言和之，则不专事温补，即有得消之品，亦概其义于温药之中，方谓之和之，而不可谓之补之益之也。盖痰饮之邪，因虚而成，而痰亦实物，必可有开导，总不出温药和之四字，其法尽矣。

黄元御：痰饮水寒土湿，火凉金寒，精气堙郁所作，当以温药和之，寒消湿化，自然涣解。盖土不得火，湿气滋生，此痰饮化生之源也。土湿则土不生金，痰凝于心胸，下不制水，饮聚于肠胃，肺冷故气不化水熏蒸而为痰，肾密故水不化气，停瘀而为饮，是以当温也。

〔评述〕

饮为阴邪，得阳则化，治疗痰饮，当以温药为主。赵以德认为温药可开腠理、通水道，沈明宗认为温药可助阳而胜脾湿。魏念庭则认为温药中既有补益之品，亦有行消开导之剂，由于痰饮病是本虚而标实，不可概言温补，亦当用攻下、逐水等法，所以不言补之益之，而言和之，此种解释，甚为允当。黄元御用五行学说阐述痰饮的发病机制，并无牵强附会之处，且能与脏腑的生理病理密切结合，亦颇可取。

〔原文〕

心下有痰飲，胸脅支滿，目眩，苓桂术甘湯主之。

苓桂术甘湯方

茯苓四兩　桂枝三兩　白术三兩　甘草二兩

上四味，以水六升，煮取三升，分温三服，小便則利。

〔释义〕

心下即胃之所在。中阳不足，故水饮停聚胃中而致胸胁支满，饮阻胸膈，清阳不升，故目眩。故用苓桂术甘汤温阳以利水。方中茯苓淡渗以利水，桂枝温中宣阳，白术祛湿健脾，甘草和中益气，同为补土制水、温化痰饮之剂。

〔提要〕

本条指出饮停心下的证治。

〔选注〕

徐忠可：心下有痰饮，心下非即胃也，乃胃之上心之下，上焦所主，唯其气挟寒湿阴邪，上冲胸胁而为支满。支者撑定不去如痞状也。阴邪抑遏上升之阳，而目见玄色故眩。苓桂术甘汤，正所谓温药也。桂甘之温化气，术之温健脾，苓之平而走下以消饮气，茯苓独多，任以君也。

尤在泾：痰饮阴邪也，为有形，以形碍虚则满，以阴冒阳则眩，苓桂术甘汤温中祛湿，治疗之良剂，是即所谓温药也。盖痰饮为结邪，温则易散，内属脾胃，温则能运耳。

李彣：胸胁支满，痰饮停滞于中也；目眩，阻碍阳气不上升也。茯苓淡渗以利水饮，桂枝宣导以行阳气，白术祛湿健脾，甘草和中益气，同为补土制水之剂。

〔评述〕

仲景所说的心下，一般是指胃而言，有时将心下膈上统称为心下，有时甚至将胸膈以下的部位亦称心下，故应结合其他证候来看，不可过于拘泥。本节所述的胸胁支满、目眩是痰饮病的主证。饮为阴邪，得阳则化，苓桂术甘汤具有通阳利水，即“温药和之”的作用。但本方虽对心下之痰饮有效，若水走肠间，沥沥有声之痰饮，则非本方力所能及。

〔原文〕

夫短氣有微飲，當從小便去之，苓桂术甘湯主之（方見上）；腎氣丸亦主之（方見脚氣中）。

〔释义〕

呼吸气短是由于轻微的饮邪停留所致。治水当以利小便为主，故曰“当从小便去之”。若脾阳不足，不能行水，以致微饮停于心下，形成短气的，用苓桂术甘汤治疗；若因肾阳虚衰，不能化水，以致水泛心下，形成短气的，用肾气丸治疗。临床上应根据病人形体及脉证的不同来分别使用。

〔提要〕

本条指出微饮的治法。

〔选注〕

徐忠可：短气有微饮，即上文微者短气也。然支饮、留饮，水在心，皆短气。总是水停心下，故曰当从小便去之。

赵以德：微饮而短气，由饮水停蓄，致三焦之气升降呼吸不利也，二方各有所主，苓桂术甘汤主饮在阳，呼气之短。肾气丸主饮在阴，吸气之短。盖呼者出心肺，吸者出肾肝，茯苓入手太阴，桂枝入手少阴，皆轻清之剂，治其阳也，地黄入足少阴，山萸入足厥阴，皆重浊之剂，治其阴也，一证二方，岂无故载。

尤在泾：气为饮抑则短，欲引其气，必蠲其饮。饮水类也，治水必自小便去之，苓桂术甘益土以气行水，肾气丸养阳气以化阴，虽所主不同，而利小便则一也。

〔评述〕

据以上诸家见解，苓桂术甘汤和肾气丸虽皆为利水之剂，但作用不同，苓桂术甘汤是益土气以行水，肾气丸是温肾阳以化阴。从“当从小便去之”一句来看，还应有小便不利一证。故短气和小便不利是二方所主的共同证候。但以药测证，则知二方所主，各有不同，正如陆渊雷所说：“二方皆能利小便，而苓桂术甘汤以胸胁逆满为候，肾气丸以脐下不仁为候。”临床又不可不辨。

〔原文〕

病者脉伏，其人欲自利，利反快，雖利，心下續堅滿，此爲留飲欲去故也，甘遂半夏湯主之。

甘遂半夏湯方

甘遂大者三枚　半夏十二枚（以水一升，煮取半升，去滓）　芍藥五枚　甘草如指大一枚（炙）

上四味，以水二升，煮取半升，去滓，以蜜半升，和藥汁煎取八合，頓服之。

〔释义〕

病者脉伏，其人欲自利，下利后有舒适之感，可知饮邪随利而去，有饮去病愈的可能，其脉亦当出而不伏；若虽经下利而心下继续坚满，是留饮不去，故以甘遂半夏汤泻其水饮，去其坚满。本方甘草甘遂合用，取其相反相成，激发饮邪得以尽去之意，以收逐水之功。此外用半夏以协甘遂降逆逐饮，用芍药、白蜜协甘草以安中，且抑缓药毒。

〔提要〕

本条指出留饮欲去之下利及虽利不除的治法。

〔选注〕

徐忠可：仲景谓脉得诸沉当责有水，又曰脉沉者有留饮，又曰脉沉弦者为悬饮，伏者亦即沉之意。然有饮而痛者为胸痹，彼云寸口脉沉而迟，则知此脉字指寸口矣。欲自利者，不由外感内伤，亦非药误也，利反快，饮减人爽也，然病根未拔，外饮加之，仍复坚满，故曰续坚满，虽坚满而去者自去，续者自续，其势已动，故曰欲去。

魏念庭：病者脉伏，为水邪所压溷，气血不能通，故脉反伏而不见也。其人欲自利，利反快，水流湿而就下，以下为暂泄其势，故暂安适也；然旋利而心下续坚满，此水邪有根蒂以维系之，不可以顺其下利之势而为剥减也，故曰此为留饮欲去故也。盖阴蜜之气立其基，水饮之邪成其穴，非开被导利之不可也。

尤在泾：脉伏者，有留饮也。其人欲自利，利反快者，所留之饮，从利而减也，虽利心下续坚满者，未尽之邪，复注心下也。虽然未尽，而有欲去之势，故以甘遂半夏因其势而导之。

〔评述〕

诸家皆认为心下续坚满是下利后饮邪未尽，病根不除，故虽利仍复坚满。但对“留饮欲去”的解释都比较牵强。日人和久田认为“此为留饮欲去故也”一句，应在“利反快”之下，于理颇通。也就是说，下利后有安适轻快之感者，说明留饮随利而去，病欲解；下利后并无轻快之感，续有心下坚满者，说明留饮之邪，根深蒂固，非峻猛攻逐之品，不能荡其巢穴，故用甘遂半夏汤主之。甘遂峻猛有毒，故《千金要方》以甘遂与半夏同煮，芍药与甘草同煮，最后将二汁加蜜合煮，顿服，较为安全。

〔原文〕

脉浮而細滑，傷飲[1]。

〔词解〕

(1) 伤饮：指被外饮所骤伤。

〔释义〕

痰饮若见到浮而细滑的脉象，说明是被外饮骤伤的痰饮病初期，而不是停积已久的饮病。

〔提要〕

本条指出痰饮初期，饮邪未深的脉象。

〔选注〕

尤在泾：伤饮，饮过多也；气资于饮，饮多反伤气，故脉浮而细滑，则饮之微也。

《医宗金鉴》：凡饮病得脉浮而细滑者，为痰饮初病，水邪未深之诊也。李彣曰：饮脉尚沉，今脉浮者水在肺也。

徐忠可：不曰有饮，而曰伤饮，见为外饮所骤伤，而非停积之水也。

魏念庭：脉浮而细，即弦也，兼滑，饮中痰也，此痰饮之脉也，但在胃则不浮矣，浮不在胃也。

〔评述〕

饮脉当弦，今见浮而滑之象，诸家多认为是外饮骤伤，水邪未深之故。尤在泾认为是“饮之微”所致，于理亦通。盖因饮水过多，水停心下，饮邪上迫于肺，肺主皮毛，故脉浮；水湿阻碍，脉道不利，故脉细；痰饮停聚，故脉滑。由于是一时性伤饮，故不见弦脉。唯魏念庭将浮而细之脉强解为弦脉，令人难以信服。

〔原文〕

脉弦數，有寒飲，冬夏難治。

〔释义〕

弦脉属阴主寒，数脉属阳主热。寒饮病见到热病的弦数脉是脉证不符。从时令上来说，冬寒利于脉而不利于饮，夏热则利于饮而不利于脉；从用药上来说，用热药治饮则不利于脉，用寒药则利于脉而不利于饮。用温用清，从脉从证，都不甚妥当，故曰难治。

〔提要〕

本条指出饮病的预后与时令气候有关。

〔选注〕

尤在泾：脉弦数而有寒饮，则病与脉相左，魏氏所谓饮自寒而夹自热是也，夫相左者必相持，冬则时寒助饮，欲以热攻，则脉数必甚，夏则时热助脉，欲以寒治，则寒饮为碍，故曰难治。

赵以德：此言脉邪之不相应也，寒饮反见数脉，数是《内经》有用热远热，有用寒远寒之诫，在夏用热药治饮，则数脉愈增，在冬用寒药治热，则寒饮愈盛，暂伐天和，所以在冬夏难也，在春秋或可适其寒温而消息之。

〔评述〕

寒饮脉见弦数，脉证不符，说明本病寒热虚实错杂，用药难以兼顾。本条特举出冬夏难治一句，是借以阐明本病与季节变化有较密切的关系。临床上也经常见到一些哮喘病人，每值冬季或夏季，则病情加剧，且用药时又要考虑气候因素，颇为棘手。但这也只是概而言之，临床上不可过于拘泥。

〔原文〕

脉沉而弦者，懸飲内痛[1]。

〔词解〕

(1) 内痛：指饮邪内结，胸胁部牵引作痛。

〔释义〕

脉沉主内，脉弦主饮，脉象沉弦主水饮在里。悬饮是饮停胁下的一种病证，水流胁下，阴阳升降被阻，所以胸胁牵引作痛。

〔提要〕

本条指出悬饮的脉证。

〔选注〕

尤在泾：脉沉而弦，饮气内聚也，饮内聚而气击之则疼。

赵以德：脉沉为病在里，凡弦者为痛，为饮为癖。悬饮结积，在内作痛，故脉见沉弦。

〔评述〕

脉见沉弦，胸胁牵引而疼，是悬饮停聚于胸胁之间所致。饮阻气击，胸中阳气不伸，胸胁必疼无疑，以尤在泾解释为佳。

〔原文〕

病懸飲者，十棗湯主之。

十棗湯方

芫花（熬）　甘遂　大戟各等分

上三味，搗篩，以水一升五合，先煮肥大棗十枚，取九合，去滓，内藥末。强人服一錢匕，羸人服半錢，平旦温服之；不下者，明日更加半錢，得快下後，糜粥自養。

〔释义〕

悬饮为病，咳唾引痛，甚至呼吸转侧不利，证情比较严重，故用逐水峻剂十枣汤治之，使水饮从大便中排出，方能奏效。方中甘遂、芫花、大戟味苦峻下，能直达水饮结聚之处而攻之，但峻下之剂，损伤正气，故又佐以大枣十枚，安中而调和诸药，使下不伤正。

〔提要〕

本条提出悬饮病的治法。

〔选注〕

李彣：三物皆味苦，苦以泄之，能直达水饮巢囊之处。但恐峻利泄人真元，故加大枣甘以缓之，且枣为脾果，补土所以制水也。

徐忠可：脉沉为有水，故曰悬饮。弦则气结，故疼。主十枣汤者，甘遂性苦寒，能泻经隧水湿，而性更迅速直达；大戟性苦辛寒，能泻脏腑之水湿，而为控涎之主；芫花性苦温，能破水饮巢囊，故曰破癖须用芫花。合大枣用者，大戟得枣，即不损脾也。盖悬饮原为骤得之证，故攻之不嫌峻而骤，若稍缓而为水气喘息浮肿。《三因极一病证方论》以十枣汤药为末，枣肉和丸以治之，可谓善于变通者矣。

〔评述〕

悬饮之为病，常由暴饮后水流胁下，阻遏气机所致。由于起病较急，病情较重，一般温药难以胜任，故用十枣汤峻剂逐水。十枣汤用遂、芫、戟决渠而泄饮，大枣补土而保脾精。蠲饮破癖，其力颇猛，故病人必形气俱实，舌滑而自觉口干，脉象沉弦有力，始可用之。《三因方》以三味为末，枣肉和丸，名十枣丸，可治病势较缓者。

此方服后，当得快下，使水饮由大便排出，此为药到病除之佳兆。若加重药量后仍不得下，乃正不胜邪，《活人书》认为会令人胀满，通身浮肿而死，此又不可不知。

〔原文〕

病溢飲者，當發其汗，大青龍湯主之，小青龍湯亦主之。

大青龍湯方

麻黄六兩（去節）　桂枝二兩（去皮）　甘草二兩（炙）　杏仁四十個（去皮尖）　生姜三兩（切）　大棗十二枚　石膏如鷄子大（碎）

上七味，以水九升，先煮麻黄，減二升，去上沫，内諸藥，煮取三升，去滓，温服一升，取微似汗，汗多者温粉粉之。

小青龍湯方

麻黄三兩（去節）　芍藥三兩　五味子半升　乾姜三兩　甘草三兩（炙）　細辛三兩　桂枝三兩（去皮）　半夏半升（洗）

上八味，以水一斗，先煮麻黄，減二升，去上沫，内諸藥，煮取三升，去滓，温服一升。

〔释义〕

溢饮是水溢于表，当汗出而不汗出，身体疼痛而重。当用发汗的方法，使流溢于四肢的水饮，从汗出而散。临证时，若表证重，水气轻而夹热者，宜用大青龙汤；假如表证轻，咳嗽多而水气重者，则当用小青龙汤。

〔提要〕

本条指出溢饮的两种治法。

〔选注〕

尤在泾：水气流行四肢，当汗出而不汗出，身体重痛，谓之溢饮。夫四肢阳也，水在阴者宜利，在阳者宜汗，故以大青龙汤发汗去水，小青龙汤则兼内饮而治之者耳。徐氏曰：大青龙合桂、麻而去芍药，加石膏，则水气不甚而夹热者宜之，倘饮多而寒伏，则必小青龙为当也。

徐忠可：溢饮者，水已流行归四肢，以不汗而致身体疼重，盖表为寒风所侵而疼，肌体着湿而重，全乎是表，但水寒相杂，犹之风寒两伤，内有水气，故以大青龙汤、小青龙汤主之。

方舆輗：大小青龙汤方意相似，大青龙者，以大发之剂，伍以石膏；小青龙者，虽无石膏，而有半夏、细辛、五味子，品味有八，其缓急寒热表里，以此亦可知矣。喻昌：大青龙者，升天而行云雨也；小青龙者，鼓波而行沧海也。治饮证者，以小青龙为第一义也。

程林：《内经》云：溢饮者，渴暴多饮，而溢入肌肤肠胃之外也。以其病属表，故可大小青龙汤发汗。

〔评述〕

综合以上注家的观点，可得出以下结论：病溢饮者，为水饮溢于肌表，《内经》云"其在皮者，汗之可也"，故溢饮当以汗法治疗。大、小青龙俱为表里双解之剂，其发表之药相同，治里之药则异。大青龙有清热除烦之石膏，小青龙有蠲饮止咳之半夏、干姜、细辛、五味子。故溢饮之水气不甚，兼内热而烦躁者可用大青龙汤；溢饮之无里热，内饮重，喘咳甚者可用小青龙汤。正如柯韵伯所说："两龙俱治有表里证，皆用两解法，大青龙是里热，小青龙是里寒，故发表之药相同，而治里之药则殊也。"临床当辨证使用。

〔原文〕

膈間支飲，其人喘滿，心下痞堅，面色黧黑[(1)]，其脉沉緊，得之數十日，醫吐下之不愈，木防己湯主之。虛者[(2)]即愈，實者三日復發，復與不愈者，宜木防己湯去石膏加茯苓芒硝湯主之。

木防己湯方

木防己三兩　石膏十二枚，鷄子大　桂枝二兩　人參四兩

上四味，以水六升，煮取二升，分温再服。

木防己去石膏加茯苓芒硝湯方

木防己二兩　桂枝二兩　人參四兩　芒硝三合　茯苓四兩

上五味，以水六升，煮取二升，去滓，内芒硝，再微煎，分温再服，微利則愈。

〔校勘〕

《外台秘要》"石膏十二枚，鸡子大"作"石膏鸡子大三枚"。

〔词解〕

(1) 黧黑：黑而晦暗。

(2) 虚者：指心下痞坚不甚。

〔释义〕

支饮，饮邪积于胸膈，肺失肃降，故其人喘满；饮聚于胃，故心下痞坚；阳气不伸，营卫不利，故面色黧黑，寒饮留伏于里，结聚不散，所以其脉沉紧。此为支饮重症，经吐下而不愈，则中气必衰，且水饮有郁而化热之象，故用木防己汤补虚散结，清热行水。方中防己、桂枝，一苦一辛，行水饮而散结气，可使心下痞坚消散；石膏辛凉以清郁热；人参扶正补虚，俾正气旺盛，水饮自散。心下痞坚不甚者，服本方后，水饮可以从大小便而去，故病即愈；心下痞坚甚者，服本方后会复发而不愈，当用木防己去石膏加茯苓芒硝汤治之。生石膏对水饮无益故去之；芒硝咸寒，可软坚破结，攻逐水饮，茯苓渗利水湿，二者合用，可加强蠲除停饮的药力，病人服之当微利而愈。

〔提要〕

本条指出支饮重症心下痞坚的治法。

〔选注〕

尤在泾：支饮上为喘满，而下为痞坚，则不特碍其肺，抑且滞其胃矣。面色黧黑者，胃中成聚，营卫不行。脉浮紧者为外寒，沉紧者为里实。里实可下，而饮气之实，非常法可下；痰饮可吐，而饮之在心下者，非吐可去，宜其得之数十日，医吐下之而不愈也。木防己、桂枝，一苦一辛，并能行水气而散结气；而痞坚之处，必有伏阳，吐下之余，定无完气，书不尽言而意可会也，故又以石膏治热，人参益虚，于法可谓密矣。其虚者，外虽痞坚，而中结聚，即水去气行而愈。其实者，中有实物，气暂行而复聚，故三日复发也。魏氏曰：后方去石膏加芒硝者，以其既散复聚，则有坚定之物，留作包囊，故以坚投坚而不破者，即以软投坚即破也；加茯苓者，亦引饮下行之用耳。

赵以德：心肺在膈上，肺主气，心主血，今支饮在膈间，气血当不通利。气不利，则与水同逆于肺而发喘满；血不利，则与水杂揉，结于心下而为痞坚。肾气上应水饮。肾水之色黑，故黧黑之色见于面也。脉沉为水多，紧为寒，非别有寒邪，即水气之寒也。医虽以吐下之法治，然药不切于病，故不愈。用木防己者，味辛温能散留饮结气，又主肺气喘满，所以为主治；石膏味辛甘微寒，主之下逆气，清肺定喘；人参味甘温，补心肺气不足，皆为防己之佐；桂枝辛温，通血脉开结气，且支饮得温则行，又宜导诸药，用之为使。若邪客之浅，在气分多而虚者，服之即愈。若邪客之深，在血分多而实者，则愈后必再发。以石膏为气分药，故去之；芒硝味咸寒为血分药，能治痰结，去坚消血癖；茯苓伐肾邪，治心下坚满，佐芒硝则行水之力益倍，故加之。

《医宗金鉴》：得之数十日，医或吐之不愈者，是水邪不单在上，故越之而不愈也；或下之不愈者，是水邪不单结在下，虽竭之亦不愈也。心下痞坚，饮结在中可知，故以木防己汤，开三焦水结，通上中下之气，方中用人参，以吐下后伤正也。故水邪虚结者，服之即愈。若水邪实结者，虽愈亦复发也，复与前方，亦不能愈，当以前方减石膏之寒凝，加芒硝峻开坚结，加茯苓直输水道，未有不愈者也。

〔评述〕

医吐下之不愈之由，以《医宗金鉴》注解较为得当；心下痞坚的虚与实，尤在泾所注较为贴切。其虚者，中无结聚，故用木防己汤，水去气行而愈；其实者，中实有物，木防己汤只能暂时缓解，而不能祛除病根，故减去于治饮无助之石膏，加茯苓健脾渗湿以利水，芒硝软坚攻逐水饮。

木防己汤中之石膏，为伏阳郁热证见烦躁而设，芒硝为增强逐水之效而加。赵以德以气分药和血分药释之，不太妥当。另外，方中石膏的用量太大，比白虎汤中石膏的用量还多，定错无疑，《外台秘要》用作鸡子大三枚，较为恰当。

〔原文〕

心下有支飲，其人苦冒眩[1]，澤瀉湯主之。

澤瀉湯方

澤瀉五兩　白术二兩

上二味，以水二升，煮取一升，分温再服。

〔词解〕

(1) 苦冒眩：病人感到头昏目眩。

〔释义〕

支饮留于心膈部位，上焦之气浊而不清，清阳不能上升到头部，因而病人感到头昏目眩。病人除苦冒眩外，尚无其他表现，说明饮邪较轻，故用泽泻、白术健脾利水，使饮邪不得停聚而从小便外泄，则冒眩之证，自会平定。

〔提要〕

本条提出支饮轻证的证治。

〔选注〕

程林：《内经》曰：清阳出上窍。支饮留于心膈，则上焦之气，浊而不清，清阳不能走于头目，故其人苦冒眩也。白术之甘苦以补脾，则痰不生，泽泻之甘咸以入肾，则水不蓄，小剂以治支饮之轻者。

尤在泾：水饮之邪上乘清阳之位，则为冒眩。冒者，昏冒而神不清，如有物冒蔽之也；眩者，目眩转而乍见玄黑也，泽泻泻水气，白术补土气以胜水也。

高鼓峰：心下有水饮，格其心火不能下行，而但上冲头目也。

〔评述〕

水饮之停于心下，支撑于胸膈之间，阴乘阳位，清阳之气被饮邪阻遏，不得上升于头目，故“其人苦冒眩”，泽泻、白术健脾行水，浊阳去而清阳升，故冒眩自止。尤、程二人的注释，较为贴切。

〔原文〕

支飲胸滿者，厚朴大黄湯主之。

厚朴大黄湯方

厚朴一尺　大黄六兩　枳實四枚

上三味，以水五升，煮取二升，分温再服。

〔释义〕

对于支饮而兼胃实证候者，可以厚朴大黄汤行气除满，荡涤结滞。

〔提要〕

本条指出支饮而兼胃家实的证治。

〔选注〕

尤在泾：胸满疑作腹满，支饮多胸满，此何以独用下法？厚朴大黄汤与小承气汤同，设非腹中疼而闭者，未可以此轻试也。

《医宗金鉴》：胸字当是腹字，若是胸字，无用承气汤之理，是传写之讹，支饮胸满，邪在肺也，宜用木防己汤、葶苈大枣汤。支饮腹满，邪在胃也，故用厚朴大黄汤，即小承气汤也。

魏念庭：支饮而胸满者，实邪也，饮有何实，饮之所停必裹痰涎，涎沫结久为窝囊，所以为有形之邪，以厚朴大黄汤主之，以治实邪，以有故无殒之义也。

〔评述〕

从尤在泾和《医宗金鉴》的注释来看，“胸满”应是“腹满”之误，故厚朴大黄汤为支饮而兼胃实者设。本方虽与小承气汤药味相同，但三味药的剂量都比小承气大，攻下的力量不逊于小承气，故用时必须参考其他证候，确有胃家实者方可用之，不能仅以胸满或腹满作为使用本方的依据。又，小承气以大黄为君，本方以厚朴为君，枳实剂量也不小，取气行则水行之义。

〔原文〕

支飲不得息，葶藶大棗瀉肺湯主之。(方見肺癰中)

〔释义〕

支饮病人由于饮邪壅肺，气机阻塞，所以呼吸非常困难，此时必须急用逐水峻剂葶苈大枣泻肺汤，泻肺气之闭以逐痰饮，方可转危为安。方中葶苈子泻肺水，开气闭；大枣和胃，约束葶苈峻猛的药力。俾邪去正安，则气机自然畅通。

〔提要〕

本条指出支饮在肺的证治。

〔选注〕

沈明宗：此支饮偏溢于肺也，支饮贮于肺膈，上干于肺，气逆则呼吸难以通彻，故不得息；然急则治标，故佐大枣之甘以保胃，葶苈之苦以泄肺，俾肺气通调，脾得转输，为峻攻支饮在肺之方也。

《医宗金鉴》：喘咳不得卧，短气不得息，皆水在肺之急证也，故以葶苈大枣汤泻肺水也。

赵以德：支饮留结，气塞胸中，故不得息，葶苈能破结利饮，大枣通肺气补中，此虽与肺痈异而方相通者，盖支饮之与气未尝相离，支饮以液所聚，气行则液行，气停则液聚，而气亦结。气阳也，结以化热，所以化热，所以与肺痈热结者同治。

〔评述〕

本条所述，为支饮之重证，故以葶苈大枣泻肺汤直泻肺水以救其急，沈明宗和《医宗金鉴》所注，颇为得当。本方除用于支饮外，凡是肺中邪实，气机壅塞者，皆可用之，但有表证者，需待表解后方可用之。

〔原文〕

嘔家本渴，渴者爲欲解，今反不渴，心下有支飲故也，小半夏湯主之。

小半夏湯方

半夏一升　生姜半斤

上二味，以水七升，煮取一升半，分温再服。

〔释义〕

呕吐的病人，必伤津液，应有口渴的表现，渴则说明饮随呕去，故为欲解。假如吐后不渴，说明体内还有饮邪存在，当用小半夏汤蠲饮止呕。方中半夏味辛性燥，辛可散结，燥可逐饮；生姜既能散寒止呕，又能制半夏的悍性，二者为伍，可谓逐饮涤痰，降逆止呕的圣药。

〔提要〕

本条以呕吐后口渴与否，测知饮邪解与不解，并指出治法。

〔选注〕

沈明宗：此支饮上溢而呕之方也，凡外邪上逆作呕，必伤津液，应当作渴，故谓呕家本渴，渴则病从呕去，谓之欲解。若心下有支饮停蓄胸膈制燥，故而不渴，则当治饮，所以生姜散邪，半夏涤饮，呕自止矣。

尤在泾：此为饮多而呕者言。渴者饮从呕去，故欲解，若不渴，则知其支饮仍在，而呕亦未止。半夏味辛性燥，辛可散结，燥能蠲饮，生姜制半夏之悍，且可散结止呕也。

〔评述〕

沈、尤二人对本条的注释，皆为得当，仲景每以先呕后渴或呕而不渴，以及先渴后呕，辨痰饮之去留，使后学者有章可循。

〔原文〕

腹滿，口舌乾燥，此腸間有水氣，己椒藶黄丸主之。

己椒藶黄丸方

防己　椒目　葶藶（熬）　大黄各一兩

上四味，末之，蜜丸如梧子大。先食飲服一丸，日三服，稍增，口中有津液。渴者加芒硝半兩。

〔释义〕

水停肠间，故见腹满；阳气被阻，饮停不化，津液不生，故见口干舌燥。故用己椒苈黄丸以分消水饮，水去津生，腹满及口舌干燥自然随之而解。方中防己、椒目、葶苈等使水饮从小便而出；大黄推浊滞从大便而下。此前后分消，使水饮行而腹满减，脾气转而津液生。若服药后反见口渴，则甚于口干舌燥，为饮阻气结，故加芒硝以软坚破结。此与木防己汤加芒硝同义，芒硝可佐诸药，下腹满以救脾土。

〔选注〕

尤在泾：水既聚于下则无复润于上，是以肠间有水气而口舌反干燥也。后虽有水饮之入，只足以益下趋之势，口燥不除，而腹满益甚矣。

赵以德：肺与大肠，合为表里。肺本通调水道，下输膀胱，今不输膀胱，仅从其合，积于肠间，水积则金气不宣，膹郁成热为腹满，津液遂不上行，以成口干舌燥。防己、椒目、葶苈，皆能利水，行积聚结气，而葶苈尤能利小肠，然肠胃水谷之气，苦腹满者，非轻剂所能治，加大黄以泻之。

李彣：腹满，水聚于胃也，肠间有水气，则湿积中焦，津液不为灌溉，故口舌干燥。前云水走肠间，沥沥有声，为痰饮，此肠间有水气，即痰饮也。

〔评述〕

对本条所说的口干舌燥一证，尤在泾认为是水既聚于下，则无复润于上所致；李彣则认为是“湿积中焦，津液不为灌溉”所引起，观方后有“稍增，口中有津液”之语，则知服药后，水饮去则阳气得通，脾气转而津液得布，口干舌燥自能得愈，是以李彣之论较为精当。

〔原文〕

卒嘔吐，心下痞，膈間有水，眩悸者，小半夏加茯苓湯主之。

小半夏加茯苓湯方

半夏一升　生姜半斤　茯苓三兩

上三味，以水七升，煮取一升五合，去滓，分温再服。

〔释义〕

突然发生呕吐，邪从上越，心下应感到舒适，但现在心窝部仍有痞硬感，说明是胸膈间有水饮停蓄所致。水阻阳气不升则眩，水气凌心则悸；故用半夏、生姜涤痰蠲饮、降逆止呕，加茯苓以行水，水去则诸症自愈。

〔提要〕

本条提出停饮而见呕吐、眩悸的治法。

〔选注〕

尤在泾：饮气逆于胃则呕吐，滞于心则心下痞，凌于心则悸，蔽于阳则眩，半夏、生姜止呕降逆，加茯苓去其水也。

赵以德：心下痞，膈间有水，眩悸者，阳气必不宣散也。

汪昂：半夏生姜行水气而散逆气，能止呕吐，茯苓宁心气而泄肾邪，能利小便，火因水而下行，则眩悸止而痞消矣。

〔评述〕

小半夏汤为治心下有支饮之主方，但水气凌心之心悸，却非姜夏所能胜任，故加茯苓去水，下肾逆以安神，水气一去则诸症自除。所以小半夏汤证而兼见眩悸者，应用小半夏加茯苓汤治之。

〔原文〕

假令瘦人臍下有悸，吐涎沫而癲眩[1]，此水也，五苓散主之。

五苓散方

澤瀉一兩一分　猪苓三分（去皮）　茯苓三分　白术三分　桂枝二分（去皮）

上五味，爲末。白飲服方寸匕，日三服，多飲暖水，汗出愈。

〔词解〕

（1）癫眩：即颠眩，指头晕目眩。

〔释义〕

痰饮病人，由于饮食不化精微，但变为痰饮，故素盛而今瘦。脐下悸是水动于下之征，为下焦停水的表现。水逆于胃，故吐涎沫；水阻阳气不升，故头部眩晕。五苓散中，茯苓、猪苓、泽泻，甘淡渗湿，使肠间水邪从小便而出；桂枝可温化下焦，宣通水道。为服暖水汗出者，欲使表里分消其水，水去则诸症可愈。

〔提要〕

本条指出水饮停于脐下的证治。

〔选注〕

尤在泾：瘦人不应有水，而脐下悸，则水动于下矣，吐涎沫，则水逆于中，甚而颠眩，则水且犯于上矣，形体虽瘦，而病实为水，乃病机之变也。

喻嘉言：瘦人木火之气本盛，今以水饮之故，下郁于阴中，夹其阴邪鼓动于脐则悸，上入于胃则吐涎沫，及其郁极乃发，直上头目为颠为眩。

《医宗金鉴》：此条脐下有悸，是水停脐下为病也。若欲作奔豚，则为阳虚，当以茯苓桂枝甘草大枣汤主之。

〔评述〕

水动于下焦，上逆于中上焦，方有是证。此为水邪为患，而非同脐下悸欲作奔豚之阳虚证可比。后者当用苓桂甘枣汤补心气而降逆，培土以制水；此则用五苓散助气以利水，是水邪为患虽同，病机治疗则异。以上三家注释，可互为补充。

附方

〔原文〕

《外臺》茯苓飲　治心胸中有停痰宿水，自吐出水后，心胸間虚，氣滿不能食，消痰氣，令能食。

茯苓　人參　白术各三兩　枳實二兩　橘皮二兩半　生姜四兩

上六味，水六升，煮取一升八合。分溫三服，如人行八九里進之。

〔校勘〕

《外台秘要》“自吐出水”作“自水吐出”。

〔方解〕

脾虚不能为胃行其津液，水饮滞留于胸膈，满而上逆，所以吐水；吐后邪去正虚，虚气上逆，故胸满而不能进食。用茯苓淡渗利水；参、术健脾益气而使新饮不聚；生姜、橘皮、枳实，驱胃内残留的水饮，消除痰气，使其能食。

〔原文〕

咳家其脉弦，爲有水，十棗湯主之。（方見上）

〔释义〕

弦脉为水饮之脉，故此处的咳家是指有水饮而又常咳的病人。从脉证结合主治方剂来分析，当是悬饮。悬饮不去，咳终难愈，故用十枣汤以攻逐水饮，饮去则咳自止。

〔提要〕

本条指出悬饮致咳的脉象和治法。

〔选注〕

尤在泾：脉弦为水，咳而脉弦，知为水饮，渍入肺也，十枣汤逐水气自大小便去，水去则肺宁而咳愈。

魏念庭：咳家，专为痰饮在内，逆气上冲之咳嗽言也，故其脉必弦，无外感家之浮，无虚劳家之数，但见弦者，知有水饮在中为患也。

〔评述〕

本条所说的咳嗽，是由饮邪引起，欲止咳必治饮。但仅凭咳嗽、脉弦，不可轻用十枣汤。须如《外台秘要》所述："饮气嗽者，有所饮之物，停滞在胸，水气上冲，冲入于肺，肺得此气，便成咳，久而不除，渐成水气。其状不限四时昼夜，嗽不断，遇诸动嗽物，但致困剧，甚者乃至双眼突出，气如欲断，汗出，大小便不利，吐痰饮涎沫无限，气上喘，急息肩，每旦眼肿，不得平卧。"方可用之。且出一干枣三味丸，用大枣六十枚，葶苈一升，杏仁一升，合捣做丸，桑白皮饮下七八丸，日再服，可稍加用量，以大便通利为度。附此以供参考。

〔原文〕

夫有支飲家，咳煩胸中痛者，不卒死，至一百日或一歲，宜十棗湯。(方見上)

〔释义〕

久患支饮病的人，由于饮邪停聚，胸中阳气严重受阻，大气不转，故会出现咳烦胸中痛的证候。这时的病情十分严重，倘若病人没有立即死亡，病程缠绵至一百天或更久，则说明元气尚未衰竭，此时邪不去则正难安，故仍可用十枣汤攻之。

〔提要〕

本条指出水饮咳嗽的证治。

〔选注〕

尤在泾：胸中支饮，扰乱清道，赵氏所谓动脉则咳，动心则烦，搏击阳气则痛者，是也。其甚者营卫竭绝，神气乃亡，为卒死矣，否则延久不愈，至一百日或一岁，则犹有可治，为其邪差缓而正得持也。然以经久不去之病，而仍以十枣攻击之药者，岂非以支饮不去，则其咳烦胸痛必无止期，与其事敌以苟安，不如悉力一决之，犹或可图耶，然亦危矣。

魏念庭：不卒死，仲景之意，宜早治以十枣汤，至一百日或一岁，则难治矣。宜十枣汤者，是宜于百日一岁之前也。若谓日久饮深，宜十枣汤，恐非圣人履霜坚冰之意。总之，涵咏白文自明。

徐忠可：夫有支饮家，乃追原之词也，谓支饮本不痛，蔓延至胸痹而痛，气上逆为咳，火上壅为烦，已有死道矣。不卒死，甚至百日，或经年之久，其虚可知幸元气之未竭也，原其病支饮为本，病本不拔，终无愈期。逡巡不愈，正坐医家以虚故畏缩，故因宜十枣汤，以见攻病不嫌峻，不得悠悠以待毙也。

黄元御：咳烦胸痛者，支饮阻膈肝胆不降下也，其病虽久，而支饮未去，犹宜十枣汤也。

〔评述〕

对于本条，大多数注家都认为病支饮为本，病本不拔，绝无愈期，故不应为久病正必虚而束缚手脚。魏念庭谓日久饮深，则不宜用十枣汤，是泥于久病必虚之说。其实，新病未必皆实，久病未必皆虚。临床上，只要病人尚能耐受药力，十枣汤是可以使用的。用之得当，往往可收起死回生之效。但因十枣汤为逐水峻剂，故使用时，药量应小，因人因病制宜，得快下则止后服，并以晨起服用较为妥当。

〔原文〕

久咳數歲，其脉弱者可治；實大數者死；其脉虚者必苦冒。其人本有支飲在胸中故也，治屬飲家。

〔释义〕

饮邪内伏，日久不化，所以咳久不愈。但咳久的病人，正气多虚，若脉亦弱，此为脉证相符，为可治；若脉反见实大而数，则为正虚邪实，故预后不良。脉弱者，正气虽虚，但饮邪尚停聚于胸中，清阳不升，故患者必然感到头昏目眩。若水饮不去，病终不除，故治疗应当从饮病方面着手。

〔提要〕

本条是从久咳的脉象来测知支饮的预后。

〔选注〕

沈明宗：久咳数载，是非虚劳咳嗽，乃脾肺素不足，肺气滞而不利，津化为饮，上溢胸中肺叶空窍之处，即支饮伏饮之类。内之伏饮相招，风寒袭入，内外合邪而发，世谓痰火屡屡举发者是矣。然久咳必是邪正两衰，其脉故弱，脉证相应，故为可治，实大数者，邪热炽盛，阴气大亏，甚者必造于亡，故主死也。脉虚者，乃上焦膻中宗气不布，痰饮浊阴上溢，胸中气逆上冲，所以苦冒。冒者，瞑眩黑花昏晕之类。因其人本有支饮，存蓄胸中，则当治其支饮而咳自宁，故治属饮家。

尤在泾：久咳数岁不已者，支饮渍肺而咳，饮久不已，则咳久不愈也。咳久者其气必虚，而脉反实大数，则其邪犹盛，以犹盛之邪，而临已虚之气，其能久持乎？故死。若脉虚者，正气固虚，而饮气亦衰，故可治。然饮虽衰而正不能御，亦足以上蔽清阳之气，故其人必苦冒也，此病为支饮所致，去其饮则病自愈，故曰：治属饮家。

〔评述〕

尤在泾所注颇为精当，正如《内经》所说："久病脉弱者生，实大者死。"本病久咳数岁，脉弱为正邪俱衰，尚可治；若脉反见实大而数，为正虚邪盛，故难治。本节凭脉之虚实来测久病的预后，临床上颇有参考价值。

〔原文〕

咳逆倚息不得卧，小青龍湯主之。（方見上）

〔释义〕

上焦素有痰饮，而又外感风寒，外寒激发内饮，互相搏结，以致咳嗽气逆，倚床呼吸，不得平卧。小青龙汤是治疗风寒夹饮咳嗽的主方，所以用它来散外邪，涤内饮。

〔提要〕

本条指出内饮外寒的证治。

〔选注〕

尤在泾：倚息，倚几而息，能俯而不能仰也。肺居上焦而司呼吸，外寒内饮，壅闭肺气，甚则但坐不得卧也。麻黄、桂枝散外入之寒；半夏消内积之饮；细辛、干姜治其咳满；芍药、五味监麻桂之性，使入饮去邪也。

《医宗金鉴》：咳逆，古咳嗽名也，倚息，今呼吸促也，咳嗽呼吸气促不得卧，久病多属痰饮，新病每兼形寒，故宜以小青龙汤汗之，以散内饮外寒也。

徐忠可：咳逆倚息不得卧，即前支饮的证也，不用十枣汤而用小青龙汤，必以其夹表也。然此必病发未久而不得卧，则势亦急，故暂从麻桂治表，姜夏治饮耳。

赵以德：此首篇支饮之病也，以饮性寒下应于肾，肾气上逆入肺，肺为之不利，肺主行营卫，肺不利则营卫受病，犹外感风寒心下有水证也，故亦用小青龙汤治之。

沈明宗：此表里合邪之治也，肺主声，变动为咳，胸中素积支饮，招邪入内，壅逆肺气，则咳逆倚息不得卧，是形容喘逆不能撑持，体躯难舒，呼吸之状也。故用小青龙之麻桂甘草开发腠理，以驱外邪从表而出；半夏细辛温散内伏之风寒，而逐痰饮下行；干姜温肺行阳而散里寒；五味芍药以收肺气之逆，使表风内饮，一齐而解，此乃寒风夹饮咳嗽之主方也。

〔评述〕

本条是指其人素有支饮，复感外寒，风寒郁于表，饮邪阻于内，则肺失宣降，气机不利，故咳逆倚息不得卧。用小青龙汤外散风寒，内逐痰饮，表里双解之。各家注释，大体一致。另外，只要是寒饮停于上焦，证见咳逆倚息不得卧，外无风寒表证者，亦可应用此方，故赵以德之注，并非无由。

〔原文〕

青龍湯下已，多唾口燥，寸脉沉，尺脉微，手足厥逆，氣從小腹上衝胸咽，手足痹，其面翕熱如醉狀，因復下流陰股，小便難，時復冒者，與茯苓桂枝五味甘草湯，治其氣衝。

桂苓五味甘草湯方

茯苓四兩　桂枝四兩（去皮）　甘草三兩（炙）　五味子半升

上四味，以水八升，煮取三升，去滓，分温三服。

〔释义〕

素虚之人服小青龙汤后，多唾口燥，一方面说明寒饮将去，与口渴同一病机，另一方面也是由于素来精血不足，小青龙辛热则伤阴，发汗又伤津的缘故。寸脉沉，尺脉微是上焦饮盛，下焦阳虚，小青龙发散则伤阳，真阳虚衰，虚阳随冲任之脉厥而上行，故有手足厥逆，气从少腹上冲胸咽，手足痹，其面戴阳，翕热如醉等见证；由于饮邪阻碍，故上逆之肾气，不得复归肾中而下流阴股；气化不利则小便难，清阳不升则时复冒；此皆为气不归根所致，故虽有饮邪，但以治冲为要。桂苓五味甘草汤中桂枝、甘草辛甘化阳，以平冲气；配茯苓以引逆气下行；五味子非用于止咳，但为敛肾纳气而设；四味同用，共奏敛气平冲之功，是谓救逆之变方也。

〔提要〕

本条指出素虚之人服小青龙汤后的变证及治法。

〔选注〕

尤在泾：服青龙汤已，设其人下实不虚，则邪解而病除，若虚则麻黄细辛辛甘温散之品，虽能发越外邪，亦易动人冲气。冲气，冲脉之气也。冲脉起于下焦，夹肾脉上行至喉咙，多唾口燥，气冲胸咽，皆冲气上入之候也。寸沉迟微，手足厥而痹者，厥气上行而阳气不治也。下流阴股，小便难，时复冒者，冲气不归而仍上逆也。茯苓桂枝能抑冲气，使之下行，然逆气非敛不降，故以五味之酸敛其气，土厚则阳火自伏，故以甘草之甘补其中也。

沈明宗：此下皆服小青龙汤，外邪解而里饮未除，扰动内伤之变也。表邪虽退，内饮未消，拒格胸间，心火不得下达，反刑肺金，则多唾口燥，犹如肺痿之类也。但饮为阴邪，而内癖则阳气衰弱，故寸脉沉，下焦阳微，故尺脉微而手足厥冷。因服青龙汤散剂，扰乱下焦，虚阳即随冲任之脉厥而上行，故气从小腹上冲胸咽。至于手足痹而不用，真阳以挟胃热上冲，其面翕热如醉状，冲气复反下流阴股，不归肾间而决渎，故小便难。冲气往返，扰动胸中留饮，则时复冒。故易桂苓以逐冲气归源，五味收敛肺气之逆，甘草安和脾胃，不使虚阳上浮，此乃救逆之变方也。

徐忠可：不堪发散动其气冲，以致肺燥，如痿而多唾。唾者其痰薄如唾也。又口燥，燥者觉口干，非渴也。下流阴股，谓浮于面之阳，旋复在两股之阴，作热气也。

《医宗金鉴》：小青龙汤辛温大散，唯有余之人宜之，若误施之于不足之人，辛热则伤阴，故多唾口燥也。大散则伤阳，故手足厥逆，面热如醉，阳外浮也。小便难，气上逆，阴内竭也。脉沉微，里气衰也。手足痹，表气虚也。时复冒，虚之甚也。虽阴阳表里俱虚，然属误汗寒热错杂之坏病，故与茯苓桂枝五味甘草汤，先通阳和阴，俟上冲气平，再议他法也。

〔评述〕

对于本病的病机，《医宗金鉴》认为是不足之人服用小青龙汤后，辛热伤阴，大散伤阳，造成了阴阳更加虚损的局面，故有是证，说理明切。而沈明宗用虚阳随冲任之脉厥而上行，冲气复反下流阴股，不归肾间来解释手足厥逆以下诸证，堪称高论。尤在泾所见亦同。这与《内经》“冲脉为病，逆气里急”的经旨一致。五味子一药，在此并非为敛肺气之逆而设，实为敛肾纳气以助桂平冲而施，尤在泾的见解，又略胜一筹。因仲景止咳，从不单用五味子，必与姜、辛同用，取其一敛一散，一开一合，共奏散寒止咳之功。以上诸家注释，各有所长，可互为补充。

〔原文〕

衝氣即低，而反更咳、胸滿者，用桂苓五味甘草湯去桂加乾姜、細辛，以治其咳滿。

苓甘五味姜辛湯方

茯苓四兩　甘草三兩　乾姜三兩　細辛三兩　五味子半升

上五味，以水八升，煮取三升，去滓，温服半升，日三服。

〔释义〕

服桂苓五味甘草汤后，冲气见平，但咳嗽和胸中胀满加剧，这是下焦的冲气虽平，肺中的寒饮复动的缘故，所以于前方中去降冲的桂枝，加入干姜、细辛以入肺散寒，合茯苓、五味、甘草消饮驱寒，除满止咳。

〔提要〕

本条指出冲气已平，饮邪复动的治法。

〔选注〕

尤在泾：服前汤已，冲气即低，而反更咳胸满者，下焦冲逆之气既伏，而肺中伏匿之寒饮续出也。故去桂枝之辛而导气，加干姜细辛之辛而入肺者，合茯苓五味甘草，消饮驱寒以泄满止咳也。

徐忠可：冲气即低，乃桂苓之力单刀直入，肾邪遂伏，故低也。反更咳满，明是肺中伏匿之寒未去，但青龙汤已用桂，桂苓五味甘草汤又用桂，两用桂而邪不伏，以桂能去阳分凝滞之寒，而不能驱脏内沉匿之寒，故从不得再用桂枝之例而去之，唯取细辛入阴之辛热，干姜纯阳之辛热，以除满驱寒而止咳也。

丹波元简：按成无己云：桂枝泄奔豚。故桂枝加桂汤用五两，以主奔豚气从小腹上至心者。今冲气即低，乃桂之功著矣，故去之。沈氏、《金鉴》并云桂走表，故去之，非。

〔评述〕

冲气即低，乃桂之功著，故去之；咳满加剧，是肺中隐伏之寒饮复动，故加干姜、细辛合茯苓、五味子以消饮散寒，泄满止咳。徐忠可以桂“不能驱脏内沉匿之寒”，故去之；尤在泾以桂枝辛而导气故去之，皆未得其要。唯丹波元简引成无己之说，颇为贴切，可谓知其要者，一言而终。此乃仲景出“知犯何逆，随证治之”又一范例，以示后人。

〔原文〕

咳滿即止，而更復渴，衝氣復發者，以細辛、乾姜爲熱藥也，服之當遂渴；而渴反止者，爲支飲也。支飲者，法當冒，冒者必嘔，嘔者復内半夏，以去其水。

桂苓五味甘草湯去桂加乾姜細辛半夏湯方

茯苓四兩　甘草二兩　細辛二兩　乾姜二兩　五味子　半夏各半升

上六味，以水八升，煮取三升，去滓，温服半升，日三服。

〔释义〕

服苓甘五味姜辛汤后，咳满即止，说明饮邪已去，姜辛功效已著。但热药可伤阴动阳，伤阴则口渴，动阳则冲气复发，此种病变，仍可用苓桂味甘汤治之。若服用姜辛等热药而不渴者，说明体内有饮邪未化。支饮阻于胸膈，清阳不升，故见郁冒。冒者必呕，亦为水饮所致。故于上方中加半夏以驱水饮，止呕逆。

〔提要〕

本条指出冲气与饮气上逆的鉴别以及饮气上逆的治法。

〔选注〕

尤在泾：冲脉之火，得表药以发之则动，得热药以通之亦动，而辛热气味，既能劫夺胃中之阴，亦能布散积饮之气。仲景以为渴而冲气动者，自当治其冲气；不渴而冒与呕者，则当治其水饮，故内半夏以去其水，而所以治渴而冲气动者，惜未之及也。约而言之，冲气为麻黄所发者，治之如桂、苓、五味、甘草，从其气而导之矣。其为辛甘所发者，则宜甘淡咸寒，益其阴以引之，亦自然之道也。若更用桂枝，必悍格不下，即下亦必复冲，所以然者，伤其阴故也。

沈明宗：此支饮内蓄而复发也。咳满即止，肺之风寒已去；而更发渴，冲气复发者，饮滞外邪，留于胸膈未除也。即以细辛干姜热药推之，若无痰饮内蓄，而服细辛干姜热药，助其燥热，应当遂渴。而渴反止者，是内饮上嗌喉间，浸润燥热，故不作渴，但阻胸中阳气，反逆而上行而冒，冒家阳气上逆，饮亦随之而上，故冒者必呕。呕是于前去桂苓五味甘草汤，复内半夏，消去其水，呕即止矣。

唐容川：此言咳满止而作渴者，为冲气，非饮也，不得仍用姜辛矣。细玩而渴反止者下，当有咳满不止意在，故断以为支饮。通观支饮皆言咳满，则知此处有咳满不止意在。此承上咳满而言，故不再重其词而咳满之意已见，古人文法简奥，皆如是也。归注未能体会，不知支饮仍当用姜辛原方，不得误作冲气治之。唯冲气有时复冒证，而支饮者法亦当冒，此不可不辨。冲气之冒不呕，支饮之冒是饮犯胃，必兼呕证，宜仍用姜辛原方加半夏以去胃中之水则愈，勿误认为冲气也。

〔评述〕

姜、辛为热药，伤阴动阳，故使冲气复发而见口渴，当仍可考虑用苓桂味甘汤。若口不渴，而见冒且呕，是饮邪上逆之候，并非冲气上逆所致，故用苓桂味甘汤去桂加姜辛治之，因有呕吐一证，故加半夏以降逆止呕，此与上节之病机大致相同，故唐容川云“当有咳满不止意在”，亦是读于无字处之卓见。饮邪上逆与虚阳上冲皆有眩冒一证，但前者口不渴而呕，后者渴而不呕，尤、唐二人以此鉴别之，论理颇当。至于尤在泾所说的冲气由阳虚和阴虚引起，则治疗亦异，可供临床参考。

〔原文〕

水去嘔止，其人形腫者，加杏仁主之。其證應内麻黄，以其人遂痹，故不内之。若逆而内之者，必厥。所以然者，以其人血虚，麻黄發其陽故也。

苓甘五味加姜辛半夏杏仁湯方

茯苓四兩　甘草三兩　五味子半升　乾姜三兩　細辛三兩　半夏半升　杏仁半升（去皮尖）

上七味，以水一斗，煮取三升，去滓，温服半升，日三服。

〔释义〕

水饮在胃，就有头眩呕吐等见证；水饮在肺，就有喘咳浮肿等见证。现在水去呕止，病人身体浮肿，这是胃气已和而肺气壅滞不通的缘故。这种病本来应该用麻黄发汗宣肺，利水消肿，病自可愈。之所以用杏仁而不用麻黄，就因为病人有寸脉沉，尺脉微及手足痹等阴阳俱虚的证候存在。若误投麻黄发汗，则不但更伤其阴津，亦复亡其阳，从而引起四肢厥逆。因此，在前方中加杏仁利肺气以消肿，是一种祛邪而不伤正的方法。

〔提要〕

本条指出支饮不除，有转为溢饮的可能，并出其治法。

〔选注〕

尤在泾：水在胃者为呕，水在肺为咳为肿。呕止而形肿者，胃气和而肺壅未通也，是唯麻黄可以通之。而血虚之人，阳气无偶，发之最易厥脱，麻黄不可用矣。杏仁味辛能散，味苦能发，力虽不及，与证适宜也。

徐忠可：形肿谓身肿也，肺气已衰不能遍布，则滞而肿，故以杏仁利之，气不滞则肿自消也。其证应纳麻黄者，水气篇：无水虚肿者，谓之水气，发其汗自已，发汗宜麻黄也。以其遂痹，即前手足痹也，咳不应痹而痹，故曰逆。逆而内之，谓误用麻黄，则阴阳俱虚而厥，然必厥之意尚未明，故曰所以必厥者，以其人因血虚不能附气，故气行涩而痹，更以麻黄阳药发泄其阳气，则亡血复汗，温气去而寒气多，焉得不厥，正如新产亡血复汗，血虚而厥也。

黄元御：服苓甘五味姜辛半夏后，水去呕止，其人形肿者，此卫气之郁，宜加杏仁利肺壅而泄卫郁。肿家应内麻黄以泄卫郁，以其人服小青龙后，阳随汗泄，手足麻痹，故不内之，若逆而内之者，必手足厥冷；所以然者，以汗泄血中温气，其人阴中之阳已虚，麻黄复泄其血中之阳气故也。

〔评述〕

其形如肿，为心下之饮虽去，但饮气外溢，肺卫壅滞尚未宣通。本当用麻黄发汗以消肿，但其人素有不足，又因发汗，阴阳俱虚，寸沉尺微。而仲景早有尺脉微不可发汗之明训，故不可再用麻黄复伤其阴、虚其阳，只可用杏仁利肺壅而泄卫郁，卫宣通则水肿自消。以上三家注释，无非此意。

〔原文〕

若面熱如醉，此爲胃熱上衝熏其面，加大黄以利之。

苓甘五味加姜辛半杏大黄湯方

茯苓四兩　甘草三兩　五味子半升　乾姜三兩　細辛三兩　半夏半升　杏仁半升　大黄三兩

上八味，以水一斗，煮取三升，去滓，温服半升，日三服。

〔释义〕

本条承上条而言，谓前证悉具，而又兼面热如醉的证候，这是胃热上冲熏其面的缘故，故用大黄之苦寒，以下胃热。此为水饮夹热之证，故用苓甘五味加姜辛半杏汤以宣肺化饮，加大黄以清热。

〔提要〕

本条指出水饮夹胃热的治法。

〔选注〕

尤在泾：水饮有夹阴之寒者，亦有夹阳之热者，若面热如醉，则为胃热随经上冲之证，胃之脉上行于面故也，即于消饮药中加大黄以下其热，与冲气上逆其面翕热如醉者不同。冲气上行者，病属下焦阴中之阳，故以酸温止之，此属中焦阳明之热，故以苦寒下之。

徐忠可：面属阳明，胃气盛则面热如醉，是胃气之热上熏之也，即不因酒而如醉，其热势不可当，故加大黄以利之，虽有苓辛之热，各自为功而无妨矣。

〔评述〕

本条所述之“面热如醉”，是胃热上熏所致，与冲气上逆之“其面翕热如醉状”自是不同，故一用桂枝降逆，五味酸收以摄纳虚阳而平冲，一用大黄苦寒以清泻上冲之胃热，虚实有别，用药亦异。

以上六条等于是“下虚上实之痰饮咳嗽”的一个绝妙医案，记载了服用小青龙汤后的各种变化：①初起为外寒引动内饮，故用小青龙汤以表里双解之。②因患者为不足之人，小青龙辛热伤阴，大散伤阳，致使虚阳上越，冲气上逆，故用苓桂味甘汤以敛气平冲。③服上方后，冲气即平，咳满加剧，说明肺饮复动，故用上方去平冲降逆之桂枝，加干姜细辛以治咳满。④服上方后，咳满即止，渴而冲气复发者，仍可服用苓桂味甘汤，如不渴、眩冒而呕者，此为饮邪上逆，可在苓桂味甘汤去桂加干姜细辛方中加半夏以蠲饮止呕。⑤服上方后，水去呕止，但因水饮外溢，肺卫壅滞，其人形肿者，可于苓甘五味加姜辛半夏汤中再加入杏仁，以宣利肺气，化饮消肿。因患者阴阳俱虚，故不可再用麻黄发汗。⑥服上方后，若面热如醉，是胃热上冲，熏蒸其面，故于苓甘五味姜辛半杏汤中再加大黄以清泻胃热。

从上面的治疗过程中可以看出，仲景临证圆活，用方严谨，方随证转，药随方变，丝丝入扣，其辨证论治之法，足以为后学者仿效。

〔原文〕

先渴后嘔，爲水停心下，此屬飲家，小半夏加茯苓湯主之。(方見上)

〔释义〕

先渴后呕，可知以前并无呕吐之证，而见于口渴饮水过多之后，乃因水停心下，才发生呕吐。因渴而饮，因饮而呕，此属新饮，但亦为饮家，故用小半夏加茯苓汤，行水止呕。

〔提要〕

本条指出先渴后呕，水饮内停的治法。

〔选注〕

尤在泾：先渴后呕者，本无呕病，因渴饮水，水多不下而上逆也。故曰此属饮家，小半夏止呕降逆，加茯苓去其停水。盖始虽渴而终为饮，但当治饮，而不必治其渴也。

魏念庭：水停心下，阻隔正气，不化生津液，上于胸咽，故渴也；渴必饮水，水得水而愈恣其冲逆，所以先渴而后必呕也。此属饮家，当治其饮，不可以为渴家治其渴也。治饮则用辛燥，治渴必用寒润，大相径庭，可不明其属于何家而妄治之乎。

周扬俊：渴未有不饮水者，渴饮水，则为水解，而水亦为渴消矣。乃复作呕者何哉？为水不为渴消，而且不得下归于胃，下趋膀胱，致停于心下也。虽然就下性也，水又何以停？因上脘本有痰饮，阻抑上升之津，故先为渴，然后知先能为上阻者，亦即后能下阻者也。心下去上未远，如清华之位，岂得容水，少刻势必呕出，故仍以小半夏加茯苓汤主之也。

〔评述〕

本病是先有胃中停饮，津液不能上升而致口渴；口渴则饮水，水入不下则助饮邪上逆而呕。小半夏加茯苓汤可行水散饮，饮行则呕自止。饮家当治其饮，不必治其渴，饮去渴自止，尤、魏、周三人，所注相同。《伤寒论》有“水逆”一证，也是渴欲饮水，水入则吐，并且有发热之表证，但其病机为水蓄膀胱，肾之气化不行，关门不利，肾为胃关，下关不开，胃气不降，逆而上行，故致水入则吐，所以用五苓散以通阳化气，解表行水。二者自是不同，临床需要加以鉴别。

全篇小结

本篇所说的痰饮，是为人体水液潴留于脏腑器官之间的疾患，与后世医家所指的咳嗽吐痰的“痰”，含义并不完全相同。本篇所说的咳嗽，也是仅指由痰饮所致的咳嗽。

痰饮的发生，主要是由于寒湿侵袭，饮冷过多等外因，加之人体水液运化功能失调所致。由于肺主通调水道，脾主运化水湿，肾施蒸化开合，共同完成对水液的吸收、运化和排泄，因此无论其中哪一个脏器的功能失常，都会导致积水停饮，痰饮之病由之而生。其中的关键在于脾，如脾阳不振，则上不能转输精微以养肺，肺失所养，则难司治节之权；下不能助肾以制水，水湿停聚而不化，此为痰饮病的发病机理。

喻嘉言在《医门法律》中引证《素问·经脉别论》说：“盖胃为水谷之海，五脏六腑之大源，饮入于胃，游溢精气，上输于脾，脾气散精，上归于肺，通调水道，下输膀胱，水精四布，五经并行，以为常人。《金匮要略》即以水精不四布，五经不并行之处，以言其患。”并进一步阐述道：“浅者在于躯壳之内，脏腑之外，其名有四，曰痰饮、曰悬饮、曰溢饮、曰支饮。痰饮者水走肠间沥沥有声；悬饮者水流胁下，咳唾引痛；溢饮者，水流行于四肢，汗不出而身重；支饮者，咳逆倚息，短气，其形如肿。一由胃下流于肠，一由胃而旁流于胁，一由胃而外出于四肢，一由胃而上入于胸膈，始先不觉，日积月累，水之精华转而混浊，于是遂成痰饮。必先团聚于呼吸大气难到之处，故由肠而胁而四肢，至渐渍于胸膈，其势愈逆，是痰饮之患，未有不从胃起者坼。”从而说明了一切饮病皆本于胃的机理。

《圣济总录》认为痰饮的形成，是由于三焦的气机不调，以及脉道壅闭所致：“三焦者，水谷之道路，气之所终始也。三焦调适，气脉平匀，则能宣通水液，行入于经，化而为血，灌溉周身；若三焦气塞，脉道壅闭，则水饮停滞，不得宣行，聚成痰饮”。三焦气化，自与肺、脾、肾三脏分不开，而主要还在于脾土湿郁，阳用不布，水液不化，以致三焦气塞，脉道不通，从而水液的输布失常，不能循行于经，潴留于脏腑器官之间，引起不同的证候。

综上所述，痰饮病的形成，主要是脾胃阳困，失其健运，水饮停聚而致。但也应当指出，久病则大多与肾阳虚衰，蒸化无权有关。

痰饮在其发病过程中，出现许多证候，如呕、咳、满、痛、肿、喘、悸、眩等，但这些证候并非全部在同一个病人身上出现，而是因痰饮所在的病变部位不同，从而出现不同的证候。如水饮逆于胃则呕，射于肺则咳，侮于脾则满，犯于肝则痛，溢于外则肿，入于肾则喘，凌于心则悸，蔽于阳则眩。但其中需要说明的是，喘有在肺在肾之分，悸有心悸、脐下悸之别，又不可一概而论。

痰饮病的治疗，大法有四：第一，温化法。此为痰饮之正治法，如胃阳虚者用苓桂术甘汤，肾阳虚者用肾气丸。第二，发汗法。适用于兼表里证者，如大青龙汤、小青龙汤等。第三，利小便法。适用于水饮在心下及下焦者，如泽泻汤、五苓散等。第四，攻下逐水法。适用于饮邪深痼难化，以上三法难以胜任者，如十枣汤、甘遂半夏汤，己椒苈黄丸等。此外，尚有虚实错杂者，需扶正祛邪，如木防己汤、木防己加茯苓芒硝汤。上虚下实，冲气上逆者，需通阳和阴，消饮降冲，如苓桂味甘汤。

如果就四饮而论，则痰饮在于肠胃，有温胃导水法（苓桂术甘汤），温肾利水法（肾气丸），温下逐水法（甘遂半夏汤、已椒苈黄丸），表里双治消水法（五苓散）；悬饮在胁下，用泻水法（十枣汤）；溢饮在于体表，用发汗法（大、小青龙汤）；支饮在于胸膈，用利湿法（泽泻汤），攻下法（厚朴大黄汤、十枣汤），泻水法（葶苈大枣泻肺汤），发汗法（小青龙汤），温中法（小半夏汤、小半夏加茯苓汤）。其中小青龙汤既用于治疗溢饮，也用于治疗支饮；十枣汤既用于悬饮，也用于支饮。可见四饮往往互相影响，有时合并为病，难以截然划分，故治疗时，也往往一方多用。

但是，如前所述，由于脾主运化、肺主治节、肾主摄水，脾不散精、肺失通调、肾虚不化是水湿停聚、痰饮为病的主要机理，故而发汗、攻下、利小便等仅是治标之法，健脾、温肺、益肾方为治本之法。又因为饮为阴邪，得温则散，得阳始化，阳气不复，饮终难化。故脾肾阳虚，气不化津为其本；肺失宣降，治节无权为其标。针对本病是阳虚阴盛，本虚标实，所以在治疗时，应以温养阳气为主，即便是使用利水、攻下等法，其目的也是为了驱逐饮邪，使阳用得布。治标之后，也应以温补脾肾等治本之法巩固疗效，以收全功。“病痰饮者，当以温药和之”，其理即在于此。

（胡兆垣　肖德馨　肖燕军）

消渴小便利淋病脉证并治第十三

本篇论述消渴、小便不利和淋病三种疾患。因为实际内容中有治小便不利方四条，多数注家认为篇名中的小便利应是小便不利，如赵以德、徐忠可、沈明宗、尤在泾等各家注本俱作“小便不利”。但是小便不利实际上已包括淋病在内，若有此解，似乎没有必要另辟淋病一目。细究本篇，隐有以渴而小便利为消渴，渴或不渴小便不利为停水之类消渴，小便不利尿质改变淋沥涩痛为淋之义，是消渴淋病皆与小便利和不利有关，如此篇名仍当以原本作“小便利”为是。

本篇所论各病，在证候上虽各有特点，但如从病变脏腑来看，都与肾及膀胱有关，在病理变化上也互相联系，合为一篇论述至为精当。本篇共十四条，论消渴病八条，论小便不利四条，论淋病二条。

消渴，本篇所论有两种含义：一是指病名，即杂病中消渴病。一是指证候，是热性病过程中的一个症状，即严重口渴，当作渴饮水之义解。

考消渴的病名，《内经》早有论述，《素问·阴阳别论》曰：“二阳结谓之消。”《素问·奇病论》曰：“肥者令人内热，甘者令人中满，故其气上溢，转为消渴。”《素问·脉要精微论》曰：“瘅成为消中。”本篇论消渴直接渊源于《灵》、《素》而又有所发展，论脉重于趺阳，论病关乎肺、胃、肾，虽未立三消之名，而实具三消之实。上消属肺，肺热伤津则口干舌燥渴欲饮水；中消属胃，胃热气盛则消谷善饥；下消属肾，精气不足，燥热内生，则渴而消水，多尿如脂，饮一溲一。治疗则有白虎加人参汤、文蛤散、肾气丸、栝楼瞿麦丸等方。为了便于临床辨证，又详述了五苓散证、猪苓汤证等类消渴证，以示人杂病消渴与热性病之渴的区别。不过中医学的特点是辨证论治，只要病机证候相同，同方可以治异病，异病可以用同方。所以白虎人参汤既可用于时病中热盛伤津的消渴症，又可用于杂病中的消渴病。同样，猪苓汤既可用于口渴小便不利，又可用于热甚伤阴的淋病。

小便不利，是一个症状，可以出现于很多疾病。从本篇内容来看，涉及面较广，时病杂病均可见到，无论属于伤寒还是杂病，小便不利多与肾和膀胱相关。《素问·五常政大论》曰：“涸流之纪，其病癃闭，邪伤肾也。”《素问·宣明五气》曰：“五气所病，膀胱不利为癃。”这是因为“肾者主水”，膀胱为“州都之官”之故。然而也有肺燥不能通调水道，或脾湿不运，或心火炽盛，或三焦失疏，或脏气郁结，或败精塞窍等种种原因。本篇仅举与水气有关的数条，当然不够全面，应结合后世方书进行研究。

淋病，以小便淋沥涩痛为主证。后世医家又分为膏淋、石淋、血淋、劳淋、气淋五种，《诸病源候论》更增热淋、寒淋，归为七淋，论述更为详备。但本篇只有两条，所论甚少，历代注家认为《金匮要略》有论无方，多以蠹简遗漏不释。其实本篇论淋条文虽简，大法已成，而且淋病与小便不利，很多方治也可互通，在于医者会心耳。

另外，本篇内容似有脱简，一些条文与《伤寒论》互见，学习本篇时，应以领会其精神为主，具体治法还须结合《伤寒论》与后世专著进行研究。

〔原文〕

厥陰之爲病，消渴[1]，氣上衝心，心中疼熱，飢而不欲食，食即吐蛔，下之不肯止。

〔校勘〕

《伤寒论·辨厥阴病脉证并治》："冲心"作"撞心"，"不肯止"作"利不止"。

〔词解〕

(1) 消渴：是渴饮无度的意思。此处指口渴、饮而不解的证候，不同于消渴病。

〔释义〕

本条见于《伤寒论·辨厥阴病脉证并治》，其中消渴一证是厥阴病热胜时的一个症状，与杂病中的消渴病不同。

厥阴病在病证表现上，是口渴想喝水，气逆向上冲心，心中有疼痛与发热感，肚子饿又不想吃东西，吃下以后就要吐，甚至吐出蛔虫。这是因为厥阴病为寒热错杂之证，表现为厥热胜复和上热下寒两种类型。本条是上热下寒证。上热，所以消渴，消渴是内热耗灼津液所致。足厥阴经循少腹夹胃而络于心，风木挟热邪上逆则觉有气上冲心窝部。心中疼热即指胃脘部偏上部位作痛和有烧灼感，此皆由木火冲动之故。胃中饥而不欲食，是胃中有些不能消化的水谷，故食后即吐，甚者吐蛔。此证若用下法重伤脾胃，则上热未去，而下寒转甚，病机不合，诛伐无过，不仅消渴诸证终不得止，反易造成他病。

〔提要〕

本条论厥阴病的消渴不可用下法治疗。

〔选注〕

尤在泾：此邪热入厥阴而成消渴，成氏所谓"邪愈深者热愈甚也"。气上冲心，心中疼热者，木喜攻土，胃虚求食，而客热复不能消谷也。食即吐蛔者，蛔无食而动，闻食臭而出也。下之利不止者，胃气重伤，而邪热下注也。夫厥阴风木之气，能生阳火而烁阴津，津虚火实，脏燥无液，求救于水，则为消渴。消渴者，水入不足以制火，而反为火所消也。

赵以德：是证在伤寒传厥阴证中，但曰吐蛔，下之利不止，此曰食即吐，下不止。岂食入便至于利下不止乎？成注曰：邪传厥阴，则热已深也。邪自太阳传至太阴，止咽干，未成渴；传少阴，止口燥舌干而渴，未成消；传至厥阴，热甚多饮水，乃成消渴也。饮水多而小便少，谓之消渴。火生于木，厥阴客热，气上冲心，心中疼热，伤寒至厥阴受病，时为传经，尽当入腑，胃虚热客，饥不欲食，蛔在胃中，无食则动，闻食臭即出，得食吐蛔，此热在厥阴经，若便下之，虚其胃气，厥阴木邪相乘，必吐下不止。伤寒杂病证起之由虽异，至成六气之热邪则一。五脏来传之热，与色欲劳役饮食之热，客于厥阴，其热敏无异也。

喻嘉言：消渴之证，《内经》有其论无其治，《金匮》有论有治矣。而集书者采《伤寒论》厥阴经消之文凑入，后人不能抉择，斯亦不适于用也。盖伤寒热邪至厥阴而尽，热势入深，故渴而消水，以热解则不渴，且不消矣，岂杂证积渐为患之比乎。

《医宗金鉴》：此条是《伤寒论》厥阴经正病，与杂病消渴之义不同，必是错简。

陈修园：消证后人有上消中消下消之分。而其病源总属厥阴。夫厥阴风木中见少阳相火，风郁火燔则病消渴，《内经》亦有“风消”二字。消必兼风言之，亦即此意。且上消系太阴者，心热移肺也，中消系阳明者，火燔土燥也，下消系少阴者，水虚不可制火，实火虚不可化水也。时医俱不言及厥阴，而不知风胜则干，火从木出，消证不外乎此，师故于开宗处指出总纲。

〔评述〕

本条有的注家主张是《伤寒论》错简，后人编书时误入，其实《金匮要略》收此条，是用来表明杂病消渴与热性病中消渴症的区别的，对于审察异同，明确诊断，实具深意。非误入之文。

考《脉经》记载此条时，无“蛔”字，“不肯止”作“利不止”，若断句如“厥阴之为病，消渴，气上冲心，心中疼，热饥不欲食；食即吐下之，利不止”，则文义更明。意在说明厥阴消渴乃木火上逆，非吐下之法可疗，总当平木火治冲逆，消渴始可得止。本条强调了治病必当求本，若不明审病因病机，治必不愈。

陈修园认为消渴病的总源属厥阴，把本条看作总纲，似嫌泥执。本条原文未出方治，陈修园认为可于乌梅丸中求治，其实本证病因在于木火上逆犯胃，似当选用温胆汤、碧玉散、栀子黄连等味以治为妥。

〔原文〕

寸口脉浮而遲，浮即爲虛，遲即爲勞[1]，虛則衛氣不足，勞則榮氣竭。

〔词解〕

(1) 浮即为虚，迟即为劳：虚劳二字分写于两脉之下，可知是解释浮迟二脉的病机，非指虚劳病。

〔释义〕

寸口的脉浮而迟，浮属虚，迟属劳，虚是卫气不充足，劳是营气衰竭，这是通过寸口脉象来说明消渴病的发生是由于营卫两虚积渐而成。

寸口脉候心肺，心主血属营，肺主气属卫，今浮与迟并见，浮是浮而无力，并不主表，是阳虚气浮，卫气不足之象；迟是脉行不足，并不主寒，是血脉不充，营气虚少之征。本条疑有脱简，大意是说明消渴属于虚劳一类疾患。

〔提要〕

本条论述消渴病的病机。

〔选注〕

魏念庭：浮者，浮取大而无力也；迟者，沉取涩而不滑也。寸口主肺属气，浮弱之诊，中气不足，而卫气何有于足乎？寸口又主膻中属血，涩迟之诊，心血不足，而营气何得不竭乎？一言虚，阳虚气病也；一言劳，阴虚血病也，合言之，则虚劳内热，消渴之证甚明也。

徐忠可：此段论消渴之脉，当从寸口趺阳合而证之也。病消渴者。虽非形病，然中气不纯，运化促急，元气不厚，营卫自虚，故寸口脉浮而迟，浮不因表，是属气不敛矣，故曰浮即为虚。迟不因寒，是属营不充盛矣，故曰迟即为劳。劳者，犹言罢劳也。气既不敛，则不能并力内入，而循运度之常，故曰虚则卫气不足。营不充盛，则不能辅气健运，而见迟慢之状，故曰劳则营气竭。

《医宗金鉴》：此条当在虚劳篇中，错简在此。

〔评述〕

本条通过从寸口浮迟之脉阐述消渴病，其病机为营卫精气不足，燥热内生。本条意在说明，尽管消渴病病因很多，如劳倦伤脾、肥甘伤胃、精神刺激伤心、恣情纵欲伤肾等，而其病理变化，皆是营卫精气不足，虚劳积渐而成。

再从脉象分析，《金匮要略·血痹虚劳病脉证并治》论男子脉大为劳，极虚亦为劳，则虚劳之脉即是“迟”、“大而散”、按之无力。本条浮而迟即是虚劳之脉。《金匮要略·中风历节病脉证并治》谓“荣卫俱微，三焦无所御，四属断绝”是言营卫俱虚，即断绝营养，用以证此，则知因营卫俱虚，饮食不为营养，易于形成多饮、多食、多尿为三焦失常的消渴证。证之临床，消渴病为慢性疾病，而虚劳病人确易诱发消渴，是虚劳为消渴内因殆无疑义。

〔原文〕

趺陽脉浮而數，浮即爲氣[1]，數即消穀[2]而大堅，氣盛則溲數，溲數即堅，堅數相搏，即爲消渴[3]。

〔校勘〕

《脉经》“大坚”作“大紧”。魏念庭云：“大坚”即“大便坚”，一作“紧”，非。《医宗金鉴》云：大而坚可不成文，“大”字下应有“便”字，必是传写之讹。

〔词解〕

(1) 浮即为气：趺阳脉浮，是胃中热气熏蒸，故云“浮即为气”。

(2) 数即消谷：趺阳脉数，是热结于中，即所谓消谷。《灵枢·师传》：“胃中热则消谷。”

(3) 消渴：出《素问·奇病论》。又名痟渴、消瘅。病证名。泛指以多饮、多食、多尿为特点的病证。《外台古今录验》：“消渴有三：(一) 渴而饮水多，小便数有脂似麸甘者，皆是消渴病也。(二) 吃食多，不甚渴，小便少，似有油而数者，此中消病也。(三) 渴饮水不能多，但腿肿，脚受瘦小，阴痿弱，数小便者，此肾消病也。”本条所指即消渴病。

〔释义〕

趺阳为胃脉所以候胃，今脉浮而数，浮为胃气盛，数为内热炽，热盛消谷，所以善饥。热胜又能耗津，所以大便坚硬。气盛者，则气有余便是火，水为火迫，故小便频数。溲数则津液偏渗膀胱，肠失濡润，所以大便坚硬。胃热便坚，气盛溲数，热盛伤津则成消渴病。这段论述，后世多称为中消。

〔提要〕

本条通过趺阳脉象阐述消渴病的病机。

〔选注〕

程林：趺阳胃脉也，《内经》曰：二阳结谓之消。胃与大肠谓之二阳，以其热结于中，则脉浮而数。《内经》又曰：中热则胃中消谷。是数为中热，即消谷也。气盛，热气盛也，谷消热盛，则水偏渗于膀胱，故小便数而大便硬，胃无津液则成中消矣，此中消脉也。

《医宗金鉴》：趺阳胃脉也。胃脉浮盛，按之而数，为胃气热，故善消谷也。火盛消谷，则大便必坚，气盛消水，则小便必数，故溲数即坚也，坚数相搏，即为消谷消渴之病。

徐忠可：消渴证本属热也，而寸口脉但见虚状，不见数脉，可知消渴为结热在下，不必见之寸口脉也。若趺阳则专主二阳之脉，乃浮而数，浮则为气鼓不下，故曰浮则为气；数则脾强而约，谷易消而热愈坚，故曰数即为消谷而大坚。溲者，溺也。气有余即曰火，火性急速，故溲数，溲数而阴气耗，阳亢无制故坚。坚者，热结甚也。热不为溲解，阳亢阴亡，故曰相搏，阴亡而阳愈亢，故曰即为消渴。此言消渴之病，结在二阳，脉当安责趺阳也。

尤在泾：诊寸口而知营卫之并虚，诊趺阳而知胃气之独盛。合而观之，知为虚劳内热而成消渴也。夫所谓气盛者，非胃气盛也，胃中之火盛也。火盛则水谷去而胃乃坚，如土被火烧而坚硬如石也，故曰数即消谷而大坚。胃既坚硬，水入不能浸润，但从旁下转，而又为火气所迫而不留，故曰气盛溲数，溲数则坚。愈数愈坚，愈坚愈数，是以饮水多而渴不能也。

曹颖甫：今之议病者，皆以寸口脉浮为上消，趺阳脉浮为中消，男子消渴为下消，此不知本之言也。唯黄坤载以阳明为消渴之源，最得主要，《素问·阴阳别论》云：二阳结，谓之消。黄氏引而申之曰：二阳者，阳明也，手阳明主燥化，燥在大肠，则消水而便坚；足阳明亦从燥化，燥在胃，则消谷而溲数，太阳行气于三阳，脉候于寸口；阳明行气于三阳，脉候于趺阳，太阳主升，阴中之阳，升于脉络，则经气盛；阳明主降，阳中之阴，降于肠胃，则腑气和。太阳虚而经气衰，故寸口浮而迟，阳明盛而腑气旺，故趺阳浮而数。虚劳伤其营卫，为发热作渴之原；燥热耗其津液，为消谷引饮之渐。胃热渗于大肠，故大便坚，水饮并入三焦，故小便多，经气虚而腑气实，所谓壮火食气是也。此黄坤载本《内经》以磨仲师之旨，精义不可释灭者也。

陈修园：此以寸口诊营卫，而上消之证含于其中；趺阳诊阳明，而中消之证详而不漏。然二阳实相因而起也。

〔评述〕

本条含义，注家意见不尽一致，有谓是统言消渴病机的，如尤、曹二人；也有谓与上条分言上消和中消的，如陈修园等。我们认为，若将此条作为中消来认识，虽然对临床有指导作用，但嫌局限，所见者小；若将此条看作论述消渴总的病机，所见为大。将本条与上条合而观之，虽讲脉象，实际上是总论消渴病的病机。因为寸口主脏阴，所以诊消渴之由来，趺阳主脾胃，所以诊消渴之由著。营卫俱伤，脏失所藏，是病消渴之源；脾胃热盛，津液燥亡，溲数便坚，是消渴病之著见于二阳者也。上条寸口脉浮而迟，专责之虚；本条趺阳脉浮而数，专责之热。脏无所藏，中焦水谷精气不能充养身体，悉从小便而出，遂成消渴。所以消渴的发生，实由一虚一热而成，尤在泾所谓虚劳内热而成消渴，确是简明之论。

又，《内经》曰："二阳结谓之消。"王冰注："二阳结，谓胃及大肠俱热结也，肠胃藏热，则喜消水谷。"盖内热结于胃中，烁津消水，作渴引饮，故病消渴。本条重论趺阳脉诊，直揭《内经》本旨，实启迪后人消渴之病必始于胃也，喻嘉言论消渴曰："始于胃而极于肺肾。"实深得《内经》、《金匮要略》之旨，苟脾胃不病，何消渴之而。这是本条精神所在。

至于二阳结为消的道理，本条阐述甚详。因为趺阳者，胃脉也。浮数为胃热之脉，胃热由膏粱厚味而来，内热甚则喜饥，热气下迫则小便频数，小便频数则水津不足，故引饮自救。饮愈多则小便愈多，小便愈多则大便愈结，热搏宿垢而成坚结，坚结不去则内热更无出路，而中消之证以成。所以消渴初起，尤其中消，可用下法，去其坚结，清其结热，实为图本之治。不过，下亦有法，或用调胃承气汤缓下，或用玉女煎、增液、黄龙之类，通润兼行为合拍，非峻下所宜，这是应当注意的。

对于本条和前二条，我们认为是《金匮要略》本篇原文，均非错简，实为消渴总纲。首揭消渴有证与病之别，临证者当识病辨证，求本为治方为允当，不可一见消渴即用通套之药，虽遍施吐下之法亦不效矣。继之又以寸口之脉补出消渴成因多由虚劳，亦是《内经》正气为本思想的重现，教人欲治消渴之证，必时时顾及病人本虚，祛邪之中尤当扶正，之后再从趺阳脉直透《内经》本旨，寓意极为深刻。

至于对症状的分析，如"大坚"一症，《医宗金鉴》、《金匮要略发微》均认为是"大便坚"。《医门法律》则谓"大坚者，水谷虽入，不化津液，中焦遂燥，燥即坚也"，这是以燥热为坚。而《金匮要略心典》又谓"火盛则水谷去而胃乃坚，如土被火烧而坚硬如石也"，则又作"胃坚硬"解。比较诸说，仍以《医宗金鉴》、《金匮要略发微》作"大便坚"为是。

〔原文〕

男子[(1)]消渴，小便反多，以飲一斗，小便一斗，腎氣丸主之。(方見婦人雜病中)

〔词解〕

(1) 男子：冠以"男子"二字，意指此病多由房劳而起，肾虚所致。

〔释义〕

消渴病不仅见于男子，女子亦有。这里所谓"男子"，是指精气先虚，病起于下之义。

故“男子”二字当活看，这里用来说明本条所论消渴是由肾虚所致。肾藏精，为水火所寄。如火能蒸腾则精气上承，精气上承则上焦得以如雾露之溉而心肺得润；气能摄精，肾气充足则封藏于下，真水充而不下溜。若肾虚阳气衰微则不能蒸腾津液以上润，水不上承则阳亢于上，故饮一斗。肾虚阳不化气，气不摄精，火复逼液，则水尽下趋，所以饮一斗小便亦一斗，是为下消。治宜补肾之虚，温养其阳，恢复其蒸津化气之功，则消渴自可缓解，故主之以肾气丸。

〔提要〕

本条论述下消证治。

〔选注〕

程林：小便多则消渴，经曰饮一溲二者不治，今饮一溲一，故与肾气丸治之。肾中之动气，即水中之命火，下焦肾中之火，蒸其水之精气，达于上焦，若肺金清肃，如云升而雨降，则水精四布，五经并行，自无消渴之患。今其人必摄养失宜，肾水衰竭，龙雷之火不安于下，但炎于上，刑肺金，肺热叶焦，则消渴引饮，其饮入于胃，游溢渗出，下无火化，直入膀胱，则饮一斗溺一斗也，故用桂附肾气丸助真火蒸化，上升津液，何消渴之有哉。

尤在泾：男子以肾为事，肾中有气，所以主气化，行津液，而润心肺者也。此气既虚，则不能上至，气不至则水亦不至，而心肺失其润矣。盖水液属阴，非气不至，气虽属阳，中实含水，水之与气未尝相离也。肾气丸中有桂、附，所以斡旋肾中颓堕之气，而使上行心肺之分，故名曰肾气。不然，则滋阴润燥之品，其于饮水无济，但益下趋之势而已。驯至阳气安消，有降无升，饮一溲二而死不治。夫岂知饮入于胃，非得肾中真阳，焉能游溢精气而上输脾肺耶。按消渴证，有太阴、厥阴、阳明、少阴之异。系太阴者，心热移肺也；系厥阴者，风胜则干，抑火从木出也；系阳明者，火燔而土燥也；系少阴者，水虚不能制火也。然此不言水虚不能制火，而言火虚不能化水，则法之变而论之精也。唯火不化水，故饮一斗，溲亦一斗。不然，未有不为火所消者矣。推而言之，厥阴内热之渴，水为热所消，其小便必不多；阳明内坚之渴，水入不能内润而从旁转，其小便虽数而出亦必少也。

《医宗金鉴》：饮水多而小便少者，水消于上，故名上消也；食谷多而大便坚者，食消于中，故名中消也；饮水多而小便反多者，水消于下，故名下消也。上、中二消属热，唯下消寒热兼之，以肾为水火之脏也。饮一溲一，其中无热消耗可知矣。故以肾气丸从阴中温养其阳，使肾阴摄水则不直趋下源，肾气上蒸则能化生津液，何消渴之有耶。

沈明宗：“男子”二字，是指房劳伤肾，火旺水亏而成消渴者。

〔评述〕

学习本条，当知上消中消多属热证，而下消则有寒有热。因为肾为水火之脏，是真阴真阳所寄之处，肾阴虚损固然可以致病，肾阳不足也同样可以形成下消证。本条即是论述下焦虚寒的下消证治，若属肾阴虚者则不适宜。本病的病理变化主要在肾，证候重点在于“小便反多”。据《外台秘要》记载消渴之小便本不多，今多，故曰反，以此来说明是肾气不足而别于其他原因的消渴。治疗方法当以补益肾气为主，使真阳振奋，蒸化水气，上升而为津液，同时又可化气摄水，则消渴可止，小便亦可恢复正常。肾气丸为滋阴补阳之剂，甚合病情。另外，以方测证，除多饮多尿外，当有脚肿、阳痿、腰酸、羸瘦等表现。

肾气丸的作用，以尤在泾所云“主气化，行津液，而润心肺”最为恰当。肾气丸能主气化，故妇人转胞可用，《金匮要略·血痹虚劳病脉证并治》小便不利可用，概借其气化之力而愈病。肾气丸能行津液，故痰饮可用，脚气可用，概亦借其温养肾气行津液化水湿之力。肾气丸能润心肺，故下焦虚寒之消渴病可用，取其既洒发肾气发陈全身，使上焦如雾露之溉而治多饮，又可补益肾气以摄水精而治多尿。总之，本方重在补益肾气、斡旋肾气，故名肾气丸。

肾气丸是滋阴补阳之方，即所谓善补阳者必从阴中求阳，善补阴者必从阳中求阴之义。近人岳美中认为，肾气丸中六味滋阴，具“壮水之主，以制阳光”的作用；桂附温阳，具“益火之源，以消阴翳”的作用，相反适所以相成。实为简明之论。不过，临证时当根据病情或重用桂附，或重用地萸，不可拘泥。《外台秘要》转引此条曰：“男子消渴，饮一斗，小便亦得一斗，宜八味肾气丸主之，神方。消渴人宜常服之，即本方，但用山茱萸五两，桂附各三两。”可资参考。

应该注意的是，用肾气丸治消渴，必须是下焦虚寒的消渴病。但也不可据此而偏用温药以治消渴，否则殊属大误。因消渴一病，当以燥热为主，治消渴大法亦当以寒治热。朱丹溪主滋阴，在《金匮钩玄》一书中说：“夫肾水属阴而本寒，虚则为热；心火属阳而本热，虚则为寒。若肾水阴寒，则心火阳实，是谓阳实阴虚而上下俱热矣。以彼人言，但见消渴数溲妄言为下部寒尔，岂知肠胃燥热怫郁使之然也……此又不知消渴小便多者，盖燥热太盛而三焦肠胃之腠理怫郁结滞，致密壅塞，而水液不能渗泄浸润于外，以养乎百骸。故肠胃之外，燥热太甚，虽多饮水，入于肠之内，终不能浸润于外，故渴不止而小便多。水液既不能渗泄浸润于外，则阴燥竭而无以自养，故久而多变为聋盲疮疡痤痱之类而危殆，其为燥热伤阴也明矣。”张景岳喜用温药，但对消渴一病，却不用桂附。俞震在《古今医案按》中评曰：“景岳喜用温药，然所谓养阳者，并不参以桂附，则知消而且渴，必非桂附所宜矣。”并谓“消有虚实，不得遽认为寒”。皆是切中肯綮之言。

又，临床应用中，附片一味，用北五味子代之效果亦佳。

再，此证久延则小便不臭，反作甘气，为肾败而土气下泄。更有尿面浮如脂者，为肾败津精不禁，皆为难治。笔者经验若小便清长、味甘、脉细数，可用肾气丸加桂心、五味子、鹿角胶等味；若小便多，夜尤甚，大便秘，喜热饮，脉大虚，肾气丸加益智仁煎人参胶糊丸服之可愈。

关于饮一斗小便亦一斗，与饮一溲二证治上的区别。饮一溲二是龙火内燔，消津不消水，水与膏液并下，故饮少溲多。因胃热熏肺，心热移肺，二热交相攻之，故肺通调失职化源不生，高源之水为火热所迫，合外饮之水建瓴而下，此时真阴欲尽而躁火燎原，故曰难治。若饮一溲一是肾阳不足，釜底无薪，水不化气，气不上升为云为雨，肺无以布，因而致渴，渴故饮水；水不化气，纯从小便而出，故饮一斗小便亦一斗，乃阴无以生阳无以化之象，宜温肾阳以化气，气升则渴除，气化则泉缩。故二者治疗不同，预后亦不一致。近人程门雪谓饮一溲二用地黄饮子，饮一溲一用肾气丸，可供参考。

肾气丸方应用数则于下：

《陈氏外科精要》：一士大夫病渴，治疗累岁不安，一名医使服八味丸（去本方以真北五味子代附子）不半输而疾痊。因疏其病源云：今医多用醒脾生津止渴之药，误矣。其疾本起于肾水枯竭不能上润，是以心火上炎不能既济，煎熬而生渴，今服此药，降心火生其肾水，则渴自止矣。

《医宗必读》：八味丸（于本方加车前、沉香、人参）治患淋数年，痛如刀锥，诸药不应。

《古方便览》：一士人患热病后口渴，饮茶津，每日三四升，小便昼夜五六十行，其他无少苦，诸治不奏效，予即作八味丸料饮之，诸证顿退。

〔原文〕

脉浮，小便不利，微熱消渴者，宜利小便發汗[(1)]，五苓散主之。(方見上)

〔词解〕

（1）宜利小便发汗：谓五苓散具有发汗和利小便的作用，不是说本证有利小便和发汗两种治法。

〔释义〕

病人脉象浮，小便不利，有轻微的发热，而且极度口渴，应当利小便发汗，用五苓散主治。

脉浮微热是有外邪，小便不利消渴是膀胱气化失职，水道不通，所以用五苓散外解表邪内通水道，气化津生而病自痊愈。

〔提要〕

本条论外有表热、里有停水的类消渴的治法。

〔选注〕

周扬俊：若脉浮者，表未解也，饮水多而小便少者，谓之消渴，里热甚也，微热消渴者，热未成实，上焦躁也，与是药生津液和表里。

魏念庭：有证亦消渴而因不同者，又不可概以虚劳目之也，如脉浮而小便不利，则非水无制而火衰，火上升而津耗之证矣。其脉亦浮者，必风湿外感之邪也。表外中风脉必浮，内有湿热，故小便不利，正津为湿邪所格，不能上于胸咽故消渴，是饮多而不小便，水为内热所消，非同于虚劳之饮一斗溲一斗，以小便为消也。

尤在泾：热渴饮水，水入不能已其热，而热亦不能消其水。于是水与热结而热浮水外，故小便不利而微热消渴也。五苓散利其与热俱结之水，兼多饮暖水取汗，以去其水外浮溢之热，热除水去，渴当自止。

《医宗金鉴》：脉浮，病生于外也；脉浮微热，热在表也；小便不利，水停中也；水停则不化津液，故消渴也。发表利水止渴生津之剂，唯五苓散能之，故以五苓散主之也。于此推之，曰脉浮，可知上条脉沉也；曰微热，可知上条无热也。且可知凡脉沉无热之消渴，皆当用肾气丸方也。

曹颖甫：此条见太阳篇发汗后条下，盖因大汗之后，浮阳在表，吸下焦水气，不得输泄于膀胱，但用五苓散发汗利小水，俾水道下通，津液上承，而消渴自止。此与真消渴不同，因其相似而类及之。

〔评述〕

本条亦见于《伤寒论》71 条，其区别在于彼为外感，此为杂病；彼为发汗后之变证，此则由于水旁溢而津不升，其因虽不一但为病则同，故可同治。

本条与上条比较，上条是肾阳虚不能化水，以致小便多而口渴，本条是小便不利水停于下，津液不能上润而口渴，所以治法一以肾气丸温肾化水，一以五苓散外解表邪内消水气，化气行水。

又，脉浮微热，是表邪入里外邪未尽，消渴饮水小便不利，是热结太阳膀胱，为蓄水性的消渴，故以五苓散多饮暖水使汗出表解。不过，此证舌质淡胖，如阴虚消渴必舌质红赤。

此证如舌白不能食，只渴饮水，是脾肾不足，饮水不能滋干，日久必转变为水肿或腹泻。因此，本篇将此方与肾气丸并列是颇含辨证论治的深意的。

关于“微热”一证，尤在泾认为是水与热结而浮于外所致。由是观之，当知这里的“脉浮”也不是表证，与微热同一病理。至于用五苓散的目的，不在解表，而在从表里分消其水，故仲景不曰解表而曰发汗。究竟本证有无表证，我们认为当视具体情况而定，不可执一而论。因为本条消渴是热性病过程中的一个症状，与消渴病根本不同，其主证之一是小便不利，因此有人主张合下条并归于小便不利。其实无论有无表证，只要属于热郁膀胱水停于下者即可应用本方治疗。所以《伤寒论·辨太阳病脉证并治》用此治太阳蓄水证的消渴欲饮，《金匮要略·痰饮咳嗽病脉证并治》用此治水停脐下水饮上逆吐涎沫癫眩证，皆取其化气利水，使内停之水从小便而去，则诸证可除。

〔原文〕

渴欲飲水，水入则吐者，名曰水逆[1]，五苓散主之。(方見上)

〔词解〕

(1) 水逆：即饮水即吐。

〔释义〕

本条为胃有停水里热不盛，不停不能化气，气不布则津不升，故渴欲饮水，水饮入却不能输布，内饮上逆，致外水格而不入，故水入即吐，是谓水逆。总因水饮内盛之故，既阻化气生津，又格外水饮入，治宜化气行水，所以用五苓散主治，以祛其停水，而渴与水逆皆可得愈。

〔提要〕

本条论蓄水消渴饮水即吐的证治。

〔选注〕

尤在泾：热渴饮水，热已消而水不行，则逆而成呕，乃消渴之变证。曰水逆者，明非消渴而为水逆也。故亦宜五苓散去其停水。

李彣：内有积水，故水入格拒而上吐，名水逆也，五苓散利水故主之。

魏念庭：水气上逆，饮入即吐者，此非消渴之证，与消渴正相反；一水入即消，一水入即吐也。此名曰水逆，其人小便亦必不利，亦宜五苓散主之。

《医宗金鉴》：渴欲饮水，水入即吐，名水逆者，是里热微而水邪盛也，故以五苓散利水止吐也。

〔评述〕

本证渴欲饮水，较前消渴饮水，症稍轻减。此因水蓄在胃，新旧水相搏，不能分消，故而饮水即吐，这是脾气不运，膀胱热结气化不行之故。因为病机仍是水饮内停气化不行、津液不升小便不利，故与前证同法，用五苓散治疗。不过临证时需要注意，五苓散证在《伤寒论》中有外热、口干燥而烦、消渴饮水、心下痞闷、小便不利等证。本条虽未言及舌质，根据临床所见，舌淡不甚红者方宜用，若舌红有阴虚证者则要慎用，以防分消走利更伤其阴。

又，本篇先论消渴，次论小便不利。五苓散证二条，在病机上以停水为主，在证候上以小便不利为主，消渴为兼证，置于消渴之后、小便不利之前加以论述，既与二病相关又相鉴别，实起承先启后的衔接作用，用意十分深远，示人五苓散既可治消渴症又可治小便不利症，但是又与消渴病和淋病的主方主药有别，虽可异病同治以借用，而又当辨证以施治，方有准的。至于有的注家主张这二条是为小便不利而设，则似乎又局限了条文。

本篇至此，皆是论述消渴，但在病因、病机以及发病过程等方面有所不同，通过反复论述，有利于鉴别诊断。故对于五苓散证二条，徐忠可、沈明宗皆说：此非真消渴也，合论以示辨耳。

至于五苓散方，其中猪苓、茯苓、泽泻均属淡渗之品，有导水下行、通行小便之功；白术甘淡渗湿，化气利水健脾；桂枝温阳通经，以利气化，使膀胱津液得以通调，外则输津于皮毛，内则通行于上下，自然小便利，口渴除，水饮去，水逆止。观方后云“多饮暖水，汗出愈”，则本方不仅有利水之功，也有发汗之用。不过五苓散的主要作用仍在利水。

本方应用范围甚广，简列如下，以供参考。

（1）水泻如注，小便全无，及湿泻久泻等证。

（2）寒湿内盛之霍乱，但热霍乱禁用。

（3）湿伤脾阳，腹部肿胀及周身肿满者。

（4）瘦人脐下悸，吐涎沫，兼颠眩之水气证。

〔原文〕

渴欲飲水不止者，文蛤散主之。

文蛤散方

文蛤五兩

上一味，杵爲散。以沸湯五合，和服方寸匕。

〔释义〕

口渴想喝水，饮水后渴仍然不止者，用文蛤散主治。

渴欲饮水，水不能消其热，而反为热所消，所以渴饮不止。但是本证没有停水与小便不利的证候，且用文蛤一味治疗，可能是里热不盛，也可能是消渴初起。以文蛤散生津止渴。

〔提要〕

本条论消渴非停水为患的证治。

〔选注〕

赵以德：文蛤散治疗伤寒冷水潠若灌，其热不去，肉上粟起，意欲饮，反不渴者，此治表之水寒。今不言表，而曰饮不止，属里者亦用之，何也？尝考本草，文蛤、海蛤，治浮肿，利膀胱，下小便，则知内外之水，皆可用之。其味咸冷，咸冷本于水，则可益水，其性润下，润下则可以行水，合咸冷润下，则可退火，治热证之渴饮不止，由肾水衰少，不能制盛火之炎燥而渴，今益水治火，一味两得之。《内经》曰心移热于肺，传为膈消者，尤宜以咸味，切于入心也。

徐忠可：渴欲饮水，此里有热也；不止，则其热之结坚矣。文蛤性咸，而为至阴之物，能软坚，能润燥，能除热，故主之。然只一味，取其专而下入，以清中下焦之燥热也。

尤在泾：热渴饮水，水入不能消其热而反为热所消，故渴不止。文蛤味咸性寒，寒能除热，咸能润下，用以折炎上之势而除热渴之疾也。

《医宗金鉴》：渴欲饮水，水入则吐，小便不利者，五苓散证也；渴欲饮水，水入则消，口干舌燥者，白虎人参汤证也。渴欲饮水而不吐水，非水邪盛也；不口干舌燥，非热邪即也；唯引饮不止，故以文蛤一味，不寒不温，不清不利，专意于生津止渴也。或云：文蛤即今吴人所食花蛤，性寒味咸，利水胜热，然屡试而不效。尝考五倍子亦名文蛤，按法制之名百药煎，大能生津止渴，故尝用之，屡试屡验也。

〔评述〕

渴欲饮水不止，谓口渴欲饮水服一般止渴药不能已也。有人作口渴饮水无一息之停解，不对。这里是形容渴非饮水所能得解。盖此是火之溺于水也，故不仅饮水不解，而且一般的止渴药也不能已。必得文蛤寒生津始能愈之。

一味文蛤能治消渴，历来使人疑惑。有人认为本证是类消渴证。以文蛤咸寒，能清热止渴，与牡蛎同效，故本证可能是指杂证中虚阳上浮、液不上潮的口渴，证类消渴，实际不是消渴。也有人认为本方可治疗消渴初起病未甚者。二说都有道理，录以并存。我们倾向于本证是指消渴病，文蛤散是治消渴的验方。

又，本条当与《伤寒论》141 条互参。彼言病发于阳应从汗解，反以冷水潠之，若灌之，其热被劫不得去，弥更益烦，肉上粟起，意欲饮水，反不渴者，服文蛤散（即本方），若不差者，予五苓散。盖《伤寒论》原是误治，热郁不得汗，内犯胸中，胸中心肺受热，则发心烦肺渴。然热在表多而胸内较少，故较原证心烦剧而渴不甚。用咸寒止渴、清肺胃利尿的文蛤治热，如不愈，则配合五苓散表里双解，即仍以发汗利小便为正治，此为变法。《金匮要略》本条与《伤寒论》文蛤散证有异。彼为外感，此为杂病；彼为表证，此为里证。彼由病在阳误以冷水与饮，或用冷水浇身，致热与水结于躯壳之皮肉间而起粟粒，热郁于表故欲饮水，胃中无热故反不渴；此由于服一般止渴药而渴如故，非热与水结于躯壳，故无肉上粟起之证。彼为火厄于水，此为火溺于水。厄于水者恶水故不渴；溺于水者喜水故渴欲饮水不止。总在病位不同，故见证有异，但病机有相同处，故治法可一。

关于文蛤散，似属验方，因为仲景撰《伤寒杂病论》博采众方，因此古时一些行之有效的单方验方亦有可能被收入。文蛤一药，大多数注家认为是花蛤，亦即海蛤壳。独《医宗金鉴》据《三因极一病证方论》认为是五倍子。五倍子治消渴，近人已有报导，《世医得效方》亦有用五倍子为末，水服方寸匕，日三服，治疗消渴饮水的记载，由此可证，文蛤当是五倍子。

又，考《本草三家注》张隐庵曰："文蛤外刚内柔，象合离明，能燥水湿而散热邪也。"所以《伤寒论》、《金匮要略》用之皆效。

方寸匕，古代量取药末的器具名。其形状如刀匕，大小为古代一寸正方，故名。一方寸匕约等于2.74毫升，盛金石药末约为2克，草木药末为1克左右。

〔原文〕

淋[1]之爲病，小便如粟狀[2]，小腹[3]弦急[4]，痛引臍中。

〔词解〕

(1) 淋：病证名，见于《素问·六元正纪大论》。通常指小便急、迫、短、数、涩、痛的病证。《顾松园医镜》谓："淋者，欲尿而不能出，胀急痛甚，不欲尿而点滴淋沥。"是对淋病的很好描述。

(2) 小便如粟状：粟，谷子。《本草纲目》："古者以粟为黍稷粱秫之总称，今之粟，古但呼为粱，后人乃专以粱之细者名粟。"这里形容小便色白如米屑状，淋沥不畅。

(3) 小腹：脐以下为小腹。

(4) 弦急：拘挛紧急，形容小腹部有一阵阵牵引、放射性疼痛。

〔释义〕

淋病有石淋、血淋、膏淋、气淋、劳淋五淋之分。淋病的症状，以小便淋沥不爽，尿道疼痛为主。本条论淋病有小便解出色白如屑状、小腹部拘挛紧张、疼痛时牵引脐中的症状，这是因为淋病之成，为肾虚而膀胱有热，膀胱热盛，尿液为热所灼，结成固体物质，形如粟状，阻塞尿道，以致热郁气滞，小便涩而难出，所以小腹弦急，痛引脐中。本条因言小便如粟状，可知在总论淋病症状前提下，特别指出是石淋，因此这种石淋尿痛，较之其他淋病为甚。

〔提要〕

本条论述淋病证候。

〔选注〕

魏念庭：淋病者亦津液病也。热在上焦，耗其津液，则为消渴；热在下焦，耗其津液，则为淋。淋者气不足而邪热乘之，所化之溺重浊而有渣滓，故溺道癃闭阻塞，而不能畅利也；所以淋之为病，小便如粟状，乃邪热煎熬于膀胱之腑，致溺结成有形之块，如卤水煎熬而成盐块之理也。所结之块，有坚如金石不可碎破者。大凡阴盛则软，阳盛则坚。膀胱气化不足，何非命门正阳有亏乎。肾阳亏者，肾水必先枯竭，所以火不能深藏而多焰，寒水之源先热矣。膀胱之中，焉能不煎熬成块，成淋病之根也。其证应小腹弦急痛引脐中。热邪癃闭于膀胱，故小腹之痛引脐中，其实火衰水竭于少阴，故腑有虚热，而溺少气化耳。

尤在泾：淋病有数证，云小便如粟状者，即后世所谓石淋是也。乃膀胱为火热燔灼，水液结为滓质，犹海水煎熬而成咸也。小腹弦急痛引脐中者，病在肾与膀胱也。按巢氏云：淋之为病，由肾虚而膀胱热也。肾气通于阴，阴，水液下流之道也。膀胱为津液之府，肾虚则小便数，膀胱热则水下涩，数而且涩，淋沥不宣，故谓之淋。其状小便出少起多，小腹弦急，痛引于脐。又有石淋、劳淋、血淋、气淋、膏淋之异，详见本论。其言颇为明晰，可补仲景之未备。

《医宗金鉴》：小便不利及淋病，皆或有少腹弦急，痛引脐中之证。然小便不利者，水道涩少而不痛，淋则溲数水道涩少而痛，有不同也。小便溺出状如粟米者，即今之所谓石淋也。

徐忠可：淋之为病，全在下焦，故前十一篇内，言下焦有热，亦主淋闭不通。此言小便如粟状，粟者色白而滴沥，甚则如米屑也。然气血不同，故后人有五淋之名。小腹气不和，失其浑厚之元则弦急矣。热邪上乘，则痛引脐中矣。

丹波元简：如粟状，依《巢源》出少起多之语，唯言滴沥短少，如米屑耳。云色白，殆凿矣。沈、程以下诸注，皆以为石淋，然以理推之，小便下砂石，不宜言如粟状，故今从徐注。

〔评述〕

关于本条，多数注家认为是指石淋而言。考小便如粟状，粟的另一含义是指“沙”，《山海经》中“英水多丹粟”可证。似此，本条当指石淋。不过本条也可以看作淋病的一般证候，如小便涩、小腹弦急、痛等均为诸淋共有之证，亦不必为石淋一证所限。

本条叙证简略，未出方治，若为石淋，后世有八正散、石韦散方，海金沙、金钱草药可供参考。

〔原文〕

趺陽脉數，胃中有熱，即消穀引食[1]，大便必堅，小便即數。

〔词解〕

（1）消谷引食：“引食”，徐、尤、陈注本作“引饮”。又，《脉经》在本条后尚有“少阴脉数，妇人则阴中生疮，男子则气淋”16字。

〔释义〕

趺阳脉数，此为胃中有热。胃主纳食，热则津耗需饮水自救，热则杀谷故易饥欲食。胃下为肠，食物入胃，受盛于肠，化成精汁，以奉心而生血，其糟粕则由大肠传导而出。胃热津耗，不能润肠，所以大便坚。小便数，谓小便次数多而不畅也。如果数而无度，茎中不痛，是热气燔烁，消渴之渐也。如果频数而短，茎中作痛是热气下注，淋病之根也。

本条是对第三条“大便坚，小便数”的病变情况，予以进一步说明，因此本条也可以看作补述胃热中消证。

〔提要〕

本条论中消证与阳明热实淋病的病因病机。

〔选注〕

赵以德：消万物者莫甚于火，胃有热即消谷，消谷则饥，饥则引食，食虽入，以火燥其玄府，水津不布，下入膀胱，肠胃津液不生，故大便坚；膀胱内热，则损肾阴，阴虚则水不得固藏，故数出之，《巢氏病源》云：肾虚则小便数也。

尤在泾：胃中有热，消谷引饮，即后世所谓消谷善饥为中消者是也。胃热则液干，故大便坚；便坚则水液独走前阴，故小便数。亦即前条消渴胃坚之证，而列于淋病之下，疑错简也。

陈修园：淋病为下焦之热，而下焦本于中焦……此言淋病由于胃热下注，与消渴异流而同源也，师篇中凡复言迭叙之证，皆有深意。

《医宗金鉴》：此复申上条大便坚、小便数之义也。

曹颖甫：仲师于此节，既不言淋证，而其义则与趺阳脉浮而数大致略同。故予决其为衍文。

〔评述〕

本条与第三条下半段略同，有的注家据此认为是中消证之补充。但是细观仲景之文，凡重复迭出的条文自有深意在。《内经》言消渴，则谓“二阳结谓之消”，本条亦反复详明。故本条总论消渴之病机，不仅论中消一证，而且在强调胃热消谷成结为消渴的同时，亦启迪了后之学者：治消渴当明胃热为患，重在二阳也。同时淋病本于下焦，而下焦亦来源于中焦，淋之为病，推其病源，亦本于中焦胃也。本条放在淋病内，是欲使人明了胃为中焦，上下二焦皆以此为根本。胃热盛，大便干，小便频数，即如本篇所述之消渴，淋以及小便不利诸证属实热者皆与胃相关也。因为肺主气，主一身治节，为水之上源，肺脉从于中焦，还循胃口，胃热熏肺，治节失职，化源不清，既可病淋，又可病消渴。又肾主水，司气化，升清降浊，胃土燥热则下灼肾水，亦可病淋与消渴。明于此即知本条实为消渴、淋病之总设，而揭出中焦胃是二病交关处。因此把本条仅作消渴论则嫌局限，仅作淋病论亦嫌局限。

现在临床上用八正散治淋病，内有大黄、栀子，用以泻肺胃热，利膀胱，即本于此。消渴病有能食、便干、脉有力者，用调胃承气汤加栀子、金银花治疗，亦是祖法于此。推而论之，即白虎汤治消渴，亦是同一道理。由是观之，认为本条是衍文、是错简者，皆未得其要也。

〔原文〕

淋家[1]不可發汗，發汗則必便血[2]。

〔词解〕

(1) 淋家：素有淋病曰淋家。这里指素患小便淋沥不爽，尿时茎中疼痛的病人。

(2) 便血：指小便出血。

〔释义〕

淋病为肾虚膀胱有热所致。淋家，是久患此病之人，则其阴虚热蓄之势较新病更甚，阴液更感不足，若再用阳药发汗，则必劫伤营分，迫血妄行，引起尿血。

〔提要〕

本条论淋家禁汗。

〔选注〕

徐忠可：淋家一段，谓淋为下焦内证，故汗为戒，误汗则便血，发其阳则动血也。不出方者，淋病下焦主之，而胃热则近消渴，肾热则类小便不利，前后方可相通酌用耳。

尤在泾：淋家热结在下，而反发其汗，热气乘心之虚而内扰其阴，则必便血。

《医宗金鉴》：淋家，湿热蓄于膀胱之病也。若发其汗，湿从汗去，热则独留，水府告匮，热迫阴血从小便出，即今之所谓血淋也。

〔评述〕

本条见于《伤寒论》84 条，为淋病治禁。淋病多因肾虚膀胱有热，阴液常感不足，加之膀胱蓄热，故常见发热。但从病机看不同于外感；从治疗论不可辛温发汗。盖辛温阳药如麻黄、羌活、防风、苏叶等，发汗更伤阴气，阴伤则热更盛，迫血妄行，因而便血。但是“便血”二字，有尿血和大便血两个含义。下焦膀胱与大肠皆为多血之腑，热盛拥迫，即可逼血妄行。不过证之临床，尿血占多数，大便血占少数。

本条虽论淋病禁用辛温发汗而未出方治，但应用清热凉血化瘀利尿的治法，即可由此悟出。当然临床还须辨证论治，当汗者亦不可执此而泥定不汗，不过总属罕见。

又，对于本条所述，有的注家指为血淋，我们认为应将本条看作淋病的治疗原则，而不必拘于一证。因为便血亦有过汗伤营之意，临床上有人表现为尿血，也有人可因热灼营分血分而出现其他危笃病象。笔者曾见一前列腺炎病人，因误汗而热入营血，发生血疹谵语等诸多危候，故临证当予注意。

〔原文〕

小便不利者，有水氣(1)，其人若渴(2)，栝樓瞿麥丸主之。

栝樓瞿麥丸方

栝樓根二兩　茯苓　薯蕷各三兩　附子一枚（炮）　瞿麥一兩

上五味，末之，煉蜜丸梧子大。飲服三丸，日三服；不知，增至七八丸，以小便利，腹中温爲知。

〔词解〕

(1) 水气：病证名，此处泛指水饮内停。

(2) 若渴：若，诸家注本作“苦”为是。苦渴者，为渴所苦也。

〔释义〕

本条论述小便不利、下寒上燥的消渴的证治。肾主水而司气化，《素问·灵兰秘典论》云：“膀胱者，州都之官，津液藏焉，气化则能出矣。”假如肾气不化，则小便不利，小便不利，则水停不行，所以说有水气。肺胃郁热，则证见燥渴。更因肾气不足，气不化水，不能蒸化津液，津不上承，故其人苦渴。治宜化气、利水、润燥三者兼顾，故用栝楼瞿麦丸化气利水，兼以润燥。方中栝楼、薯蓣生津润燥以治其渴；瞿麦、茯苓渗泄行水以利小便；主以炮附子一味温阳化气，使水有所主，津液上蒸，水气下行，气化复常，则下寒上燥之证悉除。前人谓此方亦肾气丸之变方，然其人必脉沉无热，用之始为恰当。

〔提要〕

本条论下寒上燥消渴的证治。

〔选注〕

赵以德：《内经》云：肺者，通调水道，下输膀胱。又谓膀胱藏津液，气化出之。盖肺气通于膀胱，上通则下行，下寒则上闭，若塞若闭，或有其一，即气不化，气不化，则水不行而积矣。水积则津液不生而胃中燥，故苦渴。

陈修园：此言小便不利求之膀胱，然膀胱之所以能出者，气化水，气之所以化者，不在膀胱而在肾。故清上焦之热，补中焦之虚，行下焦之水，各药中加附子一味，振作肾气以为诸药之先锋。方后自注"腹中温"三字，为大眼目，即肾气丸之变方也。

〔评述〕

本条既有"苦渴"又有"小便不利"，究竟应归于何处？多数注家将本条归于小便不利中讨论，其实不妥，应归于消渴病中。"若渴"当作"苦渴"，即为渴所苦也。《金匮要略·水气病脉证并治》有"病者苦水"一语也是这个意思。原文强调"苦渴"，可知非一般的口渴而是消渴病的口渴。而消渴病一般应多饮、多食、多尿，现在何以提出小便不利？须知消渴病的"三多"，其实不必兼备，故临证有"消渴"、"消中"、"肾消"之分。在某些病例中，某些症状不一定出现。所以临证常见有口不渴者，或胃纳不佳者。本方正是治疗小便少之消渴，因此本条应属于消渴而不应归入小便不利。推测作者用意，示人应常中有变，辨证最宜详审，切不可见其小便不利而认为不是消渴病。

本条叙证简略，似不全面，尤其下焦阳虚之证没有指出，但从方后"小便利，腹中温为知"以及文中"有水气"可以看出，本证原有腹中冷痛或腰以下有浮肿。

关于本证病机，赵以德认为与肺有关，陈修园认为不在膀胱而在肾。须知本证上见消渴下见小便不利，其病机全在"有水气"，而水气停留不化，与肺脾肾三脏都密切相关。试观本方以栝楼、薯蓣治肺，茯苓、薯蓣治脾，附子、瞿麦治肾与膀胱，亦可揣知制方之义仍重在肺脾肾。赵、陈二人之论各有正确的一面，也各有不足之处。

栝楼瞿麦丸，用栝楼根滋肺燥，重用薯蓣、茯苓健脾，配以瞿麦利水以祛脾湿，用附子以温肾寒，肺脾肾同治，而渴、小便不利诸证悉除，此制方之大要也。

前人谓本方为肾气丸变方。盖小便不利、腹中不温，是下焦阳虚，不能化气行水，故曰"有水气"。肾气丸旨在滋阴补阳鼓舞肾气。本方用附子辛热以振肾阳化气，并助薯蓣、茯苓健脾胃之阳以运化水气。方中又有滋阴润燥之药，阴升则不渴，阳降则利尿，总在气化而水行，实与肾气丸略同，故称肾气丸之变方。

本方服法值得注意，药量由小渐大，且以丸药缓图，是欲使阳气缓缓恢复，以杜暴热之患。消渴病最损阴津，此时津液已伤，而瞿麦走泄真阴，故不敢骤用重剂，恐阳热亡津，分利伤液，则不但不能愈疾，反速其亡矣。

凡下焦阳气虚冷、苦渴、小便不利，用肾气丸又碍于地黄之滋腻与山萸之妨脾者，应用本方最为合适。

〔原文〕

小便不利，蒲灰散主之，滑石白魚散、茯苓戎鹽湯并主之。

蒲灰散方

蒲灰七分　滑石三分

上二味，杵爲散。飲服方寸匕，日三服。

滑石白魚散方

滑石二分　亂髮二分（燒）　白魚二分

上三味，杵爲散。飲服方寸匕，日三服。

茯苓戎鹽湯方

茯苓半斤　白术二兩　戎鹽彈丸大一枚

上三味，先將茯苓、白术，以水五升，煮取三升，入戎鹽再煎，分温三服。

〔释义〕

小便不利是一个证候，可见于多种疾病，而其发生原因亦很多。本条并列三方，可能是古人治不同原因小便不利的成方，并录于此，以便选用。至于如何运用，以药测证，可作如下理解：如蒲灰散方，化瘀利窍泄热，主治小便不利，茎中疼痛，小腹急痛者；滑石白鱼散与上方同法，主治口渴，小便不利，小腹胀痛，或有血尿者；茯苓戎盐汤益肾健脾渗湿，主治腹胀满，小便不利，尿后余沥不尽者。

〔提要〕

本条论小便不利的三种治法。

〔选注〕

魏念庭：小便不利者，所因有不同，治法亦不一，仲师并列三方，以俟主治者择善而从之。

《医宗金鉴》：无表里他证，小便不利而渴者，消渴水邪病也；小便不利不渴者，小便癃闭病也。主蒲灰散，滑石白鱼散者，蒲灰、乱发血分药也，滑石、白鱼利水药也，然必是水郁于血分，故并主是方也。观东垣以通关丸，治热郁血分之小便不利，则可知在血分多不渴也。主茯苓戎盐汤者，茯苓淡渗，白术燥湿，戎盐润下，亦必是水湿郁于下也。

〔评述〕

本条三方用药无非关系气血两个方面。滑石利尿除六腑之涩结，茯苓淡渗利尿安神，白术健脾祛湿，皆为气分药。蒲灰破恶血利小便，乱发即血余，消瘀血通关窍利尿，白鱼祛水气调血脉，戎盐润下咸寒走血，皆为血分药。仲景于此，示人小便不利总当在行气利水与活血化瘀中求治法。因为凡小便不利，多由气滞血瘀于膀胱。气能行水，而水蓄则气滞，气滞则水不行，利尿则能行气通阳。血瘀也能令气滞，消瘀血即能行气利尿。三方皆用气药、血药，而用药偏气偏血则侧重不同。滑石白鱼散血药最重，蒲灰散次之，茯苓戎盐汤方又次之。蒲灰散善于利湿通溺，但消瘀止血之功不如滑石白鱼散，而茯苓戎盐汤则具健脾之功，为通中寓补之方。

蒲灰散，由蒲灰、滑石两味组成。方中蒲灰，即是蒲黄，《千金要方》载蒲黄、滑石两味组方，治“小便不利，茎中急痛，少腹急痛”可证。蒲黄有生用和炒用的不同，《大明本草》载“破血消肿者生用之，补血止血者须炒用”，而从本方配伍滑石来看，应以生用为是。为何名之曰蒲灰？邹润安《本经疏证》说：“蒲黄之质，固有似灰也。”非炒之成灰可知。本方蒲黄能凉血消瘀散肿，滑石善于清热利湿，合用具有化瘀利窍泄热之功。凡因湿热引起的小便不利、尿道疼痛、少腹急痛者可用之；或小便不利，兼见身肿，病机属于湿热者亦可用之。例如《金匮要略·水气病脉证并治》“厥而皮水者，蒲灰散主之”即是。本方多用于结石证。

本方应用范围，略举如下：

（1）治尿血、泻血，利水道。（即本方，甄权）

（2）凉血、活血，止心腹诸痛。（即本方，《本草纲目》）

（3）蒲灰散治皮水小便不利而渴。（《张氏医通》）

（4）用蒲灰散治污血、小便不利。（《济阴纲目》）

滑石白鱼散中白鱼即衣鱼，乃衣中或书中蛀虫，功可通小便，与后世蟋蟀作用相仿。滑石白鱼散重在通淋。

又，《名医别录》谓白鱼能“疗淋堕胎”，乱发“主石淋，大小便不通”，是以白鱼消瘀行血，乱发止血消瘀。故不少注家谓本方证即后世所谓血淋，因此本证除小便不利、血尿外，当有小腹胀痛等证。本方作用在于养阴通瘀、利尿止血。

本方应用范围，略举如下：

（1）滑石白鱼散治消渴，小便不利，小腹胀痛有瘀血。（《张氏医通》）

（2）治阳散，可治诸淋，用发灰五分，合欢木、滑石共三钱，阿胶、甘草共一钱。上为末，用热汤送下，日服一钱匙，七日服尽，无不治者。（《汉药神效方》）

茯苓戎盐汤中的戎盐，即青盐，咸寒入肾，能疗溺血吐血，渗利水湿；茯苓、白术健脾利湿，三者同用可治小便不利。

应用本方需要注意两点：第一，利小便一般不用盐；第二，所用的是青盐，不是一般食盐。《大明本草》谓戎盐助水脏、益精气，故茯苓戎盐汤乃培补脾肾之方。尤在泾谓其“咸寒入肾，以润下之性，而就渗利之职，为驱除阴分水湿之法也”。总之，本方适宜于中焦脾虚、下焦湿热较甚的小便不利证。曹颖甫谓“此方为膏淋、血淋阻塞水道通治之方”可供参考。

综上所述，本方作用为益肾健脾，清利湿热，通利小便。

本方应用范围，略举如下：

（1）茯苓戎盐汤治胞中精枯血滞，小便不利。（《张氏医通》）

（2）茯苓戎盐汤治心下悸、小便不利者。（《方极》）

〔原文〕

渴欲飲水，口乾舌燥者，白虎加人參湯主之。（方見中暍中）

〔释义〕

口渴欲饮水，饮水后口舌仍然干燥，这是肺胃热盛，津气两伤之候。因为热能伤气，亦易伤津，气虚则不能化津，津亏则无以上承，所以证见口干舌燥而渴。此时，饮水虽可救津，但不除其热，则津终不复，所以饮入辄消，而口舌仍然干燥，此即上消机理。当此气阴两伤，肺胃热盛之时，以白虎加人参汤清热生津止渴，确为对证。

〔提要〕

本条论肺胃热盛的消渴的证治。

〔选注〕

喻嘉言：此治火热伤其肺胃，清热救渴之良剂也。故消渴病之在上焦者，必取用之。东垣以治膈消，洁古以治能食而渴者。

尤在泾：此肺胃热盛伤津，故以白虎清热，人参生津止渴。盖即所谓上消、膈消之证，疑亦错简于此也。

《医宗金鉴》：消渴则渴欲饮水，水入即消，而仍口干舌燥者，是热邪盛也，故以白虎加人参汤，清热生津也。

〔评述〕

本条所述肺胃热盛消渴的证治，亦见于《伤寒论》222条及《金匮要略·痉湿暍病脉证治》。无论伤寒杂病，凡渴欲饮水、饮而不解、口干舌燥，病机相同者皆可用之。盖消渴病口大渴而饮不解渴。口干舌燥者，乃胃中热盛，烁灼津液，饮入之水虽多，立即被胃热蒸腾。胃中干燥故大渴，胃络上通于心，胃热上熏于肺，形成肺胃热盛伤津之候，主以白虎加人参汤，清热生津使胃热去、胃阴还，则燥渴自解。方中人参一味必用，益气养阴也。

凡投白虎者，必审其脉大、有汗、身热、渴欲饮水，始可投也。但是也要知道，白虎加人参汤为清肺胃生津止渴之良剂，凡暑伤元气及阴虚者无不相宜。不论外感还是杂病，如见渴欲饮水、口干舌燥，系肺胃热炽津枯者即可酌投，慎勿泥于石膏大寒之说而视为虎狼也。

又，本证之口干舌燥是由于肺胃热炽津枯所致，与温经汤证之唇口干燥有别，后者由于血瘀而不外荣所致，临证尚有瘀血现象如舌质紫黯等外证可凭，故治法有别。本证口干舌燥与小建中汤证之咽干口燥也有别，后者是由于阳气不能外充口咽所致，临证尚有中阳虚衰表现可凭，不难区别。

本方不仅适用于热性病中的气阴两伤口渴引饮，对消渴病中的上消中消，加味用之，亦具良效，临床常加生地或与清燥救肺汤配合使用。

生生堂治验：章庐先生年七旬，病消渴，引饮无度，小便白浊，周殚百治，而疲悴日加，举家以为不得愈，病人亦嘱后事于乃弟矣。会先生诊之，脉浮滑，舌燥裂，心下硬。曰：可治也，乃与人参白虎，百余帖而痊愈。

〔原文〕

脉浮發熱，渴欲飲水，小便不利者，猪苓湯主之。

猪苓湯方

猪苓（去皮） 茯苓 阿膠 滑石 澤瀉各一兩

上五味，以水四升，先煮四味，取二升，去滓，内膠烊消，温服七合，日三服。

〔释义〕

此条亦见于《伤寒论》223条。脉浮发热，是里热外达之候，热蒸于外，津伤于里，故口渴。此乃小便不利，水热内蓄之故，所以用猪苓汤，利水而兼育阴。方中猪苓、茯苓、泽泻淡渗利水，滑石清热，阿胶育阴，水去则热无所附，津复则口渴亦消。

〔提要〕

本条论热伤阴分的小便不利的证治。

〔选注〕

尤在泾：此与前五苓散病证同而药则异。五苓散行阳之化，热初入者宜之；猪苓汤行阴之化，热入久而阴伤者宜之也。

《医宗金鉴》：此与上条文同义异。文同者，脉浮小便不利、发热、微热、渴欲饮水，消渴也。而义异者，一以五苓散利水发汗，一以猪苓汤利水滋干也。审其所以义异之意，必在有汗、无汗之间也。何以知之？一以发汗为主，其因无汗可知；一以滋干为主，其因有汗可知。故文同而义异，病同而治别也。

柯韵伯：脉证全同五苓，彼以太阳寒水利于发汗，汗出则膀胱气化而小便行，故利水之中仍兼发汗之味；此阳明燥土最忌发汗，汗之则胃亡津液，而小便更不利，所以利水之中仍用滋阴之品。二方同为利水，太阳用五苓者，因寒水在心下，故有水逆之证，桂枝以散寒，白术以培土也。阳明用猪苓者，因热在胃中，故有自汗证，滑石以滋土，阿胶以生津也。散以散寒，汤以润燥，用意微矣。

〔评述〕

本条与五苓散证见证相类而病机不同。五苓散证病在太阳膀胱之气化不行，小便不利，水停而津不升，渴欲饮水而又水入则吐，治疗以通阳化气为主，故用桂枝气化水行，则小便通而热渴亦解。且方中桂术并用，是于健脾之中，兼利小便与发汗，俾表里双解而疾瘥。猪苓汤证病在肺热津伤，故见口渴；肺既受伤不能通调水道，因而小便不利，治当滋阴清热为主，故用阿胶、滑石滋阴利水，使阴津恢复则口渴自愈，清热利水则发热解而小便亦利。汪昂说："五苓泻湿胜，故用桂术，猪苓泻热胜，故用滑石。"是为简明之论。临床上常用五苓散治小便不利，但以舌质不红、内热不甚，有停水心下痞之证为主；若遇舌红尿涩、身热汗出等阴虚内热之证夹杂，则又当以猪苓汤为宜。

关于猪苓汤，《外台秘要》"阿胶"下有"炙"字，"滑石"下有"绵裹"二字，为是。因阿胶经炙后滋阴而不妨湿、不碍膈。滑石质轻绵裹不轻散，煎时不外溢。

猪苓汤以猪苓、茯苓甘淡利水，泽泻咸寒渗泄肾浊，滑石滑窍泄热，阿胶咸润滋阴清热，合为利水滋阴之剂，用以治疗阴液不足、发热、水气不利的疾患确有疗效。但是应当注意，本方毕竟利水之药较多，虽有滋阴清热之力，但津伤太过者，则非本方所宜。

全篇小结

本篇对消渴的论述有二，一是热病过程中的口渴引饮证候，一是杂病的消渴病。如厥阴病消渴，以及五苓散证、猪苓汤证、文蛤散证、白虎加人参汤证等属于前者，如“趺阳脉浮而数”，肾气丸、栝楼瞿麦丸等证属于后者。

对于消渴的病因病机，喻嘉言谓“消渴之患，常始于微而成于著，始于胃而极于肺肾”，是最为简明之论，既合《内经》之旨，又彰《金匮要略》之义，堪称消渴总的病因病机。另外本篇也认识到本病可由多种原因引起，故篇中虽无三消之名，而已具三消之实。

消渴病主证，口渴多饮、多食、多尿、消瘦、大便坚、小便数。后世方书中补出或小便混浊，或口有甜味，或并发痈疽，皆可参考。

治疗上，热病消渴用五苓散、猪苓汤、白虎加人参汤，审证而施。杂病消渴，上消中消可用白虎加人参汤，轻证用文蛤散，下消用肾气丸。不过必须注意，消渴之病，不可斤斤计较于上、中、下三消分治。盖除初起纯由胃热外，至其极，肺消无不伤其肾液，肾消亦无不耗其肺津，三消之证息息相关。程钟龄说：“治上消者，宜润其肺，兼清其胃；治中消者，宜清其胃，兼滋其肾；治下消者，宜滋其肾，兼补其肺。”最是经验之谈，可供临床借鉴。

后世在《金匮要略》原则启迪下，治法上有了很大发展，如上消用《丹溪心法》消渴方（黄连、花粉、生地汁、藕汁、牛乳）；中消用调胃承气汤、玉女煎等；下消阳虚者用六味地黄汤加味，气阴两伤者用钱氏白术散，阴阳两虚肾阳不足者用肾气丸。目前临床上常用玉泉丸及张锡纯滋膵饮（生箭芪五钱、大生地一两、生淮山药一两、净萸肉五钱、生猪胰子三钱切碎），颇具疗效。

本篇所论小便不利，有五苓散证、猪苓汤证和栝楼瞿麦丸证。其中五苓散化气利水、猪苓汤滋阴利水，二方发热原因不一，所以利水之法虽同，而解热之法则异。栝楼瞿麦丸化气利水兼以润燥，适用于肾阳不足、下寒上燥的小便不利。至于蒲灰散、滑石白鱼散、茯苓戎盐汤三方，均治小便不利，但多兼有淋证或尿血，与上述诸方化气利小便者有别。

后世治疗小便不利，对膀胱积热者用八正散、知柏八味丸；对肺热气壅者用清肺饮（茯苓、黄芩、桑白皮、麦冬、车前子、山栀、木通）；对肾命火衰者用济生肾气丸、香茸丸（麝香、鹿茸、麋茸、苁蓉、熟地、沉香、五味子、茯苓、龙骨）；对阴虚阳不化气，小便欲解不得者用滋肾通关丸（知母、黄柏、肉桂），可资临证参考。

至于淋病，本篇所述简略，多数注家认为其中多有脱漏。不过淋病与小便不利，方治可以互通。具体治法，当参考后世方书及《中医内科学讲义》。兹将《诸病源候论·诸淋候》转录于下，作为对本篇所论淋病病因症状的补充。

“诸淋者，由肾虚而膀胱热故也。膀胱与肾为表里，俱主水，水入小肠，下于胞，行于阴为溲便也。肾气通于阴，阴，津液下流之道也。若饮食不节，喜怒不时，虚实不调，则脏腑不和，致肾虚而膀胱热也。膀胱津液之府，热则津液内溢，而流于睾。水道不通，水不上不下，停积于胞。肾虚则小便数，膀胱热则水下涩，则淋沥不宣，故谓之淋。其状小便出少，起数，小腹弦急，痛引于脐。”

除总论外，《诸病源候论》又分“淋候”有七，于“五淋”外多出“热淋”、“寒淋”两种，并录于下，以供参考。

“石淋者，淋而出石也。肾主水，水结则化为石，故肾客沙石；肾虚为热所乘，热则成淋。其病之状，小便则茎里痛，尿不能卒出，痛引少腹，膀胱里急，沙石从小便道出。甚者寒痛，令闷绝。

气淋者，肾虚膀胱热，气胀所为也。膀胱与肾为表里，膀胱热，热气流入于胞，热则生实，令胞内气胀，则小便满。肾虚不能制其小便，故成淋。其状，膀胱小便皆满，尿涩，常有余沥是也，亦曰气癃。诊其少阴脉数者，男子则气淋。

膏淋者，淋而有肥状似膏，故谓之膏淋，亦曰肉淋，此肾虚不能制于肥液，故与小便俱出也。

劳淋者，谓劳伤肾气，而生热成淋也。肾气通于阴。其状，尿留茎内，数起不出，引小腹痛，小便不利，劳倦即发也。

热淋者，三焦有热，气搏于肾，流入于胞，而成淋也。其状小便赤涩，亦有宿病淋，今得热而发者，其热甚则变尿血，亦有小便后如似小豆羹汁状者，蓄作有时也。

血淋者，是热淋之甚者则尿血，谓之血淋。心主血，血之行身，通遍经络，循环腑脏，劳甚者则散失其常经，溢渗入胞，而成血淋也。

寒淋者，其病状先寒战然后尿是也。由肾气虚弱，下焦受于冷气入胞与正气交争，寒气胜则战寒而成淋，正气胜战寒解，故得小便也。”

（江幼李　戚燕如）

水气病脉证并治第十四

本篇主要论述水气病的病机、辨证和治疗。但因黄汗和水气病在症状及成因上有相似之处；水分、气分和血分病的形成又可与水气病互相影响，互为因果，所以皆于本篇内一并论及，以资临床鉴别。

水气病，在本篇分为风水、皮水、正水、石水等，这在《诸病源候论》中都被列入水肿候，可见，本篇所称的水气病，实际相当于后世所说的水肿病。只不过水气是言其病机，而水肿是明其症状而已。究其病因，不外外感风邪水湿，或内伤饮食劳倦，以致水液的正常运化发生障碍，遂泛滥而为肿之故。人体水液代谢的过程，主要依靠肺气的通调，脾气的转输，肾气的开阖，以及三焦的决渎，膀胱的气化等功能来共同完成，因此，水气病形成的机理，主要在于肺脾肾三脏的功能障碍，同时，与三焦、膀胱也有不可分割的关系。在水气病的治疗措施上，本篇不仅提出了发汗、利小便、逐水三大原则，而且叙述了在各种不同情况下所应用的具体方药。

本篇另有五脏水，如心水、肝水、肺水、脾水、肾水等，当属于正水、石水之类。

“黄汗”，以汗出色黄为主证，是感受外湿，郁于表分，湿热交蒸所致，病变发展到后期，又可发生痈脓。它与水气病有相同和不同之处。

“水分”、“血分”虽然主要是言妇科疾患。但水之与血，异名同类。通过对水邪蓄积可以导致血行不畅，经血闭阻也可以导致水液运行障碍的论述，说明了水病可以及血，血病也可导致水病的道理。

“气分”是以腹满肠鸣，心下痞坚为主证，由于寒气凝滞，或水饮内结，气分不通所致，它与水气病又有因果关系。

总之，本篇理论性条文较多，方药较少，共论及风水、皮水、正水、石水、黄汗、心水、肝水、肺水、脾水、肾水以及水分、血分、气分等13种病证，而侧重于风水、皮水的辨证及治疗。

〔原文〕

師曰：病有風水，有皮水，有正水，有石水，有黄汗。風水其脉自浮，外證骨節疼痛，惡風；皮水其脉亦浮，外證胕腫[1]，按之没指，不惡風，其腹如鼓，不渴，當發其汗；正水其脉沉遲，外證自喘；石水其脉自沉，外證腹滿不喘；黄汗其脉沉遲，身發熱，胸滿，四肢頭面腫，久不愈，必致癰膿。

〔校勘〕

《千金要方》"胕肿"作"浮肿"。

《诸病源候论》及《脉经》，"其腹如鼓，不渴"均作"其腹如故而不满，又不渴"。

〔词解〕

(1) 胕肿：即浮肿。《素问·水热穴论》曰："上下溢于皮肤，故为胕肿。胕肿者，聚水而成病也。"

〔释义〕

水气病是在形证上具有水肿现象的一类疾病的总称。具体分析，尚有风水、皮水、正水、石水和黄汗等，它们在病因、病机方面各有不同。

风水，是由外邪侵袭，肺气不宣，通调失职，水气逆行而致，因此，与肺的关系比较密切。因肺主皮毛，风邪外袭，其病在表，故"脉自浮"、"恶风"，风湿之邪留阻关节，故"骨节疼痛"。此外，由于本证发病急骤，每从头面开始，迅速出现周身浮肿，且兼有发热症状，故称"风水"。其机理责之风邪犯肺，肺气失于宣降，不能通调水道，下输膀胱，导致水湿潴留于胸颈以上而形成。

皮水，是水气停留于皮肤之中，每因里水外溢所致，与脾和肺的关系较为密切。由于脾肺二脏功能失调，表气不宣，湿胜不化，水湿阻滞，肿在于表，因此"其脉亦浮"，水停皮肤，故"外证胕肿，按之没指"，且因脾主四肢，脾阳虚弱，不能温运四肢，故这种水肿，每从下肢先起，并伴有身重肤凉。本病主要是由于脾、肺二脏之功能障碍，非由外邪侵袭所致，故无恶风等表证。又因其水行皮中，水溢于表，里水所存无多，所以其腹如故，不满，不渴。本病由于水停皮中，病位在表，故当发汗以因势利导，使水从皮肤排出，其肿自消。

风水、皮水，病位都在表，皆以身肿为主证，其治疗方法，均可发汗，这是二者的共同之处。但由于其病因不同，发作亦异。《素问·太阴阳明论》曰："伤于风者，上先受之；伤于湿者，下先受之。"风水以风邪犯肺为主，故其起病急而始于头面；皮水以脾湿不运为主，故其起病渐而始于下肢。此外，风水与皮水最主要的鉴别点应以有无表证为辨：风邪为外邪侵袭，故有"骨节疼痛、恶风"等表证，皮水为里水外溢，故无表证。

正水，是水肿的本证，每因脾肾阳虚，水气失于输化，以致聚而成肿。其病位在里，病性属虚、属寒。因里阳不足，寒水所胜，故其脉见沉迟；水停于里，气逆于上，故证见腹满而喘。这种水气病，常常是腹满与身肿兼见，病情比较复杂，病本在于脾肾，而其标见于肺。正如《素问·水热穴论》所云："其本在肾，其末在肺，皆积水也。"

石水，是水气沉结于下，病亦在里。由于肾阳虚衰，不能化水，以致水停脐腹。水气内停，阳气不行，阴寒凝结下焦，故其脉自沉；水聚于下，并未波及于上，故其少腹硬满如石状而不喘，《素问·阴阳别论》所谓"阴阳结邪，多阴少阳，曰石水，小腹肿"，即指此病。这种水气病，以腹满为主证，亦可上引胁下满胀而痛，病见于肾，而及于肝脾，故治疗颇为棘手。

正水和石水都与肾有密切关系，病位均在里，皆以腹满为主证，治疗方法，也均宜温阳利水，这是二者的共同之处。所不同的是，正水每兼身肿，且因水随少阴肾脉上冲于肺，影响肺气之肃降而喘；石水因水气结于少腹，故虽腹满而不喘，延久可见四肢胕肿。

黄汗，与脾虚有关，由于水湿内郁，营血受病，故脉沉迟；脾虚湿不运化，上犯于肺，使肺气不畅，故胸满；卫郁而营中有热，水湿潴留于肌肤，湿从热化，湿热郁蒸，故有身热、四肢头面肿等证。如仅从上述黄汗病的脉证来看，当为水肿病无疑，但因本病以汗出色黄而身目不黄为特征，故称为黄汗。此病若日久不愈，湿热郁蒸，营血壅遏，必致腐败气血，化而为脓，故可发痈脓。

总之，水肿为病，当分上下表里，风水、皮水均属表，而风水为表中之表；皮水为表中之里。正水、石水均属里，而正水则影响及上，为里中之表；石水病结在下，为里中之里。水肿病始终在气分，关键因于阳虚不化；而黄汗则为湿郁化热，郁蒸肌肤，始在气分，久则伤及营血。

〔提要〕

本条总论水气病五种类型的脉证，并提出风水和皮水的治疗原则以及黄汗的脉证和转归。

〔选注〕

徐忠可：《内经》上有水胀及石水二条，仲景特列五条，示人水病浅深，欲人因名思义，而处治无误耳。故以水从外邪而成，其邪在经络者，别之曰风水，谓当从风治也；或水虽从外邪而成，其邪已渗入于皮，不在表，不在里者，别之曰皮水，谓在皮而不离于风也。其有不因风，由三阴结而成水者，别之曰正水，谓当正治其水也。其阴邪多而沉于下者，别之曰石水，谓病全在下也。其有亦因风邪或水邪，虽为外邪，内伤于心，热郁而为黄汗，状如风水，而脉不浮者，别之曰黄汗，谓病邪同水，而所入在心也。

凡水病相去不远，故《内经》水胀篇概曰：目窠上微肿，如新卧起之状，其颈脉动，时咳，阴股间寒，足胫肿，腹乃大，水已成矣。以手按其腹，随手而起，如裹水之状，而不分别为言；然而病因不同，治法迥异，故仲景先从脉别之，则浮者为风，风邪相搏，则骨节疼痛，风尚在表，则恶风，合三者他证所不能同，故以此主风水之辨。若脉浮为风，而身胕肿。胕者，浮也，甚且按之没指，其浮何如？是邪已去经而在皮间，去经故不恶风，在皮间故腹皮如鼓。《千金》此下当有不满二字，乃外虽似胀，而病不在内，故不满也。风在皮，内不燥，故不渴。治之亦宜从风，故曰当发其汗，是皮水与风水脉不异而证异也。若正水，则三阴结而非风，结则脉沉，水属阴故迟。三阴结而下焦阴气不复与胸中之阳相调，故水气格阳在上而喘，即《内经》颈脉动、喘、时咳，曰水也。其目窠如蚕，两胫肿，腹大，不问可知。然与石水相辨不在此，故只举喘言之。若石水，脉亦沉，但不迟。《内经》曰：阴阳结邪，多阴少阳，曰石水。少腹肿，则知此所谓腹满，乃少腹肿也。病属在下焦，非全体病，故不喘，其颈脉动，咳，目窠如蚕，亦或与正水等，微甚不同可知矣。若黄汗，乃从汗出入水，水邪伤心，或汗出当风所致。汗与水总属水气，因其入内而结，结则热郁而黄，故脉亦沉迟，心受邪郁，故身发热，伤在上，故胸满，阳部之邪从阳，故走四肢并头面肿。若久不愈，邪气归阴，营气热，故凝滞而为痈脓。

程林：风水与皮水相类属表，正水与石水相类属里；但风水恶风，皮水不恶风；正水自喘，石水不自喘为异耳。

尤在泾：风水，水为风激，因风而病水也。风伤皮毛，而湿流关节，故脉浮恶风而骨节疼痛也。皮水，水行皮中，内合肺气，故其脉亦浮，不兼风，故不恶风也。其腹如鼓，即《内经》鼟鼟然不坚之意，以其病在皮肤而不及肠脏，故外有胀形，而内无满喘也。水在皮者，宜从汗解，故曰当发其汗。正水，肾脏之水自盛也。石水，水之聚而不行者也。正水乘阳之虚而侵及上焦，故脉沉迟而喘，石水因阴之盛而结于小腹，故脉沉腹满而不喘也。黄汗，汗出沾衣如柏汁，得之湿热交病，而湿居热外，其盛于上而阳不行，则身热胸满，四肢头面肿，久则浸及于里而营不通，则逆于肉理而为痈脓也。

《医宗金鉴》：风水得之内有水气，外感风邪，风则从上肿，故面浮肿，骨节疼痛恶风，风在经表也。皮水得之内有水气，皮受湿邪，湿则从下肿，故胕浮肿，其腹如鼓，按之没指，水在皮里也，非风邪，故不恶风，因水湿，故不渴也。其邪俱在外，故均脉浮，皆当从汗从散而解也。正水水之在上病也，石水水之在下病也；故在上则胸满自喘，在下则腹满不喘也。其邪俱在内，故均脉沉迟，皆当从下从温解也。黄汗者，汗出柏汁色也，其脉沉迟，脏内有寒饮；身发热者，经外有伏热。寒饮故胸满，四肢头面肿；伏热若久不愈，故必致痈脓也。由此推之，可知黄汗是内饮外热，蒸郁于中，从土化而成也。以黄汗而列水病之门者，亦因水之为病而肿也。

《诸病源候论》：风水候曰：风水病者，由脾肾气虚弱所为也，肾不能制于水，故水有散溢皮肤，又与风湿相搏，故云风水也；令人身浮肿，如裹水之状，颈脉动时咳，按肿上，凹而不起也，骨节疼痛而恶风是也，脉浮大者名曰风水也。又石水候云：肾主水，肾虚则水气妄行，不依经络，停聚结在脐间，小腹肿鞕如石，故云石水；其候引胁下胀痛而不喘是也，脉沉者名曰石水，尺脉微大，亦为石水；肿起脐下至小腹，垂垂然上至胃脘，则死不治。又皮水候云：肺主于皮毛，肾主于水，肾虚则水妄行，流溢于皮肤，故令身体面目悉肿，按之没指而无汗也，腹如故而不满亦不渴，四肢重而不恶风是也，脉浮者名曰皮水也。又大腹水肿候云：夫水肿病者，皆由营卫否涩，肾脾虚弱所为，而大腹水肿者，或因大病之后，或积劳损，或新热食，入于水，自渍及浴，令水气不散，流溢肠外，三焦闭塞，小便不通，水气结聚于内，乃大腹水肿，故四肢小，阴下湿，手足逆冷，腰痛上气，咳嗽烦疼，故云大腹水肿。

〔评述〕

诸家注解，对本条从水气病的病因、病机以及证候分类和治疗原则上都作了详尽的分析，可以帮助我们在原文基础上进一步认识多种水气病形成机理及临床表现的不同，从而有利于掌握这些证候特点以指导临床诊断治疗。其中徐忠可能够结合《内经》有关水病的论述，深刻阐述水气病的病机。《诸病源候论》对水肿病候的描述更为详细具体，便于掌握，特别是对皮水“其腹如鼓不渴”认为是“腹如故而不满，亦不渴”，颇合临床实际。至于正水一候，《诸病源候论》虽未叙及，但其有“大腹水肿”一候，则与正水相当。程林指出风水与皮水之鉴别在于恶风与不恶风；正水与石水的鉴别在于自喘与不自喘，可谓简洁明了，得其大要。《医宗金鉴》提出风水、皮水，邪俱在外，皆当从汗从散而解；正水、石水，邪俱在内，皆当从下从温而解的治疗原则，实是深得仲景心法之奥。以上都是古人在实践中的体验，对于指导临床实践，均有一定参考价值。

本条可与《素问·评热病论》和《素问·水热穴论》互相参看。

〔原文〕

脉浮而洪，浮則爲風，洪則爲氣。風氣相搏，風强則爲隱疹[1]，身體爲癢，癢爲泄風[2]，久爲痂癩[3]，氣强則爲水，難以俯仰。風氣相擊，身體洪腫，汗出乃愈，惡風則虛，此爲風水；不惡風者，小便通利，上焦有寒，其口多涎，此爲黄汗。

〔词解〕

(1) 隐疹：即瘾疹，指皮肤上的小丘疹。《金匮要略释义》曰：瘾疹有赤疹、白疹二种，此指赤疹而言。赤疹即风斑，俗名风包，初起如蚊蚤所咬，烦痒异常，搔之则随手而起，遍身痒痛，心胸满闷，口苦咽干，乃风热为患。

(2) 泄风：身体痒，是风邪外出的现象，所以称为泄风。《医宗金鉴》："泄风即今之风燥疮是也。"

(3) 痂癞：是结痂的癞疾，指疥疮类的皮肤病，因搔抓而结痂。瘾疹长久不愈，疹子相互融合，状如痂癞。

〔释义〕

脉浮为风，是外感风邪的脉象；脉洪是气分偏实，反映病人素有郁热。一般来说，人体的气血阴阳，以平为期，太过不及，俱为病态。病之初期，以外感风邪致病为主，风邪偏盛，扰及营分，就会出现皮肤瘾疹，身体瘙痒，称为"泄风"。若经久不愈，瘾疹又可因搔抓不已，逐渐融合结痂而为"痂癞"之疾。此与《金匮要略·中风历节病脉证并治》第三条"邪气中经，则身痒而瘾疹"，为同一机理。病变深入发展，致使一身之气郁而不行，则为气过于实。气行则水行，气郁则水停。由于气机壅实，水道因而不畅，聚水而成本病，所以发生肿胀喘满之证，致使"难以俯仰"。如若风气相击，内外合邪，风为气所束缚，气因风而抑郁，诚如《素问·水热穴论》所说："勇而劳甚则肾汗出，肾汗出逢于风，内不得入于脏腑，外不得越于皮肤，客于玄府，行于皮里，传为胕肿，本之曰肾，名曰风水。"则致"身体洪肿"，而为风水之病。风水病位在表，故可用发汗之法散风祛水而愈。伤于风者往往卫虚而恶风，因此，恶风一证可以作为本病的特点，借以与黄汗相鉴别。黄汗虽也可见全身浮肿、皮肤出现痈脓等证，但有小便通利，不恶风，口多涎等证，可与风水相区别。

〔提要〕

本条从脉象上分析风水产生的原因及机理，并兼论同因异病的鉴别。

〔选注〕

赵以德：风者，外感之风也。气者，荣卫之气也。风乃阳邪，从上受之，故脉浮。荣卫得风而热，故脉洪，洪大也。《内经》曰：脉大则病进，由邪之盛耳。荣行脉中，主血，卫行脉外主气。风强者，风得热而强也。风热入搏于卫，客于皮里，气滞郁聚而风鼓之为瘾疹。火复助风，腠理开，毫毛摇，则身体痒，痒为泄风。《内经》曰：诸痛疮疡，皆属于火，又曰：风气外在腠理，则为泄风。久之不解，风入分肉间，相搏于脉之内外，气道涩而不利，与卫相搏，则肌肉䐜瞋而疮出。风入脉中，内攻荣血，风气合热而血府坏，遂为痂癞也。《内经》曰：风气与太阳俱入，行诸脉俞，散于分肉之间，与卫气相干，其道不行，使肌肉䐜瞋之而有病。又曰：脉风成厉，厉即癞也。所谓气强者，卫因热则怫郁，停而不行，气水同类，气停则水生，所聚之液血皆化水也，不唯荣卫不能和，筋骨肌肉郁热之邪，且禁固，难俯仰也。至于风气复行相击，荣卫之热与水，皆散溢于肌表，而为洪肿。及风气两解，则水散行，汗出乃愈。恶风者，不敌于风，与水同为汗散而表虚，因名风水。不恶风者，卫气不从汗散，外得固腠理，则不恶而得因上焦，则小便通利。所谓上焦有寒者，因风邪在上焦，非真有寒冷也。如伤寒证，邪客上焦，则中焦之谷气不得上输于肺，郁为内热，津液凝积为胃热，热则廉泉开。廉泉者，津液之道也，开则发，涎出流于唇口，此黄汗由身倦浮肿，胃热发出土色也。

尤在泾：风，天之气；气，人之气；是皆失其和者也。风气相搏，风强则气从风而侵淫肌体，故为瘾疹；气强则风从气而鼓涌水液，故为水。风气并强，两相搏击，而水液从之，则为风水。汗之则风去而水行，故曰汗出乃愈。然风水之病，其状与黄汗相似，故仲景于此复辨其证，以恶风者为风水，不恶风者为黄汗；而风水之脉浮，黄汗之脉沉，更不必言矣。

《医宗金鉴》："此为黄汗"四字当是衍文。六脉俱浮为洪，浮则为风，洪则为气，风气相搏之病，若风强于气，相搏为病则偏于营，故为瘾疹，身体为痒，痒者肌虚，为风邪外薄故也，名曰泄风，即今之风燥疮是也，故日久不愈则成痂癞。痂癞，疥癣疠癞之类是也。若气强于风，相搏为病则偏于卫，故为水气，难以俯仰，即今之支饮咳逆倚息，短气不得卧也。若风气两相强击为病，则为风水，故通身浮肿也。以上诸证，皆属肌表，故当发汗，汗出乃愈也。风水无汗，当以越婢汤发汗；若汗出恶风，则为表阳虚，故加附子也。若不恶风，小便通利，非表阳有寒，乃上焦有寒也；上焦有寒，唯兼水病者，不能约束津液，故其口多涎也。

〔评述〕

赵以德结合《内经》有关论述对本条机理进行了全面分析，尤在泾及《医宗金鉴》对风强、气强、风气两强均做了中肯而切合实际的论述，特别是《医宗金鉴》提出用越婢汤治风水，卫虚恶风者加附子的治疗方法，更可指导临床治疗。唯其认为"此为黄汗"四字当是衍文的看法，未免失当。何梦瑶《医碥》认为"不恶风者"以下五句是错简，也缺乏充分的文献资料依据。我们认为，《金匮要略》由于年代久远，有可能存在错简和传抄之误，参考同时代或与其相距较近时代的文献进行校勘订正是有必要和有价值的，但应有充分的依据，不能一遇费解，便予删节或更改，而应当保留其本来面目，广采各家注释，以求申明原意。

本条可分五段来读：

"脉浮而洪……风气相搏"为第一段。言风气相搏则脉浮而洪。浮主表，属阳，风为阳邪，故浮则为风。大而涌沸曰洪，为水气盛实之脉，故洪则为气。脉既浮且洪，则为风邪与水气两强相搏而成风水之候。

"风强则为隐疹……久为痂癞"为第二段。本段是说病之初期，以外感风邪为主，风胜于气，脉必浮而不洪；风邪入伤营血，其证则发瘾疹；身痒是风邪向外的现象，故称之曰“泄风”。瘾疹日久不愈，搔抓结痂而成痂癞之疾。

“气强则为水，难以俯仰”为第三段。本段是说气胜于风，则水气凝聚，水道不通，聚水成病而见肿胀喘满、难以俯仰之证。此种水病与风水有异。

“风气相击……此为风水”为第四段。本段是说风气两强，风水合邪，则风邪水气内不得入于脏腑，外不得越于皮肤，因而形成周身浮肿、恶风的风水病证。

“不恶风者……此为黄汗”为第五段。本段是说黄汗虽然也有身体浮肿等证，但不恶风、小便通利、口多涎等证又与风水有别，自可为辨。

〔原文〕

寸口脉沉滑者，中有水氣，面目腫大，有熱[1]，名曰風水；視人之目窠上微擁[2]，如蠶新卧起狀[3]，其頸脉[4]動，時時咳，按其手足上，陷而不起者，風水。

〔校勘〕

《脉经》无“蚕”字。《千金要方》、《外台秘要》亦无“蚕”字。考《灵枢·论疾诊尺》、《灵枢·水胀》、《素问·平人气象论》等，当以无“蚕”字为是。

〔词解〕

（1）有热：指有表证发热。

（2）微拥：即微肿的意思。

（3）新卧起状：形容病人眼胞部微微肿胀隆起，好像睡醒后刚刚起来的样子。

（4）颈脉：指人迎脉。

〔释义〕

风水之脉应浮，如果寸口部的脉见沉滑，沉则为水，滑则曰风，风水搏击，风被水遏，故病势已有增剧之趋向。风水为病，在上在表，水湿滞留于胸颈以上，卫气被郁，故出现面目肿大、发热；水渍入肺，肺气不宣，故时时咳嗽；水气相结，有泛溢之势，脾阳受困，胃脉受侵，故望诊可见眼胞微肿，颈脉跳动明显，按诊可见手足浮肿，凹陷不起。这些都是风水进一步深入发展的证候表现。

〔提要〕

本条进一步论述风水病的各种证候，指出风水病发展到严重阶段的脉证。

〔选注〕

赵以德：《内经》脉沉曰水，脉滑曰风，面肿曰风，目肿如新卧起之状曰水，颈脉动喘咳曰水。又肾风者，面胕痝然，少气时热，其有胕肿者，亦曰本于肾，名风水。皆出《内经》也。

魏念庭：前言脉自浮为风水，此言寸口沉滑为中有水气，是沉滑之脉，乃水气之本脉，而浮之脉为风水之本脉也。若再见面目肿大有热之证，则可以兼风水而名病，不止为中有水气矣。

尤在泾：风水其脉自浮，此云沉滑者，乃水脉，非风脉也，至面目肿大有热，则水得风而外浮，其脉亦必变而为浮矣。仲景不言者，以风水该之也。目裹上微肿，如蚕新卧起者，《内经》所谓水为阴，而目下亦阴，聚水者必微肿先见于目下是也。颈脉动者，颈间人迎脉动甚，风水上凑故也。时时咳者，水渍入肺也。按其手足上陷而不起，与经以手按其腹随手而起如裹水之状者不同，然腹中气大，而肢间气细，气大则按之随手而起，气细则按之窅而不起，而其浮肿则一也。

〔评述〕

本条文句诚如赵以德所言"皆出《内经》"，故讨论本条，可参考《灵枢·水胀》"水始起也，目窠上微肿，如新卧起之状，其颈脉动，时咳，阴股间寒，足胫肿，腹乃大，其水已成矣。以手按其腹，随手而起，如裹水之状，此其候也"，《灵枢·论疾诊尺》"视人之目窠上微痈，如新卧起状，其颈脉动，时咳，按其手足上，窅而不起者，风水肤胀也"，《素问·平人气象论》"颈脉动，喘疾咳，曰水。目裹微肿，如卧蚕起之状，曰水……面肿曰风，足胫肿曰水"等论述。

本条可分两段来读：

从开头至"名曰风水"为第一段。叙述病人若见脉象沉滑，为内有水气，加之外证面目大，并且伴有表证发热，可知本证是由于风邪上受，内合于肺所致。风水脉象，首节言脉浮，次节言脉浮洪，本节又言脉沉滑，这正是风水病逐渐发展在脉象上的表现。风水初起，因有外邪，表证为甚，脉必自浮；如进一步发展，风水相搏，风气两胜，则脉见浮洪；更重则肿势渐剧，水气较甚，风被水遏，所以脉转沉滑。从这些脉象的变化上，可以反映出病情有浅深轻重之异。仲景唯恐后人见脉沉而误诊为正水，所以提出"有热"二字，说明这是阳证、表证，故"名曰风水"。

"视人之目窠"以下为第二段。指出若病人外证见到目窠微肿，有似新卧起之状，且其"颈脉动，时时咳"，则说明虽然肿势不甚严重，但水气已经上壅，影响及肺，且有泛溢之势。此时重按病人手足，凹陷不起，则可知是风水病正处在发展阶段，应该尽快予以治疗。

〔原文〕

太陽病，脉浮而緊，法當骨節疼痛，反不疼，身體反重而酸，其人不渴，汗出即愈，此爲風水。惡寒者，此爲極虚，發汗得之。渴而不惡寒者，此爲皮水。身腫而冷，狀如周痹[1]，胸中窒，不能食，反聚痛，暮躁不得眠，此爲黄汗，痛在骨節。咳而喘，不渴者，此爲脾脹，其狀如腫，發汗即愈。然諸病此者，渴而不利，小便數者，皆不可發汗。

〔校勘〕

"脾胀"，诸注均作"肺胀"，当从之。

〔词解〕

(1) 周痹：痹证的一种，出《灵枢·周痹》。因气虚，风寒湿邪侵入血脉、肌肉所致。可见周身疼痛，沉重麻木，项背拘急，脉濡涩。

〔释义〕

太阳伤寒病，脉见浮紧，是外感风寒邪气所引起，应该见到骨节疼痛，如身体不疼，反见沉重酸楚、口不渴者，则虽脉浮紧，也不得认为是伤寒。这是内有水湿，外受风邪，内外合邪，水湿滞留于皮肤之间的风水病。风水在表，故当用汗法治疗，即可痊愈。但应注意发汗本为攻邪之法，气盛而体实者，用之方妥；而水肿病本是阳气不足，如果汗不得法，每易更伤阳气，使表益虚，风水虽可暂解，而恶寒反致增剧，故曰："恶寒者，此为极虚，发汗得之。"《伤寒论》："发汗病不解，反恶寒者，虚故也，芍药甘草附子汤主之。"可为例证。

肺主宣发，外合皮毛，水湿潴留于皮肤之中，影响及肺，宣发失职，输布失调，气不布津，故见口渴。因无外邪，故不恶寒，这些都是皮水的表现，故曰："渴而不恶寒者，此为皮水。"

身体浮肿而两胫自冷，状如周痹的疼痛随经脉上下游走，且因寒湿之邪流注关节，故可见"痛在骨节"。寒湿之邪郁阻胸阳，胸阳不展，肺气失宣，故发生胸中窒塞之感。由于气聚胸膈，上焦不通，故反有胸中痛证。病及中焦，胃气不和，亦可见到"不能食"的症状。由于寒湿阴邪郁阻阳气，至暮则阳气愈难伸展，故出现暮躁不得眠。这些证候表现，是黄汗病的特点。

"咳而喘，不渴"，是水气伤肺，肺气阻逆的表现，故称"肺胀"病。因寒水内闭肺气，通调水道功能失职，故上见喘咳，外见面浮，颇与风水相似，发汗则腠理开，肺气虚，故诸证可愈。此与《金匮要略·肺痿肺痈咳嗽上气病脉证治》第四条"上气喘而躁者，属肺胀，欲作风水，发汗即愈"之理相同。

但应当注意，汗由人体津液形成，或云"汗血同源"、"汗津同源"，发汗，可以导致体内津液减少，以上诸病中若有"渴而下利，小便数者"，表明体内津液已伤，如果此时再用汗法，必有导致津液枯竭的危险，因此说"皆不可发汗"，提示必须知常达变，对于任何一种治疗方法，必须掌握其适应证及禁忌证，才能运用无误，药到病除。

〔**提要**〕

本条对风水、皮水、黄汗、肺胀等进行辨证，并指出治疗原则和禁忌。

〔**选注**〕

尤在泾：太阳有寒，则脉紧骨疼；有湿则脉濡身重；有风则脉浮体酸，此明辨也。今得伤寒脉而骨节不疼，身体反重而酸，即非伤寒，乃风水外胜也。风水在表而非里，故不渴。风固当汗，水在皮者亦宜汗，故曰汗出即愈。然必气盛而实者，汗之乃愈。不然则其表益虚，风水虽解，而恶寒转增矣。故曰恶寒者，此为极虚发汗得之。若其渴而不恶寒者，则非病风而独病水，不在皮外而在皮中，视风水为较深矣。其证身肿而冷，状如周痹，周痹为寒湿痹其阳，皮水为水气淫于肤也。胸中窒，不能食者，寒袭于外而气窒于中也。反聚痛，暮躁不得眠者，热为寒郁，而寒甚于暮也。寒湿外淫，必流关节，故曰此为黄汗，痛在骨节也。其咳而喘不渴者，水寒伤肺，气攻于表，有如肿病，而实同皮水，故曰发汗则愈。然此诸病，若其人渴而下利，小便数者，则不可以水气当汗而概发之也。仲景叮咛之意，岂非虑人之津气先亡耶。

或问前二条云：风水外证，骨节疼。此云骨节反不疼，身体反重而酸；前条云皮水不渴，此云渴，何也？曰：风与水合而成病，其流注关节者，则为骨节疼痛；其浸淫肌体者，则骨节不疼而身体酸重。由所伤之处不同故也。前所云皮水不渴者，非言皮水本不渴也，谓腹如鼓而不渴者，病方外盛而未入里，犹可发其汗也；此所谓渴而不恶寒者，所以别于风水之不渴而恶风也。程氏曰“水气外留于皮，内薄于肺，故令人渴”是也。

《医宗金鉴》：按脾胀之“脾”字，当为“肺”字，是传写之讹。发汗即愈之下，当有前条“越婢加术汤主之”七字。注：此又详申风水、皮水、黄汗、肺胀四证之治法也。太阳病，谓头痛发热恶风也。脉浮而紧，似伤寒也，伤寒法当骨节疼痛，反不疼，身体反重而酸，面目浮肿，其人不渴，非伤寒也，乃风水也，发汗汗出即愈也。若愈后恶寒者，此为过于发汗，极虚得之，当补表阳，自可愈也。有是证渴而不恶寒，似传里也，但跗浮肿，其腹如鼓，乃皮水也。有是证胸中窒反聚痛，不能食，暮躁不得卧，似里实也；但身肿而冷，麻木如痹，此为欲作黄汗也。痛在骨节，似伤寒也，但其状如水肿，咳嗽不渴，此为肺胀也。以上四证，皆初病皮毛，状类伤寒，故均以越婢加术汤主之，发汗即愈也。若渴而下利，小便数者，则津液已夺，故不可发汗也。

〔评述〕

本条进一步重申风水、皮水、黄汗、肺胀的辨证和治则，全条可分五段来读：

“太阳病……此为极虚，发汗得之”为第一段。说明风水病的证候特点及其与太阳伤寒病的区别，并指出汗不得法的变证。

“渴而不恶寒者，此为皮水”为第二段。简述皮水的证候。临床所遇皮水患者，一般没有明显的周身麻木痹痛之证，故“身肿而冷，状如周痹”之证不应作为皮水的特征看待。

“身肿而冷……痛在骨节”为第三段。叙述黄汗的症状特点。观本篇后文“黄汗之病，两胫自冷……若身重汗出已，辄轻者，久久必身瞤，瞤即胸中痛，又从腰以上必汗出，下无汗，腰髋弛痛，如有物在皮中状，剧者不能食，身疼重，小便不利，此为黄汗”条，可知“身肿而冷，状如周痹”及“痛在骨节”皆为黄汗病的临床表现，其发病自是由于寒湿之邪侵入血脉，客于分肉，流注关节，而致“真气不能周”所致，所以可用桂枝加黄芪汤治疗。

“咳而喘……发汗即愈”为第四段。说明肺胀的症状及治则。《灵枢·经脉》云：“肺……是动则病肺胀满膨膨而喘咳”。故可知注家认为本条“脾胀”当为“肺胀”是有道理的。另外，骨节疼痛一证，非肺胀病的见证，故不当放于此节。

“然诸病此者……皆不可发汗”为第五段。提示不可拘泥于水气当汗而概发之，必须针对具体情况处理，若因下利等原因导致津液亏乏而兼见口渴、小便数（短赤而频）者，则不可妄投汗剂，以防更伤其阴，重亡其液。

〔原文〕

裏水者，一身面目黄腫，其脉沉，小便不利，故令病水。假如小便自利，此亡津液，故令渴也，越婢加术湯主之。(方見中風中)

〔校勘〕

“里水”，应作“皮水”。《脉经》注：“一云皮水。”可知里水即皮水。

“黄肿”，《脉经》“黄”作“洪”，即肿势很盛。

〔释义〕

皮水，是水气停留于皮肤之中，其机理是由于脾虚不能运化水湿，肺气不宣，不能通调水道，下输膀胱，因此，水阻气滞，水气太盛，而见一身面目洪肿、脉沉、小便不利。由于水湿之邪外不能从皮毛而泄，下不能从小便而出，水无去路，又增加了水肿之势，所以说“故令病水”。

治疗当发其汗。由于水湿郁结，久则化热，所以用越婢加术汤发汗行水，兼清内热，并除肌表之湿。这种治法，是为病情较重者而设。方中麻黄、石膏发越水气而清内热；佐姜、枣，以调和营卫，宣畅气机；甘草与麻黄合为甘草麻黄汤，能和中宣肺而利水；白术与麻黄合用，既能并行表里之湿，又虽发汗而不致太过。其法与《金匮要略·痉湿暍病脉证治》治湿家身烦疼的麻黄加术汤相同。

“假如小便不利”三句，是插入句，意在与上文互勘，提醒人们加强辨证识病和慎重运用越婢加术汤。提示水肿病一般伴有小便不利之证，假如小便自利，又与口渴同见，说明气虚津伤，本虚标实，此时虽有浮肿等证，亦不可再用发汗之方。此可与上条“渴而下利，小便数者，皆不可发汗”参看。

〔提要〕

本条论述皮水的证治。

〔选注〕

赵以德：《内经》三阴结谓之水。三阴乃脾肺少阴肾也。盖胃为五脏六腑之海，十二经皆受气焉。脾为之行津液者，脏腑经络，必因脾，乃得禀水谷气，今脾之阴不与胃之阳和，则阴气结伏，津液凝聚不行，而关门闭矣。关闭则小便不利，不利则水积，积则溢，面目一身，水从脾气所结，不与胃和，遂从土色发黄肿，结自三阴，故曰里水，其脉沉也。如小便自利，则中上焦之津液，从三阴降下而亡，故渴也。

尤在泾：里水，水从里积，与风水不同，故其脉沉，而盛于内者，必溢于外，故一身面目悉黄色肿也。水病小便当不利，今反自利，则津液消亡，水病已而渴病起矣。越婢加术，是治其水，非治其渴也。以其身面悉肿，故取麻黄之发表；以其肿而且黄，知其湿中有热，故取石膏之清热与白术之除湿。不然，则渴而小便利者，而顾犯不可发汗之戒耶。或云此治小便利，黄肿未去者之法，越婢散肌表之水，白术止渴生津也。亦通。

《医宗金鉴》：“越婢加术汤主之”七字，当在“太阳病，脉浮而紧”条“发汗即愈”下，文义始属，必是错简。在此观其里水之文，自可知非越婢加术汤发表之药所能治矣。

黄树曾：里者何？皮内之白膜，即腠理也。居皮之内，故曰里，由腠理所发之水，谓之里水，腠理之膏油，属脾。水浸膏油，脾土之色见，则肿而黄；水发于腠理而非由于风邪，故脉沉而不浮，湿郁生热，水行不顺，故小便不利。此证无汗，若身黄肿，而汗出亦黄，则为黄汗。当辨。再里水证不渴，若小便自利，是脏腑内水分必涸竭，故令渴，而谓之亡津液。

〔评述〕

关于“里水”，《脉经》、《外台秘要》俱作“皮水”。《脉经》注云：“一云皮水，其脉沉，头面浮肿，小便不利，故令病水，假令小便自利，亡津液，故令渴也。”可见“里水”实际就是皮水，并非皮水之外，另有一种“里水”之病。诚如黄树曾所释，所谓“里”者，是“皮内之白膜，即腠理也”，也就是皮中之意。因本病水停皮中，故可称“皮水”，亦可称“里水”。赵以德以及《医宗金鉴》皆认为并非皮水，而是水停体内之里水，特别是《医宗金鉴》认为本条方治有误，文义不属，这种看法是不够确切的。要知同一水肿病，因其肿势程度的不同，其症状也有轻重浅深之异。本条所言脉沉、一身面目洪肿、小便不利，与第一条“皮水，其脉亦浮，外胕肿，按之没指，不恶风，其腹如故，不渴”相比较，主要是增加了小便不利一证，另外，由脉浮转变为脉沉，这些变化只是说明病情有了发展，肿的程度较前更加严重而已。前条是病属初起，肿尚不甚，故脉多浮，而小便没有明显的不利；本条是病情发展，肿势较重，水阻气滞，水道不通，故脉见沉和小便不利。

关于“黄肿”，赵、尤、黄三人皆认为是身肿而色黄。但根据《脉经》“黄肿”应作“洪肿”，即肿得厉害的意思。这种看法与临床实际比较切合。

关于治疗方法，《医宗金鉴》认为“非越婢加术汤发表之药所能治矣”，殊不知越婢加术汤中麻黄为肺家之专药，兼具发汗、平喘、利水之功。肺合皮毛，功能宣降而通调水道，今皮水水气壅遏于皮肤之间，则肺失宣降，水道不开，用麻黄发之，则气行水利。而且方中麻黄得石膏、白术，则不重发汗而在宣肺利水，且白术配麻黄能行表里之湿，因此，临床上常以本方治皮水重证。

〔原文〕

趺陽脉當伏，今反緊，本自有寒，疝瘕，腹中痛，醫反下之，下之即胸滿短氣。

趺陽脉當伏，今反數，本自有熱，消穀，小便數，今反不利，此欲作水。

〔释义〕

趺阳脉是足阳明胃脉的动脉，因其在足背两筋之间，所以其平脉当伏。今趺阳脉反紧，紧主有寒，是腹中有寒疾如疝、瘕，腹中痛等。寒病自当用温药治之，如果误用苦寒攻下之剂，势必重伤阳气，导致阴寒上逆，肺气因而不畅，出现胸满、短气等证。其病机与《金匮要略·腹满寒疝宿食病脉证治》第八条所述者相类。又因为阳气损伤，不能化水，又可能转变为水肿，这是趺阳脉紧误治之变。

亦有相反情况，趺阳脉当伏而反数，数主有热，往往见有食欲亢进、小便频数等证，例如消渴病的中消就是如此，这是脾胃有郁热的缘故。如脉虽见数，小便反而不利，是水热互结而不行，亦可以转变为水肿病。

“此欲作水”一句，是概括两条而言，非单指后条之语。总的精神是说，阳气衰弱，不能化水，固然可以引起水肿，如为阳盛太过，水热互结，同样可以导致水肿。

〔提要〕

此二条指出了水肿病的形成有时与旧疾或误治有关。

〔选注〕

赵以德：趺阳脉当伏者，非趺阳胃气之本脉也，为水蓄于下，其气伏，故其脉亦伏。脉法曰：伏者为水，急者为疝瘕，小腹痛。脉当伏而反紧，知其初有寒疝瘕痛。先病者治其本，先当温其疝瘕。治寒救阳而后行（水）可见。若反下之，是重虚在上之阳，阳气不布化，而成胸满短气也。

又，此与上条一寒一热，互举其因。此为热消谷，不能上化精微，热浊下流，致膀胱不化，小便蓄成积水，故脉不伏而从热反数也。

尤在泾：趺阳虽系胃脉而出于阴部，故其脉当伏。今反紧者，以其腹中宿有寒疾故也。寒则宜温而反下之，阳气重伤，即胸满短气。其反数者，以其胃中有热故也。热则当消谷而小便数。今反不利，则水液日积，故欲作水。夫阴气伤者，水为热蓄而不行；阳气竭者，水与寒积而不下。仲景并举二端，以见水病之原有如此也。

〔评述〕

关于“趺阳脉当伏”，赵以德以为非胃气之本脉，乃因水蓄于下，其气内伏所致的病脉，这种说法不免有些牵强，因此二条是言有旧病或误治后转为水肿者，并不是原来即有水病，故其“伏”当是指平人正常的趺阳脉。因此，尤在泾认为伏为平脉是比较确切的。趺阳即足跗上的冲阳穴，《灵枢·本输》曰：“胃脉过于冲阳，冲阳在足跗上五寸陷中。”即趺阳脉本在足背二骨之间陷处，其脉贵沉实而不浮露，故曰“当伏”。

“此欲作水”一句，有注家认为与前条无关，以为前条是客，不过举其有寒者，以为对照，实无干水病；后条是主，说明水之因热而生。此说从文句上讲，其理亦可通。但是，究其水气病的机理，尤在泾认为“阴气伤者，水为热蓄而不行；阳气竭者，水与寒积而不下”，指出“此欲作水”四字是总括二条的看法，更为接近临床实际。

〔原文〕

寸口脉浮而遲，浮脉則熱，遲脉則潜，熱潜相搏[(1)]，名曰沉。趺陽脉浮而數，浮脉即熱，數脉即止，熱止相搏，名曰伏。沉伏相搏，名曰水。沉則脉絡虛，伏則小便難，虛難相搏，水走皮膚，即爲水矣。

〔词解〕

(1) 搏：为相合之意。

〔释义〕

寸口为手太阴肺之动脉，肺主气，朝百脉，输精于皮毛而行治节。浮脉属阳，热为阳邪，故曰浮脉则热；迟脉属阴，阴主潜藏，故曰迟脉则潜。潜与热相互搏结，则热内伏而不外达，故曰沉。此“沉”是解说病理，非指沉脉之“沉”。趺阳为胃脉，浮数之脉见于趺阳，是热邪止伏于下，留于内而不行于外，所以说“热止相搏，名曰伏”。此“伏”也非指伏脉而言，而是热邪沉伏的意思。热气既沉伏于下，则水道郁遏不通，水每因之而停留，故曰“沉伏相搏，名曰水”。同时，又因热留于内，则气不外行，而络脉空虚；热止于中，则阳郁而不化，故小便难。络脉空虚，则留有水走窜之空隙；小便难，则水不下行而无消水之道路。水不能循常道而运行，必浸淫于皮肤肌肉之间，而成水肿之病，故曰“虚难相搏，水走皮肤，即为水矣”。

〔提要〕

本条论述水肿形成的机理。

〔选注〕

徐忠可：此段论正水所成之由也。谓人身中健运不息，所以成云行雨施之用，故人之汗，以天地之雨名之，人之气，以天地之疾风名之。故寸口脉主上，犹天道必下济而光明，故曰阴生于阳；趺阳脉主下，犹地轴必上出而旋运，故曰卫气起于下焦。今寸口脉浮而迟，浮主热，乃又见迟，迟者元气潜于下也，既见热脉，又见潜脉，是热为虚热，而潜为真潜，故曰热潜相搏名曰沉。言其所下济之元气，沉而不复举也。今趺阳脉浮而数，浮主热，乃又见数，数者卫气止于下，既见热脉，又见止脉，是于客气为热而真气为止，故曰热止相搏名曰伏，言其宜上出之胃气伏而不能升也。从上而下者，不返而终沉，从下而上者，停止而久伏，则旋运之气几乎息矣，息则阴水乘之，故曰沉伏相搏名曰水，见非止客水也。恐人不明沉伏之义，故又曰络脉者，阴精阳气所往来也，寸口阳气沉而在下，则络脉虚；小便者，水道之所以出也，趺阳真气止而在下，气有余便是火，火热甚，则小便难，于是上不能运其水，下不能出其火，又焉能禁止水之胡行而乱走耶，故曰虚难相搏，水走皮肤，即为水矣。水者，即身中之阴气，合水阴而横溢也。沉伏二义，俱于浮脉见之，非真明天地升降阴阳之道者，其能道只字耶，此仲景所以为万世师也。

尤在泾：热而潜，则热有内伏之势，而无外发之机矣，故曰沉；热而止，则热有留滞之象，而无运行之道矣，故曰伏。热留于内而不行，则水气因之而蓄，故曰沉伏相搏，名曰水。热留于内，则气不外行而络脉虚，热止于中，则阳不下化而小便难；以不化之水，而当不行之气，则唯有浸淫躯壳而已，故曰虚难相搏，水走皮肤，即为水矣。此亦所谓阴气伤者，水为热蓄不下也。

〔评述〕

对于本条，多数注家认为文义艰涩，其义难明，不予注释。从徐、尤二注可以看出，本条主要是通过寸口与趺阳脉的变化，来分析水肿病形成的机理。不过，徐忠可的解释失于过分玄奥，不若尤在泾之说简捷中肯，使人易于理解。故释义从之，以供参考。

〔原文〕

寸口脉弦而緊，弦則衛氣不行，即惡寒，水不沾流，走於腸間。

少陰脉緊而沉，緊則爲痛，沉則爲水，小便即難。

〔释义〕

寸口脉弦而紧，弦主有水，紧主有寒。寒气外束，卫阳被郁，卫气无以温分肉而肥腠理，故恶寒；水气内停，乃肺气不利，不能通调水道，下输膀胱之故。所以来自水谷之津液，不能随气运行，输布周身，反聚为水而潴留于肠间。

少阴脉指足少阴肾的动脉太溪。太溪脉紧而沉，紧主寒主痛，沉主里主水。肾阳不足，寒从内生，阳气不能随三焦气化而敷布周身，温养于骨，因而骨节或身体疼痛；肾阳不足，气化不行，开阖失司，所以小便难。

〔提要〕

此两条仍从脉证上说明水肿的病机。

〔选注〕

赵以德：脉弦为水，紧为寒，卫气喜温而恶寒，水寒则卫气无以温分肉，肥腠理，故恶寒也。然肺者荣卫之主，通明水道，下输膀胱，气化出溺。今卫气不行，即肺之治节不行，治节不行，则输化之职废，故不得沾流水道，反走肠间。肠，大肠也。大肠与肺合，若上条之走皮肤，皮肤亦肺所主。二者对出，以明肺之不调，则随其所属而为病耳。

尤在泾：此二条并阳衰阴盛之证，而寸口则主卫气，少阴则主肾阳。主卫气者，寒从外得而阳气被抑；主肾阳者，寒自内生而气化不速，亦即所谓阳气竭者，水与寒积而不行者也。

〔评述〕

此二条，多数注家亦认为文义不属，意欠连贯，疑有脱简，不加注释。从赵、尤二注可以看出，此二条仍然是从脉证的变化方面论述水肿病的发生机理的。二家之注，均贴切可从。可见，水肿病的形成和肺、肾的关系是很密切的。肺主气，主肃降而通调水道，下输膀胱；肾为水脏，开窍于二阴，主气化而司开阖。肺、肾功能失职，则治节不行，水道不通，气化失司，开阖无能，故水液不循常道，外不得输津于皮毛，散泄于腠理，下不得通降于膀胱，气化而为溺，势必潴留体内而形成水肿。

〔原文〕

脉得諸沉，當責有水，身體腫重，水病脉出者，死。

〔释义〕

水肿病人脉多见沉，是由于水溢皮肤，脉络被遏，营卫运行受阻之故。但沉脉不尽主水，水病也不尽见沉脉，只有肿势较盛，水气充溢于肌体之时，才能见到沉脉，因此，“脉得诸沉，当责有水”之后，续出“身体肿重”一证，以示必须脉证合参，才能做出诊断。

水肿病人虽然脉象多沉，但通过适当治疗，肿势渐消，脉象也渐有起色，这是好转的表现。假如肿势不消，而脉突然暴出者，则预后多属不良。因为脉暴出，每为阴盛格阳，虚阳外越之象。《伤寒论》白通加猪胆汤条“服汤脉暴出者死，微续者生”，与此同一机理。

〔提要〕

本条说明水肿病的共同脉证以及预后判断。

〔选注〕

尤在泾：水为阴，阴盛故令脉沉。又水行皮肤，营卫被遏，亦令脉沉。若水病而脉出，则真气反出邪水之上，根本脱离，而病气独胜，故死。出与浮迥异，浮者盛于上而弱于下，出则上有而下绝无也。

魏念庭：身体肿重，脉竞伏而不出，此水邪与寒邪闭其阳，格阻其气，故脉沉而不见也，法当为之升阳通气，服药后寒邪渐散，水邪渐消，脉徐出者，阳回气旺，可望生机也；如服升阳通气之药，脉即暴出者，此微阳之根已铲，阳药入而群阴不受，没灭其阳，阳即出亡，而不可救矣，故曰水病脉出者死。

〔评述〕

尤在泾指出脉出与脉浮迥异，实当注意。脉浮是“举之有余，按之不足”，上盛而下弱，是脉气鼓搏于外，为邪在外而正御之的现象；脉出则是脉突然暴出，即本为沉伏之脉，而突然盛大无根，轻取有脉，重按则散，这是真气涣散于外的现象，故预后多属不良。

魏念庭所说服升阳通气之药脉暴出者，与《伤寒论》少阴病服白通加猪胆汁汤后脉暴出同一机理。然又当知，不仅水气病及白通加猪胆汁汤证如此，凡重病久虚脉暴出者，均属预后不佳。

〔原文〕

夫水病人，目下有卧蠶，面目鲜澤，脉伏，其人消渴[1]，病水腹大，小便不利，其脉沉絶[2]者，有水，可下之。

〔词解〕

(1) 消渴：此处指口渴消水，非指消渴病。

(2) 沉绝：谓脉沉之甚，几近于伏。

〔释义〕

目下为胃脉所过，为脾所主，故凡水肿病人，脾胃被水湿所侵害，就会出现目胞浮肿，状如卧蚕的表现。皮中多水，水盛气阻，气郁化热，水热互结，证属阳水，所以外证面目肤色光亮鲜泽；肿势发展迅速，程度严重，故脉见沉伏不出；水湿凝聚，水津不能四布，加之水热互结，故见口渴消水；消渴必多饮，多饮则水积越多，水蓄于内，壅而不行，溢于腹中，故腹随增大；再加上小便不利、脉象沉绝，是水壅气闭的表现，成为实证。此时可采用逐水方剂以泻其水，即《内经》所说的“去菀陈莝”。

〔提要〕

本条指出水肿病或用下法治疗的脉证。

〔选注〕

徐忠可：此为正水言之。谓凡水病人，脾胃为水气所犯，故目之下包曰窠，胃脉之所至，脾脉之所主，病水则有形如卧蚕，水气主润，故面目鲜华而润泽，不同于风燥也。脉伏即沉也。其人消渴，水在皮肤，内之真气耗，耗则竭；然非骤至之热，故直消渴，不若偶渴病水也。在下必腹大，小便不利，盖非痞塞，则不能成水耳。至于脉沉绝，则沉之甚也。水病不尽可下，沉甚则水甚，故可下之，以去其标。

尤在泾：目下有卧蚕者，目下微肿，如蚕之卧，经所谓水在腹者，必使目下肿也。水气以润皮肤而壅营卫，故面目鲜泽，且脉伏不起也。消渴者，阳气被郁而生热也。病水，因水而为病也。夫始因水病而生渴，继因消渴而益病水，于是腹大，小便不利，其脉沉绝，水气瘀壅而不行，脉道被遏而不出，其势亦太甚矣，故必下其水，以通其脉。

〔评述〕

本条是论述水病可下的脉证。但应注意条文中“可下”二字，含有尚可考虑的意义。水肿病人，按一般原则，当采用发汗或利小便的方法治疗。若用之无效，且正气未衰，病属腹水实证者，往往可采用逐水攻下法，常得显效。然而此法当辨清脉证酌情使用。因为水停常与阳气不运有关，而攻下之剂又最易伐正伤阳，所以常用的方法是寓攻于补，或攻补交替使用。如肿势严重，必须逐水以救急，则十枣汤、己椒苈黄丸或后世的神佑丸、舟车丸等，皆可酌情选用。但这毕竟属于“急则治标”之法，用时一定要掌握好分寸。

〔原文〕

病下利後，渴飲水，小便不利，腹滿因腫者，何也？答曰：此法當病水，若小便自利及汗出者，自當愈。

〔校勘〕

“因肿”，《脉经》作“阴肿”，即前阴浮肿。可参。

〔释义〕

患泄泻、痢疾等病之后，出现渴欲饮水、小便不利、腹满而阴肿的症状，这是由于利后伤津，口渴贪饮，复因利久正虚，脾肾受损，气化不行，水液停聚，应当考虑到有发生水肿病的可能，故条文说“法当病水”。但如果此时小便通利，体表有汗，则说明脾肾功能复健，三焦气化流畅，水湿既可从小便排出，也可从汗孔外泄，水有去路，不致潴留为患，则水肿自易消退，所以说“自当愈”。

〔提要〕

本条评述下利后可以导致水肿及其自愈之机。

〔选注〕

尤在泾：下利后阴亡无液，故渴欲饮水。而土虚无气，不能制水，则又小便不利，腹满因肿，知其将聚水为病矣。若小便利则从下通，汗出则从外泄，水虽聚而旋行，故病当愈。然其所以汗与利者，气内复而机自行也，岂辛散淡渗所能强责之哉。

《医宗金鉴》：病下利则虚其土伤其津也，土虚则水易妄行，津伤则必欲饮水。若小便自利及汗出者，则水精输布，何水病之有？唯小便不利，则水无所从出，故必病水。病水者脾必虚，不能制水，故腹满也；肾必虚，不能主水，故阴肿也。于此推之，凡病后伤津，渴欲饮水，小便不利者，皆当防病水也。

〔评述〕

尤在泾与《医宗金鉴》对本条病机分析均较精当。特别是《医宗金鉴》提出“凡病后伤津，渴欲饮水，小便不利者，皆当防病水”的见解，更是独具匠心。本条病机，其本在脾肾虚衰，其标在小便不利；而口渴饮多，则为发病之诱因。本条虽指下利而言，然对其他病后，如何预防水肿的发生，亦有启发意义。仲景在《伤寒论》中指出“太阳病，发汗后，大汗出，胃中干，烦躁不得眠，欲得饮水者，少少与饮之，令胃气和则愈”。就是提示人们，病后伤津，渴欲饮水者，应该少量频饮，使胃气调和，胃津自复，则口渴自止；若暴饮多饮，则水停胃中，脾为湿困，气化不及，聚而不运，有发生水肿等病变的可能。

〔原文〕

心水者，其身重而少氣，不得卧，煩而躁，其人陰腫。

肝水者，其腹大，不能自轉側，脅下腹痛，時時津液微生(1)**，小便續通**(2)**。**

肺水者，其身腫，小便難，時時鴨溏(3)**。**

脾水者，其腹大，四肢苦重，津液不生，但苦少氣，小便難。

腎水者，其腹大，臍腫腰痛，不得溺，陰下濕如牛鼻上汗，其足逆冷，面反瘦。

〔词解〕

(1) 时时津液微生：即口中有淡水津液不断产生。

(2) 小便续通：谓小便时利时不利，断续而通，是肝脏疏泄功能失常之故。

(3) 鸭溏：同鹜溏。即大便水粪杂下，如水鸭之便。

〔释义〕

前文风水、皮水、正水、石水，是以表里上下为纲进行辨证的；此处则又以五脏为纲，论述水气的发病机制及其症状。

心水，是由于心阳不振，寒水反胜所致。心阳虚而水气盛，故身重而少气；水气凌心，心阳被遏，故心悸、心烦而躁，不得平卧。前阴为肝肾经脉所过，肾脉又出肺络心，心肾本相交通，今心阳虚，不能下交于肾，则肾水不得制约，溢于前阴而发“阴肿”。

肝水，是由于肝失疏泄，影响水液的运行所致。肝气郁结，横逆犯脾，脾失健运，水湿潴留，故其人腹大，不能自转侧。肝脉抵少腹而布胁肋，水侵肝络，气机被阻，故见胁下腹痛。肝主疏泄，疏泄失常，气逆则水逆，在上则“时时津液微生”，在下则“小便续通”。

肺水，是由于肺失通调，不能下输膀胱所致。肺主气，外合皮毛，为水之上源。肺气不行，不能通调水道，下输膀胱，故水邪泛溢而身体浮肿，小便困难；肺与大肠相表里，通调失职，水走肠间，传化失调，故大便时水粪杂下，有如鸭溏。

脾水，是脾失转输，不能散精所致。脾位大腹，脾阳虚而不能运化水湿，故腹部胀大；脾主四肢，四肢为诸阳之本，脾阳虚而不能达于四肢，故四肢沉重；津液为水谷之精微，皆由脾胃所生，脾阳虚，则水液不归正化，故“津液不生，但苦水气”；脾失转输，则不能散津于肺，肺也不能输津液于膀胱，故“小便难”。

肾水，是由于肾阳虚衰，气化失司所致。肾主水，为胃之关，肾阳虚则不能为胃司“关门”之作用，故聚水而腹大脐肿；腰为肾之府，肾病则腰痛；肾与膀胱相表里，肾阳虚不能气化，故不得溺；水留于前阴，水气渗溢于外肾，故“阴下湿如牛鼻上汗”；肾脉起于两足，肾阳虚不能下达，则下焦不温，两足逆冷；肾为五脏之本，肾虚则五脏气血之精华不能上荣于面，故面反瘦。

〔提要〕

以上五条，论述五脏水的发病机制及症状。

〔选注〕

尤在泾：心，阳脏也，而水困之，其阳则弱，故身重而少气也。阴肿者，水气随心气下交于肾也。肝病喜归脾，脾受肝之水而不行，则腹大不能转侧也。肝之府在胁，而气连少腹，故胁下腹痛也。时时津液微生，小便续通者，肝喜冲逆而主疏泄，水液随之而上下也。肺主气化，治节一身，肺以其水行于身则肿，无气以化其水则小便难。鸭溏，如鸭之垢，水粪杂下也。脾主腹而气行四肢，脾受水气，则腹大四肢重。津气生于谷，谷气运于脾，脾湿不运，则津液不生而少气。小便难者，湿不行也。身半以下，肾气主之，水在肾，则腰痛，脐肿，腹大也。不得溺，阴下湿，如牛鼻上汗；其足逆冷者，肾为阴，水亦为阴，两阴相得，阳气不行，而湿寒独胜也；面反瘦也，面为阳，阴盛于下，则阳衰于上也。

魏念庭：又为明水气附于五脏，而另立一五水之证，盖水邪亦积聚之类也。切近于其处则伏留于是脏，是可以脏而名证，是五水又以分附于五脏而得名矣。但脏虽各附，而其实异其地者，不异其邪，治之者亦异其处者，不当易其法也。

〔评述〕

五脏水病，从其病位和症状来看，肝、脾、肾三脏均为阴脏，位居于腹，病变重心在里在下，故三脏病水均有腹大；心肺二脏，属于阳脏，但居于胸，病变重心在上在表，故心肺病水，均有身重、身肿、烦躁不得卧（可能尚有咳喘）等证。可知五脏水与四水在表里上下方面仍有联系之处。不过四水中，有来自外感者，如风水；而五脏水则皆发于内脏，可能属于正水、石水一类疾患。就其治疗而言，则五脏水与四水不应有多少区别，正像魏念庭所说那样治虽异其处而不当易其法也。可见五脏水病治疗原则仍不出发汗、利小便等法。

〔原文〕

師曰：諸有水者，腰以下腫，當利小便；腰以上腫，當發汗乃愈。

〔释义〕

凡治水肿病，腰以下肿者，应当用利小便的方法，因势利导，使潴留于体内及下部的水邪，从小便排出；腰以上肿者，当用发汗的方法，发越水气，使潴留于肌表及上部的水邪，从汗液排泄。

〔提要〕

本条提出水肿病的一般治疗原则。

〔选注〕

赵以德：分腰上下为便利发汗何也？盖身半以上，天之分，阳也；身半以下，地之分，阴也。而身之腠理行天分之阳，小便通地分之阴，故水停于天者，开腠理而水从汗散；水停于地者，决其出关而水自出矣。即《内经》开鬼门洁净府法也。

尤在泾：腰以下为阴，阴难得汗而易下泄，故当利小便；腰以上为阳，阳易外泄，故当发汗。各因其势而利导之也。

《医宗金鉴》：诸有水者，谓诸水病也。治诸水之病，当知表里上下分消之法，腰以上肿者，水在外，当发其汗乃愈，越婢青龙等汤证也；腰以下肿者，水在下，当利小便乃愈，五苓猪苓等汤证也。

〔评述〕

这里所提出的治疗水肿病的一般原则，对临床实践的指导价值很大。但它并不能代替水肿病治疗的具体方法。因为人体的脏腑经络、内外上下，都是密切联系并互相影响的，所以临诊时，必须根据具体情况，灵活变通，方能取效。例如，腰以下的水肿，利小便的方法有时无效，如再加入一些发汗药或宣通肺气药之后，小便始通，水肿亦可迅速消退，此即后世所称之“提壶揭盖”法；腰以上的水肿，本当用发汗的方法治疗，但有时无效，如再兼用利小便之药，往往见效迅速。又发汗和利小便都是以祛邪为主的治疗，只可用于阳证、实证，不能妄投于阴证、虚证。对阴证、虚证之水肿病，则当以温阳化气，补气利水等治法扶正以祛邪。这些都是应当注意的。

〔原文〕

師曰：寸口脉沉而遲，沉則爲水，遲則爲寒，寒水相搏。趺陽脉伏，水穀不化，脾氣衰則鶩溏，胃氣衰則身腫。少陽脉卑[(1)]，少陰脉細[(2)]，男子則小便不利，婦人則經水不通，經爲血，血不利則爲水，名曰血分。

〔词解〕

（1）少阳脉卑：少阳脉即三焦脉，指和髎部位之脉，在上耳角根之前，鬓发之后，即耳门微上方取之。脉卑，即按之沉而无力，表示营血不足，三焦功能衰减。

（2）少阴脉细：少阴脉指肾脉太溪，在足内踝后与跟腱之间陷处。少阴脉主候肾，少阴脉细，主血少肾虚。

〔释义〕

寸口脉主肺，迟主寒，沉主水，寸口脉沉而迟，是上焦阳气被寒水所阻，肺气不得宣降，以致治节之令不行的现象，故能发生水肿。趺阳脉是胃脉，脾与胃相表里，胃主受纳，脾主运化，今趺阳脉伏而不起，说明脾胃虚弱，中焦阳衰。因中阳虚衰，运化失职，所以水谷不化，而大便鹜溏，精微不布而水湿凝聚，故亦能发生水肿。少阳脉主候三焦之气，《素问·灵兰秘典论》说：“三焦者，决渎之官，水道出焉。”少阳脉沉而无力，表示三焦的功能失常；少阴脉主候肾，少阴脉细，主血少肾虚，如此三焦决渎无权，肾虚气化不行，同样是水肿发生的主要机理。不过水肿病的发生，有时妇人因与男子在生理特点上有异，故其病机及证情亦稍有差别。在男子，主要因肾虚阳衰，膀胱气化不利，故见小便不利；在女子，因月经与冲任脉有关，冲任脉又与肾相联系，如《素问·上古天真论》说：“女子，二七而天癸至，任脉通，太冲脉盛，月事以时下。”《灵枢·动输》说：“冲脉者，十二经之海也，与少阴之大络，起于肾下。”因此，肾阳虚衰，血寒而凝，可导致女子经水不通。月经的来源是血，血与水可互相影响，血凝经闭，常可引起水停不行，这种经闭后发生的水肿病，显然与血有关，故称之为“血分”。

〔提要〕

本条论述水肿病发生的机理，并由水分推论到血分。

〔选注〕

尤在泾：此合诊寸口、趺阳，而知为寒水胜而胃阳不行也。胃阳不行则水谷不化，水谷不化而脾胃俱衰。脾气主里，故衰则鹜溏；胃气主表，故衰则身肿也。少阳者，生气也；少阴者，地道也；而俱受气于脾胃。脾胃衰则少阳脉卑而生气不荣；少阴脉细而地道不通，男子则小便不利，妇人则经水不通。而其所以然者，则皆阳气不行，阴气乃结之故。曰血分者，谓虽病于水而实出于血也。

程林：沉为水，迟为寒，水寒相搏，则土败矣，是以胃之趺阳脉则伏，脾之水谷则不磨，脾寒则寒内着而为鹜溏，胃衰则水外溢而为身肿也。少阳者，三焦也。《内经》曰：三焦者，决渎之官，水道出焉。今少阳脉卑，则不能决渎矣，在男子则小便不利。少阴者肾也。《中藏经》曰：肾者女子以包血。以其与冲脉并行，今少阴脉细，则寒气客于胞门矣。在妇人则经水不通。经虽为血，其体则水，况水病而血不行，其血亦化为水，故名曰血分。

〔评述〕

水肿病的成因很多，但其主要机理，则在肺、脾、肾三脏功能的障碍以及三焦决渎之权的失常。这在前面释义中已作了解说，故不赘述。这里应该指出的是，由于经闭而导致水肿的，一般称为血分，这是妇女水肿病的特殊证候，应与一般水肿病加以区别。至于对血分病的治疗，就不能单纯治水，而是应该考虑先治血病，后治水病。《医宗说约》云："有血分证，妇人发经水断绝，而后四肢肿满，小便不通，此血瘀水道，以通经为主，宜小调经散（琥珀、没药、当归、桂心、白芍药、细辛、麝香为末，生姜汁，黄酒调服，本为治产后水肿方）。"可供参考。

〔原文〕

問曰：病有血分水分，何也？師曰：經水前斷，後病水，名曰血分，此病難治；先病水，後經水斷，名曰水分，此病易治。何以故？去水，其經自下。

〔校勘〕

本条原缺，据尤、魏等注本补入。

又《脉经》云："问曰：病有血分，何谓也？师曰：经水前断，后病水，名曰血分，此病难治。问曰：病有水分，何也？师曰：先病水，后经水断，名曰水分，此病易治。"

〔释义〕

妇人水肿，较男子为复杂，因有经血的变化，所以，临床上常有水肿与经闭之间因果先后关系之不同，而其病情的轻重和治疗的难易也随之有异。先经闭而后水肿者，是由于经血不通，阻碍了水气的运行，因此水液积聚而成为水肿。这种水肿，虽然是水病，但实际是由于月经障碍而引起，所以名曰血分。因为血分深而难通，血不通则水不行，故曰难治。先病水而后经闭的，是由于水气壅遏，经脉不通，故月事不能以时下，这种病之根本原因在于水气，故名曰水分。因水分浅而易行，水去则经自下，故云易治。

〔提要〕

本条指出血分病与水分病的发病机理不同以及治疗上有难易之分。

〔选注〕

尤在泾：此复设问答，以明血分、水分之异。血分者，因血而病及水也；水分者，因水而病及血也。血病深而难通，故曰难治；水病浅而易行，故曰易治。

〔评述〕

本条原缺，尤在泾根据《脉经》补入本条，并对血分病与水分病的病情深浅及治疗之难易作了简明扼要的说明，对于指导治疗妇科疾患引起的水肿病，以及水肿病引起的妇女月经不调等疾患，是有一定意义的。先经闭而后病水肿者，治当以通经为主，已如前述，先水病而后引起经闭者，自应考虑到以治水为主。

〔原文〕

問曰：病者苦水，面目身體四肢皆腫，小便不利，脉之(1)不言水，反言胸中痛，氣上衝咽，狀如炙肉(2)，當微咳喘。審如師言，其脉何類？

師曰：寸口脉沉而緊，沉爲水，緊爲寒，沉緊相搏，結在關元(3)，始時尚微，年盛(4)不覺。陽衰(5)之后，營衛相干(6)，陽損陰盛，結寒微動，腎氣上衝，喉咽塞噎，脅下急痛。醫以爲留飲而大下之，氣擊不去，其病不除。後重吐之，胃家虚煩，咽燥欲飲水，小便不利，水穀不化，面目手足浮腫，又與葶藶丸下水，當時如小差，食飲過度，腫復如前，胸脅苦痛，象若奔豚，其水揚溢，則浮咳喘逆。當先攻擊衝氣，令止，乃治咳，咳止，其喘自差。先治新病，病當在後。

〔词解〕

(1) 脉之：指按脉诊病。“脉”作动词。

(2) 状如炙肉：形容咽喉部如有物梗塞。炙肉，指烤过的肉块。《金匮要略·妇人杂病脉证并治》第五条：“妇人咽中如有炙脔，半夏厚朴汤主之。”其“炙脔”与此处“炙肉”同义。

(3) 关元：任脉穴，在脐下三寸。此处泛指下焦而言。

(4) 年盛：指壮年之时。

(5) 阳衰：指女子五七、男子六八之阳明脉衰之时。

(6) 营卫相干：指营卫不相和谐。

〔释义〕

寸口脉象沉而紧，是水寒结在下焦的关元部位，病初起尚轻浅，又当壮年之时，因此，没有什么感觉。待年龄较大，阳气渐衰，营卫流行不畅，前所凝结的寒水，乘阳虚随肾气而上冲，就出现咽喉塞噎、胁下急痛等症状。医者误以为留饮，用下法逐水，辨证失当，治疗无效，冲击之气不去，其病未除。后来，又复以为寒饮而用吐法，则不仅气冲不减，反而致伤胃中气津，出现虚烦、咽燥欲饮水等证。更由于阳虚气化失职，而见小便不利、水谷不化、面目手足浮肿。此时，若只针对其浮肿而用葶苈丸大下其水，虽浮肿暂时能够减轻，但由于胃之虚损未复，饮食稍后过度，水谷便不能消化，而浮肿发作如前，并且由于肾气挟寒水上冲，产生胸胁苦痛，如奔豚气病一样，同时，水气上犯于肺，则更进一步出现咳嗽喘逆等证。对于这种病证，正确的治疗方法，应当是先治其冲气，冲气止后再治咳，咳止则喘当自瘥，最后才治疗水肿本病。这就是“先治卒病，后治痼疾”之意。

〔提要〕

本条论述水肿病因为误治而发生的变证，并指出主次先后的治法。

〔选注〕

尤在泾：此水气先得而冲气后发之证，面目肢体俱肿，咽喉噎塞，胸胁满痛，有似留饮而实挟冲气也。冲气宜温降，不宜攻下，下之亦未必去，故曰气击不下，其病不除，医乃不知而复吐之，胃气重伤，胃液因尽，故咽燥欲饮水，而小便不利，水谷不化，且聚水而成病也。是当养胃气以行水，不宜径下其水。水虽下，终必复聚，故暂差而寻复如前也。水聚于中，气冲于下，其水扬溢，上乃肺位，则咳且喘逆，是不可攻其水，当先止其冲气。冲气既止，然后水气可去，水去则咳与喘逆俱去矣。先治新病，病当在后者，谓先治其冲气，而后治其水气也。

〔评述〕

本节以问答形式进行阐述，全条可分三部分讨论。

1. 本证的形成过程

从“寸口脉沉而紧，沉为水，紧为寒，沉紧相搏，结在关元”来看，说明本证在年壮之时已有水寒之气结聚于下焦，只是由于当时病尚轻浅，加之年盛体阳未衰，虽有水寒之邪，但尚不致为病。然而到了中年之后，阳气逐渐衰弱，营卫运行也就不畅，此时结在下焦的水气便逐渐扩展，挟肾气而上冲，因而形成咽喉塞噎，胁下急痛等证。这种情况，是应该用温肾祛寒的方法治疗的，假使误用吐下之法，则会造成种种变证。

2. 误治后的演变情况

首先医者误认本病胁下急痛为悬饮留伏，而用攻下之法，投以十枣汤等方，由于药不对证，正气徒伤而病邪未除；其后又误认为病变在于上焦而用吐法，这时，不仅冲气不去，反而使胃部受到损害，既伤胃阳，又耗胃阴，所以发生虚烦和咽中干燥，渴欲饮水等证。小便不利，为阳气不能化水。既经误下，又复误吐，脾胃阳气更虚，以致饮多不能消化，水气泛滥，而为面目手足浮肿。最后，医者见有浮肿，又用葶苈丸（方佚）下水，但葶苈丸只能治标，不能治本，所以“当时如小差”，但由于脾胃阳气未复，饮食不节，故肿复如前；并且冲气上逆，胸胁疼痛，好像奔豚病的样子，由于水气犯肺，还出现咳嗽气喘等证。

3. 正确的治疗方法

此病是先病积水，继患冲气，复因误施吐下，而发浮肿咳喘，因此，正确的处理方法，必须辨清先后缓急，由于冲气为急，故先治其冲气（如苓桂味甘汤之类）；待冲气平后，再治其咳（如苓甘五味姜辛汤之类）；咳止，喘息自减，最后治疗水肿本病（如真武汤之类）。此即首篇“先治新病，后治痼疾”的具体应用。仲景原文虽未出方，但据其治则可选如上方剂以治之，可供参考。

〔原文〕

風水脉浮，身重汗出惡風者，防己黄芪湯主之。（方見濕病中）腹痛者加芍藥。

〔释义〕

风水脉浮，示病在表；汗出恶风，是卫气虚不能固表，身重是水邪引起。故用防己黄芪汤益卫固表，利水除湿。如见腹痛，加芍药以通血闭，疼痛即止。

〔提要〕

本条指出风水表虚的证治。

〔选注〕

《医宗金鉴》：风水之病，外风内水也；脉浮、恶风者，风也；身重者，水也。汗出表虚，故用防己黄芪固表以散风也，若腹痛加芍药以调中也。

黄树曾：按脉浮汗出恶风，与太阳桂枝证同，唯彼必有头项强痛恶寒之证，而此则无，故风水乃杂病而非外感，身重者，水溢皮肤肌肉也。且桂枝证但为风邪，此邪为风与水合病，故一用桂枝汤以解肌，一用防己黄芪汤祛风水之合邪，截然不同也。

〔评述〕

本条与《金匮要略·痉湿暍病脉证治》防己黄芪汤证的症状基本相同，只是彼条作“风湿”，本条为“风水”。仅此二字之差，可以体会水、湿本是同类，不过在程度的轻重、聚散的形态方面有所差异，洋溢四射而有形者为水，弥漫如雾露而无形者为湿。因此，它们所表现的证候就有所区别。但又因其病机都是影响脾胃，阻碍水液之运化，故治疗方法则无大异。

〔原文〕

風水惡風，一身悉腫，脉浮不渴，續自汗出，無大熱，越婢湯主之。

越婢湯方

麻黄六兩　石膏半斤　生姜三兩　甘草二兩　大棗十五枚

上五味，以水六升，先煮麻黄，去上沫，内諸藥，煮取三升，分温三服。惡風者加附子一枚，炮。風水，加白术四兩。

〔释义〕

风水是因风致水，病在于表，所以见有脉浮恶风表证。水为风激，则泛滥四溢，流走肌肤经络，故一身悉肿。内有郁热，逼津外泄，故见续自汗出，此与防己黄芪汤证自汗出因于表虚者不同。无大热是指表无大热，这是由于陆续汗出的缘故。但风水相搏之证，虽汗出而表不解，外无大热而郁热仍在，故用越婢汤发越阳气，散水清热以治之。方中麻黄配生姜宣散水湿，配石膏清宣肺胃郁热，甘草、大枣以调和中气。若恶风明显者，是因汗多阳伤之故，可加附子以复阳止汗；若水湿过盛，肿势较剧者可加白术，健脾除内湿，与麻黄相配而兼驱表湿，表里同治，以增强消退水肿的作用。

〔提要〕

本条论述风水夹热的证治。

〔选注〕

徐忠可：前证身重湿多，此独一身悉肿，则风多气强矣。风为阳邪，脉浮为热，又汗非骤出，续自汗出，若有气蒸出之者然；又外无大热，则外表少而内热多，故以越婢汤主之。麻黄发越其阳，石膏清其热，甘草和其中，姜枣以通营卫而宣阳气也。此方剂独重，盖比前风多气多则热多，且属急风，故欲一剂铲之。若恶寒者，知内虚，故加附子。《古今录验》加术，并驱湿矣。

尤在泾：此与上条证候颇同，而治特异。麻黄之发阳气，十倍防己，乃反减黄芪之实表，增石膏之辛寒，何耶？脉浮不渴句，或作脉浮而渴。渴者热之内炽，汗为热逼，与表虚出汗不同，故得以石膏清热，麻黄散肿，而无事兼固其表也。

〔评述〕

本证“脉浮不渴”，尤在泾认为应作“脉浮而渴”。考风水病的口渴问题，《素问·评热病论》载风水有口干苦渴之证；《金匮要略·水气病脉证并治》第四条则云："其人不渴，汗出即愈，此为风水。"可见，风水是有渴或不渴的。据病情推测，越婢汤证是可能有口渴的，但并不是说口不渴的就不能用越婢汤。因为越婢汤用石膏，伍麻黄、生姜，目的在于发越水气，而不在渴与不渴，所以，风水病口不渴者亦可用越婢汤。关键要结合其他证候分析。

越婢汤与防己黄芪汤均为治疗风水之方剂，但二方在主治证候及病机治则上有异同之处，临证时不可不知。列表如下（表 14-1）。

表 14-1　　越婢汤证与防己黄芪汤证鉴别表

汤　证		越 婢 汤 证	防己黄芪汤证
相同点		脉浮、汗出、恶风	
不同点	肿势方面	一身悉肿	腰以下肿，身重
	汗出方面	续自汗出（内热蒸逼）	汗出，或头汗出（表虚不固）
	治则方面	发越水气，兼清内热	益气固表，利水除湿

〔原文〕

皮水爲病，四肢腫，水氣在皮膚中，四肢聶聶動[(1)]者，防己茯苓湯主之。

防己茯苓湯方

防己三兩　黄芪三兩　桂枝三兩　茯苓六兩　甘草二兩

上五味，以水六升，煮取二升，分温三服。

〔词解〕

(1) 聂聂动：形容其动而轻微，与瞤动略同。

〔释义〕

皮水主证是水在皮肤中，即第一条谓"外证胕肿，按之没指"之证。皮水与脾肺关系比较密切，脾主四肢，脾病则水湿不运，流于四肢而为四肢浮肿，肿则阳气被郁，不能畅达四肢，邪正相争，水气相逐，故四肢肌肉聂聂而动。用防己茯苓汤，以桂枝、茯苓温阳而利水，防己导水而下行，黄芪、甘草益气和中、健脾制水，则皮水可愈。

〔提要〕

本条论述皮水的证治。

〔选注〕

徐忠可：按前皮水所注证皆不列，谓挈皮水二字即概之也。又特揭言四肢肿，聂聂动，以明水气在肤中之状，而后皮字义晓然矣。药亦同防己黄芪汤，但去术加桂、苓者，风水之湿在经络内，皮水之湿在皮肤近外，故但以苓协桂，渗周身之湿，而不以术燥其中气也。不用姜枣者，湿不在上焦之营卫，无取乎宣之耳。

尤在泾：皮中水气，浸淫四末，而壅遏卫气，气水相逐，则四肢聂聂动也。防己、茯苓善驱水气，桂枝得茯苓，则不发表而反行水，且合黄芪、甘草，助表中之气，以行防己、茯苓之力也。

沈明宗：此邪在皮肤而肿也，风入于卫，阳气虚滞则四肢肿，经谓结阳者肿四肢，即皮水也。皮毛受风，气虚而肿，所谓水气在皮肤中。邪正相搏，风虚内鼓，故四肢聂聂而动，是因表虚也。盖肺与三焦之气，同入膀胱而行决渎，今水不行，则当小便利而病得除，故防己茯苓除湿而利水，以黄芪补卫而实表，表实则邪不能容，甘草安土而制水邪，桂枝以和营卫，又行阳化气而实四末，俾风从外出，水从内泄矣。

〔评述〕

徐、尤二人对本证病机、治法都作了恰当的分析。沈明宗认为本证外有风邪之说，恐欠妥切。要知本证皮水，是水在肌表，不一定夹有外邪。防己茯苓汤中的桂枝是合茯苓以驱肌表之水，并非为解表而设。尤在泾认为“桂枝得茯苓，则不发表而反行水”，此言最切实际。

徐忠可将防己茯苓汤与防己黄芪汤相比较，于临床亦有意义。考本方即防己黄芪汤去白术、姜、枣，加桂枝、茯苓，可见本方专主肌表有水气，而防己黄芪汤主表里均有水气。再从两方中药物分量来看，防己黄芪汤中防己一两，黄芪一两一分；防己茯苓汤中防己三两，黄芪三两，而且用桂枝。这说明防己茯苓汤证表分之水特重，而且水气遍于全身，甚于四肢；防己黄芪汤证里分之水较重，而且水气偏重于下部。

〔原文〕

裏水[1]，越婢加术湯主之，甘草麻黄湯亦主之。

越婢加术湯方　（方見上，於内加白术四兩。又見中風中）

甘草麻黄湯方

甘草二兩　麻黄四兩

上二味，以水五升，先煮麻黄，去上沫，内甘草，煮取三升，温服一升，重覆汗出，不汗再服。慎風寒。

〔词解〕

(1) 里水：即皮水。

〔释义〕

里水，作皮水解。皮水，一身面目洪肿，脉沉，小便不利，宜用越婢加术汤。以方测证，当知越婢加术汤可治皮水夹有里热者。若无里热，且病情较轻而偏于腰以上者，亦可用甘草麻黄汤治之，取其辛甘发散之义，以甘草和中补脾，麻黄宣肺利水。

〔提要〕

本条重申皮水的治法。

〔选注〕

《医宗金鉴》：皮水表虚有汗者，防己茯苓汤固所宜也；若表实无汗有热者，则当用越婢加术汤；无热者，则当用甘草麻黄汤，发其汗使水外从皮去也。

曹颖甫：里水一证，用越婢加术，使水湿与里热悉从汗解，前文已详言之矣。此节特补出甘草麻黄汤方治，用麻黄汤之半以发其汗为急务，盖专为无里热者设也。

〔评述〕

本条“里水”，《外台秘要》引范汪作“皮水”。又说：“皮水一身面目悉肿，甘草麻黄汤主之。”将本条二方分为两节。观越婢加术汤与甘草麻黄汤同治皮水，但以方测证，二方主治证候当有所区别，现讨论如下。

《金匮要略·中风历节病脉证并治》附方《千金》越婢加术汤主治中有谓：“腠理开，汗大泄。”本节甘草麻黄汤服法中说：“温服一升，重覆汗出，不汗再服。”且越婢加术汤中用石膏伍麻黄，甘草麻黄汤则独用麻黄，可知越婢加术汤证是有汗的，而且汗出较多，汗多的原因是由于内热蒸迫，故用石膏清热而制麻黄发汗之力；甘草麻黄汤证是无汗的，无汗的原因是由于表实，但并无内热，故仅用麻黄以宣肺发散。此外，越婢加术汤证当有口渴，而甘草麻黄汤证则不渴。至于《医宗金鉴》认为二方都是治疗表实无汗，只是一为有热，一为无热的看法，可供参考。

还应当注意，在使用越婢加术汤时，由于本证多汗，容易造成表阳虚而见恶风之证，此时应加附子以益阳固表。在使用甘草麻黄汤时，如见脉浮而涩，或沉小者，应当考虑是否阳虚，若是，则甘草麻黄汤必须慎用，以防汗出更伤其阳，造成不良后果。

〔原文〕

水之爲病，其脉沉小，屬少陰。浮者爲風；無水，虚脹者爲氣。水，發其汗即已。脉沉者宜麻黄附子湯；浮者宜杏子湯。

麻黄附子湯方

麻黄三兩　甘草二兩　附子一枚（炮）

上三味，以水七升，先煮麻黄，去上沫，内諸藥，煮取二升半，温服八分，日三服。

杏子湯方　（方未見，恐是麻黄杏仁甘草石膏湯）

〔释义〕

“水之为病”一句，是指正水、风水而言。水肿病，脉沉小，是与少阴肾阳不足气化不行有关，当属正水；脉浮，与外感风邪，肺气失于宣降，水道不能通调有关，当属风水。两者如其水气均在肌表为重，则皆可用发汗之法以因势利导，但须注意的是，正水脉沉，应当用麻黄附子汤温经发汗，照顾肾阳；风水脉浮，则宜用杏子汤宣肺散邪。杏子汤未见，或疑为麻杏甘石汤或前条甘草麻黄汤加杏仁，前方适用于风水兼肺内有郁热者，后者适用于风水而肺内无郁热者。

此外，还有腹部虽然胀满，但实际无水，这种虚胀属于气病，而非水病，虽有与水病相似之处，但不能与水病相提并论。故不可用发汗之法。但也要注意，气滞可以导致水停，因此气胀的后果，亦有转变为水肿的可能。

〔提要〕

本条论述正水与风水的不同治法，以及水肿与气胀的鉴别。

〔选注〕

尤在泾：水气脉沉小者属少阴，言肾水也；脉浮者为风，即风水也。其无水而虚胀者，则为气病，而非水病矣。气病不可发汗，水病发其汗则止。然而发汗之法，亦有不同，少阴则当温其经，风水即当通其肺，故曰脉沉者宜麻黄附子汤，脉浮者宜杏子汤。沉谓少阴，浮谓风也。

黄树曾：杏子汤方缺，注家多以为即麻黄杏仁甘草石膏汤。陈元犀（陈灵石）非之，余亦非之。缘仲景下笔谦慎，一方有二足者，必加注脚。如炙甘草汤下注一名复脉汤是也。考杏子汤及麻黄杏仁甘草石膏汤方下无注脚，矧此节已明示水病当发汗，脉浮者，宜杏子汤，则杏子汤之为汗剂可知。以余揣度，当系麻黄杏仁甘草三味，因脉浮知夹风邪，故君杏仁祛风消肿，而用麻黄发汗，甘草调剂也。若麻黄杏仁甘草石膏汤，乃治汗下后汗出而喘无大热者，且一般名流，佥认系温证主方。温证忌汗，则麻黄杏仁甘草石膏汤显非汗剂，自不宜施之于应发汗之水病。故杏子汤必非麻黄杏子甘草石膏汤也。

〔评述〕

对本条的病机分析，尤在泾之说言简意赅。对杏子汤的考证，黄树曾之说可以参考。林亿等人认为是麻杏甘石汤，但本证脉浮不一定有内热，所以石膏也未必一定要用。故验之于临床，则魏念庭认为："杏子汤之方，内水湿而外风寒，其夹热者可以用麻杏甘石也。如不夹热者，莫妙于前言甘草麻黄汤加杏子，今谓之三拗矣。"他的看法更为实际而灵活。

又本证脉沉，与越婢加术汤证的脉证亦自不同。此为沉小，必细而无力，肾阳不足之证；彼则必沉而有力，水气壅遏脉道之故。一虚一实，判然有别。

此外，本证麻黄附子汤与《伤寒论》中麻黄附子甘草汤药味相同，而汤名主治各异。今录黄树曾之论以供参考："按麻黄附子汤与麻黄附子甘草汤药味同而麻黄分数，附甘生熟则异。所以然着，以其主治之病证不同，故汤名亦各别。夫少阴水证，阴寒之邪弥漫，抑遏阳气，亟宜发其阳令其水从汗泄，故用麻黄三两，复以生附子开之，盖麻黄能发阳表汗，生附子善除风寒邪气也。因名麻黄附子汤。佐以生甘草者，解生附子之毒，和麻黄之燥也。伤寒少阴病二三日，无里证，有表邪，非汗不解，又恐过汗有伤少阴心肾之真液，故用缓中之炙甘草监较少之麻黄微发其汗，而以炮附子贴切其里也。"

〔原文〕

厥而皮水者，蒲灰散主之。（方見消渴中）

〔释义〕

皮水病人，内有郁热，外有水肿，阳气被阻，不能达于四肢，故手足厥冷。治疗宜用蒲灰散，方中蒲灰、滑石清热利湿，通利小便，使水去肿消，阳达厥止。

〔提要〕

本条提出皮水而有四肢厥冷的治法。

〔选注〕

魏念庭：厥而皮水者，厥为阳虚阴盛之证，但在皮水中，则非宗阳内虚之证，而乃卫阳外虚之厥也。皮水之邪既盛，必溢于四肢，周身之卫气凝滞不行矣，故令得厥，非必里阳已微，方见厥逆也。此厥之因水而成者，治其水而厥可愈。主之以蒲灰散，祛水即用利水之法，水去而卫得行于皮肤，四肢可以回温而厥亦已矣。

尤在泾：厥而皮水者，水邪外盛，隔其身中之阳不行于四肢也。此厥之成于水者，去其水则自愈，不必以附子、桂枝之属，助其内伏之阳也。

〔评述〕

皮水虽属水湿，但与寒湿有别。诚如尤在泾所说，本证与阳气虚衰的厥冷不同，故不必用桂、附以助其内阳，只宜用蒲灰、滑石甘淡通利之品以利其小便，则水气郁滞，阳气遏阻的现象自然得以消除，而厥冷与浮肿皆愈。此即前人所说“通阳不在温，而在利小便”的治法。

〔原文〕

問曰：黄汗之爲病，身體腫，發熱汗出而渴，狀如風水，汗沾衣，色正黄如柏汁，脉自沉，何從得之？師曰：以汗出入水中浴，水從汗孔入得之，宜芪芍桂酒湯主之。

黄芪芍藥桂枝苦酒湯方

黄芪五兩　芍藥三兩　桂枝三兩

上三味，以苦酒一升，水七升相和，煮取三升，温服一升，當心煩，服至六七日乃解。若心煩不止者，以苦酒阻故也。

〔释义〕

黄汗病与风水相似，但风水脉浮而黄汗脉沉，风水恶风而黄汗不恶风，更主要的是，黄汗病以汗出沾衣，色正黄如柏汁为其主要特征。黄汗病的发生，一般是由于汗出表疏之时，水湿之邪乘袭肌腠，侵犯经络，阻碍营卫的运行所致。湿郁肤表，水气不行，故身肿；营郁阳遏而为发热；湿热交蒸，熏蒸于肌肤，故汗出而色黄；气不化津，故口渴；其脉自沉者，也是由于营卫之气不利使然。所以用芪芍桂酒汤治疗，重点在于祛湿散水、调和营卫。方中重用黄芪走表祛湿、实卫止汗，桂、芍调和营卫、疏解郁遏，配苦酒可以引药入营分，以增泄营中郁热、散肌腠水湿之功，使营卫调和，气血通畅，则身肿、发热、黄汗可愈。

〔提要〕

本条论述黄汗的病机与证治。

〔选注〕

徐忠可：此段正言黄汗病因与治法也。谓身肿似皮水，发热汗出而渴如风水，则脉不宜沉而自沉，使非风湿相搏，何以有此，故问所从得，度有不止于风者也，所以仲景答汗出入水中浴，水从汗孔入得之。盖汗出则腠疏，客水之气从毛孔而伤其心，故水火相蒸而色黄，水气搏结而脉沉。此证亦有从酒后汗出当风所致者，盖虽无外水所出之汗，因风内反，亦是水也。但此只是入浴者言之，其理当参会耳。药用芪芍桂酒，盖桂、芍乃驱风圣药，得芪酒而遍走肌肉，不治湿而湿去，风能胜湿也。然心得补气热药，当暂烦，病去方解，故曰当心烦至六七日乃解；然非增病，故但曰苦酒阻故也。

尤在泾：黄汗之病，与风水相似。但风水脉浮，黄汗脉沉；风水恶风，而黄汗不恶风为异。其汗沾衣，色正黄如柏汁，则黄汗之所独也。风水为风气外合水气，黄汗为水气内遏热气。热被水遏，水与热得，交蒸互郁，汗液则黄。黄芪、桂枝、芍药，行阳益阴，得酒则气益和而行愈周，盖欲使营卫大行而邪气毕达耳。云苦酒阻者，欲行而未得遽行，久积药力，乃自行耳。故曰服至六七日乃解。

〔评述〕

关于黄汗病的成因，本条云："以汗出入水中浴，水从汗孔入得之。"但实际上，并不一定局限于汗出入水一端，凡是表疏湿郁，汗液排泄受阻，皆可导致表卫不畅，湿热交蒸而发生黄汗病。《医碥》云："水寒遏郁汗液于肌肉，为热所蒸而成黄汗。然汗出浴水，亦举隅之论耳，当推广之。"此说颇有见地。

〔原文〕

黄汗之病，兩脛自冷；假令發熱，此屬歷節。食已汗出，又[1]身常暮卧盗汗出者，此勞氣[2]也。若汗出已，反發熱者，久久其身必甲錯，發熱不止者，必生惡瘡[3]。若身重，汗出已輒輕者，久久必身瞤，瞤即胸中痛，又從腰以上必汗出，下無汗，腰髖弛痛，如有物在皮中狀，劇者不能食，身疼重，煩躁，小便不利，此爲黄汗，桂枝加黄芪湯主之。

桂枝加黄芪湯方

桂枝三兩　芍藥三兩　甘草二兩　生姜三兩　大棗十二枚　黄芪三兩

上六味，以水八升，煮取三升，温服一升，須臾，飲熱稀粥一升餘，以助藥力，温覆取微汗；若不汗，更服。

〔词解〕

(1) 又：这里作"或"字解，下"又"字同。

(2) 劳气：虚劳。

(3) 恶疮：即第一条所说的痈脓。

〔释义〕

黄汗是汗出色黄，历节在关节处亦有黄汗渗出，虽相类似，但黄汗是由于水湿壅滞于肌表，流注于下肢，阻塞阳气，不能下达，所以表现为身虽发热而两胫反冷；而历节，则是由于湿热流注关节，注于下焦，所以表现为两足发热，甚至脚肿如脱。黄汗汗多，虚劳汗也多，虽亦相似，但黄汗汗多是由于湿郁热蒸，随时汗出；而虚劳汗多，则是由于胃气虚乏，而见食后汗出，或是由于阴虚内热，而见暮晚盗汗，二者不难辨别。

黄汗病，变化较多。如汗出以后，反发热不退的，是湿热并未减轻，发热久久不愈，则必然损耗营血，使肌肤失其营养，而见皮肤甲错；甚至长期发热不退，邪热壅遏肌肉，还可溃烂肌肤而发生痈脓恶疮。又如汗出以后，身重减轻，这是略有湿随汗出的缘故，但因汗出多，必然会耗伤阳气，同时，内蕴之湿邪亦未尽除，阳气不足，肌肉筋脉失于温养，故发生跳动，同时胸中阳气不足，则会感到胸中痛。这时，上焦阳虚，故腰以上汗出；下焦湿胜，故腰髋弛痛，如有物在皮中。如病势转剧，内伤于脾，则不能饮食，外伤肌肉，则身体疼痛；伤于心则心烦而躁；伤于膀胱则小便不利。结果，内蕴之水湿无法排泄，潴留于肌肉而生水肿，这就是黄汗病。此时，可用桂枝加黄芪汤治疗，以桂枝汤调和营卫，啜热粥出微汗，再加黄芪以增强药力，走表逐湿。如此，则阳郁得伸，热可外达，营卫调和，表畅湿除，而病自愈。

〔提要〕

本条论述黄汗病与历节、劳气的鉴别，以及黄汗病的证治、转归。

〔选注〕

魏念庭：黄汗之病，两胫必冷，水湿阴寒之邪积于腹里，胫乃下体，清湿之邪，先受伤焉，胫膝未有不冷者；假令不冷而发热，则必兼外中之寒邪，客于历节，斯合湿变热而发热也。若食已汗出，又身常暮卧盗汗出者，为水湿入血分，营气虚也。汗出已反发热者，汗出热，久久津液内伤，肺金必燥，而皮肤因之甲错，不复润泽；且发热不止，火邪夹湿，留流而发皮肤，必生恶疮，成为痈脓，皆黄汗积久不愈之所致也。况黄汗家即有温邪，身必重，汗出湿散，为之少轻；但正气日虚，盗汗日出，卫气失御，阳亡为汗，久久必身瞤动。瞤动即胸中痛，卫阳日泄，宗阳日衰，遂成表里阳虚之候，而黄汗之水湿，究不能除也。且从腰以上汗出，下无汗者，湿邪在下，而阳虚气散于上也。腰髋弛痛者，寒湿之气，凝冱于下体，而气血俱不能畅利其行。斯痛也，如有物在皮中状者，湿气散布于肢骸，而邪热乘之以流走也。剧者，竟不得食，寒湿之气上攻，胃气弱而不能御也。身疼重者，寒湿之本象，烦躁者，邪气冲胸喉，上甚为热也。小便不利，正气阳全虚，而气化为湿热阻滞不行也……仲景主之以桂枝加黄芪汤，驱邪于表，升阳于里，驱邪以固卫，而营气之泄为汗止矣。升阳兼补气，而内湿之酿为热者消矣。一方而湿去热除，气充阳旺，乃邪正兼理之法也。

尤在泾：两胫自冷者，阳被郁而不下通也。黄汗本发热，此云假令发热，便为历节者，谓胫热，非谓身热也。盖历节黄汗，病形相似，而历节一身尽热，黄汗则身热而胫冷也。食已汗出，又身尝暮卧盗汗出者，营中之热，因气之动而外浮，或乘阳之间而潜出也。然黄汗，郁证也，汗出则有外达之机，若汗出已反发热者，是热与汗俱出于外，久而肌肤甲错，或生恶疮，所谓自内之外而盛于外也。若汗出已身重辄轻者，是湿与汗俱出也。然湿虽出而阳亦伤，久必身瞤而胸中痛。若从腰以上汗出下无汗者，是阳上通而不下通也，故腰髋弛痛，如有物在皮中状。其病之剧而未经得汗者，则窒于胸中而不能食，壅于肉理而身体重，郁于心而烦躁，闭于下而小便不通利也。此其进退微甚之机不同如此，而要皆水气伤心之所致，故曰此为黄汗。桂枝黄芪，亦行阳散邪之法，而尤赖饮热稀粥取汗，以发交郁之邪也。

〔评述〕

本条指出黄汗与历节的鉴别是“两胫自冷”，是谓黄汗，“假令发热，此属历节”。应注意的是，黄汗和历节皆有发热症状，唯历节是一身尽热，而黄汗则身热胫冷。此外，还应参考其他方面的表现加以区别。详见表 14-2。

表 14-2　黄汗与历节鉴别表

黄　汗	历　节
1. 身疼痛，状如周痹，无历节转移的剧痛	1. 肢节痛，痛在每一关节，转移作痛，不可屈伸
2. 汗出色黄，沾衣如黄柏汁	2. 有时自汗出色黄（见于关节部）
3. 两胫自冷，如反发热者，久久身必甲错	3. 一身尽热，足胫亦热

续表

黄　汗	历　节
4. 身肿及四肢头面肿	4. 脚肿如脱
5. 胸中窒塞，不能食，聚痛，烦躁不能安睡	5. 头眩气短，温温欲吐
6. 脉沉	6. 寸口脉沉弱，或趺阳脉浮滑，或少阳脉浮弱，或盛人脉涩小

本条还对黄汗和劳气（虚劳）作出鉴别：

黄汗 } 汗出 { 随时汗出，汗多色黄
劳气 } 汗出 { 食后汗出或盗汗（汗色不黄）

〔原文〕

師曰：寸口脉遲而澀，遲則爲寒，澀爲血不足；趺陽脉微而遲，微則爲氣，遲則爲寒，寒氣不足，則手足逆冷，手足逆冷，則榮衛不利，榮衛不利，則腹滿脅鳴[(1)]相逐；氣轉膀胱，榮衛俱勞；陽氣不通，即身冷，陰氣不通，即骨疼；陽前通則惡寒，陰前通則痹不仁，陰陽相得，其氣乃行，大氣[(2)]一轉，其氣乃散，實則失氣，虚則遺溺，名曰氣分。

〔词解〕

(1) 胁鸣：一本为“肠鸣”，可从。

(2) 大气：指膻中之宗气。

〔释义〕

寸口脉迟而涩，趺阳脉微而迟，迟与微皆反映阳气虚衰，涩为血不足。由于气血不足，阳气不运，营卫不畅，四末不得温养而逆冷。脾胃不得阳气之温运，则阴气独胜而寒从内生，故腹满肠鸣，攻窜相逐。气转膀胱者，谓寒盛于下焦，必然影响于肾，假如寒盛，而肾气犹实，则阳气得行，所以“实则失气”；假如寒盛而肾气虚衰，则不摄阴，所以“虚则遗溺”。阴阳本来是相互依存的。阳气温于表，故不通则身冷；阴气濡于里，故不通则骨节疼痛。如果阳气先通而阴气未通，则阴失阳和而恶寒；如果阴气先通，而阳气未通，则阳气独滞而发生麻痹不仁。这些都是阴阳失去维系的缘故。阴阳本来是相得而不可相失的。阴阳相得，协调平衡，上下内外之气才能畅行无阻，所以说：“阴阳相得，其气乃行，大气一转，其气乃散。”大气者，胸中之宗气，即正气、阳气。阳气运转，则犹离照当空，阴霾之气自会消散。所谓“气分”，是水寒之气乘阳气之虚而病在气分的意思。

〔提要〕

本条论述气分病的病机和症状。

〔选注〕

尤在泾：微则为气者，为气不足也。寒气不足，该寸口、趺阳为言，寒而气血复不足也。寒气不足，则手足无气而逆冷，营卫无源而不利。由是脏腑之中，真气不从而客寒独胜，则腹满胁鸣相逐。气转膀胱，即后所谓矢气、遗溺之端也。营卫俱劳者，营卫俱乏竭也。阳气温于表，故不通则身冷；阴气营于里，故不通则骨疼。不通者，极虚而不能行，与有余而壅者不同。阳前通则恶寒，阴前通则痹不仁者，阳先行而阴不与俱行，则阴失阳而恶寒；阴先行而阳不与俱行，则阳独滞而痹不仁也。盖阴与阳常相须也，不可失。失则气机不续而邪乃着；不失则上下交通而邪不容。故曰阴阳相得，其气乃行，大气一转，其气乃散。矢气遗溺，皆相失之证。曰气分者，谓寒气乘阳之虚而病于气也。

赵以德：人之气血荣卫，皆主于谷。谷入于胃，化为精微。脾与胃以膜相连，主四肢。脾输谷气于三阴，胃输谷气于三阳，六经皆起于手足，故内外悉藉谷气温养之也。寸口以候荣卫，趺阳以候脾胃。脾胃之脉虚寒，则手足不得禀水谷气，故逆冷也。手足逆冷，则荣卫之运行于阴阳六经者皆不利，荣卫不利，则逆冷之气，入积于中而不泻，不泻则内之温气去，寒独留，寒独留则宗气不行而腹满。脾之募在季胁章门，寒气入于募，止当少阳经脉所过，且少阳为枢，主十二官行气之使，少阳之腑，三焦也，既不得行升发之气于三焦以化荣卫，必引留募之寒，相逐于三焦之下输，下输属膀胱也。当其时，卫微荣衰，卫气不得行其阳于表，即身冷，荣卫不得行其阴于里，即骨痛。阳虽暂得前通，身冷不能即温，斯恶寒也；阴既前通，痛应少愈，然荣气未与卫之阳合，孤阴独至，故痹而不仁。必从膻中气海之宗气通转，然后阴阳和，荣卫布，邪气乃从下焦而散也。三焦者，决渎之官，水道出焉。前后二窍皆属之。前窍属阳，后窍属阴，阳道实则前窍固，邪从后窍矢气而出；阳道虚，则从前窍遗尿而去矣。为大气一转而邪散，故曰气分。

〔评述〕

水与气是有密切关系的。水得阳则化为气，气得阴则聚为水。阳气虚衰，水不运行，停留阻滞则营卫不利气机不畅，三焦不通，决渎之令不行。故可出现腹满肠鸣，气窜攻逐等证；同时，由于阳气不足，则见身冷恶寒，手足逆冷等证；营阴不足，不能濡养筋骨，充益肌肤，故见骨节疼痛，麻痹不仁等证。若阴寒之气盛于下焦，则会影响膀胱的功能，若阳道尚实，膀胱约束有力，则阳逐阴邪而为矢气，故云"实则失气"；若阳道虚衰，膀胱约束无力，则遗溺不禁。《素问·宣明五气》曰："膀胱……不约为遗溺。"故云"虚则遗溺"。这些都是气分病的证候表现。如果气分病进一步发展，阳气衰微，不能蒸化，导致水气凝聚，潴留于体内或泛溢于肌肤，则可成为水肿病。

至于气分病的治疗原则，本条指出"阴阳相得，其气乃行，大气一转，其气乃散"，说明温阳通气、调和营卫是治疗本病的主要法则。

〔原文〕

氣分，心下堅，大如盤[(1)]，邊如旋杯[(2)]，水飲所作，桂枝去芍藥加麻辛附子湯主之。

桂枝去芍藥加麻黄細辛附子湯方

桂枝三兩　生姜三兩　甘草二兩　大棗十二枚　麻黄　細辛各二兩　附子一枚（炮）

上七味，以水七升，煮麻黄，去上沫，内諸藥，煮取二升，分温三服，當汗出，如蟲行皮中，即愈。

〔词解〕

（1）心下坚，大如盘：谓心下坚大，其状如盘，按之虽外坚而中空无物。

(2) 旋杯：即覆杯。

〔**释义**〕

心下相当于胃脘的上脘部分。气分病，由于阳虚阴凝，水饮不消，积留于胃中，所以痞结而坚，如盘如杯。如兼有手足逆冷，腹满肠鸣，恶寒身冷，骨疼麻痹者，可用桂枝去芍药加麻辛附子汤治疗。本方诸药温经通阳，宣散水气。去芍者，以芍药性苦微寒，非本证所宜，故去而不用。

〔**提要**〕

本条指出气分病的一种治法。

〔**选注**〕

尤在泾：气分，即寒气乘阳之虚而结于气者。心下坚大如盘，边如旋盘，其势亦已甚矣；然不直攻其气，而以辛甘温药，行阳以化气，视后人之袭用枳、朴、香、砂者，工拙悬殊矣。云当汗出如虫行皮中者，盖欲使既结之阳复行周身而愈也。

《医宗金鉴》："气分，心下坚，大如盘，边如旋杯，水饮所作"之十六字，当是衍文，观心下坚之本条自知。"桂枝去芍药加麻黄附子细辛汤主之"十五字，当在上条气分之下，义始相属，正是气分之结病而出其方治也。

唐容川：此证是心肾交病，上不能降，下不能升，日积月累，如铁石之难破。方中用麻黄、桂枝、生姜以攻其上，附子、细辛以攻其下，甘草、大枣补中焦以运其气，庶上下之气交通，而病可愈，所谓大气一转，其结乃散也。

〔**评述**〕

本条承上条补述气分病的症状，并出方治。《医宗金鉴》认为"桂枝去芍药加麻黄附子细辛汤主之"十五字当在上条气分之下，颇有卓见。上条所言身寒骨痛、手足逆冷、腹满肠鸣、恶寒麻痹、矢气遗溺等气分证皆为气血俱虚，营卫不利，阴阳不通，寒气内客所致之气胀，必以温养营卫阴阳、发散寒邪之法为治，故用桂甘姜枣麻辛附子汤，桂枝汤去酸寒恋阴之芍药，加温经散寒的麻黄、附子、细辛，目的在于温通阳气、调和营卫，使周身一气，营运无阻，则阴邪消散，诸证自除。方后云"汗出，如虫行皮中，即愈"，即药后阳气通于营卫，生理机能开始恢复的现象。

〔**原文**〕

心下堅，大如盤，邊如旋盤，水飲所作，枳术湯主之。

枳术湯方

枳實七枚　白术二兩

上二味，以水五升，煮取三升，分温三服，腹中軟，即當散也。

〔**释义**〕

气分病的另一种证候，因脾弱气滞，失于转输，致水饮之邪痞结于胃部，使心下发生坚块，高大如碗，边如圆盘，并有痞胀脘痛等表现。可用枳术汤行气散结、健脾消痞。

〔**提要**〕

本条论述气分病的另一种治法。

〔选注〕

尤在泾：证与上同，曰水饮所作者，所以别于气分也。气无形，以辛甘散之，水有形，以苦泄之也。

《医宗金鉴》：心下坚，大如盘，边如旋盘，此里水所作也，似当下而不可下者，以坚大而不满痛，是为水气虚结，未可下也。故以白术倍枳实，补正而兼破坚，气行则结开，两得之矣。此里水不可下之和剂也。

唐容川：此合上二节为一章，皆论气分也。缘前历言血分能成水病，此因补论气分，尤为水之所由成也。上文名曰气分一节，文词奥衍，未能悉解，然大气一转，其气乃散，此两句是一节之主，其意盖谓宗气乃太阳膀胱所化之气，上述至胸，借脾肺之转枢而气乃散达。次节承明曰：设气分结而不达，心下坚，大如盘，边如旋盘，则为大气不转之证，主用桂甘姜枣麻辛附子汤，以转其大气，大气一转，则水病不作矣。本节又承申之曰：心下坚，大如盘，边如旋盘，本是气不散，然气积则为水，气积不散，水饮所由起也。作字即起字之义。兼治水饮，用枳术汤。此共三节，推到水饮所作，以见水病多起于气分，较上文起于血分者尤多，此仲景微补正意，遥对血分，错纵文字，贵人会心。

〔评述〕

本条与前条相较，证候似同而方治迥异。前条在于寒气凝滞，气无形，故用辛甘散之；本条在于水饮痞结，饮有形，故用温以运之，苦以泄之。同时，前条是表里兼病，而本条是病在中焦。

桂枝去芍药加麻辛附子汤和枳术汤在临床应用上的区别点：前者为温阳散寒，通利气机之剂，方中桂枝汤去芍药，能振奋卫阳，麻黄细辛附子汤，能温发里阳，两者相协，可以通彻表里，使阳气通行，阴凝解散，阴阳调和，气血营卫亦自复常，故本方适用于气分病而见心下坚兼恶寒逆冷、腹满肠鸣、骨疼麻痹、矢气遗溺等证候者。枳术汤是行气散结、健脾消痞之方，方用枳实消痞逐水，白术健脾祛湿，二药合用，则可开寒饮而消水邪，故适用于“心下坚，大如盘，边如旋盘”而无恶寒逆冷、腹满肠鸣等上述症状者。至于二方服后的反应亦各不相同。前方服后有“汗出，如虫行皮中，即愈”，这是阳气得助，周行于身，推动阴凝之邪解散的现象；而后方服后“腹中软”，是水湿阴寒“当散”的征象。

附方

〔原文〕

《外臺》防己黄芪湯　治風水，脉浮爲在表，其人或頭汗出，表無他病，病者但下重，從腰以上爲和，腰以下當腫及陰，難以屈伸。（方見風濕中）

〔选注〕

赵以德：头汗者风，腰以下肿者，本甚于风，故表无他病，当治腰以下为要。然是汤前条治风水在表，此可治风水在下之病，何也？考《本草》防己疗风水肿，手脚挛急。李东垣治腰下及足湿热肿甚。脉浮头汗，虽曰表无他病，然与表同，故可通治。

〔评述〕

防己黄芪汤治风湿表虚之证，已如《金匮要略·痉湿暍病脉证治》中所述，如风水之表虚者同样可用。由此可见，水湿同类，仅在程度上有轻重之异，故使用此方，皆能起到益气祛湿、走表行水的作用。《外台秘要》此条叙证，当是风水的变证，病虽在表，而肿势却以腰以下为甚，为阳气不振，湿胜下趋所致，使用本方，仍属益气行水之意。《外台秘要》所述，既补充了风水的证候，亦推广了防己黄芪汤的应用范围，于临证是有参考价值的。

此方《外台秘要》注明引自《深师方》，但追本溯源，本方当是仲景方。《外台秘要》名为木防己汤，用量与仲景防己黄芪汤不同，兹转录于下：生姜三两，大枣十二枚（擘），白术四两，木防己四两，甘草二两（炙），黄芪五两。

全篇小结

本篇所论述的水气病，共有风水、皮水、正水、石水、黄汗、心水、肝水、肺水、脾水、肾水、水分、气分、血分等 13 种病证，此外还有“里水”一证，即指“皮水”。这些病证，多有浮肿或腹水的共同表现，但由于病因不同，病机各异，以致在证候上，彼此之间也都有着显著的区别。这些水气病，按其特点，又可分为三类，即水气（即水肿）、黄汗、气分，现分别小结如下。

一、水气病

1. 水气病的成因

水气病的形成，有以外因为主者，如感受风邪或湿邪，导致肺气不宣，水道不通，或导致脾失健运，水湿潴留而发生风水、皮水等；有以内伤为主者，即以五脏不足为主因而发生五脏水以及利后致肿等；此外，如误治之后，影响内脏气机，导致三焦决渎失权，亦有发生水肿的可能。

2. 水气病的病机

水气病的病机，无论原因如何，不外乎肺、脾、肾、三焦的功能失常。人体水液调节，有赖于肾、脾、肺、三焦、膀胱等脏器的正常活动，相互协调，气化方能得以正常进行。如果由于外感风邪水湿，或因内伤饮食劳倦，以致影响到肺气之通调，脾气之转输，肾气之开阖，三焦之决渎，都能导致膀胱气化不行，小便因而不利，水液运行发生障碍，潴留泛溢而为水肿。如肺为水之上源，主肃降而通调水道，下输膀胱，肺气若因外感风邪闭郁不宣，则肃降之令不行，水道不能通调，水液不能下输膀胱，故可导致水液运行障碍。脾主运化水湿，脾若因外湿所困，或内伤致虚，都可减弱其运化能力，脾不运化，则水湿不能转输而潴蓄体内，泛溢肌肤，故可为肿。肾为水脏，职司开阖，主司二便排泄，若肾阳虚衰，不能主司气化，排泄水液，则亦可聚水而成水肿。“三焦者，决渎之官，水道出焉”，肺、脾、肾三脏功能失调，则三焦决渎失权，水谷之道路受阻，水液之运行不畅，故可导致水肿形成。另外，膀胱为津液之府，气化则能出，与水液代谢也有直接关系，但因膀胱与肾为表里之脏腑，故肾阳之熏蒸、开阖功能实际体现在膀胱之气化功能上。这些就是水气病形成的病理机转。

3. 水气病的证候分类

本篇论述水气病，有以风水、皮水、正水、石水分类的；有以五脏分类的。风水、皮水，其病在表，以身肿为主；但两者的发病情况、病势缓急，以及兼证等，均有所不同，其中最主要的，以有无表证为辨。正水、石水，其病在里，以腹满为主，但前者水在于里，涉及肺、脾、肾三脏，其证腹满而喘，甚至身肿；后者水亦在里，但水肿侧重小腹，以涉及肾脏为主，未波及肺，所以其证腹满而不喘，病情延久，亦可出现四肢水肿。

五脏水中的心水、肺水，因心肺属于阳脏，证多身重身肿；肝水、脾水、肾水，因肝脾肾为阴脏，故证以腹大为主。又因五脏的功能及其所居部位不同，故见证亦异，但总属于正水、石水的范围。

4. 水气病的治疗原则

水气病的治疗原则，本篇提出了发汗、利小便和逐水等法，是与《素问·汤液醪醴论》所说的“开鬼门”、“洁净府”和“去菀陈莝”的治疗原则相符合的。但这些方法均以祛邪为主，对阳水、实证，用之较宜；如为阴水、虚证，又当采用温运脾肾之法。

5. 治疗水气病的方剂

风水有越婢汤、防己黄芪汤，前方宜于风水夹热者，后方宜于汗出表虚者。若脉浮者，又可用杏子汤治之。皮水有越婢加术汤、甘草麻黄汤，前方用于阳郁有热而湿重者，后方用于肺气不宣而无郁热者，这是发汗轻重不同的两种方法。又有防己茯苓汤，是表里分消之剂，用于皮水因阳郁而出现四肢水肿、聂聂跳动者。蒲灰散是利水通阳之方，用于阳气被阻而手足逆冷者。从立法用药来看，风水比较单纯，以发汗为主；皮水比较复杂，发汗固宜，但分消、利小便又为常用之法，这正是由于湿气在表，亦可浸淫于里的缘故。正水脉沉宜汗的，用麻黄附子汤，是寓助阳于发汗之中的方剂，即所谓温经发汗法，与一般发汗剂的作用不同。关于石水，本篇有论而无方治，如属阴水、虚证者，可参考《伤寒论》真武汤证，以及《金匮要略·血痹虚劳病脉证并治》第十五条“虚劳腰痛，少腹拘急，小便不利者，八味肾气丸主之”，酌情选用这类温阳化气、温肾利水的方剂，往往可以获得一定疗效。水肿实证可下之法，本篇亦有法无方，临证时可考虑用《金匮要略·痰饮咳嗽病脉证并治》的十枣汤、己椒苈黄丸等方，因为水与饮，有共通之处。

总之，关于水气病的治疗方法，后世医家有很多发展，临证时可以取法。为了便于学习和掌握水气病治疗方法的具体运用，现按本论所出方剂及笔者认为较合适的方剂，依原文精神，列表于下（表 14-3），以供参考。

表 14-3　　水气病证治比较

病名	治法	方剂	功用	适应证
风水	开鬼门（汗法）	越婢汤	发越水气兼清里热	一身悉肿，脉浮
		杏子汤	发汗，宣肺	一身悉肿，喘，脉浮
	益气固表	防己黄芪汤	益气行水	汗出恶风，身肿，脉浮

续表

病名	治　　法	方　　剂	功　　用	适　应　证
皮水	开鬼门	甘草麻黄汤	发汗，消水肿	一身悉肿，按之没指，不恶风无汗，口不渴
		越婢加术汤	发越水气 兼逐水湿	一身面目洪肿，其脉沉，小便不利，内有郁热者
	洁净府（利尿）	防己茯苓汤	扶表通阳利水	四肢肿，水气在皮中，四肢聂聂动者
		蒲灰散	通阳利水	厥而皮水者
正水	去菀陈莝（逐水）	十枣汤*	逐水	实证：大腹水肿，喘，亟须暂解病痛者
	温经发汗	麻黄附子汤	发汗助阳	肿而脉沉细无力者
	温运脾阳	实脾饮*	温运脾阳 以利水湿	脾阳不足，寒水之邪过盛，大腹水肿而喘
石水	去菀陈莝	十枣汤*	逐水	实证：其脉自沉，外证腹满身肿势急，亟须暂解病痛者
	温肾利水	肾气丸*	温补肾气	肾阳不足，少腹肿硬如石
		真武汤*	温暖肾阳	脾肾阳虚，少腹肿硬如石，身瞤动

注：标*号者，非本篇所出原方，系笔者补入。

二、黄汗病

1. 黄汗病的形成机制

其发病主要是由于湿邪侵袭，表阳被郁，湿热蒸于营分，水溢于皮肤所致。因其与水气病有类似之处，所以本篇将两者合并论述。

2. 黄汗病的证候表现

其证候表现主要有汗出沾衣，色正黄如柏汁，身肿发热，不恶风，口渴，胸中窒，不能食，反聚痛，暮躁不得眠，小便不利等。至于脉之沉迟，是从总的病机而言，意味着黄汗病是由湿热内郁所致。

3. 黄汗病的治疗方法

其治疗一般不宜发汗，不过，因其病机主要在于湿热郁表，卫阳不伸，营卫不利，蕴积熏蒸而成，所以可用芪芍桂酒汤或桂枝加黄芪汤缓取微汗，宣达阳气，调和营卫，散水祛湿。其中前者用于周身汗出，表气已虚，故重用黄芪为君；后者用于汗出不透，腰以上有汗，腰以下无汗，故主以桂枝汤，另加黄芪。

对于黄汗的治疗，后世不断有所发展，兹介绍几个后世方剂，以备临证时参考。

(1)《外台秘要》疗黄疸身肿，发热汗出而渴者，状如风水，汗出着衣皆黄，汗黄，用吴兰汤方：吴兰（可用板兰）、芍药、麦冬、桑皮、防己、白鲜皮、山栀各六分。

(2)《太平圣惠方》治黄汗病，身体肿，汗出而不渴，其汗沾衣，黄如柏染，用黄芪散方：黄芪、赤芍、茵陈、石膏、麦冬、豉、竹叶。

(3)《太平圣惠方》治黄汗出，身体重，热不退，大小便不利，宜服此方：茵陈、赤芍、甘草（炙）、木通、黄芪、大黄（微炒）。

(4)《太平圣惠方》治脾脏瘀热不散，心神烦乱，小便赤涩，或汗出如柏汁，宜服此方：甘草（炙）、山栀仁、黄柏、白术。

4. 黄汗病的鉴别诊断

本篇有时将黄汗与水气合论，或与历节互勘，或与“劳气”对比，目的皆在于相互鉴别，以利于辨证。大凡黄汗与水气同与水湿邪有关，但黄汗为湿邪郁表，卫阳不达，营卫不利，湿热蒸酿而成，其证虽有身肿，但以汗出色黄为主要特征；而水气则是水湿凝聚，潴留体内，泛溢肌肤而致，特点主要为肌肤四肢水肿，按之没指，或腹满而喘，或腹满不喘，小便不利等。黄汗与历节的主要鉴别点在于：虽然二者皆有身热而肿，但黄汗身虽热而“两胫自冷”；历节身体尫羸而以关节肿胀最为明显，且其“脚肿如脱”。二者皆身疼痛，然黄汗其痛状如周痹，上下游行，且以麻痹不仁为主；而历节则以关节部疼痛不可屈伸为主。况且，黄汗是全身汗出而色黄；而历节则以关节处黄汗渗出为主。至于黄汗与“劳气”的鉴别则以黄汗为随时汗出而色黄，劳气则为暮卧盗汗或食已汗出而汗色不黄为要点，且“劳气”多无身肿等证。

此外，黄汗与黄疸病亦当注意鉴别。一般黄汗病是汗出色黄而身目不黄；黄疸则是一身面目悉黄。但黄疸病也有出黄汗者，治疗当以黄疸为主要目标，黄疸愈，则黄汗自止。

三、气分病

气分病，主要的症状是腹满，肠鸣相逐，气转膀胱，实则矢气，虚则遗溺，恶寒身冷，胃疼麻痹等；或者“心下坚，大如盘，边如旋盘”等。其病机在于寒湿阻滞，阳气不化，营卫不利，水饮停聚，三焦气机不畅。因此，就其临床表现而言，有类于今之瘕聚诸证，为气分暂时聚结而形成。所以，对于气分病的治疗，重点在温阳通气，正所谓“阴阳相得，其气乃行，大气一转，其气乃散”之义；其次，可用健脾祛湿、行气消痞之法。前者用桂枝去芍加麻辛附子汤，后者用枳术汤。

（张士卿　李铁军）

黄疸病脉证并治第十五

在中医学中，黄疸病是一种以身黄、目黄、尿黄为特征的疾病。早在《内经》就有记载，但不系统。至张仲景在其《伤寒论》和《金匮要略》中始较系统地分别论述了“伤寒发黄”和“黄疸病”。而仲景所谓“伤寒发黄”多指急性热病中的一种病变，有异于该篇的“黄疸病”，故仲景又设该篇专论黄疸病的脉、因、证、治及分类。

本篇论黄疸病的特点是根据《内经》关于足太阴、足少阴之所生病皆有黄疸的理论基础，又根据病因及黄疸的疸色明暗，将黄疸分为谷疸、酒疸、女劳疸、黑疸等，且把谷疸、酒疸归属于太阴脾，其病机乃脾湿胃热，湿热郁结；把女劳疸归属于肾，其病机为肾虚而热；至于黑疸，则是各种黄疸慢性过程的共同转归。另外该篇又特别论述了虚黄以示鉴别。所以其虽将黄疸病分为谷疸、酒疸、女劳疸、黑疸四类，但实际包括的范围相当广泛，各种由于不同病因引起的发黄证候皆包括在内。

本篇提供了治黄疸的汗、吐、下、和、清、温、补、消八法，其中以利小便为正治之则，如论中云：“诸病黄家，但利其小便。”又云：“黄疸病，茵陈五苓散主之。”为后世治黄疸指出规范。

关于黄疸病的预后，该篇指出“当以十八日为期”，倘若病势本重，或治疗不当，治到十日以上反而症状增剧，则为难治或预后不良。这是仲景对黄疸病程科学而实际的记载，直到目前，临床上仍不越此事实。

总之，本篇是中医学中论述黄疸病的重要文献，为后世直至现今辨证论治黄疸病提供了可靠的临床资料，以及行之有效的治疗方法。

〔原文〕

寸口脉浮而緩，浮則爲風[(1)]，緩則爲痹[(2)]。痹非中風[(3)]，四肢苦煩[(4)]，脾色必黄，瘀熱以行[(5)]。

〔词解〕

(1) 浮则为风：此处“风”字是泛指外邪，并非专指外来风邪。

(2) 缓则为痹：这里的“痹”是闭藏的意思，“缓”主脾湿，湿邪闭阻于脾也。

(3) 痹非中风：强调此“脉浮缓”不是主中风证；此痹者，非风寒痹痛之谓。

(4) 四肢苦烦：四肢酸重、不舒，是湿困于脾的特征，湿热黄疸多见此症。

(5) 瘀热以行：言此黄疸之病机概由热郁而外蒸，脾之瘀热行于外则发黄也。

〔释义〕

寸口部位的脉象浮而缓，脉浮表示有风邪，脉缓是痹的征象。但这里的“痹”非指风寒湿痹之“痹”，而是由于感受外邪，风热滞留于脾，湿热困脾，脾主四肢，所以四肢酸重不舒，又脾主湿，配五色主黄色，郁滞的湿热行于肌表则发生黄疸。另外黄疸之发生与脾经湿热郁蒸导致血分湿热有关，因属血分，故称“瘀热”，血分湿热瘀蒸而行于肌表发黄，故称“瘀热以行”。

〔提要〕

本条通过脉象论述黄疸病的成因及病理变化。

〔选注〕

尤在泾：脉浮为风，脉缓为湿，云为痹者，风与湿合而痹也。然非风痹疼痛之谓，故又曰痹非中风。所以然者，风得湿而变热，湿应脾而内行，是以四肢不疼而苦烦，脾藏瘀热而色黄。脾者四运之轴也，脾以其所瘀之热，转输流布，而肢体面目尽黄矣，故曰瘀热以行。

徐忠可：此总言黄疸初时由风兼夹寒湿，后则变热也……见疸病所因虽不同，必内伤脾也。然至于黄则热反不坚于内，故曰瘀热以行。此言黄疸之病概由热郁而外蒸也。

南京中医学院（今南京中医药大学）《金匮要略译释》：寸口脉浮为风，风非外来之风，它的含义是热，热气外熏故脉浮。

〔评述〕

本条首先通过脉象来测知黄疸病的原因，并论述黄疸病的病理机转主要是外感邪气，伤脾，脾湿内生，湿热熏蒸，瘀热以行，发为黄疸。该论述指明了黄疸病的发生主要责之于脾，脾虚则运化失职，湿气内生，湿邪困脾，更使脾功不健，易致外邪内侵，外邪入里化热，湿热相熏蒸影响血分，血分瘀热以行而成黄疸。

对脉“浮则为风”中“风”字的解释，大多数注家认为是以“风为百病之长”而代表外邪之意。说明黄疸病的形成多由感受外邪而致。这种认识是长期临床实践经验的总结，是符合客观规律的。唯南京中医学院《译释》谓“风非外来之风，它的含义是热”。笔者认为不必如此，或风或热皆可理解为外邪的代名词。

〔原文〕

趺陽脉緊而數，數則爲熱，熱則消穀，緊則爲寒，食即爲滿。尺脉浮爲傷腎，趺陽脉緊爲傷脾。風寒相搏，食穀即眩，穀氣不消，胃中苦濁[1]，濁氣下流[2]，小便不通，陰被其寒[3]，熱流膀胱，身體盡黄，名曰穀疸。額上黑[4]，微汗出，手足中熱，薄暮即發，膀胱急，小便自利，名曰女勞疸。腹如水狀，不治，心中懊憹[5]而熱，不能食，時欲吐，名曰酒疸。

〔词解〕

（1）胃中苦浊：由于胃热脾湿，脾胃功能失调，谷气不消，脾不散精，则谷气化为湿热浊邪，脾胃又为湿热浊邪蕴阻，使胃中有不爽快之感。

（2）浊气下流：即湿热下注。

（3）阴被其寒：阴者指脾，阴被其寒即太阴脾受寒生湿。

（4）额上黑：《灵枢》谓“庭者额也”，又云“肾病者颧与颜黑”。额部发黑，是肾色外现。

（5）心中懊侬：心中有郁闷烦热不舒或难以形容的不适感。

〔释义〕

本条承上文进一步从脉象上阐明谷疸、酒疸、女劳疸的病理机转及其临床表现。

趺阳脉候脾胃。趺阳脉紧主脾寒，脉数主胃热，胃热则消谷善饥，脾寒则运化不健，食后胀满，湿自内生。于是脾湿胃热，湿热交互郁结中焦，蕴蒸而成谷疸。

尺脉浮为伤肾，指出谷疸与女劳疸的不同脉象。尺脉候肾，脉当沉，今反浮，浮则为邪伤肾，肾热脾湿是形成黄疸病的另一原因。

由于饮食损伤脾胃，加之风寒相搏为害，影响中焦运化，所以食后不舒，食后湿热上冲则感到头眩，胃中又为浊气所苦而感到胀闷。湿热浊气下注于膀胱，影响其气化功能而小便不利，如此则湿热无从排泄而郁蒸周身发黄，称为谷疸。

由于房劳伤肾而表现出额部发黑，微微出汗，每到黄昏就感觉手足发热，且小腹膀胱部有拘急不舒感，但小便畅利的叫女劳疸。女劳疸后期出现“腹如水状”则是脾肾两败的危候，故称不治。

酒疸是饮酒过多而致，因酒能助湿生热，酒热伤胃故出现心中懊侬、烦热不适、不能饮食、常常想吐等临床表现。

〔提要〕

本条主要讨论谷疸、女劳疸、酒疸等各种黄疸的不同病因、病机和临床表现。

〔选注〕

陈修园：此言趺阳脉，以明胃热脾寒，郁而成疸；又言肾脉浮，趺阳脉紧，为素热脾寒，亦能郁而成疸。

尤在泾：趺阳脉数为热者，其热在胃故消谷；脉紧为寒者，其寒在脾故满，满者必生湿，胃热而脾湿亦黄病之原也。尺脉浮为伤肾者，风伤肾也；趺阳脉紧为伤脾者，寒伤脾也，肾得风而生热，脾得寒而生湿，又黄病之原也。湿热相合，其气必归脾胃，脾胃者，仓廪之官也；谷入而助其热则眩，谷不消而气以瘀，则胃中苦浊，浊气当出下窍。若小便通，则浊随溺去，今不通，则浊虽下流而不外出，于是阴受其湿，阳受其热，转相流被而身体尽黄矣。曰谷疸者，病虽始于风寒，而实成于谷气耳。肾劳而热，黑色上出，犹脾病而黄外见也。额于部为庭，《灵枢》云：“庭者额也。”又云：“肾病者，颧与颜黑。”微汗出者，肾热上行，而气通于心也。手足心热，薄暮即发者，病在里在阴也。膀胱急者，肾热所逼也。小便自利，病不在腑也。此得之房劳过度，热从肾出，故名曰女劳疸。若腹如水状，则不特阴伤，阳亦伤矣，故曰不治。懊侬，郁闷不宁之意，热内蓄则不能食，热上冲则时欲吐，酒气熏心而味归脾胃也，此得之饮酒过多所致，故名酒疸。

《医宗金鉴》：趺阳紧数而尺脉浮，四肢苦烦，身面色黄乃疸病也；盖其人素有湿热，外被风寒相搏，内为女劳所伤及食谷饮酒，或与湿瘀，或与热郁，皆能为是病也。若胃脉数是热胜于湿，则从胃阳热化，热则消谷，故能食而谓之阳黄。若胃脉紧是湿胜于热，则从脾阴寒化，寒则不食，故食即满而谓之阴黄也。阳黄则为热疸、酒疸。阴黄则为女劳疸、谷疸也。若尺脉不沉而浮，则为伤肾，肾伤病疸，亦为女劳疸也。胃脉不缓而紧则为伤脾，脾伤病疸亦为谷疸也。谷疸则食谷即满，谷气不消，胃中苦浊，清气阻于上行，故头眩也，浊气流于膀胱，故小便不通也。女劳疸则额上黑，肾病色也；微汗出，湿不瘀也；五心热，薄暮发，肾阴热也；膀胱急，小便利，下焦虚也。腹满如水状，脾肾两败，故谓不治也。若心中懊憹，热不能食，时欲吐，小腹满，小便不利，虽见目青面黑，必是酒疸病也。

〔评述〕

本条总述了谷疸、女劳疸、酒疸三种黄疸病的病因病机和证候表现。后世各注家对该条文的认识也基本上是一致的，现概述如下：谷疸多与饮食有关，因而得名。或因饮食不节损伤脾胃，或因饮食不洁外邪随之内侵，即所谓“风寒相搏”，“阴被其寒”，造成脾湿胃热，湿热郁蒸而发黄。女劳疸，仲景提出凡具有额上黑、微汗出、手足中热、薄暮热即发、膀胱急、小便自利者即是。其病因多为房劳伤肾或浊气下流，热流膀胱而造成肾虚脾湿之证。尤其是出现腹如水状，则更说明是脾肾两败之候，而肾为先天之本，脾为后天之源，本源俱损，故为难治。酒疸多因长期大量饮酒而致，酒性最易助热生湿，酒气伤胃，故酒疸之病理以胃热为主。临床上要审证求因，辨证论治，必须依据病情全面分析，不能只拘于所谓谷疸、女劳疸、酒疸之名，最重要的是抓住黄疸病的病理实质。

〔原文〕

陽明病，脉遲者，食難用飽[(1)]，飽則發煩頭眩，小便必難，此欲作穀疸。雖下之，腹滿如故。所以然者，脉遲故也。

〔词解〕

（1）食难用饱：饮食不能过饱，因为太阴虚寒，不能消化水谷。

〔释义〕

本条是阐述谷疸从寒化的病机及表现。谷疸多属胃热，脉当数，今言阳明病脉象迟，脉迟主寒，是脾有寒不能消化水谷，所以不能饱食，如若饱食则寒湿浊逆上冲而头眩，浊气下流影响下焦气化则小便不利，湿浊无排泄出路，这些都是将形成谷疸的征象。此时若误认为腹满为实证而用下法，则犯虚虚之误，腹满不会减轻。所以，脉迟为寒，宜温不宜下。

〔提要〕

本条指出寒湿型谷疸的证候及治疗禁忌。

〔选注〕

尤在泾：脉迟胃弱，则谷化不速，谷化不速，则谷气郁而生热，而非胃有实热，故虽下之而腹满不去。伤寒里实，脉迟者尚未可攻，况非里实者也。

喻嘉言：此因外感阳明，胃中之余热未除，故食难用饱，饱则复生热，两热相合而发烦头眩，小便难，腹满，势以必至。在阳明证本当下，阳明而至腹满尤当急下。独此一证，下之腹满必如故，非但无益反增困耳。以其脉迟而胃气空虚，津液不充，其满不过虚热内壅，非结热当下之比。《金匮》重出此条，原有深意，见脉迟胃虚，下之既无益，而开鬼门、洁净府之法用之无益，不待言矣。必用和法先和其中，后乃下之。仲景云：脉迟尚未可攻。味一尚字，其当攻之旨跃然。《金匮》又云：诸黄腹痛而呕者，用小柴胡汤。观此仍是治伤寒，邪高痛下，故使呕也。小柴胡汤主之之法，是以知之耳。

程林：脉迟为寒，寒不杀谷，故食难用饱，饱则谷气不消，胃中苦浊，浊气蕴蓄则发烦，熏蒸则作眩也。小便难者，以脉迟则无阳以施化浊气，但留于胃而不宣，是以欲作谷疸，若下之徒虚其胃而腹满如故也，所以然者，以脉迟为寒之故也。

《医宗金鉴》：谷疸属胃热，脉当数，今脉迟，脾脏寒也，寒不化谷，所以虽饥欲食，食难用饱，饱则烦闷，胃中填塞健运失常也。清者阻于上升，故头眩，浊者阻于下降，故小便难也，此皆欲作谷疸之征。其证原从太阴寒湿郁黰而生，若误以为阳明热湿发黄，下之虽腹满暂减，顷复如故，所以然者，脉迟寒故也。此发明欲作谷疸属脾阴寒化而不可下者也。

〔评述〕

本条在《伤寒论·辨阳明病脉证并治》有载，仲景在此再次提出以强调寒湿发黄与湿热黄疸之鉴别。因为二者的病理和治疗原则是不同的，不容混淆。本条指出脉迟是鉴别诊断的着眼点，脉迟为寒，若腹胀满一证，脉数多为实热，脉迟则多为虚寒，实热者则当攻下，虚寒者则当温补而禁用攻下，这里强调以脉象来辨别寒热虚实并决定其治疗原则。当然，临证时还当四诊合参，如黄疸伴有虚寒征象者则为寒湿发黄，其表现除腹满脉迟、小便不利、头眩外，尚有畏寒、不发热、便溏、色黄黯晦等；湿热发黄则除腹满、小便不利、头眩心烦外，当有身热、脉数、便秘、色黄鲜明等热象。

本条虽未提出具体的治疗方法，但以药测证、以证推药，寒湿发黄应助阳化湿以温法治之，如后世茵陈四逆汤、理中汤加茵陈、茵陈术附汤等。若属湿热黄疸，则治以清利湿热，如茵陈蒿汤、栀子柏皮汤等，二者判然有异。当然，本条的“阳明病，脉迟”也要与大承气汤证的脉迟相鉴别。

在后世注家之中，唯喻嘉言认为此证系胃中虚热内壅，非为结热故不可下，而提出以小柴胡汤主治，而且还强调头眩乃饱食后两热相合所致。笔者认为此说未必是原文之意，只能供参考。

〔原文〕

夫病酒黄疸，必小便不利，其候心中熱[(1)]，足下熱，是其證也。

〔词解〕

（1）心中热：指胃脘部灼热感。

〔释义〕

酒黄疸的临床表现必定有小便不利，胃脘部灼热感，两足也感发热。因为酒黄疸乃嗜酒过度所致。酒性助热生湿，湿热稽留于胃，则胃脘部发热，湿热流注于下则足下热，湿热下注膀胱，膀胱气化不利则小便不利，小便不利则湿热之邪无由排泄，湿热内蕴，因而发黄。如果小便通利则湿热可由小便排出，则不致蕴成黄疸。所以《伤寒论》曰：若小便自利者，不能发黄。故酒疸的主要病机是湿热内蕴。

〔提要〕

本条补充说明酒疸的证候。

〔选注〕

尤在泾：酒之湿热积于中而不下出，则为酒疸，积于中则心中热，注于下则足下热也。

唐容川：酒味厚入血分，一入于胃则上熏心包，故必心中热，心中懊侬，心中如啖大蒜状，皆是酒熏心包之故。包络与三焦相表里，包络移热于三焦，则决渎不清而小便不利，足下热亦是血分之热，与女劳疸之手足心热同义也。温经汤证手足心热亦同，知酒疸在血分，益知女劳疸亦在血分。

程林：夫小便利则湿热行，不利则热留于胃，胃脉贯膈下足跗，上熏胃脘则心中热，下注足跗则足下热也。

〔评述〕

本条主要是补充说明酒疸的临床表现。关于这些证候的病理机制，多数注家认为是湿热留滞于胃则心中热，湿热下注则小便不利、足下热。小便不利，湿热无由排出，而更加重了临床症状。唯唐容川认为，是病在血分所致，这种看法别具一格。笔者认为，与现代医学结合起来看，唐容川之说是有道理的，应该把湿热熏蒸与伤及血分结合起来以解释黄疸的病机，此观点可供参考。

〔原文〕

酒黄疸者，或無熱，靖言了了[1]，腹滿欲吐，鼻燥，其脉浮者，先吐之；沉弦者，先下之。

〔词解〕

(1) 靖言了了：靖同静，安静的意思。“靖言了了”是形容病人很安静，而且意识清楚，言语不错乱，没有烦躁不安的表现。

〔释义〕

患酒疸的病人，有的不发热，包括无前条所谓心中热、足下热等证候。因为无热扰神明，所以安静而语言清楚。但湿热蕴结于肠胃，所以腹满，湿热上冲则胃气上逆欲呕吐，湿热熏蒸故鼻孔干燥。在这种情况下，当观其脉象以决定治则，如果脉象浮，是邪近于上，可先用吐法；如果脉象沉弦，是邪在于里或下，当先用下法，待或吐或下之后再辨证处理，清解余热。

〔提要〕

本条指出酒疸无热的证治。

〔选注〕

尤在泾：酒黄疸者，心中必热，或亦有不热，静言了了者，则其热不聚于心中，而或从下积为腹满，或从上冲为欲吐鼻燥也。腹满者可下之，欲吐者可因其势而越之，既腹满且欲吐，则可下亦可吐，然必审其脉浮者，则邪近上，宜先吐，脉沉弦者，则邪近下，宜先下也。

魏念庭：此疸成于酒，湿邪存注，如水气之证，皆有形之物，均可谓之实邪也；实邪则宜吐下，不同于胃虚成疸之证，故治法迥有不同，乃有故无殒之义，非虚者责之之法也。

沈明宗：详先字，要知吐下之后，再以清解余热，不待言矣。

《医宗金鉴》：此详申酒疸之为病也，酒体湿而性热，过饮之人必生湿热为疸病也。无热，无外热也，谵语、鼻燥，有内热也，小腹满，湿热蓄于膀胱也；欲吐，湿热酿于胃中也。其脉浮者，酒热在经，先吐之以解外也；沉弦者酒饮在里，先下之以解内也。

陆渊雷《金匮要略今释》引《千金要方·卷十·伤寒发黄门》：夫酒疸，其脉浮者先过之，沉弦者先下之。夫病酒疸者，或无热靖言了了，腹满欲呕吐者宜吐之，方煎苦参散七味者是……方，苦参、黄连、瓜蒂、黄柏、大黄各一两，丁力二两，右六味制下筛，饮服方寸匕。当大吐。吐者日一服，不吐，日再，亦得下，服五日知，可消息，不觉退，更服之，小折，便消息之。

〔评述〕

1. 对原文的不同认识

各医家注本中对“靖言了了”和“腹满”句的记载不同，认识也有异。如“靖言了了”，赵开美本作“请言”；王叔和本作“靖言了”；《外台秘要》引《千金要方》作“静言”；南京中医学院《金匮要略译释》作“靖言”；今从中医研究院（今中国中医科学院）本《金匮要略语译》作“靖言了了”。而《医宗金鉴》则作“谵语”，谵语与靖言是天壤之别。谵语者说明热重上扰神明；靖言者乃为无热神识清楚。笔者认为从全文分析，当以后者为是。

2. 关于从脉论治的原则

本条所论酒疸的病理和临床表现是很复杂而且矛盾的。病人同时出现腹满及欲吐，构成了治疗矛盾。一般来讲，实证腹满当下之，欲吐当吐之。今病人既腹满又欲吐，形成既可吐又可下的局面，何去何从？仲景提示，只能从脉论治。因为根据病势的趋向有表里上下等不同，治疗则必因势利导，这就要从脉象来判断。脉浮者，是病势趋上，《内经》云：其高者因而越之，则当用吐法。若脉沉弦者，是病势近里，可先用下法。仲景在很多情况下是从脉论治的，此时诊脉就具有很重要的意义了。当然临证时必须脉证合参，结合四诊全面分析，掌握标本缓急。

3. 注意本条治法“先”字的含义

原文曰“先吐之”、“先下之”，仲景在此用“先”字有深义。它提示此时用吐或下法只是临时措施，或吐或下之后还必须审证求因，辨证论治。正如沈明宗谓：“详先字，要知吐下之后，再以清解余热，不待言矣。”

〔原文〕

酒疸，心中熱，欲吐者，吐之愈。

〔释义〕

患酒疸的人，如果觉心中热，想呕吐者，是病势向上，因势利导用吐法治疗就会痊愈。

〔提要〕

本条指出酒疸欲吐的治疗方法。

〔选注〕

《医宗金鉴》：酒疸心中热欲吐者，谓胃中有烦乱懊侬欲吐，非吐之不能愈也。

程林：前证热深则懊侬欲吐，今热微则心中热亦欲吐，病属上焦，故一吐之可愈。

〔评述〕

以上三条都是论述酒疸的临床表现及治疗原则。此三条中有两条有“心中热”一条无热，因为无热故“靖言了了”。可推知心中有热者必言语不了了。而且实际上酒疸有热为多，无热少见，湿热为患是酒疸的主要病理。上条是腹满与欲吐同时存在，其治疗当根据脉象，欲呕脉浮者先用吐法；腹满脉沉弦者先用下法。本条只言欲呕则当用吐法。在使用吐下法后尚要善后调理才是。

〔原文〕

酒疸下之，久久爲黑疸[(1)]，目青面黑，心中如啖蒜虀狀[(2)]，大便正黑，皮膚爪之不仁[(3)]，其脉浮弱，雖黑微黄，故知之。

〔词解〕

（1）黑疸：五种黄疸之一。《诸病源候论》有专论黑疸候谓：黑疸之状，苦小腹满，身体尽黄，额上反黑，足下热，大便黑是也。夫黄疸、酒疸、女劳疸，久久多变为黑疸。

（2）心中如啖蒜齑状：啖，即啖。此谓胃中有灼热不舒的感觉，好像吃了大蒜、韭菜等辛辣之品一样。心中，指胃脘。

（3）爪之不仁：搔抓皮肤没有感觉或感觉迟钝。

〔释义〕

本条指出酒疸误治可以转变为黑疸。酒疸不当下而误用下法，损伤正气，湿热之邪乘虚陷入血分，病程延长，血分瘀滞，就变成黑疸。其临床表现是目青面黑，心中像吃了蒜齑一类辛辣食物般灼热嘈杂，大便色黑，肌肤不仁，脉象浮弱，皮肤虽黑但带有微黄。此虽黑微黄是指示与女劳疸的疸色更黑不同，所以可知此是由酒疸误下所致。

〔提要〕

本条指出酒疸误下后变为黑疸的脉证。

〔选注〕

尤在泾：酒疸虽有可下之例，然必审其腹满脉沉弦者，而后下之，不然，湿热乘虚陷入血中，则变为黑疸。目青面黑，皮肤不仁，皆血变而瘀之征也。然虽曰黑疸，而其原则仍是酒家，故心中热气熏灼如啖蒜状，一如懊侬之无奈也。且其脉当浮弱，其色虽黑当微黄，必不如女劳之色纯黑而脉必沉也。

曹颖甫：若心中热而误下之，则在上之热未除，在下之阴先竭，积久遂成黑疸。伤其血分，故目青。跌打损伤肌肤见青色者，伤血故也。湿热不除，面色熏黄，此与湿家身色如熏黄同，但彼为黄中见黑，此为黑中见黄，为小异耳。心热仍在，懊侬欲死，故如啖蒜状，犹谬所谓猢狲吃辣胡椒也。酒少饮则能生血，多饮反能伤血，热瘀在下，熏灼胞中血海，热血上行则瘀积肠中，故大便色黑。血不荣于肌表，故皮肤扒搔而不知痛痒，酒气在上故脉仍见浮，特因误下，而见弱耳。面色黑而微黄，故知非女劳之比。窃以为此证黄连阿胶汤或可为治，或借用百合病之百合地黄汤以清血热而滋肺阴。附存管见，候海内明眼人研核之。

〔评述〕

1. 酒疸证治小结

上面有四条论述了酒疸的证候和治则。名酒疸者，乃多与饮酒有关也。其证候表现：小便不利，心中热，足下热；或无热，靖言了了，小腹满欲吐，鼻燥；或心中热欲呕，或心中懊侬而热，不能食，时欲吐，脉或浮或沉弦。其病理主要是湿热内蕴。所以酒疸的治法应以清利湿热为主。如病势向上、欲吐、脉浮可用吐法；病势向下，腹满脉沉弦可用下法。其代表方剂后文有载。如误治，不当下而用下法，正气受损，湿热乘虚内陷血分可变为黑疸。

2. 关于黑疸

黑疸是黄疸的一种，根据其疸色黯黑而命名。本条谓酒疸误下，久久为黑疸，实际上一切黄疸若治疗不及时或不得当，黄疸久久不退皆可变为黑疸，不一定必得之误下，此点《诸病源候论》有论：夫黄疸、酒疸、女劳疸久久多变为黑疸。后世多将其归为阴黄。但《金匮要略》中所谓黑疸，或因酒疸误下，或属女劳黑疸，多认为是属瘀血，而一般所谓阴黄多属寒湿郁结，虽然都属阴黄而治疗并不相同。所以黄疸属阴属阳，不能局限于色泽，更主要的是对其证候加以分析，才能全面。

〔原文〕

師曰：病黄疸，發熱煩喘，胸滿口燥者，以病發時火劫其汗[1]，兩熱所得[2]。然黄家所得，從濕得之。一身盡發熱而黄，肚熱[3]，熱在里，當下之。

〔词解〕

(1) 火劫其汗：即用熏法、熨法或烧针法强迫出汗。

(2) 两热所得：火与热相互郁结。指体内热邪与火劫的热邪相互结合。

(3) 肚热：腹中发热。

〔释义〕

黄疸病，具有发热、烦喘、胸满、口燥等热证，这是因为误用火劫疗法，使在里之热与火相互郁结，里热不得外解，郁而发黄得之。《伤寒论·辨太阳病脉证并治》中有“太阳中风，以火劫发汗……两阳相熏灼，其身发黄”之论与此证相同。但是黄疸多从湿而得，本证是一身发热而黄，且腹中发热，是里热重的表现，应当用下法治疗。

〔提要〕

本条论述误用火劫发黄的证治。

〔选注〕

尤在泾：烦满燥渴，病发于热，而复以火劫之，以热相遇，相得不解，则发黄疸；然非内兼湿邪，则热与热相攻，而反相散矣，何疸证之有哉？故曰：黄家所得，从湿得之，明其病之不独因于热也。而治其病者，必先审其在表在里，而施或汗或下之法，若一身尽热而腹热尤甚，则其热在里，里不可从表散，故曰当下。

《医宗金鉴》：此详申黄疸误用火汗之为病也。病疸者，湿热也，今湿淫于内，则胸满烦喘。热淫于内，则发热口燥。若病发时，复以火劫其汗，则为两热相合，盖黄家所得，由湿得之，则一身尽热，而身面即发黄也。今因火劫误汗而发黄，虽有表热，则不当汗也，但扪其肚热，其热在里，当下之以去其热也。

曹颖甫：黄疸所由成，胃热与脾湿相参杂者为多，独发热，烦渴，胸满、口燥之证为亢热而无湿，推原其故，则以方遘他病时，证属阳热，复以火劫发汗，两热相得，参杂之证，判若天渊，概云从湿得之乎？一身尽发热而黄，肚热，仲景即明示人以瘀热在里，直可决为独阳无阴之大黄硝石汤证。

陆渊雷：肚字，《说文》、《玉篇》俱不载，盖隋唐间后起之字，足证《金匮》中此等诸条皆后人之言。

〔评述〕

1. 火劫发黄的病机

本条是说明黄疸也有因误用火劫法而得者。《伤寒论》第 111 条谓：太阳病中风，以火劫发汗，邪风被火热，血气流溢，失其常度，两阳相熏灼，其身发黄。与此条证相同。病者本一身尽热，且腹热尤甚，知热已在里，不可从表发汗而误用火劫，两热相得，郁结而发黄。所谓误治实为促使疾病发展转化的一个因素而已。

2. 关于“然黄家所得，从湿得之”一句的分析

这是一句关于黄疸病机的重要论述。中医认为黄疸的产生关键是湿邪郁积，若病人素体阳盛，则湿从热化，湿热蒸熏而发为阳黄；若病人素体阳虚阴盛，则湿从寒化，寒湿郁结发为阴黄，总不离湿邪作祟，所以说“黄家所得，从湿得之”。另外此句的含义尚有：①湿性黏滞，不能速去，所以黄疸病程较长；②湿邪有外感六淫之湿，有脾病内生之湿，所以黄疸病的发生多由外因加内因所致。脾虚有内湿存在者更易感受外邪而发生黄疸；③提示对黄疸的治疗应以利湿为主，所以后世有治黄疸不利小便非其治也之说。仲景在本篇后文强调：诸病黄家，但利其小便。直到目前，无论中、西医都仍然以此为法。

3. 关于“当下之”的方剂

仲景在本条只讲下法，未出方剂，沈明宗主张用栀子大黄汤；曹颖甫主张用大黄硝石汤。可供参考。

〔原文〕

脉沉(1)，渴欲飲水，小便不利者，皆發黄。

〔词解〕

(1) 脉沉：主病在里，此处为湿热郁滞于内的反映。

〔释义〕

脉象沉，口渴想喝水，是湿热内郁的表现，如果小便不利，湿热之邪无出路，则可郁而发黄。

〔提要〕

本条说明黄疸病的脉证病机。

〔选注〕

尤在泾：脉沉者，热难外泄，小便不利者，热不下出，而渴饮之水与热相得，适足以蒸郁成黄而已。

《医宗金鉴》：脉沉，主里也；渴欲饮水，热瘀也；小便不利，湿郁也；热瘀湿郁于里，故发黄也。首条谓脉浮缓、紧数皆令发黄，是得之于外因也；此条脉沉亦令发黄，是得之于内因也，故治黄有汗、下二法也。

〔评述〕

本条是继前条补充说明湿热阳黄热重于湿的临床表现：渴欲饮水，小便不利，再加上前条之一身尽热、肚热、烦喘、胸满、口燥等证，正是热在里，故见脉沉（数），构成典型的湿热阳黄而热重于湿的表现。

“渴欲饮水，小便不利”，颇似五苓散证，要注意二者的区别。其主要鉴别点：五苓散证当有脉浮，水入即吐，此证则脉沉而无吐。

〔原文〕

腹满，舌痿黄[1]，躁不得睡，屬黄家[2]。

〔词解〕

（1）舌痿黄：一些注家认为应改为“身痿黄”，指身黄而不明润。

（2）黄家：平素有黄疸，又时时发作的病人。

〔释义〕

腹部胀满，黄疸色黄晦暗不明润，烦躁不能安睡，是属阴黄的表现，往往见于慢性病程时时发作的病人，故称“属黄家”。

腹满系太阴脾寒湿内侵，运化失常所致，其腹满当是满而按之软，与湿热内蕴腹满拒按者不同，躁不得卧，是湿郁中焦，胃不和则卧不安。所以，总的病机是寒湿内蕴，郁阻脾络，胆不畅泄而发黄，故其疸色黄而不明润。

〔提要〕

本条论述寒湿阴黄的证候。

〔选注〕

尤在泾：脾之脉，连舌本，散舌下，腹满舌痿，脾不行矣，脾不行者有湿，躁不得睡者有热，热湿相搏，则黄疸之候也。

赵以德：瘀热内积为腹满，外连肌表成痿黄，身热气烦，血少荣微，夜不入阴，故不睡。属黄家者，以其虽不似黄疸之黄，亦由积渐所致也。黄疸之黄深，实热之黄，痿黄之黄浅，虚热之黄。若舌痿黄燥者亦有说，心脾脉络舌上下，凡舌本黄燥，即是内热，况舌痿乎，湿热结积，虽不行肌表，然已见于舌，即属黄家也。

南京中医学院《金匮要略译释》：腹满身重是湿重，躁不得卧是热重，湿热相搏，则为发黄之候，故曰“属黄家”。

湖北中医学院《金匮要略释义》：腹满是太阴（脾）寒湿证，是脾不运化所致……躁不得睡，是湿郁于中，胃不和则卧不安。腹满而色黄晦暗，是属于阴黄，所以说“属黄家”。

〔评述〕

1. 各注家对本条的认识

尤、赵、南京中医学院等认为此乃湿热相搏，瘀热内积而成；湖北中医学院《金匮要略释义》认为此属寒湿阴黄；上海金寿山认为是黄疸已转为慢性。笔者认为以慢性寒湿发黄属阴黄证为妥，根据如下：一是黄色晦暗不明；二是以文中“属黄家”之说为据，仲景谓“家”者如喘家、衄家、淋家、汗家、疮家等，皆指一些慢性反复发作的疾病，此谓“黄家”，可知黄疸病程较长，已转为慢性，寒湿困脾则见腹满，湿邪中阻，胃不和则卧不安。所以从寒湿发黄解释是有道理的。

2. 关于腹满，躁不得睡的辨证

引起腹满，躁不得睡的病因很多，如腹满可见于寒、热、虚、实诸证，有由于食积停滞的，有由于实热燥结的，有由于脾胃虚寒的；躁证有属于阳明者，有属太阳者，有属少阴者；不得睡有属黄连阿胶汤证的，有属胸膈郁热的栀子厚朴汤证的，有属食积胃脘的保和丸证的。所以临证时必须辨明其因，才能恰当治疗。本条的腹满，躁不得睡，身痿黄属寒湿阴黄，当从阴黄论治。若腹满，躁不得睡，有热象如渴欲饮水、发热、口燥等而发黄的，当从阳黄论治。

〔原文〕

黄疸之病，當以十八日爲期(1)，治之十日以上差，反劇爲難治(2)。

〔词解〕

（1）十八日为期：十八日是脾寄旺于四时的日期。黄疸属脾病，黄为脾土之色，土无定位，寄旺于四季之末各十八日。十八日土旺，脾气主，虚者当复，实则可通。十八日是黄疸病情转归的验证时刻。

（2）反剧为难治：“剧”赵开美本作“极”。治疗到十日以上，不但不好，反而症状加剧，是正不胜邪，《医宗金鉴》认为是“土气虚败”，病将难治。

〔释义〕

早期恰当的治疗，黄疸退黄约在十八日左右，如果治疗十日及以上，不但不愈，反而症状加剧，是正不胜邪，脾气虚败，则预后欠佳，难以治愈。

〔提要〕

本条指出黄疸病的预后判断。

〔选注〕

尤在泾：土无定位，寄旺于四季之末各十八日，黄者土气也，内伤于脾，故即以土王之数为黄病之期，盖谓十八日脾气至而虚者当复，即实者亦当通也。治之十日以上瘥者，邪浅而正胜之则易治，否则邪反胜正而增剧，所谓病胜脏者也，故难治。

《医宗金鉴》引高世栻谓：十八日乃脾土寄旺于四季之期，十日土之成数也，黄疸之病在于脾土，故当以十八日为期，然治之宜先，故治之十日以上即当瘥。若至十日以上不瘥，而疸病反剧者，是谓难治，谓土气虚败不可治也。

〔评述〕

关于黄疸病经过早期恰当及时的治疗可以在十至十八日退黄这一点，是仲景经过大量临床观察得出的符合客观实际的正确结果，是经验之谈。直到目前为止，如急性黄疸型传染性肝炎，无论采用何种中、西药物治疗，其退黄日期仍在2周左右，如果经过2周左右的积极治疗，黄疸不退者，预后多不良。由此可见古人对病情观察的细致性、准确性和科学性。

至于为什么以十八日为期，这纯是经验之谈，而且多数传染病都具有一个自然转归病程，这与机体整个免疫系统自动控制有关。从中医角度来讲，病情的发展取决于邪正双方力量的对比，正气的盛衰对疾病预后起着决定性作用。治疗到一定时期，正胜邪却则病向愈，如果正不胜邪则难治。至于与脾寄旺于四时之末十八日的关系，有待进一步研究。

〔原文〕

疸而渴者，其疸難治；疸而不渴者，其疸可治。發於陰部[1]，其人必嘔；陽部[2]，其人振寒而發熱也。

〔词解〕

(1) 阴部：指里。

(2) 阳部：指表。

〔释义〕

患黄疸而口渴者，系湿热相持，是邪重热盛，病势方张，故治疗比较困难；如果黄疸而口不渴，说明邪浅热轻，正已胜邪，邪气趋衰，里无余邪，因势利导易于治疗。病在里者，必然呕吐，病发生在表者，太阳主表，故出现振寒发热的太阳表证。

〔提要〕

本条接上条继续说明黄疸病的预后。

〔选注〕

尤在泾：疸而渴，则热方炽而湿且日增，故难治；不渴则热已减而湿亦自消，故可治。阴部者里之脏腑，关于气，故呕；阳部者表之躯壳，属于形，故振寒而发热。此阴阳内外浅深微甚之辨也。

《医宗金鉴》：未成疸前，小便不利而渴者，是欲作疸病也。已成疸后而渴者，是热深不已，故难治也；不渴者是热浅将除，故可治也。疸发于阴者，人必呕逆，呕逆者，阴里为之也。发于阳者，人必振寒发热，寒热者，阳表为之也。此以渴不渴，别疸之难治可治；以呕逆寒热，辨黄之在表在里也。

〔评述〕

各注家对本条的解释基本一致，都认为黄疸在表证阶段易治，若病在内里，且热势方炽渴而呕者难治。其意在说明黄疸病应予早期治疗，预后才好。如果没有及早治疗，病势入里预后就较差。当然应结合其他证候加以分析，不能仅以渴与不渴来决定预后，而且病发于阳发于阴也难以截然划分。

〔原文〕

穀疸之爲病，寒熱不食，食即頭眩，心胸不安，久久發黄爲穀疸，茵陳蒿湯主之。

茵陳蒿湯方

茵陳蒿六兩　梔子十四枚　大黄二兩

上三味，以水一斗，先煮茵陳，減六升，内二味，煮取三升，去滓，分温三服。小便當利，尿如皂角汁狀，色正赤，一宿腹減，黄從小便去也。

〔释义〕

患谷疸病时，首先表现出发寒热，这种寒热的产生可能是由于外感表证，也可能是由于湿热相搏，郁结阳明，营卫之源壅塞不利所致。湿热内滞，影响脾胃，因而食欲不佳，食后助湿热上冲故头眩，湿热郁结则心胸不安，时间久了，郁而发黄，就成为谷疸。因其病机主要是湿热蕴结，故用茵陈蒿汤清热利湿退黄。

〔提要〕

本条指出阳明瘀热、湿热郁蒸而成谷疸的证治。

〔选注〕

尤在泾：谷疸为阳明湿热瘀郁之证。阳明既郁，营卫之源壅而不利，则作寒热，健运之机窒而不用，则为不食，食入则适以助湿热而增逆满，为头眩，心胸不安而已。茵陈、栀子、大黄，苦寒通泄，使湿热从小便出也。

《医宗金鉴》：此详申谷疸之为病也。未成谷疸之时，其人多病寒热，寒热作时，则不能食，寒热止时，则或能食，虽能食，然食后即头晕目眩、心烦不安，此为湿瘀热郁而内蒸，将作谷疸之征也。久久身面必发黄，为谷疸矣。宜茵陈蒿汤利下，使从大小二便而出之。

〔评述〕

1. 对本条的不同注解

一是以尤在泾为代表的一种见解，认为此寒热不食，食则头眩、心胸不安是谷疸湿热瘀郁之证，即是谷疸的临床表现；《医宗金鉴》则认为是未成谷疸之时的表现，相当于所谓黄疸前期的表现。且《医宗金鉴》并未强调必是阳明热瘀，营卫之源壅塞不利而致。笔者认为《医宗金鉴》之认识比较恰当，因为黄疸前期往往可表现为外感寒热型，或表现为胃肠功能紊乱，以脾胃症状为主者等。“久久”之谓，即经过一定时间，一旦出现黄疸，才会确诊为“谷疸”。笔者认为，此条是对黄疸前期症状的描述，并提出发生谷疸的治疗方法。

2. 茵陈蒿汤方解

茵陈蒿汤由茵陈、栀子、大黄三味组成。其中茵陈为主药，清热利湿、利胆退黄；山栀子为辅药，清热利尿，使湿热从小便而出，有显著的利胆作用；大黄为佐使，清热泻下，荡涤积滞，使湿热从大便而出。三药相配，共奏清热利湿、利胆退黄之效。服后通利二便，使湿热从二便而去。

3. 茵陈蒿汤的临床应用

应用本方治疗黄疸，仲景共载三条。在《伤寒论》里有两条，第236条：阳明病，发热汗出者，此为热越，不能发黄也；但头汗出，身无汗，剂颈而还，小便不利，渴引水浆者，此为瘀热在里，身必发黄，茵陈蒿汤主之。第260条：伤寒七八日，身黄如橘子色，小便不利，腹微满者，茵陈蒿汤主之。加上本条，共计三条，都是应用于湿热郁蒸，热重于湿的阳黄的治疗。

另外，虽然茵陈蒿汤主要是治疗湿热阳黄，但恰当的加减后可以治疗各种黄疸。如对寒湿阴黄，后世用茵陈四逆汤或茵陈术附汤治疗；湿重于热的阳黄用茵陈五苓散治疗等。

〔原文〕

黄家，日晡所發熱，而反惡寒，此爲女勞得之；膀胱急，少腹滿，身盡黄，額上黑，足下熱，因作黑疸；其腹脹如水狀，大便必黑，時溏[1]，此女勞之病，非水也，腹滿者難治。硝石礬石散主之。

硝石礬石散方

硝石　礬石（燒）等分

上二味，爲散。以大麥粥汁和服方寸匕，日三服。病隨大小便去，小便正黄，大便正黑，是候也。

〔词解〕

（1）大便必黑，时溏：病人便血，所以大便色黑时溏，是脏病及血，蓄血成瘀的征象。

〔释义〕

长期患黄疸的病人，多数在傍晚时发热，此则反见恶寒，这是由于房劳过度而致。同时见有膀胱急迫感、小腹部胀满、全身都发黄、额部发黑、两足心发热，这是由于肾虚有热而导致的女劳黑疸。此时病人虽然腹胀好像水胀的情况，但其大便呈黑色（即现今所谓柏油样便），且时常稀溏，是蓄血成瘀的表现，是属女劳，不是病水，如腹胀满者难治。对此类兼瘀血的女劳疸，可用硝石矾石散治疗。

〔提要〕

本条提出女劳疸兼瘀血的证治和预后。

〔选注〕

尤在泾：黄家日晡所本当发热，乃不发热而反恶寒者，此为女劳肾热所致，与酒疸谷疸不同，酒疸谷疸热在胃，女劳疸热在肾；胃浅而肾深，热深则外反恶寒也。膀胱急，额上黑，足下热，大便黑，皆肾热之征，虽少腹满胀有如水状，而实为肾热而气内蓄，非脾湿而水不行也。唯是证兼腹满，则阳气并伤，而其治为难耳。

《医宗金鉴》：黄疸日晡所发热，乃阳明热证，当不恶寒也；而反恶寒者，非阳明热证，此或为女劳得之也。女劳疸之证虽膀胱急，少腹满，而小便自利；身虽尽黄而额上则黑，虽发热，唯足下甚，此少阴热因作黑疸也。故腹胀如水状，而大便必黑，时溏，知非水胀病，乃为女劳得之疸胀病也。时溏黑色者，亦脏病及血之征也。血病者颜必变，岂有色黑而血不病者乎？女劳疸腹满者为难治，以其脾肾两败也。以硝石入血消坚，矾石入气胜湿。然此方治标固宜，非图本之治，世久书讹，姑辨其理也。

喻嘉言：因女劳而成疸者，血瘀不行，为难治矣。甚者血瘀之久，大腹尽满而成血蛊，尤为极重而难治矣。

〔评述〕

1. 关于本条所载证候的病机分析

多数注家认为是瘀血而致，亦即女劳疸合并瘀血内生。所以仲景在原文中提出“此女劳之病，非水也”一句，以示腹胀满并非水气为患，而是血分蓄血成瘀。再加大便色黑时溏的瘀血见证，因此本条是描述女劳兼瘀血的证治。另外要特别注意“腹满难治”一句的病机，对此句的认识，南京中医学院《金匮要略译释》谓：腹满是脾肾两败；尤在泾谓：唯是证兼腹满，则阳气并伤，而其治为难耳；《医宗金鉴》认为是女劳得之疸胀病，以其脾肾两败也；喻嘉言认为：甚者血瘀之久，大腹尽满而成血蛊，尤为极重而难治矣。综合众说，本条是指女劳疸合并有瘀血内生者，发展到疾病的晚期，瘀血严重则表现出腹胀满，必是肝、脾、肾三脏俱损，则预后不良，难以治愈。

2. 关于女劳疸的治疗

女劳疸本属虚劳发黄，多为肾虚所致。对女劳疸本证的治法多以补肾为主，根据文献记载，如偏于肾阴虚者可用六味地黄丸；偏于肾阳虚者，可用八味肾气丸，又《太平圣惠方》中有鹿茸散（鹿茸、熟地、萸肉、五味、黄芪、牡蛎）可采用。

本条所述女劳疸兼瘀血证是女劳疸之变证，硝石矾石散只能用于此女劳疸兼瘀血的变证，单纯肾虚之女劳疸并非此方对证。所以，金寿山曾指出：本条文方证不符，证为女劳，女劳属虚，岂可用硝石矾石散。可供参考。

3. 硝石矾石散的方解

硝石，即火硝，味苦咸，入血分以消坚，矾石，入气分以胜湿，两药同用有消瘀逐湿之效。用大麦粥汁和服，以消除两药的副作用，并能和胃宽胸。

关于该方的临床应用，湖北中医学院《金匮要略释义》谓近代医家认为方中的矾石可用皂矾，并谓不但能治女劳疸，且可治其他内伤诸黄，此说可供临床参考。另金寿山《金匮选讲》谓：硝石矾石散目前常用于消胆石，硝石或用火硝，或用芒硝各地不一，矾石用胆矾，以面糊为丸或制成片剂吞服，每片含药量一分，每服三至五片，日服二至三次，饭后服，有一定疗效。

〔原文〕

酒黄疸，心中懊憹或熱痛(1)，梔子大黄湯主之。

梔子大黄湯方

梔子十四枚　大黄一兩　枳實五枚　豉一升

上四味，以水六升，煮取二升，分温三服。

〔词解〕

（1）热痛：感觉心中灼热而疼痛，此乃心中懊憹之重症，是里热重的表现。

〔释义〕

酒黄疸病人，由于酒热内结于胃，故心中懊侬，如果胃热独盛则可引起心中灼热而疼痛，用栀子大黄汤治之，以清除胃中实热。

〔提要〕

本条论述酒疸的主证和治法。

〔选注〕

尤在泾：酒家热积而成实，为心中懊侬或心中热痛，栀子、淡豉彻热于上，枳实、大黄除实于中，亦上下分消之法也。

徐忠可：此独举心中懊侬为酒疸第一的据也，热而致痛更甚矣。

喻嘉言：此治酒热内结，昏惑懊侬之剂。然《伤寒论》中有云：阳明病无汗，小便不利，心中懊侬者，身必发黄。是则诸凡热甚于内者，皆足致此，非独酒也。

〔评述〕

1. 对本条证的认识

本条是讨论酒疸胃热盛，心中懊侬甚或心中热痛的证治。徐忠可认为心中懊侬是诊断酒疸的第一根据；喻嘉言认为凡热甚于内者皆足以致此证，非独酒也。实际上当辩证地看，酒黄疸常见心中懊侬一证，但绝非凡见心中懊侬必是酒黄疸，如《伤寒论》中谓汗、吐、下治余热未尽，热扰胸膈者的栀子豉汤证就具有心中懊侬，甚至烦热胸中窒、心中结痛。所以徐忠可之说提示我们掌握酒疸的主证，喻嘉言之说提示了方剂的应用范围，不只限于酒疸，凡见心中懊侬皆可用之。这对临床实践是有指导意义的，而且也体现了中医辨证论治的特点。

2. 栀子大黄汤的方解

该方由栀子、大黄、枳实、淡豉四药组成，实际上是枳实栀子豉汤加大黄而成。方中栀子、豆豉清胃中郁热，大黄、枳实泻热除胃中积滞，共奏清除实热之功。恰应本条里热重之病机。

3. 栀子大黄汤与茵陈蒿汤的对比

原文中虽谓茵陈蒿汤治谷疸，栀子大黄汤治酒疸，但实际上都是治疗黄疸热重于湿者，有其相似之处。但也有所不同：在组成上，栀子大黄汤大黄用一两，而茵陈蒿汤大黄用二两，可知栀子大黄汤通便利湿作用不如茵陈蒿汤，但和胃清热除烦作用则优于茵陈蒿汤；在证候方面，茵陈蒿汤证腹满不能食较显著，栀子大黄汤证心中懊侬较显著。应用时可互相参照。

〔原文〕

諸病黄家，但利其小便，假令脉浮，當以汗解之，宜桂枝加黄芪湯主之。（方見水氣病中）

〔释义〕

一般黄疸病的治疗，以利小便排除湿热病邪为正治之法，所以后世有云：治黄疸不利小便，非其治也。但如果脉象现浮，则属表证，其在表者，当汗而解之，故宜用桂枝加黄芪汤，调和营卫，微汗以泄黄势。

〔提要〕

本条指出黄疸病的治疗常法及其初起在表的证治。

〔选注〕

尤在泾：小便利则湿热除而黄自已，故利小便为黄家通法，然脉浮则邪近在表，宜从汗解，亦脉浮者先吐之之意，但本无外风而欲出汗，则桂枝发散之中必兼黄芪固卫，斯病去而表不伤，抑亦助正气以逐邪气也。

《医宗金鉴》：诸黄家病，谓一切黄家病也。黄病无表里证，热盛而渴者，当清之，湿盛小便不利者，但当利其小便。假令脉浮则为在表，当以汗解之，宜桂枝加黄芪汤。于此推之，可知脉沉在里，当以下解之也。

〔评述〕

桂枝加黄芪汤，即桂枝汤加黄芪组成，其中桂枝、芍药各三两，甘草二两，生姜三两，大枣十二枚，黄芪二两，以治黄疸脉浮有表证者。但以药测证，当是表虚而内热不重者方可用之，使微微汗出，而泄黄势。该方本治水气病，此用治黄疸表虚者，正体现了中医异病同治的辨证论治的特点。若属表实无汗而内热较重者，则宜《外台秘要》许仁则疗急黄的麻黄等五味汤（麻黄、葛根、石膏、茵陈、生姜）；另如《伤寒论》有伤寒瘀热在里，身必发黄，麻黄连翘赤小豆汤主之，也主治表实无汗而湿热内郁之黄疸。因此，临床上用汗法治疗外感有表证发黄时要注意辨其表实表虚之不同，不可拘泥一方。

〔原文〕

諸黄，猪膏[1]髮煎主之。

猪膏髮煎方

猪膏半斤　亂髮如鷄子大三枚

上二味，和膏中煎之，髮消藥成。分再服。病從小便出。

〔词解〕

（1）猪膏：即猪油。

〔释义〕

有些黄疸病，如燥结发黄可用猪膏发煎治疗。以药测证当知该类黄疸必是伴有血瘀而燥结者。为治黄疸之变法。

〔提要〕

本条论述肠胃燥结的萎黄的证治。

〔选注〕

尤在泾：此治黄疸不湿而燥者之法。本草：猪脂利血脉，解风热，乱发消瘀开关格，利水道，故曰病从小便出。

《医宗金鉴》：诸黄，谓一切黄也。皆主猪膏发煎，恐未必尽然。医者审之，此必有脱简也。

〔评述〕

猪膏发煎由猪膏和乱发组成，猪膏润燥，乱发消瘀，所以是润燥祛瘀之方，故能促使胃肠功能恢复，则黄疸自退。文中言诸黄皆该方主之实不甚妥，当是对伴有瘀血和胃肠燥结的萎黄证而设，对湿热熏蒸引起的黄疸恐未必尽然。《医宗金鉴》之说是有道理的。当然，对黄疸伴燥结者可对症用之以通便去燥。

〔原文〕

黄疸病，茵陳五苓散主之。

茵陳五苓散方

茵陳蒿末十分　五苓散五分（方見痰飲中）

上二物和，先食飲方寸匕，日三服。

〔校勘〕

一本云茵陈汤及五苓散并主之。

〔释义〕

一般的黄疸病多由湿热引起，其治多以清热利湿为主。茵陈五苓散正是用茵陈清热利湿，合以五苓散利尿祛湿。以药测证，本条所指黄疸病必是湿热阳黄而湿重于热型，且有小便不利。

〔提要〕

本条提出黄疸病属湿重于热的治法。

〔选注〕

尤在泾：此正治湿热成瘅者之法，茵陈散结热，五苓利水去湿也。

《医宗金鉴》：黄疸病之下，当有“小便不利者”五字，茵陈五苓散方有着落，必传写之遗。黄疸病脉沉腹满在里者，以大黄硝石汤下之；脉浮无汗在表者，以桂枝加黄芪汤汗之；小便不利者，不在表里，故以茵陈五苓散主之。

徐忠可：此表里两解之方，然五苓中有术桂，乃为稍涉虚者设也。

南京中医学院《金匮要略译释》：茵陈五苓散作用在于发汗利水，是表里两解法，适用于小便不利而内热不甚的黄疸。

〔评述〕

以上各注家对本条的认识不甚一致，尤在泾、《医宗金鉴》之解较妥。徐忠可及南京中医学院《金匮要略译释》之注皆认为是表里双解法，恐不甚切合。因本方茵陈分量倍于五苓散，主要是茵陈清热利湿，五苓散在此只化气利尿而不取其解表之用。所以目前多用此方治疗湿重于热型黄疸，即内热不甚而小便不利者用之利尿祛湿退黄，恰应“诸病黄家，但利其小便”之则。

〔原文〕

黄疸腹滿，小便不利而赤，自汗出[1]，此爲表和裏實[2]，當下之，宜大黄硝石湯。

大黄硝石湯方

大黄　黄柏　硝石各四兩　梔子十五枚

上四味，以水六升，煮取二升，去滓，内硝，更煮取一升，頓服。

〔词解〕

（1）自汗出：非表虚自汗，而是里热熏蒸迫汗自出。

（2）表和里实：指表证已罢，表和无病而里有实热。

〔释义〕

黄疸病而见腹部胀满，小便不利且尿色黄赤，是内热盛的表现。身上有汗是里热熏蒸所致，并不是表邪所致，所以说“表和里实”。里实者当用攻下法，可用大黄硝石汤治疗。

〔提要〕

本条提出黄疸病表和而热盛里实的证治。

〔选注〕

尤在泾：腹满，小便不利而赤为里实，自汗出为表和，大黄硝石亦下热去实之法，视栀子大黄及茵陈蒿汤较猛也。

喻嘉言：湿热郁蒸而发黄，其当从下夺，亦须仿治伤寒之法，里热者始可用之。重则用大黄硝石汤，荡涤其湿热，如大承气汤之例；稍轻则用栀子大黄汤，清解而兼下夺，如三黄汤之例；更轻则用茵陈蒿汤，清解为君，微加大黄为使，如栀豉汤中加大黄如博棋子大之例。是则汗法固不敢轻用，下法亦在所慎施，以疸证多夹内伤，不得不回护之耳。

〔评述〕

本条所论黄疸病乃热盛里实、湿热充斥三焦之证。从证候上看是一派湿热熏蒸之象，则其治疗当用下法荡涤湿热。所以用栀子清上焦湿热，使之从小便而出，黄柏清下焦湿热，大黄清中焦湿热，使之从大便而泄，硝石配大黄在苦寒泄热之中寓有燥湿之用，诸药相合泄三焦湿热从二便排除，共奏清热通便、利湿除黄之效，善治黄疸里有实热者。这与《伤寒论》中阳明病发热汗出腹满多用急下之例意义相同。故大黄硝石汤是属荡涤瘀热之峻剂，其应用应注意腹证及脉象，必须是腹满拒按、二便不利、脉象滑数有力者方可使用。如果内热而未成实，虽小便不利色赤，亦只能用栀子柏皮汤。

本方与茵陈蒿汤、栀子大黄汤的应用也当区别：三方虽同治可下的热重于湿的黄疸病，而茵陈蒿汤以清为主，用大黄主要是清热解毒；栀子大黄汤主治黄疸心中懊侬或热痛，减大黄之用量也在于清热而不是取其攻下；而大黄硝石汤取大黄四两，以下为主，荡涤肠胃积热，必是里实之证。三者应用当明辨细别。

〔原文〕

黄疸病，小便色不變，欲自利，腹滿而喘，不可除熱[1]，熱除必噦，噦者，小半夏湯主之。（方見痰飲中）

〔词解〕

（1）不可除热：不可用清除热邪的方药，如茵陈蒿汤、大黄硝石汤之类。

〔释义〕

黄疸病属里实热者，应小便黄赤，本证小便色不变，且欲自利腹泻，这是里虚寒的表现。其腹满而喘亦属太阴脾虚。不能再用苦寒清热之品以防苦寒伤胃，如果误用必致苦寒败胃，胃虚而发生哕证，此时应用小半夏汤温胃止哕，待哕止后再随证治之。

〔提要〕

本条论述寒湿黄疸误用苦寒清热法引起哕证的处理方法。

〔选注〕

尤在泾：便清自利，内无热征，则腹满非里实，喘非气盛矣。虽有疸热，亦不可以寒药攻之，热气虽除，阳气则伤，必发为哕；哕，呃逆也。

《医宗金鉴》：黄疸病小便当赤，今不赤而白，且欲自利，虽腹满而喘，是湿盛无热，阴黄证也。切不可除热，若除热以凉药下之，则胃必寒而作哕，哕者主之以小半夏汤，以止哕也。

〔评述〕

本条含义有三：其一是说明黄疸具有脾胃虚寒症状（小便色不变、腹满、欲自利而喘等）者属寒湿阴黄，治疗当用温法，如茵陈四逆汤或理中汤加茵陈之类，如果误用清热利湿之苦寒药物就会损伤胃阳，发生哕逆等变证，因此在临床上治疗黄疸必须注意辨证施治；其二是如果误治发生哕逆则可用小半夏汤温胃止哕，半夏生姜能降冲逆而止呕哕，温寒湿而行郁满；其三是小半夏汤不能治疗黄疸，此时用之乃治标之法，临时对症治疗，必待哕止之后，再根据证候随证治疗才是。

〔原文〕

諸黄，腹痛而嘔者，宜柴胡湯。(必小柴胡湯，方見嘔吐中)

〔释义〕

黄疸病，具有腹痛而呕吐症状的，是肝气犯胃，胃气上逆所致，可用柴胡汤之类疏肝和胃以止痛止呕。

〔提要〕

本条论述黄疸而有肝胃不和表现的证治。

〔选注〕

尤在泾：腹痛而呕，病在少阳，脾胃病者，木邪易张也。故以小柴胡汤散邪气，止痛呕，亦非小柴胡能治诸黄也。

《医宗金鉴》：呕而腹痛，胃实热也，然必有潮热便硬，始宜大柴胡汤两解之；若无潮热便软，则当用小柴胡汤去黄芩加芍药，和之可也。

程林：经曰：呕而腹满，视其前后知何部不利，利之则愈。今黄家腹痛而呕，应内有实邪，当用大柴胡汤以下之。若小柴胡汤则可止呕，未可疗腹痛也，明者详之。

〔评述〕

仲景在原文中谓宜柴胡汤，并非专指小柴胡汤。柴胡汤亦并非专治黄疸，需随证加减，若黄疸兼半表半里之证如胸胁苦满、心烦喜呕、食欲不振或往来寒热者，宜小柴胡汤加茵陈；若黄疸兼腹痛而呕无潮热、无便硬者，当用小柴胡汤加芍药等；若黄疸兼里热盛，便秘腹满者，当用大柴胡汤加茵陈。又《医醇賸义》云：小柴胡加栀子汤，治邪热留于半表半里而发黄者，仍以和其表里之法，于小柴胡汤内加栀子。总之，凡属肝郁气滞，肝气犯胃的肝胆疾病如急慢性肝炎、胆囊炎、胆道感染、胆石症等引起的黄疸，皆可辨证施治应用柴胡汤辈加减治疗。

〔原文〕

男子黄，小便自利，當與虚勞小建中湯[1]。(方見虚勞中)

〔词解〕

(1) 虚劳小建中汤：即治虚劳的小建中汤。

〔释义〕

男子发黄，如果小便自利，则非属湿热而致，而是由于虚劳下焦不摄而小便自利，所以应当用治虚劳的小建中汤治疗。

〔提要〕

本条论述虚黄的证治。

〔选注〕

尤在泾：小便利者，不能发黄，以热从小便去也；今小便利而黄不去，知非热病，乃土虚而色外见，宜补中而不可除热者也。夫黄疸之病湿热所郁也。故在表者汗而发之，在里者攻而去之，此大法也。乃亦有不湿而燥者，则变清利为润导，如猪膏发煎之治也；不热而寒，不实而虚者，则变攻为补，变寒为温，如小建中之法也；其有兼证错出者，则先治兼证而后治本证，如小半夏及小柴胡之治也。仲景论黄疸一证，而于正变虚实之法详尽如此，其心可谓尽矣。

《医宗金鉴》：妇人产后经崩发黄色者，乃脱血之黄色，非黄疸也。询知其人必有失血亡血之故，以致虚黄之色外现，斯时汗下渗利之法俱不可施，唯当与虚劳失血同治，故以小建中汤调养营卫，黄自愈矣。

〔评述〕

1. 对“虚黄”的认识

历代医家对虚黄的认识不甚一致，此选尤在泾及《医宗金鉴》之注为代表说明之。

一类认为虚黄乃是萎黄病，不属黄疸病，其主要表现是两目不黄，周身肌肤呈淡黄色干萎无光泽，小便自利且色不黄，并伴有倦怠无力、眩晕耳鸣、心悸少寐，或大便溏薄、舌淡苔白、脉虚无力。多由于心脾两虚气血衰少不能荣养脏腑、滋润肌肤而致，多见于失血过多，大病之后，或饥饱失常损伤脾胃。正如《医宗金鉴》谓妇人产后经崩发黄色者乃脱血之黄色，非黄疸也。

另一类认为虚黄乃是黄疸病之一种，黄疸病人兼虚寒证或心脾气血不足表现者当是。如尤在泾之说。实际上，临床确实可见到有小建中汤证者，古今皆有医案可据，如《环溪草堂医案》载：两目及身体皆黄，小便自利而清，此属脾虚，非湿热也，名曰虚黄。《静香楼医案》载：两目身体悉黄，而中无痞闷，小便自利，此仲景所谓虚黄也；皆有目黄、身黄，当为黄疸也。《中医杂志》1958 年 7 月号报导溶血性黄疸按中医虚黄证治疗，用黄芪建中汤及归芪建中汤合真武汤加茵陈得以控制。这些验案说明黄疸病也有见小建中汤证者，可称为虚黄。所以虚黄这一概念包含黄疸病属虚劳性者，又包含不属黄疸病而是萎黄病的肌肤发黄。

2. 关于“虚黄”的治疗

历代医家对此证治疗多以阴黄、虚劳而论。如《金匮要略方论集注》“阴证略例”：内感伤寒，劳役形体，饮食失节，中州变寒之病生黄，非伤寒坏之而得，只用建中、理中、大建中足矣，不必用茵陈也。王好古《此事难知》谓：中州寒生黄，用大小建中，不必茵陈，皆气虚之阴黄也，气虚则脾不运，久瘀于里，则脾败而色外见，故黄，其黄色必淡。戴复庵谓：失血后多令面黄，或偏身黄，血不荣也……宜养荣汤，十全大补汤，此血虚之阴黄也，此为干黄，小便利，四肢不沉重也。由此可见，对虚黄一证诸补虚之方皆可随证采用，原文小建中汤只是举例而言，此外如归脾汤、黄芪建中汤、归芪建中汤、大建中汤、人参养荣汤、十全大补汤、八珍汤等皆可应用。如若属肾虚劳损者可用八味肾气丸或六味地黄丸随证加减。

3. “小便自利”的意义

本篇所载黄疸病，多有小便不利的证候，如第二条：“风寒相搏，食谷即眩，谷气不消，胃中苦浊，浊气下流，小便不通……名为谷疸。”第三条：“……小便必难，此欲作谷疸。”第四条：“夫病酒黄疸，必小便不利……”第九条：“脉沉，渴欲饮水，小便不利者，皆发黄。”第十六条：“诸病黄家，但利其小便。”第十七条：“黄疸腹满，小便不利而赤……”此皆指湿热黄疸而有小便不利。唯本条与女劳疸是“小便自利”。可见本条所谓“男子黄”及女劳疸不属湿热而属虚劳范畴。小便之利与不利当是虚黄与湿热发黄的主要鉴别点之一。

附方

〔原文〕

瓜蒂湯　治諸黄。

〔组成〕

即一物瓜蒂汤方：瓜蒂二十个。上锉，以水一升，煮取五合，去滓顿服。

〔方解〕

方中专用瓜蒂，味苦而长于涌吐，如果黄疸病而见胸膈满闷或心烦懊侬、欲吐者可因势利导，用此方催吐，以祛胸膈实邪。

〔用法〕

(1) 煎汤可作口服：如隋代医家谢士泰编著的《删繁方》云：服讫吐出黄汁，亦治脉浮欲吐者之法也。

(2) 做散剂搐鼻法：如赵以德谓：古方多用此治黄，或作散，或吹鼻，皆取黄水为效。

又《千金翼方》：黄疸，目黄不除，瓜丁散方，瓜丁细末，如一大豆许，内鼻中，令病人深吸取入鼻中，黄水出差。

(3) 近人或民间亦多用瓜蒂散搐鼻中取流出黄水治疗黄疸。

(4) 应用时注意病人体质，体虚亡血等不可轻易使用。

〔原文〕

《千金》麻黄醇酒湯　治黄疸。

麻黄三兩

上一味，以美清酒五升，煮取二升半，顿服盡。冬月用酒，春月用水煮之。

〔方解〕

独取麻黄走肌表力专发汗，配醇酒以使药力周行全身而通营卫，二药相合使湿热随汗从肌表而解，则黄自退。

〔应用〕

《千金要方》谓此方为“治伤寒热出表发黄疸方”。《三因极一病证方论》谓：“麻黄醇酒汤治伤寒，瘀热不解，郁发于表，发为黄疸，其脉浮紧者以汗解之。”《金匮方歌括》谓：“麻黄轻清走表，乃气分之药，主无汗表实证。黄疸病不离湿热之邪，用麻黄醇酒汤者，以黄在肌表营卫之间……”可见此方主治乃湿热在表郁阻成黄，脉浮紧，无汗者。

全篇小结

本篇是关于黄疸病的专论。其对黄疸病的论述，范围相当广泛，对各种黄疸的病因、病机、证候、诊断、治疗、预后进行较全面系统的归纳、分析和阐述，为后世对黄疸病的论治奠定了基础。现将有关问题小结于下。

1. 黄疸病的病因病机

根据《伤寒论》及本篇记载，黄疸病的病因病机如下：①由于感受外邪，即所谓“风寒相搏”、“阳明发黄”、“太阴发黄”等多是由于外感病毒邪气，以致湿热蕴结，脾之瘀热行于外而发黄。②酒食不节或饮食不洁，内伤脾胃，运化失权，湿郁化热，湿热交蒸，而为黄疸。③劳伤过度，使脾肾受损，肾虚脾湿而致所谓女劳疸，此则多为重症肝胆疾患，长期不愈，肝病及肾的病理表现。所以黄疸的发生关乎肝、脾、肾三脏；或胃热脾湿，或肾虚脾湿而湿热内生、熏蒸肝胆。后世进一步认识到，阳黄之作，湿从热化，湿热郁蒸；阴黄之作，湿从寒化，寒湿郁阻。这就是说，黄疸的表现与疾病的性质、病程的长短、病人的体质都有关。

总之，中医认为黄疸病的发生，外因为时邪侵袭，内因为脾虚正气不足，诱因多与饮食不节有关。湿盛脾虚乃病机核心，湿从热化则发为阳黄，湿从寒化则发为阴黄。

2. 黄疸病的分类

本篇将黄疸分别命名为谷疸、酒疸、女劳疸，同时又有黑疸之称。这是仲景按病因分类的分类方法，但这种分类没能概括本篇丰富的内容，目前临床上已很少应用。若综合《伤寒论》与《金匮要略》对黄疸的论述，实际包括外感发黄、湿热发黄、寒湿发黄、火劫发黄、燥结发黄、女劳发黄和虚黄等，其中以湿热发黄为重点。同时，《伤寒论》中的发黄多指急性热病中的病变，《金匮要略》所谓黄疸病则多为慢性，所以仲景分立“发黄”和“黄疸”两个名称，以示区别。后世医家自元代罗天益始，将黄疸概括为阳黄、阴黄两大类，又在阳黄所表现的不同证候基础上进一步分为热胜于湿、湿胜于热和湿热两盛的不同类型，又有急黄的论证，这就更丰富了中医学对黄疸的认识，有利于辨证论治。如本篇的大黄硝石汤证、栀子大黄汤证、茵陈蒿汤证属阳黄热重于湿型，茵陈五苓散证则属湿重于热型，而硝石矾石散证则属阴黄范畴了。

3. 黄疸病的治疗八法

本篇对黄疸治疗的论述丰富多彩，方法详备，除清热利湿是一个主法外，尚有汗、吐、下、和、温、补、消等，八法俱备，随证选用。

（1）汗法：治黄疸而具表证者。属表虚者用本篇的桂枝加黄芪汤；属表实者则用《伤寒论》麻黄连翘赤小豆汤及本篇附方《千金》麻黄醇酒汤。

（2）吐法：仲景在原文中提出“酒家，心中热，欲吐者，吐之愈”。附方中瓜蒂散补其有法无方也。

（3）下法：适用于里实热盛，大便不通者。如大黄硝石汤，能泻热去实。

（4）和法：肝胆疾病多影响脾胃，则宜取调和肝脾之法在黄疸病治疗过程中广泛应用。根据临床证候分别选用小柴胡汤、大柴胡汤，及后世的柴胡疏肝散、逍遥散等。

（5）清法：是黄疸病的正治法，清热利湿以退黄，如茵陈汤、栀子柏皮汤、茵陈五苓散等。

（6）温法：用于寒湿发黄者。如本篇第三条就是论述太阴寒湿谷疸，仲景未出具体方剂，后世如茵陈理中汤、茵陈术附汤、茵陈四逆汤之类，温脾化湿，皆可酌情使用。

（7）补法：在湿热黄疸的恢复期或转入慢性的过程中，往往出现湿热余邪残留未尽，而肝郁脾肾气血已虚，此时需消补兼施。如本篇的小建中汤，及后世的归芪建中汤、黄芪建中汤。

（8）消法：本篇硝石矾石散、猪膏发煎的应用皆属消法。后世之活血化瘀之方治疗黄疸伴肝脾肿大等慢性肝胆病，成为非常重要的治疗方法。

上述八法中，清、下二法是正法，其他皆属变法，正如尤在泾所说：“夫黄疸之病，湿热所郁也，故在表者汗而发之，在里者攻而去之，此大法也。乃亦有不湿而燥者，则变清利为润导，如猪膏发煎之治也；不热而寒，不实而虚者，则变攻为补，变寒为温，如小建中汤之法也；其有兼证错出者，则先治兼证，而后治本证，如小半夏及小柴胡之治也。仲景论黄疸一证，而于正、变、虚、实之法，详尽如此。”

由此可见，中医学治疗黄疸的方法，甚为丰富，确实是一个伟大的宝库，应当努力发掘，研究整理，加以提高。

（陈士魁　高　铎）

惊悸吐衄下血胸满瘀血病脉证治第十六

本篇论述惊、悸、吐、衄、下血和瘀血的证候及治法，因为这些病证在病机上皆与心和血相关，所以合为一篇讨论。至于胸满，篇中仅作为瘀血病的偶然见证述及，并非独立的病名。

惊与悸是两种病证，既有区别又有联系，临床上每多连称。本篇中指出“寸口脉动而弱，动即为惊，弱则为悸”，从脉象上说明了二者的病机概况和相互关系。同时，篇中还以举例的形式分别叙述了惊与悸的证治。

吐、衄、下血和瘀血，皆为血脉之病，是本篇论述的重点。对这些病证的发生部位、发病机制、诊治方法和有关预后等情况，篇中皆有阐述，可资取法。

〔原文〕

寸口脉動而弱，動即爲驚，弱則爲悸。

〔释义〕

本条专以脉象阐发惊、悸的病机。脉动，是相对脉静而言，形容脉来短促微数，失却匀静和缓之象；脉弱乃言脉来无力少神。惊病多从外来，惊则气乱，故脉见动摇不宁；悸病系自内生，由于心血不足，属于里虚，故脉来软弱不任重按，故惊与悸本有不同。

〔提要〕

本条以脉象的动或弱来区分惊与悸，提示惊、悸二病的不同病机。

〔选注〕

赵以德：心者君主之官，神明出焉，不役形，不劳心，则精气全而神明安其宅；苟有所伤，则气虚而脉动，动则心悸神惕。精虚则脉弱，弱则怔忡恐悸。盖惊自外物触入而动属阳，阳变则脉动；悸自内恐而生属阴，阴耗则脉弱。是病宜和平之剂，补其精气，镇其神灵，尤当处之以静也。

徐忠可：前奔豚章既言有惊怖，有火邪，皆从惊发得之；此又另揭惊悸言之，非详其病所从得，乃谓病有惊狂不安者，有只心悸不宁者。惊乃邪袭于心，在实边，故其寸口脉动，动者有粒如豆也；悸乃神不能主，在虚边，故其寸口脉弱，弱者脉来无力也。动而弱者，有邪袭之而心本原虚也，故惊悸并见。然而脉仍分属，动则惊气之发，弱则悸气所行，故曰：动即为惊，弱则为悸。

尤在泾：惊则气乱，故脉动，悸属里虚，故脉弱。动即为惊者，因惊而脉动，病从外得；弱则为悸者，因弱而为悸，病自内生。其动而且弱者，则内已虚而外复干之也。

〔评述〕

惊与悸都是与心的功能失调有关的疾病。心主血脉，又主神志，在生理上，心的这两个功能是互相联系的，在病理上则又是互相影响的。惊病是以神志失调为主，也涉及血脉的病变，悸病是以血脉病变为主，也影响到神志失调。此亦即惊与悸常相兼为病的原因。

惊，是以病因得名的。《素问·举痛论》曰："惊则心无所倚，神无所归，虚无所定，故气乱矣。"可知，惊系指由突受外惊，如耳闻巨响，目见异物，或遇险临危，以致心惊神摇，不能自主的证候。本篇在论惊之证治时，又举出火邪劫迫致惊一条，则是将凡有与受惊后的表现相类似的病证，病因虽非受惊，亦归于惊病范畴，当是仲景对惊病认识的发展。惊病除有神志症状外，必有心悸、脉乱的表现。

悸，则是以症状命名的，专指心跳、心慌的证候而言。导致心悸的病因是很多的，见于《伤寒论》的有发汗过多、水气凌心、水停心下三种，他如因于惊恐、因于亡血等致成心悸的亦不少见。就病机论，悸证主要是气血不足，或是邪气侵凌于心，造成心的功能失常。

本条只从寸口脉的动与弱来叙述惊与悸，虽文字简单，实已提示出惊为气乱、悸乃里虚的病机。诸家对本节注解，已属详尽。不难看出，惊，主要在病因病机上着眼识证，临床表现以惊恐不安为主，同时兼见心悸；悸，主要在症状上着眼识证，表现以血脉虚弱心跳心慌为主，在病因上可有受惊一途。在治疗方面，治惊之法，不外如《素问·至真要大论》所说的"惊者平之"，以镇惊安神为主，佐以补心养血之品。至于治悸，则当求其所因，分别采取不同措施，因于水邪者，当驱水散饮，因于过汗者，当益气生津，血虚者养血，气虚者补气，由惊而致悸者，又当从惊病之治法，惊平则悸除。

本篇论述惊悸的文字甚简，不过示人以权衡规矩，学习时当结合《内经》和《伤寒论》的有关论述，并参考后世医家对惊悸的认识，前后对照，方能加深对本病的理解。

〔原文〕

師曰：尺脉浮，目睛暈黄[1]，衄未止，暈黄去，目睛慧了[2]，知衄今止。

〔词解〕

(1) 目睛晕黄：指眼睛发黄，有黄晕；同时也说明病人视物有昏黄不清的感觉。

(2) 慧了：明晰清楚之意。

〔释义〕

尺脉主肾，肾寓相火，脉应沉不应浮，今尺脉浮为肾虚火旺；目为肝窍，目睛晕黄为肝有瘀热。肝藏血，肾藏精，皆为阴脏，火旺劫阴，势必迫血上升，故知衄未止；如果晕黄退去，则知肝热得解，且目睛清明，肾热亦除，于是阴复火降，血亦平静，故知衄可止。经文仅云晕黄去而未言及脉象，乃省略笔法，此时脉当静而不浮。

〔提要〕

本条根据脉证来推断衄血的预后。

〔选注〕

徐忠可：衄为清道之血，从督脉由风府贯顶下鼻中，此肝肾热郁，火冲阳经，而经血妄出，故云衄者其尺脉浮。以尺主下焦，肝肾有热，而虚则尺脉浮，故前曰尺脉浮为伤肾。目睛属肝，阳明热气乘之，则目睛晕黄。乙癸同源，故尺浮晕黄，其邪气正盛，衄为未止；晕黄去则热已衰，更目睛慧了，知肾热已解，则肝血无恙。血乃阴属，无热迫之，则衄从何来，故曰知衄今止。

尤在泾：尺脉浮知肾有游火，目睛晕黄知肝有蓄热，衄病得此则未欲止，盖血为阴类，为肝肾之火热所逼而不守也；若晕黄去，目睛且慧了，知不独肝热除，肾热亦除矣，故其衄今当止。

《医宗金鉴》：脉浮主阳主表，若目睛清洁，主阳表病也；目睛晕黄，主血脉病也。盖以诸脉络于目，而血热则赤，血瘀则黄。今目睛黄晕，知其衄未止也；若黄晕去，目睛慧了，知其衄已止，故曰：衄今止也。

〔评述〕

本条经文论述如何判断衄血证的预后。其方法是切按尺脉，观察目睛，询问病人视觉情况。若尺脉见浮，眼睛出现黄晕，而且视物昏花，便知衄血未止；若尺脉静而不浮，眼睛的晕黄退去，而且视物清晰明慧，便知衄血即可停止。从中我们不但可以学得平脉辨证的方法，还可进一步理解衄血病的病因病机，参看注家解释，就可帮助我们体会其中的道理。目为肝窍，黄为土色，目黄则为肝胃郁热，尺脉应沉，反浮则为肾虚火升。肝主藏血，得诸火之炎，其血必热，血热则易于外溢，此即衄血的发病机制。若目睛晕黄退去，则知肝胃热除。目睛慧了，当是肾火已降、肾精复康之兆，因肾“其充在骨”（《素问・六节脏象论》），“骨之精为瞳子”（《灵枢・大惑论》），瞳子所以视物，实赖肾精，故目睛慧了为肾火降精复征兆。肝胃热除，肾火得降，知衄必自止。

〔原文〕

又曰：從春至夏，衄者太陽，從秋至冬，衄者陽明。

〔释义〕

太阳、阳明包括手足经脉，即手太阳小肠经、足太阳膀胱经和手阳明大肠经、足阳明胃经，四经循行皆与鼻相通，故四经皆与衄有关。唯少阳之脉不入鼻额，故不主衄。太阳阳明四经皆能主衄，但由于人的经脉受自然气候变化的影响，在发病季节上就有所不同，太阳行身之表，“太阳为开”，有向外向上发越之意，与春生夏长阳气外浮的季节特征相协调，故春夏衄者多属太阳；阳明行身之里，“阳明为阖”，有向内向下约敛之意，与秋收冬藏阳气内藏的季节特征相协调，故秋冬衄者多属阳明。

〔提要〕

本条从四季气候变更中指出衄血之所属。

〔选注〕

李彣：衄血出于鼻，手太阳经上䪼抵鼻，目下为䪼；足太阳经，从巅入络脑，鼻与脑通；手阳明经夹鼻孔；足阳明经起鼻交额中，四经皆循鼻分，故皆能致衄。太阳行身之表，经云：太阳为开。是春生夏长，阳气在外有开之义；故春夏衄者太阳。阳明行身之里，经云：阳明为阖。是秋敛冬藏，阳气在内，有藏之义，故秋冬衄者阳明。

《医宗金鉴》：衄血阳络伤也，下血阴络伤也。太阳主外，春夏主外，故从春至夏衄血，属太阳也。阳明主内，秋冬主内，故从秋至冬衄血，属阳明也。

尤在泾：少阳之脉不入鼻额，故不主衄也。

魏念庭：从春至夏，阳气方升，此时得衄，多因外感风寒客于肌表，而邪热生于胸胃，热既内盛，血遂上逆而致衄，故曰太阳之衄，以外感之因也。从秋至冬，阳气方降，此时得衄，多因内伤，津液耗于脏腑，而邪热生于三焦，热亦内盛，血亦上逆而致衄，故曰阳明之衄，以内伤之因也，是就其分属大纲言之。然春夏岂无内伤之衄，秋冬岂无外感之衄，又在人临证审谛，而不可拘执而言者矣。

〔评述〕

对于本条的解释，诸家多以经络循行、阴阳升降为据，这在理论上比较容易令人接受。李彣之注说理透彻，实为本条佳解，《医宗金鉴》、尤在泾之注词简而义皆同于李彣。然而这般解释，作为一种理论则无不可，付诸实际却不尽然，临床上鲜有以春夏秋冬来区分太阳阳明之衄的经验，当然这需要我们在实践中进一步体会。但魏念庭之解，已超然众家之外，颇觉切合实际，他认为太阳、阳明，是以之分别外感与内伤的病因，"就其分属大纲"而言。春夏阳气方升，此时得衄，多因外感风寒客于肌表，邪热生于胸胃，使血热上逆所致，太阳主表主外，故春至夏得衄属太阳，言其病因多外感；秋冬阳气伏降，此时得衄多因内伤，津液耗于脏腑，邪热生于三焦，使血热上逆所致，阳明主里主内，故秋至冬得衄属阳明，言其病因多内伤。同时，魏念庭又不拘泥于此，指出秋冬亦有外感之衄，春夏亦有内伤之衄。

必须明确，衄血的原因很多，内伤外感皆有之，而其发病与季节的关系并不固定，本条经文不过作为归纳疾病的一种方法而已，其实是古人重视自然气候与人体发病的关系的体现，因此，我们对本条要活看，不可死于句下。

〔原文〕

衄家不可汗，汗出必额上陷，脉紧急[1]，直視不能眴[2]，不得眠。

〔词解〕

(1) 额上陷，脉紧急：一说谓额上两旁动脉因失血伤津而下陷不起；寸口脉紧急。《医宗金鉴》认为"陷"字不能断句，而当紧接"脉紧急"三字，为"额上陷脉紧急"，指额角上陷中之脉为热灼而呈紧急之象。当从《医宗金鉴》之说。

(2) 眴：眴（xuàn，音炫），眼球转动之意。

〔释义〕

衄家平素喜衄，亡血可知，血汗同源，皆阴津所化，若再发其汗，更伤津液，阴血必致重亡，其结果必然要出现一系列亡阴的坏证。营血空虚则额上陷中之脉紧急；肝血不足、筋脉失养则直视不能眴；阴虚，阳不入于阴，故不得眠。

〔提要〕

本条指出衄家误汗的变证。

〔选注〕

《医宗金鉴》：衄，该吐血而言也。衄血吐血之家，阴已亡矣，若发其汗，汗出液竭，诸脉失养，则额角上陷中之脉为热所灼，紧且急也。目直视，目瞪不转睛也。不能眴，目睫不合也。亦为热灼其脉，引缩使然也。不得眠，阳气不能行于阴也。凡此之病，皆阳盛阴微之危证，故衄家慎不可汗也。

尤在泾：血与汗皆阴也，衄家复汗，则阴重伤矣。脉者血之府，额上陷者，额上两旁之动脉，因血脱于上而陷下不起也；脉紧急者，寸口之脉，血不荣而失柔，如木无液而枝乃劲也，直视不眴不眠者，阴气亡则阳独胜也。

黄树曾：太阳阳明之脉均抵额上，素有衄病之人，阳经之血已虚；如发汗令汗出则阳气又伤，自然额上陷落。血虚不荣于脉，故脉紧张而不柔和。太阳之脉起于目内眦，目得血而能视，阳气足始能开合转动自如；今阳气既耗，阴气又虚，故直视不能眴，即所谓目瞪也，目瞪则不能合，不能合故不得睡眠也。

〔评述〕

本条已见于《伤寒论·辨太阳病脉证并治》，大意是说衄家不可发汗，误汗必预后不良。诸家对本条的基本精神认识一致，对误汗后出现的变证的病机作了详细的分析，足供我们参考。唯对“额上陷，脉紧急”一句的解释有异，赵本及后世多种注本断句如此，多数注家也就以此随文训释，委实牵强。《医宗金鉴》认为是“额角上陷中之脉”紧急，真是独到之见，而且也颇为有理。查《素问·骨空论》有“膃下陷脉灸之”一句，说明“陷脉”二字，古已成词，不能分开来读，有“膃下陷脉”，亦可有额角上“陷脉”，乃自然之理，《医宗金鉴》之说，可由此得到佐证。

另外，本条虽只提到衄家忌汗，但其实正如《医宗金鉴》所云“衄，该吐血而言也”，不过是仲景用笔之简，旨在启人悟机，学者尤必隅反引申，当知不仅衄家，凡失血者，皆不可汗，所谓“夺血者无汗”，就是这个意思。

〔原文〕

病人面無血色，無寒熱，脉沉弦者，衄；浮弱，手按之絶者，下血；煩咳者，必吐血。

〔释义〕

本条论述内伤失血的几种脉证。《灵枢·决气》云：“血脱者色白，夭然不泽。”《金匮要略·血痹虚劳病脉证并治》云：“男子色薄者，主渴及亡血。”可知，病人面无血色，是亡血家的共同体征。因失血则气血不能上荣，所以面色㿠白。无寒热，是指失血非由外感，乃属内伤之病。这两句是本条的提纲。若这种病人，见沉弦之脉，沉以候肾，弦乃肝脉，说明肾虚不能养肝，肝气上逆，血不得藏，随气而上溢，故知衄血。如见浮弱无根之脉，则浮为阳虚，弱乃血虚，按之即绝，则为虚阳上浮，血脱于下，故知下血。若见面无血色，无寒热的病人，有烦咳症状者，烦为阳气外越之兆，咳为上焦受损，因咳伤及阳络，故知必当吐血。

〔提要〕

本条论述内伤失血的几种脉证。

〔选注〕

程林：病人面无血色，脱血之象也。《上经》曰：“男子脉虚沉弦，无寒热，时目瞑兼衄。”无寒热而脉弦衄者，则与上证不殊，为劳证也；若脉浮弱，手按之绝者，有阳无阴也，故知下血；烦咳者，病属上焦也，故知吐血。

尤在泾：无寒热，病非外感也。衄因外感者，其脉必浮大，阳气重也，衄因内伤者，其脉当沉弦，阴气厉也。虽与前尺脉浮不同，其为阴之不靖则一也。若脉浮弱按之绝者，血下过多而阴脉不充也。烦咳者，血从上溢，而心肺焦燥也，此皆病成而后见之诊也。

《医宗金鉴》：脉沉，当是脉浮，文义始属，必传写之讹。赤色，血色也。面无血色，谓面白之人，纯白而无赤；面黄之人，纯黄而不红也。人有恐怖则面色㿠白，其状惊骇；人有愧心，乍白乍红，其状惶怯。今无故而面无血色，则知非惊愧致气乱血散也；且无寒热病，又可知非虚损不生血少血也。既非血散，又非血少，当询之病人，必有失血之故。诊之于脉，必有吐衄下血之因。衄血属阳，故脉见浮弦，按之必芤，营血空也；下血属阴，脉见沉弱，按之欲绝，营气微也。且脉色如斯，而证兼烦咳，是病在心肺，故必吐血也。

〔评述〕

诸家对本条的注解，各有见地，综合起来看，便能全面理解原文精神。“病人面无血色”，为脱血之象，为三种失血证共有之症，诸家认识一致。失血的成因有内伤外感之分，本条论各种失血证，以无寒热冠首，尤在泾指出此乃示病非外感，程林则进而指出当是劳证，总之，可以认为是内伤失血。对本条论述之细腻，当首推《医宗金鉴》，其对面无血色一症鉴别诊断尤为精当，从面无血色的特点和伴有症状方面进行细致的分析，逐一排除了恐怖、愧心、虚损不生血等多种病因，而知面无血色、无寒热乃失血之的证，其叙述细致贴切，足启后学。但《医宗金鉴》对文中“脉沉”、“脉浮”的看法，却有不妥之处，动辄认为经文有讹，未免失之主观，学习原文，当尊重原文，以我意解经意则可，欲经意随我意则不可，除非有所考证，否则不能贸然疑经文之讹误。

〔原文〕

夫吐血，咳逆上氣，其脉數而有熱，不得卧者，死。

〔释义〕

吐血本系阴虚火旺使然，若再见咳逆上气、身热而不得卧、脉数等脉证，是阴血大伤，阳气独胜的表现，预后必不良。由于气逆于上，肺气受伤，故咳逆上气；阳胜阴虚，故脉数有热；热盛气逆，必然不得安卧。病血而影响到气，则血无以资生，阴愈亏而阳愈胜，阳愈胜则阴愈亏，势必有阳无阴，阴阳离决，故为死证。

〔提要〕

本条指出吐血证见到阳气独盛者属死候。

〔选注〕

徐忠可：凡吐血先由阳虚，后乃至阴虚。阴虚而火日以盛，有灼阴之火，无生阴之阳。咳则肺气耗散，逆而上气，则肝挟相火上乘；脉数有热，则无阴不得卧，夜卧血不归肝，而木枯火燃，君火变为燥火。阴阳俱亏，凶证相并，有立尽之势，故曰死。

唐容川：血随气为运行，气以血为依归。但病血而不病气，则气足以资血源为可治，唯气血交病则不可治矣。肺痿咳逆上气不休，则气不归根矣。心血大虚，其火独旺，则脉数身热，盗汗心烦，不得安卧，而血不灌溉矣。凡此二者，病血不病气，则犹借气以启血之化源；病气不病血，则犹借血以引气归其宅，若两无根蒂，不死何为。

尤在泾：脉数身热，阳独胜也；吐血咳逆上气不得卧，阴之灼也。以既灼之阴，而从独胜之阳，有不尽不已之势，故死。

程林：吐血、咳逆、上气，则肺脏伤矣。脉数则虚热不去，火来刑金矣。阴血消亡，故不得卧，死可必矣。

〔评述〕

本条主要论述吐血证预后不良的脉证，诸家之解各具详略，以从唐注为善，唐容川独能以气与血在生理与病理上的关系为依据，揭示本条脉证的病机，论理质朴，值得学习。程林之解，则以五脏生克乘侮关系立论，简明扼要；尤在泾之解，专从阴烁阳盛病机上着笔，重点突出，皆为较好注脚。

本条所论脉证，临床是可以见到的，肺痨吐血多有此表现，预后较差。陈修园对本证治疗，提出二加龙骨牡蛎汤，即桂枝加龙骨牡蛎汤去桂加附子、白薇，意在镇纳独盛之阳，固敛将亡之阴，或可补救危亡。

〔原文〕

夫酒客咳者，必致吐血，此因極飲過度所致也。

〔释义〕

酒客素蕴湿热，血热可知，热蒸于肺则咳，久则肺络伤，血热又为咳所击动，溢出于已伤之络，故必致吐血。“极饮过度”是进一步申明导致吐血的原因，从而为治疗提供依据。

〔提要〕

本条提出酒伤所致的吐血证的病机。

〔选注〕

徐忠可：此言吐血不必由于气不摄血；亦不必由于阴火炽盛。其有酒客而致咳，则肺伤已极，又为咳所击动，必致吐血，故曰极饮过度所致。则治之者，当以清酒热为主也。

尤在泾：酒之热毒，积于胃而熏于肺则咳，久之肺络热伤，其血必随咳而吐出。云此因极饮过度所致者，言当治其酒热，不当治其血也。

《医宗金鉴》：酒性大热，溃脉伤经，极饮过度，必致咳嗽吐血也。

〔评述〕

吐血一证，其特点是血从口出，追溯血之来源，不外肺、胃，源于肺者，必见咳嗽上气，源于胃者，必见呕吐恶心。就其病因病机而论，有由于气不摄血者，有由于阴虚火旺者，有由于实热炽盛者，举凡能导致血液上逆，肺胃络伤者，皆可造成吐血证。本篇所论吐血证，在病位上似专指肺络之伤，如前两条论吐血，皆有咳嗽一症。在病性上，本篇述及阴虚火旺之吐血，也述及实热炽盛之吐血，如本条就是酒客伤于极饮，热毒熏蒸导致吐血。对于本条注解，徐、尤二人能联系治疗，指出治酒客吐血当治其酒热，莫专治其血。当知此理不独适于酒客，凡是湿热内盛者，皆可作酒客论。启示我们治疗疾病必须抓住根本，重视病因病机，亦即“必伏其所主而先其所因”之意。另外，本条还可警示酒客，使之望而生畏，杜绝嗜饮，预防吐血的发生。

〔原文〕

寸口脉弦而大，弦則爲減，大則爲芤，減則爲寒，芤則爲虚，寒虚相擊，此名曰革，婦人則半産漏下，男子則亡血。

〔释义〕

本条是叙述亡血有因虚劳而得者，主要讨论其脉象特征。弦脉本象是如按弓弦，盈实而滑；大脉本象是幅大形长，按之有力。但革脉所含的弦大成分却是不任重按，所以一则说“减则为寒”，一则说“芤则为虚”，是说脉来豁大中空，虚软无力，象征里虚且有内寒。“寒虚相击”，是产生革脉的机制。与此革脉相应的临床见证，在妇人则为半产漏下，在男子则为亡血。

〔提要〕

本条从革脉的脉象及形成机理中阐发亡血证的病机。

〔选注〕

尤在泾：此条已见虚劳病中，仲景复举之者，盖谓亡血之证，有从虚寒得之者耳。

〔评述〕

本条已见于《金匮要略·血痹虚劳病脉证并治》中，文字略有出入。因为亡血之证有因虚寒而得者，故本篇又予举出。

〔原文〕

亡血不可發其汗，汗出則寒慄而振。

〔释义〕

亡血者阴津必伤，如更发其汗，是犯“夺血者无汗”之戒，则必由阴虚而伤其阳，卫气因虚，所以寒慄而振。

〔提要〕

本条指出亡血家禁汗并述误汗后的症状。

〔选注〕

尤在泾：亡血者亡其阴也，更发其表，则阳亦伤矣。阳伤者外不固，故寒慄。阴亡者内不守，故振振动摇。前衄血复汗，为竭其阴，此则并亡其阳，皆所谓粗工嘻嘻者也。

《医宗金鉴》：凡失血之后，血气未复为亡血也，皆不可发汗。失血之初，固属阳热，亡血之后，热随血去，热虽消而气逐血虚，阳亦微矣。若发其汗，则阳气衰微，力不能支，故身寒噤慄而振振耸动也。发阴虚之汗，汗出则亡阴，即发吐衄之汗也，故见不得慄，不得眠，亡阴之病也。发阳虚之汗，汗出则亡阳，即发亡血之汗也，故见寒慄而振，亡阳之病也。

李彣：夺血者无汗，以汗与血，俱属心液，血亡液竭，无复余液作汗也。今又发表，则阴虚且更亡阳，表间卫气虚极，故寒慄而振。

〔评述〕

本条与上条“衄家不可发汗”，皆属亡血忌汗，但对误汗后出现坏证的描写却显然有别，上条言“额上陷脉紧急，直视不能眴，不得眠”，一派阴虚液亏之象；本条则言“寒慄而振”，却是阳虚卫虚之候。两条经文皆在说明亡血家禁汗的道理，亡血家误汗后的变证不出亡阴与伤阳两端。误汗既可劫阴又可损阳，因人体质有偏阴偏阳的不同，偏阴虚者误汗，相对容易出现阴虚变证，偏阳虚者误汗，相对容易出现阳虚变证，临证时应仔细观察其阴阳偏胜情况，斟酌治疗。各家对本条之注均平允可从，尤在泾以营亡卫伤解释，词简义畅，使人一目了然。唯其“前衄复汗，为竭其阴，此则亡其阳”一句，则嫌不够透彻，同样误汗何以前竭其阴，此亡其阳呢？《医宗金鉴》独能阐明其理，以为前乃阴虚而更发其汗，故见亡阴，此乃阳虚，更发其汗，故见亡阳，乃误汗前体质不同使然。

〔原文〕

病人胸滿，脣痿舌青，口燥，但欲嗽水不欲咽，無寒熱，脉微大來遲，腹不滿，其人言我滿，爲有瘀血。

〔释义〕

唇痿舌青、口燥、但欲漱水不欲咽，脉微大来迟，都是瘀血的特点。唇痿，谓嘴唇干瘪而不润泽。因瘀血留滞，新血不生，血不外荣，必见唇痿；舌乃血脉之外候，血脉有瘀滞，故舌青；瘀血阻滞气机，气不化津，故口燥；病在血分，不在气分，胃中无寒热，故但欲漱水而不咽；血瘀于脉道，其脉中之血流而不畅，故见脉来微大而迟。腹不满，其人言我满，何以是瘀血特征？因瘀血是内脏血壅气滞之病，肠胃中并无积滞，故腹部外形没有膨满胀大的表现，但病人自觉腹中胀满。胸满，也是由于瘀血壅滞，气机痞塞所致，为病人的自觉症状。多种病证可以见到胸满，如《医宗金鉴》举出风寒胸满、热壅胸满、停饮胸满、气滞胸满等，而本条胸满与唇痿舌青等瘀血征象同见，便是瘀血所致胸满。本条“无寒热”三字，是用以说明病非外感。

〔提要〕

本条叙述瘀血内结的主要脉证。

〔选注〕

徐忠可：仲景论妇人有瘀血，以其证唇口干燥故知之。则此所谓唇痿口燥，即口干燥，足证瘀血无疑矣。然前一证言漱水不欲咽，后一证又言渴，可知瘀血证不甚则但漱水，甚则亦有渴者，盖瘀久而热郁也。

沈明宗：假令气分热盛，则腹胀满。今腹不满而言我满者，乃外虽不满，内脏血壅气滞而胀，故言我满，知是瘀血也。

《医宗金鉴》：表实无汗，胸满而喘者，风寒之胸满也；里实便涩，胸满烦热者，热壅之胸满也；面目浮肿，胸满而喘不得卧者，停饮之胸满也；呼吸不快，胸满太息而稍宽者，气滞之胸满也。今病人无寒热他病，唯胸满、唇痿、舌青、口燥，嗽水不欲咽，乃瘀血之胸满也。唇、舌，血华之处也，血病不荣，故痿瘁色变也。热在血分，故口燥漱水不欲咽也。脉微大来迟，阴凝之诊，则当腹满，今腹不满，询之其人，言我满在胸不在腹也，与上如是之证推之，为有瘀血也。

〔评述〕

《伤寒论》和本书讨论瘀血证的特点，约有五方面：①少腹硬满而小便利者为有血，不利者为无血。②腹不满而病人自觉腹满，是形不外见而血结于内。③病人善忘，或如狂发狂，屎虽硬而大便反易，其色必黑，为有瘀血。④本条之口干燥但欲漱水不欲咽和舌青唇痿等症状体征，亦为瘀血表现。⑤《金匮要略·血痹虚劳病脉证并治》中大黄䗪虫丸证的“肌肤甲错，两目黯黑”，也是瘀血特有体征。后世论瘀血，多不出此藩篱。

各家对本条的解释，皆能从瘀血的病机之中分析其证候，对学习者掌握瘀血的要领，很有帮助。因篇名中有“胸满”二字，故《医宗金鉴》在本节注文中着力阐述之，列举诸种原因所致胸满，以与本证瘀血之胸满相鉴别，能使学习者清楚地了解胸满是多种疾病皆可出现的一个症状，本证之胸满只是瘀血证的一个症状，而非特有症状，这对瘀血的辨证有现实意义。但是，正因为《医宗金鉴》重视了对胸满的阐述，所以连“其人言我满”一句也释为其人“言我满在胸不在腹”，就难以令人信服了，无论从文例上还是从内容上看，这种说法都是不妥当的。须知腹部外形不满而病人自觉腹满正是瘀血的特点，仲景因以示人，若予他解，实有乖经旨。

〔原文〕

病者如熱狀，煩滿，口乾燥而渴，其脉反無熱，此爲陰伏[1]，是瘀血也，當下之。

〔词解〕

(1) 阴伏：血为阴，阴伏即热伏于血分。

〔释义〕

“如热状”指“烦满，口干燥而渴”的证候。病人自觉有热，心胸烦满，口干舌燥，渴欲饮水，但诊其脉，却不见洪滑浮数等热的脉象，这是由于热伏于阴，不显于脉的缘故，所以称为“阴伏”，为瘀血郁热的特征。瘀血不去，则郁热不除，所以当以攻下瘀血为治。

〔提要〕

本条叙述热伏阴分的瘀血脉证及治法。

〔选注〕

赵以德：血，阴也，配于阳，神得之以安，气得之以和，咽得之以润，经脉得之以行，身形之中不可须臾离也；今因血积，神无以养则烦，气无以和则满，口无以润则燥，肠胃无以泽则渴；是皆阳失所配，荣卫不布，津液不化而为是病也。非阳之自强而生热者，故曰如热伏。

《医宗金鉴》：此承上文互详证脉以明其治也。如热状，即所谓心烦胸满，口干燥渴之热证也。其人当得数大之阳脉，今反见沉伏之阴脉，是为热伏于阴，乃瘀血也。血瘀者当下之，宜桃核承气、抵当汤丸之类也。

李彣：血瘀内无实热，故外证但如热状，而其脉不数疾，反无热也。烦满者，血瘀经气不舒；燥渴者，血瘀津液不布。血属阴，瘀则脉伏于内，故为阴伏。当下之，以去瘀生新也。

尤在泾：如有热状，即下所谓烦满口干燥而渴也。脉无热，不数大也。有热证而无热脉，知为血瘀不流，不能充泽所致，故曰此为阴伏。阴伏者，阴邪结而伏于内也，故曰当下。

〔评述〕

本条与上条皆论瘀血，在脉证上可以互详。上条言脉为微大来迟，本条言脉为无热，无热之脉自然可以是微大来迟的。仲景不言及具体脉象，而仅以“脉反无热”概之者，乃是专与所述的“如热状”相对而言，使人醒目，较之提出具体脉象更具普遍意义，更易于抓住辨证的纲领。在症状叙述方面，上条云“口燥，但欲漱水不欲咽”，本条云“口干燥而渴”，前后似不一致，其实都是瘀血郁热，不过轻重程度不同。前者瘀热不甚，故只有“口燥，但欲漱水不欲咽”，后者瘀热较重，故“口干燥而渴”。但也有人认为本条“口干燥而渴”的“而”字是“不”字之误，理由是古代篆体中“而”与“不”相似，传写时易于讹误，这将有待进一步考证。

通过以上两条原文，可见仲景临证十分重视脉证合参，就本节所述之证来看，症状似阳明热证，但脉不见洪数，舍证从脉，认为是瘀血郁热之证。仲景善于在复杂证候中抓住本质特点，于症状可否之间把握关键，是值得我们效法的。

另外，本条虽然为瘀血郁热证指出治法，却未出方，《医宗金鉴》提出桃核承气汤、抵当汤、丸之类方剂，足可参考。《金匮要略·妇人产后病脉证治》的下瘀血汤，用于本证，亦无不可。瘀血证用下法治疗，是有效的措施，现在临床上不乏使用，有不少这方面的报道，如有人介绍治跌打损伤，单纯用活血化瘀药效果较差，若加用攻下药物便能大大提高疗效，并且民间也有治损伤先用一种草药通大便再用活血药的方法流传，可见仲景本条证治实为经验的结晶，我们在治疗瘀血证时，尤当重视下法的应用。

〔原文〕

火邪者，桂枝去芍藥加蜀漆牡蠣龍骨救逆湯主之。

桂枝救逆湯方

桂枝三兩（去皮）　甘草二兩（炙）　生姜三兩　牡蠣五兩（熬）　龍骨四兩　大棗十二枚　蜀漆三兩（洗去腥）

上爲末，以水一斗二升，先煮蜀漆，減二升，內諸藥，煮取三升，去滓，温服一升。

〔释义〕

古人治病，常用火熏、艾灸、温针、熨熨等法，如误用这些方法而致病，便称为火邪。本节就属于这类情况的一种，所谓“火邪者”，是概指致病之因及其临床表现而言，因《伤寒论》中论之较详，故本条从简概之。太阳中风，误以火劫发汗，伤及心阳，神气浮越，故出现惊狂、卧起不安等证，当是本条病机和证候的内容。方用桂枝去芍药加蜀漆牡蛎龙骨救逆汤，以桂枝汤去芍药之酸，加蜀漆之辛，使火气与风邪之从外来者，因辛甘发散而仍从外解，更加龙骨牡蛎以收敛其浮越之阳，安心神，定惊狂，则诸证悉除。

〔提要〕

本条提出火劫致惊的方治。

〔选注〕

徐忠可：此方治惊，乃治病中之惊狂不安者，非如安神丸镇惊丸等镇心为言也。标之为火邪者，见胸中者清阳之所居，乃火劫亡阳，致神明散乱，故以桂甘姜枣，宣其上焦之元阳，则焰火自熄；惊则必有瘀结，故加蜀漆破血，疗胸中结邪，而以龙骨之甘涩平，牡蛎之酸咸寒，一阳一阴以交其心肾，而宁其散乱之神。若桂枝汤去芍药，病不在肝脾，故嫌其酸收入腹也。惊悸似属神明边病，然仲景以此冠于吐衄下血及瘀血之上，可知此方重在治其瘀结以复其阳，而无取乎镇坠，故治惊全以宣阳散结宁心去逆为主。至于悸则又专责之痰，而以半夏麻黄发其阳，化其痰为主，谓结邪不去则惊无由安，而正阳不发，则悸邪不去也。

尤在泾：此但举火邪二字，而不详其证。按《伤寒论》云：伤寒脉浮，医以火迫劫之，亡阳，必惊狂，卧起不安。又曰：太阳病，以火熏之，不得汗，其人必躁，到经不解必圊血，名为火邪。仲景此条，殆为惊悸下血备其证欤。桂枝汤去芍药之酸，加蜀漆之辛，盖欲使火气与风邪，一时并散，而无少有留滞，所谓从外来者，驱而出之于外也。龙骨牡蛎，则收敛其浮越之神与气尔。

《医宗金鉴》：此方是治火逆惊狂者，与首条之脉动惊病不合，必是错简。

〔评述〕

本条述火邪惊狂的治法，对其他原因的惊狂的治疗并未述及。《医宗金鉴》认为此条所述惊狂与首条之动脉惊狂不合，嫌其过于胶泥，首条脉动为惊，当包括多种原因引起的惊狂证，火劫之惊狂，其脉亦可动乱，当然是可以属于首条所论惊证范围之内的，未可贸然疑为错简。对于本条方证的分析，徐、尤二人的注解较好，可以参考。

本条方证见于《伤寒论》112条，原文是：“伤寒脉浮，医以火迫劫之，亡阳，必惊狂，卧起不安者，桂枝去芍药加蜀漆牡蛎龙骨救逆汤主之。”见本条“火邪者”三字，就当想到应是上述证候。其中“亡阳”，不同于少阴证之亡阳。少阴亡阳指汗出肢冷、筋惕肉瞤的证候；此亡阳则表现为惊狂、卧起不安。前者为肾阳之伤，后者为心阳之伤，故治疗上显见不同，伤肾阳者宜四逆、真武，伤心阳者宜桂枝救逆。

另外，本条桂枝救逆汤方具有通阳、镇惊、安神的作用，凡有心神不宁、惊狂不安、阳气浮弱病机者，不论何种原因引起，皆可应用，不必囿于火劫惊狂一端。

〔原文〕

心下悸者，半夏麻黄丸主之。

半夏麻黄丸方

半夏　麻黄等分

上二味，末之，煉蜜和丸小豆大，飲服三丸，日三服。

〔释义〕

心下悸，是心下胃脘部悸动。由于水饮内停，心阳被郁，所以产生悸动的感觉。方用半夏麻黄丸，取其降逆、消饮、宣化中阳的作用，水饮一消，逆气得降，阳气平复，自然心下悸可愈。

半夏麻黄丸，药仅二味，半夏苦辛以降逆蠲饮，麻黄辛温以宣发阳气，治阴邪阻抑阳气之证，是有效之方；且制成蜜丸服用，意在缓图，又可防二药辛散之力太过而有损正气。该方除饮邪而和中气，宣抑气而振心阳，功能恰到好处。

〔提要〕

本条提出水饮所致悸证的治法。

〔选注〕

陈修园：此为悸证出其方也。但悸病有心包血虚火旺者，有肾水虚而不交于心者，有肾邪凌心者，有心脏自虚者，有痰饮所致者。此则别无虚证，唯饮气之为病欤。

唐容川：《伤寒》论心下悸用桂枝以宣心阳，用茯苓以利水邪，此用半夏麻黄非故歧而二之也。盖水气凌心则心下悸，用桂枝者助心中之火以敌水也；用麻黄者通太阳之气以泄水也。彼用茯苓，是从脾利水，以渗入膀胱，此用半夏是从胃降水以抑其冲气，冲降则水随而降。方意各别，学者正宜钩考，以尽治法之变。

《医宗金鉴》：此方是治寒水心下悸者，与首条之脉弱悸病不合，必是错简。

〔评述〕

本条述证仅“心下悸”三字，以方测证，知此心下悸，系指水饮内停而致者。又《金匮要略·痰饮咳嗽病脉证并治》“卒呕吐，心下痞，膈间有水，眩悸者，小半夏加茯苓汤主之”一条与本条在证候和用药上均有类似之处，可以互参。

痰饮心下悸，仲景一般采用桂枝茯苓等药治疗，而本条则用半夏麻黄丸，方法稍异。前者是补心火以散寒邪，健脾土以利水气；后者是通太阳以泄水气，降胃土以消痰饮。病位有在心脾和胃腑的不同，病性有偏虚偏实的差异，故治法也为之一变。

诸家对本条之注，以陈、唐二人为佳，观陈注以明悸证之病因，观唐注以明悸证之治法，皆有可取之处。唯《医宗金鉴》又以本方“与首条之脉弱悸病不合，必是错简”。要知首条脉弱悸病只是一般性地从脉象方面论述悸病，自然概括了各种具体悸病，岂能将本条心下悸证排除于外，该论不免武断。

〔原文〕

吐血不止者，柏葉湯主之。

柏葉湯方

柏葉　乾姜各三兩　艾三把

上三味，以水五升，取馬通汁一升，合煮，取一升，分温再服。

〔释义〕

吐血一证，虚实寒热皆有之。若热伤阳络者，应当清热；阴虚火旺血热妄行者，应当滋阴凉血；虚损劳伤气不摄血者，应当益气摄血，理劳补虚。吐血久久不止，服寒凉药而不效者，盖因阳虚不能导血归经，过用寒凉，则阳虚寒甚，吐血必更不止。本条吐血不止，即为此证，故用柏叶汤以温阳散寒。此方以姜艾之辛温宣通阳气，用柏叶马通汁引血下行，阳气得通，气机一畅，则血可归经，引血下行，则不致逆于上，因而吐血自止。

〔提要〕

本条指出吐血不止因于寒证的治法。

〔选注〕

徐忠可：此重“不止”二字，是谓寒凉止血药皆不应矣。吐血本由阳虚不能导血归经，然血亡而阴亏，故以柏叶之最养阴者为君，艾叶走经为臣，而以干姜温胃为佐，马通导大便下为使。马通乃马屎绞汁，如干屎以水和之，愚意无马通童便亦得。

尤在泾：按《仁斋直指》曰：血遇热则宣行，故止血多用凉药；然亦有气虚夹寒，阴阳不相为守，营气虚散，血亦错行者，此干姜艾叶之所以用也。而血既上溢，其浮盛之势，又非温药所能御者，故以柏叶抑之使降，马通引之使下，则妄行之血，顺而能下，下而能守矣。

程林：中焦受气取汁变化而赤是谓血，血者内溉脏腑，外行肌肤，周流一身，如源泉之混混，得热则迫血妄行而为吐衄，即后泻心汤之证是也；得寒则不与气俱行，渗于胃中而作吐，故有随渗随出而令不止。柏叶汤者皆辛温之剂，《神农经》曰：柏叶主吐血，干姜止唾血，艾叶止吐血。马通者，白马屎也，亦微温止吐血，四味皆辛温行阳之品，使血归经，遵行隧道，而血自止。

魏念庭：柏叶性轻质清，气香味甘，治上部滞腻之圣药也。血凝于胸肺方吐，开斯行，行斯下注不上越矣；佐以姜艾之辛温，恐遇寒而又碍也，合以马通汁破宿血，养新血，止吐衄有专功，是有血热妄行之专治也。

〔评述〕

本条论吐血不止之治，文字简略，以方测证应为寒证，注家之中，要以徐忠可之解最为精当合理。他指出本条重在“不止”二字，并以此分析本条证的机转。吐血本由阳虚不能导血归经而致，但因吐血属热证者居多，而虚寒证者每易为人忽视，故人见此寒证吐血不识，反恣意任用寒凉止血药物，吐血更不得止，而成本证。用柏叶汤温阳祛寒，恰对其证。又徐忠可还提出用童便代替马通，目前大都采用之，疗效亦佳。其他各家之解，各从不同角度论述，亦可参考。

柏叶汤的作用为温阳逐寒、引血归经，与泻心汤相比，一温一寒，为治吐血的两大法门，临证当细辨之，属于寒证者方可用柏叶汤。

〔原文〕

下血，先便後血，此遠血[1]也，黄土湯主之。

黄土湯方（亦主吐血、衄血）

甘草　乾地黄　白朮　附子（炮）　阿膠　黄芩各三兩　竈中黄土半斤

上七味，以水八升，煮取三升，分温二服。

〔词解〕

(1) 远血、近血（近血见于下条原文中）：《医宗金鉴》曰：“先便后血，此远血也，谓血在胃也，即古之所谓结阴，今之所谓便血也。先血后便，此近血也，谓血在肠也，即古之所谓肠澼为痔下血，今之所谓脏毒、肠风下血也。”所谓远、近，是指出血部位离肛门之距离也，先便后血，出血部位必远离肛门，故称远血；先血后便，出血部位即在肛门附近，故称近血。此外，还可从出血到排出的时间久暂，即出血在肠中有无停留方面去理解，先便后血，血或多或少是在肠中停留过的；先血后便，乃便时方出之新血，无停留时间，对比之下，则前者称远血，后者称近血。

〔释义〕

下血，大便在先，血随便出，称为远血，病机是中气虚寒，不能统摄，血渗入胃肠之中，然后随大便排出。治以黄土汤，温脾摄血。方中黄土即伏龙肝，温燥入脾，用以为君，合白术、附子温中祛寒，以恢复脾脏统血之功；甘草、地黄、阿胶养血止血；以黄芩之苦寒作为反佐，制约温燥之品，以防其太过。

〔提要〕

本条论述虚寒便血的证治。

〔选注〕

程林：先便后血，以当便之时，血亦随便而下。《内经》曰：结阴者便血一升，再结二升，三结三升，以阴气内结不得外行，血无所禀渗入肠间，故《上经》曰：小肠有寒者，其人下重便血。夫肠有夹层，其中脂膜连络，当其和平则行气血，及其节养失宜，则血从夹层渗入肠中，非从肠外而渗入肠中也。渗而即下则色鲜，渗而留结则色黯。《内经》曰：阴脉不和则血留之。用黄土附子之气厚者，血得温即循经而行也，结阴之属宜于温补者如此。

徐忠可：下血较吐血势顺而不逆，此病不在气也，当从腹中求责；故以先便后血，知未便时气分不动，直至便后努责然后下血，是内寒不能温脾，脾气不足不能统血。脾居中土，自下焦言之则为远矣；故以附子温肾之阳，又恐过燥，阿胶地黄壮阴为佐，白术健脾土之气，土得水气则生物；故以黄芩甘草清热，而以经火之黄土与脾为类者引之入脾，使脾得暖气，如冬时地中之阳气而为发生之本，真神方也。脾肾为先后天之本，调则营卫相得，血无妄出，故又主吐衄，愚谓吐血自利者尤宜之。

尤在泾：下血先便后血者，由脾虚气寒，失其统御之权，而血为之不守也。脾去肛门远，故曰远血，黄土温燥入脾，合白术、附子，以复健行之气，阿胶、生地黄、甘草，以益脱竭之血；而又虑辛温之品，转为血病之厉，故又以黄芩之苦寒，防其太过，所谓有制之师也。

〔评述〕

本条为脾虚不能摄血之证，诸家看法一致，对下血发生的机制，论述颇详。但对远血认识有所不同，尤在泾以“脾去肛门远”、徐忠可则以“脾居中土，自下焦言之则为远”来解释远血的命名，都有一定的道理，可作参考，但总嫌其有未尽之意，还是《医宗金鉴》之论更为贴切些。

又，黄土汤一方，后世医家不断扩大其治疗范围，已成为治多种血证的良方。如《千金要方》载本方治下焦虚寒，先血后便或有下利者；《本草衍义》载本方“治血但取归经，不必究其先后远近”；《张氏医通》载本方可“治阴络受伤，血泛内溢，先血后便，及吐血衄血，色愈晦者，并主产后下痢”；《类聚方广义》载本方“治吐血下血，久久不止”，身热恶寒，面青，体瘦，脉弱，舌色淡，偏于阳虚者以及“脏毒痔疾，脓血不止，腹痛濡泻，小便不利”之偏于阳虚者；《用方经验》载本方治“妇人崩血不止，男子下血久久不愈，面色萎黄，掌中烦热，爪甲干色，脉数胸动，或见微肿者”等。可见本方主治甚广，不管是漏下崩中或是吐衄便血，只要是属于脾阳不足统摄无权的，皆可应用，此乃“异病同治”也。另外，后人认为本方灶中黄土以赤石脂代之亦佳。

〔原文〕

下血，先血後便，此近血也，赤小豆當歸散主之。(方見狐惑中)

〔释义〕

下血，先见血而后大便出，称为近血。病机是湿热蕴于大肠，迫血下行所致，后世亦称肠风、脏毒，今之痔疮出血，也当包括在内。治用赤小豆当归散，以当归和血脉，并图养已损之血，用赤小豆以清脏毒，泻热利湿，浆水调和脏腑，则热毒可除，下血可止。

〔提要〕

本条论述湿热便血的证治。

〔选注〕

程林：此《内经》所谓饮食不节，起居不时，则阴受之，阴受之则入五脏，为肠澼下血之属，故用当归以和血脉，赤豆以清脏毒，与黄土汤不侔也。《梅师方》云：热毒下血，或食热物发动，以赤豆为末水调服。则知此方治脏毒下血，黄土汤治结阴下血，有霄壤之分也。

唐容川：远血之异于近血也，岂唯先后之别，尤有形迹之异。近血者，即今之脏毒痔疮，常带脓血者是也。何以知之？观仲景用赤豆当归散而知之矣。狐惑有脓者，赤豆当归散主之，赤豆发芽是排其脓，则知先血后便亦是脏毒有脓，其用赤豆亦以排脓即所以行血也。

尤在泾：下血先血后便者，由大肠伤于湿热，而血渗于下也。大肠与肛门近，故曰近血，赤小豆能行水湿，解热毒，当归引血归经，且举血中下陷之气也。

〔评述〕

各家注释本条，皆有见地，唐容川指出远血近血不但有先后之别，而且有形迹之异，并解赤小豆当归散之义，尤觉可取。

本篇提到下血者，共有三条，最前一条即“病人面无血色，无寒热，脉沉弦者衄；浮弱，手按之绝者，下血；烦咳者，必吐血”。这是专论衄、吐、下三种出血证的鉴别，其中“面无血色”是各种出血的共有体征。本条与上条则专论下血证治，一为远血，一为近血。在症状上以先便后血和先血后便别之；在治疗上，远血用黄土汤，近血用赤小豆当归散。黄土汤的作用是温养脾肾，脾肾为先后天之本，脾肾强健，则营卫调和，血液不致妄行；赤小豆当归散的作用是清利湿热，热去湿除则便血自止。本篇虽仅举此二方，然而法则已备，一为温阳散寒，一为清利湿热，临证时尤当分清病机然后应用，大可不必为出血的“远”、“近”所局限。

后世医家在此基础上对下血的分类、辨证、治法方面有不少发展。本书是从血与便排出时间的关系上分为远血和近血，后世又以血色之清浊，而立肠风、脏毒之名。如《证治要诀》说：“血清而色鲜者为肠风，浊而黯者为脏毒。”在辨证方面，后世尤重血色和症状的辨别，并以之分析出血的部位。但归结起来看，主要分为劳倦内伤和湿热蕴蒸两种情况，因此也不出本书所论法则范围。不过，在方药方面，后世有相当发展。治虚寒下血，除本书的黄土汤外，还有后世的归脾汤、补中益气汤、固肠散等，治湿热下血，除本书赤豆当归散外，还有后世的地榆散、槐花散、唐氏槐角丸、脏连丸以及驻车丸等，皆为有效的方剂。

〔原文〕

心氣不足[1]，吐血，衄血，瀉心湯主之。

瀉心湯方（亦治霍亂）

大黄二兩　黄連一兩　黄芩一兩

上三味，以水三升，煮取一升，頓服之。

〔词解〕

（1）心气不足：《千金要方》作“心气不定”。《医宗金鉴》则认为当是“心气有余”，因心气有余，才可用泻心汤。尤在泾则认为“心气不足”是“心中之阴气不足”。尤在泾之说可从。《素问·阴阳应象大论》有云：“壮火之气衰，少火之气壮，壮火食气，气食少火，壮火散气，少火生气。”可见，正气能因壮火而衰败，心火亢盛，必致心之阴气耗损，本节“心气不足”就是这个意思。

〔释义〕

壮火食气，故令心气不足，所谓心气即心中之阴气。邪火有余，逼血妄行，故发生吐血、衄血。治以泻心汤，直折盛壮之心火，则心气得足，吐衄自止。此方用芩连之苦寒泻邪热，大黄之走血不守以通止其血，使血止而无留瘀之弊，实为治吐衄之神方。

〔提要〕

本条论述热盛吐血、衄血的证治。

〔选注〕

程林：心主血，心气不足而邪热乘之，则迫血妄行，故有吐衄之患。夫炎上作苦，故《内经》曰：苦先入心，三黄之苦，以泻心之邪热。

尤在泾：心气不足者，心中之阴气不足也，阴不足则阳独盛，血为热迫而妄行不止矣。大黄、芩、连泻其心之热，而血自宁。寇氏云：“若心气独不足，则当不吐衄矣，此乃邪热因不足而客之，故令吐衄，以苦泄其热，以苦补其心，盖一举而两得之。”此说亦通。

《医宗金鉴》：心气“不足”二字，当是“有余”二字，若是不足，如何用此方治之，必是传写之讹。心气有余，热盛也，热盛而伤阳络，迫血妄行，为吐、为衄。故以大黄、黄连、黄芩大苦大寒直泻三焦之热，热去而吐衄自止矣。

陈修园：此为吐衄之神方也，妙在以芩连之苦寒，泻心之邪热，即所以补心之不足，尤妙在大黄之通，止其血而不使其稍停余瘀，致血愈后酿成咳嗽虚劳之根。且釜下抽薪，而釜中之水自无沸腾之患。

〔评述〕

本条治法方药之解，诸家并无争议，唯对“心气不足”的认识，意见不一，原因是从字面上看“不足”与泻心汤之泻实是矛盾的。故《医宗金鉴》直以讹误论处，认为“不足”当是“有余”，于理固通，但观程、尤二人之注，并未改动原文，理法论述也井然有致，可见改之意义不大，宁可尊重原文，《医宗金鉴》之疑，其实不必。所谓“心气不足”，愚意以为当指心之正气不足，具体说可以是心之阴气不足，这句话的宗旨主要是定吐血、衄血之病位在心，非指不足之虚证。疾病是正邪斗争的表现，“邪之所凑，其气必虚”，在正邪斗争产生疾病的过程中，正气无有不虚者，但此正气之虚与虚证不同。《内经》还强调“二虚相得”即虚邪（包括内因之虚邪）作用于正气偏虚之体，方能形成疾病。至于既病之后，属于实证还是虚证，必须取决于正邪双方的对比情况。“邪气盛则实，精气夺则虚”，邪气盛实、正气之虚不甚者为虚证；正气大虚，邪气之盛不甚者为虚证。本条所述证候之心气不足，是心之阴气为壮火所耗而不足，相对心火之壮盛，这种不足不占主要地位，故不是虚证，而是实证无疑，用泻心汤正属合拍。心阴不足，火热之邪必来乘之，则心阴愈耗，二者互为因果，故当直折乘心之火，火去自然心之阴气亦复，无须再用滋阴药物，此即仲景用泻心汤之妙处，正所谓“扬汤止沸，不若釜底抽薪”。

还应注意，泻心汤并非直接止血之剂，但清热降火却能起到间接作用，因血之妄行，本在邪热之鼓动，邪热一清，火平血静，吐衄必止。乃“治病求本”也。

全篇小结

本篇论述惊、悸、吐、衄、下血、瘀血诸病的脉证治法，除惊、悸外，皆属血证范围。所述及的胸满在本篇中只作为瘀血的偶然见证，不是独立疾病。

惊与悸是两种病证，可从脉象动弱区分，前者是由于惊而气乱，后者是气血不足。至于临床表现，篇中略而未述，从所论脉象上推测，惊则气乱，其见证也多，可随受惊之病因不同而异，其中必有心悸；而悸证则是心悸怔忡，心中筑筑而动。惊以神志症状为主，兼心悸症状；悸则在病因上有惊之一端，这是二者的关系。在治疗方面，以桂枝去芍药加蜀漆牡蛎龙骨救逆汤治疗火劫惊狂之证；以半夏麻黄汤治疗水饮停于心下所致心下悸动之证。有关惊悸的论述，仅有三条，在脉象认识上，只示人以常，在因、证、治疗上，又只示人以变，学者可权衡于常变之间，领会经旨。

血证是本篇论述的重点，内容很多，论述了吐血、衄血的预后，亡血家忌汗，酒客极饮必致吐血，吐、衄、下血的共同表现和在脉证上的鉴别，以及瘀血的脉证治法等。在方药上，则仅出四方，柏叶汤治吐血不止，泻心汤治吐血、衄血，黄土汤治远血，赤小豆当归散治近血，其中宜寒宜温，各具法度，若能分清病机的寒热虚实，就可灵活地运用这些方剂治疗各种血证。本篇论瘀血证有法无方，既已指出攻下瘀血的治疗大法，则不难以法求方，后世医家认为《伤寒论》中桃仁承气汤、抵当汤和丸等方，可以随证选用。本篇对各种血证，在病因、病机、诊断和治疗等各方面，皆有所阐述，但详略不同，或以此例彼，或以彼证此，不过示人以法则，故学者当前后互参，并结合《伤寒论》学习，方能对血证有较全面的认识。

（周铭心　王大鹏）

呕吐哕下利病脉证治第十七

本篇论述呕吐、哕、下利的病因、病机、证治，其中以呕吐和下利所占比重较大。呕吐，包括胃反，哕即呃逆。呕吐、哕属胃病，下利包括泄泻和痢疾，属肠病。因呕吐、哕、下利都属胃肠病变，故合为一篇讨论。

前人以吐为有物无声，呕为有声无物，哕为无物有声，均是胃气上逆为患；下利，不管是泄泻还是痢疾，均表现为大便形态的改变和排便次数增多，总属脾之升清失职所致。脾胃虚寒者，中气升清无力而下利，实热下迫肠道者，清浊相干，邪热内盛而下利，即《内经》“暴注下迫，皆属于热”之谓。《素问·灵兰秘典论》云：“脾胃者，仓廪之官，五味出焉。”脾胃二者主受纳、消化、转输，脾为阴土，喜燥恶湿主升清；胃为阳土，喜润恶燥主降浊。脾升胃降，相反相成，始能维持正常的消化机能。同时脾胃之升降不息有赖于全身机能正常，而与肝之疏泄升发，肾之温煦蒸化关系尤为密切。各种原因致脾升胃降功能失常，则呕吐、哕、下利便会随之而作。本篇所论，凡呕、吐、哕、下利之属于实证、热证者，多责之于胃肠，属于虚证、寒证的多责之于脾肾。

本篇重视病因论治，如呕吐可由脾胃虚寒、肠胃实热、停饮等不同原因引起，祛除病因则呕吐自止，非见呕止吐也。此即“各司其属”治病求本的治疗原则。

本篇包括《伤寒论》和《金匮要略·痰饮咳嗽病脉证并治》中一些有关条文，将各种不同类型的病证，汇总于一篇，系统地阐明脾胃病的病理变化，归纳、分析呕吐、哕、下利三种疾患的不同致病原因和临床证型，使医者临证纲目分明。

〔原文〕

夫嘔[(1)]家有癰膿，不可治嘔，膿盡自愈。

〔词解〕

(1) 呕：有声无物谓之呕，有物无声为吐，有声有物为呕吐。

〔释义〕

本条指出胃有痈脓的呕，不可单纯用止呕药物治疗。导致呕吐的病因很多，有寒、热、蓄水、痰饮等，皆当审证求因。至于因内有痈疡，如胃脘痈之类以致吐脓者，是正气逐邪外出的表现。临床治疗虽不一定用吐法，然而助正以驱邪，是治疗的原则。若反用止呕吐药物，则与病情相悖，使邪留于内，致生他变。至于“脓尽自愈”之语，并非不药以俟脓尽，消极等待，而是积极治疗痈脓，只有脓尽，其呕方止。至于采用扶正为主，或驱邪为主，或扶正驱邪并行，当根据临床证候确定。痈脓呕吐不可治呕，虽属特殊情况，但通过这一论证，强调了“治病必求其本”。

〔提要〕

本条论述痈脓呕吐，不可用一般止呕法治疗。

〔选注〕

赵以德：上卷肺痈证，必先咳而久久吐脓如米粥。桔梗汤，白散皆主之。而此不言痈之所在，知其非肺痈可知。经曰：热聚于胃口而不行，胃脘为壅。胃脘属阳明经，阳明气逆则呕，故脓不自咳出，从呕而出，脓亦不似肺痈之如米粥者也。出胃脘，从湿化而聚结，若如结痰蛤肉者，谓不可治，不必治其呕。呕自脓之瘀，熏蒸谷气，故呕。若脓出则呕自愈。夫痈之在胃脘上口者则然，若过半中，在肺之下者，脓则不从呕出，而从大便出矣。

徐忠可：呕家之因不同，客寒伤胃，或痰壅气逆，气有余即是火。故《内经》曰：诸呕吐酸，皆属于热。故行痰降逆，清火温中皆可。若用痈脓，则营分热而非气分热矣，因而亦呕，此毒盛也，以治呕法治之，行痰降逆，固为无益，而积热成毒，尚堪温热乎？故曰不可治呕；然即不治，呕不因气，由于营分热毒，则脓尽而邪衰，邪衰而呕止，故曰脓尽自愈。

尤在泾：痈脓，胃中有痈。脓从呕出也。是因痈脓而呕，脓尽痈已，则呕自愈，不可概以止吐之药治之也。

《医宗金鉴》：呕家，呕吐或谷，或水，或痰涎，或冷沫；今呕而有脓，此内有痈，脓溃而呕，非呕病也，故曰：不可治呕，脓尽自愈。

〔评述〕

前人论述要点在于“治病必求其本”。在正常生理情况下，脾升和顺，胃降不悖。清气在下则生飧泄，浊气在上则在䐜胀。若胃气不降，则呕吐诸证作矣。但在某些病当中，呕吐属保护性反应，不仅不能止呕，而且当助其呕吐，即《内经》“其高者因而越之”之意。属正气抗邪而上冲，则当止其冲，如《伤寒论》“若不上冲者，不可与之”，“其气上冲者，可与桂枝汤”，外邪去而上冲止。而《伤寒论》瓜蒂散条中有“气上冲咽喉不得息者，当吐之，宜瓜蒂散”，指邪气上冲，必有欲吐不能吐者，助正祛邪，“其高者因而越之”；而桂枝汤的止冲降逆，当属“高者抑之”之法，其余如旋覆代赭汤之类亦如此，当互相参阅。有呕当止者，有呕当降者，有呕不可治呕者，皆当审证求因，所谓“谨守病机，各司其属”也。

〔原文〕

先嘔却[1]渴者，此爲欲解；先渴却嘔者，爲水停心下，此屬飲家；嘔家本渴，今反不渴者，以心下有支飲故也，此屬支飲[2]。

〔词解〕

（1）却：在这里作“后”字解。

(2) 支饮：即前文所述“咳逆倚息不得卧，其形如肿，谓之支饮”。

〔释义〕

本条前段论述病人先呕后渴，可知水饮从呕吐排出，胃阳恢复，故见口渴，所以说此为欲解。所谓“欲解”是指呕吐症状而言，就是说呕吐将止，而并非痰饮已经痊愈。相反若先渴后呕，是因渴而多饮，饮入中阳不能运化。聚水成邪，应致呕吐，这种呕吐，是胃中水饮停留所致，故曰“此属饮家”。后半段是对上一段的解释，因呕吐必损津液，应有口渴症状，今反不渴，是胃中有停饮，阴寒内盛之故，故曰“此属支饮”。总之，凡先渴后呕，或呕而不渴者，皆属停饮的病变。

〔提要〕

本条论述因胃有停饮导致的呕吐；并从渴与呕出现的先后，以测知饮的去留。

〔选注〕

尤在泾：呕家必有停痰宿水，先呕却渴者，痰水已去，而胃阳将复也，故曰此为欲解，先渴却呕者，因热饮水过多，热虽解而饮旋积也，此呕因积饮所致，故曰“此属饮家”。呕家本渴，水从呕去故也，今反不渴者，以宿有支饮在心下，愈动而愈出也，故曰“此属支饮”。

赵以德：《伤寒》言呕多有因，因热因寒，因水因饮，皆属胃家病。此独以水饮者，分三节言之。初一段先呕却渴者，为饮而呕，呕则饮去，饮去则阳气回，津液犹未布，故渴耳。虽渴，终以邪去正回而必解也。第二段先渴却呕者，即前痰饮条中，小半夏茯苓汤主之；第三段本渴，今反不渴，亦痰饮条中，小半夏茯苓汤主之。

魏念庭：先呕而后渴者，此为欲解，是作呕之邪已尽，随呕而出，津伤作渴，故知其呕为欲解也。呕虽无物，而必有痰饮随呕声涌出，气与津两越于上，而邪可已矣，故邪去津亡而渴作焉。若夫先渴却呕者，为水停心下，此属饮家之呕也。何也？呕家本不渴，今反先渴，饮水入而应呕，知不渴之故有支饮存于心下也；所以先渴者，亦支饮格阻正津，不能上润喉舌，遂先渴也，渴非真渴，故饮入即呕。呕属于饮，故饮家变为呕家，明其属之饮，治饮而呕止矣。

〔评述〕

各家注解均有其长，赵以德为之出方剂，实发先人之所未发，开千古之法眼。

《素问·经脉别论》曰：“饮入于胃，游溢精气，上输于脾，脾气散精，上归于肺，通调水道，下输膀胱，水精四布，五经并行，合于四时五脏阴阳，揆度以为常也。”这说明胃不仅有受纳水谷之功，尚有腐熟之能。中土健运不息，全赖命火之蒸腾，使水精四布，五经并行。常人不渴者，其因有二，其一为津液不乏，有外来之源；其二为中阳不虚，津液蒸腾不已，故不渴。若因津液亏乏而渴者，饮水后则津液有源而渴止；若因中阳虚微而不蒸腾，渴虽能饮而不能化，饮后水停心下，属饮家。

先呕之后，胃中所停水饮去，饮去阳回则病可愈。若口渴因中阳不运，则饮后水停胃中，损伤胃阳，使胃失和降而呕，病此者，当以温药和之，如小半夏汤、苓桂术甘汤、肾气丸、小半夏加茯苓汤等，皆可随证选用，临证每多奏效。仲景于此处论述对停饮呕吐的辨证，并推断其预后，对临床确有指导意义。

〔原文〕

問曰：病人脉數，數爲熱，當消穀引食，而反吐者，何也？師曰：以發其汗，令陽微膈氣虚，脉乃數，數爲客熱[(1)]，不能消穀，胃中虚冷故也。脉弦者虚也，胃氣無餘，朝食暮吐，變爲胃反[(2)]。寒在於上，醫反下之，令脉反弦，故名曰虚。

〔词解〕

(1) 客热：暂时性的虚热。

(2) 胃反：病名，后世又称为“反胃”；又为反复呕吐的总称。

〔释义〕

本条上段论述因误汗损伤阳气所引起的胃反；下段论述误下后损伤胃气而致胃反。一般来讲，阳盛则热其脉数，阴盛则寒其脉迟。今脉数主热，如因胃热盛而见数脉，应该“消谷引食”，现在不能食而反呕吐，是由于误用发汗药损伤胃气所致。此种数脉，必数而无力，与胃中实热之数脉截然不同，因此为虚热，属于暂时性的假热，亦即客热，非消谷善饥之真热。胃虚且寒，失其和降之职，反逆为呕，故称之为客热。

弦脉主寒，但不一定是虚证；现在不言其寒，反言其虚，可知这里的弦脉是弦而无力，因胃虚且寒，不能行其受纳腐熟之能，因而成为“朝食暮吐”之胃反，其人素有胸膈阳气虚衰，并有内寒，此时复因攻下，损伤其中阳，以致虚寒上逆而出现不任重按的弦脉。这种误下伤中，虚寒上逆的脉弦，与《金匮要略·痰饮咳嗽病脉证并治》“脉双弦者，寒也，皆大下后里虚”是同样的机理。

〔提要〕

本条论述胃反呕吐的病机、症状及预后。

〔选注〕

赵以德：凡脉以候病，阳盛则数，阴盛则迟，今言阳微而脉数，数而复胃中冷；其理安在？盖脉病不可以概论也。此数由药之遗热所客，胃中冷，由阳不足而致，何也？中焦者，阴阳之界，汗剂必用辛温发散，不当汗而汗，损其中脘阳分，致令阳微，膈气虚。药之遗热以阴分而变，遂成数脉。古云：客热，非阳盛也。虽有客热，胃中之阳气不足，故曰胃中虚冷也。医反以寒剂泻之，复损阴分之阳，故脉变弦，上下之阳俱不足，虽当日暮行阴之时，阳亦不能入于下，则糟粕不能输，大小肠不能输将，亦不能安于中，必吐而复出也。故曰胃气无余，朝入而暮吐也。

尤在泾：脉数为热，乃不能消谷引饮而反吐者，以发汗过多，阳微膈虚所致，则其数为客热上浮之数，而非胃实气热之数矣。客热如客之寄，不久即散。故不能消谷也，脉弦为寒，乃不曰寒而曰虚者，以寒在上而医反下之所致，故其弦非阴寒外加之弦，而为胃虚生寒之弦矣。胃虚且寒，阳气无余，则朝食暮吐而变为胃反也。读此知数脉，弦脉均有虚候，曰热曰寒，盖浅之乎言脉者耳。

喻嘉言：此条仲景形容脉证之变态，最为微妙。凡脉阳盛则数，阴盛则迟，其人阳气既微，何得脉反数？脉既数，何得胃反冷？此不可不求其故也。

〔评述〕

本条诸注，以尤在泾之说为佳。盖误汗、误下虽不同，但损伤中阳则一，故终皆成胃反呕吐之病。本条还在于启发医家，应注意数脉、弦脉皆有虚候，不能只限于数脉主热、弦脉主寒主饮的一般说法。喻嘉言在《医门法律》中指出："盖脉之数，由于误用辛温发散而遗其客热，胃之冷由于阳气不足而生其内寒。医不达权通变，见其脉数，反以寒剂泻其无过，致上下之阳俱损，其脉遂从阴而变为弦，上下阳不足，日中以前所食亦不消化；下之阳不足，日暮以后亦不入于阴，而糟粕不输于大小肠，从口入者，唯有从口出而已，故曰胃气无余。言胃中之阳气所存无几，所以反胃而朝食暮吐也。"此论述颇为精当。呕吐一证，较为复杂，无论其原发还是继发，多与胃气不降有直接关系，临证当注意观察其吐出物是清水、痰浊还是食物以及呕吐物有无酸臭等，从而进行综合分析，作出正确的诊断。

〔原文〕

寸口[(1)]脉微而數，微則無氣，無氣則榮虛，榮虛則血不足，血不足則胸中冷。

〔词解〕

(1) 寸口：指两手的六部脉。

〔释义〕

两手六部脉微与数并见，是数而无力的脉象。产生微数脉象之理与上条"阳微，膈气虚，脉乃数"相同。卫、气、营、血本是同源异流，相互滋生的，气虚则营虚；营为血之源，营虚则血亦虚，营卫气血不足，则"胸中冷"。这里的胸中冷指上焦，且包括胃在内，因为"上焦受气于中焦"，胃中虚冷，不能消化谷食，必然导致气血虚损，因而引起胸中冷的胃反呕吐。

〔提要〕

本条从脉象上阐明胃反呕吐的病机，以明宗气不足亦可形成胃反证。

〔选注〕

赵以德：此条叙脉不叙证何也？上条以脉数为客热，此独言气血虚又何也？亦承上条而言也。上条以汗下之过而致病脉之若是；此条以上焦营卫之不逮，亦致反胃之证，故不复叙，唯言脉之本象。阳脉动而健，阴脉静而翕，两者和合，不刚不柔，不疾不迟，今微而数，微乃失阳之象，数乃失阴之体，奚止客热而已。胸中，营卫之海，营卫虚而不充于中，故胸中冷矣。夫营卫之气，出入脏腑，健运周身，本生于谷，复消其谷，营卫非谷不实，谷非营卫不化，所以胸中冷者，亦必致胃不纳谷也。

尤在泾：此因数为客热，而推言脉微而数者，为无气而非有热也。气者营之主，故无气则营虚；营者血之源，故营虚则血不足；营卫俱虚，则胸中之积而为宗气者少矣，故胸中冷。合上二条言之，客热固非真热，不可以寒治之；胸中冷亦非真冷，不可以热治之，是皆当以温养真气为主，真气冲和纯粹之气，此气浮则生热，沉则生冷，温之则浮焰自收，养之则虚冷自化。若热以寒治，寒以热治，则真气愈虚，寒热内贼，而其病益甚矣。

黄元御：寸口者，手太阴肺气之所变现也。肺主气，寸口脉微而数者，肺中宗气之虚也，水谷之化荣气，行于经络，其大气之抟而不行者，积于胸中，命曰宗气。宗气者所以贯心肺而行呼吸，荣气之源也。无宗气则荣气虚，荣虚则血不足也，宗气之根实本于荣血，血藏于肝而血中之温气则化君火，气乃君火之敛降者也。荣虚血少不能化火，阳衰于上故胸中冷。血阴也，而孕君火，其性温暖而和煦，后世但言凉血而不知暖血，误人多矣。

〔评述〕

赵、黄二注将营、卫、气、血四者关系分析颇为透彻，而尤在泾从治法论述亦颇合拍，综合起来，方能窥其全貌。卫、气、营、血分而言之则四，合而言之一气血耳。卫气根于下焦真阳，养于中焦后天水谷，敷布于上焦开发。营血亦由于气的推动由水谷精微所化生。气血不可须臾相离，分则即病，离则即死。气为血之帅，血为气之母，气行则血行，气滞则血瘀，气乱则血溢，气虚则血虚。令其人气虚脉微而数，必致荣血不足。这里的“气”主要指卫气，卫气出于上焦，行于脉外，布于周身，故“无气”与“胸中冷”二者关系密切。气为营之主，故无气则营虚，营又为血之源，故营虚则血亦不足。今营卫俱不足，则胸中冷。上焦阳气不足，亦会影响到中焦而产生虚冷、呕吐，因此这里脉兼数象，实际是真寒假热，当以脉微为主。赵以德曰：“王冰释《内经》曰：食入反出，是无火也。虽然谓之冷，当以正气不足论之。正气者，阴阳之精，非寒非热冲和纯粹，不宜以之为冷，与寒邪同治，若以热治寒不唯反助客热，且复耗其气，损其阳矣。所谓客热者，不独以上条药之所遗，若五脏厥阳之火，乘克于中土者，皆足以客之，况多得于七情郁发之所欤。夫膏粱之变，足成客热，安可复投之以热乎。吁！世人治是病，非丁、附则姜、桂，孰知正气果何如则复也哉。”提出了治疗的方法，值得重视。临证之时，实热之脉，医者易晓；而虚热之脉，又易与之混，仲景反复提出客热之脉，足以启发后学之人。

〔原文〕

趺陽脉[1]浮而澀，浮則爲虚，澀則傷脾，脾傷則不磨，朝食暮吐，暮食朝吐，宿穀不化，名曰胃反。脉緊而澀，其病難治。

〔词解〕

(1) 趺阳脉：又称冲阳脉。三部九候诊法切脉部位之一，属足阳明胃经之脉，在足背胫前动脉搏动处，用以候脾胃。

〔释义〕

趺阳脉以候脾胃，本不应浮，浮则胃阳虚而不降；不当涩，涩则脾阴伤而不能运化水谷。脾胃阴阳两伤，不能腐熟运化，升降乖戾，于是形成胃反呕吐之证。“朝食暮吐，暮食朝吐”是由于脾气不升，胃气不降，水谷潴留于胃中，久蓄不化，上溢而吐所致，正如《素问·脉解》所云：“所谓食则呕者，物盛满而上溢，故呕也。”这种呕吐，即是胃反的特点。

所谓“脉紧而涩”，因紧脉为寒盛，涩脉为气血津液亏耗。人身之中，气主煦之，血主濡之。若气血亏乏，又有阴寒，于是津液不生反成燥疾。古人所谓“寒燥”者，即此意也。如是则阴阳俱虚，失其煦濡之能，而临证中其人在上每多胃反呕吐，形体则外现羸瘦，在下则粪若羊屎，颇似今之胃癌、食道癌之类患者的晚期表现，故曰“其病难治”。

〔提要〕

本条指出脾阴与胃阳两虚的胃反证，并以脉象阐述其病机。

〔选注〕

赵以德：趺阳者，胃脉之所过，故候胃脉必于是焉。脾与胃以膜相连，皆属于土。土有阴阳，胃为阳土，脾为阴土。阳主气，主动，阴主血，主静。今谓脾伤不能磨，何哉?此阴阳互为体用之义也。盖阳参于阴，则阴能动而不为凝结，阴参于阳，则阳能固而不为飞扬。斯脾动则脉不涩，胃固则脉不浮，若浮则胃家虚，而谷不能腐熟，涩则脾血伤，而谷不得消磨。所以在朝当阳时食入者，至暮行阴时反出；在暮当阴时食入者，至阳时亦出，以其两虚不能参合，莫得转输于大小肠也。河间云：浮阳脉紧为难治，胃之上脘血亡，则并膈间皆涩不利，食不下入，脾统血，血亡，并大小肠皆枯，而糟粕不化，食虽入，必反出也。

尤在泾：此因胃气无余，变为胃反，而推言其病之并在于脾也。夫胃为阳，脾为阴，浮则为虚者，胃之阳虚也，涩则伤脾者，脾之阴伤也，谷入于胃而运于脾，脾伤则不能磨，脾不磨则谷不化，而朝食者暮当下，暮食者朝当下，若谷不化，则不得下，不得下，必反而上出也。夫脾胃土也，土德本缓，而脉反紧，则肝有余。土气本和，而脉反涩，则血不足，藏真不足，而贼邪有余，故曰难治。

魏念庭：紧者寒盛也，涩者津亡也。胃中因虚而寒，因寒而燥，因燥而津枯，正不足而邪有余，反胃之病难治可决矣。欲补阳而津枯，有妨于补阳；欲生津而阳衰，有碍于补阴，棘手难下者，要在乎失治于早而已。

〔评述〕

脾胃为仓廪之官，五味出焉，主身之肌肉，脾统血，其华在唇四白，开窍于口，脾为胃行其津液。脾为阴土主湿，胃为阳土主燥，脾胃居中焦，为脏腑气机升降之轴枢。坎水温升则肝木遂其条达畅茂之性，赖脾土以升；离火清降，肺全行其收敛肃杀之职，依胃土而降。脾升则无飧泄之患，胃降则鲜呕吐之忧。后世医家视土为万物之母，皆本此升降而立论。李东垣谓："不明阴阳升降之理而治愈者，实属幸也。"脏腑之中，脾胃至为重要，故称之为后天之本。本条所述，以脾胃本身阴阳俱虚为主，非经汗下误治。胃阳虚脉浮，脾阴伤脉涩，运化无力，饮食不被腐熟而积于中焦，而成朝食暮吐、暮食朝吐的时间差距，与"食已即吐"的胃热之证迥别。

而此人若脉紧则阳气更虚，"其本在肾，其末在胃"，"肾为胃之关"，末虚犹可救，本虚最难疗。脉紧为寒盛，涩为津亏，既紧且涩，是胃中因虚而寒，肾阳亦当不足。病属阴阳两虚，助阳则伤阴，滋阴则损阳，故曰"难治"。

〔原文〕

病人欲吐者，不可下之。

〔释义〕

病人欲吐，是病邪在上，正气有驱邪上出之势，其治当因而越之。若妄用下法，违逆病势，不唯不能愈病，而反加重病情，甚至转趋恶化，故云"不可下之"。

〔提要〕

本条指出自欲呕吐的病人不可用下法治疗。

〔选注〕

尤在泾：病人欲吐者，邪在上而气方逆，若遽下之，病气必与药气相争，而正乃蒙其祸矣。否则里虚邪入，病气转深，或痞或利，未可知也，故曰不可下之。

《医宗金鉴》：病人欲吐，上越之势方盛，故不可下之；若病人吐后，其势衰矣，因其衰而济之，故已吐有可下之法也。

程林：欲吐，病属上焦也，故不可下。按欲吐，作吐而未吐之义，当是寒在上焦，使人温温欲吐也。

徐忠可：此因上文论吐，故推及之。治病之法，贵因势利导，故《内经》曰在上者越之，在下者引而竭之。言病欲上吐，不可强之使下，凡病皆然，故曰：病人欲吐者，不可下之，是概言非止反胃在其中。

魏念庭：凡病人欲吐者，气逆上冲也。有可吐者，邪在上则越之可也。如不可吐者，则顺气止逆治之，使邪愈深入而难于调顺也。此物下之戒，于呕吐门中首宜忌者也。

〔评述〕

名注家对本条评论，各有所长。《内经》曰："高者抑之，下者举之。"又曰："其高者因而越之，其下者引而竭之。"两段经文似有矛盾，同一高者，可越可引；同一下者，可举可竭。然仔细分析，"其高者因而越之，其下者引而竭之"，指邪气而言；"高者抑之，下者举之"，指正气而言。试观仲景《伤寒论》15条"太阳病下之后，其气上冲者，可与桂枝汤，方用前法，若不上冲者不可与之"，又桂枝加桂汤，皆止其冲气。何以不用引而竭之之法，此升举正气也。又《伤寒论》瓜蒂散条中有"胸中痞硬，气上冲咽喉不得息者，当须吐之"，何以不能降逆止冲，此邪气也。因势利导，就近驱邪，吐之而愈，又必有欲吐不能之因，其"其高者因而越之"，贵在其"因"，方可用吐法。又仲景制蜜煎导法，必有"当须自欲大便"之因，方可用导法。此皆指邪气而言。欲吐不能吐，可因其邪高，欲出不得，方可用吐；不然麻杏石甘汤证，亦在肺，何以不用吐法？因其邪无外出之势。因此"高者抑之，下者举之"，桂枝汤、补中益气汤是也；"其高者因而越之，其下者引而竭之"，瓜蒂散、蜜煎导法是也。明乎此理，则对于"病人欲吐者，不可下之"，思可过半矣。

由此观之，仲景深得《内经》治法之旨，师而不泥，能将仲景之法，与《内经》参合相观，凡病皆可得其要领，而于临证之中，亦可了惑矣。

〔原文〕

噦(1)而腹滿，視其前後(2)，知何部不利，利之即愈。

〔词解〕

（1）哕：指呃逆、干呕。《医经溯洄集》谓哕为干呕之剧者。

（2）前后：指大小便。

〔释义〕

哕与腹满并见，应观察其二便情况，随证治疗。若二者并见，则腹满为本，呃逆为标。若腹满属实证，因实则气上逆而发生呃逆；若小便不利者，是水邪上犯，当利小便而呃逆自愈。大便不利者，当通利大便，使浊阴得降则哕逆亦可愈。这都是指实证而言。

〔提要〕

本条论述哕逆属实证的治法。

〔选注〕

尤在泾：哕而腹满者，病在下而气溢于上也，与病人欲吐者不同；故当视其前后二阴，知何部不利而利之，则病从下出而气不上逆，腹满与哕俱去矣。

魏念庭：胃气上逆，冲而为哕，治法当视其前后，审大小便调不调也。前部不利者，水邪之逆也，当利其小便而哕愈；后部不利者，热邪实也，当利其大便而哕愈。

〔评述〕

本条所论，专指实证而言。然哕证有虚有实，实者易治，虚者难疗，临床上凡病后期出现呃逆者，多为脾肾两败，均属危笃之候。实证多见于暴病，病程短暂；虚证多见于久病，病情恶化时出现。本条所论为实证，实热与蓄水，均能引起腹满，如小便不利，则膀胱气化失职，反逆而上冲，故致呃逆，其病机与五苓散证略同；若实热内结，胃气不降，大便秘结，逆而上冲，反致呃逆，其证与水气上逆相似。以上均由二便闭塞，腑气不行，反而上逆所致。治疗之法，使二便通利，腑以通为补，转化物而不藏，通利即愈。但虚证之人，多属脏病，脏病多虚而腑病多实，即“阳道实而阴道虚”。即使实证之呃逆，用通利二便仍不效者，呃逆不止，亦属危证，慎之又慎！

〔原文〕

嘔而胸滿[1]者，茱萸湯主之。

茱萸湯方

吴茱萸一升　人參三兩　生姜六兩　大棗十二枚

上四味，以水五升，煮取三升，温服七合，日三服。

〔词解〕

(1) 满：满闷之意。前人有认为“满”字与“闷”字音义相同。

〔释义〕

本条所述之证，胃虚停饮，中阳不能温运，胃气上逆于胸，食即呕吐，胸间胀满，故用吴茱萸汤治之。以吴茱萸降逆散寒，人参、姜、枣和胃补脾。脾气得升，胃气得降，升降适宜、胸满除，呕吐亦可以止。

〔提要〕

本条论述寒饮上逆的呕吐的证治。

〔选注〕

徐忠可：胸乃阳位，呕为阴邪，使胸之阳气足以御之，则不呕，呕亦胸中无恙也，乃呕而胸满，是胸虚邪客，不但胃不和矣。虚邪属阴，故以茱萸之苦辛温，善驱浊阴者为君，人参补虚为佐，而以姜枣宣发上焦之正气也。

尤在泾：胸中，阳也。呕而胸满，阳不治而阴乘之也，故以吴茱萸散阴降逆，人参、姜、枣补中益阳气。

《医宗金鉴》：呕逆之气，上冲于胸，胸中气实，则不受邪，必不满也；若胸中气虚，客寒邪气，得以留连，故胸满也。

〔评述〕

呕吐之证，有虚实寒热之别。本条叙述为胃阳不足，寒饮上逆，从而发生呕吐胸满。胸属阳位，心肺居之，若清阳之位被阴邪所犯，则呕而胸满。本条用吴茱萸汤治呕而胸满，又与上条之哕不同。治哕之法，以通畅气机为主，亦非治哕概用利法。如橘皮汤、橘皮竹茹汤二方，均非通利二便。而当着眼于腹满与二便，知其本在于“病在下而气逆于上”，利其二便，则“病下去而气不上逆”。呕吐、哕表现虽不同，但均为胃失通降，第六条为欲吐者不可下，第七条哕而腹满，利其二便，而后之大黄甘草汤又能治“食已却吐”，说明呕吐、哕在治疗中有可下、当温、不可下之不同，必须临证细审。

吴茱萸汤具有温胃补虚、散寒降痛之功。吴萸既能温胃散寒，又能泄厥阴逆气；生姜散寒降逆，健胃止呕；人参、大枣培补中州脾胃之气，故不论呕、干呕，本方均可治疗。临证应用甚广，除上述症状外，还应有心下痞满、吞酸嘈杂、干呕、吐涎沫、头痛、肢冷、脉弦、舌苔白腻等。

〔原文〕

干嘔[1]，吐涎沫[2]，頭痛者，吴茱萸湯主之。(方見上)

〔词解〕

(1) 干呕：呕时有声无物。

(2) 吐涎沫：吐出黏液与白沫。

〔释义〕

本条所述为胃虚停饮，又夹肝气，肝气循经脉犯胃上冲，因而发生干呕、头痛、吐涎沫，故用本方散寒化饮、降逆止呕。所谓“干呕吐涎沫”乃干呕多次之后，吐出涎沫，属胃虚寒证，头痛为寒邪上攻。

〔提要〕

本条与上条论述寒饮上逆的呕吐的证治，

〔选注〕

徐忠可：干呕者，有声无物也，物虽无而吐涎沫。上焦既有寒，寒为阴邪，格阳在上，故头痛，此胸满而呕，似有轻重表里不同；然邪必乘虚，故亦用茱萸汤，兼温补以驱浊阴，谓呕有不同，寒则一也。

尤在泾：干呕吐涎沫，上焦有寒也。头者诸阳之会，为阴寒之邪上逆而痛，故宜茱萸汤以散阴气而益阳气。

《医宗金鉴》：干呕吐涎沫者，以半夏干姜散温中止呕也；若更头痛，此属寒气盛而逆之甚也，故用吴茱萸汤温寒下气，大折冲逆之势也。

〔评述〕

本条是胃有寒饮，兼夹肝气上逆，因而发生干呕、吐涎沫、头痛等证。干呕、吐涎沫，其病机与上条略同，均为寒饮上逆所致；唯头痛证为本条特有，厥阴经脉，上额交巅，与督脉相合，故其头痛之处，多在巅顶与前额。人皆知肝阳上亢，而忽略肝阳上逆。肝阳上亢多夹风，而肝阳上逆多夹水。故肝阳上亢可用平肝息风，肝阳上逆则以降浊化饮、温寒扶虚之法治之。

〔原文〕

嘔而腸鳴，心下[1]痞[2]者，半夏瀉心湯主之。

半夏瀉心湯方

半夏半升（洗） 黄芩三兩 乾姜三兩 人参三兩 黄連一兩 大棗十二枚 甘草三兩（炙）

上七味，以水一斗，煮取六升，去滓，再煮取三升，温服一升，日三服。

〔词解〕

（1）心下：指剑突下胃脘之处。

（2）痞：《伤寒论》："但满而不痛者，此为痞。"指痞闷不适之感。

〔释义〕

本条指出呕吐属于寒热错杂的证治，其主证为"心下痞"，是因病邪乘虚而内结于胃，升降失常所致。胃气上逆则呕，脾不健运则肠鸣，以致形成寒热错杂的证候。半夏泻心汤为寒热并用、辛开苦降之剂，方用人参、甘草、大枣以养中气，半夏、干姜之辛以降逆止呕，黄芩、黄连之苦以清热。

〔提要〕

本条论述寒热错杂的呕吐的证治。

〔选注〕

徐忠可：呕本属热，然而肠鸣则下寒而虚。痞则阴邪搏饮，结于心下，即《伤寒论》所谓胃中不和，腹中雷鸣也。故主半夏泻心汤，用参、甘、枣以补中，干姜以温胃泻满，半夏以开痰饮，而以芩连清热，且苦寒亦能泄满也。

程林：呕而肠鸣心下痞者，此邪热乘虚而客于心下，故以芩连清热除痞，姜夏散呕，《内经》曰：脾胃虚则肠鸣，又曰：中气不足，肠为之苦鸣。人参、甘、枣用以补中而和肠胃也。

尤在泾：邪气乘虚，陷入心下，中气则痞。中气既痞，升降失常，于是阳独上逆而呕，阴独下走而肠鸣，是虽三焦俱病，而中气为上下之枢，故不必治其上下，而但治其中。黄连、黄芩苦以降阳，半夏、干姜辛以升阴，阴升阳降，痞将自解。人参、甘草则补养中气，以为交阴阳通上下之用也。

〔评述〕

本条证候，在上为呕吐，在下为肠鸣，在中为心下痞，总以心下痞为主证。脾宜升则健，胃宜降则和，升降相应，使谷食精华充达机体，糟粕传导于肠而排出。如今寒热互结在中，脾气不升则健运失调，水湿内停而肠鸣；胃气不降，反而上逆作呕。半夏泻心汤为寒热并用，辛开苦降之剂。芩、连苦降，姜、夏辛开，更用参、草、枣培补中气，恢复阴阳升降之常。临证之中，半夏泻心汤应用甚广，凡呕吐、肠鸣下利，兼有心下痞或胃酸过多之溃疡病，效果甚佳。凡证属寒热错杂的，用之多效。胃酸过多，胃脘嘈杂者，可加煅瓦楞、乌贼骨；心下痞按痛，舌苔黄腻者，可与小陷胸汤合用。半夏配黄芩，黄连配干姜，一寒一热，一苦一辛，正与此证相合，后世左金丸，治胃酸过多，其理亦同。故本方之旨，在于开中焦痞。

〔原文〕

乾嘔而利者，黄芩加半夏生姜湯主之。

黄芩加半夏生姜湯方

黄芩三兩　甘草二兩（炙）　芍藥二兩　半夏半升　生姜三兩　大棗十二枚

上六味，以水一斗，煮取三升，去滓，温服一升，日再夜一服。

〔释义〕

本证是由热邪内犯肠胃所引起，邪既入里而下利，又复上逆而干呕，但以下利为主，故以黄芩汤清热和中，加半夏、生姜以降逆止呕。本方既可治干呕而暴注下迫的热泻，又可治干呕而下利脓血的热痢。如不呕，可去生姜、半夏。本病在肠，故其治重在下利而不在呕。

〔提要〕

本条论述热利与干呕并见的证治。

〔选注〕

程林：中焦不和，则气逆于上而作呕，迫于下而为利，故用半夏、生姜入上焦而止呕，甘草、大枣入中焦而和脾，黄芩、芍药入下焦而止利。如是则正气安而邪气去，三焦和而呕利止矣。

沈明宗：此木邪乘胃也。木邪乘胃也，上逆则呕，下行则利。今干呕下利者，外之风寒相合胃中痰饮，搏结上逆下注，故以小柴胡汤去走表之柴胡，倍半夏生姜和中而涤饮止呕，然呕则气逆，故去人参，加芍药，是平土中之木也。

尤在泾：此伤寒热邪入里作利，而复上行为呕者之法。而杂病肝胃之火，上冲下注者，亦复有之，半夏、生姜散逆于上，黄芩、芍药除热于里，上下俱病，中气必困，甘草、大枣合芍药、生姜，以安中而正气也。

〔评述〕

寒热错杂，胃气上逆而致呕，但食物在肠而不在胃，故止于干呕而下利。邪热内犯肠胃则邪热挟胃气以上逆，所以干呕；胃寒则用半夏、生姜以温之。热迫于下，陷入肠中，则为下利，以黄芩汤清肠中热以止利，其中甘草、大枣和胃调中。本证所云下利包括泄泻和痢疾，其主证为腹痛、下利热臭或垢积。临床用本方可治急性胃肠炎，如腹痛剧烈则加大芍药用量。孕妇妊娠恶阻，亦可选用本方。

〔原文〕

諸嘔吐，穀不得下者，小半夏湯主之。（方見痰飲中）

〔释义〕

由本条所述“诸呕吐，谷不得下”，可知呕吐颇剧，是由胃中停水所致，故用小半夏汤逐饮止呕，胃中有停饮，每易引起呕吐，小半夏汤对此颇为适宜，但以呕吐、口不渴、心下痞为主治证候；如兼头眩、心悸，可加茯苓以利水，即小半夏加茯苓汤。

〔提要〕

本条指出停饮呕吐的证治。

〔选注〕

尤在泾：呕吐谷不得下者，胃中有饮，随气上逆，而阻其谷入之路也。故以半夏消饮，生姜降逆，逆止饮消，谷斯下矣。

魏念庭：诸呕吐有谷不得下者，寒气格塞于上，而胃气虚冷于中也，主之以小半夏汤，半夏、生姜全用辛温，治虚冷上逆之善方也。

徐忠可：此痰饮多而致呕之方也。外邪内入而呕，必自饮食稍进。此痰饮多而外邪少，拒格胸胃之间，气逆而谷不得入，故用生姜散邪，半夏以消痰饮而止呕逆。

〔评述〕

《金匮要略·痰饮咳嗽病脉证并治》曰："呕家本渴，渴为欲解，今反不渴，心下有支饮故也，小半夏汤主之。"由此可知，呕吐、谷不得下，是胃中有饮，且其呕吐之势颇剧。以方测证，可知这种呕吐，是由于胃中有停饮所致。这里的"诸呕吐"是泛指停饮所致的呕吐，非一切呕吐，小半夏汤和胃降逆、散寒化饮，为治停痰呕吐的主方，以呕吐、口不渴、心下痞为主证，兼见头眩心悸者，加用茯苓。然本方与吴茱萸汤均有呕吐、心下痞之证，临证须鉴别。前者有头痛、吐涎沫、泛酸且气逆较甚；本方有头眩、心悸、吐清水而气逆不甚。半夏生姜相伍，有温胃、止吐、除饮之功，可以治各种胃病有呕吐者，尤其治疗见物即呕、食不下咽之病颇效。

〔原文〕

嘔吐而病在膈上[1]，後思水者，解[2]，急與之[3]。思水者，猪苓散主之。

猪苓散方

猪苓　茯苓　白术各等分

上三味，杵爲散，飲服方寸匕，日三服。

〔词解〕

(1) 病在膈上：即饮邪上逆于膈。

(2) 解：指呕吐的原因已除，饮邪吐去，胃阳渐复，病有缓解。

(3) 急与之：谓急予善后治法，即服用猪苓散。

〔释义〕

因停水引起的呕吐，呕吐后思水是饮去阳复之象，故"思水者，解"，此时本应按《伤寒论·辨太阳病脉证并治》"少少与饮之，令胃气和则愈"，如因思水而尽量饮水，因胃弱不能消水，就有旧饮去而新饮复停的可能，用本方可防止水饮再留。

〔提要〕

本条论述呕吐后因饮水多而致停饮的治法。

〔选注〕

尤在泾：病在膈上，病膈间有痰饮也。后思水者，知饮已去，故曰欲解，即先呕却渴者，此为欲解之义。夫饮邪已去，津液暴竭，而思得水，设不得，则津亡而气亦耗，故当急与。而呕吐之余，中气未复，不能胜水，设过与之，则旧饮方去，新饮复生，故宜猪苓散以崇土而逐水也。

程林：上章言先呕却渴，此为欲解。今呕吐而病在膈上，后思水者解，亦与上证不殊，故急与之以和胃；然思水之人，又有得水而贪饮，则胃中热少，不能消水，更与人作病，故思水者用猪苓散以散水饮。

〔评述〕

本条述胃中停饮呕吐者，吐后口渴思饮，为饮去阳复之佳兆，与“先呕却渴者，此为欲解”颇相吻合，故云“思水者，解”。若从“思水”二字推敲，仅示人病势好转，并不等于说因呕吐饮邪已尽而病愈。思水仅为口渴之渐，饮未尽去，阳未全复，乘其好转之时，因势利导，速予善后之法，故云“急与之。思水者，猪苓散主之”。本方二苓白术同用，功在健运中土，气化水行，则残饮复蠲，思水亦止。方中猪苓使水从前阴而走，而茯苓益胃利肾，白术加强脾土之转输。如《内经》所云“肾者，胃之关也，关门不利，故水聚而从其类也”，今关门开，水饮去，精自生，神自胜，骨肉相保，巨气乃平。且用散剂，取其分散之意，搜索残饮余湿，不令速荡而过，恐其有遗漏之处也。仲景立法之严谨，用药之精当，足为后学之津梁。对于饮病呕后口渴的问题，《金匮要略·痰饮咳嗽病脉证并治》与本篇反复提及，但未作出进一步处理，直至此处才指出处理的法则与药物，可谓开而弗达、导而弗牵、强而弗抑，真善教者也！

〔原文〕

嘔而脉弱，小便復利，身有微熱(1)，見厥者難治，四逆湯主之。

四逆湯方

附子一枚（生用）　乾姜一兩半　甘草二兩（炙）

上三味，以水三升，煮取一升二合，去滓，分温再服。强人可大附子一枚，乾姜三兩。

〔词解〕

(1) 微热：指虚阳外越之证，非实热。

〔释义〕

呕而脉弱是正气已虚，小便复利是肾虚不能摄纳，阴寒内盛故四末不温而厥，格阳于外故身有微热。治宜四逆汤急救回阳。因其病势危笃，故曰难治。

〔提要〕

本条论述虚寒性呕吐的证治。

〔选注〕

赵以德：谷入于胃，长养于阳，脉道乃行，今胃不安于谷，以致呕。故其气不充于脉，则脉弱。下焦虚，则小便自利。迫阳于表则微热，经脉虚则寒厥。夫阳者，一身之主，内外三焦虚寒如此，诚难治矣。苟有可回之意，必以四逆回阳却阴也。

尤在泾：脉弱便利而厥，为内虚且寒之候，则呕非火邪，而是阴气之上逆。热非实邪，而是阳气之外越矣，故以四逆汤救阳驱阴为主。然阴方上冲，而阳且外走，其离决之势，有未可即为顺接者，故曰难治。或云，呕与身热为邪实，厥利脉弱为正虚，虚实互见，故曰难治。四逆汤舍其标而治其本也，亦通。

魏念庭：呕而脉弱者，胃气虚也，小便复利，气不足以统摄之，脱而下泄也。身有微热见厥，内积阴寒，外越虚阳，阳衰阴盛，其呕为阳浮欲越之机也，见此知为难治，非寻常火邪痰饮之呕也。

〔评述〕

以上三家注解颇为精当。仅有“呕而脉弱，小便复利，身有微热”等证，未必内虚且寒，然而“见厥者”一句点破，知其为浮阳外越之证。有四逆而厥，知其阴阳已不相顺接。辨其标本，脉弱、小便利、厥逆并见，知其内虚且寒，微热为虚阳浮越，此微热之候，必其人面赤如妆，非面色正赤，阴盛于内，格阳于外，病情危笃，当属难治。后人治阴寒霍乱证，多采用此方，此又属回阳救逆法。

此条呕吐属于全身虚寒证，与前诸条只限于局部者，大相径庭。故前诸条以呕吐为主，治法以止呕为急务；本条以全身虚寒为主，治当以回阳救逆为先者，又不可不辨。

〔原文〕

嘔而發熱者，小柴胡湯主之。

小柴胡湯方

柴胡半斤　黄芩三兩　人参三兩　甘草三兩　半夏半升　生姜三兩　大棗十二枚

上七味，以水一斗二升，煮取六升，去滓，再煎取三升，温服一升，日三服。

〔释义〕

有呕而兼寒热往来之发热，此因肝邪犯胃所致。此方原治少阳病，有寒热往来、心烦喜呕、默默不欲饮食、胸胁苦满等证。少阳以呕为主，此处以“呕而发热”代表少阳证。应用小柴胡汤为疏解少阳、降逆和中之法。

〔提要〕

本条论述肝胃不和呕吐的证治。

〔选注〕

尤在泾：呕而发热，邪在少阳之经，欲止其呕，必解其邪，小柴胡汤则和解少阳之正法也。

《医宗金鉴》：呕而腹满，是有里也，主之大柴胡汤，攻里以止呕也。今呕而发热，是有表也，主之以小柴胡汤，和表以止呕也。

程林：经曰：呕而发热者，柴胡证俱。夫呕家未有发热者，以发热属半表半里，故与小柴胡汤以和之。

赵以德：伤寒论出太阳证，又出厥阴证，小柴胡汤本少阳半表半里药也，何为太阳厥阴亦治之，盖太阳传里而未尽入，厥阴受传而未尽受，二者俱在半表半里之间，故呕而发热，病同方亦同也。自此而言，病之半表半里，岂独伤寒有哉，故更集要略。

〔评述〕

本条“呕而发热”之症状，与上条类似，病机却迥异。上条四逆汤证为阴盛格阳，属假热，故曰“微热”；本条发热为肝郁气滞、枢机不利，是属实热，故曰“发热”。因恐后学混淆，仲景特将此二条并提，使人便于鉴别虚实阴阳，临证不惑耳。

〔原文〕

胃反[1]嘔吐者，大半夏湯主之。(《千金》云：治胃反不受食，食入即吐。《外臺》云：療嘔心下痞硬者)

大半夏湯方

半夏二斤（洗完用）　人參三兩　白蜜一升

上三味，以水一斗二升，和蜜揚之二百四十遍，煮取二升半，温服一升，余分再服。

〔词解〕

(1) 胃反：亦称反胃，即朝食暮吐、暮食朝吐，食物原样吐出。

〔释义〕

本条文甚简，从方药分析可知专为治胃虚寒之呕吐，且应有大便难之症状。方用人参补中，半夏温中止呕，白蜜润肠。大便润通，胃气亦不上逆而呕吐自止。

〔提要〕

本条论述虚寒性呕吐的证治。

〔选注〕

徐忠可：以前皆论呕，即或兼言吐，不过饮食之后，或吐些少出来耳。若食久即尽出，此乃胃虚不能消谷，因而上逆，故使胃反，反后火逆呕吐兼夹燥矣，故以半夏降逆、下痰涎为主，加以人参养其正，白蜜以润其燥，且扬水二百四十遍，以使速下，《千金》治不受食，《外台》治呕而心下痞硬。要知不受虚也，痞硬亦虚也。

尤在泾：胃反呕吐者，胃虚不能消谷，朝食而暮吐也。又胃脉本下行，虚则反逆也。故以半夏降逆，人参、白蜜益虚安中。东垣云：辛药生姜之类治呕吐，但治上焦气壅表实之病，若胃虚谷气不行，胸中闭塞而呕者，唯宜益胃推扬谷气而已。此大半夏汤之旨也。

沈明宗：此偏痰多之方也。胃反本营卫两虚，木气乘脾而不健运，津液化为痰饮，卫气逆而化火，痰火上溢，则胃反呕吐，故用人参甘温滋润，补养脾胃，合蜜润燥而生营卫，半夏涤饮而下逆退其标，水和蜜扬二百四十遍，取性之柔，以养胃阴而不燥也。

〔评述〕

本条所论之呕吐胃反，即前文第三、第四、第五条所论之证候，以“朝食暮吐、暮食朝吐”为其特征，与一般呕吐不同。读本节时当参照以前的三条。胃反是由于脾胃之阳虚，加之脾胃之阴亦不足（趺阳脉浮为阳虚，涩为阴虚），阴阳俱不足，则脾气不升，胃气不降，阴阳俱虚则转运失职。大半夏汤中重用半夏化饮降逆，人参兼顾胃阴胃阳，白蜜润燥补虚，并制半夏之燥。虽其人阳虚而不用姜附之辈，恐其伤阴也。合用具有降逆、补虚、润燥的作用。其证亦当有心下痞硬、肠中沥沥有声、多呕涎沫、大便燥结等。

〔原文〕

食已即吐[1]者，大黄甘草湯主之。(《外臺》方，又治吐水)

大黄甘草湯方

大黄四兩　甘草一兩

上二味，以水三升，煮取一升，分温再服。

〔词解〕

(1) 食已即吐：指不食不吐，一食便吐。

〔释义〕

本证因胃肠实热，大便秘结而引起呕吐。人体之表里上下，息息相关，下既不通，势必上逆而呕，火性急迫，故食已即吐。大便通利，胃气得降则胃反呕吐自止。因其人无腹满，故不用枳、朴，与小承气汤泻实除满有异。

〔提要〕

本条论述实热性呕吐的证治。

〔选注〕

沈明宗：此偏火盛之方也。木火之邪结于肠胃血分，气反逆于胸膈，以致食已即吐。经谓胃主血所生病，故用大黄，以破血分之热，甘草以调胃气，俾肠胃通而食下，则不吐矣。此方脾胃干结者宜之，当与上不可下之条，反复互看，始得仲景前后之意。

徐忠可：食已即吐，非复呕病矣。亦非胃弱不能消，乃胃不容谷，食已即出者也。明是有物伤胃，营气闭而不纳，故以大黄通荣分已闭之谷气，而兼以甘草调其胃耳。《外台》治吐水，大黄亦能开脾气之闭，而使精散于肺，通调水道，下输膀胱也。

尤在泾：经云：清阳出上窍，浊阴出下窍。本乎天者亲上，本乎地者亲下也。若下既不通，必反上逆，所谓阴阳反作，气逆不从，食虽入胃，而气反出之矣。故以大黄通其大便，使浊气下行浊道，而呕吐自止，不然，止之降之无益也。东垣通幽汤治幽门不通，上冲吸门者，亦是此意。但有缓急之分耳。经云：阳气者闭塞，地气者冒明，云雾不精，则上应白露不下，夫阳气天气也。天气闭，则地气干矣。云雾出于地，而雨露降于天，地不承，则天不降矣。可见天地阴阳，同此气机，和则俱和，乖则并乖，人与天地相参，故肺气象天，病则多及二阴脾胃，大小肠象地，病则多及上窍。丹溪治小便不通，用吐法以开提肺气，使上窍通而下窍亦通，与大黄甘草汤之治呕吐，法虽异而理可通也。

〔评述〕

本条应与上文对照分析，大半夏汤治胃虚寒、肠不润之胃反呕吐。本条则为胃肠实热，大便秘结，因而胃气上逆，食后即吐。下既不通，势必上逆。《素问·至真要大论》："诸逆冲上，皆属于火。"又当注意"食已"二字。可知不食不吐，一食即吐。前人尝说"食入即出，是有火也"，由于火性急迫，故其吐势急涌，与上条"朝食暮吐，暮食朝吐"，又大相径庭。以大黄甘草汤通便，则胃气和降，实热去呕自止。

方中用大黄泻实清热，甘草和中益胃，前文第六条云"病人欲吐者，不可下之"，而本条却用大黄泻下，似属矛盾。其实第六条所述欲吐者，乃似瓜蒂散证欲吐而不能吐，正气有驱邪外出之势，"其高者因而越之"，贵在其"因"，助正外驱其邪，故不当用下法；

本条病在下在肠，呕吐为标，肠胃热为本，故通便清热为治病求本之法，这与“必伏其所主而先其所因”颇为合拍，病本去而标自解。

〔原文〕

胃反[1]，吐而渴，欲飲水者，茯苓澤瀉湯主之。

茯苓澤瀉湯方（《外臺》云：治消渴脉絶胃反吐食之，有小麥一升）

茯苓半斤　澤瀉四兩　甘草二兩　桂枝二兩　白朮三兩　生姜四兩

上六味，以水一斗，煮取三升，内澤瀉，再煮取二升半，温服八合，日三服。

〔词解〕

（1）胃反：此处指反复呕吐，非朝食暮吐之胃反。

〔释义〕

本证因胃有停水而呕吐，同时又因水邪阻碍脾气运输，津液不能上承而口渴。其人渴而多饮，则停水愈甚，呕吐更频，渴亦终不能止。当治以利水，水去则呕止，不治渴而渴自除。方用茯苓、白术、泽泻健脾渗湿，生姜、甘草和胃降逆，妙在一味桂枝，通心阳下达于肾，又可使肾水上朝于心。气化正常则诸证自愈。

〔提要〕

本条论述停饮呕吐的论治。

〔选注〕

尤在泾：猪苓散，治吐后饮水者，所以崇土气，胜水气也。茯苓泽泻汤治吐未已，而渴欲饮水者，以吐未已，知邪未去，则宜桂枝、甘、姜散邪气，苓、术、泽泻消水气也。

《医宗金鉴》：李彣：吐而渴者，津亡而胃虚燥也。饮水则水停心下，茯苓泽泻降气行饮，白术补脾生津，此五苓散原方之义也。然胃反因脾气虚逆，故加生姜散逆，甘草和脾。又五苓散治外有微热，故用桂枝。此证无表热而亦用之者，以桂枝非一于攻表之药也，乃彻上彻下，可外可内，为通行津液、和阳治水之剂也。

陈修园：此为胃反之因于水饮者而出其方治也。此方治水饮，人尽知之，而治胃反则人未必知也，治渴更未必知也。盖胃反病为胃虚挟冲脉而上逆者，取大半夏汤之降逆，更取其柔和以养胃也。今有夹水饮而病胃反，若吐已而渴，则水饮从吐而俱出矣；若吐未已而渴欲饮水者，是旧水不因其得吐而尽，而新水反因渴欲饮而增，愈吐愈渴，愈饮愈吐，非从脾而求输转之法，其吐与渴，将何以宁，以茯苓泽泻汤主之。

丹波元坚：按此条证，中焦蓄水，气液为之壅遏，不能升腾滋养，故使渴欲饮水，李氏以为津液亡者，误矣。宜参《伤寒论辑义》五苓散条。又此方桂枝佐苓、术等，以温散水饮，生姜以降逆气，尤氏以为散邪气者，亦误。

〔评述〕

前有“呕家本渴，渴为欲解”，与此条不同。前者为吐后虽渴欲饮水，然饮后不吐，是胃无停水。本条食下即吐，吐后欲饮水，饮后亦不受而吐。实是胃有停水，致使脾不运化，津不上承，故渴欲饮水，饮亦不受。本条之胃反与前三、四、五条“朝食暮吐”有别，彼为病名，此为症状。

“渴欲饮水”为本条辨证关键，因胃有停饮而引起呕吐，又因停饮影响气化，津不上承而渴欲饮水，虽呕吐而饮但饮邪未尽，渴饮后又增停水，更复促使呕吐。愈吐愈渴，愈饮愈吐，条首“胃反”二字，即指反复呕吐不止。其本为停水，故治呕治渴，皆非治本，用此茯苓泽泻汤以化气利水，和胃降逆，则气化而水饮自去，胃气得和则呕吐口渴自除。本方用五苓散去猪苓加甘草、生姜而成，亦即苓桂术甘汤加生姜、泽泻而成。本证与五苓散证水逆消渴病机相似，故其治疗大法相似。唯五苓散重点在于膀胱气化不行，小便不利，以致水反上逆；本条证候重点在于水停在胃，中阳不运，故口渴、呕吐并见。五苓散偏于利小便，故泽泻用量独重，佐以桂枝二苓；本方偏于和胃止呕，故茯苓用量独重，佐以甘草、生姜；至于化气利水，则桂枝之功，二方皆有。本方独不用猪苓者，恐其淡渗太过，以其人多吐伤津也。

〔原文〕

吐後，渴欲得水而貪飲者，文蛤湯主之。兼主微風，脉緊，頭痛。

文蛤湯方

文蛤五兩　麻黄三兩　甘草三兩　生姜三兩　石膏五兩　杏仁五十枚　大棗十二枚

上七味，以水六升，煮取二升，温服一升，汗出即愈。

〔释义〕

吐后渴欲饮水，因吐多胃中津液受伤，反生燥热，故饮水以自救。治以文蛤散咸寒清热，以除烦渴。

〔提要〕

本条论述吐后渴而贪饮的治法。

〔选注〕

《医宗金鉴》：“文蛤汤主之”五字，当在头痛之下，文义始属，是传写之讹，兼主之“主”字，衍文也。吐后而渴，当少少与饮之，胃和吐自止也。若恣意贪饮，则新饮复停，而吐必不已也，当从饮吐治之。若兼感微风，脉必紧，头必痛，主之文蛤汤者，是治渴兼治风水也，故以越婢汤方中加文蛤，越婢散风水也，文蛤治渴不已也。

丹波元坚：按此条病轻药重，殊不相适，柯氏以此汤移置于太阳篇下文蛤散条。仍考此条，乃是文蛤散证，彼此相错也。消渴篇曰：渴欲饮水不止者，文蛤散主之。可以互征矣。但兼主微风脉紧头痛一句，即汤方所主也。

赵以德：是汤即大青龙去桂枝加文蛤也。大青龙主发散风寒两受。此证初无外邪而用之何哉？夫天地之气，人之饮食之气，分之虽殊，合之总属风寒湿热之气化耳。足太阳膀胱，本寒水之经也。先因胃热而吐，用竭其津，遂渴欲饮水，饮多则水气内凝，其寒外应，而腠理闭矣。故将文蛤散水寒，麻黄、杏仁开腠理、利肺气，甘草、姜、枣发荣卫，石膏解肌表内外之郁热也。而又谓主微风，脉紧，头痛者何，盖风热循膀胱，上入巅，覆其清阳，则为头痛，而肾邪亦从而泛溢，故同一主治也。

〔评述〕

各注家论述，各有其理。主张非衍文相错者，以其人上焦肺有郁热，上元不清，故饮后之水，由于肺气不化，不能下输，故除烦渴多饮之外，又有喘、胸满、小便不利，用文蛤汤。可使清散郁热，宣散肺气。开郁清热其旨是也。

而柯韵伯认为文蛤汤与《伤寒论·辨太阳病脉证并治》文蛤散互错，殊有卓见，本条“渴欲得水而贪饮”与《金匮要略·消渴小便利淋病脉证并治》之文蛤散证“渴欲饮水不止”，其病机类似，故方剂可以互用。至于“兼主微风，脉紧，头痛”一句，疑为后人对文蛤汤功用所添注脚，年久传抄，误入正文。

〔原文〕

乾嘔，吐逆，吐涎沫，半夏乾姜散主之。

半夏乾姜散方

半夏　乾姜等分

上二味，杵爲散，取方寸匕，漿水一升半，煎取七合，頓服之。

病人胸中似喘不喘，似嘔不嘔，似噦不噦，徹心中憒憒然無奈[1]者，生姜半夏湯主之。

生姜半夏湯方

半夏半升　生姜汁一升

上二味，以水三升，煮半夏，取二升，内生姜汁，煮取一升半，小冷，分四服，日三夜一服。止，停後服。

〔词解〕

(1) 彻心中愦愦然无奈：指病人自觉胸中烦闷已极，有无可奈何之感。

〔释义〕

以上两条，均为饮停于胃所致，由于病机略异，故治法亦殊。前条病机为胃寒，干呕、吐逆、吐涎沫可以交互出现。因胃中有寒，津液不能蒸化为气，聚则成湿，停则为水，或成痰涎，随胃气而上逆。半夏干姜散即小半夏汤以生姜易干姜，杵为散剂而煮服。因小半夏汤目的在于止呕散饮，故用生姜；本方因中土虚寒，取干姜温胃，守而不走，功用以温胃止呕为主。

后条是以正气与寒饮相搏为主要病机。正邪两相搏击，因此出现似喘不喘，似呕不呕，似哕不哕，病人自觉胸中有无可奈何之感，故以生姜半夏汤辛散水饮，以舒展胸中阳气。其煎服法中应注意“小冷，分四服”之句，“小冷”是因寒饮内停，恐其格拒不受，用反佐之法。《素问·五常政大论》谓“治寒以热，凉而行之”，后世本此，所谓“姜附冷饮，承气热服”之法也。分四服以避免量大而引起呕吐，又可以使胃中寒饮逐渐消散。半夏干姜散在于温胃中寒，故用干姜；生姜半夏汤以散为主，故用生姜汁。仲景方中用姜汁量大者，此方当居首位。

〔提要〕

此二条论述停饮干呕泛恶的证治。

〔选注〕

《医宗金鉴》：有声有物谓之呕，有声无物谓之哕，即干呕也。今有声无物而吐涎沫，故曰干呕。吐逆，吐涎沫也；干呕吐酸苦，胃中热也；干呕吐涎沫，胃中寒也。主之半夏干姜散，温中止呕也。此承上条详申欲吐之状，以明其治也。喘者呼吸气急也，似喘不喘，谓胸中似喘之不快，而不似喘之气急也。呕者吐物而有声也，似呕不呕，谓似作呕之状，而不似呕之有物也。哕者，干呕也，似哕不哕，谓似哕之有声，而不似哕之声连连也。彻心中愦愦然无奈者，总形容似喘不喘，似呕不呕，似哕不哕，心中愦乱无奈，懊侬欲吐之情状也。

尤在泾：干呕吐逆，胃中气逆也。吐涎沫者，上焦有寒，其口多涎也。与前干呕吐涎沫头痛不同，彼为厥阴阴气上逆，此是阳明寒涎逆气不下而已，故以半夏止逆消涎，干姜温中和胃，浆水甘酸，调中引气止呕哕也。寒邪搏饮，结于胸中而不得出，则气之呼吸往来、出入升降者阻矣。似喘不喘，似呕不呕，似哕不哕皆寒饮与气相搏互击之证也。且饮，水邪也；心，阳脏也。以水邪而逼处心脏，欲却不能，欲受不可，则彻心中愦愦然无奈也。生姜半夏汤，即小半夏汤，而生姜用汁，则降逆之力少，而散结之力多，乃正治饮气相搏，欲出不出者之良法也。

〔评述〕

前条“干呕”、“吐逆”、“吐涎沫”应分三句来读，此三证各自为病，亦可同时出现，但寒饮上逆，胃失和降，为三者共同点。由于饮邪有微甚，胃逆有轻重，所以或干呕，或吐逆，或吐涎沫，或三者兼见。此与前文吴茱萸汤证似乎相近，但彼为肝寒胃气上逆，所以头痛，故肝胃同治；本条为胃寒停饮，故当专治胃。

后条之证候属饮停中焦，邪正相搏，而条文反提“胸中”二字，当属上焦。因为中焦寒饮逆上而影响胸中，致使上焦阳气不能舒展，故出现“似喘不喘，似呕不呕，似哕不哕”之证，使心中有烦闷异常、无可奈何的感觉，此即所谓泛泛恶心之证。生姜半夏汤与半夏干姜散，同为蠲饮降逆之剂，后者重在胃寒，故用干姜温胃；前者重在饮阻阳气，故重用姜汁，辛开闭结，舒展胸阳。

生姜半夏汤中，用姜汁达一升之多，半夏仅用半升，知以生姜汁为君，半夏为佐；小半夏汤用半夏一升，生姜半斤，知以半夏为君，生姜为佐。故生姜半夏汤重在散结通阳，小半夏汤重在降逆化饮，方义不同，故方名亦异。

〔原文〕

乾嘔、噦[1]，若手足厥者，橘皮湯主之。

橘皮湯方

橘皮四兩　生姜半斤

上二味，以水七升，煮取三升，温服一升，下咽即愈。

噦逆者，橘皮竹茹湯主之。

橘皮竹茹湯方

橘皮二升　竹茹二升　大棗三十枚　生姜半斤　甘草五兩　人參一兩

上六味，以水一斗，煮取三升，温服一升，日三服。

〔词解〕

（1）干呕、哕：应理解为干呕或哕。

〔释义〕

前条病机为胃气虚寒，因而手足有轻度寒冷感。因脾与胃以膜相连，同居中州，共属土德，胃阳不振，脾亦不足。脾主四肢，故中阳不振则四末不温。此中阳不能伸展，自与阴盛阳微之手足厥冷不同。橘皮汤以橘皮降气，生姜止呕，合用之能宣通胃阳，阳气一振则呕、哕、厥冷自愈。

后条病机为胃有虚热，胃气上逆引起哕证，故用橘皮、生姜以降逆，竹茹甘寒清胃热，人参、甘草、大枣以补虚，共奏清热补虚、降逆止哕之效。

〔提要〕

此二条论述胃热与胃寒引起哕证的不同治法。

〔选注〕

徐忠可：呕兼哕言，则以哕为重矣。彼有因元气败而哕者，此肾虚欲绝也；若从干呕来，虽手足厥，明是胃家寒气结，不行于四肢，故以橘皮温胃为主，而含生姜以宣散其逆气也。此不兼呕言，是专胃虚而冲逆为哕矣。然非真元衰败之比，故以参、甘培胃中元气，而以橘皮、竹茹，一寒一温，下其上逆之气；亦由上焦阳气不足以御之，乃呃逆不止，故以枣姜宣其上焦，使胸中之阳，渐畅而下达。谓上焦固受气于中焦，而中焦亦禀承于上焦，上焦既宣，则中气自调也。

程林：干呕哕则气逆于胸膈间而不行于四肢，故手足为之厥，橘皮能降逆气，生姜呕家圣药，小剂以和之也。然干呕非反胃，厥非无阳，故下咽气行即愈。《内经》曰：胃为气逆为哕，上证但干哕而未至于逆，今哕逆者，即《内经》所谓诸逆冲上，皆属于火。胃虚而热乘之，作哕逆者吁？夫除胃热而专主呕哕，必以竹茹为君，橘皮下逆气为臣，生姜止呕逆为佐，人参、甘草、大枣以缓逆为使。

〔评述〕

前条“干呕、哕”是指干呕与哕可以同见，亦可单见。而又兼手足厥逆，其原因是胃气被寒邪闭阻所致。胃失和降，挟寒邪以上逆，故成干呕或哕；中焦阳遏不达四末则厥。程林论述颇为贴切。然而大多一时性的客寒犯胃，与命门火衰的四逆汤证不同，故治以橘皮汤。

后条之呃逆证不够具体，应与上条对照分析，以方测证，可知其由胃中虚热上冲所致，以使虚烦不安、呼吸少气、口干呕逆，气逆致哕。故用橘皮、竹茹行气清胃，佐以补中益气和胃止呕之品。除可治一般恶心呕吐外，尤以治妊娠恶阻再加茯苓、白术为佳。

〔原文〕

夫六腑氣絶於外者，手足寒，上氣，脚縮[1]；五臟氣絶於内者，利不禁[2]，下甚者，手足不仁。

〔词解〕

（1）脚缩：指阳气不能温煦而两脚踡缩。

(2) 利不禁：指肾阳摄纳无权而下利不止。

〔释义〕

六腑为阳，五脏为阴；阳主外，天气也，阴主内，地气也。后天之本在胃，胃为水谷之海；先天之本在肾，肾为藏元阴元阳之所。中焦阳气源于胃，下焦阳气源于肾，此先后天之本也。胃阳一衰，则水谷化生之源竭，诸腑之气因之而微；肾阳一微，则诸脏受累。胃病发呕逆吐哕，肾病则诸厥固泄作。六腑以胃气为本，胃阳充盛则气行于外，胃阳衰则气不行，故手足寒。胃气一弱，宗气必因之而不足，故上气喘促。更因阳气虚少，不能温煦经脉及四末，故踡卧脚缩。

五脏以肾为本，肾阳不虚则气充于内，气化水行；肾阳衰则不能化气行水，故《素问·至真要大论》曰："诸厥固泄，皆属于下。"肾阳衰微，则固摄二阴无权，下利因之不能禁止。下利过甚阴液竭，不能荣四末，则手足麻木不仁。下利初起时，虽多为胃肠病变，但经久不愈，无不与肾有关。肾为胃之关，关门不利则聚水而从其类也。本条将脏腑病机联系起来阐述，作为下文论述下利之开端，有承上启下的作用。

〔提要〕

本条从脏腑生理功能方面，总论呕吐、哕、下利的共同预后。

〔选注〕

赵以德：六腑主表为阳，五脏主里为阴，阳为卫，阴为营，六腑绝，卫先不行于外，故手足寒。阳主升，在息为呼，外绝则气上出。出而不返则下绝，下绝则筋急，故脚踡缩也。五脏绝，营先不行于内，则阴气去，大便属阴，故下利不禁；甚则血离于外，故手足不仁。

程林：手足寒者，阳不行于四末也，上气者，宗气衰微也。平人宗气积于胸中，出于喉咙，以贯心脉，而行呼吸，宗气衰则奔促上气也。脚缩者，寒主收引，无阳以伸也。此六腑气绝于外者如此。下利不禁者，下焦不阖也，脾衰则四脏俱衰，故经曰：脾气孤弱，五液注下，下焦不阖，清便下重。即不禁之谓也……下甚而至于手足不仁者，四体绝也，此五脏气绝于内者如此。

沈明宗：此下利将绝之证，但重于胃肾也。六腑为阳，气行于外，盖胃为众腑之源，而源气衰，阳不充于四肢，则众腑之阳亦弱，故手足寒，上气脚缩，即阳虚而现诸寒收引之象也。诸脏属阳，藏而不泻。然五脏之中，肾为众阴之主，真阳所寄之地，但真阳衰微则五脏气皆不足，胃关不合，泻而不藏，则利不禁而下甚。甚者，阳气脱而阴血痹着不行，故手足不仁。此仲景本意，欲人治下利必以脾肾为要也。

〔评述〕

人身之中，六腑为阳，五脏为阴。阳者天气也，主外；阴者地气也，主内。脾胃同居中州，脾升则健，胃降则和。脾气虚则下利作，胃气逆则呕吐、哕均生。而诸证延久不愈，脏腑之气，必因之而竭。就病情发展而论，也是由表及里。呕吐、涉、下利诸证，初在肠胃，继而涉及脾，进而影响到肾，即由腑及脏，由中及下的一个发展过程。条文中"气绝"，即呕吐、哕、下利已到了脏气衰竭的地步，其证候均属脾肾虚寒。

〔原文〕

下利脉沉弦者，下重[1]；脉大者，爲未止；脉微弱數者，爲欲自止，雖發熱不死。

下利手足厥冷，無脉者，灸之不温，若脉不還，反微喘者，死。少陰負趺陽[2]者，爲順也。

下利有微熱而渴，脉弱者，今自愈。

下利脉數，有微熱，汗出，今自愈；設脉緊，爲未解。

下利脉數而渴者，今自愈；設不差，必清[3]膿血，以有熱故也。

下利脉反弦，發熱身汗者，自愈。

〔词解〕

(1) 下重：即痢疾的里急后重。

(2) 少阴负趺阳：少阴指太溪部位的动脉，趺阳指冲阳部位的动脉。少阴脉候肾，趺阳脉候脾。“负”作弱小解，少阴负趺阳，就是少阴脉比趺阳脉弱小。

(3) 清：即圊。圊脓血，即便脓血。

〔释义〕

以上六条之中，前五条分别见于《伤寒论·辨厥阴病脉证并治》365、362、360、361、367条。所论下利病，多属虚寒，故有手足厥冷，甚至无脉。在本病过程中，以阳气能否来复为病情好转的关键，故以口渴、脉数、微热、汗出为正气胜邪之征。虚寒下利，脉应微弱，是脉证相应，正衰邪亦衰之候，故知病将愈。反之，如脉大则为邪盛，故知病未解。脉紧与弦皆为寒象。若汗出后，脉仍弦紧，则知病邪未解。总之，对下利病的观察，主要从脉象来测其邪正消长，把握其病机。但必须联系全身症状，不可只凭脉象得出结论。阳气来复虽为疾病痊愈的关键，但亦有阳复太过，热灼阴分而发生下利脓血者，亦当注意。

〔提要〕

该六条从脉象、症状上判断下利的预后。

〔选注〕

魏念庭：此滞之下病，非飧泄之病也。沉为阳陷入阴分，沉中见弦，为少阳之气不能宣达，故气随阳降而下重也。脉沉弦而大者，阳气陷入之深而且多，故为未止。脉微弱者，阳气陷入浅而少，更兼见数，阳气勃勃欲动于阴，斯易为升达也，故为欲自止。是以虽滞下而发热，亦不死也。若夫脉沉弦而大，再身见发热，阳邪入阴而炽盛，阴分受伤而煎耗，可以有死之道也。

徐忠可：下利本客寒伤里，苟非直中阴证，必阴阳互胜，阴胜难愈，阳胜易愈。假令微热，是邪出表也。而渴是胸中阳胜也，且脉弱则在内之邪少矣，虽不治之，邪去正自复，故令自愈……若既有微热，脉不弱而数，数亦阳胜也，更汗出，则热从外泄矣，故亦令自愈。设脉数中兼紧，则寒邪尚坚，为未解矣。若数脉与渴并见，亦是阳盛，故令自愈。设不差，则寒既退而病不退，不宜现寒矣。乃热多，必反动其血，故曰必圊脓血，以有热故也。若发热而汗与上同，更脉弦，则里证见弦为阳脉，阳胜则愈。

尤在泾：下利厥冷无脉，阴亡而阳亦绝矣。灸之所以引既绝之阳，乃厥不回，脉不还，而反微喘，残阳上奔，大气下脱故死。下利为土负水胜之病，少阴负趺阳者，水负而土胜也，故曰顺。

微热而渴者，胃阳复也。脉弱者，邪气衰也。正复邪衰，故令自愈。脉数亦阳复也，微热汗出者，气方振而势外达，亦为欲愈之候。设脉紧则邪尚盛，必能与正相争，亦为未解。脉数而渴，阳气已复，亦下利有微热而渴之意。然脉不弱而数，则阳之复者已过，阴寒虽解，而热气转增，将更伤阴而圊脓血也。弦脉阴阳两属，若与发热身汗并见，则弦亦阳也，与脉数有微热汗出正同，故愈。以上数条，皆是伤寒邪气入里之候，故或热或渴，或汗出，或脉数，阳气现复，邪气得达，则愈。若杂病湿热下利之证，则发热口渴脉数，均非美证。《内经》云：下利身热者死。仲景云：下利手足不逆冷，反发热者不死。盖《内经》所言者，杂病湿热下利之证，仲景所言者，伤寒阴邪内入之证，二者不可不分也。

〔评述〕

本篇第二十五条（即此节原文首条）所述脉沉弦，下利而有里急后重者，因病在下，故脉应之以沉，弦主寒主痛；下利腹痛，里急后重，为寒邪入里，阻碍气机，腑气不能通畅，若脉大而有力则示邪盛，《内经》所谓“大则病进”，故可知利未止；若脉微弱且数，是正虚邪亦不盛，且阳气来复，利将自止也。此时有发热证象。乃阳气来复，为预后佳之兆。

二十六条下利，手足厥逆至无脉，乃解肾虚寒，阳随阴复，故急当灸之，仍不温者，为阳气不回，反见微喘，为阴下竭而阳上脱，有阴阳离决之象。若手无脉，足部尚可扪及，并见少阴负趺阳者，说明土能胜水，中阳有一线生机，故为顺也。

以下四条，均述阴寒下利的预后，其共同特点是阳气恢复则病势转安，可使阴寒解散，所谓正胜邪衰，下则自愈；反之若阴寒偏盛，正虚邪实，则转向恶化。阴寒下利，无不关系到脾肾之阳，二十六条所述的手足厥冷，甚至无脉，若出现微热、口渴、汗出、脉数，则为寒去热复之兆，故下利自愈。阴寒下利阳气恢复，固属佳兆，而亦有阳复太过，反伤及阴络而出现便脓血者，此即二十九条之证候。若阴寒下利而见脉弦、脉紧者，若汗出后，阳虽回而脉紧未去，可知寒邪尚未尽去，故病亦不愈，二十八、二十九条是也。至于下利脉弱，则正衰邪亦不盛，属病情好转，即二十七条之意。

〔原文〕

下利氣[1]者，當利其小便。

〔词解〕

(1) 下利气：即下利兼矢气。

〔释义〕

下利而兼矢气，有因于湿热太盛，气滞于大肠所致者。治法当利其小便，使肠中湿邪得去，气机调畅而病自除。条文中虽未出方，然五苓散之属，皆可择用。

〔提要〕

本条论述下利矢气的证治。

〔选注〕

徐忠可：乃有下利而矢气不已，此气滞而乱，又在寒热外，故但利其小便，小便利则气化，气化则不乱也。

尤在泾：下利气者，气随利矣，即所谓气利是也。小便得利，则气行于阳，不行于阴而愈，故曰当利其小便。

赵以德：下利气者，气与邪俱下也。由气不化，以致水谷不分，并于下焦而成利，阴前通则阳气行，气行则水谷分而利止矣。

〔评述〕

下利而兼矢气，是湿邪阻于肠，使气机不得宣畅，故称为气利，当兼有肠鸣、小便不利等症状。治疗之法，当利其小便，分消肠中湿邪，使气化复常，则诸证可愈。《素问·灵兰秘典论》曰："大肠者，传导之官，变化出焉……膀胱者，州都之官，津液藏焉，气化则能出矣。"我们认为"气化则能出矣"一句，非仅指膀胱而言，当通管十二官，即心虽为君主之官，非此气化则无以出神明，肺虽为相傅之官，非此气化则无以出治节……五脏六腑，四肢百骸，皆同寓一气化之中。故后文又曰："凡此十二官者，不得相失也。"明此气化之理，则对于本节分利小便，气化复常，诸证自愈，可思过半矣。

〔原文〕

下利，寸脉反浮數，尺中自澀者，必清[1]膿血。

〔词解〕

（1）清脓血：清，圊也。即下利便脓血。

〔释义〕

本条所述为热利。下利本为里病，而寸脉主表，不应浮散，故曰"反浮数"。这里浮数非指表热，乃气分热盛所致，此为热盛于气分而反伤及血分，故下利脓血而尺脉现涩象。

〔提要〕

本条论述热利下脓血的病机。

〔选注〕

魏念庭：下利寸脉反浮数，尺中自涩者，热在下也。寸脉浮数，阳欲升也；尺脉自涩者，为阴所陷而不能升也。浮数者，热之浅而易散者也；涩者，阴虚热盛，伤其下焦之血，血室中有胶凝之象，故尺脉见涩。人之肾水不足，则尺脉见涩；不知血室中血胶凝，则亦不足，故亦如水不足之见涩也。因而熏灼肠胃，变为脓血，此又热入之深，急宜清其下焦之实热也。

赵以德：此证伤寒厥阴篇云：寸以候阳，尺以候阴，阳为气，阴为血。下利本属阴寒之病，当脉沉。今反寸脉浮数，是阳盛于上，而下不与阴和。阴血也，血不得与气和，则不荣经，不藏于肝，则散入肠胃，故尺脉涩，血积为脓也，须用利而出之。

〔评述〕

本条文见于《伤寒论》363 条。所谓下利"清脓血"，即下利便脓血之痢疾。下利多属里证，脉不当浮；若下利见寒证而脉不当数。脉不应浮数而今浮数，故曰“反浮数”。寸脉候阳，尺脉候阴。气为阳，血为阴，人之所有者，血与气耳，血气不和，百病变化乃生。寸脉浮数，当属气分之热，气热迫血而伤之，则尺脉涩滞，下利脓血。由此可知，本条热利之由来，当属气分影响血分所致。

〔原文〕

下利清穀，不可攻其表，汗出必脹滿。

〔释义〕

下利清谷是脾肾之阳俱虚，纵有表证未解，应急当救里为先，不可径用攻表之汗法。若误发其汗，则阳气益虚，脾失健运，清阳不升，浊阴不降而致胀满。

〔提要〕

本条论述虚寒下利禁用汗法。

〔选注〕

尤在泾：清与圊同，即完谷也，是为里虚气寒；乃不温养中土，而反攻令汗出，则阳气重虚，阳虚者，气不化，故胀满。

魏念庭：下利清谷者，非唯下焦无实热，而且中脘有虚寒矣，法不宜攻其表。中虚则津亡，津亡则必小有热证见于外，若误以外感而发汗，汗出中益虚，阳散则阴凝，阴凝则胀满，此又不知表之虚实寒热而误治之也，可不慎欤。

〔评述〕

本条见于《伤寒论》364 条。下利清谷本属脾肾虚寒，当用四逆辈，或择附子理中之属。阳虚则阴寒盛，阳失卫外之职，往往亦有恶寒之症状，多得衣被而解，绝非表证。亦有兼表证者，仍当以里虚为急，若误发其汗，则阳气更虚，里寒益甚，所谓“脏寒生满病”，即此类病机也。以上注家所论，各有所长，当互参。

〔原文〕

下利脉沉而遲，其人面少赤(1)，身有微熱，下利清穀者，必鬱冒(2)，汗出而解，病人必微厥。所以然者，其面戴陽(3)，下虚故也。

〔词解〕

(1) 面少赤：即面色微有赤色，赤如妆也。

(2) 郁冒：即郁闷昏冒。

(3) 戴阳：面色娇红带白，与面少赤同，为阴盛格阳，虚阳外越所致。

〔释义〕

下利清谷，身有微热而戴阳，其因在于里气虚寒，阳浮于上，与在表之邪相合而致。若正气尚能与邪争，尚可郁冒汗出而解，解后阳气来复，手足当温。但在郁冒汗出之前，可能手足微有厥冷。戴阳一证，为内真寒，外假热。证候表现多为头面赤色如妆，躁烦，口虽渴而不能饮，或只能饮热，但亦不多，其人两足冷，脉沉细无力。凡肾气虚之人感受外邪之后，若虚阳上浮，与在表之邪相合，多有此证。若误以为表邪而汗之，则虚阳外越，阴阳将离决而出现危象。条文末两句乃解释面少赤之理。未解之前，似可用通脉四逆汤。

〔提要〕

本条论述厥阴下利的病机和预后。

〔选注〕

丹波元简：汪氏《伤寒论辨注》云：下利脉沉而迟，里寒也。所下者清谷，里寒甚也。面少赤身微热，下焦虚寒，无根失守之火，浮于上越于表也。以少赤微热之故，其人阳气虽虚，犹能与阴寒相争，必作郁冒汗出而解。郁冒者，头目之际郁然昏冒，乃真阳之气能胜寒邪，里阳回而表和顺，故能解也。病人必微厥者，此指未汗出郁冒之时而言。面戴阳，系下虚，此申言面少赤之故。下虚，即下焦元气虚，按仲景虽云汗出而解，然于未解之时，当用何药，郭自云云：不解，宜通脉四逆汤。

喻嘉言：太阳阳明并病，面色缘缘正赤者，为阳气拂郁在表，宜解其表；此之下利脉沉迟，而面见小赤，身见微热，乃阴寒格阳于外，则身微热，格阳于上，则面小赤。仲景以为下虚者，谓下无其阳，而反在外在上，故云虚也。虚阳至于外越上出，危候已彰；或其人阳尚有根，或服温药以助阳胜阴，阳得复返而与阴争，差可恃以无恐。盖阳返虽阴不能格，然阴尚盛，亦未肯降，必郁冒少顷，然后阳胜而阴出为汗，邪从外解，自不下利矣。

〔评述〕

下利清谷而脉沉迟，则脾肾之阳俱虚，阴寒内盛可知。若外见面赤如妆，身有微热，为阴盛格阳所致。格阳、戴阳均为阴寒内盛所致，一为拒阳于外，一为拒阳于上。此时病势危笃，若不急救，则阴脱于下，阳越于上，阴阳离决，精气乃绝。用通脉四逆汤或加猪胆汁，或可挽其生机。于此时亦每见郁冒汗出而解的转归，当属佳兆。

其人阴寒内盛，格阳于外之时，必有四肢厥冷，此属寒厥，由下焦虚寒，阳气不温四末所致。仲景反复强调阴寒下利当重脾肾之阳，可见其对《素问·生气通天论》“阳气者，若天与日，失其所则折寿而不彰”有深切体会，若再结合第二十七条至三十条参阅，则更可窥其全貌。

〔原文〕

下利後脉絶，手足厥冷，晬時[1]脉還，手足温者生，脉不還者死。

〔词解〕

(1) 晬时：谓一周时，即一昼夜。

〔释义〕

下利固属里证，既耗津液，又损阳气，因而出现脉绝、手足厥冷等危候。人身之中，气主煦之，血主濡之，阴阳俱虚，则不能濡煦。若能服回阳之剂，使阳生阴长，从而利止脉还，手足转温，故主生。若利虽止，经一昼夜而脉仍不起，手足亦不能温，乃真阳已绝，诚属危笃之候。

〔提要〕

本条论述厥阴下利的预后。

〔选注〕

尤在泾：下利后脉绝，手足厥冷者，阴先竭而阳后脱也，是必俟其晬时经气一周，其脉当还，其手足当温，设脉不还，在手足亦必不温，则死之事也。

章虚谷：下利后者，利已止也。利止而邪出于阳必发热；今反厥冷而脉绝，是阳陷不能出也。晬时者，周十二时，子午阴阳相生也。若脉还，手足温，其阳复而生；如不还，则阳绝必死矣。

〔评述〕

阴寒下利，止后，按理应该阳气逐渐恢复，脉还肢温。若利虽止而肢仍不温，知非阳回寒去，乃属阴液枯竭，无可再利。倘元气尚有根蒂，阴阳尚未离决，经大剂回阳救逆，过周时左右，阳气渐复，阴津渐生，犹可转危为安，故曰“生”。若残阳无根，阴阳两竭，纵用大剂四逆之辈，而脉不还，肢不温，其生机危殆，故曰“死”。本条与第二十六条可以互相参阅，耐人寻味。其旨总不外强调阳气的重要性。

〔原文〕

下利腹脹滿，身體疼痛者，先温其裏，乃攻其表。温裏宜四逆湯，攻表宜桂枝湯。(四逆湯方見前第十四條；桂枝湯方見前腹滿寒疝宿食病篇)

〔释义〕

首篇第十四条已明确提出表里同病，治分缓急的原则。凡表里同病，正气不虚，应先解表，然后攻里；若正气先虚于里，则当先温其里，后攻其表。本条下利腹胀满，为里有虚寒，身体疼痛固属表邪，然亦当以里寒为急。急则治其标，缓再图其本。故先用四逆汤以温里，待里气充实，则表邪自解。若里证已罢而表邪仍在，再以桂枝汤解表邪。

〔提要〕

本条论述下利兼表的治法。

〔选注〕

尤在泾：下利腹胀满，里有寒也，身体疼痛，表有邪也；然必先温其里，而后攻其表；所以然者，里气不充，则外攻无力，阳气外泄，则里寒转增，自然之势也。而四逆用生附，则寓发散于温补之中，桂枝有甘芍，则兼固里于散邪之内，仲景用法之精如此。

赵以德：下利腹胀满，内有虚寒也，表邪未解，故身体疼痛，以下利为重，先治其里，后治其表者，若《伤寒论》太阳证以医下之，续得下利清谷，身疼痛者，当先以四逆汤治其里，清便自调，然后以桂枝汤救其表，即此意。

〔评述〕

本条亦见于《伤寒论》372条。本书首篇第十四条及本篇三十三条与本条同义，可互相参阅。

汗虽为津所化，必赖阳气之蒸腾，而终必源于中焦水谷之精微，中气一败，四脏各失其所，反攻其表令汗，必使汗出如油，遂漏不止，阴阳离决矣。此处虽出四逆汤、桂枝汤，仅示人以治法及治则，能悟出其理者，必临证不惑矣。

〔原文〕

下利，三部脉皆平，按之心下堅[1]者，急下之，宜大承氣湯。(方見痙病中)

下利，脉遲而滑者，實也，利未欲止，急下之，宜大承氣湯。

下利，脉反滑者，當有所去，下乃愈，宜大承氣湯。

下利已差，至其年月日時復發[2]者，以病不盡故也，當下之，宜大承氣湯。

下利譫語者，有燥屎也，小承氣湯主之。

小承氣湯方

大黄四兩　厚朴二兩（炙）　枳實大者三枚（炙）

上三味，以水四升，煮取一升二合，去滓，分温二服，得利則止。

〔词解〕

(1) 心下坚：心下胃脘部按之坚硬。

(2) 至其年月日时复发：每因气候、饮食、劳倦等诱因反复发作，并无完全固定的时间，多属休息痢。

〔释义〕

下利心下坚属实证，三部脉皆平为正气不弱，而下利易伤津液，故当急下以存阴，此为第三十七条（本节原文首条）之旨。

第三十八条脉迟本主寒，如与滑脉并见，则不主寒而主实。下利即由于邪实，实不去则利不止，故宜急下。

第三十九条之义可参照《脉经》所云：脉滑者为病食也。既有宿食，就当攻之，故云“当有所去”。

第四十条之下利指痢疾而言，由于病邪未能根除，因气候、饮食、劳倦影响而作，往往可以采用攻下法，以祛未尽之邪。此类休息痢，多适于温下法，如温脾汤之类。这里大承气汤仅是举例，临证当活用。

第四十一条下利谵语，不一定属实证，必须脉来滑数、粪便黏秽、腹满按痛、舌苔黄厚干燥者，方可用小承气汤。必须脉证合参，方可万全。

〔提要〕

以上五条分别论述了里实下利、休息痢及实热下利的证治。

〔选注〕

第三十七条选注

尤在泾：下利有里虚脏脱者，亦有里实腑闭者，昔人所谓利者不利是也。按之心下坚，其证的矣，脉虽不实大，而亦未见微弱，自宜急下，使实去则利止，通因通用之法也。

赵以德：伤寒论坚作硬，注曰：下利脉当微，今反和者，此为内实也。下利三部脉平，此非和平之平，气下泄矣。或有宿食寒热结于中焦，故硬则邪甚也。宜大承气下之。

《医宗金鉴》：下利之人，心下硬者，诸泻心汤证也。若寸关尺三部脉皆平实有力，虽下利，宜攻坚也。

第三十八条、三十九条选注

尤在泾：脉迟为寒，然与滑俱见，则不为寒，而反为实。以中实有物，能阻其脉行之机也。夫利因实而致者，实不去则利不已，故宜急下。

《医宗金鉴》：脉迟不能兼滑，唯浮取之迟，沉取之滑，则有之矣。今下利脉迟而滑，谓浮迟而沉滑也。浮迟则外和，沉滑则内实。欲止内实之下利，当下之，积去则止，宜大承气汤。

第四十条选注

尤在泾：病已差而至其时复发者，陈积在脾也，脾主信，故按期复发，是当下之，令陈积去，则病本拔而愈。

徐忠可：若下利已愈，至年月日时复发，岂有应时感邪之理，明是病根不拔。先时，脏气于此日受伤，则脏气至此日亦怯怯，则邪复自动相乘，故曰以病不尽故也，当下之以绝根，已以俱用大承气者，枳、朴、硝、黄走而不守，去病即止；不若消积等药，脏腑反有损削之忧耳。

第四十一条选注

《医宗金鉴》：下利，里虚证也；谵语，里实证也。何以决其有燥屎也？若脉滑数，知有宿食也，其利秽黏，知有积热也；然必脉证如此，始可知其有燥屎也，宜下之以小承气汤。于此推之，而燥屎又不在大便硬不硬也。

徐忠可：此条与前心下坚，同是胃中有物也。然此独谵语，则其屎已燥，燥热气蒸，脏真受伤，则芒硝之急暴，反不能涤其邪，故只用枳朴大黄，意谓胃既燥热，当攻之以渐也。

〔评述〕

第三十七条下利而心腹坚满，可知有实积中阻，属于“热结旁流”之证。若其三部脉皆平实而不虚，可用“通因通用”之法，急下其实，积去腑通则利自止。下法一般用于实证。而本条证实脉平，乃暴实下利，证急势剧，故急下之，以救危厄。然其证终不详，当须以方测证，参合他条，方能万全。第三十八条下利脉迟而滑，迟为气滞，滑属食积，积滞中阻，腑气不通，故云“利未欲止”，用“通因通用”之法，下其实，可以和中止利。所谓“宜大承气汤”而不云“大承气汤主之”，其中自有权变斟酌之意。第三十九条当知“下利脉反滑者”句中之“反”字，为转折之语，因下利实证不显，或疑似虚寒下利，脉滑一证，必然滑而有力，当属内有实积不去，仍当舍证从脉，攻下其实，故云“当有所去，下乃愈”，用“反”字，正是提醒其病机之关键。攻下其实，方是治利之本法，但又与“急下”有别。第四十条下利为痢疾，所谓“下利已差”，即下利症状消失，但未根除。每以气候、饮食、劳倦等为诱因而复发，因留邪未尽，故发作之时，仍当攻下。然这仅可理解为祛邪之一法，是否用大承气汤，又当斟酌而行。临床上，每因既有虚寒，又有实热错杂，可用连理汤之属治疗。第四十一条下利谵语属阳明热实，故虽下利，仍当本“通因通用”之法。其人当有心腹坚满，脉象滑数，苔黄燥，利下臭秽等证。

〔原文〕

下利便膿血[1]**者，桃花湯主之。**

桃花湯方

赤石脂一斤（一半銼，一半篩末）　乾姜一兩　粳米一升

上三味，以水七升，煮令米熟，去滓，温服七合，内赤石脂末方寸匕，日三服。若一服愈，餘勿服。

〔词解〕

（1）下利便脓血：此为久痢而成虚寒滑脱，非湿热也。

〔释义〕

久利不止而致虚寒滑脱，其所下脓血，色必暗而不鲜，其脉多微细而弱，其他应有舌淡苔白、精神不振、四肢疲软、腹部喜温喜按等虚寒征象，故用本方固脱涩肠。方中干姜守而不走，温阳暖中，粳米补虚，佐赤石脂干姜以厚肠胃。本条同时见于《伤寒论》306条。

〔提要〕

本条论述虚寒下利的证治。

〔选注〕

尤在泾：此治湿寒内淫，脏气不固，脓血不止者之法，赤石脂理血固脱，干姜温胃驱寒，粳米安中益气。崔氏去粳米加黄连、当归，用治热利，乃桃花汤之变法也。

《医宗金鉴》：初病下利便脓血者，小承气汤或芍药汤下之；热盛者，白头翁汤清之；若日久滑脱，则当以桃花汤养肠固脱可也。

陈修园：此为利伤中气及于血分，即《内经》阴络伤则便血之旨也。桃花汤姜米以安中益气，赤石脂入血分而利湿热。后人以过涩疑之，是未读《本草经》之过也。

〔评述〕

前人所谓“利无止法”是专指湿热利而言。本条所述为虚寒利，由滑脱不禁而致。其人虽亦下脓血，但紫暗不鲜，精神委顿，四肢酸软无力，腹部柔而喜温按，脉细数，舌淡苔白。脾主升举清阳，胃主通降浊阴，若久利则中阳受伤，气血下陷，则成本证。桃花汤正是温阳固脱之剂，为虚寒下利，日久滑脱所设，若虚寒甚者，可再加参附之剂则益效。

〔原文〕

熱利下重(1)者，白頭翁湯主之。

白頭翁湯方

白頭翁二兩　黄連三兩　黄柏三兩　秦皮三兩

上四味，以水七升，煮取二升，去滓，温服一升，不愈，更服。

〔词解〕

（1）热利下重：因湿热引起的里急后重，属热利。

〔释义〕

热利是指本证的病机而言，非指身热，凡脉舌有热象者皆是。下重即里急后重。白头翁汤方中，以白头翁清热凉血为主，黄连、黄柏清肠热以解毒，秦皮泻热坚阴，兼有收涩之功。本方有燥湿、清热、止痢、坚阴之良效，尤其对热而不实，无须攻下的热毒痢更佳。

〔提要〕

本条论述热利的证治。

〔选注〕

尤在泾：此治湿热下注，及伤寒入里作利者之法。白头翁汤苦以除湿，寒以胜热也。

《医宗金鉴》：下利脓血，里急后重，积热已深，故以白头翁汤大苦大寒。寒能胜热，苦能燥湿，湿热去，下重自除矣。

陈修园：热利下重者，热邪下入于大肠，火性急速，邪热甚，则气滞壅闭，其恶浊之物，急欲出而未得遽出故也，以白头翁汤主之。

〔评述〕

本条所谓“热利”是指病机而言，“下重”是指症状而言，即说明湿热痢疾有里急后重的特征。临证多见来势急骤，所下脓血色多鲜明，下利频甚，日十数或数十行，口渴能饮冷，肛门灼热，小便短赤，舌红苔黄腻，脉弦数，身热等症状。本条所述症状与上条相反，古人所谓“利无止法”即指此种利。而温中固脱与清热止利为治利两大要法。前者为阳虚下陷，后者为湿热壅盛，虚实当别之。

〔原文〕

下利後，更煩，按之心下濡[1]者，爲虚煩也，梔子豉湯主之。

梔子豉湯方

梔子十四枚　香豉四合（綿裹）

上二味，以水四升，先煮梔子，得二升半，内豉，煮取一升半，去滓，分二服，温進一服，得吐則止。

〔词解〕

（1）濡：按之柔软不坚。

〔释义〕

若下利后余邪未尽，更见胸中烦闷，但按其心下则柔软不坚，知其当属虚烦。此处之“虚”，是指心下胃脘部，无有形实邪可言，非虚弱之虚也。本证属余热未尽，用栀子清心除烦热，香豉散郁热，二药合用，共奏清热除烦之效。方后云“得吐则止”，因本方非吐剂，临证之中，亦鲜见服后吐者。刘渡舟老师认为当是虚热在上，服后当可有吐，吐后即愈，亦可有不吐而愈者。

本条亦见于《伤寒论》375 条。

〔提要〕

本条论述下利后虚烦的证治。

〔选注〕

尤在泾：下利后更烦者，热邪不从下减而复上动也；按之心下濡，则中无阻滞可知，故曰虚烦。香豉、栀子，能撤热而除烦，得吐则热从上出而愈，因其高而越之之意。

徐忠可：虚实皆有烦，在下利已属虚边，更按之心下濡，则非痞结痛满之比，故以栀豉轻涌之，以彻其热。盖香豉主烦闷，亦能调中下气，而栀子更能清心、肺、胃、大小肠郁火也。

黄元御：利后阳泄，不应生烦；乃更烦者，是阳复而有内热也。承气证之烦，心下硬满，是谓实烦；若按之心下濡者，是谓虚烦。缘阳复热升，熏蒸肺津而化涎沫，心气郁阻，是以烦生，宜栀子豉汤，吐其瘀浊以清烦热也。

〔评述〕

下利之后，余热未尽，上熏于胃，反见烦证，故曰“更烦”。但按之心下虚软，知有无形宿滞之热，治以栀子豉汤，为廓清余邪之用。本方除清热除虚烦外，尚有清热解毒之功，前人常用之治热利，知其非独为利后更烦而设，初利而夹有湿热积滞者，亦可采用。

有注家称本方为宣涌之剂，验之实践，非皆如此，此处用栀、豉，目的在于清热除烦、解毒和中。

〔原文〕

下利清穀，裏寒外熱[(1)]，汗出而厥者，通脉四逆湯主之。

通脉四逆湯方

附子大者一枚（生用）　乾姜三兩（强人可用四兩）　甘草二兩（炙）

上三味，以水三升，煮取一升二合，去滓，分温再服。

〔词解〕

（1）里寒外热：指阴盛于内，格阳于外。

〔释义〕

汗出而厥，里寒外热，是阴寒盛于内，格阳于外之象，故用通脉四逆汤以温经回阳。

〔提要〕

本条论述下利亡阳的证治。

〔选注〕

尤在泾：协热下利者，久则必伤脾阴；中寒清谷者，甚则并伤肾阳。里寒外热，汗出而厥，有阴内盛而阳外亡之象。通脉四逆，即四逆加干姜一倍，所谓进而求阳，以收散亡之气也。

陈修园：此为下利阴内盛而阳外亡者，出其方治也。里不通于外，而阴寒内拒，外不通于里，而孤阳外越，非急用大温之剂，必不能通阴阳之气于顷刻。

唐容川：仲景文总是错举互见，使人比较而辨其真也。上文四逆桂枝是治洞泻，大小承气即是治痢，又恐人但知痢是实热，而不知亦有虚寒之痢，故即继之曰：下利便脓血者，桃花汤温涩之。但桃花汤之便脓血，不里急后重，合观《伤寒论》所论桃花汤，均无后重之文，可知虽是痢证，而实有洞泻之情，故主涩之。其下继曰：热利下重者，白头翁汤主之。此热利承上文，亦兼有便脓血证在内。因承上文而言，故省文也。下利更烦，亦是痢证，故用栀子豉汤。夫此数节，皆痢证也，又恐人误认洞泻与痢证混淆，故于此节复提申之曰：若非痢证而下利清谷者，是洞泻寒证也，宜通脉四逆汤。此数节以四逆汤、桂枝汤、桃花汤为治寒之方，大承气、小承气、白头翁、栀子豉为治热之方，即是对子，而仲景却不对举，文法错落出之，正欲令人比较，使知有正面，亦有反面也。

〔评述〕

以上选注，尤在泾分析简明，陈修园论证扼要。唐容川列举前后互相对照，条分缕析，发人深省。文中所谓里寒外热，指阴寒内盛，格阳于外，虚阳外越，故成内真寒，外假热；“里寒”指脾肾先后天之本皆因阳虚而不运不温，致使下利清谷，四肢厥冷；“外热”指格阳、戴阳之证，如面赤如妆，身微热，汗出如油等。“汗出而厥者”一句，应移至“下利清谷”之后理解为妥。此病里寒为本质，外热是假象，即为真寒假热。更见汗出肢厥，是阴从利而下竭，阳从汗而外脱，阴阳气不相顺接，四肢便厥，此时病情危笃，治以通脉四逆汤，或可得救。

〔原文〕

下利肺痛[(1)]，紫参湯主之。

紫参湯方

紫参半斤　甘草三兩

上二味，以水五升，先煮紫参，取二升，内甘草，煮取一升半，分温三服。（疑非仲景方）

〔词解〕

(1) 肺痛：“肺痛”未详，或云：肺痛当是“腹痛”。《神农本草经》记载：“紫参，治心腹积聚、寒热邪气。”《医宗金鉴》：“按此文脱简，不释。”且临证中下利肺痛亦少见。故“肺痛”当为“腹痛”较妥。

〔释义〕

本条文疑有错简，故暂不释。

〔提要〕

本条论述下利肺痛的证治。

〔选注〕

尤在泾：赵氏曰：大肠与肺合，大抵肠中积聚，则肺气不行。肺有所积，大肠亦不固，二害互为病，大肠病而气塞于肺者痛，肺有积者亦痛，痛者必通用。紫参通九窍，利大小肠气，气通则痛愈。喻氏曰：后人有疑此非仲景之方者，夫讵知肠胃有病，其所关全在肺气耶。程氏疑是腹痛。《本草》云：紫参治心腹积聚、寒热邪气。

〔评述〕

下利肺痛之证，临证不易见到。尤在泾之论，甚为牵强，若云当属腹痛之误，尚可商讨。紫参汤功能止利缓痛，以紫参治心腹积聚、寒热邪气，兼能补虚；甘草和中缓急，健脾益肺。全方寓扶正祛邪之意。

〔原文〕

氣利[(1)]，訶梨勒散主之。

訶梨勒散方

訶梨勒十枚（煨）

上一味爲散，粥飲和，頓服。(疑非仲景方)

〔词解〕

(1) 气利：指下利滑脱，大便随矢气而排出。

〔释义〕

病人矢气时，大便随之外出，当属气虚不能固摄，治以诃梨勒散温涩固脱。

〔提要〕

本条论述气利的治法。

〔选注〕

《医宗金鉴》：气利所下之气秽臭，所利之物稠黏，则为气滞不宣，或下之，或利之皆可也；若所利之气不臭，所下之物不黏，所谓气陷肠滑，故用诃梨勒散以固肠，或用补中益气举陷亦可。

尤在泾：气利，气与屎俱失也。诃梨勒涩肠而利气，粥饮安中益肠胃。顿服者，补下治下，制之以急也。

沈明宗：此下利气之方也，前云当利小便，此以诃梨勒味涩性温，反固肺与大肠之气，何也？盖欲大肠之气不从后泄，则肺旺木平，气走膀胱，使小便自利，正为此通则彼塞，不用淡渗药，而小便自利之妙法也。

〔评述〕

本条所论气利，指其人每有矢气大便即随之而出，因矢气而利也，为中气下陷、肠虚不固所致。此又与前第三十一条"不利气"不同，彼属湿热郁滞，肠道气机失于宣畅，而此属气虚不固，一虚一实，大相径庭。彼利而气，此气而利，虽气、利共见，但因果不一。故前者当利其小便，而此条当温涩固脱。方用诃梨勒散调气固肠，粥饮和服，用以补益肠胃。

附方

〔原文〕

《千金翼》小承氣湯　治大便不通，噦，數譫語。(方見上)

〔评述〕

便不通而引起哕、谵语，其病机与前第七条相同，因阳明腑实，腑气不通。五脏者藏精气而不泄，泄则为虚；六腑者传化物而不藏，藏即为实。故脏病多虚而腑病多实。《内经》所谓阳道实而阴道虚也。又《伤寒论》云：谵语者，以有热也，当以汤下之。治以小承气汤，通腑泄热，浊气下行，则哕与谵语皆止也。

〔原文〕

《外臺》黄芩湯　治乾嘔下利。

黄芩三兩　人參三兩　乾姜三兩　桂枝一兩　大棗十二枚　半夏半升

上六味，以水七升，煮取三升，温分三服。

〔评述〕

《外台》黄芩汤，与《伤寒论·辨太阳病脉证并治》的黄连汤略同，以黄芩易黄连而去甘草，即泻心汤之变化。主治干呕下利，属寒热错杂者。清阳不升则利，浊阴不降则呕。升降悖逆，法当和中。其证病机为胸中有热、胃中有寒，症状为腹中痛、干呕、下利。参阅《伤寒论》172、173条，则其义更明。

全篇小结

本篇条文较多，共计47条，讨论呕吐、哕、下利三证。其中前23条论呕吐、哕，后23条论下利，中间第二十四条总论呕吐、哕与下利的病机，具有承上启下的作用。呕吐包括反胃（反胃有两种含义：一指呕吐症状；一指病名，即胃反或翻胃），下利包括泄泻与痢疾。三者多属脾胃升降失常所致，故合为一篇论述。

呕吐、哕在本篇综合论述，但细分之，呕吐中尚有呕吐、干呕、泛恶、反胃等。哕与呕吐更是不同。呕吐，多由胃失和降而致，可由某种因素导致胃气上逆，亦有属于保护性反应者，若为前者，当消除病因，若为后者，当“因而越之”。本篇举出“呕家有痈脓，不可治呕，脓尽自愈”，可资参考。杂病呕吐，多无寒热症状，如少阳枢机不利，肝邪犯胃，可用小柴胡汤疏肝和胃、泄热止呕；若呕吐胸满、干呕吐涎沫、头痛、心下痞，可用吴茱萸汤等。

关于呕吐、哕的病机，根据条文论述，有属痈脓、痰饮、肝胃不和，有属实热、虚寒、寒热错杂，可分为实热、虚热、虚寒、寒热错杂以及水饮停蓄五种。而证轻者病浅，多属局部病变；证重者病深，多为全身病变。属实热者，病多在胃；属虚寒者，多由胃涉及脾肾；其中属于痰饮为患者，可与《金匮要略·痰饮咳嗽病脉证并治》以及《伤寒论》有关条文互参。

呕吐、哕的治疗，多以和胃降逆为主。本篇出15方，有直接止呕吐、哕，以解除临床症状为目的者，如由半夏、竹茹等组成的方剂；有祛邪止呕者，如小柴胡汤、大黄甘草汤、茯苓泽泻汤之类；有调和寒热错杂的，如半夏泻心汤、黄芩加半夏生姜汤；有温润以止呕者，如大半夏汤；有回阳救逆、温脾肾以止呕者，如四逆汤。治痰饮为主的方剂包括吴茱萸汤、小半夏汤、茯苓泽泻汤、半夏干姜散、生姜半夏汤、猪苓散；而其中大半夏汤又属补虚和胃之剂，橘皮汤属理气和胃之剂，兼清热补虚的有橘皮竹茹汤。此皆《内经》所谓“必伏其所主而先其所因”之旨。亦有见呕不应止呕，当求其本之训，如“呕家有痈脓，不可治呕，脓尽自愈”。呕吐、哕的预后，如病属虚寒而涉及脾肾的预后多属不良，若治疗及时，可郁冒汗出而解。病属实热者易治，属虚寒者难疗。但每于此时，当注意邪实正虚，攻之不应，亦属危笃。至于痰饮为患者，每易治愈，若反复发作，则不易治愈。

本文所论不利，包括泄泻与痢疾。但条文每多笼统言之，仅有少数条文有明显区分。下利的证治，多以虚寒与实热对比而言，掌握了此一重点，即可提纲挈领。

病证属于虚寒者，治以温中回阳为主。如表里皆寒者，当先温其里，然后攻其表，温里宜四逆汤，攻表宜桂枝汤；单纯属里虚寒者，可用四逆汤，阴盛格阳的寒泄用通脉四逆汤；气虚肠滑气利者，用诃梨勒散；虚寒滑脱不禁者，用桃花汤温中固脱；热结旁流等里实热证，均以承气汤为主，通腑清热，实滞去，利自止。热而不实，里急后重者，宜白头翁汤以清热止痢；热结旁流的泄泻及休息痢，宜大承气汤；热甚而下利谵语者，用小承气汤；余邪未尽者，用栀子豉汤，廓清余热。至于“气利”有两种，因气而利，属气虚不固，用诃梨勒散；因下利而气者，属湿热郁滞，法当利其小便，虽未出主治之方，而五苓散之属，可以酌用。

至于下利的预后，一般来讲，与呕吐、哕略同。属于虚寒者，预后较差，病属实热者易治。但从篇中所述病情来看，均属危重证候，若失治或误治，每易造成不良后果，不可不察。总之，呕吐、哕、下利之属于热证、实证者，多与胃肠有关；属虚证、寒证者，多与脾肾有关。故本篇多注意到这些脏腑而施治。

（李博鉴　于振宣　彭荣琛）

疮痈肠痈浸淫病脉证并治第十八

本篇重点讨论了关于疮痈、肠痈、金疮、浸淫疮等四种疾病的脉证、治疗和预后。关于疮痈的病因病机《内经》论述颇详，《灵枢·痈疽》云："营卫稽留于经脉之中，则血泣而不行，不行则卫气从之而不通，壅遏而不得行，故热，大热不止，热胜则肉腐，肉腐则为脓，然不能陷骨髓，不为焦枯，五脏不为伤，故命曰痈。"痈又分内痈、外痈。本篇的疮痈属于外痈，肠痈属于内痈。金疮是由于金刃损伤所致的疾患，浸淫疮则是湿热蕴积所致的皮肤病。因这四种病变均属外科范围，故合为一篇讨论。

〔原文〕

諸浮數脉，應當發熱，而反洒淅(1)惡寒，若有痛處，當發其癰。

〔词解〕

(1) 洒淅：形容人怕冷之状，如冷水洒、冷风吹一样。

〔释义〕

脉浮而数，浮脉主表，数脉主热，浮数之脉是表热证的主脉，故当见发热重、恶寒轻。今脉浮数而反恶寒甚，可知不是一般表热之证而是疮痈的早期征象。若此时病人身上某局部出现固定的痛处，则更可确定是疮痈发生的征兆。这是由体内局部热毒蕴结，气血凝滞，卫气被阻不能发越所致。所以临床上可以把脉浮数、恶寒、身有固定痛处作为诊断疮痈的征象。

〔提要〕

本条论述疮痈发生的征兆，及与一般外感表证的鉴别。

〔选注〕

徐忠可：诸疮痈之发，初时有类外感，然察其证，则与表脉相反。故脉浮数本为风热之脉，风热即应发热，而反洒淅恶寒，且有痛处，明是内有壅结之毒，致卫气为内热所搏，不行于表，而外洒淅恶寒。自当发散结气，则壅自开，故以一发字尽之。

尤在泾：浮数脉皆阳也，阳当发热，而反洒淅恶寒者，卫气有所遏而不出也。夫卫主行营气者也，而营过实者，反能阻遏其卫，若有痛处，则营之实者已兆，故曰当发其痈。

唐容川：当发其痈，不但托之起，并言消之去也。盖起发是发，发散亦是发，仲景留此一字，开千古法门。唯后人或用参芪，或用麻桂，但助其气而不行其血，岂知反洒淅恶寒一反字，便明明示人曰气本通而反不通，是有血阻之也，便知发痈之法，不但助气，而尤当破血矣。盖血阻气则为疮痈，气蒸血则化腐为脓。气即水也，血从气之化而亦为水，不似清水者，以血质之所化也，较水为浓，故名曰脓。

《医宗金鉴》：诸浮数脉，谓寸关尺六脉俱浮数也，浮脉主表，数脉主热，若是表邪，则当发热而洒淅恶寒也。今非表邪，应当发热，不当恶寒，若有痛处，乃当发痈之诊，非表邪之诊也。

姜佐景：又“发”字诸家多凿解，窃意内痈生于体内，无以目睹，当其初起之时，甚不自知病所何在，故曰“若有痛处”，则“当发其痈”者，犹曰“当觅其痈”，盖“发”，犹“发现”之谓也。

〔评述〕

上述诸注家对本条关于疮痈发生征象与机理的论述颇详。均认为疮痈是由于体内有蕴结的热毒，致使卫气为热邪所搏，不行于表，故证见脉浮数而反恶寒、身有痛处。脉浮数而反恶寒，虽然是疮痈常见脉证，但有时亦容易和某些外感热病初起症状混淆，故“若有痛处”是诊断疮痈的要点。就是说，一般外感热病初起，病人身上某局部不会出现固定的痛点，而疮痈则必有之。另外关于“当发其痈”之“发”字的含义，注家意见不一致，姜佐景认为，“当发其痈”者，犹曰“当觅其痈”，盖“发”犹“发现”之谓也。而唐容川、徐忠可等从疮痈治疗原则上来理解，作“起发”、“发散”解。从全文来看，应以姜注为是。

〔原文〕

師曰：諸癰腫，欲知有膿無膿，以手掩腫上，熱者爲有膿，不熱者爲無膿。

〔释义〕

本条论述欲诊断外痈有脓无肿，以手按痈肿之处，从手下感觉有热、无热来进行判断。这是张仲景继承《内经》关于痈疽的理论，结合自己临床实践总结出来的宝贵经验。《灵枢·痈疽》云：“大热不止，热胜则肉腐，肉腐则为脓。”故按之手下热者，表示热毒已聚故为有脓，按之手下不热者，表示热毒未聚故为无脓。

〔提要〕

本条论述疮痈有脓无脓的诊察方法。

〔选注〕

魏念庭：诸痈肿以有脓者，为热盛。然脓出而热外泄，则热浅而病轻，以无脓者为热伏，致脓不成而热内攻，反热深而病重，辨之外证，手掩其肿上试之，热者热也发也浅也，必成脓而泄也，故知为有脓。不热者，热方伏也深也，必不能成脓而入也，此故为无脓。以有脓无脓决痈痛之吉凶，且以征人身气血之正，与热毒之邪，孰伏孰绌，而生死判然矣。气血胜于热毒必有脓，脓得出，热毒胜于气血，壮火食气耗血，自不能成脓，则如经文所言，热气淳盛，下陷肌肉筋髓枯，内连五脏血气竭而脏伤死矣，此乃治疮痈之第一义也。

尤在泾：痈肿之候，脓不成则毒不化，而毒不聚则脓必不成，故以手掩其肿上，热者毒已聚则有脓，不热者毒不聚则无脓也。

周扬俊：邪客经络，则血必至于涩，涩则卫气归之，不得反复，于是寒郁则化热，热胜则肉腐而为脓。欲知成脓与否，以手掩其上，热则透出，否则未也。师之所以教知者，盖已成欲其溃，未成托之起也。

《医宗金鉴》：诸痈肿者，谓诸阴阳痈肿也，不论阴阳，凡诸痈肿欲知其有脓无脓，当以手掩之肿上，热则能腐化成脓，故热者为有脓，不热者为无脓也。

〔评述〕

诸注家对于本条触诊疮痈肿胀之处，以手下是否有热感来诊断外痈有脓、无脓的认识大都类同，均认为：热者表示热毒已聚，故为有脓；不热者表示热毒未聚，故为无脓。魏念庭则进一步指出"以有脓无脓决痈痛之吉凶"。这对于疮痈的诊断治疗有一定启发意义。但须指出的是，仅从触诊时手下有无热感来判断疮痈的有脓无脓，是不够全面的。如现在的一些寒性脓疡，按之手下不热，但仍然有脓。后世对于疮痈有脓无脓的诊法较多，如从软硬、疼痛、波动感以及局部颜色改变等方面综合诊断，则更为全面。关于辨脓之法，《外科正宗》、《外科精义》等书，都论述详细，可结合研究。

〔原文〕

腸癰之爲病，其身甲錯[1]，腹皮急，按之濡，如腫狀，腹無積聚[2]，身無熱，脉數，此爲腹内有癰膿，薏苡附子敗醬散主之。

〔词解〕

(1) 其身甲错：形容全身皮肤粗糙干燥，角化过度，外观皮肤褐色如鳞状，是因有瘀血郁滞于里，致使血流不畅，皮肤缺乏血液滋养所致。

(2) 积聚：指少腹部的包块。不活动形块固定者为积；活动而形块不固定、时聚时散者为聚。

〔释义〕

肠痈有热性、寒性之分，热性多属急性，寒性多属慢性。本条所论是慢性肠痈脓已成的辨证与治法。由于肠痈日久，瘀血内阻，以致营滞于中，血燥于外，皮肤缺乏血液滋养故肌肤甲错。因病变部位在肠，肠位腹内，故腹部如肿状。因肠痈脓已成，故腹皮虽急按之却濡软而无积聚形块。其人脉数，法当身热，今反无热，知非热证，此数脉乃因脓积所致。应用薏苡附子败酱散排脓消肿，助阳行气以治之。

〔提要〕

本条论述慢性肠痈脓已成的辨证及治法。

〔选注〕

尤在泾：甲错，由荣滞于中，故血燥于外也。腹皮急，按之濡，气虽外鼓，而病不在皮间也。积聚为肿胀之根，脉数为身热之候。今腹如肿状而中无积聚，身不发热而脉反见数，非肠内有痈，营郁成热而何？

黄元御：夫肠痈者，痈之内及六腑者也，血气凝涩，外不华肤，故其身甲错，肠胃痞胀，故腹皮紧急。痈肿在内，故按之濡塌形如肿状，其实肌肤未尝肿硬也。病因肠间痈肿，腹内原无积聚，瘀热在里，故身上无热而脉却甚数，此为肠内有痈也。

《医宗金鉴》：痈生于内，则气血为痈所夺，不能外荣肌肤，故枯皱如甲错也。腹皮急似肿胀，但按之软，询之腹无积聚，审之身无表热，诊之脉数，非有外证也，此为肠内有痈脓也。主之薏苡附子败酱散，流通肠胃，消痈肿也。

丹波元坚：次条未至脓溃，故少腹肿痞；此条既经脓溃，故按之濡如肿状，腹无积聚。次条血犹瘀结，营郁而卫阻，故时时发热，复恶寒，病犹属实，故其脉迟紧；此条营分既无所郁，脓成则血燥，故脉数。要之此二条，其别在脓已成与未成之分。

〔评述〕

上述注家对肠痈脓已成的病证及机理论述详细，丹波元坚还将本证与大黄牡丹汤证作对比分析，现据诸家注解的精神，将慢性肠痈脓已成的证治归纳如下。

主证：肌肤甲错，身无热，脉数。局部症状：腹虽急，按之濡，如肿状，腹无积聚。

病证分析：①肌肤甲错：肠痈内结，气血为痈所夺，营血不养肌肤所致。②身无热，脉数：肠痈在里，痈脓已成，脓积在里，故在外身无热。脓积内里，血燥于外故脉数。③腹虽急，按之濡，如肿状，腹无积聚：肠痈脓已成，则按之濡软，而不见形块之积聚。

病机：痈脓内积，气血郁滞。

治则：排脓消肿，助阳行气。

方剂：薏苡附子败酱散。

〔原文〕

薏苡附子敗醬散方

薏苡仁十分　附子二分　敗醬五分

上三味，杵爲末，取方寸匕，以水二升，煎减半，頓服，小便當下。

〔选注〕

魏念庭：薏苡下气则能排脓，附子微用，意在直走肠中屈曲之处可达，加以败酱之咸寒，以清积热。服后以小便下为度者，小便者，气化也，气通则痈肿结者可开，滞者可行，而大便必泄污秽脓血，肠痈可已矣。顿服者，取其快捷之力也。

尤在泾：薏苡破毒肿、利肠胃为君，败酱一名苦菜，治暴热火疮、排脓破血为臣，附子则假其辛热以行郁滞之气尔。

徐忠可：薏苡寒能除热，兼下气胜湿，利肠胃，破毒肿，败酱善排脓，破血，利结热毒气，故以为臣，附子导热行结，故为反佐。

《中医方剂学讲义》（2 版教材）：方中苡仁利湿消肿毒，是为君药，败酱排脓破血，是为臣药，少佐附子之辛热，以行郁滞之气。合而用之，有排脓消肿之功。

〔评述〕

薏苡附子败酱散在《金匮要略》中是治慢性肠痈脓已成之主方，由于脓成以排脓为主，又因肠痈到脓成一般病程较长，故又用附子助阳行气，而败酱是清热解毒之品，有行瘀解毒之功。全方以薏苡仁甘淡微寒，排脓利湿、健脾益气为主，配败酱辛苦微寒以清热解毒，行瘀排脓。少加辛温之附子以振奋衰弱之机能，行郁积之气滞，三药合用，共奏排脓消肿之功。

关于薏苡附子败酱散，后世则多用于慢性虚寒型肠痈，关于这方面的应用，姜佐景的论述精当，录之如下："依《金匮》法，肠痈实分二种，一种为热性者，为大黄牡丹汤所主；一种为寒性者，为苡薏附子败酱散所主。热性者多急性，寒性者多慢性。热性者痛如淋，寒性者痛缓。热性者时时发热，寒性者身无热。热性者常右足屈，患起于瞬时。寒性者则身甲错，恙生于平日。热性者属阳明，故大黄牡丹汤即诸承气之改方，寒性属太阴，故薏苡附子败酱散乃附子理中之变局，且散与丸为近。热性者病灶多在盲肠，寒性者病灶不即于盲肠。能知乎此，则二汤之分，明矣。”

〔原文〕

腸癰者，少腹腫痞，按之即痛如淋[1]，小便自調，時時發熱，自汗出，復惡寒；其脉遲緊者，膿未成，可下之，當有血；脉洪數者，膿已成，不可下也。大黄牡丹湯主之。

〔词解〕

(1) 痛如淋：淋，病证名，出《素问·六元正纪大论》。清·顾靖远《顾松园医镜》：“淋者，欲尿而不能出，胀急痛甚；不欲尿而点滴淋沥。”通常是小便急迫、短数、涩痛的病证。痛如淋，指肠痈病人局部有剧烈的压痛，按之则痛引阴部，急胀难忍。但因病在肠不在膀胱，故小便自调。

〔释义〕

肠痈为病，由邪热与血瘀结于肠中所致，病位在肠，肠居腹内，故证见少腹肿胀痞硬。因血热互结，则肠内经脉血气不通，不通则痛，故按之即痛如淋。因病变在肠不在膀胱，故虽痛如淋而小便自调。正邪在体内交争，营卫失其和调，故时时发热汗出复恶寒。若此时病人脉象迟紧，迟脉可知热邪未聚，紧脉主血气结积不通，疼痛较甚，是脓未成之征象。应用大黄牡丹汤泻下瘀热，使瘀血化而邪热除，则肠痈可愈。若病人脉象洪数，则知脓已成，故应当慎下，宜以排脓为先。

〔提要〕

本条论述急性肠痈未成脓的辨证和治法。

〔选注〕

《医宗金鉴》：此承上条，详发其证，以明其治也，肠痈者，其证则少腹肿硬，按之即痛，可知痈在内也，溺时如淋，尿色自调，可知肿碍之也。时时发热，汗出恶寒，似有表病，而实非表病也。其脉迟紧，则阴盛血未化，其脓未成，可下之，大便当有血也。若其脉洪数，则阳盛血已腐，其脓已成，不可下也。下之以大黄牡丹汤消瘀泄热也。

徐忠可：少腹痞者，内实而不濡也，按之即痛，有形之血为病故也。如淋者，血分热则不通快，血分病而气不病，故小便仍自调。然少腹虽主下焦，而不见膀胱与肾之证，正《内经》所谓开阖不得，寒气从之，陷脉为瘘也。但彼肠痈热毒留腹中，故身无热，得此独时时发热者，仍阳经荣热，故潮热自汗，唯热结在下，外热内寒，故复恶寒。但脉迟紧，是血未尽败，脉未变热，故迟滞而紧敛，知其脓未成，可下其毒气，毒气已在血之近下者，故当有血，若脉洪数，则毒热之气，弥满不收，是脓已成，必须从皮肉间抉去有形之败浊，不可内消，故曰不可下。大黄牡丹汤乃下方也……然此方虽为下药，实内消药也。故稍有脓则从下去，无脓即下出血之已被毒者而肿消矣。

周扬俊：肠痈而少腹不可按，阳邪下结，部位牵引也。按之如淋，形容痛状，情所必至。夫血病而气不病，故小便自调，然阳邪已盛，卫气斯虚，遂发热汗出而畏寒也。痈症如是，治之者须以脓成未成为异。欲知之法，舍脉无由，脉迟紧知未热为血瘀于内，勿使成脓，下之须早，非桃核承气汤乎？脉若洪数者，则已成矣，岂复有痈可下，此大黄丹皮以涤热排脓，势所必用也。然《内经》曰，肠痈者为病不可惊，惊则肠断而死，故患此者坐卧转侧，理宜徐缓，少饮稀粥，毋失调养斯善。

《经方实验录》：历来注家对于“脓已成，不可下也”一语，殆无异辞。甚且以此为大黄牡丹汤与薏苡附子败酱散主治之分野，此殆不思之过也。《金匮》所谓未成已成之脓所包至广，一切炎性渗出物，腐化之白血球，腐烂之肠壁皮肉等均是，要在当去之例一也。夫肠痈当未成脓之前，曰可下之，试问欲下者何物？依余之说，下其肠中一切污积，使蚓突得挤出病根是矣。当已成脓之后，反曰不可下之，试问其脓作何处置？将使脓复返为血乎，此乃绝无之事。将任脓突脐而出乎，此乃速死之图……故窃于“不可下”三字大起疑惑，即使的系仲景遗文，犹当据事实以改正之。如何改正，曰：当作“当急下”也。《金匮》大黄牡丹汤方后曰：“顿服之，有脓当下，如无脓当下血。”本已昭示后人无脓当下，有脓当急下，悉主以本汤之意，人自不察耳。

〔评述〕

本条注家的意见颇不一致，归纳起来大致有以下三种。一是认为本条论述肠痈未成的证治，而辨脓未成、脓已成的要点是诊察脉象，凡脉迟紧又兼见肠痈症状是肠痈脓未成之征象，可用大黄牡丹汤下之则愈；如脉洪数兼有肠痈症状是脓已成之征象，则不可下之，不能用大黄牡丹汤。二是认为肠痈脓未成可下，宜用桃仁承气汤之类下之，而脓已成不可下，宜内消，应用大黄牡丹汤消之。三是认为凡急性肠痈脓已成或脓未成均应下之，都可用大黄牡丹汤。结合诸家之见，我们认为，本条主要是论述肠痈属于急性实热型的证治，与下条慢性虚寒型肠痈可互相对照，两条互相参看，则对肠痈的认识更为全面。见表 18-1。

表 18-1　　《金匮要略》肠痈证治简表

<table>
<tr><th colspan="2" rowspan="2">病　证</th><th colspan="3">症　　状</th><th rowspan="2">治　则</th><th rowspan="2">方　剂</th></tr>
<tr><th>全身症状</th><th>局部症状</th><th>脉象</th></tr>
<tr><td colspan="2">慢性肠痈
（虚寒）</td><td>其身甲错，
身无热</td><td>腹皮急，按之濡，
如肿状，腹无积聚</td><td>数</td><td>排脓消肿
助阳行气</td><td>薏苡附子
败酱散</td></tr>
<tr><td rowspan="2">急性肠痈
（实热）</td><td>脓未成</td><td rowspan="2">时时发热，自汗出，复恶寒</td><td rowspan="2">少腹肿痞，按之即痛如淋，小便自调</td><td>迟紧</td><td>泄热破瘀
（可下）</td><td rowspan="2">大黄牡丹汤</td></tr>
<tr><td>脓已成</td><td>洪数</td><td>泄热破瘀
（慎下）</td></tr>
</table>

〔原文〕

大黄牡丹湯方

大黄四兩　牡丹一兩　桃仁五十個　瓜子半升　芒硝三合

上五味，以水六升，煮取一升，去滓，內芒硝，再煮沸，頓服之。有膿當下，如無膿，當下血。

〔选注〕

张路玉：内痈辨证不早，每多误治之失，《金匮》取大黄下瘀血血闭，牡丹治瘀血留舍，芒硝治五脏结热，涤去蓄结，推陈致新之功，较大黄尤锐，桃仁治疝、瘕、邪气，下瘀血血闭之功，亦与大黄不异，甜瓜瓣《别录》治腹中结聚，成溃脓血，专于开痰利气，为内痈脉迟紧脓未成之专药。

程林：诸痛痒疮，皆属心火，大黄芒硝用以下实热，血败肉腐则为脓，牡丹桃仁用以下脓血。瓜子当是甜瓜子，味甘寒，《神农经》不载主治，考之《雷公》曰，血泛经过饮调瓜子，则瓜子亦肠中血分药也。故《别录》主溃脓血，为脾胃肠中内痈要药，想亦本诸此方。

张秉成：夫肠痈之病，皆由湿热瘀聚，郁结而成。病既在内，与外痈之治，又自不同。然肠中既结聚不散，为肿为毒，非用下法，不能解散。故以大黄之苦寒行血，芒硝之咸寒软坚，荡涤一切湿热瘀结之毒，推之而下，桃仁入肝破血，瓜子润肺行痰，丹皮清散血分之郁热，以除不尽之余氛耳。

〔评述〕

大黄牡丹汤自仲景创制以来，历经各代医家的反复实践，证实该方确系治疗肠痈的有效方剂，全方以泻下药大黄、芒硝，配伍活血化瘀、排脓消肿的桃仁、丹皮、冬瓜仁。由于活血化瘀药物可以改善血液循环，解除血运障碍，有利于泻下作用的发挥，而泻下药物亦能使血运障碍得到进一步改善，这样配伍可以产生协调作用，对于肠道的炎症如肠痈等，效果较好。

从本方应用来看，凡是辨证清楚，属于湿热蕴结所致的实热型肠痈，不论脓未成还是脓已成均可使用本方。《张氏医通》："肠痈下血，腹中硬痛，其始发热恶寒，现验其证，必少腹满痛，小便淋涩，反侧不便，即为肠痈之确候。无论已成未成，俱用大黄牡丹汤加犀角急服之。"曹颖甫亦云："肠痈一证舍大黄牡丹汤以外，别无良法。"

如曹颖甫医案：

陆左，初诊，痛在脐右斜下一寸，西医所谓盲肠炎也，脉大而实当下之，用仲景法。生军五钱，芒硝三钱，桃仁五钱，冬瓜仁一两，丹皮一两。二诊：痛已略缓，右足拘急，不得屈伸，伸则牵腹中痛，宜芍药甘草汤。赤白芍各五钱，生甘草三钱，炙乳没各三钱。三诊：各足已伸，腹中剧痛如故。仍宜大黄牡丹汤以下之。生川军一两，芒硝七钱冲，桃仁五钱，冬瓜仁一两，丹皮一两。愈。(《经方实验录》)

另外原文所云"脉洪数者，脓已成，不可下也"，似指肠痈后期而言，因此，对于肠痈后期脓已成的病人，运用下法当慎重，以免导致肠壁穿孔。

〔原文〕

問曰：寸口脉浮而澀，法當亡血，若汗出，設不汗者云何？答曰：若身有瘡[1]，被刀斧所傷，亡血故也。

〔词解〕

(1) 疮：此作"创"，古代"疮"与"创"通。在这里指金疮，即被刀斧等金属利器所伤。

〔释义〕

微脉主阳虚，涩脉主血少。脉象轻取微而涩，多由亡血或汗出太过所致。失血或汗出太多则伤阴，阴虚血少故脉涩，阴虚进而导致阳虚，则脉微。若病人脉象已出现浮微而涩之脉，一般应有失血或汗出太过的病证，现已假令病人不汗出，这是因为病人被刀斧利器所伤，以致失血所致。《内经》云："夺血者无汗，夺汗者无血。"因人体血汗同源，故亡血、汗出太过的病人，最初可出现相同的微而涩的脉象。

〔提要〕

本条论述金疮失血的脉证。

〔选注〕

《医宗金鉴》：脉微气夺也，脉涩血夺也。故曰法当亡血汗出也，设无亡血汗出等病，则必身有疮被刀斧所伤，亡血故也。

周扬俊：微则阳虚，涩为血虚，定理也。故涩则亡血，阳微当汗出，若不汗者云何？知汗为血液，故汗多尚亡阳，况去血乎。然则骤为刀斧所伤者，阴去而阳亦随衰，阳虽衰而不能复汗者，亡血故也。

尤在泾：血与汗皆阴也，阴亡则血流不行，而气亦无辅，故脉浮微而涩也。经云：夺血者无汗，夺汗者无血。兹不汗出而身有疮，则知其被刀斧所伤，而亡其血，与汗出不止者，迹虽异而理则同也。

李彣：汗出亡阳则脉微，亡血伤阴则脉涩。微与涩皆阴脉也。设不汗而疡疮金疮，虽不亡阳而亡血，故亦见微涩之脉也，总是营虚卫衰之故。

〔评述〕

综合上述诸家意见，大致有以下几个方面：①解释了金疮失血的主要脉象——微而涩出现的机理。主要由于金疮失血，阴虚血少故脉涩，阴虚导致阳虚则脉微。表明金疮失血之人应有血虚气弱、阴阳俱虚的表现。②进一步指出微而涩的脉象除金疮失血者常见外，其他如汗多亡阳或失血耗阴之人均可出现，所以必须进行鉴别。③鉴别要点是金疮失血者有外伤史而无汗出的症状；反之，汗出太多的患者则无外伤史而有汗出亡阳的症状。

〔原文〕

病金瘡，王不留行散主之。

王不留行散方

王不留行十分（八月八日採）　蒴藋[1]細葉十分（七月七日採）　桑東南根白皮十分（三月三日採）　甘草十八分　川椒三分（除目及閉口[2]，去汗[3]）　黄芩二分　乾姜二分　芍藥二分　厚朴二分

上九味，桑根皮以上三味燒灰存性，勿令灰過，各别杵篩，合治之爲散，服方寸匕。小瘡即粉之[4]，大瘡但服之，産後亦可服。如風寒，桑東根勿取之，前三物皆陰乾百日。

〔词解〕

(1) 蒴藋：蒴藋（shuò diào，音朔掉），出《名医别录》。别名接骨草。为忍冬科植物蒴藋的全草或根。分布于华北、华东、华南及陕西、甘肃、宁夏等地。味甘酸，性温。功能活血消肿、祛风除湿。

(2) 除目及闭口："目"指椒仁，"闭口"指未成熟尚未开口的川椒。就是去掉川椒里的椒仁和未张开的川椒。

（3）去汗：指将川椒炒去油。

（4）粉之：在这里指将药制成粉剂外敷。

〔释义〕

凡机体受到刀斧等金属器械的损害造成的创伤皆称为金疮。由于机体被刀斧等物损伤，造成肤肌破伤，经脉破裂，血流外溢，当以止血镇痛、活血生肌的方药进行治疗。王不留行散有止血镇痛、行气血、和阴阳、促进脾胃机能旺盛、防止外邪入侵的作用，外用和内服均可。方中王不留行，《本经》云其治金疮，止血逐痛；蒴藋，《唐本草》云其治折伤、续筋骨，盖其功亦同；桑根白皮，《本经》云其治绝脉，《名医别录》云其可以缝金疮。知此三物是治金疮的要药。川椒、干姜、厚朴有行血气、止疼痛的作用。黄芩、芍药、甘草能凉血解毒。诸药合用有止血镇痛，调畅血行，防止外邪侵入的功用，是治疗外伤的有效方剂。

〔提要〕

本条论述金疮的治法。

〔选注〕

《医宗金鉴》：此承上条以明其治也。金疮谓刀斧所伤之疮也，亡血过多，经络血虚，风寒易得干之，故用王不留行散，一以止血出，一以防外邪也，小疮粉之，即外敷也。

尤在泾：金疮，金刃所伤而成疮者，经脉斩绝，营卫沮弛，治之者必使经脉复行，营卫相贯而后已，王不留行散，则行气血，和阴阳之良剂也。

徐忠可：此非上文伤久无汗之金疮方，乃概治金疮方也。故曰病金疮，王不留行散主之。

魏念庭：王不留行为君，专走血分，止血定痛，而且除风散痹，于血分最宜也。佐以蒴藋叶，与王不留行性共甘平，入血分，清火毒，祛恶气；倍用甘草，以益胃解毒；芍药、黄芩，助清血热；川椒、干姜，助行血瘀；厚朴行中带破，唯恐血乃凝滞之物，故不惮周详也。桑根白皮性寒，同王不留行蒴藋烧灰存性者，灰能入血分止血也，为金疮血流不止者设也。小疮则诸药为粉以敷之，大疮则服之，治内以安外也。产后亦可服者，行瘀血也。风寒之曰桑根勿取者，恐过于寒也。前三物皆阴干百日，存其阴性，不可日曝及火炙也。此金疮家之圣方，奏效如神者也。

陈灵石：金刃伤处，封固不密，中于风则疮口无汁，中于水则出青黄汁，风则发痉，水则湿烂成疮。王不留行疾行脉络之血，灌溉周身，不使其湍激于伤处，桑根皮泄肌肉之风水，蒴藋叶释名接骨草，渗筋骨之风水，三者皆烧灰，欲其入血祛邪止血也。川椒去疮口之风，厚朴燥刀痕之湿，黄芩退肌热，芍药散恶血，干姜和阳，甘草和阴，用以为君者，欲其入血退肿生肌也。风湿去，阴阳和，疮口收，肌肉生，此治金疮之大要。

〔评述〕

本条论述金刃外伤的治法为用王不留行散内服或外敷，关于王不留行的作用，《医宗金鉴》指出：一是止血，一是防外邪。尤在泾认为是行气血、和阴阳。魏、陈二人则对全方进行了详细的剖析，综合上述诸家之见，王不留行散的作用是止血镇痛、活血消肿、续伤生肌。方中以王不留行、蒴藋、桑根皮止血镇痛、利水消肿、行瘀生肌；干姜、川椒、厚朴行气止痛，黄芩、甘草、芍药清热解毒、凉血散瘀。

〔原文〕

排膿散方

枳實十六枚　芍藥六分　桔梗二分

上三味，杵爲散，取鷄子黄一枚，以藥散與鷄子黄相等，揉和令相得，飲和服之，日一服。

〔选注〕

魏念庭：排脓散为疮痈将成未成，治里之法也。

尤在泾：枳实苦寒，除热破滞为君，得芍药则通血，得桔梗则利气，而尤赖鸡子黄之甘润，以为排脓化毒之本也。

张路玉：排脓散治内痈，脓从便出。

〔评述〕

排脓散方附于王不留行散之后，诸注家均认为是内痈方剂。从全方组成来看，即由枳实芍药散加桔梗、鸡子黄而成。枳实、芍药有行气活血之功，桔梗乃排脓要药，鸡子黄养阴解毒，合而共具行气活血、排脓解毒的功用，是治一切内痈、内伤及金疮等的常用内服方剂。

〔原文〕

排膿湯方

甘草二兩　桔梗三兩　生姜一兩　大棗十枚

上四味，以水三升，煮取一升，温服五合，日再服。

〔选注〕

魏念庭：排脓汤一方，尤为缓治，盖上部咽喉之间有欲成疮痈之机，即当急服也。甘草、桔梗，即桔梗汤，已见用肺痈病中，加以生姜大枣以固胃气，正盛而邪火斯易为解散也。痈疮未成者，服之则可开解；已成者，服之则可吐脓血而愈矣。

尤在泾：此亦行气血，和荣卫之剂。

〔评述〕

排脓汤方，即桔梗汤加生姜、大枣而成。桔梗、甘草清热解毒排脓，生姜、大枣调和营卫、扶正达邪。魏念庭认为治上部咽喉疮痈用本方较宜，服之则吐脓血而愈。总之，本方与排脓散，附于王不留行散之后，不载主治，但从组成药物来看，认为对于疮痈、金疮等成脓者均可用之。从二方剂型来看，一为散，一为汤，散剂作用较为徐缓，汤剂作用则急切，故可根据痈疮部位以及病势缓急酌情用之。

〔原文〕

浸淫瘡[1]**，從口流向四肢者，可治；從四肢流來入口者，不可治。**

〔词解〕

(1) 浸淫疮：病名。由心火脾湿，凝滞不散，复感风邪，郁于肌肤所致。初起形如粟米，瘙痒不止，搔破流黄水，蔓延迅速，浸淫成片，甚者身热。即急性湿疹（包括传染性湿疹样皮炎）。治宜祛风胜湿，清热凉血。

〔释义〕

浸淫疮是湿热兼毒的皮肤病证，《素问·玉机真脏论》云："身热而肤痛为浸淫。"浸淫虽然是一种皮肤病，但与内脏有关。四肢是人体的末端，主外，而口是由外入内的通道，故浸淫疮从口流向四肢者，是湿热毒气由内走外，故可治；从四肢流来入口者，是湿热毒气由外渐及内脏，所以不治。金寿山认为口可理解为心，本条提示外科疾患怕毒气攻心。总之，凡病势向外者为病轻可治，病势入里者为病重难治，这是《金匮要略》的一贯主张，本条可与《金匮要略·脏腑经络先后病脉证》第十二条相互参看，则可进一步领会其精神。

〔提要〕

本条论述浸淫疮的转归。

〔选注〕

尤在泾：浸淫疮，疮之浸淫不已，《外台》所谓转广有汁，流绕周身者也。从口流向四肢者，病自内而之外，故可治，从四肢流来入口者，病自外而之里，故不可治。

《医宗金鉴》：浸淫疮者，浸谓浸浸，淫谓不已，谓此疮浸淫，留连不已也。从口流向四肢者轻，以从内走外也，从四肢流走入口者重，以从外走内也，故曰不可治。

魏念庭：浸淫疮者，热邪而兼湿邪客于皮肤，浸淫传染也。虽表分之病，而其入里分之湿热可知矣。从口流向四肢者，湿开而热散也，可以清其热、除其湿而治之。如先起四肢，渐上头面，及于口里，是湿热二邪相溷上甚之极，热无能开而结，湿无能散而聚耳，所以决其不可治也。不可治者，难治之义，非当委之不治也。

〔评述〕

从本条论述来看，只从疮势蔓延发展的向外、向内来辨别浸淫疮的可治与不可治。上述注家对可治、不可治的机理解释颇详，均认为疮势从口流向四肢者为病势向外散发，故可治；反之若疮势从四肢流来入口，为病势归于内脏，故曰不可治。浸淫疮历代注家讨论颇多，但今已较为明确，即急性湿疹，至于是否可以根据急性湿疹流浸方向的不同，来辨别其难治、易治，还待进一步研究证明。

关于浸淫疮的病因及证候，《金匮要略》提及甚少，现将《诸病源候论》与《千金要方》对浸淫疮的论述录之如下，供参考。《诸病源候论·浸淫疮候》云："浸淫疮是心家有风热，发于肌肤，初生甚小，先痒后痛而生疮，汁出浸溃肌肉，浸淫渐阔乃遍体，其疮若从口出，流散四肢则轻；若从四肢生，然后入口者则重。以其渐渐增长，因名浸淫也。"《千金要方》云："浸淫疮者，浅搔之蔓延长不止瘙痒，初如疥，搔之转生汁相连者是也。"

〔原文〕

浸淫瘡，黄連粉主之。(方未見)

〔释义〕

浸淫疮是湿热毒气蕴结所致，《素问·至真要大论》："诸痛痒疮，皆属于心。"所以用黄连粉泻心火、清热燥湿解毒，以邪去毒消疮即可愈。

〔提要〕

本条论述浸淫疮的治法。

〔选注〕

陈修园：黄连粉方未见，疑即黄连一味，为粉外敷之，甚者亦内服之。诸疮痛痒皆属心火，黄连苦寒泻心火，所以主之。

尤在泾：黄连粉方未见，大意以此为湿热浸淫之病，故取黄连一味为粉粉之，苦以燥湿，寒以除热也。

魏念庭：按《外科精义》以一味黄柏散调涂，本此。

〔评述〕

本条论述浸淫疮用黄连粉方治疗。黄连粉方未见，多数注家认为是黄连一味研粉。考黄连，性味苦寒，有清热燥湿、泻火解毒之功。《珍珠囊》云："其用有六：泻心脏火，一也；去中焦湿热，二也；诸疮必用，三也；去风湿，四也；治赤眼暴发，五也；止中部见血，六也。"现代药理研究表明，黄连含有小檗碱、黄连碱等。对痢疾杆菌、伤寒杆菌、大肠杆菌、绿脓杆菌以及葡萄球菌、溶血性链球菌、肺炎双球菌等有较强抗菌作用。对多种致病性真菌、钩端螺旋体、多种流感病毒均有抑制作用。因此，黄连对浸淫疮的治疗，应该是有效的。

全篇小结

本篇论述了疮痈、肠痈、金疮、浸淫疮等四种外科疾病的辨证施治。现将全篇内容小结如下。

一、疮痈

主证：全身症状——脉浮数，身恶寒甚。

局部症状——局部有固定痛处，若按之手下热者为有脓，不热者为无脓。

治疗：疮痈有脓者，排脓散、排脓汤方可酌情选用。

二、肠痈

（一）慢性肠痈

主证：全身症状——其身甲错，身无热，脉数。

局部症状——腹皮急，按之濡，如肿状，腹无积聚。

治疗：薏苡附子败酱散。

（二）急性肠痈

主证：全身症状——时时发热，自汗出，复恶寒。

局部症状——少腹肿痞，按之即痛如淋，小便自调。

脓未成者——脉迟紧。

脓已成者——脉洪数。

治疗：大黄牡丹汤。

三、金疮

主证：全身症状——寸口脉浮微而数，无汗。

局部症状——有外伤所致的患处。

治疗：王不留行散。若创口感染有脓，排脓散、排脓汤可酌情选用。

四、浸淫疮

预后：浸淫疮从口流向四肢者可治；从四肢流来入口者为难治。

治疗：黄连粉。

本篇在内容上虽不够全面，但对疮痈的诊断，对肠痈的辨证与施治，对金疮、浸淫疮的证治和预后等，均作了原则性的指示。尤其是治疗肠痈的大黄牡丹汤和薏苡附子败酱散这两个方剂，通过历代医家的长期实践，证明是临床治疗肠痈的有效方剂，这对后世中医外科的发展有一定的影响。

（邱德文　孙学东）

趺蹶手指臂肿转筋阴狐疝蛔虫病脉证治第十九

本篇论述趺蹶、手指臂肿、转筋、阴狐疝病、蛔虫病等五种病证，而以蛔虫病作为重点，就诸篇没有说到的加以补述，故在论述杂病之后，将上述琐碎诸病一并在本篇略加讨论。

〔原文〕

師曰：病趺蹶[1]，其人但能前，不能却[2]，刺腨[3]入二寸。此太陽經傷也。

〔词解〕

(1) 趺蹶：趺同跗，足背曰趺。蹶，僵直之意。趺蹶是一种足背强直不便行动的疾病。

(2) 但能前，不能却：只能前行，不能后退，是一种运动障碍性疾病，可能与现代医学的震颤麻痹步态类似。但与趺蹶（足背强直）连看，似指下肢只能前伸而不能后屈为妥。

(3) 刺腨：腨（chuǎn，音喘），《说文》曰：“腨，腨肠也。”腨即小腿肚，刺腨是指针刺小腿肚上的穴位。

〔释义〕

趺蹶是一种下肢行动障碍的疾病，为太阳经脉受伤所致。因为太阳经脉行身之后，太阳经脉受了损伤，所以病人下肢活动受限，只能前行不能后退，治疗当针刺腨部穴位如承山穴等，以利太阳经脉。

〔提要〕

本条论述趺蹶的病因、症状及刺法。

〔选注〕

尤在泾：人身经络，阳明行身之前，太阳行身之后，太阳伤，故不能却也，太阳之脉，下贯腨内，刺之所以和利其经脉也。腨，足肚也。

曹颖甫：太阳之经入腘中，贯腨内，出外踝之后，至小指外侧，寒湿伤其经脉，血瘀不通故强直而不能却，刺腨二寸，正所以泻其瘀也。

周扬俊：腨名承筋，在上股起肉处，脚根上七寸，腨之中陷者是，法不可刺，或刺转深，遂伤其经，以致能前而不能却，此仲景自注已详。

高学山：按王太仆所注针刺及《针灸大成》，除环跳肉厚穴深，刺入经寸之外，余无有至二寸者，若以为治例，则误人无限矣。

《医宗金鉴》：证未详，方亦缺，不释。

〔评述〕

本条注家争议较大，大致有三种看法：一种认为本条指出了趺蹶病的病因、症状及刺法。第二种说法是趺蹶为针刺致伤太阳经之后遗症，由于误刺小腿肚部位的承筋穴，使太阳经脉受伤，故病趺蹶。第三种说法认为证未详，方亦缺，存疑不释。我们认为第一种看法，即尤在泾的论述较正确。因为从临床上看，针刺承山等小腿肚部位的穴位，确可以治疗下肢活动受限的病证，所以不能认为是误治致病。再从文法上看，“此太阳经伤也”是自注句，应在“不能却”之后，此种倒装笔法，仲景书中经常出现。“刺腨入二寸”是言其治法，因为此处肌肉丰满，可以刺之较深。

趺蹶二字，沈明宗、丹波元简以及《医宗金鉴》等均改作“跌蹶”，如丹波元简的《金匮玉函要略辑义》曰：“按扬子方言，跌，蹶也；《说文》，蹶，僵也；程云，趺，足背也；趺蹶即痹蹶之属函，恐非。”这样一改，即是指因跌而致足僵直的行动障碍。但仲景书中多处言到“趺阳”二字，如趺阳脉即指足背动脉，故趺蹶即指足背强直是有根据的，因此以不改动为妥。

另外，“刺腨”二字，注家看法也不一致，一说是言治法，一说是言误治。持误治者，因腨是指腨肠穴（即承筋穴），古代属禁针穴，不宜取刺，腨部其他穴位也不宜深刺达二寸，深刺会伤经致病。但从临床看来，腨部穴位一般不禁针，因肌肉较丰满，刺之也较深，故以言治法较妥。

〔原文〕

病人常以手指臂腫動[1]，此人身體瞤瞤者[2]，藜蘆甘草湯主之。(方未見)

〔词解〕

（1）手指臂肿动：指手指臂部关节肿胀并作震颤。

（2）身体瞤瞤者：指全身肌肉发生轻微的跳动。

〔释义〕

手指臂肿是一种手指臂部关节肿胀，并作震颤，全身肌肉也发生轻微牵动的病证，由风痰在膈，攻走肢体所致。由于痰滞关节，所以肿胀；风伤经络，所以身体瞤动。藜芦甘草汤方虽未见，但从藜芦、甘草两味药来看，藜芦催吐，甘草和中，可知本方基本上属于涌吐风痰的方剂，风痰去则诸证自愈。后世陈无择说：“痰涎留在胸膈，上下变生诸病，手足项背牵引钓痛，走易不定。”相当于本证，临床上对此种病证，常用导痰汤或指迷茯苓丸，比较稳妥，效果亦好。

〔提要〕

本条论述手指臂肿动的证治。

〔选注〕

尤在泾：湿痰凝滞关节则肿，风邪袭伤经络则动，手指臂肿动，身体瞤瞤者，风痰在膈，攻走肢体，陈无择所谓“痰涎留在胸膈，上下变生诸病，手足项背牵引钓痛，走易不定者”是也，藜芦吐上膈风痰，甘草亦能取吐，方虽未见，然大略是涌剂耳。

周扬俊：凡动皆属风而肿属湿，故肝木主风，血虚则风生，气虚则湿袭，手臂肿且动，知其血不足之养筋，阳亦不能以自固而身体之瞤势不得止矣，岂非有痰气在筋节间乎，夫见于外者未有不因于内者也，窥仲景有吐之法，惜乎方缺焉耳。

曹颖甫：《内经》云风胜则动，湿胜则肿，仲师言手指臂肿动，身体瞤瞤，此可知为风湿痰涎走窜指臂且及周身之证，与风痫证略同，特风痫无此表证耳。按子和《儒门事亲》云：一妇病风痫，其始一二年一发，后即日发，甚至一日数发，求死不得，值凶岁，采野草充粮，见草若葱状，采蒸饱食。胸膈间胀闷，顷之，涌吐胶痰，数日约一二斗，甚昏困，后遂轻健如平人，以所食葱访人，即藜芦也。蓄风痰内壅积久旁窜，积者为本，窜者为标，用藜芦者，涌吐而决其壅也，所以用甘草者，恐藜芦苦寒败胃，甘味以调之也，近闻痫证有日服控涎丹一钱，久而自愈者，亦所以去痰涎也。

〔评述〕

本条症状比较简略，方剂又缺，但方证互参，仍可知其大略，尤在泾之说甚妥。藜芦为涌吐风痰之药，力猛。本证除见有指臂肿动，身体瞤瞤之外，尚见有胸膈满闷懊侬，温温欲吐等症状，脉象关前多滑盛，此时可因势利导吐去积痰，则痰去而指臂肿动诸证自愈。临床上如遇此种病证，但症状又不剧烈，体质较弱者，可参考后世指迷茯苓丸及导痰汤治疗，其效果也较稳妥可靠。曹颖甫认为此证与风痫略同，并补《儒门事亲》风痫治验一案，可说是对本方藜芦运用的阐发，确可借鉴。但藜芦有毒，多服久服可致中毒，甚至可导致双目失明，故用之宜慎。

〔原文〕

轉筋[(1)]之爲病，其人臂脚直[(2)]，脉上下行[(3)]，微弦，轉筋入腹者，鷄屎白散主之。

鷄屎白散方

鷄屎白

上一味爲散，取方寸匕，以水六合，和，温服。

〔校勘〕

《肘后方》、《外台秘要》“和，温服”均作“煮沸，顿服之，勿令病者知之”。

〔词解〕

(1) 转筋：是一种四肢拘急作痛的病证，临床以下肢拘急为多见。

(2) 臂脚直：臂与脚强直不能屈伸。《医宗金鉴》认为“臂同背，古通用，臂脚直，谓足背强直不能屈伸，是转筋之证也”。可作参考。

(3) 脉上下行：《医宗金鉴》：“脉上下行，谓迢迢长直，微弦不和，是转筋之脉也。”

〔释义〕

转筋是四肢拘挛作痛的病症，所以脉象也见劲急强直而无柔和之意，转筋的部位，一般多见于下肢，严重时其痉挛会从两足牵引少腹部作痛，称为转筋入腹，可用鸡屎白散治之。

〔提要〕

本条论述转筋入腹的证治。

〔选注〕

《诸病源候论》：冷入于足之三阴三阳则脚筋转，入于手之三阴三阳则手筋转。随冷所入之筋，筋则转。转者，皆由邪冷之气，击动其筋而转移也。

魏念庭：转筋之为病，风寒外袭，而下部虚热也，其人臂脚直，脉上下行，微弦，弦即紧也，风寒入而隧道空虚也，直上下行，全无柔和之象，风寒入而变热，热耗其营血，而脉遂直劲也。转筋本在腨中，乃有上连少腹入腹中者，邪热上行，由肢股而入腹里，病之甚者也。主以鸡屎白散，《本草》谓其利便破淋，且善走下焦，入至阴之分，以之瘳转筋，大约不出泄热之意耳。然此治其标病，转筋止，而其本病又当别图补虚清热之方矣。

《医宗金鉴》：中寒之人，外寒盛则手足拘急转筋，痛不能忍，甚者入腹，则牵连少腹拘急而痛也，主之鸡屎白散，以治风寒痹气之在筋也。

丹波元简：鸡屎白，《别录》云治转筋利小便，故取而用之，《素问》用鸡屎醴治鼓胀，通利大小便，验之，虽《本草》云微寒无毒，然泻下之力颇峻，用者宜知之，况霍乱转筋，多津液虚燥者，恐非所宜。

〔评述〕

转筋是一种症状，多发生小腿部的肌肉痉挛拘急而痛，类似于现代医学所说的腓肠肌痉挛，由于下肢筋脉失于阳气布护或血液的营养，以致邪气乘虚侵袭而致。它的成因不止一种。鸡屎白性寒下气，通利二便，只适用于湿浊化热伤阴所致的转筋，泻其致病之因，转筋亦随之而愈，魏念庭之说可参。

另外，此条所述转筋与霍乱转筋不同，但清代王孟英用蚕矢治热性霍乱转筋，可说是受本方的启发。但寒性霍乱，吐下过多，体液消耗，阳气亡失，不能温养筋脉致成转筋者，当用通脉四逆汤、白通汤等急救回阳，必须明辨，不得误用。

《素问·腹中论》有用鸡屎醴治鼓胀的记载，虽都用鸡屎，但剂型不同，治疗也有别，可以互参。

又，以上三条，均是论述四肢疾病。第一条论述治趺蹶应当辨明经络，第二条论述风痰凝滞胸膈导致手指臂肿动，第三条论述湿浊化热伤阴导致转筋，病情不同，治法亦异。

〔原文〕

陰狐疝氣[1]者，偏有大小，時時上下，蜘蛛散主之。

蜘蛛散方

蜘蛛十四枚（熬焦）　桂枝半兩

上二味，爲散，取八分一匕，飲和服，日再服。蜜丸亦可。

〔词解〕

（1）阴狐疝气：病名，简称“狐疝”，是疝气的一种，形容病势或上或下，出没无时。《伤寒直格》曰：“言狐疝者，疝气之变化隐见，往来不可测如狐也。”

〔释义〕

阴狐疝气是一种阴囊偏大偏小，时上时下的病证。这种疝气，平卧时缩入腹内，起立走动时则坠入阴囊，有的胀痛，有的仅感沉重，为寒气凝结厥阴肝经所致，治疗应以辛温通利为主，所以用蜘蛛散。

〔提要〕

本条论述阴狐疝气的症状及治法。

〔选注〕

尤在泾：阴狐疝气者，寒湿袭阴而睾丸受病，或左或右，大小不同，或上或下，出没无时，故名狐疝。蜘蛛有毒，服之能令人利，合桂枝辛温，入阴而逐其寒湿之气也。

《医宗金鉴》：偏有大小，谓睾丸左右有大小也。时时上下，谓睾丸入腹，时出时入也。疝，厥阴之病也，以与狐情状相类，故名之也。主之蜘蛛散，入肝以治少腹拘急而痛也。

周扬俊：厥阴之筋病也，狐阴兽，善变化而藏，睾丸上下有若狐之出入无时也，足厥阴之筋上循阴股结于阴器，筋结故偏有大小，气病故时时上下也。

程林：《别录》云："蜘蛛治大人小儿㿗。"㿗，㿗疝也；其性有毒，服之能令人利，得桂枝，引入厥阴肝经而治狐疝。

雷敩：蜘蛛凡使，勿用五色者，兼大身上有刺毛生者，并薄小者，以上皆不堪用；须用屋西南有网，身小尻大，腹内有苍黄脓者，真也。凡用，去头足，研如膏，投药中用之。今之方法，若仲景炒焦用，全无功矣。

〔评述〕

所谓狐疝者，是形容病势或上或下，出没无时，其实并非单指睾丸受病。张子和《儒门事亲》说："狐疝者，其状如瓦，卧则入少腹，行立则出少腹入囊中。狐昼则出穴而溺，夜则入穴而不溺，此疝出入上下往来，正与狐相类也。"根据临床所见，此病多因扛举重物，叫号努力所致，如病情较轻，令患者平卧，推揉之即能还于腹中，但劳动或劳累后又能坠下。由此可知，原文中所谓"偏有大小"非指睾丸本体的偏大偏小，而是因坠下之物"时上时下"所致。此病相当于现代医学所称的腹股沟斜疝，疝囊由内环部突出的腹膜形成，疝的内容物以小肠和大网膜最为多见。但是，中医学中所述之疝，范围较广，《金匮要略·腹满寒疝宿食病脉证治》中所说的寒疝，指的是阴寒性的腹痛；《素问·骨空论》有冲疝、狐疝、㿗疝、厥疝、瘕疝、㿗疝、癃疝的记载，可见凡阴囊、睾丸部位的一些病变，也全包括在疝之中，故"偏有大小"一句，似也不能排除睾丸疾患。

疝的发病都与肝经有关，由于足厥阴肝经络阴器，入少腹，又主筋，故治疗每与肝经相关，多用苦辛通降来散结止痛，蜘蛛散中取蜘蛛的泄结利气，合桂枝的芳香辛温，具有走散通利的作用。陈修园说："用桂枝不如用肉桂力更大。"此说可取。但由于蜘蛛有毒，后世已不大采用本方，遇到狐疝，常用疏肝理气药，如金铃子散，天台乌药散均可选用。

根据雷敩见解，蜘蛛不宜熬焦，熬焦则无功效，但蜘蛛有毒，服时应经炮炙，《古方选注》云："蜘蛛《本草》言有毒，人咸畏之，长邑宰林公讳瑛，山海卫人，壮年调理，方用多年，炙熟，其味鲜美，恒得其功，《本草》言有毒者，南北所产不同耳。"

〔原文〕

問曰：病腹痛有蟲，其脉何以别之？師曰：腹中痛，其脉當沉，若弦，反洪大，故有蛔蟲。

〔释义〕

腹痛一症，可见于多种疾病，本条从脉象上作出鉴别。腹痛如因阳虚寒阻或内有积滞者脉当沉或弦，现脉反洪大，全身又不见热象，就须考虑为蛔虫腹痛，但还应与其他症状互参，才能作出正确诊断。

〔提要〕

本条论述蛔虫腹痛的脉象。

〔选注〕

尤在泾：腹痛脉多伏，阳气内闭也；或弦者，邪气入中也；若反洪大，则非正气与外邪为病，乃蛔动而气厥也；然必兼有吐涎心痛等证，如下条所云，乃无疑耳。

高学山：此言病虫之脉也，盖谓腹痛之因颇多，若因病虫而痛，其脉当以何者为分别也，师言沉为在里，腹中病，其脉当以沉应，又弦为急痛；腹中痛，其脉当以沉而且弦应，今不沉弦而反洪大，洪大者，气乱之诊，故知有虫，以扰乱其气而作痛，与风寒积滞之脉不同也。

曹颖甫：此从脉象之异，决其为有虫之痛也。凡腹痛脉沉，为寒湿下陷，直四逆汤证耳。脉弦为肝邪乘脾，直小建中汤证耳，若不沉不弦而腹痛，则既非寒湿内停，又非肝胆郁陷，故可决为虫痛。然洪大二字，亦为仲师失词，脉不足据，当以病状参验之，不然，岂大实满痛之阳明证其脉独不洪大耶。

〔评述〕

本条从脉象上鉴别腹痛的原因，但必须结合证候，如是否见有恶心呕吐，头痛眩晕，大便时结时泻，食欲不振，蛔齿等症状，以及面部是否有白斑，舌苔是否削蚀，鼻内有否奇痒等症状，方可断定腹痛是蛔虫所致，下条即补出了蛔虫病的一些症状，二条应该互参。

〔原文〕

蛔蟲之爲病，令人吐涎，心痛，發作有時，毒藥不止者，甘草粉蜜湯主之。

甘草粉蜜湯方

甘草二兩　粉一兩　蜜四兩

上三味，以水三升，先煮甘草，取二升，去滓，內粉、蜜，攪令和，煎如薄粥，温服一升，差即止。

〔释义〕

本条接上条，补述蛔虫病的证治。吐涎是吐出清水，心痛是指上腹部疼痛，由于蛔动则痛作，蛔静则痛止，所以发作有时，这是蛔虫病心腹痛的特点，用甘草粉蜜汤治疗。

〔提要〕

本条进一步论述蛔虫病的证治。

〔选注〕

尤在泾：吐涎，吐出清水也；心痛，痛如咬啮，时时上下是也；发作有时者，蛔饱而静。则痛立止，蛔饥求食，则痛复发也。毒药即锡粉、雷丸等杀虫药。毒药者，折之以其所恶也；甘草粉蜜汤者，诱之以其所喜也，白粉即铅白粉，能杀三虫，而杂于甘草、白蜜之中，诱使虫食，甘味既尽，毒性旋发而虫患乃除，此医药之变诈也。

赵以德：夫饮食入胃，胃中有热则虫动，虫动则胃缓，胃缓则廉泉开，故吐涎，蛔上入膈故心痛，蛔闻食臭出，得食则安，故发作有时也。毒药不止者，虫恶之不食也，蛔喜甘，故用甘草蜜之甘，随所欲而攻之，胡粉甘寒，主杀三虫，蛔得甘则头向上而喜食，食之则死，此反佐以助之也。

曹颖甫：毒药不能奏效时，则以病者曾用杀虫猛剂，剂量太少，蛔虫醉而不死，后遂狡避不食也，故不能猛攻，莫如诱劫，不得已而用甘草粉蜜，使虫贪蜜之甘而不知铅粉之毒……用甘草者，欲病人不受铅粉之毒也。先母侍婢，曾患此，始病吐蛔，一二日后，暴厥若死，治以乌梅丸，入口即吐，予用甘草五钱，先煎去滓，以铅粉二钱，白蜜一两调饮之，半日许下蛔虫如拇指大者九条，其病乃愈。

陈伯坛：少阴篇猪肤汤内非有白粉五合乎哉，本方则白粉一两，彼方熬香和令相得，米粉始有香，铅白粉非香品也，本方煎如薄粥，米粉方成粥，铅白粉不成粥也，玩香字粥字，分明取材于家常可作饼食之白米粉，实无疑义。

丹波元简：古单称粉者，米粉也，释名云：粉，分也，研末使分散也。《说文》：粉，傅面者也。徐曰：古傅面亦用米粉，《伤寒论》猪肤汤所用白粉亦米粉耳。故万氏《保命歌括》，载本方云：治虫啮心痛毒药不止者，粉，乃用粳米，而《千金》诸书藉以治药毒，并不用铅粉。盖此方非杀虫之剂，乃不过甘平安胃之品，而使蛔安。应验之于患者蛔始知其妙而已。又曰：《千金方》解鸩毒及一切毒药不止烦懑方，即本方。粉用粱米粉。《千金翼》同，《外台》引《翼》作白粱粉，《圣济总录》用葛粉，杨氏《家藏方》用绿豆粉，《圣济》名甘草饮。

〔评述〕

本条争议较大，主要对甘草粉蜜汤中的“粉”字认识不一，一说方中的粉是铅粉，“毒药不止”是说蛔虫已用过一般杀虫药不应，所以用铅粉峻药杀虫，与甘草、白蜜同服，诱使虫食而杀之，但铅粉毒性甚剧，不宜多服，故方后云“差即止”。另一种说法认为方中的粉是一般的粱米粉，《千金要方》解鸩毒及一切毒药不止，烦懑方，用甘草、白蜜、米粉，《外台秘要》是用白粱粉，因而认为本证是已经使用过毒药而痛不止，不能再用，所以用甘草粉蜜汤，方中的甘草、粉、蜜不是杀虫之药，仅有安蛔缓痛、解毒和胃的作用。

我们认为把粉作铅粉是不妥的，因铅粉内服须防中毒，原文既说“毒药不止”，是不得再用毒药可知，另外，从猪肤汤中的白粉须炒香，本方有煎如薄粥之语，看来粉是指米粉之类食用粮食，不是铅粉。陈伯坛及丹波元简的看法是正确的。从曹颖甫所举医案来看，说明铅粉有杀虫作用，与《本草纲目》谓铅粉杀三虫相符，但不能以此即说“粉”就是“铅粉”，这只能说是后世的经验，应与仲景本意有所区别。在临床上当蛔虫病剧烈发作时，如用猛烈杀虫药，反使蛔虫动而不安，变生他病，此时只可用安蛔之剂，等到病势缓和，再用杀虫药，这也是治蛔虫病的一种方法。因此，本方中之“粉”，应为“米粉”为妥。方后有“差即止”三字，意在指出此方是作暂时的安蛔之剂，如腹痛解除，当另图他法治之。

〔原文〕

蛔厥者，當吐蛔，令病者靜而復時煩，此爲臟寒，蛔上入膈，故煩。須臾[1]復止，得食而嘔，又煩者，蛔聞食臭[2]出，其人當自吐蛔。

蛔厥者，烏梅丸主之。

〔校勘〕

《玉函经》"令"作"今"，可从。

〔词解〕

(1) 须臾：一会儿的意思。

(2) 食臭：指食物的气味。

〔释义〕

蛔虫病的症状是吐蛔、心腹剧痛、得食则吐、烦躁不宁、手足厥冷、时缓时剧，这是由于内脏虚寒，不适合蛔虫的生存，因而蛔动不安，上扰胸膈，出现寒热错杂的证候，治以乌梅丸。

〔提要〕

以上二条论述蛔厥的证治。

〔选注〕

尤在泾：蛔厥，蛔动而厥，心痛吐涎，手足冷也。蛔动而上逆，则当吐蛔，蛔暂安而复动，则病亦静而复时烦也。然蛔之所以时安而时上者，何也？虫性喜温，脏寒则虫不安而上膈；虫喜得食，脏虚则蛔复上而求食，故以人参、姜、附之属益虚温胃为主，而以乌梅、椒、连之属，酸苦辛气味，以折其上入之势也。

赵以德：蛔厥者，病蛔而手足厥冷也，蛔厥者当吐蛔，病者静而复时烦，此因肝脏寒而蛔上入膈故烦，盖言蛔生于肝，因脏寒而上入于膈也，须臾复止，得食而呕又烦者，此蛔闻食臭而出于胃，故其人常自吐蛔，盖言蛔因风而生于肝，脏寒则上入膈，闻食臭则出于胃也。

李彣：乌梅味酸，黄连、黄柏味苦，桂枝、蜀椒、干姜、细辛味辛，以蛔得酸则止，得苦则安，得甘则动于上，得辛则伏于下也。然胃气虚寒，人参、附子以温补之。吐亡津液，当归以辛润之，则蛔厥可愈也。

《医方考》：乌梅味酸，蛔得之而软；连、柏味苦，蛔得之而伏；椒、细味辛，蛔得之而死；干姜、附、桂，温脏寒也；人参、当归，补胃虚也。

〔评述〕

本条为《伤寒论》338条的后半部分，专谈蛔厥的证治。蛔虫本寄生于肠内，今从胃中吐出，是由于人体发生病理变化，即条文中所说的"脏寒"之故，影响了蛔虫的寄生，因而移行入胃，窜扰胃部，发生烦与呕吐，蛔虫随吐而出。因为厥由蛔起，所以称为蛔厥。乌梅丸苦酸辛甘、寒热并投，是安蛔主方，方中乌梅为主药，安胃止呕，蜀椒温中杀虫，黄连、黄柏苦寒清热，桂枝、附子、细辛、干姜辛温散寒，人参、当归补气行血，合用于一方，使蛔得酸则止，得苦则安，得辛则伏，脏温蛔安而厥自止，临床上用此方或在此方基础上加减，治胆道蛔虫症确有很好的疗效，值得继承发扬。

全篇小结

本篇共八节，病名有五种，大概由于条文琐碎，不能独自成篇，因而归纳在一起。

对趺蹶病，言其主证及刺法。手指臂肿病证候不详，方亦未见，但从藜芦甘草汤的方名来看，是以吐法祛积痰而治此病，至于转筋用鸡屎白散，狐疝用蜘蛛散，对后世有所启发，目前虽然很少采用，但有研究价值。对于蛔虫病，本篇论述较详，甘草粉蜜汤主治蛔虫引起的心腹痛，服杀虫的毒药而仍不止者，服之能缓中解毒；乌梅丸主治胃虚而寒热错杂的蛔厥症，服之能安胃杀虫，对证应用，效果极为显著。

本篇虽叙证较简，但在治疗上则各有侧重，针、吐、泄、解毒、寒热并用，以及散、丸、汤药的应用，体现了其根据不同的病证而选用不同的剂型和不同的治法，从这里也可以看出，中医学内容的丰富多彩，我们应当进一步研究整理，发扬提高。

（俞景茂　姚乃礼）

妇人妊娠病脉证并治第二十

据孙奇、林亿等所写《金匮要略方论·序》载："张仲景为《伤寒杂病论》，合十六卷，今世但传《伤寒论》十卷，杂病未见其书，或于诸家方中载其一二矣。翰林学士王洙在馆阁日，于蠹简中得仲景《金匮玉函要略方》三卷，上则辨伤寒，中则论杂病，下则载其方，并疗妇人……"由此可见，本篇及以下妇人产后病、妇人杂病等内容，当出自《金匮玉函要略方》，亦有《隋书·经籍志》载有张仲景方十五卷，疗妇人方二卷，而认为仲景妇人方本不在杂病论中，是后人撰次而并入的，是否如此，尚待考证。

本篇主要是讨论妇人妊娠诊断及妊娠常见疾病的证治，包括妊娠与癥病的鉴别，妊娠腹痛、妊娠下血、妊娠呕吐、妊娠水气、妊娠伤胎等，为后世医家对妇女妊娠的诊断及产前诸病的治疗，奠定了基础。

〔原文〕

師曰：婦人得平脉(1)，陰脉小弱(2)，其人渴，不能食，無寒熱，名妊娠(3)，桂枝湯主之。於法六十日當有此證，設有醫治逆者，却一月(4)，加(5)吐下者，則絶之(6)。

〔词解〕

(1) 平脉：指和平无病，没有太过不及的脉象。

(2) 阴脉小弱：脉分寸、关、尺三部，关前为阳，关后为阴，阴脉即尺脉，言尺部的平脉较寸部脉略为小弱，非指沉细而软的脉象。

(3) 妊娠：《说文解字》云："妊，身怀孕也；娠，女妊身动也。"可知受孕开始叫妊，胎动以后叫娠，后世以妇人受孕后生产前之期，统谓妊娠。

(4) 却一月：却，退后。却一月，即后一月。

(5) 加：增加。黄树曾谓之"新添之证"。

(6) 绝之：停止用药的意思。

〔释义〕

妇女月经停止而脉象正常，不过尺脉略见小弱，口渴，不能正常饮食，没有恶寒发热的症状，这就是妊娠的现象。正如《素问·腹中论》说"身有病而无邪脉也"，可用桂枝汤调和阴阳。一般来说，上述症状多在怀孕后六十天出现，但如果医者不知是孕，而予误治，在以后的一个月中，又增添呕吐、泻下的症状，像这样的情况，应当停止用药，以饮食调养而愈。

〔提要〕

本条论述妇女妊娠初期的脉证及误治后的处理。

〔选注〕

赵以德：妇人平脉者，言其无病脉也，阴脉小弱，其营气不足耳，凡感邪而营气不足者，则必恶寒发热不妨于食。今无寒热妨于食，是知妊娠矣。妊娠者，血聚气搏经水不行，至六十日始凝成胎，斯时也，气血化于下，营气不足，卫不独行，壅突中焦而不能食，津液少布，其人渴，用桂枝汤益营和卫，设有医以他治，则更一月当化，若加吐下复损其营，土亦失其养育，条芩白术可也，芎归可也，参芪可也，但要益营生津，和中下二焦而已。

《医宗金鉴》：妇人经断得平脉，无寒热，则内外无病，其人渴不能食，乃妊娠恶阻之渐也。故阴脉虽小弱，亦可断为有孕。但恶阻于法六十日当有此证，设医不知是孕而治逆其法，却一月即有此证也。若更吐下者，则宜绝止医药，听其自愈可也。

〔评述〕

本条首论诊断妊娠的早期脉象。妊娠出现的脉象一般以动而滑数为多，《素问·平人气象论》说“妇人手少阴脉动甚者，妊子也”，但本条却云“妇人得平脉，阴脉小弱”，指脉象正常不过略见阴脉小弱而已。这主要是妊娠的时期不同，而脉象亦随孕期而转。怀孕开始的两个月以内，胎气未盛，而阴分初受亏蚀，所以脉见小弱，至三四月间，经血久蓄，阴脉始强，所以脉象也会动数了。《千金要方》所谓“三月尺脉数”正是这种情况。对妊娠初期出现口渴不能进食的恶阻现象，尤在泾认为“其人渴，妊子者，内多热也，一作呕，亦通”。其实“不能食”三字，可包括对某些食物的厌恶和呕吐在内。关于用桂枝汤治疗恶阻问题，《医宗金鉴》认为“平脉无寒热，用桂枝汤与妊娠渴、不能食者不合”。笔者认为桂枝汤治其外则能解肌和营，治其内则可化气调阴阳，妊娠恶阻，因证施之，未尝不可。诚如黄树曾说：“妊娠贵阴阳调和，气血足而流通，庶胎无疾苦而易产，故主以调阴阳和营卫之桂枝汤。盖其渴非上焦有热，乃阴火上壅，故以芍药、甘草平其阴火，桂枝补中和营卫，姜枣和胃气，自可止渴进食。”黄元御亦认为桂枝汤为“妊娠初治之良法也”。上海范文虎常以桂枝汤加当归、川芎等治妊娠初期恶阻或腹痛者，且以此为试胎之用。凡妇人经水中止不久，无法断为妊娠者，屡投此方，大抵服药二三剂后，有孕者则少腹部常觉跃动，非孕则无此征象。范氏尝谓：“桂枝汤最实用，外感风寒初起用之，内伤气血不和亦用之，妊娠用之，产后亦用之。”这些均为妊娠可用桂枝汤的证明。当然，恶阻用桂枝汤也不能一概而论，此方用于妊娠初起胃气虚弱者颇宜，若胃中有热，心烦作呕者则又另当别论。

〔原文〕

婦人宿有癥病[(1)]，經斷未及三月，而得漏下[(2)]不止，胎動在臍上者，爲癥痼[(3)]害。妊娠六月動者，前三月經水利時胎也。下血者，後斷三月衃[(4)]也。所以血不止者，其癥不去故也，當下其癥，桂枝茯苓丸主之。

〔词解〕

(1) 宿有癥病：宿，平素的意思。癥（zhēng，音征），病名，腹腔内痞块，由瘀血停留，郁结成块所致，一般隐现腹内，坚硬不移，按之有形可征。“宿有癥病”，谓素有癥积之病。

(2) 漏下：经水停后，又继见下血淋漓不断的病证。

(3) 痼：痼（gù，音固），经久难治之疾。

(4) 衃：凝结的瘀血，其色紫黑而晦暗。

〔释义〕

妇女本有癥病，初起癥较轻微，月经尚能通行，待癥积增大，以致经行失常。现在经断不到三个月，而见下血淋漓不断，腹部又像胎动在脐上，这是“癥痼”为害。如已到六个月发现胎动，并且在受孕前三个月月经是正常的，可知是正常的胎；若先有不正常的下血，而后经断三月，这是瘀血（癥）之为病。之所以出血不止，是因癥病未去的缘故，应用桂枝茯苓丸破癥行瘀，瘀去则漏下止，恶血除。

〔提要〕

本条论述妊娠与癥病的鉴别及癥病的治法。

〔选注〕

余无言：此条乃是癥病与胎之鉴别诊断。盖妇人宿有癥病，初病轻微，经尚能通，继则深痼，经又不行，此时是胎是病，甚为难知，嗣腹渐膨大，更疑为胎，未及三月，而忽漏下不止，觉胎动在脐上，究属非耶，则经停三月矣，似乎可疑；究属是耶，则未及三月，有胎亦不当动，即动亦不应高至脐上；于是乃断定实非妊娠，而决然曰此为癥痼害也。至动在脐上，乃衃血自下，血动而气亦动，实非胎动也。果为妊娠，至六月胎动者，胎也，或三月之前，经水来时毫无阻滞而顺利且无癥病之迹者，亦胎也，即有恶阻等状，亦无须以峻药治之。若宿有癥病，渐至经断，将及三月，而忽下血者，此癥病之衃血，得间而下也。衃血者，紫黑晦暗之恶瘀血也，与停经而复来或胎动下血其色鲜红润者不同。《伤寒论》曰：“血自下，下者愈。”如衃血不止，而癥痼依然，是癥之根深不去也，故当以桂枝茯苓丸下之。

〔评述〕

对本条的理解，各注本意见不一。如《金匮要略释义》认为：本条是指妇人本有癥病，现复受孕成胎，经停未到三月而见漏下脐上胎动，这是癥病妨害胞胎，并认为“妊娠六月动者”以下二十四字，文义不纯，恐有脱简，当存疑。《金匮要略译释》亦认为本条主要说明有癥病而怀孕。笔者认为对本条的理解，余无言之论可谓剖析详尽而确切，讨论癥与胎的鉴别，当为本节着眼点，现分析如下。

第一段从“妇人宿有癥病”至“为癥痼害”点出患者本有癥积病史，由癥病导致经断、漏下。“胎动在脐上”并非真的胎动，而是指患者动弹如胎的感觉，其与妊娠不同之处有二：第一，从动的时间上来说，月经停止还没有达到三个月，有胎也不会动；第二，从动的部位上说，胎动当在脐下少腹部，而此却动在“脐上”，因此这是“癥痼”为害，而不是胎。

第二段为“妊娠六月动者，前三月经水利时胎也”。说明正常的胎，要满六个月才会动，在经断三个月前，没有癥病的历史，而且月经正常通行，这是妊娠，不是癥病，上下对比，说明了癥与胎的区别。

第三段为“下血者，后断三月癥也”其“下血”二字是代表月经不正常的下血，先有月经不正常，而后经断三月，可见不是妊娠而是瘀血（癥）之为病。本段与第二段互参，可以看出“经断”有怀胎与癥两种，前言“经水利”当指经水按期而至，无多少变黑等现象，此言“癥”当为败恶凝聚之血而色赤黑不解，此处又当详察。

第四段为“所以血不止者……桂枝茯苓丸主之”。说明血不止的原因是癥病为患，欲止其血，必先下其癥，故用化癥消瘀的桂枝茯苓丸治疗。

〔原文〕

桂枝茯苓丸方

桂枝　茯苓　牡丹（去心）　桃仁（去皮尖，熬）　芍药各等分

上五味，末之，煉蜜和丸如兔屎大，每日食前服一丸，不知，加至三丸。

〔方解〕

本方为祛瘀消癥之要剂。方中桂枝温通经脉，桃仁、丹皮破血祛瘀、消癥散结，芍药缓腹中拘急，茯苓和中，共成活血化瘀、消癥散结之用。丸以白蜜者，在于不使猛攻、缓图取效也。

〔验案〕

1. 子宫肌瘤

毛某，女，成。少腹胀痛，月经愆期不定，量多色紫，伴有头昏嗜卧，周身倦怠乏力，纳谷尚可，舌有紫点，苔薄白，脉细涩。妇检：外阴（一），宫颈光，宫旁有鸡子大之包块，质硬。超声：下腹部探查，子宫进出波 7＋cm，内见微小波，开大增益波形上升，疑为子宫肌瘤。症属癥积为患，用桂枝茯苓丸法，易汤剂为治。桂枝 12 克，茯苓 12 克，桃仁 12 克，丹皮 9 克，赤白芍各 9 克，连服 15 剂，少腹胀痛减轻，包块缩小，妇检包块明显缩小，继进上方 15 剂，包块消失。

按：子宫肌瘤，属中医学“癥结”的范畴。盖“癥结”之病，多因气滞血瘀，积聚成形所致。桂枝茯苓丸功能活血化瘀，缓消癥块，故用之有效。亦有报导以此方用于子宫肌瘤和卵巢囊肿者，如《广东医药资料》1975 年第 10 期，介绍用加味桂枝茯苓汤（桂枝 9 克，茯苓 12 克，丹皮 9 克，赤芍 9 克，桃仁 9 克，三棱、莪术各 12 克）治疗子宫肌瘤 3 例，获得较好效果。

2. 盆腔炎

李某，女，成。产后九年未复孕，月经来潮下腹部疼痛，妇检：宫颈正常，子宫体后倾，大小正常，两侧附件增厚，有明显压痛，诊断为慢性盆腔炎，服桂枝茯苓汤 15 剂，月经来潮已无疼痛，第三次月经来潮后怀孕，现小孩已两岁。（新中医，1975，6.）

据广东惠阳县洪水公社卫生院报导，用本方治疗盆腔炎，追踪观察 50 例，疗效较好。处方：桂枝 6 克，茯苓 12 克，桃仁 6 克，白芍 12 克，丹皮 9 克，并加制香附 9 克，当归 9 克，延胡索 6 克，水两碗半，煎成大半碗，空腹温服，渣再煎服，服后宜休息半小时，若为丸，则上药各等分，炼蜜为丸，每丸重 6 克，日 2 次，每次 1 丸。治慢性盆腔炎 35 例，治愈 27 例，无效 8 例；亚急性盆腔炎 10 例，治愈 8 例，无效 2 例；急性盆腔炎 5 例，治愈 4 例，无效 1 例。症状消失天数平均为 6.8～18.9 天。

3. 不孕症

1941 年治一阎某，年三十余，婚后十年未孕，一年前患子宫内膜炎，经北京某医院手术治疗，手术后经事不行；每隔两个月左右即吐衄一次，同时遍身起血疱，溃烂流血水，近三个月来鼻衄更甚，并觉阴道内干涩，逐日加重，多医不效，经投当归芍药散合桂枝茯苓丸加大黄、红花，日服一帖，同时针三阴交、合谷、关元等穴，药尽五六剂阴道即感湿润，遍身血疱未再发，原方继服二十余剂，月事重潮，诸证消失，又服月余，经停有妊，足月生一男婴。（岳美中治验）

4. 痛经

戴某，女，18 岁，未婚。痛经 3 年，这次经期将届，少腹疼痛频剧，嗳酸不思饮食，纳入则泛泛欲吐，中脘不舒，失眠，精神疲乏，脉象弦细，舌上有薄腻苔，下腹部有明显压痛。诊断为痛经。处方：桂枝 3 克，赤茯苓 9 克，丹皮 9 克，桃仁 9 克，赤白芍各 4.5 克，全当归 15 克，泽兰叶 9 克，姜半夏 6 克，炒广皮 4.5 克，上方连服 2 剂，腹痛消失，精神畅快，脘部舒适，泛恶得止，但经血带黑色，乃以前方去半夏，继进 2 剂，并嘱于下月有月经来潮感觉时，即服此方，每天 1 剂，服至经行第二天为止。患者如法服用，经过三次月经周期后，痛经痊愈。（上海中医药杂志，1962，9.）

5. 胎盘残留（流产后漏下不止）

洪某，女，32 岁。妊娠 80 余天，流产后崩下血块甚多，曾进中药补涩之剂多天，漏下仍不止，少腹隐痛，头晕耳鸣，经产科检查，断为胎盘残留，拟做刮宫术，因本人不同意，故未进行。诊查：患者卧床，面向里侧，精神疲惫，面色苍白，唇无华色，脉细少力，舌质淡。诊断：流产后漏下不止。处方：桂枝 3 克，茯苓 9 克，丹皮 6 克，桃仁 9 克，赤白芍各 4.5 克，当归 15 克，泽兰叶 9 克，制川军 6 克，黄芪 15 克，参三七 6 克（研分 2 次服）。服 1 剂后，翌日流血减少，精神转佳，以原方加阿胶 9 克（烊冲）、炙艾叶 2.4 克，晌午服药，晚间由阴道排出秽物一条，此残留之胎盘剥离自下，腹痛即已，漏下遂止，调治近旬而愈。（上海中医药杂志，1962，9.）

〔评述〕

桂枝茯苓丸是仲景为癥病致漏而设，据其活血化瘀之功，临床用途日广，已为妇科常用之方，如月经不通、痛经、难产、死胎不下、产后恶露不下、败血上攻，以及子宫肌瘤、子宫息肉、卵巢囊肿、子宫炎症、盆腔炎等病症，凡属瘀血为害者，均可加减用之，常能获得满意效果。

〔原文〕

婦人懷娠六七月，脉弦發熱，其胎愈脹[(1)]，腹痛惡寒者，少腹如扇[(2)]，所以然者，子臟開[(3)]故也，當以附子湯温其臟。

〔词解〕

（1）其胎愈胀：妊娠末期，常常腹胀，所以叫做胎胀。“其胎愈胀”指腹胀更见加重。

（2）少腹如扇：谓少腹作冷，习习如扇状。

（3）子脏开：子脏，即子宫；开，不敛也。

〔释义〕

发热但背不恶寒，身不疼痛，脉不浮，当非表邪为患。此于怀孕六七月见之，因阳气虚，寒邪重所致。弦脉主寒主痛，发热乃虚阳外越，阴寒内盛，故胎胀腹痛而其冷如扇，阳虚胞宫失其温煦约束，而使子脏开，治当用附子汤，以温散寒邪。

〔提要〕

本条论述妊娠阳虚寒盛腹痛的证治。

〔选注〕

张路玉：妊娠脉弦为虚寒；虚阳散外，故发热；阴寒内逆故胎胀；腹痛恶寒者，其内无阳，子脏不能司闭藏之令，故阴中觉寒气习习如扇也，用附子汤以温其脏。附子为堕胎百药长，非神而明之，莫敢轻试也。

魏念庭：妇人怀妊六七月矣，脉弦发热，其胎愈暴胀大，而里腹痛表恶寒，无乃类于内怀胎孕外感风寒乎?但外感风寒之为病，脉或浮缓浮紧而不弦；即内伤冷湿之为病，腹痛满而胎不致暴胀。且外感风寒之恶寒在背，而不在少腹，今恶寒乃在少腹，少腹如扇，畏憎风寒极矣。师为明其所以然者，子脏开也。肾主开阖，命门火衰，气散能开，而不阖，在二便则为下脱，妇人子脏之开，亦此理也，急温脏回阳以救治，法当附子汤，用附子而佐以参术固气安胎，洵善治也。

〔评述〕

此证里寒无阳，不得温煦，浊阴凝聚，闭藏之令失司，所以腹痛且寒、“胎愈胀”、“子脏开”，故治当温其子脏，子脏温则诸证当除。本节云“附子汤主之”但未出方，徐忠可等注家认为即《伤寒论·辨少阴病脉证并治》的附子汤，黄树曾云：“用附子汤者，附子温下，为驱少阴里寒之要药，白术安胎，芍药破阴结，除腹痛，茯苓与术芍为伍，有在下助长气血之能，又以子脏之所以开，胎之所以不固，不外血气之虚，故用人参补之，且以监附子之猛也。”唯附子有破坚堕胎的作用，一般为妊娠所禁用，仲景用以扶阳散寒，是祛病安胎的方法，故必须辨证无误，方可用之。近年有用本方重剂煎汤温洗或热敷以治疗本证的，收效亦显，可资临床参考。

〔原文〕

師曰：婦人有漏下者，有半產[(1)]後因續下血都不絕者，有妊娠下血者；假令妊娠腹中痛爲胞阻[(2)]，膠艾湯主之。

〔词解〕

（1）半产：《医宗金鉴》：“五六月堕胎者，谓之半产。”程林谓：“半产者，以四五月堕胎。”总之半产即不足月生产或流产。

（2）胞阻：妊娠下血，腹中痛为胞阻。《诸病源候论》：“漏胞者，谓妊娠数月，而经水时下……有娠之人，经水所以断者，壅之以养胎，而蓄之为乳汁；冲任气虚，则胞内泄漏，不能制其经血，故月水时下，亦名胞阻。”

〔释义〕

妇女下血的情况不一，有无胎因患漏下而经水淋漓的，有半产后失血而虚，正气难复，继续出血不止的，有怀孕期间下血的，三者有所不同。妊娠腹中痛下血者，谓之胞阻，可用胶艾汤温和血海，止血安胎。

〔提要〕

本条指出妊娠下血腹痛的证治。

〔选注〕

尤在泾：妇人经水淋沥及胎产前后下血不止者，皆冲任脉虚，而阴气不能内守也，是唯胶艾汤为能补而固之，中有芎归，能于血中行气，艾叶利阴气，止痛安胎，故亦治妊娠胞阻。胞阻者，胞脉阻滞，血少气不行也。

黄树曾：此节须分宾主，妇人有无胎而经水漏下不匀者，有半产后因下血不绝者，此两证是宾，有妊娠下血者，此一句是主，假令二字，承上文而言，谓假令妊娠而下血腹中痛者，此为胞阻也。

此妊娠下血，与前经断后漏下不同，与下衃更异，经断后漏下胎动脐上乃宿有癥病使然，此则有胎无癥，由于胞中之气血不和而阻其化育，冲任脉虚，阴气不守也，至前下衃血是无胎，此为妊娠下血，是有胎。

胞阻与恶阻不同，胞阻乃阻胞中之血，故下血而腹中痛，恶阻乃阻胃中之水，故呕恶不能食。

按血虽欲其流，不欲其泄，盖泄则不流，化源反竭，胞阻下血腹痛，即为血妄行而瘀之证，胶艾汤以阿胶为君，阿胶者，取其有止血之功，艾叶者则取其隔阴而化阳也，至地芍归芎，养血行血，寒温相济，故此汤实为调经胎前产后之总方，凡冲任脉虚，阴气不守者皆宜之，仅能治胞阻而已哉。

〔评述〕

对本节三种下血，黄树曾指出以“妊娠下血为主”颇是。丹波元坚亦谓：“此条漏下与半产后下血是客，妊娠下血腹中痛是主，三证并列，以备参对也。”但因前述下血，多责之冲任脉虚，摄纳无权，所以均可用胶艾汤治疗。笔者认为对胶艾汤的运用，尚须注意两个问题：

第一，本方以虚寒性下血为宜，若血分有热，以致胎动下血或漏下者忌用，腹中有癥块而漏下不住者亦非本方所宜。

第二，本方虽为治疗妊娠下血（先兆流产）的常用有效方剂，但于临床之际需要对妊娠性质加以鉴别。对于生理性妊娠，且符合本方证者，当予本方安胎为急，属病理性妊娠（如葡萄胎、泡状胎等）则以堕胎为要。凡妊娠下血，经过上述治疗或休息，而下血未断或呈间歇性持续性的反复发作，且出血量有增多趋势，除非有其他继发感染或别有特殊原因外，应考虑排除病理性妊娠的可能，如果医者不察妄以本方施治，非唯不效，反为偾事。这就使我们联想到，仲景在前面就提出胎与癥的鉴别及“当下其癥”的治疗原则，这种见解及处理方法是十分正确的。

〔原文〕

膠艾湯方（一方加乾姜一兩。胡洽治婦人胞動無乾姜）

芎藭　阿膠　甘草各二兩　艾葉　當歸各三兩　芍藥四兩　乾地黄三兩

上七味，以水五升，清酒三升，合煮取三升，去滓，内膠令消盡，温服一升，日三服，不差更作。

〔方解〕

本方为补血调经，安胎止漏之名剂，常用于冲任脉虚所致的崩漏、月经失调或妊娠下血等，虚则补之，故用阿胶辅以当归、地黄、芍药、川芎，补血调经止血；冲任虚损，不能温养胞宫，故用艾叶暖宫安胎调经，甘草一味，主在补中缓急，配阿胶可使补血止血之功更胜，配芍药可使缓急止痛之功更优，合而用之，冲任得充，胞宫得养，诸症自除。

〔验案〕

1. 先兆流产

崔某，25 岁。月经 3 月余未行，小便蟾蜍试验阳性，胎次第二，旬日前，因向高处取物，致腰部受闪，随觉腹部隐隐作痛，伴有腰酸及背部下坠感，次晨发现阴道有少量出血，即至妇科检查，初步诊断为先兆流产，除嘱绝对卧床休息外，并注射黄体酮等药物，3 天后出血未止，改服中药治疗。时已漏红 5 天，有恶心、食欲不振，并觉心悸、头昏，脉细小而滑、舌薄白少苔。处方：阿胶、艾叶、归身、炒白芍各 9 克，川芎、黄芩各 4.5 克，生白术 6 克，砂仁 3 克，续断、大生地、杜仲各 12 克，服药后三四小时，腹痛逐渐停止，次晨红止，唯谷纳久馨，再予本方合调理脾胃之剂 3 剂，诸症悉解，后正常分娩。

按：此案以胶艾汤加减，调其冲任，固经安胎，故奏效较速。据《中医杂志》1967 年第 3 期介绍，用本方加白术、桑寄生治疗先兆流产 19 例，轻者服 1～2 剂，重则 3～4 剂，最多不超过 5 剂，均治愈。

2. 不完全流产

汪氏报导用芎归胶艾汤加味，治疗不完全流产 41 例，处方：归身（盐水炒）9 克，炮姜炭 4.5 克，生地炭 12 克，炒白芍 4.5 克，炙甘草 2.4 克，艾绒炭 4.5 克，川芎炭 4.5 克，炙海螵蛸 9 克，阿胶珠 12 克。用法：流产后经检查，如发现宫口或宫腔内尚有组织，可用圆钳将大块组织夹出，然后给服芎归胶艾汤加味，每日 1 帖，至出血停止，宫口关闭为止。疗效：痊愈 36 例，进步 5 例，平均服药 4.6 帖，并认为本方有促进子宫收缩、残留排出、消瘀镇痛等作用。（浙江中医杂志，1959，7.）

3. 功能性子宫出血

《中华妇产科杂志》1959 年 5 月报导，以胶艾汤加减治疗 25 例功能性子宫出血患者，良效者占 68%，进步者占 31.8%，全部病例均有效。并认为本方对功能性子宫出血有迅速止血作用，但对不规则子宫出血效果不显著，对月经过多效果较差，对器质性病变而引起的子宫出血，疗效不显。

〔评述〕

胶艾汤是治疗妇科血证的要方，《和剂局方》云：“胶艾汤治劳伤血气，冲任虚损，月水过多，淋沥漏下，连日不断，脐腹疼痛，及妊娠将摄失宜，胎动不安，腹满下坠，以及因产乳冲任气虚，不能约制经血，淋漓不断，延引日月，渐成羸瘦。”近年临床常用于先兆流产、习惯性流产、功能性子宫出血等病属冲任亏损，病情偏于虚寒者，但同时须随证加减。如气虚者可加参芪；肾虚冲任不固者加川断、杜仲、补骨脂、菟丝子；胎漏下血，可去川芎加苎麻根、杜仲、桑寄生、贯众炭等，疗效则更佳。

〔原文〕

婦人懷娠，腹中㽲[(1)]痛，當歸芍藥散主之。

〔词解〕

(1) 㽲痛：㽲（xiǔ，音朽）。挛急疼痛。

〔释义〕

妇女妊娠之后，肝脾失调，肝郁横逆，则腹中拘急作痛，脾虚生湿故小便不利，足跗浮肿，所以用当归芍药散，养血疏肝，健脾利湿，止痛安胎。

〔提要〕

本条指出妊娠腹痛的证治。

〔选注〕

陆渊雷：此云妊娠，腹中㽲痛，后《妇人杂病》篇云妇人腹中诸疾痛，是本方所主为痛，然所以致痛之原因甚多，则本方之证仍不具也。方中多用芍药，而㽲痛之㽲字，训腹中急，则知其证为挛急而痛；又用苓术泽泻，则知证有小便不利或水气之变；然其适应证甚宽泛，未能确指为何病也。

〔评述〕

妊娠腹中急痛，症由多端，本节原文义简，未能确指何病，后世注家，多以药测证，认为本节腹痛由肝木乘脾，湿停血滞所致，当是。但对“㽲痛”的理解，多宗徐忠可之说，所谓“㽲痛者，绵绵而痛，不若寒疝之绞痛，血气之刺痛也”。笔者认为陆渊雷的解释较确，阅《金匮要略心典》亦解说甚详。尤在泾云：“按《说文》㽲音绞，腹中急也，乃血不足，而水反侵之也，血不足而水侵，则胎失其养，而反得其所害矣，腹中能无㽲痛乎。芎、归、芍药益血之虚，苓、术、泽泻除水之气。赵氏曰：此因脾土为木邪所客，谷气不举，湿气下流，搏于阴血而痛，故用芍药多他药数倍，以泻肝木亦通。”尤、陆二人所论，不唯指出㽲痛的性质、特点，而且在分析病机时还指出水气为病的问题，考《三因极一病证方论》载，本方有“心下急满”证，雉间唤称本方“治小便微难，腹中痛”，《类聚方广义》亦云有“小便不利”证，《青州医谈》则点出“血滞水亦滞也”，均说明有水气病变，证之临床洵为不诬。

〔原文〕

當歸芍藥散方

當歸三兩　芍藥一斤　茯苓四兩　白术四兩　澤瀉半斤　芎藭半斤

上六味，杵爲散，取方寸匕，酒和，日三服。

〔校勘〕

芎䓖半斤，一作三两。

〔方解〕

黄树曾云：当归芍药散即当归散减归芎术，以苓泽易黄芩，其不减芍药且分量甲于他味者，以芍药为治血中气结腹中痛之要药也。腹中疠痛，虚而无热，故不用黄芩，因目的在治腹中疠痛，故减归芎术，又因腹中疠痛，究由血虚，而血生于中气，中者，土也，土过燥或过湿，皆不生物，故用茯苓泽泻协术以渗其湿，归芎芍药则任燥之劳，燥湿得宜则中气治而血自生，疠痛自止矣。按此方当以芍药为君，乃蔑当归于芍药之上者，以妊娠首重养血和血行血，唯当归有此能也。当归长于养血行血，芍药善能破阴结，止腹中痛，已言之矣，而妇人以血为主，血分之病较多，故妇人腹中诸疾痛，亦主以当归芍药散也。

〔验案〕

1. 月经不调，痛经

沈某，女，38岁。月经半月一行，经至则少腹疼痛作胀，痛甚不能俯仰，小便不利，头目晕眩，纳谷不香，四肢疲乏无力，面目微浮，已延半载。舌淡苔薄，脉弦。用当归芍药散方：当归9克，川芎6克，白芍15克，白术12克，茯苓12克，泽泻12克，上方服一周，头晕面浮已消，精神渐振，继服原方半月，少腹痛胀未作，月经每月一至。

按：本例属肝脾不和，肝气不调则多郁结横逆之变，证见目眩、少腹痛胀、月经不调。脾气虚弱则易湿胜生肿，小便不利，四肢无力，方用芎、归、芍药和营养血而泻木，合苓术泽泻健脾燥湿以泄水，肝脾两治，月事自调，少腹胀痛面浮自愈。

笔者随赵锡武老师临证时，见其对妇人腹痛诸症如痛经、月事不调等多以此方加减，每获显效。赵老说："治病须抓住气、血、水三字，此方三味血药，三味水药，而血药又兼疏肝，俾气血得和，郁散气化，何患腹痛不除。诚如汪近垣所谓'当归芍药散舒郁利湿，和血平肝而有兼证，不妨加味治之，诚妇人要方也'。"

2. 腹痛

邵某、眭某两位女同志，均患少腹作痛，邵腹痛白带多，头晕，诊断为慢性盆腔炎，予当归芍药散作汤用，当归9克，白芍18克，川芎6克，白术9克，茯苓9克，泽泻12克。数剂后，腹痛头晕基本消失，白带见少。眭某，长期少腹作痛，少腹重坠，白带多，头目眩晕，投当归芍药散作汤用，三诊腹痛白带均减，改用少腹逐瘀汤治其白带。（岳美中治验）

按：此二例病由肝虚血滞，气机不调，脾虚湿胜，健运失司，以致肝脾不和所致，故方用当归芍药散养血和肝，运脾利湿而获效。

〔评述〕

仲景有关当归芍药散证有两条记述，其一"妇人怀娠，腹中疠痛"，其二"妇人腹中诸疾痛"。前已述及，以方测证，本证除腹痛外，当有小便不利、浮肿、眩晕等证候，其病机是肝虚血滞，脾虚湿胜，为肝脾不和之证。有关本方的主治和适应证，中外医家多有阐发，如日本汤本氏认为"妇人胃及子宫之痉挛，用本方多奇效"。雄野一雄论述更为详细，他用于女子月经过多或过少，经闭，带下，子宫出血，习惯性流产，分娩早期破水，子宫脱出，不孕症，半身不遂，肾脏疾病，妊娠水肿，腹痛等。岳美中老师指出本方的适应证是：男女老幼脐旁至胸下挛急痛，妇人子宫痉痛，头目眩晕，心悸，心下惊，肉瞤筋惕（都是水气为患），目赤痛（是水气并血上凌），目中粉赤色（不似暴发火眼之深红色并肿，当细辨），面色萎黄，有贫血倾向，腰膝易冷，小便频数或不利，浮肿，习惯性流产，月经痛等。在具体应用时宜与附子汤证、当归生姜羊肉汤证鉴别。

附子汤证是腹痛恶寒，少腹如扇，其胎愈胀，脉弦发热，证属里气虚寒，治以温脏回阳。

当归芍药汤证，是为妊娠腹中疞痛，或心下急满，小便不利，伴有浮肿，证属湿停血滞，治以和血利湿。

当归生姜羊肉汤证，是产后腹中疞痛，属血虚客寒阻滞气血，故用当归补血而行血滞，生姜散寒而行气滞，益以温补气血、止痛之羊肉，使邪散痛止而虚亦得复。

〔原文〕

妊娠嘔吐不止，乾姜人參半夏丸主之。

〔释义〕

胃中本有虚寒，以致痰饮停滞，中焦郁满，胃气上逆，恶阻其胎，故见呕吐不止，用干姜人参半夏丸益气温中降逆为治。

〔提要〕

本条指出妊娠胃虚有寒呕吐的证治。

〔选注〕

赵以德：此即后世所谓恶阻病也，先因脾胃虚弱，津液留滞，蓄为痰饮；至妊二月之后，胚化成胎，浊气上冲，中焦不胜其逆，痰饮遂涌，呕吐不已，中寒乃起，故用干姜止寒，人参补虚，半夏、生姜治痰散逆也。

程林：寒在胃脘则令呕吐不止，故用干姜散寒，半夏、生姜止呕，人参和胃。半夏、干姜能下胎。楼全善曰：余治妊阻病累用半夏，未尝动胎，亦"有故无殒"之义，临病之工，何必拘泥。

〔评述〕

妊娠呕吐，恒常见之，唯"呕吐不止"则恐伤胎元。从干姜人参半夏丸的组方来看，当意在补虚温中和胃降逆，以方测证，可知患者素为脾胃虚寒，以致痰饮凝滞，饮动而呕，是则"寒"、"虚"、"痰"三字是本节的眼目，故用干姜温益脾胃以治寒，人参补益中气以治虚，半夏、生姜散逆降气以治痰，药仅四味，而法已备焉。然妊娠呕吐非止寒饮一端，阳明之脉下行为顺，有寒则逆，有热亦逆，若属胃热呕吐，本方显不中与。尤在泾指出"案《外台》方青竹茹、橘皮、半夏各五两，生姜、茯苓各四两，麦冬、人参各三两，为治胃热气逆呕吐之法，可补仲景之未备也"，值得临床参考。观《外台秘要》方无干姜之辛温，而加入竹茹、麦冬之甘寒，足以制半夏之燥而除烦止呕，并有茯苓橘皮之调气降浊，对恶阻之属虚热者，颇为适宜。虚寒恶阻与虚热恶阻的症状鉴别似可从下列症状入手：虚寒恶阻，呕恶食少，吐多涎沫清水，口腻味淡，脘闷不舒，精神疲倦，但觉恶寒怯冷，舌淡苔白，脉象缓滑，溲清便调，或溏薄；虚热恶阻，心烦嘈杂，口渴，食入作呕，而吐多酸苦，舌红苔薄，或微黄腻，大便涩而不爽，溲色黄，脉多滑而带数。

本条论妊娠呕吐，仅出其方而未出病因，后世医家多有探讨。《千金要方》说："此由经血即闭，水渍于脏，脏气不宣通……气逆而呕也。"朱丹溪说："凡孕二三月间，呕吐不食……此乃气血积聚以养胎元，精血内郁，秽腐之气上攻于胃。”《妇人良方》说：“恶阻由胃气怯弱，中脘停痰。”《妇科要旨》说：“妊娠脾胃虚弱，夹气而痰涎内滞，致病恶阻。”他如《张氏医通》之主肝虚，《傅青主女科》之主肝气上逆等，故我们在临证时当审证求因，不可偏执一方也。

〔原文〕

乾姜人参半夏丸方

乾姜一兩　人參一兩　半夏二兩

上三味，末之，以生姜汁糊爲丸，如梧子大，飲服十丸，日三服。

〔方解〕

本方为益虚温胃之法，为妊娠中虚而有寒饮所设。程林说：寒在胃肠则令呕吐不止，故用干姜散寒，半夏、生姜止呕，人参和胃。半夏、干姜能下胎。楼全善曰：余治妊娠病，累用半夏，未尝动胎，亦“有故无殒”之义，临病之工，何必拘泥。陈修园说：半夏得人参，不唯不碍胎，且能固胎。又此方用丸，每服如梧子大十丸，不过钱许，日约三钱，可见性缓药轻。

〔评述〕

对半夏是否能堕胎的问题，历来多有争议。自《名医别录》提出半夏堕胎以后，张元素谓“孕妇忌之”，《珍珠囊药性赋》编入妊娠禁服歌中，相沿流传。其实古代医家用半夏治妊娠病，不乏记载，除本方外，《千金要方·妊娠恶阻门》有四方，用半夏者有三，在《千金要方·养胎门》的方药中，用半夏者有四方，他如《妇人良方》用半夏茯苓丸治“妊娠恶阻病”，《济生方》用旋覆半夏汤治“妊娠恶阻，心下愦闷，吐逆不食，恶闻食气”，《丹溪心法》亦有用姜汁炒半夏治妊娠呕吐的经验，证之临床，用之多效。

〔原文〕

妊娠小便難，飲食如故，歸母苦參丸主之。

〔释义〕

怀孕小便难而饮食如常，可知上中焦无病，此乃血虚热郁，津液涩少化燥，以致小便困难，淋沥不畅，故用当归贝母苦参丸和血润燥、清热利湿。

〔提要〕

本条指出妊娠血虚热郁而致小便难的证治。

〔选注〕

尤在泾：小便难而饮食如故，则病不由中焦出，而又无腹满身重等证，则更非水气不行，知其血虚热郁，而津液涩少也。《本草》当归补女子诸不足，苦参入阴利窍除伏热，贝母能疗郁结，兼清水液之源也。

赵以德：膀胱热郁气结成燥，病在下焦，不在中焦，所以饮食如故，用当归和血润燥，《本草》贝母治热淋，以仲景陷胸汤观之，乃治肺金燥郁之剂，肺是肾水之母，水之燥郁由母气不化也。贝母非治热，郁解则热散，非淡渗利水也，其结通则水行，苦参长于治热利窍逐水，佐贝母入行膀胱以除热结也。

秦伯未：小便难而饮食照常的，用当归、贝母、苦参来治，很难理解。古今注家，多望文生训，理论脱离实际。近得金华沈介业中医师来信，指正这条小便难当作大便难，经他祖父五十年的经验和他自己试验，效验非凡……用当归贝母苦参丸治大便难，非但符合理论，且下文饮食如故也有着落。

〔评述〕

秦伯未对“小便难”提出应作“大便难”理解，对以往注家提出批评。笔者认为，本方用于大便难的经验，开拓思路，值得借鉴，但未可据此即认定本条之小便难即为大便难。用本方治小便难的机理，尤、赵二注叙述甚明，且《金匮要略》原方有“男子加滑石半两”七字（后世注本多予删去），滑石是通利小便的，可见此方不仅可治妊娠小便难，加滑石亦可治男子小便难。据《验方新编》载：孕妇小便不通，此胎压尿胞不得小便，心烦不卧，名曰转胞方（即本方），即为后世治小便难之一证。对经方应用举一反三，扩大其应用范围的经验是可贵的，但尊重原著，论述慎重也是很必要的。

〔原文〕

當歸貝母苦參丸方（男子加滑石半兩）

當歸　貝母　苦參各四兩

上三味，末之，煉蜜丸，如小豆大，飲服三丸，加至十丸。

〔方解〕

张路玉：此小便难者，膀胱热郁，气结成燥；病在下焦，所以饮食如故，故用当归以和血润燥，贝母以清肺开郁，苦参以利窍逐水，兼入膀胱除热结也。

〔评述〕

本方主要作用是清热养血通利小便。方中以当归补血润燥，贝母清肺开郁，兼治热淋，苦参清除结热而利湿热，如是则血得其养，燥得其润，膀胱邪热之气得除，而小便难愈矣。

〔原文〕

妊娠有水氣，身重，小便不利，洒淅惡寒，起即頭眩，葵子茯苓散主之。

〔释义〕

怀孕而见身重、恶寒头眩，乃阳气被阻，水气内渍之明征，盖水气淫于肌体则身重，侵于卫阳则恶寒，犯于清道则头眩，阻于下焦，膀胱气化失职则小便不利，故用葵子茯苓散通窍利水。

〔提要〕

本条论述妊娠水气的证治。

〔选注〕

尤在泾：妊娠小便不利与上条同，而身重恶寒头眩则全是水气为病。视虚热液少者，霄壤悬殊矣。葵子茯苓滑窍行水，水气既行，不淫肌体，身不重矣；不侵卫阳，不恶寒矣；不犯清道，不头眩矣，经曰：有者求之，无者求之，盛虚之变，不可不审也。

徐忠可：有水气者，虽未至肿胀，经脉中之水道已不利，而卫气挟水，不能调畅如平人也。水道不利，则周身之气为水滞故重，水以通调而顺行，逆则小便不利矣。洒淅恶寒，卫气不行也；起则头眩，内有水气，不动则微阳尚留于目而视明，起则厥阳之火逆阴气而上蒙，则所见皆玄，故头眩；药用葵子茯苓散者，葵滑其窍而茯苓利其水也，下窍利则上自不壅，况葵子淡滑属阳，亦能通上之经络气脉乎，然葵能滑胎而不忌，有病则病当之也。

〔评述〕

本条为妊娠水气内停之证。除原文指出身重，小便不利，洒淅恶寒，起则头眩外，可兼见面浮、舌苔白腻、脉象沉缓等证，“有水气”是病因。有人认为葵子滑利，虽能行水利尿，却有滑胎之虞，其实只要审证确实，用之未尝不可，《内经》所谓“有故无殒，亦无殒也”，况本方为散，剂量甚轻（每服方寸匕，日三服），故当病受之。为慎重起见，《金匮要略浅注补正》提出用五皮饮加紫苏煎服，可谓师其法而不泥其方也。还须指出的是，妊娠水气而致小便不利，若因循致误，往往变为水肿，故当及早防治。

〔原文〕

葵子茯苓散方

葵子一斤　茯苓三兩

上二味，杵爲散，飲服方寸匕，日三服，小便利則愈。

〔方解〕

本方用葵子、茯苓滑利通窍，渗湿通阳，使水气下泄而小便得利，湿去则周身阳气通，而身重恶寒头眩悉除。

〔评述〕

葵子茯苓散治妊娠水气，后世多有记述。如《千金翼方》治妊娠得热病，五六日小便不利，热入五脏方，即本方二味各一两；《太平圣惠方》用葵子散（于本方加汉防己，三味各二两）治妊娠身体浮肿，小便不利，洒淅恶寒；《产科心法》治妊娠妇人常有面目腿足肿胀，故有水气、子满、胎水各种病名，其实皆由脾土不足以传化水谷之湿，而胞胎壅遏，膀胱不化，水泛横流，致肺气不降而喘息，小便淋沥不利，用葵茯汤，冬葵子炒半斤、茯苓三两，共为末，每次饮服三钱。可资临床参考。

又本方证之头眩与泽泻汤之头眩皆为水气上逆所致，但泽泻汤证为心下有支饮，此为身重小便不利，一上一下，一属饮邪，一属妊娠水停，当判然有别。

〔原文〕

婦人妊娠，宜常服當歸散安之。

〔释义〕

孕妇无病，不必服药，若妊娠之后血虚生热，脾失健运，邪热留聚者，每易影响胎儿，当宜服当归散，以养血清热健脾利湿。

〔提要〕

本条指出养血清热的养胎方法。

〔选注〕

《医宗金鉴》：妊娠无病，不须服药，若其人瘦而有热，恐耗血伤胎，宜常服当归散以安之。

黄树曾：妇人以血为主，因其月事以时下，故其病多半涉血，矧妊娠尤赖血气之调，方得母子均安，又胎本母血所养，故欲胎安易产，自宜常服养血而兼和血行血之品，盖血不足者，胎必枯槁，往往半产而血之不足，多因内热火盛，阳旺阴亏，而胎产之难，多由热郁而燥，机关不利，故以清热为次，此妇人妊娠之所以宜常服，首当归次黄芩之当归散也。因妇人多肝郁，血壅则胎病，故协芍药理肝而开血中气结，第欲血之不壅，必谷旺气行而后可，故有取于芎劳白术，血盛能致气盛，气盛能生火，必用泄气之火之黄芩始能中病，至怀孕五六月，胎气日充，需血渐多，气随血下，血之精华为胎所吸，其余则与气转化而为水，阻于腰脐之间，多病子肿，又非去水之白术，开阴结之芍药不能奏功，综是以观，妊娠常服当归散，可减少胎之疾苦，分娩必易也。再当归散方中，当归补血润肠，黄芩除热，白术益津止汗，芍药开血中气结，川芎除血壅，产后血虚津伤，大便多难，或身热汗多，或瘀阻腹痛，均宜上药，故又主产后百病。

〔评述〕

当归散之养胎，宜用于血虚而有湿热者，前注已明。故《丹溪心法》亦云："此方养血清热剂也，瘦人血少有热，胎动不安，或素曾半产者，皆宜服之。"后世常以白术、黄芩作为安胎要药，其法亦源于此。至于"常服"二字，宜活看。具有上述病情以致胎动不安者，固当常服，调理肝脾，清化湿热，实为安胎保产之计，若孕妇无病，则药又不宜妄服。

〔原文〕

當歸散方

當歸　黄芩　芍藥　芎藭各一斤　白术半斤

上五味，杵爲散，酒飲服方寸匕，日再服。妊娠常服即易産，胎無疾苦。産後百病悉主之。

〔方解〕

尤在泾曰：妊娠之后，最虑湿热伤动胎气，故于芎归芍药养血之中用白术除湿，黄芩除热。丹溪称黄芩、白术为安胎之圣药，夫芩术非能安胎者，除其湿热而胎自安耳。

〔原文〕

妊娠養胎，白术散主之。

〔释义〕

脾虚寒湿逗留于中，可见心腹时痛，有气撑逆，上则泛吐清涎，下则白带增多，甚则胎动不安，当以白术散温养。

〔提要〕

本条指出温中祛寒的养胎方法。

〔选注〕

黄元御：胎之所以失养者，土湿水寒而木气郁结也。妊娠养胎，燥土暖水、疏木散结而已矣。白术散术椒燥土而暖水，川芎疏土而达邪，牡蛎消愈而散结，敛神而保精，养胎之善方也。

〔评述〕

孕妇由于体质的差异，而有湿热伤胎和寒湿伤胎的不同，前述当归散用于血虚而热的孕妇，而白术散则用于夹寒兼湿的孕妇，《医宗金鉴》说："妊娠妇人，肥白有寒，恐伤其胎，宜常服此。"对两方之分析，尤在泾之论可谓切贴，他说："妊娠伤胎，有因湿热者，亦有因湿寒者，随其人脏气之阴阳而为异也。当归散正治湿热之剂也，白术散，白术牡蛎燥湿，川芎温血，蜀椒祛寒，则正治湿寒之剂也。仲景并列于此，其所以昭示后人者深矣。"

后世对本方的应用，据《和剂局方》记载：白术散调补冲任，扶养胎气，治妊娠宿有风冷，胎萎不长或失于将理，动伤胎气，多致损堕，怀孕常服，壮气益血，保护胎脏。《产科心法》亦称"本方加当归阿胶、地黄蜜丸可治妊娠胎萎不长"。

以药养胎，是中医妇科学独特的治疗方法，但身体无病，则不必服药，若既往有胎动不安或流产、难产或胎儿发育不良等病证者，可区别情况，予以养胎法治疗。当归散方后云"妊娠常服即易产，胎无疾苦"，可知当用于素有难产的孕妇，白术散方后有心烦肚痛等若干加减法，可知养胎在于祛病，病去而胎自安，并非真有安胎药。

〔原文〕

白术散方

白术四分　芎藭四分　蜀椒三分（去汗）　牡蠣二分

上四味，杵爲散，酒服一錢匕，日三服，夜一服。但苦痛，加芍藥；心下毒痛，倍加芎藭；心煩肚痛，不能食飲，加細辛一兩、半夏大者二十枚。服之后，更以醋漿水服之。若嘔，以醋漿水服之；復不解者，小麥汁服之。已後渴者，大麥粥服之。病雖愈，服之勿置。

〔方解〕

魏念庭曰：白术散方为妊娠胃气虚寒水湿痰饮逆于上，而阴寒凝滞血气阻闭于下通治者也。方用白术补中燥土，以益胃进食，芎劳气血兼行，蜀椒温中散寒，牡蛎除湿利水，无非为血分计，即无非为胎计也。益胃而后进食，胃血得生，血行而后流通于周身，疾病乃愈。寒散中温，而血方可行，不致有阻于胞，湿去便利，而血方无停蓄生热、开漏下堕胎之渐，此四物养胎之神功也。

〔原文〕

婦人傷胎，懷身腹滿，不得小便，從腰以下重，如有水氣狀，懷身七月，太陰當養不

養，此心氣實，當刺瀉勞宮及關元，小便微利則愈。

〔释义〕

妇女怀孕在身，若是伤胎，就要出现腹满不得小便，腰部以下感觉重滞，像是患水气病一样。这是因为，妊娠七月，正当手太阴肺经养胎的时候，若此人心气实，金为火乘，则肺金受克，而胎失所养，肺气不降，不能通调水道，故出现腹满不得小便，从腰以下觉得如有水气状。既然心气实是主要原因，所以针刺心之劳宫穴以泻心气，针刺肾之关元穴以泻水气，使小便顺利则心气降，心气降而肺气自行。

〔提要〕

本条提出妊娠伤胎的证治。

〔选注〕

尤在泾：伤胎，胎伤而病也。腹满不得小便，从腰以下重，如有水气，而实非水也。所以然者，心气实故也。心，君火也，为肺所畏，而妊娠七月，肺当养胎，心气实则肺不敢降，而胎失其养，所谓太阴当养不养也。夫肺主气化者也，肺不养胎，则胞中之气化阻，而水乃不行矣。腹满便难身重，职是故也，是不可治其肺，当刺劳宫以泻心气，刺关元以行水气，使小便微利，则心气降，心降而肺自行矣。劳宫，心之穴；关元，肾之穴。

唐容川：尤注胎伤而病，是言胎伤之后乃有腹满等症，然则伤胎之证，究何在哉？不知仲景是言先腹满等症，然后伤胎，特其文法倒装，故致误注。盖其文法言妇人所以伤胎者，多由是怀身腹满，小便不利，腰以下重如有水气，即致胎伤之证也。而所以致此证者，又由于怀身七月，太阴当养不养，肺不行水之过。夫肺又何故不行水哉？此必心气实，致胎之伤也。能将文法分段读，则义自明矣。

〔评述〕

《脉经·卷九》记载："妇人怀胎，一月之时，足厥阴脉养，二月足少阳脉养，三月手心主脉养，四月手少阳脉养，五月足太阴脉养，六月足阳明脉养，七月手太阴脉养，八月手阳明脉养，九月足少阴脉养，十月足太阳脉养，诸阴阳各养三十日活儿。"有些注家据此认为怀孕七月，正当手太阴肺经气血养胎的时候，因心气实致使肺气不能降而养胎，是当养之时不得其养，胞中气化阻滞，以致水道不行而成是证。后世对前述逐月养胎之说已很少援用，并受到一些医家批判。如萧慎斋说："十月分经养胎之说……岂有某经养某月胎之理。"又关元劳宫二穴，刺之可能堕胎，一般为孕妇所禁用，故《医宗金鉴》认为此条"文义未详，此穴刺之落胎，必是错简，不释"，《金匮要略释义》亦持此观点。

全篇小结

本篇主要讨论妊娠诊断及妊娠常见疾病的辨证治疗，概括起来有以下几点。

1. 诊断早期妊娠的脉证

妇人得平脉，阴脉小弱，其人渴，不能食，无寒热。

2. 癥与胎的鉴别

对素有癥病史，经断未及三月而又漏下不止，胎动在脐上疑似妊娠者，作出了鉴别诊断；并指出癥病下血者，须用桂枝茯苓丸逐瘀下癥。

3. 产前常见病证治

（1）妊娠呕吐：①虚寒证——干姜人参半夏丸；②虚热证——竹茹、橘皮、半夏、生姜、茯苓、麦冬（尤在泾附录《外台》方）。

（2）妊娠腹痛：①里气虚寒胎胀腹痛——附子汤；②血虚气阻夹有水气，腹中㽲痛——当归芍药散。

（3）妊娠下血，胞阻腹痛——胶艾汤。

（4）妊娠小便难：①血虚热郁，津液涩少——当归贝母苦参丸；②水气内渍，阳气不布——葵子茯苓散。

（5）妊娠养胎：①湿热伤胎——当归散；②寒湿伤胎——白术散。

总之，本篇为后世对妊娠的诊断及疾病的治疗奠定了基础，其理法方药至今仍对中医妇科临床有指导意义。

（王　琦　李炳文）

妇人产后病脉证治第二十一

本篇论述妇人产后常见疾病的证治。通过对产后痉病、郁冒、大便难、腹痛、中风、下利以及烦乱呕逆等病证的分析，突出了妇人产后在体质上具有气血两虚的特点，因此在治法上必须在全面分析临床证候的基础上，重视气血两虚这一特点。

〔原文〕

問曰：新産婦人有三病，一者病痓[1]，二者病鬱冒[2]，三者大便難，何謂也？師曰：新産血虚，多汗出，喜中風，故令病痓；亡血復汗，寒多，故令鬱冒；亡津液胃燥，故大便難。産婦鬱冒，其脉微弱，嘔不能食，大便反堅，但頭汗出，所以然者，血虚而厥[3]，厥而必冒[4]，冒家欲解，必大汗出，以血虚下厥，孤陽上出，故頭汗出。所以産婦喜汗出者，亡陰血虚，陽氣獨盛，故當汗出，陰陽乃復。大便堅，嘔不能食，小柴胡湯主之。

〔词解〕

（1）痓：主要症状为背项强直、四肢抽掣，甚则口噤不开、角弓反张，有刚痓、柔痓之分，详见《金匮要略·痓湿暍病脉证治》。本篇所论的痓病指产后发痓或称产后风痓，为产后急症之一。由于产后气血两亏，故在病因和治法上，又不同于一般的痓病。

（2）郁冒：本为古证候名，表现为心胸郁闷、头目昏眩，甚则昏不知人。本篇所论“郁冒”特指妇人产后，因阴血亏虚，阳气偏亢，复感邪后，邪气不能外达，逆而上冲所致的一种病，除表现为郁冒外，同时还有脉微弱、呕不能食、大便反坚、但头汗出等表现。后世医家在本篇内容基础上，对本病的认识，有很大的发展。

（3）血虚而厥：“厥”在此处不作证候讲，当作病机解，从下句“厥而必冒”可知。指由于血虚而致阴阳不能协调，阴虚于下，阳逆于上的病理机制，即《金匮要略·脏腑经络先后病脉证》所谓“有阳无阴故称厥阳”之厥。

（4）冒：头昏目眩。

〔释义〕

本条通过对产后痓病、郁冒和大便难三病病因、病机的讨论，体现了妇人产后病的共同特点——由于产后失血过多、营阴亏虚而造成相对的卫强营弱。卫强是孤阳浮越，故不能护卫于外；营弱是营阴不足，故不能秘守于内。这就是多汗出而易感外邪的原因，其病证表现与《伤寒论》中所述“病常自汗出者，此为荣气和，荣气和者外不谐，以卫气不共荣气谐和故尔”虽有程度上的差异，但在病理机制上却是一致的。产妇本为阴血亏虚，但也应看到，气为血之帅，血为气之母，失血必累及气，多汗必损及阳，因此妇人产后体质上的特点为气血两虚，在治疗产后各种疾病时，必须重视这一共同特点。产后若无犯外邪，情志条达，待其气血重振，恢复“阴阳自和”的正常生理功能，则诸证自愈。

本条论述的三种疾病为“新产”妇人所得，虽气血两虚，但以血虚津亏为主要矛盾，由于外因不同，故发病情况各异。

产后痉病发生的原因，在内则血虚不能濡养筋脉，在外则又有风邪侵入，风邪入里化燥更伤筋脉，痉挛抽搐等症随之而起，形成痉病。

产后大便难是由于产后血虚汗多，津液耗伤较重，胃肠失于濡润，故大便干燥。

产后郁冒在证候表现上，除郁闷昏冒甚至发时不知人事外，尚见脉象微弱、呕不能食、大便干燥、但头汗出，以其下条言“病解……七八日更发热者”知本病证见发热，以其用小柴胡汤主治，知其热型为寒热往来。其病机是由于产后阴血亏虚而阳气相对偏盛，此时复感外邪，因阴阳不和，正气无力鼓邪外出，阴虚于下，孤阳挟邪气冲于上，故见郁冒诸证，郁冒缓解时，必大汗出，这是因为通身汗出能使其孤盛之阳削弱以就其阴，则阴阳能暂时得到相对的平衡，而郁冒暂且缓解，所以条文中说“故当汗出，阴阳乃复”。

产后郁冒以小柴胡汤主治。

〔提要〕

本条论述新产三病及郁冒证治。

〔选注〕

尤在泾：痉，筋病也，血虚汗出，筋脉失养，风入而益其劲也。郁冒，神病也，亡阴血虚，阳气遂厥，而寒复郁之，则头眩而目瞀也。大便难者，液病也，胃藏津液而渗灌诸阳，亡津液胃燥，则大肠失其润而便难也，三者不同，其为亡血伤液则一，故皆为产后所有之病……郁冒虽有客邪，而其本则为里虚，故其脉微弱也。呕不能食，大便反坚，但头汗出，津气上行而不下逮之象，所以然者，亡阴血虚，孤阳上厥，而津气从之也。厥者必冒，冒家欲解必大汗出者，阴阳乍离，故厥而冒，及阴阳复通，汗乃大出而解也。产妇新虚，不宜多汗，而此反喜汗出者，血去阴虚，阳受邪气而独盛，汗出则邪去，阳弱而后与阴相合，所谓损阳而就阴是也。小柴胡汤主之者，以邪气不可不散，而正气不可不顾，唯此法为能解散客邪，而和利阴阳耳。

《医宗金鉴》：新产之妇，畏其无汗，若无汗则荣卫不和，而有发热无汗，似乎伤寒表病者，但舌无白苔可辨也，故喜其有汗，而又恐汗出过多，表阳不固，风邪易入，而为项强腰背反张之痉病也。新产之妇，畏血不行，若不行则血瘀于里，而有发热腹痛，似乎伤寒里病者，但以舌无黄苔可辨也，故喜其血下，而又恐血下过多，阴亡失守，虚阳上厥，而为昏冒不省，合目汗出之血晕也。新产虽喜其出汗，喜其血行，又恐不免过伤阴液，致令胃干肠燥，而有潮热谵语，大便硬难，似乎阳明胃家实者。故仲景于产后首出三病，不只为防未然之病，而更为辨已然之疑也。昏冒而曰郁冒者，谓阴阳虚郁，不相交通而致冒也……究之郁冒所以然者，由血虚则阴虚，阴虚则阳气上厥而必冒也。冒家欲解，必大汗出者，是阳气郁得以外泄而解也，故产妇喜汗出也。由此推之，血瘀致冒，解必当血下，是阴气郁得以内输而解也。最忌者，但头汗出，则为阴亡下厥，孤阳上出也。大便坚，呕不能食，用小柴胡汤，必其人舌有苔，身无汗，形气不衰者始可，故病得解，自能食也。若有汗当减柴胡，无热当减黄芩，呕则当倍姜半，虚则当倍人参，又在临证之变通也。

胡毓秀：新产之妇，多病痉与郁冒，皆因血虚汗出，营卫不固，而风寒自外乘之而已。若不病痉与郁冒，而为大便难，是津血内竭，总见产后气血两伤也……若郁冒之证既解，仍见大便坚，呕不能食者，是少阳之气未和也，以小柴胡汤主之。

沈明宗：此提产后虚而感受风寒（指痓病与郁冒），与大便难无邪三法，为诸病之大纲也……治当小柴胡汤和解表里，使表里气和，脾胃之气得转，则郁冒愈。

丹波元简：《巢源》云：运闷之状，心烦气欲绝是也。亦有去血过多，亦有下血极少，皆令运闷。若去血过多，血虚气极如此而运闷者，但烦闷而已，若下血过少而气逆者，则血随气上掩于心，亦令运闷，则烦闷而心满急。二者为异，亦当候其产妇，血下多少，则知其产后应运与不运也，然烦闷不止则毙人。巢氏所论如此，知产后血晕，自有两端，其去血过多而晕者，属气脱，其证眼闭口开，手撒手冷，六脉微细或浮是也。下血极少而晕者，属血逆，其证胸腹胀痛气粗，两手握拳，牙关紧闭是也。此二者证治霄壤，服药一差，生死立判，宜审辨焉。而本条所论，别是一证。《活人书·妊娠伤寒门》载此条于三物黄芩汤之后，则知是专治妇人草褥伤风，呕而不能食者，若以小柴胡汤为产后郁冒之的方，则误人殆多矣。

程林：产后血晕者为郁冒，又名血厥。

曹颖甫：阴亡于内，则阳张于外，阴耗阳张，故令肠胃内燥，肌腠外疏，营魄弱而汗液泄，风乘其虚，始则中风，风燥伤筋，因转为痉，此即栝楼桂枝汤证也；脾为统血之脏，血虚则脾精不行，肠胃燥而大便难，此即脾约麻仁丸证也……产后亡血而阳浮于上，阳浮则表虚而汗出，阴寒袭虚内藏，微阳益不能支，因致郁而上冒，若暴厥状，此桂枝去芍药加龙骨牡蛎汤证也……此申上节郁冒大便难而发明其病理，非谓小柴胡汤可通治郁冒大便难也，仲师所以不出方治者，正以证有轻重，剂量可随时增减也……夫小柴胡汤能治郁冒，岂有本郁冒而用小柴胡汤之理，足见仲师此方，专为大便坚、呕不能食而设。

陆渊雷：本条原文，必大汗出下盖迳接小柴胡汤主之句，中间八句三十七字，盖出后人旁注，及传抄并入正文……本条小柴胡专治郁冒，故以产妇郁冒句提起，文意甚明，大便坚为郁冒中一证。

〔评述〕

本条为本篇重点条文，为历代医家所重视，有人认为条文中所论三病，为产后诸病之大纲，故诸注家的注释都很详备，并间附很多个人临床经验，对理解本文精神，确实很有帮助，但在对某些问题的看法上，各有发挥，看法也有很多不一致的地方，为了分析比较，可分几个问题进行讨论。

1. “新产”二字有无实际意义

陈修园、胡毓秀等认为本条三证为产后诸病之大纲，但以本篇前后条文对照分析，产后诸病各有特点，孰为纲、孰为目的论述不多。之所以言“新产妇人有三病”者，当从“新产”二字着眼，“新产”二字在本条凡两次见，而以后条文则不复见，这不是偶然的，“新产”有着时间上的意义。此三病与突然大失血有密切关系，往往发生在产后数天甚或当天之内，而本篇所述的其他产后病，如腹痛、中风、下利、烦闷、呕逆等，或早发或晚发，在时间上没有特点，故本条三病称为“新产”三病。因历代注释没有讨论这一问题，所以在此特意提出，以供参考。

2. 关于产后痓病

《金匮要略·痉湿暍病脉证治》曰："太阳病，发汗太多因致痉。"说明痉病有两个致病条件，一为邪在太阳，一为津液耗伤。这与尤在泾所说"血虚汗出，筋脉失养，风入而益其劲也"的精神是完全一致的，各注家的意见亦未离其宗。但在治法上，大多数注家认为当依《金匮要略·痉湿暍病脉证治》栝楼桂枝汤法治之。其实对于某些危重的痉病，此法是无济于事的，因此后世医家在《金匮要略》的基础上，对痉病有了进一步的认识，在治法上也有不断提高。产后痉病，有亡血史与产创史的特点，因此要把血虚动风与破伤风所形成的风痉考虑进去。若属太阳病之痉病，栝楼桂枝汤治之可也，如果属以上两种情况，则为产后危证，应当特别予以重视。若产后失血过多，骤然发痉，颈顽强直，牙关紧闭，四肢抽搐，甚至腰背反张，面色苍白或萎黄，舌淡无苔，脉细者，为血虚发痉，当以三甲复脉汤加减化裁，救阴以息风。若新产后，头项强痛，发热恶寒口噤，面呈苦笑，继而项背强直，角弓反张，脉浮而弦，此由产创不洁，感染邪毒致痉，即中医伤科之破伤风，其病极危重，当投止痉散辈之祛风止痉虫类药，方可冀其回生。临床必须详辨，不可贻误病机。

3. 关于产后大便难

诸注家对产后大便难的病理机制认识完全一致，即由产后血虚津枯，胃肠不得濡润所致。故临证治疗，需惜其津液，不可以攻下法重伤津液，而致他变。有些注家认为产后大便难，只需按治脾约法，用麻子仁丸类，大便即可润下，其实麻子仁丸为泻下药与润肠药同用，方中小承气亦非产后津枯所宜，故吴鞠通主张"产后无他病，但大便难者，可与增液汤"，颇得要领。方药中以补中益气合增液汤加生首乌治之，屡获捷效。此大便难，与下文"大便坚，呕不能食"的病机不尽相同，此病在津枯，彼病在三焦通降失调，故彼用小柴胡汤和解之。

4. 关于产后郁冒

郁冒为古证候名，首见于《素问·至真要大论》"少阴之复……郁冒不知人"。张志聪注曰："郁冒不知人者，寒热之气乱于上也。"张介宾注曰："心邪自实，而神明乱也。"可见郁冒的病机为阴阳逆乱而影响神明。历代注家对本条产后郁冒的看法颇不一致，可归纳为三种有代表性的意见：程林认为，产后血晕者为郁冒，又名血厥；尤在泾认为，产后郁冒是因血虚阳厥而寒复郁之引起的头眩目瞀；丹波元简认为，产后血晕如巢氏所论有血虚、血瘀两端，但本条所论，别是一证，故不可以小柴胡汤为产后郁冒之的方。学习古代经典，要坚持历史唯物主义观点，应重视学术发展的源流，仲景在《内经》的基础上，对某些问题的认识，有了很大的突破，但不能认为是十分完备了。后世医家在仲景的基础上，又有新的发展，这是历史的必然，学者切不可把自己囿于古代经典中，不敢越雷池一步。此外，中医病名分类法，除极个别的病是以病因、病机命名（如伤寒、虚劳等）外，绝大部分病名都是以其主要证候命名的。以产后血晕为例，产后血晕的主要症状与《内经》中郁冒的描述是一致的，晕和郁冒的表现同样是轻者昏冒，重者不知人，所以二者都以"产后郁冒"定为病名是合理的，虽然小柴胡汤不是治疗所有产后郁冒病的必用方剂，但不能说仲景所论的产后郁冒别是一病，只是他还未达到后世对本病认识的高度罢了。产后血晕就是对产后郁冒的必要补充，因此按中医病名的习惯分别法，产后郁冒与产后血晕应为同一病的不同类型，对产后郁冒的治疗，则反映了中医同病异治的精神。所以从后世的发展看，产后郁冒归纳起来当有三种类型，气血两虚是产后病的共同特点：①若以感受外邪为主要矛盾，因致郁冒者，当以小柴胡汤主治；②若亡血过多，孤阳欲脱，因致郁冒者，当以补血固脱为急务；③若恶露不下，瘀血阻滞，新血不能上荣，而致郁冒者，当行血逐瘀，以治其本。

5. 小柴胡汤可否主治产后郁冒？

对于可否以小柴胡汤主治产后郁冒的问题，诸注家的观点颇不一致，众说纷纭，兹选几种有代表性的意见，进行分析讨论。尤在泾认为“小柴胡汤主治者，以邪气不可不散，而正气不可不顾，唯此法为能解散客邪，而和利阴阳耳”。故毓秀认为，郁冒解后，仍见大便坚，呕不能食者，方可用小柴胡汤。丹波元简认为，不可以小柴胡汤为治疗产后郁冒之的方。曹颖甫认为“小柴胡汤能治郁冒，岂有本郁冒，而反用小柴胡汤之理，足见仲师此方，专为大便坚，呕不能食而设”。陆渊雷认为“本条小柴胡专治郁冒”，“大便坚为郁冒中一证”。观以上各注，唯尤在泾的理解最为贴切，而丹波元简对小柴胡汤治产后郁冒的评价比较客观。

本条所述产后郁冒，为血虚阳厥，复感外邪所致，因有外邪，理当祛邪以安正，但凡产后虚人，汗、吐、下三法皆当所禁，故采用和解法，方可顾其正而散其邪。从症状上分析，原文明确提出“产妇郁冒，其脉微弱，呕不能食，大便反坚，但头汗出”。其脉微弱为正气不足之征，郁冒、但头汗出为阴虚于下，孤阳挟邪气郁于上所致，阴阳相离，必致气机阻滞，升降失常，三焦决渎不利，胃气因而失和，故于上则呕不能食，于下则大便反坚，因此运用和解少阳、通利三焦之小柴胡汤恰如其分。与《伤寒论》（赵本）230 条所述“阳明病，胁下硬满，不大便而呕，舌上白胎者，可与小柴胡汤，上焦得通，津液得下，胃气因和，身濈然汗出而解”，二者在气机升降上的道理完全相同。本条所论产后郁冒，虽为虚实错杂，但必以外邪为主要矛盾，故可用小柴胡汤主治。故《医宗金鉴》补充强调“必其人舌有胎，身无汗，形气不衰者始可”。但其介绍加减化裁之具体内容，尚有斟酌之必要，柴、芩、参、夏配伍共用，方有和解少阳、通畅三焦之作用，减柴、减芩是迁就病之某证而失原方之大意矣，焉能取得满意疗效。

综上所述，可见曹颖甫言郁冒不可用小柴胡汤，陆渊雷言小柴胡汤专治郁冒，都过于绝对，不可过执一端。总之，凡阴虚阳厥而复感外邪所致之郁冒，可用小柴胡汤主治，无外邪者，则非小柴胡汤所能治也。

〔原文〕

病解(1)能食，七八日更發熱者，此爲胃實，大承氣湯主之。

〔词解〕

(1) 病解：指产后郁冒病解。

〔释义〕

本条是承上条产后郁冒治以小柴胡汤而言。患者服药后，郁冒诸证已解，而且能进饮食，但经过七八日又复发热，这是由于未尽之余邪与未消之宿食互结于阳明，因而形成胃实。此时当用大承气汤荡涤实邪。仲景设本条，目的在于告诫医者，切不可拘泥于产后血虚，畏用攻法，而贻误病机。

条文中用“胃实”二字概括了胃家实的主要脉证，诸如腹满痛、潮热、大便闭结、苔黄燥、脉沉实等，临证必辨清确属胃实，方可运用大承气汤。

〔提要〕

本条论述郁冒已解，又成胃实的证治。

〔选注〕

尤在泾：病解能食，谓郁冒解而能受食也，至七八日更发热，此其病不在表而在里，不属虚而属实矣，是宜大承气以下里实。

《医宗金鉴》：大便坚，七八日更发热，用大承气汤，亦必其人形气俱实，胃强能食者始可也。若气弱液干，因虚致燥，难堪攻下者，则又当内用玄明粉以软坚燥，外用诸导法以润广肠，缓缓图之也。

沈明宗：此即大便坚，呕不能食，用小柴胡汤，而病解能食也。病解者谓郁冒已解，能食者，乃余邪隐伏胃中，风热炽盛而消谷。但食入于胃，助起余邪复盛，所以七八日而更发热，故曰胃实，是当荡涤胃邪为主，故用大承气峻攻胃中坚垒，俾无形邪相随有形之滞一扫尽出，则病如失，仲景本意发明产后气血虽虚，然有实证，即当治实，不可顾虑其虚，反致病剧也。

魏念庭：乃新产胃虚，食入不能遽化，积七八日有宿食在胃，所以发热也。有宿食何以能发热，盖胃中气血为一身荣卫所禀之宗气，此有宿食之邪停滞必作胃热，胃热而周身之营卫俱热，所以宿食能发热也。师明之此为胃实，有物有形之邪应下之以清极热，去实邪，不必以产后胃虚为疑阻也。

曹颖甫：病解能食，则胆胃气平而呕吐止，胃中津液得以下润大肠矣，乃至七八日更发热者，此必非阴虚生热可知也。但按其脉滑而大，便当乘胃气之强，用大承气汤以攻之，所谓曲突徙薪也。独怪近世医家，遇虚羸之体，虽大实之证，不敢竟用攻剂，不知胃实不去，热势日增，及其危笃而始议攻下，有惜其见几不早耳。

〔评述〕

历代诸家对本条看法基本一致，但对于本条内容的讨论却各有侧重。尤注说明本证的发热为里证、实证，宜用大承气汤以下里实；《医宗金鉴》补充了对于气弱液干，难堪攻下者，可内服玄明粉，外用诸导法，缓缓图之；沈注认为仲景设本条用意，在于发明产后气血虽虚，然有实证，即当治实，不可顾虑其虚，反致病剧；魏注阐明了胃实产生的原因，在于产后胃虚，食入不能遽化，故有可能积七八日之宿食，而结于胃；曹注告诫医者，见本证即应乘胃气之强，当机立断，及时攻下，不可临证优柔，及其危笃始议攻下，则良机已误。

本条的胃实不大便，与上条产后血虚津枯之大便难，胃津不下之大便坚，又不相同，必急用攻下之法。但产后皆血亏气虚，若正气尚可，即用大承气汤，单刀直入，若正气不支，则当根据证情，选用吴鞠通之增液承气汤、新加黄龙汤，或可收祛邪留人之效。

吴鞠通在《温病条辨·产后宜补宜泻论》中对产后实证的证治阐述得很明确，诚为临床经验之谈，今录于下："但治产后之实证，自有妙法，妙法为何？手挥目送是也，手下所治系实证，目中心中意中注定是产后，识证真，对病确，一击而罢，治上不犯中，治中不犯下，目中清楚，指下清楚，笔下再清楚，治产后之能事毕矣。如外感自上焦而来，固云治上不犯中，然药反不可过轻，须用多备少服法，中病即已，外感已即复其虚，所谓无粮之兵，贵在速战，若畏产后虚却，用药过轻，延至三四日后，反不能胜药矣。"此段论述对理解本条文精神是很有益处的。

〔原文〕

產後腹中㽲痛[1]，當歸生姜羊肉湯主之。并治腹中寒疝，虛勞不足。

當歸生姜羊肉湯方見寒疝中。

〔词解〕

(1) 㽲痛：㽲，《集韵》、《广韵》、《说文解字》并音绞，作急痛。《集韵》："或作酸。又音惆，作小痛。"本条中㽲痛当从第三种解释，即绵绵而痛。

〔释义〕

产后腹中绵绵而痛，喜得温按，这是由于血虚而寒动于中所致，可用当归生姜羊肉汤主治。方中当归补血，羊肉温中补虚，生姜散寒，合之共奏养血补虚、温中止痛之效，因此不但可以用于产后虚寒腹痛，而且还可止寒疝之腹痛，补虚劳之不足。

〔提要〕

本条论述产后血虚内寒之腹痛，以当归生姜羊肉汤治之。

〔选注〕

徐忠可：㽲痛者，缓缓痛也。概属客寒相阻，故以当归通血分之滞，生姜行气分之寒，然胎前责实，故当归白术散内加茯苓泽泻泻其水湿，此属产后大概责虚，故君之以羊肉，所谓"形不足者，补之以味"也，盖羊肉补气，㽲痛属气弱，故宜之。此方攻补兼施，故并治寒疝虚损。

魏念庭：妊娠之㽲痛，胞阻于血寒也；产后腹中㽲痛者，里虚而血寒也。阻则用通，而虚则用塞，一阻一虚，而治法异矣。

尤在泾：产后腹中㽲痛，与妊娠腹中㽲痛不同，彼为血虚而湿扰于内，此为血虚而寒动于中也，当归生姜温血散寒。孙思邈云：羊肉止痛利产妇。

《医宗金鉴》：产后暴然腹中急痛，产后虚寒痛也。

任应秋：㽲，即瘹字，应读成惆字的音，《集韵》云：小痛也。因为这里是虚证，所以痛而不剧 。362 条的㽲痛（《金匮要略·妇人妊娠病脉证并治》当归芍药散条），应读成绞字的音，《广韵》云：腹中急痛也，因那里是实证，所以痛而剧，因之，两条处方不同，一个分利，一个补虚。

《千金要方》：当归汤治妇人寒疝，虚劳不足，若产后腹中绞痛，即本方加芍药二两。

《丹溪心法》：当产寒月，脐下胀满，手不可犯，寒入产门故也，服仲景羊肉汤，二服愈。

《严氏济生方》：当归羊肉汤治产后发热自汗，肢体痛，名曰蓐劳。即本方加人参黄芪。

《产宝诸方》：羊肉汤治虚人，及产妇腹中痛，虚眩不支，两胁当脐急痛，上冲前后相引，治之如神。即本方加川芎。

〔评述〕

本条文虽寥寥二十五字，内容却很丰富，不但可以从方药组成推知产后腹痛的特点与病机，而且说明了可把当归生姜羊肉汤推广应用于寒疝、虚劳诸证。因此学习本条重点在于理解本方养血补虚、温中散寒之作用，如此就不难掌握该方用于何种腹痛、寒疝及虚劳了。

诸注家对“疞痛”有两种解释，一种认为与《金匮要略·妇人妊娠病脉证并治》当归芍药散证之“疞痛”意义相同，即为腹中急痛；一种认为本条“疞痛”应作绵绵而痛解释。查字书，两种意见都有根据，但从产后腹痛的病机及当归生姜羊肉汤之方义来分析，当从后者，更为妥当。

徐、尤、魏三家注释，都把妊娠胞阻与产后腹痛的症状、病机和方药作了比较，综其大要，不外一实一虚。一为湿扰于内，一为寒动于中，因而治法迥异。

从《千金要方》、《丹溪心法》、《严氏济生方》、《产宝诸方》诸书临证对当归生姜羊肉汤的各种加减变通中可知，本方的临床应用是相当广泛的。

〔原文〕

產後腹痛，煩滿不得卧，枳實芍藥散主之。

枳實芍藥散方

枳實（燒令黑，勿太過）　芍藥等分

上二味，杵爲散，服方寸匕，日三服，并主癰膿，以麥粥下之。

〔释义〕

本条产后腹痛，兼烦闷不得卧，是由于气郁血滞引起，属于里实证，当用枳实芍药散主之。枳实行气导滞，烧令黑，使之入血分，以行血中之气；芍药和血止痛；大麦粥可和其胃气，鼓舞气血运行，三者共奏行气和血、散郁止痛之效，则腹痛、烦满自除。

本条与上条虽然都是产后腹痛，但病因、病机各不相同，彼为里虚有寒，此为气郁血滞，二者一虚一实，治法亦各不同。

〔提要〕

本条论述气郁血滞之产后腹痛的证治。

〔选注〕

《医宗金鉴》：产后腹痛，不烦不满，里虚也；今腹痛，烦满不得卧，里实也。气结血凝而痛，故用枳实破气结，芍药调腹痛，枳实炒令黑者，盖因产妇气不实也。并主痈脓，亦因血为气凝，久而腐化者也，佐以麦粥，恐伤产妇之胃。

尤在泾：产后腹痛而至烦满不得卧，知血郁而成热，且下病而碍上也，与虚寒疞痛不同矣。

魏念庭：又有产妇血流不快，积于腹中作痛，心烦胁满不得卧，此又为实邪，非虚寒在血而疞痛矣。盖不得卧一证，逆气上冲之甚，即无上冒下厥，但头汗出则非正虚而为邪实可验矣。法应开散，而行其瘀滞，则诸病可已。枳实烧黑者，入血中行积也，加以芍药走血分，而血疞可开散矣，以麦粥下之者，即大麦粥取其滑润宜血，亦有益胃气也。并主痈脓，亦血之酝酿而成者耳。

〔评述〕

本条应与上条对照起来学习，这样能更好地深入理解其各自的精神。上条产后腹痛，为血虚于内，寒动于中而致，故以当归生姜羊肉汤养血补虚、温中止痛；本条产后腹痛为气郁血滞而致，故以枳实芍药散行气活血、化瘀止痛。二者一虚一实，截然不同。各注家对本证、本方的注释意见，基本一致，并均与上条之产后腹中疞痛作了对照比较，各有发挥，对方药的分析亦较为允当。

〔原文〕

師曰：產婦腹痛，法當以枳實芍藥散，假令不愈者，此爲腹中有乾血着臍下，宜下瘀血湯主之。亦主經水不利。

下瘀血湯方

大黄二兩　桃仁二十枚　䗪蟲二十枚（熬[1]，去足）

上三味末之，煉蜜和爲四丸，以酒一升煎一丸，取八合，頓服之，新血[2]下如豚肝[3]。

〔词解〕

(1) 熬：炒。

(2) 新血：当为瘀血之误。

(3) 豚肝：猪肝。指所下之瘀血，形色如猪肝状。

〔释义〕

产后腹痛，确属实证，而用枳实芍药散无效，这是因为有瘀血凝滞着于脐下，病重药轻，已非枳实芍药散所能愈者。其证必以下瘀血汤攻坚破积，以除癥结，服药后，其瘀血排下者，必愈。

下瘀血汤方中大黄推陈逐瘀，桃仁破血润燥，䗪虫开血闭、攻瘀破癥而不伤新血，三味合用其攻血逐瘀之力甚猛，以蜜为丸，是缓其药性，不使骤发，从而达到瘀血尽去之目的，酒煎是欲引药力入于血分。故亦可用于瘀血阻滞引起的经水不利。

本条与上两条，分别介绍了当归生姜羊肉汤、枳实芍药散、下瘀血汤三方，同治产后腹痛，但有属气、属血，属虚、属实的不同，临证必须详辨。

〔提要〕

本条论述产后瘀血腹痛的证治。

〔选注〕

尤在泾：腹痛服枳实芍药而不愈者，以有瘀血在脐下，着而不去，则非攻坚破积之剂，不能除矣。大黄、桃仁、䗪虫，下血之力颇猛，用蜜丸者，缓其性不使骤发，恐伤上二焦也。酒煎顿服者，补下治下制以急，且去疾唯恐不尽也。

《医宗金鉴》：产后腹痛，属气结血凝者，枳实芍药散以调之，假令服后不愈，此为热灼血干着于脐下而痛，非枳实、芍药之所能治也，宜下瘀血，主之下瘀血汤，攻热下瘀血也。并主经水不通，亦因热灼血干故也。

魏念庭：产妇腹痛法当以枳实芍药散，假令不愈者，此为腹中有干血着脐下，又非止新产血流不快之故，平日之癥血为患也。即前篇所言，可以为害于妊娠者也，宜下瘀血汤主之，类于抵当汤丸之用，亦主经水不利，无非通幽开积之治也。和酒为丸者，缓从下治也，服之新血下者，产后之血也，内有如猪肝者，非新血也，干血之邪癥也。此必先服前方不效，而后可用也。

丹波元简：案徐氏《兰台轨范》云，新字当作瘀字，此说颇有理。

曹颖甫：按下瘀血汤方治，大黄、桃仁与抵当同，唯用䗪虫，而不用虻虫、水蛭，则与抵当异。此二方所以不同者，不可以不辨也。产后血去即多，不同经闭之证，故不用吮血之虫类，恐兼伤及新血也。䗪虫生于尘秽之中，善于攻窜而又不伤新血，故于产后为宜，虽亦主经水不利，体虚羸者或宜之。要未可去坚癖之干血也。

〔评述〕

本条与上两条亦应对照学习，以便于掌握三种产后腹痛的异同点，在临床上三者须当明辨。枳实芍药散与下瘀血汤俱为实证，有瘀血阻滞，不通作痛的共同特点，但二者在血瘀的轻重、新久上有很大差别。枳实芍药散证，虽属气血郁滞之实证，但尚未形成积聚，仅仅气血不畅而已，故以枳实芍药散行其血中之气，使血随气行，气血畅运，则腹痛自止；下瘀血汤证则已有瘀血着于脐下，形成有形之积聚，故必以下瘀血汤攻逐其瘀，使恶血得下，邪去正安。

各注的意见基本是一致的，唯对于着于脐下之干血，《医宗金鉴》认为是“热灼血干，着于脐下而痛”，魏念庭认为是“平日之癥血为患”。验之临床，凡产后腹痛，小腹扪之有积块，属瘀血实证者，即可用下瘀血汤，而确认其积块属新瘀、久瘀，于临床指导意义不大。

徐忠可认为“新血下如豚肝”之“新”字为“瘀”字之误，此说可从。

曹颖甫将本方与抵当汤丸作了比较，强调了虻虫、水蛭与䗪虫功用的异同之处，对于临证选方遣药，很有指导意义。

〔原文〕

產後七八日，無太陽證，少腹堅痛，此惡露不盡(1)。不大便，煩躁發熱，切脉微實，再倍發熱，日晡時煩躁者(2)，不食，食則譫語，至夜即愈，宜大承氣湯主之。熱在裏，結在膀胱(3)也。（方見痓病中）

〔词解〕

（1）恶露不尽：产妇分娩时，当排出的瘀血未排干净。

（2）再倍发热，日晡时烦躁者：曹颖甫认为“再倍发热”四字，当在“日晡时烦躁者”之下。其说于义更胜。

（3）结在膀胱：此处“膀胱”二字泛指下焦，即有瘀血结于下焦。

〔释义〕

产后七八日，不见太阳表证，但见少腹硬痛，此必恶露不尽，有瘀血结于下焦，又见不大便，烦躁发热，脉微实，且于日晡时烦躁发热更重等现象，说明更兼阳明腑实证。因胃腑有实热结于内，故不能进食，若食入必助其邪实，而其实热更甚，上扰于神明而作谵语，到夜间阳消阴长，阳邪之势暂微，故谵语亦止。见此证者当以大承气汤下之。

“热在里，结在膀胱”是说明本条所述之证的病机，为瘀血结于下而实热聚于中的两兼证。在治疗时，当视其缓急，故当先以大承气汤攻下，以息燎原之势，而后议其瘀。

〔提要〕

产后瘀血内阻兼阳明腑实证，当先予大承气汤。

〔选注〕

尤在泾：无太阳证者，无头痛恶寒之表证也。产后七八日，少腹坚痛，恶露不尽，但宜行血祛瘀而已。然不大便，烦躁，发热，脉实则胃之实也。日晡为阳明旺时，而烦躁甚于他时，又胃热之验也。食气入胃，长气于阳，食入而助胃之热则谵语，至夜阳明气衰而谵语愈，又胃热之验也。故曰：热在里，结在膀胱。里即阳明，膀胱即少腹，盖谓不独血结于下，而亦热聚于中也。若但治其血，而遗其胃，则血虽去而热不除，即血亦未必能去，而大承气汤中，大黄、枳实均为血药，仲景取之者，盖将一举而两得之欤。

徐忠可：以大承气汤主之，意在通其热结，以承接其元气，则恶露自行。

陈修园：此条“至夜即愈”四字，为辨证大眼目，盖昼为阳而主气，暮为阴而主血，观下节妇人伤寒发热，经水适来，昼日明了，暮则谵语，如见鬼状，此为热入血室。以此数句而对面寻绎之，便知“至夜则愈”知其病不专在血也。

《医宗金鉴》：“热在里，结在膀胱也”之八字，当在本条上文“恶露不尽”之下，未有大承气汤下膀胱血之理，必是传写之讹。“再倍”二字，当是衍文。

李彣：此一节俱两证在内，一是太阳蓄血证，一是阳明里实证，固古人文法错综，故难辨也。无太阳证，谓无表证也，少腹坚痛者，以肝藏血，少腹为肝经部分，故血必结于此，则坚痛亦在此，此恶露不尽，是为热在里，结在膀胱，此太阳蓄血证也，宜下，祛瘀血。若不大便，烦躁、脉实、谵语者，阳明里实也，再倍发热者，热在里，蒸蒸发于外也。阳明旺于申、酉、戌，日晡是阳明向旺时，故烦躁不能食，病在阳而不在阴，故至夜则愈，此阳明腑病也，宜大承气汤以下胃实。

〔评述〕

综观以上注家，对本条所述之证，有两种意见。尤在泾、徐忠可、陈修园等认为，本条所述，实际为一个病案，证兼胃家实与血结膀胱，其病不专在胃，亦不专在血。用大承气汤者，在胃热与血结二者兼通，以大承气汤中之大黄，枳实亦血分药也。而李彣、丹波元简、程林等认为，本条原文有错简，“热在里，结在膀胱也”八字，当在“恶露不尽”之下，即本条内所述之证当分为二，一为太阳蓄血，一为阳明腑实，前者应用下瘀血汤辈，后者当用大承气汤。

分析以上两种意见，当以尤、徐等注释更为贴切，理由如下：①本条文明义顺，一气贯通，则言其错简或视为“文法错综”毫无根据，是由于前注与己意不合，想当然而言的。②仲景书本简洁精当，本篇前条文已述产后胃实之大承气汤证，后面条文不可能再重复出现。③或曰："未有大承气汤下膀胱血之理。"其实，二者皆可下之实证，亦并未有血结膀胱，不可用大承气汤之理。之所以用大承气是遵循了用药先急后缓之原则。由以上三点观之，解释本条文所述，为产后蓄血兼胃实证，当用大承气汤下之，本已妥当，何故非要生出"错简"之疑，再自圆其说呢？

本条既为胃实、血结二者兼见，为何必用大承气汤呢？因二者俱为可下之实证，大承气汤荡涤胃实，而不碍其血结，况大黄、枳实亦可作用于血分，或许有如尤在泾所言"一举而二得"之可能。此外血结与胃实比较，胃实为急，故《伤寒论》中，有阳明三急下之论，而无太阳蓄血急下之说，更何况妇人产后本血虚津耗，焉能经得起阳明实热之灼炼，故稍示旁顾，则必生他变。因此即使两方药毫不相干，亦应先用大承气汤以解阳明之急。其阳明实热已解，若瘀血证仍在，则再议逐瘀，不但不嫌其迟，且先进之大承气汤亦为后进之下瘀血辈扫清建功之障碍了。

〔原文〕

產後風[1]，續之數十日不解，頭微痛，惡寒，時時有熱，心下悶，乾嘔，汗出，雖久，陽旦證[2]續在耳，可與陽旦湯。(即桂枝湯，方見下利中)

〔词解〕

(1) 产后风：产后感受风邪。

(2) 阳旦证：本条中言"阳旦证续在"，当指太阳中风。

〔释义〕

产后感受风邪，持续几十天不解，尚头微痛、恶寒、时发热、心下闷、干呕，虽然时间拖延较久，但从见证分析仍属太阳中风表证，说明虽然产后体虚，但仍可与邪气相持，使外邪不能深入，故可用阳旦汤，调营卫，解表邪，使阴阳自和，表邪疏散，其病自愈。

〔提要〕

本条提出产后感受风邪，持久不愈的证治。

〔选注〕

赵以德：伤寒病，太阳证，头痛发热，汗出恶风者，桂枝汤主之。又太阳病八九日不解者，表证仍在，当发其汗，此治伤寒法。凡产后感于风寒诸证，皆不越其规矩，举此条与上文承气为表里之例耳。

徐镕：此段言产后中风，迁延不愈，而表里杂见者，仍当去其风也，谓中风之轻者，数十日不解，似乎不可责表，然头疼、恶寒、汗出、时有热，皆表证也，心下闷、干呕，太阳之邪欲内入，而内不受也，今阳旦证仍在，阳旦汤何不可与，而因循以致误也。

沈明宗：世谓产后气血两虚，不论外感内伤，皆以补虚为主，而仲景拈《伤寒》中之风伤卫发热，仍以表里阴阳去邪为训。故云：产后中风，数十日不解，头微痛、恶寒、时时有热、汗出，乃太阳表未解也。但心下闷、干呕，是外邪入于胸中之里。太阳表里有邪，谓之阳旦证，故以桂枝汤加黄芩，而为阳旦汤。以风邪在表，故用桂枝解肌，邪入胸膈之间，当以清凉解其内热，故加黄芩，正谓不犯其虚，是益其余，不补正而正自补，不驱邪而邪自散，斯为产后感冒，入神之妙方也。

尤在泾：阳旦汤治伤寒太阳中风夹热者，此风久而热续在者，亦宜以此治之。夫审证用药，不拘日数，表里既分，汗下斯判，上条里热成实，虽产后七八日，与大承气而不伤于峻；此条表邪不解，虽数十日之久，与阳旦汤而不虑其散。非通于权变者，未足以语此也。阳旦汤方即桂枝汤加黄芩。

陈修园：此言产后阳旦证未罢，病虽久而仍用其方也。孙真人以桂枝汤加黄芩为阳旦汤，后人因之。今因《伤寒论》悟出，是桂枝汤增桂加附子，以头痛、恶寒、时时有热、自汗、干呕，俱是桂枝证，而不用桂枝汤者，以心下闷当用桂枝去芍药汤之法，今因产后亡血，不可径去芍药，须当增桂以宣其阳。汗出至数十日之久，虽与发汗遂漏者迥别，亦当借桂枝加附子汤之法，固少阴之根以止汗，且止汗即在发汗之中，此所以阳旦汤为丝丝入扣也。

〔评述〕

关于阳旦证、阳旦汤为何证、何方，因在仲景书中没有明确的论述，《伤寒论》只云“证象阳旦”，《金匮要略》但言“阳旦证续在”，故历代注家各抒已见，使后学莫衷一是。归纳起来大致有三种意见：①原注认为阳旦汤、证，即桂枝汤、证。②《外台秘要》引《古今录验方》，阳旦汤为桂枝汤加黄芩，治中风伤寒，发热、汗出、恶风、项强、鼻鸣、干呕、脉浮。③后世有些注家，又因《伤寒论》悟出，阳旦汤为桂枝加附子汤。但比较分析几家有关注释，似觉阳旦汤为桂枝汤更有道理。其理由有以下几点：

（1）最早的注释，即孙校本的原注，阳旦汤为桂枝汤。

（2）阳旦汤为桂枝汤加黄芩的意见，最早见于《外台秘要》所引《古今录验方》，但其所列诸证与桂枝汤证完全吻合，从证中找不出当加黄芩的道理。

（3）从《伤寒论》中也悟不出阳旦汤为桂枝加附子汤。《伤寒论》30 条解释 29 条“证象阳旦，按法治之而增剧……”，即证似阳旦证，而非阳旦证，故用治阳旦法而致病情增剧。而 29 条原文“伤寒，脉浮，自汗出……反与桂枝汤欲攻其表，此误也”，显见证似桂枝汤证，而非桂枝汤证，以桂枝汤治之而病情增剧。是阳旦证即桂枝汤证也。

（4）从本条内容看，“产后风，续之数十日不解”，即产后太阳感风邪不解，而后云“虽久，阳旦证续在”，则此阳旦证非指前数十日感风邪之太阳中风证而为何呢？况条文中所列诸证，即是桂枝汤证，则阳旦汤即桂枝汤，更确无疑矣。

（5）或曰“心下闷”一证，有似桂枝去芍药汤证，而非桂枝汤所宜。其实不然，“太阳病，下之后，脉促，胸满者，桂枝去芍药汤主之”，是说太阳病误下后，见脉促，知心阳已伤，见胸满，知邪陷于胸，卫阳不能畅达，故去芍药之阴柔，留桂、草、枣、姜以复心阳而调营卫。本证之“心下闷”指胃脘部，与心阳伤，阳邪陷无关，而是产后脾胃虚弱的表现，脾不升则“心下闷”，胃不降则“干呕”，故用桂枝汤，使脾胃调和，则二证自除，此因有“恶寒”而无“脉促”而得之邪未内陷也。况产后血虚，更不可议去芍。

本条产后中风用桂枝汤，与前面条文产后胃实用大承气汤，体现了中医治疗学“邪去才能正安”的指导思想。产后体质虽气血两虚，必须补益正气，但亦不可以补为定法，临证还应细心辨察有无实邪，若有外邪入侵，虽为产后在表则亦应散之，在里则亦应下之，不可贸然滋补，以免引起“闭门留寇”之患，只有在邪实已去的情况之下，扶正才能收到预期的效果。因此，临床审证，认定当用攻邪之法，即使患者为产后，亦不可畏其体虚而缩手缩脚，贻误病机。这就是仲景在本篇中设此汗、下二法之用意。历代注家虽然对阳旦证及其方药看法不一，但对设本条文的基本精神的看法却是一致的。

〔原文〕

產後中風，發熱，面正赤，喘而頭痛，竹葉湯主之。

竹葉湯方

竹葉一把　葛根三兩　防風一兩　桔梗　桂枝　人參　甘草各一兩　附子一枚（炮）　大棗十五枚　生姜五兩

上十味，以水一斗，煮取二升半，分溫三服，溫覆使汗出。頸項强，用大附子一枚，破之如豆大，煎藥揚去沫，嘔者，加半夏半升洗。

〔释义〕

妇人产后，正气大虚。既言“中风”，则必感风寒之邪，而见太阳中风之证，诸如头痛、发热、恶风、汗出、脉浮等，所以条文中“发热、头痛”当理解为概括之词，代表了太阳中风的主证。本条明确为“产后中风”，故“面正赤”非阳明证之面赤，“喘”亦非邪热郁肺之喘，乃是虚阳上越而欲脱之象。本证既为正虚邪实，单攻表则恐重伤正气，而致虚阳外脱；徒补正则畏其闭门留寇，而使邪气嚣张，故必须用竹叶汤祛邪扶正兼顾，方用竹叶、葛根、防风、桂枝、桔梗以解外邪，人参、附子、甘草、生姜、大枣以固正气。

〔提要〕

本条论述产后阳虚而复感风寒的证治。

〔选注〕

尤在泾：此产后，表有邪，而里适虚之证，若攻其表，则气浮易脱，若补其里，则表多不服。竹叶汤用竹叶、葛根、桂枝、防风、桔梗，解外之风热，人参、附子固里之脱，甘草、姜、枣，以调阴阳之气，而使其平，乃表里兼济之法，凡风热外淫，而里气不固者，宜于此取则焉。

《医宗金鉴》：按“产后中风”之下，当有“病痉者”之三字，始与方合，若无此三字，则人参、附子施之于中风发热可乎？而又以竹叶命名者，何所谓也？且方内有“颈项强用大附子”之文，本篇有证无方，则可知必有脱简。

徐忠可：中风，发热，头痛，表邪也。然面正赤，此非小可淡红，所谓面若妆朱，乃真阳上浮也，加之以喘，气高不下也，明是产后大虚，元阳不能自固，而又杂以表邪，自宜攻补兼施。

陈修园：此为产后中风正虚邪盛者，而出其补正散邪之方也。方中以竹叶为君者，以风为阳邪，不解即变为热，热甚则灼筋而成痉，故以温散药中，先以此而折其势，即杜渐防微之道也。

〔评述〕

综观以上几家注释，分歧的来源在于对本条症状的看法不一致。可参照他们不同之处对比分析。应当认为“产后”与“中风”是本条所发议论的纲要之处，它反映了本条文所述证为正虚邪实，方为攻补兼施，但孤立地学习条文，还不能使其所列诸证与“产后”、“中风”之因丝丝入扣，必须方药合参。从证上分析“发热”、“头痛”可属太阳中风之证，而“面正赤”、“喘”是属寒、属热、属虚、属实，还当以方药测之。从竹叶汤的药物组成分析，方中扶正之品，参、附、草、枣皆温阳补气药物，而祛邪之品，竹、葛、桂、桔、防、姜皆解表药物，故本方为温阳解表之剂，之所以以“竹叶”名方者，诚如陈修园所谓欲先折其灼筋之热势，以防成痉，而君以竹叶之故。在大队辛温药物中，只竹叶一味性属寒凉，则无损本方温阳补气之功。以方测证，故徐忠可认为“面正赤”、“喘”的病机为“真阳上浮”、“元阳不能自固”是很妥当的。

因《医宗金鉴》对本条文没有从方到证进行全面分析，对于竹叶与参、附并用，似有疑惑，因其方以竹叶命名，即认定其证之热象，必非假热，故不可施之参附，否则“产后中风”之下，则当有“病痉者”三字。其实不然，方后既然说“颈项强，用大附子一枚”，则所述证必非痉病可知，因为不可能将某方之主证，放在该方的加减法中去讨论。再者，本方大队辛散温燥，怎能用于筋脉失于濡润之痉病呢？所以，《医宗金鉴》之意见不可信，本方不可用于痉病。

仲景设本条亦寓其轨范在内，本篇前大承气汤条与阳旦汤条，言产后病邪实者，需用攻邪之法，则不必顾虑其产后体虚，而贻误病机；本条所述产后病，若其证邪实正虚之象并见，用攻、用补进退两难者，则亦有攻补兼施之法，故治疗产后病，也是以临床证候为依据，通过对证的分析，决定治疗原则，不可脱离辨证而抱有成见。

〔原文〕

婦人乳中虛[1]，煩亂、嘔逆，安中益氣，竹皮大丸主之。

竹皮大丸方

生竹茹二分　石膏二分　桂枝一分　甘草七分　白薇一分

上五味，末之，棗肉和丸彈子大，以飲服一丸，日三夜二服。有熱者倍白薇，煩喘者加枳實一分。

〔词解〕

(1) 乳中虚：妇人在哺乳期间，阴血不足，加之乳汁去多，化源必嫌不足，而致中气亦虚。

〔释义〕

妇人在哺乳期间，因阴血不足，虚火扰于胸中，故见心中烦乱；阴血本不足，加之乳汁去多，必求其中焦化源补充，供不应求，则使中气虚弱，故见胃气上冲而呕逆。本证应用“安中益气”之法，以竹皮大丸主之。方中竹茹、石膏甘寒，清胃降逆，白薇退虚热，三味共用解其烦乱；甘草、枣肉，甘温以建中气，用桂枝温通血脉，供诸处之不足，六味药合丸，共为安中益气之功，则烦乱、呕逆诸症并除。

〔提要〕

本条论述产后虚热烦呕的治法。

〔选注〕

《医宗金鉴》引《济阴纲目》：中虚不可用石膏，烦乱不可用桂枝，此方以甘草七分，配众药六分，又以枣肉为丸，仍以一丸饮下，可想其立方之微，用药之难，审虚实之不易也。仍饮服者，尤虑夫虚虚之祸耳！用是方者，亦当深省。

尤在泾：妇人乳中虚，烦乱，呕逆者，乳子之时，气虚火胜，内乱而上逆也。竹叶、石膏，甘寒清胃，桂枝、甘草，辛甘化气，白薇性寒入阳明，治狂惑邪气，故曰安中益气。

徐忠可：乳者，乳子之妇也，肝气原不足；中虚者，中气大虚也，脾土复困弱。于是火上壅则烦；气上越则呕。烦而乱，则烦之甚也。呕而逆，则呕之甚也。

程林：竹茹甘寒，以除呕啘。石膏辛寒，以除烦逆。白薇咸寒，以治狂惑邪气。夫寒则泥膈，佐桂枝以宣导。寒则伤胃，佐甘草以和中。有热倍白薇，白薇咸寒，能除热也。烦喘加柏实，柏实辛平，能治喘也。用枣肉为丸者，统和诸药，以安中益气也。

《医宗金鉴》：此条文义，药证未详。

〔评述〕

凡于本条文有注者，对于本证的病机、本方的方义，认识大同小异。仅对于“乳中虚”之“乳”字的理解有差异，一种意见认为是哺乳之意，一种意见据《说文解字》作分娩解。从训诂学的角度讲，当从后者。但于临床，此争议意义不大，本证之由来，在于“中虚”，而中虚可因于分娩失血，亦可因哺乳耗阴，不必拘于哪种原因。

本方用药寒温错杂，配伍严谨，故用时必按原方比例，若药物用量一变，则虽组成与原方相同，而方义已与原方不同了，故临床遇是证而用是方，必于此处着意。

〔原文〕

產後下利虚極，白頭翁加甘草阿膠湯主之。

白頭翁加甘草阿膠湯方

白頭翁　甘草　阿膠各二兩　秦皮　黃連　柏皮各三兩

上六味，以水七升，煮取二升半，内膠令消盡，分温三服。

〔释义〕

产后本气血两虚，加之下利，必更伤其阴，而造成产妇虚极。白头翁汤为治疗热利下重的主方，以药测证，本条所论下利，当指下利脓血，里急后重，兼有身热等症状之“热痢”。故本证应以白头翁加甘草阿胶汤主治，用白头翁汤之苦寒，清利温热以止利，加阿胶养血，甘草缓中，以顾产后气血两虚之特点。

〔提要〕

本条论述产后热利的治法。

〔选注〕

赵以德：伤寒厥阴证热痢下重者用白头翁汤，四味尽苦寒以治热，苦以坚肠胃，此产后气血两虚，因加阿胶补气血而止利，甘草缓中通血脉，然下利血滞也，夫人之血行则利自止，甘草尤为要药，此方岂独治产后哉。

尤在泾：伤寒热利下重者，白头翁汤主之，寒以胜热，苦以燥湿也，此亦热利下重，而当产后虚极，则加阿胶救阴，甘草补中生阳，且以缓连柏之苦也。

魏念庭：产后下利虚极者，自当大补其气血矣，不知其人虽极虚，而下利者，乃夹热之利，切不可遽补，补之则热邪无出，其利必不能止也，主之以白头翁加甘草阿胶汤，清热燥湿，补中理气，使热去而利自止，亦治虚热下利之妙方，不止为产后论治矣。

唐容川：此下利是言痢疾便脓血也，仲景此数节，或言产后伤寒，或言产后中风，此又言产后或得痢疾，仍当照法用白头翁汤，唯依产后血虚之极，故宜加补血之品，此仲景举例，以见其概，非谓产后痢疾仅此一方，又非谓虚寒洞泄而下利，亦用是方也。

《医宗金鉴》：此条文义，药证不合，不释。

〔评述〕

本条所论下利，指下利脓血、里急后重之热利，即痢疾。只有在这一前提下，才能对本条进行讨论。《医宗金鉴》必是以本条“下利”为寒利，用大苦大寒之白头翁汤，所以才认为“药证不合”。其实学习本条，必须以方测证，否则条文很难解释。因本书年代久远，辗转传抄，脱简错误，在所难免，加之仲景著文言简意赅，故学习本书，必须前后对照，方证对照，甚至有些条文还要与《伤寒论》对照，方可体会出原文之本意。以本条论，若以“下利”为寒利，则无法解释；若以“下利”为热利，则文通意顺，方证吻合，对临床很有指导意义。所以方证合参理解条文的方法，对学习某些条文来说是十分必要的。

大多数注家指出，本方不独为产后而设，凡属热利而兼见阴血亏耗者，皆可用之，从而扩大了本方的应用范围。其实任何一方，都不独为某一证而设。“辨证求因，审因论治”是中医治疗疾病的基本原则，在这一原则下，中医的“异病同治”才能屡起沉苛。所以，此又不独为白头翁加甘草阿胶汤一方而论。

附方

〔原文〕

《千金》三物黄芩湯　治婦人草褥自發露得風(1)，四肢苦煩熱，頭痛者與小柴胡湯；頭不痛但煩者，此湯主之。

黄芩一兩　苦参二兩　乾地黄四兩

上三味，以水八升，煮取二升，温服一升，多吐下蟲。

〔词解〕

(1) 自发露得风：指产妇自不小心，揭盖衣被，袒露肢体，感受风邪。

〔释义〕

《千金要方》内的黄芩汤是治疗产妇在月子里揭盖衣被不小心而受了风邪的方剂。四肢烦热又有头痛的，给予小柴胡汤；头不痛，只是烦热的，就用此汤治疗。

〔提要〕

本条提出产后发热的两种证治。

〔选注〕

尤在泾：此产后血虚，风入而成热之证，地黄生血，苦参、黄芩除热也，若头痛者，风未全变为热，故宜柴胡解之。

张路玉：邪在表里之间而见烦热头痛，舍金山柴胡别无良法。若但发热，无头痛，知风热已隔血分，只宜黄芩清解外内风热，苦参搜涤伏膈之湿热，地黄滋血中伏火，服后多吐下虫积者，以虫承热上膈，得苦寒降泄则伏而不动，往往随药而出也。

〔评述〕

本方出自《千金要方·卷三·妇人产后中风门》，论述产后发热，头痛为有外邪，宜用小柴胡汤，头不痛但烦热为无外邪，可用三物黄芩汤。本方具有滋阴退热之功。《类聚方广义》用此方治疗骨蒸劳热久咳、男女诸血证、肢体烦热甚、口舌干燥、心气郁等。又治每年夏月，手掌足心烦热难堪，夜间最甚，不能眠者。又治诸失血后，身体烦热倦怠，手掌足下热更甚，唇舌干燥者。《方函口诀》云：此方不限褥劳，治妇人血证头痛有奇效，又干血劳亦用之，要皆以头痛烦热为目的，此证俗称痟痨，女子十七八时多患之。

〔原文〕

《千金》内補當歸建中湯　治婦人產後虛羸不足，腹中刺痛不止，吸吸少氣[1]，或苦少腹中急，摩痛[2]引腰背，不能食飲。產後一月，日得服四五劑爲善，令人强壯宜。

《千金》内補當歸建中湯方

當歸四兩　桂枝三兩　芍藥六兩　生姜三兩　甘草二兩　大棗十二枚

上六味，以水一斗，煮取三升，分温三服，一日令盡。若大虛加飴糖六兩，湯成内之，於火上暖令飴消，若出血過多，崩傷内衄不止，加地黄六兩，阿膠二兩，合八味，湯成内阿膠。若無當歸，以芎藭代之，若無生姜，以乾姜代之。

〔词解〕

（1）吸吸少气：形容呼吸微而浅，少气无力的样子。

（2）摩痛：有隐痛的意思。

〔释义〕

《千金要方》的内补当归建中汤，治疗妇女产后虚弱，消瘦，腹中有针刺样持续性疼痛，吸吸少气，或者苦于少腹部疼痛，腰背部有隐隐的牵引性疼痛，不能进饮食等证候，在产后一个月以内，最好能服用本方四五剂，这对强壮身体是很适宜的。

〔提要〕

本条提出产后气血两虚的证治。

〔选注〕

沈明宗：产后体虽无病，血海必虚，若中气充实，气血虽虚，易于恢复，或后天不能生血，充于血海，则见虚羸不足，但血海虚而经络之虚是不待言。因气血不利而瘀，则腹中刺痛不止，冲、任、督、带内虚，则少腹急摩，痛引腰背，脾胃气虚，则吸吸少气，不能食饮，故用桂枝汤调和营卫，加当归补血之功居多。若大虚加饴糖，补脾胃而生血气，若去血过多，崩伤内衄，及血海真阴大亏，故加地黄、阿胶以培之，方后云：无生姜干姜代之，乃温补之中，兼引血药，入血分生血，其义更妙。

张路玉：此即黄芪建中之变法，彼用黄芪以助卫外之阳，此用当归以调内营之血，两不移易之定法也。

〔评述〕

由于产后气血不足，而见到虚弱、短气、腹痛、腰背痛、食饮不下等症状，可用当归建中汤治疗，小建中汤有培补中气、益气养血、调和营卫之功，配以当归，则补血之力更强，产后气血两虚用之最宜，或产后一月服四五剂，作为产后调养之品也是很好的。若血去过多，阴血耗散，可于本方中加生地、阿胶等滋阴养血之品。《和剂局方》用此方治妇人一切血气虚损及产后劳伤，虚羸不足，腹中㽲痛，吸吸少气，少腹拘急痛引腰背，时自汗出，不思饮食，即本于此。

全篇小结

本篇所论范围为产后病，全篇通过对各种具体证候的描述，阐释了产后病以气血两虚为其共同特征。

篇中首先指出"新产"妇人易发三病——痉病、郁冒、大便难的证与治。说明"新产"妇人虽气血两虚，但以血虚津亏尤为突出，多汗、易感外邪亦为其发病的主要诱因。筋脉失于津血之濡养，加之感邪化燥，更伤其筋，则形成痉病；失血、多汗、风寒侵袭，致阴阳失调，则生郁冒；血虚津亏，胃肠干燥，则大便难。在治疗上，"新产"三证虽应根据其各自特性，采用不同方药，但必须以恢复阴津为其总的治疗原则。

关于郁冒，仲景只主小柴胡汤一法，而痉病、大便难未出其方，而后世医家在本篇的基础上，有了很多发挥，诸如郁冒之脱证、瘀证，因产创感染邪毒所致痉病，大便难之增液法等，补充了本篇之不足，对指导妇产科临床实践，有很大贡献。因此，遇此三证，不可固守仲景所示方药，当参后世妇产科之全豹。

产后腹痛，约分三种，其治疗方药各不相同：血虚内寒者，以当归生姜羊肉汤补虚、养血、散寒；气机郁滞者，以枳实芍药散破气行血；瘀血内停者，以下瘀血汤攻逐血瘀。只要能使气血恢复畅旺，则产后各种腹痛，均可向愈。

大承气汤用于产后胃实，阳旦汤用于产后中风，乃仲景示后学产后实证当攻者，不必顾虑其产后体虚。

竹叶汤用于产后中风兼阳虚，竹皮大丸用于中气不足，火扰于中所致的烦乱呕逆，白头翁加甘草阿胶汤用于产后痢疾虚极，又体现了邪实正虚，可用攻补兼施之法。

总之，治疗产后病，既要考虑到产后气血两虚的特点，又要以临床证候为依据，而不泥于产后体虚的戒律。

（魏子孝　纪晓平）

妇人杂病脉证并治第二十二

本篇叙述妇人杂病的证候、脉象和治法。所谓妇人杂病是指胎产以外的疾患，其内容较为广泛，包括热入血室、经水不利、带下、崩漏、腹痛、脏躁、转胞、阴吹、阴疮等一些疾患。妇人病除经、带、胎、产外，其他病皆同于男子。脏躁和咽中如有炙脔等证也可见于男子，列于此篇说明该病为妇人之多发病。在病因上，本篇提出了虚、冷、结气为常见的三种原因。妇科杂病中，许多是由胎产所导致的，也有与伤寒有关的（如热入血室等证），而杂病不愈也可影响胎产，故应将此篇与前两篇和《伤寒论》有关内容联系起来学习，才有益于完整地掌握仲景的学术思想。在治疗方面，除内服煎剂、丸剂、散剂、酒剂之外，又提出了阴道坐药、洗药和大便润导剂等法，开妇科外治法先河。

本篇方 14 首，赵刻本作 16 首，俞桥本作 13 首，本书依据《古今医统正脉全书》本，方论目录列 14 首，前后正合。查篇中所用 20 方，除去复出的 6 方（小柴胡汤、小青龙汤、泻心汤、当归芍药散、小建中汤、膏发煎），恰 14 方。

〔原文〕

婦人中風七八日，續來寒熱，發作有時，經水適斷，此爲熱入血室[1]，其血必結[2]，故使如瘧狀，發作有時，小柴胡湯主之。(方見嘔吐中)

〔词解〕

(1) 血室：历代医家见解不一，有的认为是冲脉，有的认为是肝脏，有的认为是子宫，所说均有一定理由，顾名思义，当为血液储留之处。由于本篇四条“热入血室”的条文，重见于《伤寒论》，以致有的注家认为男子也有血室。我们认为既然血室与经水适来适断有直接关系，又因列入本篇中，血室当为子宫（胞宫）。

(2) 其血必结：指前文所言之邪热与血相结而致经不行。

〔释义〕

妇女患太阳中风已七八天，随后又出现了寒热时发的症状，月经恰在此时停止，这种病证即为“热入血室”。这是血热互结而致经水不行，所以寒热发作好像疟疾一样，可以用小柴胡汤来治疗，热解而邪散，邪去则血结自散。

〔提要〕

本条论述热入血室寒热如疟的证治。

〔选注〕

成无己：中风七八日，邪气传里之时，本无寒热，而续得寒热，经水适断者，此为表邪乘血室空虚，入于血室，与血相搏而血结不行，经水所以断也。血气与邪分争，致寒热如疟而发作有时，与小柴胡汤以解传经之邪。

方有执：适来者，因热入血室，迫使血来，血出而热遂遗也。适断者，热乘血来而遂入之，与后血相搏，俱留而不出，故曰其必血结也。

柯韵伯：中风至七八日，寒热已过，复得寒热，发作有期，与前之往来寒热无定期者不侔，此不在气分而在血分矣。凡诊妇人，必问月事，经水适断于寒热时，是不当止而止也，必其月事下而血室虚，热气乘虚而入，其余血之未下者，干结于内，故适断耳。用小柴胡汤和之，使结血散，则寒热自除矣。

尤在泾：中风七八日，寒热已止而续来，经水才行而适断者，知非风寒重感，乃热邪与血俱结于血室也。热与血结，攻其血则热亦去，然虽结而寒热如疟，则邪既留连于血室，而亦侵淫于经络，设攻其血，血虽去而邪必不尽，且恐血去而邪得乘虚而尽入也。仲景单用小柴胡汤，不杂血药一味，意谓热邪解而乍结之血自行耳。

《医宗金鉴》：妇人中风七八日，续得寒热，发作有时，经水适断者，此为热入血室，血与热搏，其血必结。然虽结而无胸胁满，如结胸谵语等证，是为结而未实也。尚有如疟状之寒热，发作有时，乃为邪在少阳，半表半里也。故用小柴胡汤以和表里，热自解也。

丹波元简：妇人经行之际，当血弱气尽之时，邪气因入血室，与正气相搏，则经为之断，血为之结也。血结则邪正分争，往来寒热，休作有时，与小柴胡解表里而散血室之邪热。

钱天来：小柴胡汤中应量加血药，如牛膝、桃仁、丹皮之类，其脉迟身凉者，或少加桂姜及酒制大黄少许，取效尤速，所谓随其实而泻之也，若不应用补者，人参亦当去取，尤未可执方以为治也。

〔评述〕

1. 关于“其血必结”与经水适来、经水适断孰实孰虚的问题

历代注家对此有三种不同的解释。第一种观点，如方有执、程应旄、丹波元简等人，认为经水适来为虚，适断为实。其理由是经水适来，则血室空虚，热邪随虚而入，所以为虚；适断，是经水未净，热入则血结不行，所以为实，故在经水适断时，血瘀于胞宫，“其血必结”。第二种观点如柯韵伯、汤本求真等人，以适来为实，适断为虚。以经水适来，则血去不多，经必不畅，故为实；经水适断，则血室空虚无血，故为虚。认为“其血必结”是指经水适来而言。第三种观点，如成无已等人，认为经水适来适断皆虚，因此两种情况都可以造成邪乘虚而入血室之机。我们认为，应当根据临床的全部证候来全面分析，鉴别虚实，不应单凭月经的来潮或停止做此诊断。仲景提出适来适断，意在指出与血室的关系，不可把它当成辨别虚实的关键，还要依据经水情况、腹痛症状、脉诊和面色等诸证合参，方能准确地辨别虚实。

2. 关于小柴胡汤治疗热入血室寒热如疟机理的问题

由于本条复见于《伤寒论》之太阳病篇，故《伤寒论》和《金匮要略》诸注家从不同角度分析，看法略有不同。如柯韵伯认为用小柴胡汤“使结血散，则寒热自除矣”，尤在泾则认为“热邪解而乍结之血自行耳”。我们同意尤氏之见解，因小柴胡汤为清少阳热和

解之剂，一面清解内陷之热，一面提升下陷之邪，热邪去则血自行。这是合乎《内经》“必伏其所主，而先其所因”精神的。至于钱氏提出小柴胡汤应加活血药，如有瘀血现象，是属必要，但活血药亦有温凉峻缓之异，亦须随证酌用。

〔原文〕

婦人傷寒發熱，經水適來，晝日明了，暮則譫語，如見鬼狀[1]者，此爲熱入血室。治之無犯胃氣及上二焦[2]，必自愈。

〔词解〕

（1）如见鬼状：是精神昏乱的幻觉，即精神错乱。

（2）上二焦：指上、中二焦，即胸膈脾胃等。

〔释义〕

妇人患伤寒而发热，月经刚好来潮，病人在白天神识清楚，至晚间则神昏谵语，如同见到鬼邪一样，这是热入血室，病在血而不在气之故。气属阳，所以昼日明了，血属阴，所以暮则谵语。治疗时注意不要伤害胃气及上、中二焦，着重调理下焦，往往可以自愈。

〔提要〕

本条叙述妇人伤寒，经水适来，热入血室的证候及治疗禁忌。

〔选注〕

成无已：伤寒发热者，寒已成热也，经水适来，则血室空虚，邪热乘虚入于血室，若昼日谵语，为邪客于腑，与阳争也，此昼日明了，暮则谵语，如见鬼状，是邪不入腑，入于血室，与阴争也。阳盛谵语则宜下，此热入血室，不可与下药，犯其胃气；热入血室，血结寒热者，与小柴胡汤散邪发汗，此虽热入血室，而无血结寒热，不可与小柴胡汤发汗以犯上焦；热入血室，胸胁满如结胸状者，可刺期门，此虽热入血室，而无满结，不可刺期门犯其中焦；必自愈者，以经行则热随血去，血下也已，则邪热悉除而愈矣。所谓发汗，为犯上焦者，发汗则动卫气，卫气出于上焦故也；刺期门，为犯中焦者，刺期门则动荣气，荣气出中焦故也。

《本事方》：治妇人室女伤寒发热，或发寒热，经水适来或适断，昼则明了，夜则谵语如见鬼状。亦治产后恶露方来，忽而断绝，小柴胡加地黄汤，即小柴胡加生干地黄。

张隐庵：妇人有余于气，不足于血者也，妇人伤寒发热者，寒邪在气在表也，经水适来，则在气之邪入于血分，在表之邪入于里矣。夫气属阳而主日，血属阴而主夜，昼日明了者，邪不在气分也，暮则谵语如见鬼状者，邪入于血分也，此亦为热入血室。盖胞中之血生于胃腑水谷之精，故无犯胃气及上二焦者，以上焦出胃上口，中焦亦并胃中也，胃气和三焦通畅则流溢于中，布散于外，血室不虚，则外邪自散矣。

《医宗金鉴》：上二条，发明风邪热入血室之证；此条发明寒邪热入血室之证。妇人伤寒，发热无汗，经水适来，则必热入血室。故昼则明了，知邪不在阳也；暮则谵语如见鬼状者，是为邪在阴也。无犯胃气及上二焦者，通谓三焦也。盖禁人汗、吐、下三法，皆不可轻用，当俟其经行，必热随血去而愈也。

钱天来：热入血室，非唯不在营卫，而更与胃肠无涉，故曰无犯胃气。病在下焦血分，与上二焦绝不相关，汗吐下三法，徒损无益，犯之适足以败胃亡阳，故禁之曰无犯胃气，使真元无损，正旺邪衰，必自愈也。设或未解，期门可刺，如前小柴胡加减可用也。

柯韵伯：前言中风，此言伤寒者，见妇人伤寒中风皆有热入血室证也。

唐容川：谵语常法，应用承气攻其胃与上二焦。此谵语在下焦血室，与寻常谵语不同，恐人误治，故戒之曰：无犯胃气及上二焦，意谓但治其下焦血室，而谵语必自愈。

〔评述〕

1. 关于中风、伤寒热入血室的问题

一些注家如柯韵伯、《医宗金鉴》等，很强调前条是风邪热入血室，本条是寒邪热入血室，认为与前条之异是病因上的不同。历代注家往往在“风”、“寒”二字上大做文章，并有“三纲”之说，其实处处不通。我们认为言“妇人中风”、“妇人伤寒”主要指其证，而“风”、“寒”二字不是指病邪，其症状和轻重，也要从条文具体内容来看，这样才符合仲景创立的辨证施治的精神。

2. 关于“昼日明了，暮则谵语”病机的问题

历代注家的看法比较一致，成无己、张隐庵的解释都比较明确。经水适来、热入血室，由于气分无热，气属阳，故昼日明了；血分有热，血属阴，故暮则谵语。

3. 关于“治之无犯胃气及上二焦，必自愈”的问题

关于上二焦，各家见解不一，成无已认为小柴胡汤发汗是犯上焦，因发汗则动卫气，卫气出于上焦也，刺期门是犯中焦，荣出于中焦也，如果按照成氏所说，不可使用小柴胡汤及刺期门的方法，而等待经行，热随血去自愈。其实从症状来看，“暮则谵语，如见鬼状”已经很重了，因此，钱天来的解释是比较正确的。我们认为，还要与《伤寒论》阳明用下法之证对照来看，如《伤寒论》212条也有日晡所发潮热、谵语、独语如见鬼状等证而用大承气汤之论，如把热入血室误认为该条之证就错了，故“无犯胃气”主要是指不可误为阳明腑实而用下法，亦即不可用承气汤犯其胃气。同时亦不可用汗吐等法治其上二焦，因病在血室，主要在下焦。关于自愈的问题，古代注家如柯、尤二人认为本证可自愈，此外，近代也有一些论著认为此条是“自愈证”，这也不通。其一，本条从症状来看已有谵语，如见鬼状，重于前一条，前一条已用小柴胡汤，说本证不治自愈，殊难凭信。其二，条文有“治之”二字（按：此条《金匮要略》诸版本都有“治之”二字，而《伤寒论》诸版本无此二字，恐为脱简），故此证自愈是以正确治疗为前提的，唐容川解释为“谵语必自愈”也是不彻底的。此证之治疗，《本事方》提出了小柴胡加地黄汤，钱天来提出“期门可刺，如前小柴胡加减可用也”，庞安常也说“先宜小柴胡汤，不差，可刺期门”等均可参考。除《本事方》提出清热凉血法外，近代经方家曹颖甫提出用桃核承气汤、抵当汤或丸、下瘀血汤等活血化瘀之剂治之，亦可参考。

〔原文〕

婦人中風，發熱惡寒，經水適來，得七八日[1]，熱除，脉遲，身凉和，胸脅滿如結胸狀，譫語者，此爲熱入血室也，當刺期門[2]，隨其實而取之[3]。

〔词解〕

(1) 经水适来，得七八日：正值月经来潮，七八天后。《伤寒论》143 条在“得”下有“之”字。

(2) 期门：穴位，乳下第二肋处，肝经募穴。

(3) 随其实而取之：这里所说的实，是指侵入血室的邪热。“取之”，成无己《伤寒论注》本作“泻之”。

〔释义〕

妇女患中风病，发热恶寒，正值月经来潮，得病七八天以后，发热退而脉象见迟，身凉，此是无外热之征，说明表证已罢，照理应当病愈，现在反见“胸胁满如结胸状”，并发谵语，可知不是病解，而是邪热乘虚入于血室的现象。因为冲任为肝经所主，上连胸胁，下通胞宫，热入血室必循经而上干胸胁，故见胸胁胀满如结胸状。血属阴液，为心所主，神明被扰，故有谵语。期门是肝经募穴，故刺期门以泻其实邪，如此，则血室之热可随之而解。

〔提要〕

本条叙述妇人中风，经水适来，热入血室的证治。

〔选注〕

成无己：中风发热恶寒，表病也，若经水不来，表邪传里则入腑而不入血室也，因经水适来，血室空虚，至七八日邪气传里之时，更不入腑，乘虚而入于血室，热除脉迟身凉者，邪气内陷而表证罢也，胸胁下满，如结胸状，谵语者，热入血室而里实，期门者肝之募，肝主血，刺期门者，泻血室之热。

程郊倩：妇人中风，发热恶寒，自是表证，无关于里，乃经水适来且七八日之久，于是血室空虚，阳热之表邪乘虚而内据之，阳邪入里，是以热除而脉迟身凉，经停邪结，是以胸胁满如结胸状，阴被阳扰，是以如见鬼状而谵语，凡此者热入血室故也。邪热入而居之，实非其所实矣，刺期门以泻之，实者去而虚者回，即泻法为补法耳。

《本事方》：一妇人患热入血室证，医者不识，用补血调气药，迁移数日，遂成血结胸，或劝用前药，予曰小柴胡用已迟，不可行也，无已则有一焉，刺期门穴斯可矣，但予不能针，请善针者治之，如言而愈，或问曰热入血室何为而成结胸也？予曰：邪气传入经络，与正气相搏，上下流行，或遇经水适来适断时，邪气乘虚而入血室，血为邪迫，上入肝经，肝受邪则谵语而见鬼，复入膻中，则血结于胸也。何以言之，妇人平居，水当养于木，血当养于肝也，方未受孕，则下行之，以为月水，既妊娠，则中蓄之以养胎，及已产，则上壅之以为乳，皆血也，今邪气逐血，并归肝经，聚于膻中，结于乳下，故手触之则痛，非汤剂可及，故当刺期门也。

唐容川：如结胸而非真结胸，其辨证在热除脉迟身凉后，血室乃脐下夹膜，上循则为胸膈，所以能如结胸也。此等微义，不可以不辨。

〔评述〕

以上四家之注，在认为热邪由表陷里，刺期门以泻肝经之邪实这两方面是一致的，许叔微《本事方》称此为“血结胸”，这里的胸满，是下焦血结的影响，不是血结的所在，许氏也言此是因为“邪气乘虚而入血室，血为邪迫，上入肝经，肝受邪则谵语如见鬼，复入膻中，则血结于胸也”，至于唐容川言血室乃脐下夹膜，殊为主观臆测。至于治疗除刺期门以泻热活血外，王海藏主张用桂枝红花汤加海蛤壳、桃仁，或小柴胡汤合桂枝茯苓丸治疗，后世多取法。

〔原文〕

陽明病，下血[1]譫語者，此爲熱入血室，但頭汗出，當刺期門，隨其實而瀉之[2]。濈然汗出[3]者愈。

〔词解〕

(1) 下血：此处下血指经水及期适来。

(2) 当刺期门，随其实而泻之：《伤寒论》赵开美刻本 216 条无“当”字，“泻”作“写”字。

(3) 濈然汗出：濈（jí，音戢）。濈然汗出，指周身像流水一样不断地汗出。

〔释义〕

阳明病腑实见谵语是热在气分，本病是热在血分，因阳明热盛，侵及血室，血室不藏，故下血。下血后，邪乘虚入，与血相合，热邪熏蒸于上，故发谵语，只在头部有汗出。既已热入血室，则治疗不以阳明为主，当以治冲任厥阴为主，即可按照上条处理，刺期门以泻实热，使周身不断汗出而愈。

〔提要〕

本条论述阳明病热入血室的证治。

〔选注〕

成无已：室者，谓可以停止之处；血室者，荣血停止之所，经脉流会之处，即冲脉是也。冲脉者，起于肾下，出于气冲，并足阳明经，夹脐上行，至胸中而散，为十二经脉之海。王冰曰：冲为血海。言诸经之血，朝会于此，男子由运行生精，女子则上为乳汁，下为月水。《内经》曰：任脉通，冲脉盛，月事以时下者是也。王冰又曰：阴静海满而去血，谓冲脉盛为海满也。即是观之，冲是血室可知矣。伤寒之邪，妇人则随经而入，男子则阳明而传，以冲之脉，与少阴之络起于肾，女子感邪，太阳随经，便得而入冲之经，并足阳明，男子阳明内热，方得而入也。冲之得热，血必妄行，在男子则下血谵语，在妇人则月事适来适断，皆以经气所虚，宫室不辟，邪得乘虚而入。《针经》曰“邪气不得其虚，不能独伤人”者是矣。

程郊倩：下血则经脉空虚，热得乘虚而入血室，谵语，以血室虽冲脉所属，而心经实血室之主，室被热扰，故心神不清也。但头汗出者，血下夺则无汗，热上扰则汗蒸也。刺期门者，热入阴分，实在阴，随其实而泻之，则荣气和而心气下通，故濈然汗出而解。

章虚谷：冲脉为血室肝所主，而与阳明经络会合，故阳明邪热，得以流入血室。其脉上通于心，故而谵语，刺期门，从肝募而泄其热也。

陈修园：此言阳明病亦有热入血室者，不必拘于经水之来与断也。但其证，下血、头汗出之独异也。盖阳明之热从气而之血，袭入胞宫，即下血而谵语，不必乘经水之来而后热邪得以入之。彼为血去而热乘其虚而后入，此为热入而血有所迫而自下也。然既入血室，则不以阳明为主，而以冲、任、厥阴、血海为主。冲、任，奇脉也，又以厥阴为主。厥阴之气不通，故一身无汗，郁而求通，遂于其少阳之腑而达之，故头上汗出。治法亦当刺期门以泻其实，刺已周身濈然汗出，则阴之闭者亦通，故愈。

高学山：妇人之经血，其精悍之源，起于阳明胃腑，然后由脏腑而充贯经络，与男子同，但男子藏而不泻，妇人则十二经脉各从内络，而渐注于血室。血室者，胞门在其左，子户在其右，形气相隔，而以窈冥之细络相通者也，胞门中清虚无物，则血室满而气盈血溢，从贴脊而下，却前行由少腹而出从溺管之下，阴挺之上一窍，以为月水，若胞门贮有阳精，则血室中之气血，如朝觐会同之象，而旁从窈冥之细络。趋赴胎元而辅翼滋养之，使血室虚而不满，且吸取十二经之精汁以为供奉。

〔评述〕

各注家对阳明病可有热入血室的见解相同。唯对“下血”及血室是何物有所争议，有必要详细讨论。以上四条，亦见于《伤寒论》第143，144，145，216条，原文皆同，故综合《伤寒论》注家之论一并讨论之。

关于热入血室是否仅为妇女之病的问题，历代注家对此有两种不同见解：高学山、汪琥等认为只属妇女之疾病；成无己、柯韵伯、张隐庵等人认为男女皆可患热入血室之证。这又涉及两种争论，一是什么是血室？如果血室不是子宫，那么男人当然也可患此病了。二是本条所述之“下血”是指妇人的经血，还是指前后阴便血？如果下血不是指经血的话，则成无己言“在男子则下血谵语”，柯韵伯言“若男子非损伤，则无下血之病……故男女俱有是证”，《医宗金鉴》曰“男子病伤寒，有下血谵语者，亦为热入血室也”，张隐庵曰“此言阳明下血谵语，无分男女，而为热入血室也”。在这里要明确“下血”指什么，必须先明确什么是血室。原文说：“阳明病，下血谵语者，此为热入血室。”从这句话来看，如果血室是子宫的话，此处之下血则与之有密切关系，视为阴道流血才合乎病情。当然，柯韵伯等人，也用下血是便血来说明男子亦有此证，进而论证血室是肝脏而不是子宫。然下血与血室二者，关键在于讨论血室。历代注家对血室有以下三种认识。

(1) 冲脉（成无己、方有执等）。理由：《内经》言“女子二七而天癸至”，由于“太冲脉盛，月事以时下”。

(2) 肝脏（柯韵伯等）。理由：①肝为藏血之脏。②证不在少腹而在胁上（前条有“如结胸状”）。③有“下血谵语”之证，男人也可得。

(3) 子宫（张景岳等）。理由：①热入血室的四条有三条与月经有关，至于本条（也即《伤寒论》216条）热入血室不言及妇人者，因为前三条都在其前一再论述，张仲景在《伤寒论》一书中，多次使用就前略后的笔法，此处亦然。②本篇第十三条有“妇人少腹满，如敦状，小便微难而不渴，生后者，此为水与血俱结在血室也”。

以上三种说法，虽然各具一定道理，但我们认为第三种说法较为合理，从临床实践来看，也没见有男人患热入血室的报导。况且对待本篇的四条，应合起来读，才能得到全面的认识。况本篇第十三条，大黄甘遂汤证中有“此为水与血俱结在血室也”之句，按此条，血室当不为冲脉或肝脏。综上所述，血室主要指子宫。当然，也不排除与冲脉、肝脏有关。如此方能解释热入血室之病机。当然，中医学的脏器，主要是指功能单位，而不是一个解剖单位，而月经的生理活动，又与冲、任脉和肝脏等有密切关系，如果绝对地说血室即子宫未免太狭隘了，但我们总应得出这样一种认识，即血室与子宫关系最密切，而男人不具有它。因此，我们同意徐忠可所说的“热入血室，仲景专就妇人言之，以有血室而行经，妇人所独也”。至于唐容川言血室是脐下夹膜，纯属臆测，无甚道理。

小结：所谓“热入血室”，一般来说，是指妇人由感受外邪，因发热而影响血室所产生的病证。其常见证候是寒热往来有如疟状，发作有时，或昼日明了，暮则谵语，或胸胁满如结胸状，或下血谵语，但头汗出等。其中以月经变化，血结或下血为主。其治疗上不论用针用药，都以排热为主，篇中提出小柴胡汤和刺期门穴等。后世在用药上有所发展，如许叔微加生地黄，杨士瀛加五灵脂，钱璜加牛膝、桃仁、丹皮等，总之清热凉血之品，可随证酌情加入。其治疗时要注意“无犯胃气及上二焦”。

〔原文〕

婦人咽中如有炙臠[(1)]，半夏厚朴湯主之。

半夏厚朴湯方（《千金》作胸滿心下堅，咽中帖帖如有炙肉，吐之不出，吞之不下）

半夏一升　厚朴三兩　茯苓四兩　生姜五兩　乾蘇葉二兩

上五味，以水七升，煮取四升，分温四服，日三夜一服。

〔词解〕

（1）炙脔：肉切成块名脔。炙脔，即烤肉块。

〔释义〕

妇人自觉咽中如有肉块梗阻，妨碍吞咽，咯之不出，咽之不下，后人称此为“梅核气”。本病多由于情志不畅，气郁生痰，痰气交阻于咽喉所致。此证也常见于男子，不独为妇人之病。治用半夏厚朴汤，解郁化痰，顺气降逆。方中半夏、厚朴，辛以散结，苦以降逆；配以茯苓，利气化痰；苏叶芳香以行气解郁；生姜和胃降逆。使气顺痰消，则咽中炙脔感可以解除。

〔提要〕

本条论述妇人咽中痰凝气滞的证治。

〔选注〕

徐忠可：此条即后所谓寒伤经络，凝坚在上也。炙脔，譬如干肉也。此病不因肠胃，故不碍饮食二便；不因表邪，故无骨痛寒热。乃气为积寒所伤，不与血和，血中之气溢而浮于咽中，得水湿之气凝结难移。妇人血分受寒，多积冷结气，最易得此病，而男子间有之。药用半夏厚朴汤，乃二陈汤去陈皮、甘草，加厚朴、紫苏、生姜也。

尤在泾：此凝痰结气，阻塞咽嗌之间，《千金》所谓咽中帖帖，如有炙肉，吞不下，吐不出者是也。半夏、厚朴、生姜辛以散结，苦以降逆；茯苓佐半夏利痰气，紫苏芳香，入肺以宣其气也。

《医宗金鉴》：咽中如有炙脔，谓咽中有痰涎，如同炙肉，咯之不出，咽之不下者，即今之梅核气病也。此病得于七情郁气，凝涎而生，故用半夏、厚朴、生姜，辛以散结，苦以降逆，茯苓佐半夏，以利饮行涎，紫苏芳香，以宣通郁气，俾气舒涎去，病自愈矣。此证男子亦有，不独妇人也。

〔评述〕

诸注家对本病之病因病机、方剂分析基本一致。唯徐忠可在病机上又提出个“寒”字，气积寒而致水湿凝结成痰，故对半夏厚朴汤之分析，也认为是化痰之二陈汤的加减。尤在泾联系《千金要方》具体描述症状，《医宗金鉴》指出此证即今之“梅核气”，病因乃七情郁结。

从临床上看，本病往往还伴有胸膺痞闷，或先见胸闷而后见本病，病人往往还有精神忧郁、善太息等。后世医家应用半夏厚朴汤加减化裁也甚多。如《太平圣惠方》于本方中加枳壳、诃黎勒皮；《汉药神效方》于本方中加浮石，用治本病均获奇效。《三因极一病证方论》称本方为大七气汤，《简易方》以本方加大枣名为四七汤，二方都用于治疗七情之病。临床上用本方加减治疗咽神经官能症（癔病球）、慢性咽炎等报导甚多，都取得较好的疗效。

〔原文〕

婦人臟躁[(1)]，善悲傷，欲哭，象如神靈所作[(2)]，數欠伸[(3)]，甘麥大棗湯主之。

甘麥大棗湯方

甘草三兩　小麥一斤　大棗十枚

上三味，以水六升，煮取三升，分温三服，亦補脾氣。

〔词解〕

(1) 脏躁：《脉经》及《金匮要略论注》、《金匮要略编注》、《金匮要略心典》、《金匮要略正义》等注本均作“脏燥”。脏躁为一病名，有两种解释，沈明宗谓：“子宫血虚，受风化热所致。”《医宗金鉴》谓：“脏，心脏也，若为七情所伤，则心不得静，而神躁扰不宁也。”这是情志病的一种，多见于妇女，男子亦间有之。

(2) 象如神灵所作：指精神失常，动作语言都不能自主的症状。

(3) 数欠伸：连续打哈欠，伸赖腰。

〔释义〕

脏是病灶所在，躁是症状的概括。这是一种情志疾病，其病因也是情志所伤，致心脏血虚，神不安静，以致神志躁扰不宁。临床表现为发作性，平时多悲伤欲哭，精神忧郁，自觉郁闷急躁，又多幻觉，感情易冲动，如条文中所言“喜悲伤欲哭，象如神灵所作”。发作一般无规律性，发作以后精神疲乏，表现为“数欠伸”之状。除条文所述症状外，重者还可呈拘挛反张状态，但面色不苍白，意识亦不完全消失，无大小便失禁等，与癫痫不同。本病的形成，与体质因素有关，加之思虑过度，或受精神刺激，往往突然触发。其病变脏腑，除心之外，肝也甚为重要，由于心肝血虚，而致神舍不安。治以甘麦大枣汤，作用在于养心气以缓肝急。方中重用小麦养心气，甘草、大枣以缓急迫，脏安病自除。

〔提要〕

本条论述脏躁的证治。

〔选注〕

尤在泾：脏躁，沈氏所谓子宫血虚，受风化热者是也。血虚脏躁，则内火扰而神不守，悲伤欲哭，有如神灵，而实为虚病。前《五脏风寒积聚》篇所谓邪哭使魂魄不安者，血气少而属于心也。数欠伸者，经云：肾为欠为嚏；又肾病者，善伸数欠，颜黑。盖五志生火，动必关心，脏阴既伤，穷必及肾也。小麦为肝之谷，而善养心气，甘草、大枣甘润生阴，所以滋脏气而止其躁也。

《医宗金鉴》：脏，心脏也。心静则神藏，若为七情所伤，则心不得静，而神躁扰不宁也。故喜悲伤欲哭，是神不能主情也；象如神灵所凭，是心不能神明也。即今之失志癫狂病也。数欠伸，喝欠也。喝欠顿闷，肝之病也。母能令子实，故证及也。

〔评述〕

从所选尤氏、尤氏引沈氏及《医宗金鉴》三家之论来看，由于本条“脏躁”二字，有作“脏燥”者，用字不同，对病机的解释亦有分歧。尤氏与《医宗金鉴》认为“脏”指心脏，“躁”是由于心血虚，神不安舍，以致躁扰不宁；沈氏认为脏即子宫，“燥”是血虚受风化热，故使神志不宁。从临床观察，本病属于神志疾患，心藏神，两者是有密切联系的。又因此病与月经和子宫变化无关，况男子亦能患此病，前一种说法义较长且理亦明确。因此，我们认为本病病机以心为主。至于言伸欠之病机与肝肾有关，那是发作以后的继发表现，另外也有人根据《内经》所说“并于肺则悲”，认为病机与肺也有关，其实这也是继发于肝者，《内经》言“肝虚而肺气并之”，正是此意。

根据以上病机分析，甘麦大枣汤乃治心病、养心气、泻虚火的好方子，亦是“肝苦急，急食甘以缓之”、“损其肝者缓其中”的好方子。此方用于治疗某些神经官能症、精神病、胃肠痉挛等病，每收奇效。古代医案记载甚多，叶天士最赏识该方。程门雪以此方与百合地黄汤合用，来治疗神志不宁一类疾病，更有殊功。《沈氏女科辑要》就本方加白芍、紫石英，名加味甘麦大枣汤，治脏躁而见反张证，效果极好。如再加当归、茯神、枣仁、柏子仁、牡蛎、龙齿等补血安神药，则疗效更佳。关于甘麦大枣汤的应用标准，有人归纳为五点，可供参考：

(1) 患者言行失常，或无故悲伤，或喜怒不节者。

(2) 心烦不得眠，或恍惚多梦，或坐卧不安，或身如蚁走样者。

(3) 汗多，口干，不思饮食，大便秘结，常数日不大便者。

(4) 怕一切声光，怕与人交谈，喜独居暗室者。

(5) 腹诊右腹直肌挛急，或右胁下脐旁拘急，有结块者。

以上症状，不必悉具。(余公侠．从临床体会谈谈甘麦大枣汤的应用标准．江苏中医，1958，8.)

〔原文〕

婦人吐涎沫，醫反下之，心下即痞，當先治其吐涎沫，小青龍湯主之。涎沫止，乃治痞，瀉心湯主之。

小青龍湯方　(見肺癰中)

瀉心湯方　(見驚悸中)

〔释义〕

吐涎沫，本是上焦有寒饮，治应温散，而反误用攻下，伤其中气，以致寒饮内陷而成痞证，这与伤寒下早成痞道理相同，在治法上如涎沫未止，仍先治其寒饮，用小青龙汤温肺散寒，待涎沫止，再按《伤寒论》中治心下痞的方法选用泻心汤。

〔提要〕

本条论述上焦寒饮误下成痞的先后治法。

〔选注〕

徐忠可：此条即后所谓凝坚在上，呕吐涎唾。妇人下焦素有积冷，而凝于上之内为饮，又得客寒，故吐涎沫。又积寒为本，而客邪为标也。然邪高在肺，宜从伤寒心下有水气者论治，但彼无积寒故干呕，此有凝寒，故有涎沫耳。医者下之，是胃未受邪而诛责无过，故曰反。药伤其胃，客气动膈，故心下即痞。究竟下虽作痞，而上之客寒水气未服，当先治其本，故主小青龙，则水气客寒俱去，而涎沫止。痞不过误下之阴邪，客于心下，故以大黄黄连峻泻心下郁结之邪，可一服而愈也。

尤在泾：吐涎沫，上焦有寒也，不予温散而反下之，则寒内入而成痞，当先治其上寒，而后治其中痞，亦如伤寒例，表解乃可攻痞也。

《医宗金鉴》：吐涎沫，形寒饮冷也。不温散而反下之，则寒饮虚结成痞硬也。当先治其吐涎沫，以小青龙汤治外寒内饮。俟涎沫止，以半夏泻心汤，乃以治痞也。

魏念庭：泻心汤在《伤寒论》中为方不一，亦当合《伤寒论》中痞证诸条参观之，而求其治法。

〔评述〕

诸注家对成痞之因论述大体一致，如徐氏认为："妇人下焦素有积冷，而凝于上之内为饮，又得客寒，故吐涎沫。"尤氏、《医宗金鉴》也是此意，可见积冷是致妇人杂病的重要原因之一。对于治疗的要领，也都一致认为先治吐涎沫，而后治痞，尤在泾言"亦如伤寒例，表解乃可攻痞"，此语非常明快。唯对泻心汤的见解略异。本条《千金要方》作"治妇人霍乱呕逆，吐涎沫，医反下之，心下即痞。当先治其涎沫，可服小青龙汤，涎沫止，次治其痞，可服甘草泻心汤"。《医宗金鉴》作半夏泻心汤，魏念庭认为"当合《伤寒论》中痞证诸条参观之，而求其治法"。我们认为魏氏依证候而选用泻心汤的提法是正确的，如此理解才能体现仲景辨证论治的精神。

〔原文〕

婦人之病，因虛、積冷、結氣，爲諸經水斷絶，至有歷年，血寒積結胞門[1]，寒傷經絡，凝堅在上，嘔吐涎沫，久成肺癰[2]，形體損分[3]。在中盤結，繞臍寒疝；或兩脅疼痛，與臓相連[4]；或結熱中，痛在關元[5]，脉數無瘡，肌若魚鱗，時著男子，非止女身。在下未多，經候未均，令陰[6]掣痛，少腹惡寒，或引腰脊，下根氣街[7]，氣衝[8]急痛，膝脛疼煩，奄忽眩冒[9]，狀如厥癲[10]；或有憂慘[11]，悲傷多嗔[12]，此皆帶下[13]，非有鬼神，久則羸瘦，脉虛多寒。三十六病[14]，千變萬端；審脉陰陽，虛實緊弦；行其針藥，

治危得安；其雖同病，脉各异源。子當辨記，勿謂不然。

〔词解〕

（1）胞门：即子宫。

（2）肺痈："痈"可能是"痿"字之误。

（3）损分：意思是说得病之后，形体消瘦，与未病之前，判若两人。

（4）与脏相连：两胁属肝经分野，下连肝脏，所以这里的脏即指肝脏。

（5）关元：在这里泛指下焦。

（6）令阴：赵刻本误作"冷阴"，也有人认为当是"会阴"。多数注家认为当作"令阴"。

（7）气街：气冲穴的别名，因冲脉由此开始，故名。《素问·痿论》："阴阳总宗筋之会，会于气街。"

（8）气冲：气逆上冲。

（9）奄忽眩冒：奄（yǎn，音演），忽然，突然。奄忽即倏忽，指突然发生眩冒。

（10）厥癫：昏厥癫狂类疾病。

（11）忧惨：即悲伤。

（12）多嗔：嗔即怒，谓时常发怒。

（13）带下：有两种含义，一是专指赤白带下，二是指带脉以下的疾病。《史记·扁鹊仓公列传》云："昔扁鹊过邯郸，闻赵贵妇人，即为带下医。"此处带下泛指妇人经带诸病。

（14）三十六病：指十二瘕、九痛、七害、五伤、三痼。具体根据《诸病源候论》和《千金要方》解释如下：

十二瘕：是所下之物，一如膏，二如青血，三如紫汁，四如赤皮，五如脓痂，六如豆汁，七如葵羹，八如凝血，九如清血，血似水，十如米汁，十一如月浣，十二者经度不应期也。

九痛：即一阴中痛伤，二阴中淋痛，三小便即痛，四寒冷痛，五月水来腹痛，六气满并痛，七汁出，阴中如虫啮痛，八胁下分痛，九腰痛。

七害：一害食，二害气，三害冷，四害劳，五害房，六害妊，七害睡。

五伤：一穷孔痛，二寒热痛，三小腹急牢痛，四脏不仁，五子门不正，引背痛。

三痼：一月水闭塞不通，二绝产乳，三羸瘦不生肌肤。

此处三十六病意在言妇女病多种多样，不一定就是三十六种。

〔释义〕

妇人杂病，原因很多，但总结起来，不外虚、积冷、结气三个方面。虚是气虚血少；积冷是感受寒冷之邪凝结不散；结气，是由于情志刺激所导致的气分郁结。如因虚冷结气时间过久，就必然损耗气血，营卫运行不畅，以致气滞血凝，影响子宫，损伤经络，可以造成各种情况的月经断绝。

虚冷结气在上、中、下三焦各有不同的症状。在上则寒饮侵肺，咳吐涎唾，寒久郁而化热，肺气耗损，就会形成肺痿。身体因而消瘦，病情属于虚损。虚冷结气在中焦，主要使肝脾受病。由于体质不同，其病又有寒化和热化两种可能。如病从寒化，可以引起寒疝而表现为脐周围疼痛，或两胁疼痛而下连肝脏的部位；如果病从热化，如病势向下，则在脐下关元部位发生疼痛，因热而脉数，周身虽无疮疡痈毒，但由于热致营血损耗，不荣于外，于是皮肤枯燥，状如鳞甲。以上病状亦可见于男子，不一定仅是妇人才有这类病。如虚冷结气在下焦，则专属妇女病，并以经带为主。因为妇女以冲任为主，冲任有病，就必然影响月经，表现为月经不调。如虚寒相搏，结于冲任下焦，则有前阴掣痛，或少腹觉冷等症状，甚至牵引腰背，或下连气街，两腿足也发生疼烦。甚至还可引起情志方面的某些严重表现，有的忽然发生眩冒，神志失常，状如厥癫；有的表现为忧愁或悲伤怒骂，这些都是属于妇人杂病范围的疾病，并不是什么鬼神所致。但病程日久，由于体力消耗，身体消瘦，而出现虚寒的脉象。

对于妇人杂病的辨治方法，尽管病种多，变化多，但诊断的原则，主要根据脉象的阴阳虚实紧弦，分别证候的寒热虚实，治以针药，可以转危为安。在诊治时尤其要对病同脉异的情形详加审察，而不应该把这个重要的道理当作无所谓的事。

〔提要〕

本条总论妇人杂病的病因、病机、证候和治疗原则。

〔选注〕

张路玉：妇人经闭诸病，无不由虚而成。经闭虽属虚寒，则崩漏之属虚热，从可识矣。夫经水历年断绝，则瘀积结于胞门，寒气凝于经络。盖下焦寒积结聚，则中上二焦皆不得通畅，所以在上则寒沫结聚而为咳，咳久热结而为肺痈，在中则寒饮积聚而为疝，疝久热结亦为内痈。大抵内痈，皆起于结血，故申之以脉数无疮、肌若鱼鳞，招揭病形，然此不但妇人也，男子亦有是证，总由经络郁闭，寒从火化所致。至于在下则经候虽不调，而不至断绝，所瘀亦不为多，其证虽久，但少腹气街引急寒痛也。其或膝胫疼烦者，以四肢为诸阳之本，寒结于内，则在下之阳不能上入，故膝胫反热而痛也。至如奄忽状如厥癫，或时忧惨悲嗔，神志失常，此皆阳神虚寒，不能统摄浊阴，发为带下之候，故以久则羸瘦，脉虚多寒证之。然多寒，言属寒者多，非绝无属热者。假如羸瘦而脉数，又为阴虚多热矣。设形盛而脉虚，岂不为气虚多寒乎？形成而脉濡，宁不为湿热固结乎。斯其所以为同脉异源也。

尤在泾：此言妇人之病，其因约有三端，曰虚、曰冷、曰结气。盖血脉贵充悦，而地道喜温和，生气欲条达也。否则血寒经绝，胞门闭，而经络阻矣。而其变证，则有在上在中在下之异。在上者，肺胃受之，为呕吐涎沫，为肺痈，为形体消损，病自下而至上，从炎上之化也。在中者，肝脾受之，或寒疝绕脐，或胁痛连脏，此病为阴，或结热中，痛在关元，或脉数肌干，甚则并着男子，此病为热中，为阴阳之交，故或从寒化，或从热化也。在下者，肾脏受之，为经脱不匀，为阴中掣痛，少腹恶寒，或上引腰脊，下根气街，及膝胫疼痛，肾脏为阴之部，而冲脉与少阴之大络，并起于肾故也。甚则奄忽眩冒，状如厥癫，所谓阴病者，下行极而上也。或有忧惨悲嗔，状如鬼神者，病在阴，则多怒及悲愁不乐也。而总之曰此皆带下。带下者，带脉之下，古人列经脉为病，凡三十六种，皆谓之带下病，非今人所谓赤白带下也。至其阴阳虚实之机，针药安危之故，苟非医者辨之有素，乌能施之而无误耶。三十六病者，十二癥、九痛、七害、五伤、三痼也。

《医宗金鉴》：此条为妇女诸病纲领。其病之所以异于男子者，以其有月经也。其月经致病之根源，则多因虚损、积冷、结气也。三者一有所感，皆能经水断绝，至有历年，寒积胞门，以致血凝气结而不行者。先哲云：女子以经调为无病，若经不调，则变病百出矣。以下皆言三者阻经之变病，其变病之不同，各因其人之脏腑经络寒热虚实之异也，如寒外伤经络，其人上焦素寒，则凝坚在上，故上焦胸肺受病也；形寒伤肺，则气滞阻饮，故呕吐涎沫也。若其人上焦素热，寒同其化，久则成热，热伤其肺，故成肺痈，而形体损瘦也。若其人中焦素寒，则在中盘结，故绕脐疝痛也，或两胁疼痛，是中焦之部，连及肝脏故也。或其人中焦素热，则不病寒疝，而病结热于中矣。中热故不能为寒疝，而绕脐之痛，仍在关元也。其人脉数当生疮，若无疮则热必灼阴，皮肤失润，故肌粗若鱼鳞也。然此呕吐涎唾，寒疝疼痛，肌若鱼鳞等病，亦时着男子，非止女子病也。在下未多，谓经候不匀，而血不多下也。邪侵胞中，乃下焦之部，故病阴中掣痛，少腹恶寒也。或痛引腰脊，下根气街急痛，腰膝疼烦，皆胞中冲任为病所必然也。或痛极奄忽眩冒，状如厥癫，亦痛甚之常状也。若其人或有忧惨悲伤多嗔之遇，而见此眩冒厥癫之证，实非有鬼神也。凡此胞中冲任血病，皆能病带，故谚曰：十女九带也。然带下病久，津液必伤，形必羸瘦，诊其脉虚，审其多寒。岂止病此三十六病，而千变万端矣。虽千变万端，然必审脉阴阳虚实紧弦，与病参究，行其针药，治危得安也。其有病虽同而脉不同者，则当详加审辨，故曰：子当辨记，勿谓不然也。

〔评述〕

以上三家之注，大体一致，唯《医宗金鉴》最为透彻，强调了本条的意义，又言明妇人病的特点在于月经，而月经病之根源在于虚损、积冷、结气也。对上中下之病机逐一论述。与尤氏不同，对经言三十六种病，灵活解释，指出“岂止病此三十六病，而千变万端矣”。还指出形瘦脉虚多寒等脉证，是带下病久津液伤所致。这些论述都有实践意义。唯此处带下又有专指赤白带下之义，对此也应当活看，否则本条就不能称为妇人杂病的总纲了。此外，尤氏言“血脉贵充悦，而地道喜温和，生气欲条达也”，对理解妇人之易受虚、冷、结气而致病很有启发。对于“久则成肺痈”句，丹波元胤认为“痈”当是“痿”字之误，丹波元坚云：“盖上焦寒凝，无为肺痈之理，肺冷为痿，甘草干姜汤证也。”我们同意这一看法。临证也未见妇人有由此成肺痈者，致肺痿者却有所见。后世李彦师等人，对这段论述又提出一些方剂，可供参考。如自妇人病起，至诸经水断绝止用温经汤；从有历年起，至经络凝坚者，用大黄䗪虫丸；呕吐涎唾宜干姜半夏散，咳者宜小青龙汤；久成肺痈用桔梗白散或千金苇茎汤；喘不得卧，宜葶苈大枣泻肺汤；绕脐寒疝依轻重可分别用当归生姜羊肉汤或大乌头煎；两胁痛与脏相连用小柴胡汤；热结中，痛在关元，脉数无疮，肌若鱼鳞，实者宜大黄䗪虫丸，虚者宜薯蓣丸；有在下未多，经候不匀令阴掣痛、少腹恶寒等证用温经汤。

本条与《伤寒论·平脉法》第一条很相像，故陆渊雷等人认为这“亦是脉经家之言，非仲景语也”。我们认为也不尽然。因为《金匮要略》每篇皆有论，而其论皆与脉证密切配合呼应。就这一条而言，对本篇有纲领性意义，现归纳如下：

病因：虚、积冷、结气——导致经水断绝

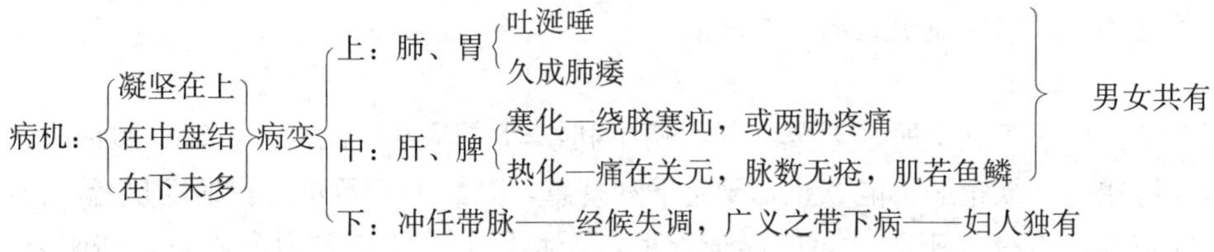

诊治：
- 审脉——阴阳紧弦
- 辨证——虚实寒热
- 治法——行其针药

同病异脉，施以不同治法

〔原文〕

問曰：婦人年五十所[1]，病下利[2]數十日不止，暮即發熱，少腹裏急[3]，腹滿，手掌煩熱[4]，唇口乾燥，何也？師曰：此病屬帶下。何以故？曾經半産，瘀血在少腹不去。何以知之？其證唇口乾燥，故知之。當以温經湯主之。

温經湯方

吴茱萸三兩　當歸　芎藭　芍藥各二兩　人參　桂枝　阿膠　牡丹皮（去心）　生姜　甘草各二兩　半夏半升　麥門冬一升（去心）

上十二味，以水一斗，煮取三升，分温三服。亦主婦人少腹寒，久不受胎，兼取崩中去血，或月水來過多，及至期不來。

〔词解〕

（1）五十所：《脉经》作“五十许”。

（2）下利：程林认为当是下血，《医宗金鉴》也作“下血”，当从。因温经汤是调经止血之方，不是治下利之方。

（3）少腹里急：《脉经》作“小腹里急痛”。

（4）手掌烦热：《脉经》无“烦”字。

〔释义〕

妇人年已五十，冲任皆虚，天癸已竭，月经应该停止，现在下血数十天还没有停止，这是属于带下病的瘀血证。由于病人曾经半产，少腹瘀血停留，故少腹里急，腹满，又因瘀血不去，腐败下流，因而引起漏血不止，这样更促成了阴血的耗损，由于阴虚不能藏阳，因而傍晚发热，手心烦热。瘀血不去，新血不生，津液失于上濡，故唇口干燥。应该用温经汤生新祛瘀来治疗。

应该注意的是，此病情比较复杂，为虚中夹实之证，故不可用下瘀血汤、抵当汤等破血逐瘀的方剂。同时，本证属于上一条所言“血寒积结胞门”之变，虽有手心烦热，唇口干燥等证，但舌色脉诊，均无热象，其病根是虚冷结气在下焦。因为血寒久积，非温不开，故治以温经汤。温经汤中以吴茱萸、生姜、桂枝温经暖宫，阿胶、当归、川芎、芍药、丹皮和营祛瘀，麦冬、半夏润燥降逆，甘草、人参补益中气，此为养正祛邪的方剂，故亦主妇人少腹寒，久不孕或月经不调等证，被认为是妇科调经之“祖方”。

〔提要〕

本条论述妇人因瘀血引起崩漏的证治。

〔选注〕

尤在泾：妇人年五十所，天癸已断而病下利，似非因经所致矣；不知少腹旧有积血，欲行而未得遽行，欲止而不能竟止，于是下利窘急，至数十日不止。暮即发热者，血结在阴，阳气至暮，不得入于阴，而反浮于外也，少腹里急腹满者，血积不行，亦阴寒在下也。手掌烦热病在阴，掌亦阴也。唇口干燥，血内瘀者，不外荣也。此为瘀血作利，不必治利，但去其瘀而利自止。吴茱萸、桂枝、丹皮，入血散寒而行其瘀，芎、归、芍药、麦冬、阿胶以生新血，人参、甘草、姜、夏，以正脾气，盖瘀久者荣必衰，下多者脾必伤也。

李彣：妇人年五十，则已过七七之期，任脉虚，太冲脉衰，天癸竭，地道不通时也。所病下利，据本文带下观之，当是崩淋下血之病。盖血属阴，阴虚故发热，暮亦属阴也。任主胞胎，冲为血海，二脉皆起于胞宫，而出于会阴，正当少腹部分，冲脉侠脐上行，故冲任脉虚，则少腹里急，有干血亦令腹满。《内经》云：任脉为病，女子带下瘕聚是也。手背为阳，掌心为阴，乃手三阴过脉之处，阴虚，故掌中烦热也。阳明脉侠口环唇，与冲脉会于气街，皆属于带脉。《难经》云：血主濡之。以冲脉血阻不行，则阳明津液衰少，不能濡润，故唇口干燥。断以病属带下，以曾经半产，少腹瘀血不去，则津液不布，新血不生，此则唇口干燥之所由生也。《内经》云：血气虚者，喜温而恶寒，寒则凝涩不流，温则消而去之。此汤名温经，以瘀血得温即行也。方内皆补养气血之药，未尝以逐瘀为事，而瘀血自去者，此养正邪自消之法也。故妇人崩淋不孕，月事不调者，并主之。

《医宗金鉴》：妇人年已五十，冲任皆虚，天癸当竭，地道不通矣。今下血数十日不止，宿瘀下也。五心烦热，阴血虚也；唇口干燥，冲任血伤，不上荣也；少腹急满，胞中有寒，瘀不行也。此皆曾经半产崩中，新血难生，瘀血未尽，风寒客于胞中，为带下，为崩中，为经水愆期，为胞寒不孕。均用温经汤主之者，以此方生新去瘀，暖子宫补冲任也。

陈修园：此承上节言历年血寒积结胞门之重证，而出其方治也。

〔评述〕

以上诸注家，见解比较一致。李彣又指出下利为下血，对温经之义，阐述更为明了。陈修园指出“此承上节言历年血寒积结胞门之重证”，言简意赅。

温经汤临证应用甚广，如《千金要方》治崩中下血，或月经过多，或过期不来。《和剂局方》又治少腹有寒，久不受孕。《张氏医通》又治肺热移于大肠之咳嗽便血。《产宝诸方》又治小腹急痛等。据临床经验，温经汤证除原文所述证候外，多有少腹急痛，也可有刺痛，或少腹有块拒按等表现。近年报导，用温经汤可治疗闭经、月经紊乱、功能性子宫出血、附件炎、女性不孕等，但须中医辨证属虚寒兼瘀血者，方可用此方温经补虚、生新祛瘀为治。温经汤在临床上主治腹痛、崩漏、月经不调，它和胶艾汤的主治有相似之处，但口唇干燥、手心烦热等虚热证是胶艾汤证所没有的；同时又略似当归芍药散证，不过本方证无水气情况，因此又与当归芍药散证不同。

〔原文〕

带下[1]經水不利，少腹滿痛，經一月再見者[2]，土瓜根散主之。

土瓜根散方（陰癩腫亦主之）

土瓜根　芍藥　桂枝　䗪蟲各三兩

上四味，杵爲散，酒服方寸匕，日三服。

〔词解〕

（1）带下：这里“带下”泛指一些妇科病证，非专指赤白带下。

（2）经一月再见者：《本草纲目》王瓜条下全引此条，此句作“经或一月再见者”。《医宗金鉴》认为“再”字当是“不”字之误，殊难信。经一月再现是月经一月两次。

〔释义〕

患了妇科病月经不利，主要是由于瘀血停滞，可表现为经水不能如期而至，或一月来潮两次。有少腹满痛等症状，可以用土瓜根散破瘀通经来治疗。土瓜根就是王瓜根，能通经消瘀血，芍药行阴止腹痛，桂枝通血脉，䗪虫破瘀血，共奏破瘀通经之效。此方还能治阴癞（tuí，音颓）肿，即外阴部位有硬如卵状肿块，属瘀积疾患，故亦可用本方主治。

〔提要〕

本条论述因瘀血而引起月经不调的证治。

〔选注〕

徐忠可：带下即前所谓此皆带下，非专指赤白带也。盖古人列妇人因经致病凡三十六种，此皆谓之带下病，故此节冠以带下二字，后不复重出耳。不利者，不能如期也。因寒而瘀，故少腹满痛；然既有瘀而不利，则前经行未畅者，不及待后月正期，乃一月而再见也。药主土瓜根散者，土瓜即草部王瓜也，性苦寒，善驱热行瘀；䗪虫兼活血；芍药敛阴中正气；桂枝行经络之滞，而积冷自散。因有瘀滞，故以土瓜为主，必合桂枝，所谓寒因热用也。

尤在泾：妇人经脉流畅，应期而至，血满则下，血尽复生，如月盈则亏，月晦复朏也。唯其不利，则蓄泄失常，似通非通，欲止不止，经一月而再见矣，少腹满痛，不利之验也。土瓜根主内痹，瘀血月闭，䗪虫蠕动逐血，桂枝芍药行营气而正经脉也。

《医宗金鉴》：“再”字当是“不”字，若是“再”字，一月两来，与上文不利不合，是传写之讹。此亦前条在下未多、经候不匀之证。带下，胞中病也，胞中有宿瘀，从气分或寒化则为白带；从血分或热化，则为赤带；从气血寒热错杂之化，则为杂色之带也。若兼经水不利，少腹满痛，乃有瘀血故也。其经至期不见，主以土瓜根散者，土瓜能逐瘀血，䗪虫能开血闭，桂枝合芍药舒阳益阴，通和营气，则瘀去血和，经调带止矣。

〔评述〕

三家之注，各有所长。徐氏明确了带下之义，尤氏对病机和方解注释甚明，《医宗金鉴》提出了经调带止的道理。因为调经大法，如先病而后经不调的，当先治其病，病去则经自调；如因经不调而后生病的，当先调经，经调则病亦自愈。本条证候，是由瘀血而致月经不调，故治以祛瘀为主，瘀去月经亦调。但《医宗金鉴》认为“再”字是“不”字之误，则是妄改。尤氏对此解释甚明，“唯其不利，则蓄泄失常，似通非通，欲止不止，经一月而再现矣”，这是符合临床实践的。我们认为，判断瘀血的有无不能仅凭月经是否能如期而至，因为不能如期而至可能是瘀血，经一月再见也可能是瘀血，还要综合其他脉证，特别是腹部情况、经血的量和颜色。如见少腹满痛，按之有硬块，下血量不多，颜色紫暗，或夹有瘀块的，则为瘀血的重要征象，此外还要色脉合参，方能做出正确诊断。土瓜根目前临床很少用，可代之以丹皮、丹参、桃仁等。根据上述治则和方义，用桂枝茯苓丸加䗪虫亦可。

〔原文〕

寸口脉弦而大，弦则爲减，大则爲芤，减则爲寒，芤则爲虚，寒虚相搏，此名曰革。婦人则半産漏下，旋覆花湯主之。

旋覆花湯方

旋覆花三兩　葱十四莖　新絳少許

上三味，以水三升，煮取一升，頓服之。

〔选注〕

魏念庭：此条已见于虚劳中，兼男子而言也；今复见于此，专为妇人发论也。半产漏下，俱气不足以统血，血无所摄而下趋，所以有胎即半产而不能满足十月，无胎即漏下而经血愈伤也。旋覆花清阳，气分药也，佐以葱之通阳，无非为气分虚寒主治也，加以新绛少许，引入血分，而下趋之血，可以随升举之阳气而思返矣。

尤在泾：本文已见虚劳篇中，此去男子亡血失精句，而益之曰旋覆花汤主之，盖专为妇人立法也。详《本草》旋覆花治结气，去五脏间寒热，通血脉，葱主寒热，除肝邪，绛帛入肝理血，殊与虚寒之旨不合。然而肝以阴藏而舍少阳之气，以生化为事，以流行为用，是以虚不可补，解其郁聚，即所以补，寒不可温，行其血气，即所以温。固不可专补其血，以伤其气。亦非必先散结聚，而后温补，如赵氏、魏氏之说也。

《医宗金鉴》：此条详在《伤寒论·辨脉法》篇，错简在此。“旋覆花汤主之”一句，亦必是错简。半产漏下，则气已下陷，焉有再用旋覆下气之理。

〔评述〕

本条除见于本篇外，又见于《金匮要略·血痹虚劳病脉证并治》和《金匮要略·惊悸吐衄下血胸满瘀血病脉证治》，不同之处在于，这里删去“男子则亡血失精”一句。旋覆花汤也见于《金匮要略·五脏风寒积聚病脉证并治》。此方对于半产漏下的虚寒证并不适合。因此，这里不作解释，也不评述，只引三家注释以供参考。

〔原文〕

婦人陷經[1]，漏下黑[2]不解，膠姜湯主之。（臣億等諸校本，無膠姜湯方，想是前妊娠中膠艾湯）

〔词解〕

（1）陷经：即经血下陷，漏血不止之病，陷经在这里又为一病名。

（2）漏下黑：漏下之血呈黑色。

〔释义〕

妇人患陷经病，漏下不止，其色黑者，是由于虚寒瘀血，当温经补虚理血，可以用胶姜汤来治疗。

〔提要〕

论述妇人虚寒漏下的证治。

〔选注〕

尤在泾：陷经，下而不止之谓。黑则因寒而色瘀也。胶姜汤方未见，然补虚温里止漏，阿胶、干姜二物已足。林亿云：恐是胶艾汤。按《千金》胶艾汤有干姜，似可取用。

《医宗金鉴》：陷经者，谓经血下陷，即今之漏下崩中病也。“黑不解”不成文，胶姜汤方亦缺。

李彣：陷经漏下，谓经脉下陷，而血漏下不止，乃气不摄血也。黑不解者，瘀血不去，则新血不生，荣气腐败也。然气血喜温恶寒，用胶姜汤温养气血，则气盛血充，推陈致新，而经自调矣。

陆渊雷：《金鉴》引李彣注，读陷经漏下为句，非也。《巢源》有漏下五色之候，其漏下黑候云：五脏皆禀血气，肾脏之色黑，漏下黑者，是肾脏之虚损，故漏下而夹黑色也。据此，知本条当读妇人陷经为句，漏下字当与黑字连续，陷经为病名，漏下黑为证候也。陷经字古医书他无所见，不知其义何居。尤谓下而不止，李谓经脉下陷，皆望文生训耳。胶姜汤林氏谓即胶艾汤，楼氏《纲目》亦云，即芎归胶艾汤，一云加干姜一两。赵氏以为胶姜二物，徐沈尤魏并同，余意用《千金》大胶艾汤为是，即胶艾汤加干姜，引见妊娠篇胶艾汤下。

〔评述〕

由于本条仅“漏下黑”一证，只有方名而没有列药物，历代注家争议甚大。这里提出我们的看法。

1. 什么是陷经

注家有三种看法：李彣将陷经与漏下连在一起，认为是指经脉陷下而血漏不止，属于气不摄血；尤在泾认为陷经是指下而不止的意思；陆渊雷认为是病名，认为“妇人陷经”应断为一句。这三种说法均有一定道理。我们认为“陷经”二字，既是一个病名，也可以理解为一个症状，还包括一定的机理。理由如下：

（1）中医学中很多病名同时也是症状，如惊悸、呕吐、吐血、下血、下利等。

（2）依《金匮要略》的笔法，仲景往往是先提出病名，再提出症状，后列方剂，故在此条中，陷经当是病名。

（3）中医学的“医理”往往与“文理”有着密切关系，许多病名往往能反映一定的机理，如虚劳、中风等病。因此，顾名思义，陷指陷下而不止，经在妇科病中指经水，把陷经理解为出血不止的症状，也并非望文生训。

2. 关于“漏下黑不解”的分析

仲景的学说是宗《内经》阴阳五行学说的。尽管以五脏合五色的理论来判断经血是不完全的，但古人用此分析病机，表达一种见解，正如仲景在《金匮要略》中用脉象来表示病机一样。根据此理，再据《诸病源候论・漏下黑候》“肾脏之色黑，漏下黑者，是肾脏之虚损”，可知“漏下黑”与肾虚有一定关系。还应当把此条与第八条妇人杂病总纲联系起来，因为第八条对本篇各条具有指导意义，因此尤在泾云“黑则因寒而色瘀”是可解释通的。综前所述，由于虚寒而致瘀故漏下黑这一病机是有根据的。

3. 关于治法与方剂

既然病机为虚寒瘀血，治则当然是温经补虚养血了。仲景方剂的特点是，许多方名和方剂中的主要药物有密切关系。既然称为胶姜汤，那么阿胶和干姜就是此方的主要药物了，阿胶入肾补虚，干姜温经祛寒。这两味药表达的治疗方向和前面分析的病机是一致的。至于方中有无活血药，倒不是最紧要的，因为虚寒得治，瘀血得除。我们认为分析了病机和治则，就无须再猜测胶姜汤是什么方了，学仲景之书关键在于学习辨证施治精神。依此理，林亿所言胶艾汤是可用的，陆氏所言的《千金》大胶艾汤也可用，甚至仅胶、姜二味也未尝不可。再从病名上看，以胶姜为主药是合乎病机的。

当然，临床所见之漏下并不完全是虚寒瘀血，也有因热郁血瘀及气不摄血等原因所致者，况本条仅出一个症状是很不够的，临床又当据具体情况辨证分析。

〔原文〕

婦人少腹滿，如敦狀[(1)]**，小便微難而不渴，生後**[(2)]**者，此爲水與血，俱結在血室也，大黄甘遂湯主之。**

大黄甘遂湯方

大黄四兩　甘遂二兩　阿膠二兩

上三味，以水三升，煮取一升，頓服之，其血當下。

〔词解〕

(1) 如敦状：敦（duì，音对），古代盛黍稷之器，圆形有盖，中部肥大。如敦状，是描写少腹隆起之状。《脉经》此句作“小腹满，如敦敦状”。

(2) 生后：指产后。

〔释义〕

少腹为膀胱血室共居之地，少腹隆起如敦状，为其内有形之物积聚之征。凡少腹满者，有蓄水与蓄血的分别，若满而小便自利，则为蓄血；满而小便不利、口渴，则为蓄水。今少腹满而隆起，小便微难，口不渴，且在产后，根据症状推断，属于水血俱结在血室之候，故用水血兼攻的大黄甘遂汤。方中大黄、甘遂攻逐水与血之结，阿胶补虚养血，使邪去而正气不伤，共达驱邪扶正的目的。

〔提要〕

本条论述妇人水与血结在血室的证治。

〔选注〕

徐忠可：少腹满如敦状，妇人敦而不起，故曰，如敦状。小便微难，是溺亦有微病而不甚也 。不渴，知非上焦之气热不化，更在生病后，则知余邪未清，故血室不净。血室在膀胱之后，气如后注而敦者，明是溺与血俱病。故曰此为水与血俱结在血室，大黄以逐其瘀血，甘遂以去其停水，古人治有形之病，以急去为主，故用药不嫌峻耳，若阿胶则养正而不滞，故加之，且以驱血中伏火也。

魏念庭：妇人少腹满如敦状者，腹皮加厚也，小便微难者，有形之邪，格阻于下也。如此宜为水气之病，格阻正津，上冲咽喉作渴，如水气病所云矣，乃不渴知非但水邪，且合瘀血也。唯水邪与瘀血，俱结在血室，同为有形之物，斯可为实邪而驱逐攻下也。主以大黄甘遂汤，大黄下血，甘遂逐水，二邪同治矣，入阿胶者，就阴分下水血之邪，而不至于伤阴也，顿服之血当下，血下而水自必随下矣。此瘀血结于产后，虽在血室，又不可予抵当汤丸下之，下之于大便，此则产后篇中，所言热在里，结在膀胱者也。彼单为血，故用大承气汤，此兼水邪，故用大黄甘遂汤，邪有专兼，治亦分专兼矣。

尤在泾：敦，按《周礼》注：盘以盛血，敦以盛食，盖古器也。少腹满如敦状者，言少腹有形高起如敦之状与《内经》胁下大如覆杯之文略同。小便难，病不独在血矣，不渴，知非上焦气热不化。生后即产后，产后得者，乃是水血并结而病属下焦也。故以大黄下血，甘遂逐水，加阿胶者，所以去瘀浊而兼安养也。

《医宗金鉴》：敦，大也。少腹，胞之室也。胞为血海，有满大之状，是血蓄也。若小便微难而不渴者，水亦蓄也。此病若在生育之后，则为水与血俱结在血室也。主之大黄甘遂汤，是水血并攻之法也。

〔评述〕

诸注家均认为此是水血俱结在血室，用水血并攻之法，解释都很详尽。对“如敦状”的解释，以尤氏所注为正确，魏氏言“腹皮加厚”究属牵强。本证除少腹满之外，临床还常见有少腹疼痛、下肢浮肿等现象。少腹满有蓄水、蓄血、水与血俱结在血室之别，其区别要点为：

少腹满
- 小便不利，口渴——蓄水。
- 小便利，口不渴——蓄血。
- 小便微难而不渴，且病在产后——水与血俱结在血室。

水与血俱结在血室与蓄血证及瘀血腹痛有所区别，故临床应用本方时应当与抵当汤证、下瘀血汤证加以鉴别。

〔原文〕

婦人經水不利下，抵當湯主之。(亦治男子膀胱滿急有瘀血者)

抵當湯方

水蛭三十個（熬）　虻蟲三十枚（熬，去翅足）　桃仁二十個（去皮尖）　大黄三兩（酒浸）

上四味，爲末，以水五升，煮取三升，去滓，温服一升。

〔释义〕

“经水不利下”即经闭不行之意。治疗此证，不外行瘀导气、调和冲任，这里用抵当重剂，可知不是寻常的经水不利，以方测证，再从原注中有“亦治男子膀胱满急有瘀血者”句看，此证主要是瘀血内阻，用抵当汤逐瘀破积，瘀血去则新血生，其经亦能自行。

〔提要〕

本条论述瘀血经闭的证治。

〔选注〕

徐忠可：不利下者，明是有血欲行不肯利下。既非若久闭不至，亦非若行而不畅如一月再见者，是有形之物碍之，故以大黄、桃仁、水蛭、虻虫峻逐之。

尤在泾：经水不利下者，经脉闭塞而不下，比前条下而不利者有别矣。故彼兼和利，而此专攻逐也。然必审其脉证并实而后用之，不然，妇人经闭，多有血枯脉绝者矣。虽养冲任，犹恐不至，而可强责之哉。

《类聚方广义》：大黄甘遂汤与抵当汤皆主小腹满，而抵当汤证，硬满而小便自利，此方证少腹满膨而不甚硬，小便微难，以斯见瘀血与水血结滞之异。

《医宗金鉴》：妇人经水不利下，言经行不通利快畅下也，乃妇人恒有之病，不过活瘀导气，调和冲任，足以愈之；今曰抵当汤主之，夫抵当重剂，文内并无少腹结痛、大便黑、小便利、发狂善忘、寒热等证，恐药重病轻，必有残缺错简，读者审之。

〔评述〕

诸注家都强调此为血瘀较久之重证，故用攻逐。尤在泾与《类聚方广义》又都提出抵当汤证与大黄甘遂汤证之鉴别要点，皆可参考。《医宗金鉴》又补充了当有症状，但言“必有残缺错简”。其实仲景之书往往采取详于特殊，略于一般的笔法。抵当汤证，在《伤寒论》中凡四见，本条叙证简略，可以参考《伤寒论》“热在下焦，少腹硬满，小便自利者，下血乃愈，所以然者，以太阳随经，瘀热在里故也，抵当汤主之”，及“脉沉结，少腹硬，小便自利，其人如狂者，血证谛也，抵当汤主之”等。虽然伤寒与杂病在发病机制上不尽相同，但在某些瘀血见证上还是有共同之处的，且仲景用方的辨证原则是一致的，可以参考。临床所见，瘀血经闭，每见少腹硬满，结痛拒按，小便自利，脉沉涩等证。本方用水蛭、虻虫专攻瘀血，大黄、桃仁引血下行，为下瘀血峻剂，故尤在泾言“必审其脉证并实而后用之”，示人当慎重。如《千金要方》以本方去水蛭加朴硝为桃仁煎，治带下经闭不通；又以本方加杏仁二两为杏仁汤，治月经不调或月经闭塞不通。陈自明以本方去大黄加地黄名通经丸以治经闭，方舆輗以陈自明通经丸水煎治干血劳。《类聚方广义》又以本方治产后恶露不尽。近年有报导用本方加减治闭经、子宫内膜炎及附件炎、胎盘残留不下的出血等病。临床应用时，要时时注意本方为峻烈之剂，必为实证瘀血方可应用，孕妇忌服。

〔原文〕

婦人經水閉不利，臟堅癖不止[1]，中有干血，下白物[2]，礬石丸主之。

礬石丸方

礬石三分（燒）　杏仁一分

上二味，末之，煉蜜和丸棗核大，内臟中[3]，劇者再内之。

〔词解〕

（1）脏坚癖不止：子宫内瘀凝成块，久久不得消除的意思。沈明宗云：“脏即子宫也，坚癖不止的‘止’字，当作‘散’字，坚癖不散，子宫有干血也。”

（2）白物：即白带。

（3）内脏中：“脏”指阴道，内脏中，即以坐药纳入阴道中。

〔释义〕

妇女有经闭或经行不畅的病史，然后发生白带病，是因为内存瘀血，酝酿成为湿热所致，可用矾石丸外治，清热燥湿。方中矾石燥湿收敛杀虫，杏仁破结润干血，蜜为丸可以润燥，纳入阴道中，祛除湿热以止白带。

〔提要〕

本条论述湿热白带的外治法。

〔选注〕

魏念庭：脏坚癖不止者，子脏干血，坚凝成癖而不去也。干血不去，则新血不荣，而经闭不利矣。由是蓄泄不时，胞宫生湿，湿复生热，所积之血，转为湿热所腐而成白物，时时自下。是宜先去其脏之湿热，矾石却水除热，合杏仁破结润干血也。

尤在泾：脏坚癖不止者，子脏干血坚凝成癖而不去也。干血不去，则新血不荣，而经闭不利矣。由是蓄泄不时，胞宫生湿，湿复生热，所积之血，转为湿热所腐而成白物，时时自下，是宜先去其脏之湿热。矾石却水除热，合杏仁破结润干血也。

黄元御：妇人经水闭塞不利，脏中坚癖不止，中有干血，阻阴精之上济，而下白物，血瘀因于木陷，木陷因于土湿，湿土遏抑，木气不达，故经水不利，木陷而生风，疏泄失职，脏中精液流溢，或下白物。矾石收湿淫而敛精液，杏仁破积气而消痞散也。

《医宗金鉴》：脏，阴内也。不止，不去也。经水闭而不通。瘀，宿血也。阴中坚块不去，血干凝也。下白物，化血成带也。用矾石丸坐药治之。此方治下白物，若从湿化者可也，恐未能攻坚癖干血也。

陈修园：妇人经水闭而不利，其子脏因有凝寒而成坚癖。又因湿热瘀而为下不止，其凝滞维何？以子脏中有干血。其下不止维何？即湿热腐变所下之白物，时俗所谓白带是也。宜用外治法，以矾石丸主之。

〔评述〕

对脏坚癖不止的“脏”字，沈明宗言为子宫，尤在泾、魏念庭、陈修园等云为子脏，亦即子宫，唯《医宗金鉴》说是“阴内”。我们依据注家对病机的分析，同意“脏”是子宫的看法。各注家对矾石丸的应用也有两种看法：一为矾石既能除湿热，又能破结润血，如尤在泾、黄元御等。二为专治白物之湿，如《医宗金鉴》、陈修园等。我们认为，矾石丸是外治之方，以祛除局部湿热为主，此为治标之法，作用直接稳当，效捷。但如干血严重，也有必要兼用消瘀通经之剂，标本兼治，白带才能痊愈。此一丸剂，说明仲景时代已经有阴道坐剂应用于临床。后世以矾石为主的外治法甚多，如《医心方》裹矾石末如枣核，内阴中治阴中疮。《寿世保元》以矾石丸加雄黄、麝香做粉剂和敷阴中，也治阴中生疮。《验方新编》以矾石合杏仁（去皮尖）研烂，乳汁调搽治鼻中生疮等。本证如阴中有糜烂，就不宜使用矾石丸。

〔原文〕

婦人六十二種風[1]，及腹中血氣刺痛，紅藍花酒主之。

紅藍花酒方

紅藍花一兩

上一味，以酒一大升，煎減半，頓服一半，未止，再服。

〔词解〕

(1) 六十二种风：六十二种风，已无从稽考，这里不过泛指风邪为病之多。诚如曹颖甫所云："六十二种风，不过言通治之总方，举多数也。"

〔释义〕

妇人经后和产后，风邪最易袭入腹中，与血气相搏，血凝气滞，以致腹中刺痛。治用红蓝花酒，以红蓝花活血止痛，酒能行血，血行风自灭，故方中不再用驱风药物。本方宜于病情寒多者；若阴虚有热，则不能用。

〔提要〕

本条论述血凝气滞腹痛的治法。

〔选注〕

赵以德：六十二种风，尽以一药治之，宁无寒热虚实，上下表里之异？其非仲景法明矣。虽然原其立方之旨，将谓妇人以血为主，一月一泻，然后和平；若风邪与血凝搏，或不输血海，以阻其月事，或不流转经络，以闭其荣卫，或内触脏腑，以违其和。因随取止，遂有不一之病，所以治之，唯有破血通经，用红花汤，则血开气行，而风亦散矣。

魏念庭：妇人血虚内热，最易感风，而风邪中之，又多不同于男子，中其经络脏腑，往往先中其腹中。妇人腹中经尽之时，及产子之后，率皆空虚，风入无所捍卫，此风及腹中之由也。风邪入腹扰乱气血，腹中必刺痛，主之以红蓝花酒，酒以温和其血，红蓝花以行散其瘀，而痛可止。此六十二种之风名，不过风之致证多端，为百病之长耳！不必拘于其文而凿求之。

张隐庵：红花色赤多汁，生血行血之品也。盖风为阳邪，血为阴液，红花支茎叶多毛刺，具坚金之象，故能制胜风木。《金匮》红蓝花酒治妇人六十二种风，良有以也。

陆渊雷：自此以下三条，皆以一方统治若干病，而证候不析，疑皆非仲景语也。六十二种风，当是神经系统病，故尤云血行风自去。红蓝花即红花，始见于《开宝本草》，而《外台》引《近效》已用之，盖六朝以后入药者。

〔评述〕

魏氏认为对"六十二种之风名"，"不必拘于其文而凿求之"，此语甚为贴切。赵以德言"其非仲景法明矣"，陆渊雷"疑皆非仲景语"。我们认为这只不过是怀疑而已，因本条大意是用红蓝花酒，治妇人之风及腹中血气刺痛，示人以法则，并非谓红蓝花酒可统治六十二种风证。张氏之方解在于言其行血治风之机，陆氏言六十二种风，当是神经系统病，这种中西对应，偏而不全。又对红蓝花一药，因始见于《开宝本草》，认为是六朝以后入药，这只是一方面的资料，不能以此认为不是仲景之方，因大凡入药书，必有一个在民间流传的过程。仲景博采众方，很难说不知此方，仲景言其参考过《胎胪药录》，并未言见过《神农本草经》，但《神农本草经》未载之药，不见得仲景就不知道。况我们学习《金匮要略》，主要是继承其经验，绝不应因怀疑不是仲景原著就轻视某些条文。其实本条虽简单，但很有临床价值，不但至今民间常用，而且历代医家也有所发展。如《外台秘要》用以治血晕不识人烦闷，《妇人大全良方》等用以治胎死腹中。日本《汉药神效方》用以治经水来前每惯腹痛，并配合砂糖汤，和我国民间产后用此方合红糖水的经验差不多。《杨氏产乳方》用以治胞衣不下，这些都是重要经验。可见，方虽简单，但不可轻视。

〔原文〕

婦人腹中諸疾痛，當歸芍藥散主之。

當歸芍藥散方（見前妊娠中）

〔释义〕

本条腹痛，多由肝虚血滞，脾虚湿阻所致。临床症状，除腹痛外，尚有小便不利、腹微胀满、四肢头面微肿等。治以当归芍药散调肝养血，健脾利湿。肝脾两调，则腹痛自愈。须注意的是，妇人腹痛原因很多，故不可认为本方概治“妇人腹中诸疾痛”。

〔提要〕

本条论述肝虚血滞、脾虚湿阻腹痛的治法。

〔选注〕

徐忠可：此言妇人之病，大概由血，故言诸疾痛，皆当归芍药散主之，谓即有因寒者，亦不过稍为加减，非直以此方概腹中诸痛也。

尤在泾：妇人以血为主，而血以中气为主。中气者，土气也。土燥不生物，土湿亦不生物，芎、归、芍滋其血，苓、术、泽泻治其湿，燥湿得宜，而土能生物，疾痛并蠲矣。

汪近垣：妇人之病，由肝郁者居多，郁则气凝血滞，或痛或胀，或呕或利，云腹中诸疾痛，诸者，盖一切之辞。当归芍药散，舒郁利湿，和血平肝，即有兼证，不妨加味治之，诚妇人要方也。

《医宗金鉴》：诸疾腹痛，谓妇人腹中诸种疾痛也。既曰诸疾痛，则寒、热、虚、实、气、食等邪，皆令腹痛，岂能以此一方概治诸疾痛耶？当归芍药散主之，必是错简。

〔评述〕

徐、尤二人论及此证之因由血由气，汪氏进一步论及由肝郁，确实正确。徐氏“非直以此方概腹中诸痛也”的见解也很公允。唯《医宗金鉴》断言“必是错简”，我们不能同意。因当归芍药散临床应用确实较广，后世名方逍遥散，可以说是此方的发展。从近年的一些报导来看，用此方治疗肝炎、慢性胃炎、胃肠神经官能症、胸膜炎、痛经、盆腔炎等多种疾病，故不必过于穿凿文字而因辞害意。我们在前几条评述中一再提出学习中要使用前后联系、以方测证等方法，注意仲景笔法详前略后，详于特殊、略于一般的情况。本条治疗范围较广，从这点理解“诸”字，未尝不可。因一字不通就认为“必是错简”，不是慎重的态度。

〔原文〕

婦人腹中痛，小建中湯主之。

小建中湯方（見前虚勞中）

〔释义〕

本条叙证简略，结合《伤寒论》100 条“阳脉涩，阴脉弦，法当腹中痛”，以小建中汤治之，以及《金匮要略·血痹虚劳病脉证并治》中对小建中汤的论述，并以药测证，可知小建中汤证的腹痛，是由脾胃虚寒，气血不足，筋脉失于濡煦所致。其特点为腹中绵绵作痛，喜温喜按，脉涩或弦等。并可见心悸虚烦，面色无华，舌质淡红等证候。以小建中汤温补脾胃，助益气血生化之源，气血流畅，则腹痛自止。如脾脏虚寒，气血不足，以致月经不调而腹痛的，当然也可运用此方治疗。

〔提要〕

本条论述妇女虚寒腹痛的治法。

〔选注〕

徐忠可：此言妇人之病概由血，则虚者多，从何补起？唯有建中之法为妙。谓后天以脾胃为本，胃和而饮食如常，则自能生血则痛止也。小建中即桂枝汤加饴糖也。言外见当扶脾以统血，不当全恃四物之类耳。前产后附《千金》内补当归建中汤，正此意也。

尤在泾：营不足则脉急，卫不足则里寒，虚寒里急，腹中则痛，是必以甘药补中缓急为主，而合辛以生阳，合酸以生阴，阴阳和而营卫行，何腹痛之有哉。

张路玉：小建中专主风木胜脾之腹痛，而妇人善怒，易动肝火，木邪乘土，多有腹痛经水妄行之疾，故以此汤主之。

陈灵石：妇人腹中痛，主以小建中者，其意在于补中生血，非养血定痛也。盖血无气不生，无气不行，得建中之力，则中气健运，为之生生不息，即有瘀痛者，亦可平之。

《医宗金鉴》：若因木盛土衰，中虚急痛者，用此补虚缓中定痛可也。

〔评述〕

诸注家对脾虚寒的见解是一致的，对养气血建中气而止痛的认识亦同。唯张路玉、《医宗金鉴》又提出中焦之虚是由于风木胜而致脾土衰，这一点从临床上看，并不尽然。因小建中汤见证以虚寒二字为特点，并非皆见妇人善怒，易动肝火之证。仲景用芍药于建中汤，主要在于酸甘以化阴血，并不在于疏肝。

以上三条皆言腹痛，其原因症状皆有不同，临床当辨别寒热虚实，属气属血，以指导选方用药。现将三条比较如下：腹痛因于风邪乘虚而入，属于血凝气滞者，治宜活血行气，用红蓝花酒；腹痛因于血滞湿阻，肝脾不调者，治宜活血利湿，用当归芍药散；腹痛因于脾胃虚寒者，治宜补中生血，用小建中汤。

〔原文〕

問曰：婦人病，飲食如故，煩熱不得卧，而反倚息者，何也？師曰：此名轉胞[1]，不得溺也。以胞系了戾[2]，故致此病，但利小便則愈，宜腎氣丸主之。

腎氣丸方

乾地黄八兩　薯蕷四兩　山茱萸四兩　澤瀉三兩　茯苓三兩　牡丹皮三兩　桂枝　附子（炮）各一兩

上八味，末之，炼蜜和丸梧子大，酒下十五丸，加至二十五丸，日再服。

〔词解〕

(1) 转胞：亦称“胞转”。这里的“胞”，指膀胱而言，胞是脬的假借字。《说文解字》：“脬，膀胱也。胞，儿生裹也。”《史记·扁鹊仓公列传》：“风瘅客脬，难于大小溲。”《金匮要略正义》云：“脬通作胞。”《医宗金鉴》云：“胞者乃谓尿胞。”转即扭转。转胞，膀胱屈辟不舒，临床表现为脐下急痛，小便不通。

(2) 了戾：戾（lì，音力）。了戾即扭转之意。胞系了戾，是膀胱之系受到了阻碍而影响排尿。

〔释义〕

妇女患病，证见心烦，发热，不能平卧，坐而需要倚靠着东西才能呼吸，但其饮食如常，这是转胞病。这是由于膀胱之系受到阻碍，引起小便不通所造成。其病机为肾气不振，膀胱气化不行，此病在下焦。中焦无病，故饮食如故。因为小便不通，水不下行，阳浮于上，浊气反而上逆，所以出现烦热，不得卧，只能倚靠椅被等物而息。用肾气丸，使气化恢复正常，小便通利，则病自愈。

〔提要〕

本条论述妇人转胞的证治。

〔选注〕

赵以德：此方在虚劳中，治腰痛，小腹拘急，小便不利，此治肾虚转胞不得溺，皆用此利小便也。转胞之病，为胞居膀胱之室内，因下焦气衰，水湿在中，不得气化而出，遂致鼓急其胞，因转筋不正，了戾其溺之系，水即不出，经气遂逆上冲于肺，肺所主之荣卫，不得入于阴，蓄积于上，故烦热不得卧而倚息也。用此补肾则气化，气行则水行，水行则邪者降而愈矣。然转胞之病，岂尽由下焦肾虚致耶。或中焦气虚土湿，下干害其胞，与上焦肺气壅塞，不化于下焦，或胎重压其胞，或忍溺入房，皆足成此病。必求其所因以治之也。

尤在泾：饮食如故，病不由中焦也。了戾与缭戾同，胞系缭戾而不顺，则胞为之转，胞转则不得溺也。由是下气上逆而倚息，上气不能下通，而烦热不得卧。治以肾气者，上焦之气肾主之。肾气得理，庶缭者顺，戾者平，而闭乃通耳。

《医宗金鉴》：病不在胃，故饮食如故也；病在于胞，故不得溺也；阳气不化，故烦热也；水不得下行，故倚息不得卧也。名曰转胞，以胞系乖戾不爽也，故致此病，但当利小便则愈。主之肾气丸，以温行下焦阳气。阳气化则溺出，诸病自解矣。胞者乃谓尿胞，非血胞也。

〔评述〕

诸注家对此条为肾气不举引起转胞的机理分析较为一致，对肾气丸的功效见解也同。观肾气丸八味药中，地黄、薯蓣固肾脏之阴，山萸、附子补肾脏之阳，茯苓、泽泻利水除湿，丹皮、桂枝疏肝和血，温化下焦，总收滋阴助阳之功。滋阴之虚，可以生气，助阳之弱，可以化水，使肾气振奋，则诸证自愈。虽然本方属阴阳并补，但实质还取义阳生阴长，古人所谓“益火之源”的治法，即指此而言。

再将本条条文内容和后世其他著作对照来看，似乎本条还不够详尽。如原文自“胞系了戾”以下，《脉经》作“此人故肌盛，头举身满，今反羸瘦，头举中空感，胞系了戾，故致此病。但利小便则愈，宜服肾气丸，以中有茯苓故也”。《诸病源候论·妇人杂病胞转候》云：“胞转之病，由胞为热所迫，或忍小便，俱令水气还迫于胞，屈辟不得充张，外水应入不得入，内溲应出不得出，内外壅胀不通，故为胞转。其状小腹急痛，不得小便，甚者至死。张仲景云：妇人本肥盛，头举身满，今羸瘦，头举中空减，胞系了戾，亦致胞转。”又《诸病源候论·小便病亦有胞转候》云：“其病状脐下急痛，小便不通是也。此病或由小便应下而强忍之，或为寒热所迫，此二者俱令水气还上气迫于胞，使胞屈辟不得充张，外水应入不得入，内溲应出不得出，外内相壅塞，故令不通，此病至四五日，乃有致死者。饱食讫应小便而忍之，或饱食讫而走马，或小便急因疾走，或忍尿入房，亦皆令胞转或胞落，并致死。”从以上的论述可知，转胞之病，除妇人多发外，男子亦有，另外还当有头举身满、小腹急痛等症状，重则可致死。用肾气丸治疗，其中茯苓的作用很重要。在病因上除因寒外，还有因热者，其诱因如饱食讫应小便而强忍之、饱食讫而走马、小便急因疾走、忍尿入房等。可见转胞的病因病机比较复杂，肾气不举，仅是其中一证。此外，尚有中焦脾虚，中气下陷；上焦肺虚，气化不及州都；或妊娠胎气压迫；或忍溺入房，都能导致小便不利，治法当与此有别。若因胎气不举者，必须升阳益气，使胎举而小便可通，朱丹溪用补中益气汤，程国彭用茯苓升麻汤等，都有参考价值。

八味肾气丸，本书凡见有四：①虚劳小腹拘急，小便不利；②消渴小便反多，饮一斗，小便亦一斗；③短气有微饮；④妇人转胞不得溺，其证虽不一，但病机都是肾气微弱，用其温肾化气之功，可见中医异病同治是以病机相同为依据的。

〔原文〕

蛇床子散方　温陰中坐藥。

蛇床子仁

上一味，末之，以白粉少許，和令相得，如棗大，綿裹内之，自然温。

〔校勘〕

《脉经》本条作“妇人阴寒，温阴中坐药，蛇床子散主之”。各家注本皆从《脉经》。

〔释义〕

《脉经》之条文，较符合仲景《金匮要略》先叙脉证，后列治方的体例。从条文中所提到的阴寒，知寒能生湿。“阴”指胞宫阴道而言。再以药测证，应有带下、腰中重坠、阴内瘙痒、病人自觉阴中冷等症状。故用蛇床子散为坐药，直接温其受邪之处，以逐阴中寒湿。蛇床子苦温，能暖宫除湿，止痒杀虫，和白粉，缓解其对局部的刺激作用，即赵以德所言“白粉即米粉，借之以和合也”。

〔提要〕

本条叙述妇人阴冷寒湿带下的治法。

〔选注〕

沈明宗：此治阴掣痛，少腹恶寒之方也。胞门阳虚受寒，现证不一，非但少腹恶寒之一证也。但寒从阴户所受，不从表出，当温其受邪之处，则病得愈。故以蛇床子一味大热温助其阳，纳入阴中，俾子宫得暖，邪去病自愈矣。

尤在泾：阴寒，阴中寒也。寒则生湿，蛇床子温以祛寒，合白粉燥以除湿也。此病在阴中而不关脏腑，故但内药阴中自愈。

《医宗金鉴》：阴寒，前阴寒也，治以温中坐药。蛇床子，性温热能壮阳，故纳之以助阳驱阴也。

〔评述〕

综合诸注家所言，此为阴寒生湿带下之证，文中虽未言明，然已在意中，故后世治带下多以蛇床子外用，治阴道及外阴诸疾。如《集简方》合白矾煎汤外洗治阴痒；《儒门事亲》合枯矾等分为如圣丹，治妇人赤白带下，月经不来；《简便方》用单味蛇床子煎洗或熏洗治痔疮肿痛不可忍；《验方新编》合地骨皮煎洗治阴户生疮或痒，或痛，或肿等。从临床实践看，本方对宫颈炎及阴道慢性炎症引起的白带异常很有疗效，尤其对滴虫性阴道炎之阴痒带下效果良好。

〔原文〕

少陰脉滑而數者，陰中即生瘡，陰中蝕瘡爛者，狼牙湯洗之。

狼牙湯方

狼牙(1)三兩

上一味，以水四升，煮取半升，以綿纏筯如繭，浸湯瀝陰中，日四遍。

〔词解〕

(1) 狼牙：诸书记载不详，虽有注家言为狼牙草，但究竟是何种植物，尚不清楚。根据注家所论之功效，可用苦参、狼毒代之。

〔释义〕

少阴为肾脉，阴中为肾窍。据《素问·三部九候论》“下以候下”，故少阴脉滑而数，主下焦有湿热，湿热聚于前阴，郁积腐蚀，致糜烂成疮。治以狼牙汤洗涤阴中，取其除湿杀虫，并止痒痛之功。

〔提要〕

本条论述妇人前阴蚀疮的治法。

〔选注〕

徐忠可：少阴脉，即左尺脉也，数为热，然尚有假热者，滑则为实邪矣。邪热结于阴，故阴中即生疮。致于疮热内蚀，以致糜烂，则热势浸淫为甚矣，故以狼牙草洗之。狼牙苦能清热，辛能散邪，毒能杀虫也。

尤在泾：脉滑者湿也，脉数者热也，湿热相合，而系在少阴，故阴中即生疮，甚则蚀烂不已。狼牙味酸苦，除邪热气，疥瘙恶疮，去白虫故取治是病。

《医宗金鉴》：阴中，即前阴也。生疮蚀烂，乃湿热不洁而生䘌也。用狼牙汤洗之，以除湿热杀䘌也。狼牙非狼之牙，乃狼牙草也，如不得，以狼毒代之亦可。其疮深，洗不可及，则用后法也。

李彣：少阴属肾，阴中肾之窍也。《内经》曰：滑者，阴气有余。又云：数则为热，故阴中生疮蚀烂，皆湿热所致。狼牙味苦性寒，寒能胜热，苦能杀虫，故主洗之。

曹颖甫：少阴脉，手太阴动脉之尺部也，属下焦，脉滑而数，属下焦湿热，湿热注于下焦，或为淋带，或为太阳蓄血，犹未可定为阴蚀也，唯阴中痒痛腐烂，乃可决定为阴中生疮。狼牙草近世所无，陈修园用狼毒代之。

〔评述〕

诸注家都认为病机之要在于“湿热”二字，定位在于下焦之阴中，曹氏明确指出“唯阴中痒痛腐烂，乃可决定为阴中生疮”。此病治疗以局部用药为主，故用燥湿清热杀虫之狼牙汤洗涤阴道和阴疮局部为主。一日四次者，取其多洗以速其效，次数还可以增加。

〔原文〕

胃氣下泄，陰吹[(1)]而正喧[(2)]，此穀氣之實[(3)]也，膏髮煎導之。

膏髮煎方　(見黄疸中)

〔词解〕

(1) 阴吹：阴中出声，如大便矢气之状。

(2) 正喧：连续不断，喧然有声。

(3) 谷气之实：指大便燥结不通。

〔释义〕

阴吹主要表现为前阴出声如矢气状，连续不断。本篇所论乃其中的一种，是由于胃经实热，大便干燥，压迫阴道，使之变窄，浊气通过狭窄之处，从而发出声音。治疗用膏发煎，润导大便，大便通畅，其证自愈。

〔提要〕

本条论述胃气下泄，谷气实引起的阴吹的证治。

〔选注〕

徐忠可：下泄与下陷不同，下陷为虚，下泄者，气从阴门而泄出，故曰阴吹。吹者，气出而不能止也。然必有不宜结而结者，于是有不宜泄而泄，故曰正结，谓大便之气，燥而闭也。此有热邪，因谷气不运而来，故曰此谷气之实也。既有实邪，非升提药可愈，故须用猪膏之滋阴，发煎之养血，补其阴而润其气，大肠之气润，而此通则彼塞矣。

尤在泾：阴吹，阴中出声，如大便矢气之状，连续不绝，故曰正喧。谷气实者，大便结而不通，是以阳明下行之气，不得从其故道，而乃别走旁窍也。猪膏发煎润导大便，便通气自归矣。

《医宗金鉴》：肾虚不固，则气下泄，阴吹而正喧，谓前阴出气有声也，此谷气之实，谓胃气实而肾气虚也。膏发煎方错简，宜诃黎勒陈皮厚朴等，固下气而泻谷气也。

萧埙：妇人阴吹证，仲景以为谷气实，胃气下泄所致，此病之机，有不可解。程林注云：胃实肠虚，气走胞门，亦是随仲景之文而诠之也。夫人谷气，胃中何尝一日不实，而见阴吹之证者，未之尝闻，千百年之书，其厥可疑也。

〔评述〕

徐、尤二人对阴吹之证治，做了一定解释，但不能令人满意。萧氏非但对上述解释不满意，而且对阴吹病的存在也怀疑，《医宗金鉴》又言有错简。其实阴吹病不但客观存在，而且并不少见。张路玉说："阴吹正喧，乃妇人恒有之疾，然多隐忍不言，以故方书不载。"确实如此。另一方面，此病又作为一个症状与带下、阴痒、月经异常等合并出现，仅见阴吹一症者，多无痛苦，妇人往往也就不就医了。从西医观点看，如阴道直肠瘘和一些产气的细菌、真菌所致的阴道炎，都可引起阴道排气。中医对阴吹的认识除仲景在此条中所言谷气实外，后世医家又做了许多补充，如《温病条辨》有饮家阴吹，用桔半桂苓枳姜汤治疗。此外，有因气虚下陷，大便无力运行的；有因血虚津液缺乏，大便秘结的。概括起来有虚实两种：

阴吹成因
- 实
  - 胃气下泄，谷气实——燥
  - 水饮停积中焦——湿
- 虚
  - 中气下陷——气虚
  - 津液缺乏——血虚

萧氏不承认有阴吹固然是其短见，但他对其他注家的怀疑确实是有根据的。如尤氏解释"大便结而不通，是以阳明下行之气，不得从其故道，而乃别走旁窍也"，这种臆测实在难以令人信服。我们认为仲景原意并没有错，仲景立此一条，是说有一种阴吹病易发生在"谷气之实"的情况下，此时治疗用膏发煎导之。因为中医学的病因在很多情况下是指诱因，有时又是审证而求得的"因"，是根据治疗反推出来的。此时"谷气之实"既可能是诱因，也可能除阴吹之外，尚有谷气实之表现，此时，大便通利，阴吹可止。陆渊雷曾批评金元以后有的注家"单词只义，空言臆论，其文斐然，而其实茫然"，把一些朴素的道理，注得很繁琐，甚或不通了。

〔原文〕

小兒疳蟲蝕齒方　（疑非仲景方）

雄黄　葶藶[1]

上二味[2]，末之，取臘日[3]猪脂，熔，以槐枝綿裹頭四五枚，點藥烙之。

〔词解〕

(1) 葶苈：宋·刘昉《幼幼新书》引葶苈下有"各少许"三字。

(2) 二味：《本草纲目》引此时作"二味等分"。

(3) 腊日：《幼幼新书》及《本草纲目》"腊日"作"腊月"。

〔释义〕

本篇之末列此治小儿疳虫及蚀齿之外用方，观此方的用药和点烙之法都是很科学的，从专科角度论，即便不是仲景原方，也标志着我国在宋以前，口腔科在治疗方面是较为先进的。本方雄黄、葶苈、猪脂、槐枝有通气行血、消肿杀虫的功能，趁油脂初熔，乘热在局部烙之，杀其蚀虫。按蚀虫生于齿缝、齿根，细如发丝，其蚀齿疼痛难忍，或名"齿蛇"，或名"牙疳"，能穿肉入骨。此症由于外感未解，邪火熏灼，热甚生风，风化而生虫，亦由饮食不洁而滋其增长所致。

〔**提要**〕

本条提出小儿疳虫蚀齿之外治方。

〔**选注**〕

程林：小儿胃中有疳热，则虫生，而牙龂蚀烂。雄黄味辛，葶苈味苦，辛苦能杀虫故也。按张仲景有《口齿论》一卷（见《宋史·艺文志》），今未之见。岂被处简脱于此耶？而妇人方后不应有小儿方也。

丹波元简：《玉函经》第八卷末亦载治小儿药三方，盖另有幼科书而亡佚者，此类岂其遗方耶？

〔**评述**〕

此方未列具体条文之下，又指明为治小儿者，是否错简，是否为仲景方待考，不过方剂确有实用价值。

全篇小结

全篇22条论述了妇人杂病的证治。其病因可以归纳为“因虚、积冷、结气”，此三者之间又互有联系。

全篇以论述月经病为最多，其中因外感引起的为“热入血室”，此4条与《伤寒论》条文完全相同。辨证要点在于血结与否，治疗方法可酌情考虑用小柴胡汤加减或刺期门穴。至于水血俱结于血室的证候，只能出现于产后，此证虽不多见，但大黄甘遂汤水血兼攻，为其一法之代表。其他的月经不调或经闭，多与瘀血有关，有土瓜根散、抵当汤等，瘀血去，新血生，其经自调。

其次为带下病，其病因可分为湿热寒湿两种，在治疗上分别出示矾石丸和蛇床子散等外治法。

篇中论及漏下病有三种情况：一是属于瘀血内阻的，用温经汤温经行瘀；二是属虚寒的，用胶姜汤滋血温里；三是由于肝郁络结的，用旋覆花汤和肝通络。

腹痛一证，据致病原因不同，治法各异：因于风邪乘虚而入的，治宜红蓝花酒行血活血；因于血滞湿胜的，用当归芍药散肝脾两调；因于中气虚寒的，用小建中汤补血生血。

篇中还论述了较多发于妇女的情志病，如以半夏厚朴汤治疗咽中如有炙脔（梅核气）；以甘麦大枣汤治疗脏躁。此外有转胞，用肾气丸，阴疮用狼牙汤，阴吹用膏发煎等，常是针对某些病情而设。学习时，还必须结合后世有关论述，方能全面掌握。

由于时代条件的限制，仲景此篇对妇科杂病的记载和论治，还不够全面；篇中有些文字，由于年代久远，也难免鲁鱼之误；对转胞、阴吹等病的病机，亦多出自猜测。但是，这毕竟是一篇较早的妇科杂病文献，远在一千七百年前，有这样的著作出现，已经是很了不起的事情了。其中很多处方，至今仍为临床所采用，效果也很好。尤为可贵的是，仲景常常把同一疾病不同证候的条文并列，以其极高的辨证论治技巧给予后人极大的启发，所以在妇科学的发展中，占有重要的地位，这一点是不容怀疑的。

（孟庆云　何绍奇）

方剂索引

一　画

二　画

三　画

四　画

五　画

六　画

七　画

八　画

九　画

十　画

十　一　画

十　二　画

十三画以上